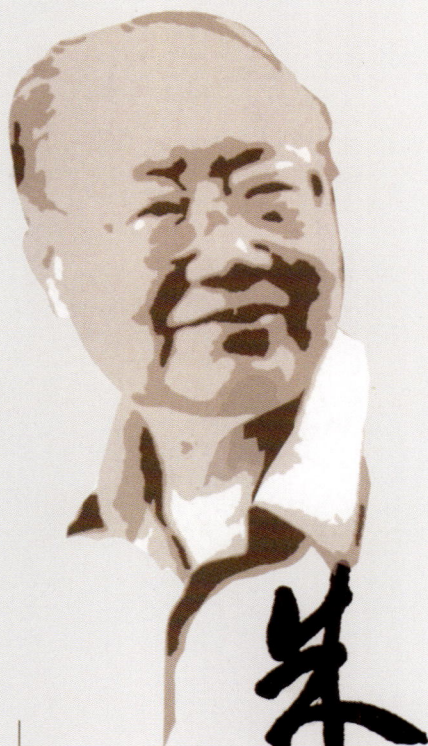

朱良春医集

九九老人朱潮梅

朱良春 著

中南大学出版社
www.csupress.com.cn
·长沙·

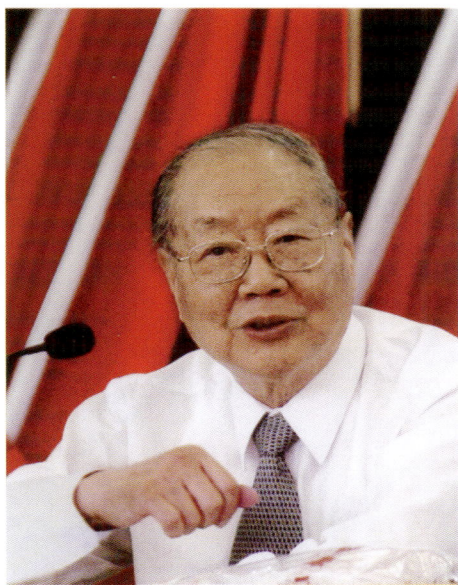

祝

朱良春医集立顿

良医良师传薪火

春风春雨育英才

二OO六年夏

邝锐涛敬贺

一

扁鹊华佗之俦

良春暨圣惠藏

十翼范曾

诉衷情　九秩述怀

人生每叹瞬已逝，喜度九秩，似已七旬医理

幽奥上工难臻。学海无边，能穷窈经；

期之所得，病瘵在抱。

先贤心悟铸辉煌　经典宝库峻贵

七旬敢之求索　宝库猴深藏

勤读书　又临床心欢畅

杏林甘霖　通画人间　宿愿以偿

朱良春

丙戌夏月

良春賢弟 鑒之

發皇古義
融會新知

章次公 戊寅年

先师章次公先生遗训

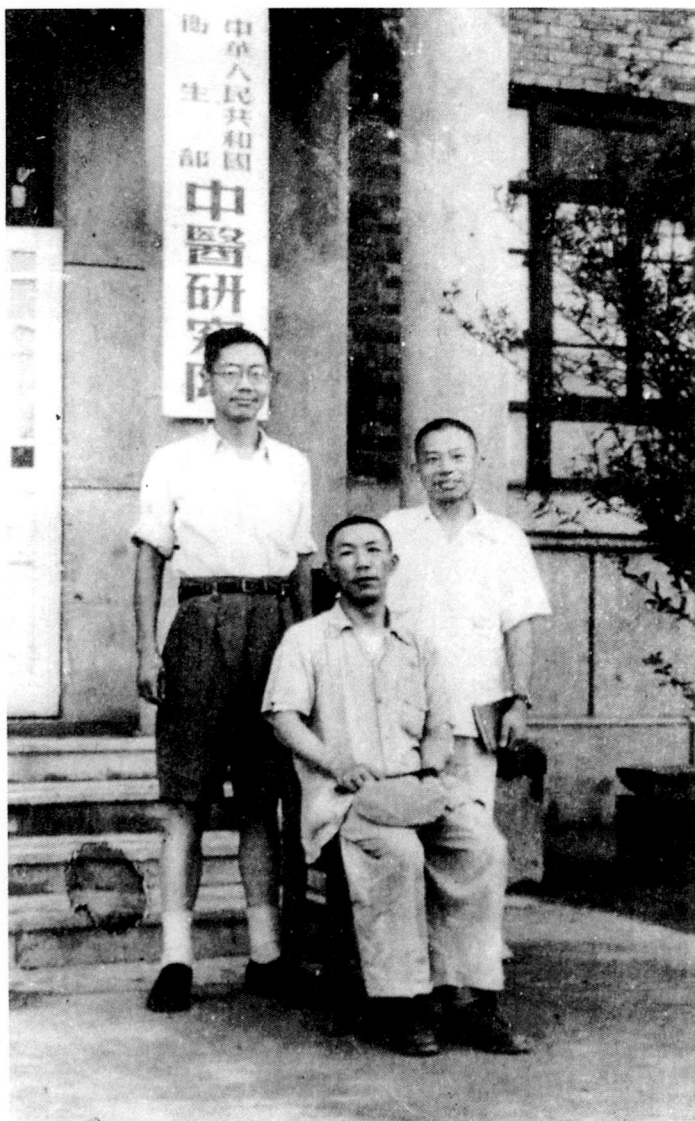

1956 年 7 月，在北京出席"中华医学会第 10 届全国会员代表大会"时，敬侍章次公老师合影，右立者为同学肖熙。

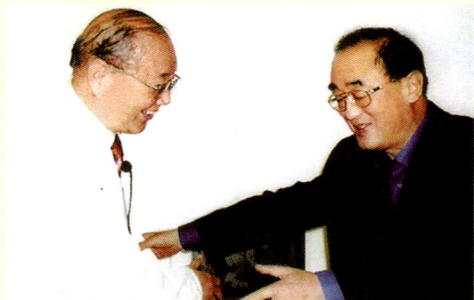

2006年国家卫生部高强部长在广东省中医院专家工作室看望九十高龄的朱良春教授。

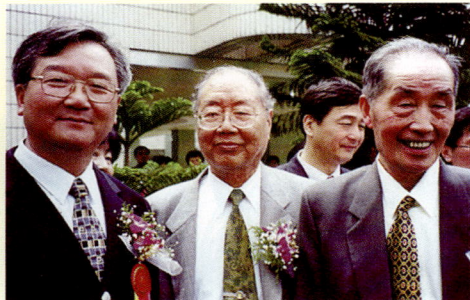

2001年与国家卫生部张文康部长（左）、任继学教授（右）合影。

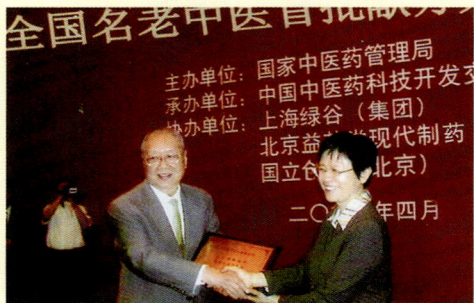

2005年国家中医药管理局主办"全国名老中医首批献方大会"，卫生部副部长、国家中医药管理局局长佘靖颁给朱良春奖牌。

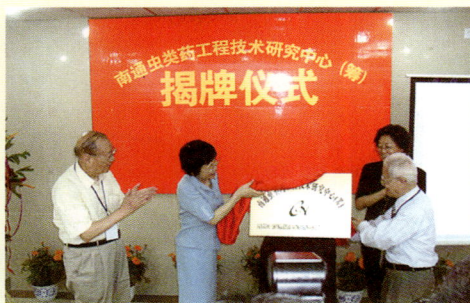

2005年佘靖副部长（中）和中医泰斗邓铁涛（右）为"南通虫类药工程技术中心"揭牌。

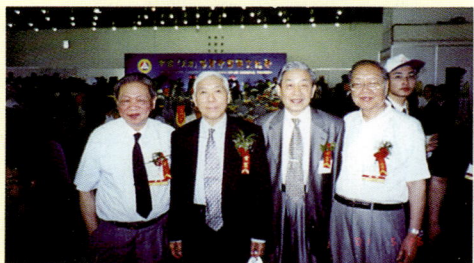

2001年在天津参加中国首届中医药文化节，与陈可冀（左1）、陈灏珠（左2）、沈自尹（左3）三位院士合影。

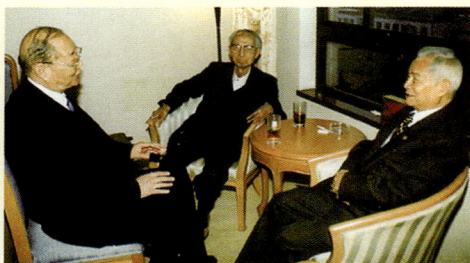

与邓铁涛（右）、裘沛然（中）二老在上海畅叙。

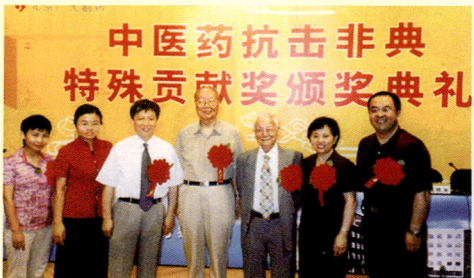

2003年在中医药抗击非典特殊贡献奖颁奖典礼上与邓铁涛教授（右3）、吕玉波院长（左3）、黄慧玲书记（右2）、陈伟主任（右1）等合影。

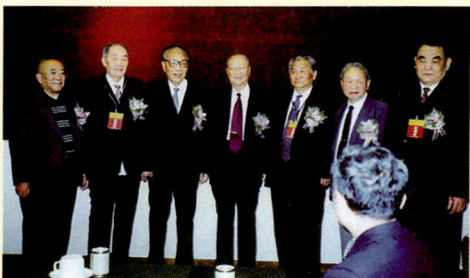

在广东省中医院讲学带徒。左起石仰山、任继学、颜德馨、朱良春、吉良晨、陈可冀、罗金官教授。

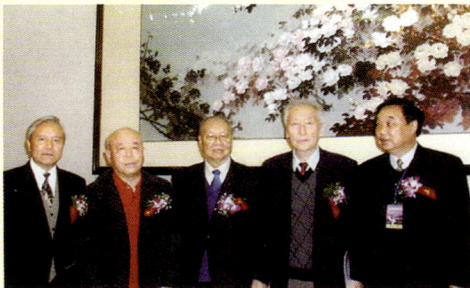

在北京与原卫生部胡熙明副部长（左2），国家中医药管理局田景福（左4）、诸国本（左1）两位副局长，陕西中医学院张学文教授（右1）合影。

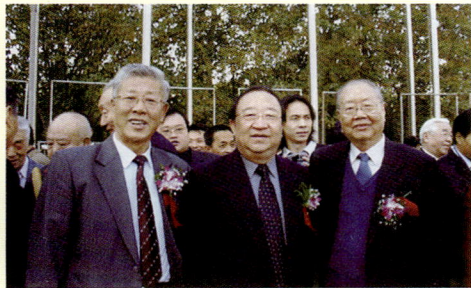

2005年与国家卫生部朱庆生副部长（中）、中国中医研究院傅士垣院长（左）在第二届中国中医药发展大会合影。

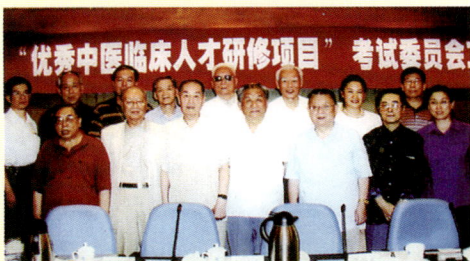

2003年参加国家中医药管理局"优秀中医临床人才研修项目"考试委员会工作会议。

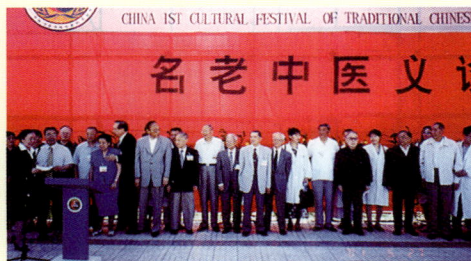

参加中国首届中医文化节后，名老中医进行义诊。

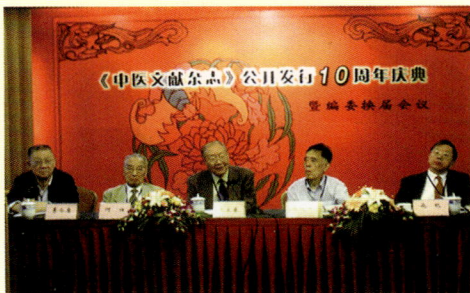

2005年参加《中医文献杂志》10周年庆典，左起李今庸、何任、朱良春、马继兴、施杞教授。

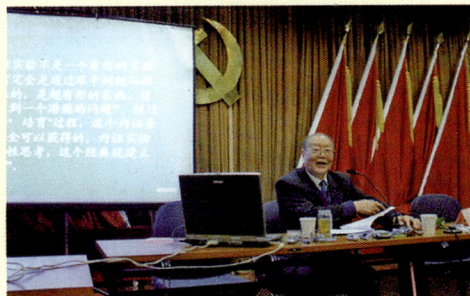

2005年应北京中医药大学之邀，于"博导论坛"作学术报告，受到师生的热烈欢迎。

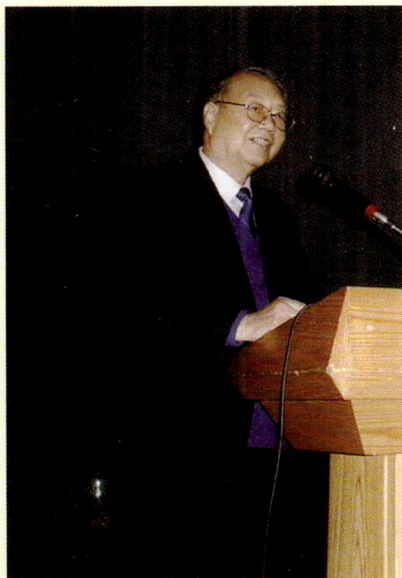

2005年在第二届中医发展大会代表老中医讲话。

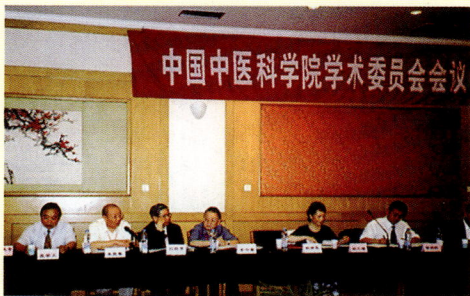

2006年中国中医科学院学术委员会首届会议，朱良春（左2）在发言。

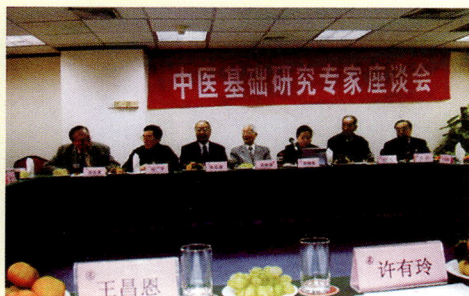

2003年在广州参加国家中医药管理局召开的"中医基础研究专家座谈会"。

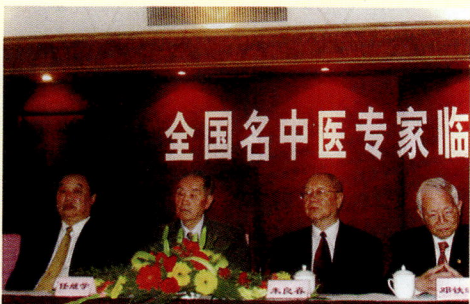

在浙江讲学，自右至左：邓铁涛、朱良春、任继学、张学文教授。

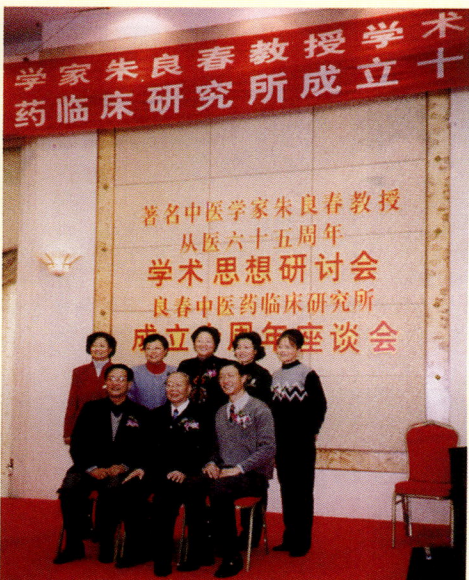

1998年12月偕门人蒋熙副教授与书法家邱少华教授（左）讨论医学与艺术的关系。

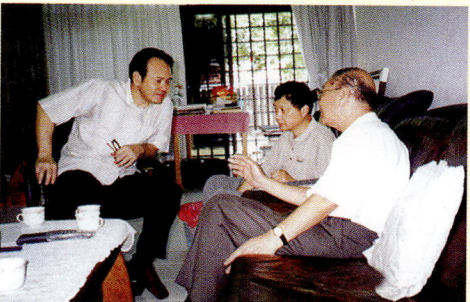

2002年朱良春教授从医65周年学术思想研讨会时与子女合影。

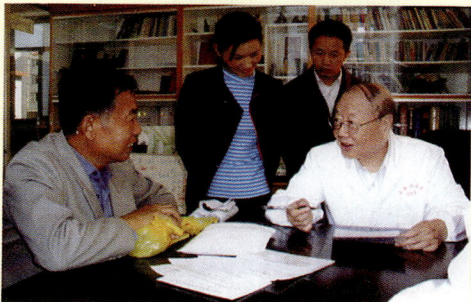

2006年5月在为病人诊治。

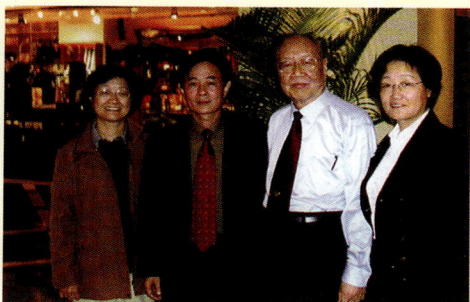

2006年与南京中医药大学吴勉华校长（左2），女儿建华（左1）、琬华（右1）合影。

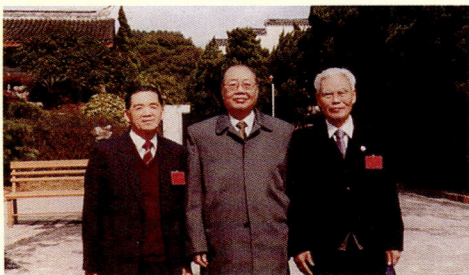

1995年11月中国中医风湿病学科带头人合影。路志正（左）、朱良春（中）、焦树德教授（右）。

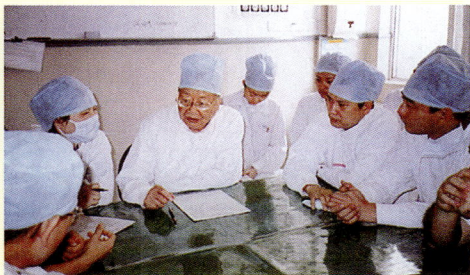

2004年在广州市呼吸病研究所与林琳（左1）、陈达灿（右2）、徐凯（右1）等教授为呼吸衰竭病人会诊。

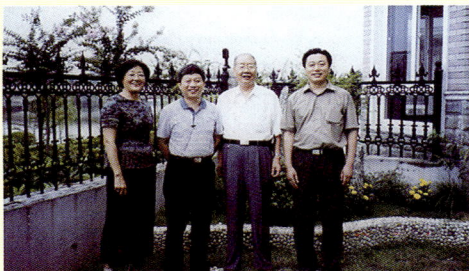

广东省中医院吕玉波院长（左2）、安徽立方药业集团季俊虬董事长（右1）应邀前来研讨中医药发展大计。

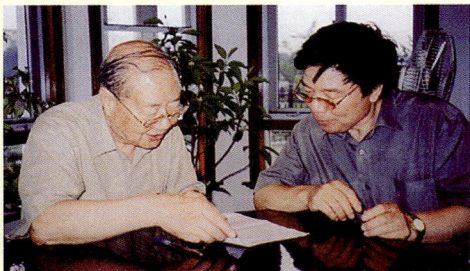

与中国癌症基金会学术委员会主任李建生教授研讨对鲜动物药的应用与发展。

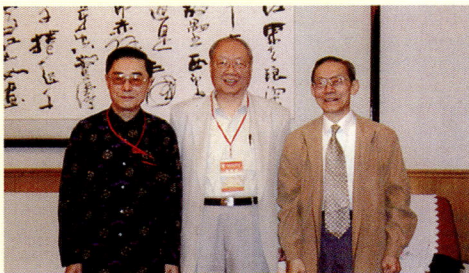

三位老同学陆广莘（左）、朱良春（中）、费开扬（右）会聚于北京，均章次公先生门人也。

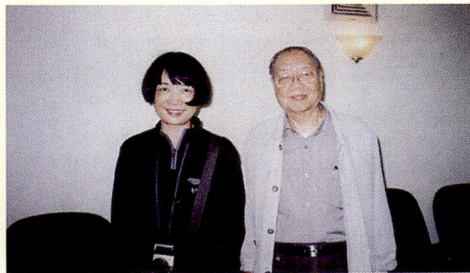

著名作家陈祖芬女士采访后合影。

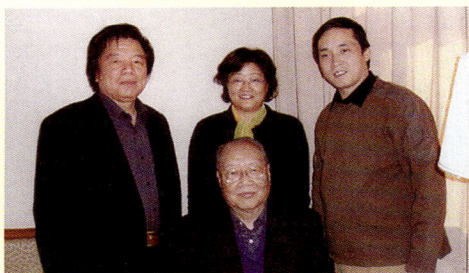

三位高徒，各有所成：中国癌症基金会鲜动物药学术委员会李建生主任（左1）、中国中医科学院吕爱平所长（右1）、南通良春风湿病医院朱琬华院长（后中）。

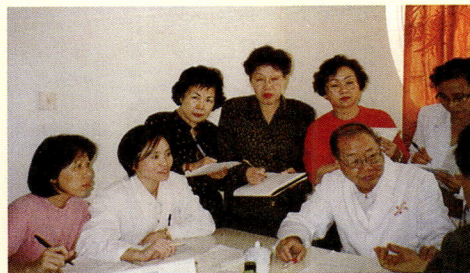

在厦门国际中医培训交流中心带教新加坡进修医师。

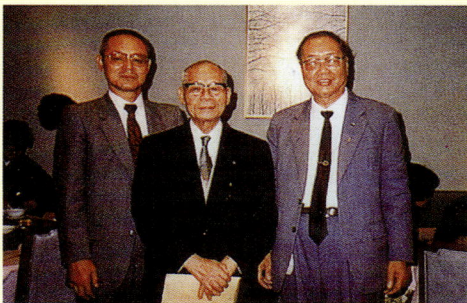

1990年在东京与日本汉方医学大师矢数道明博士（中）欢聚畅谈。左为东洋医学财团藤井弘泰专务理事。

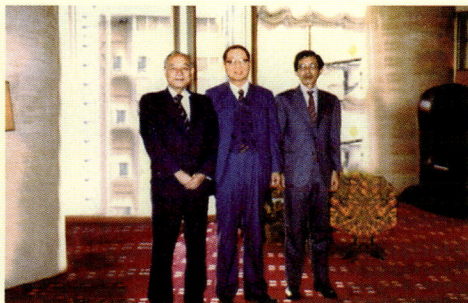

1985年应日本东洋医学国际研究财团桑木崇秀会长（左）、中医学术委员会中尾断二会长（右）之邀，前往讲学。

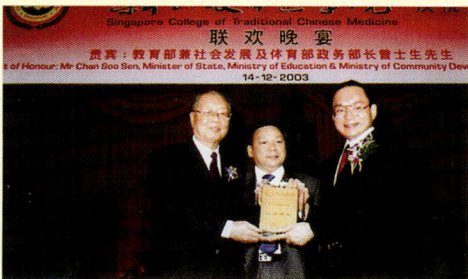

2003年应新加坡中医学院之邀，前往参加该院建院50周年庆典，并作特别演讲，曾部长（右）颁奖，中为赵英杰院长。

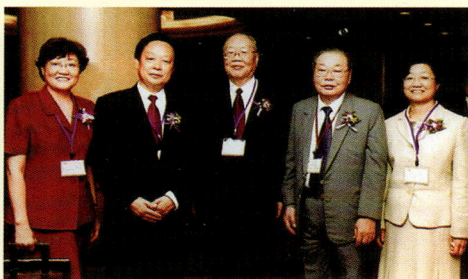

在新加坡作学术报告后，与新加坡中医师公会梁世海会长（右2）、南京中医药大学左言富书记（左2）及女儿留影。

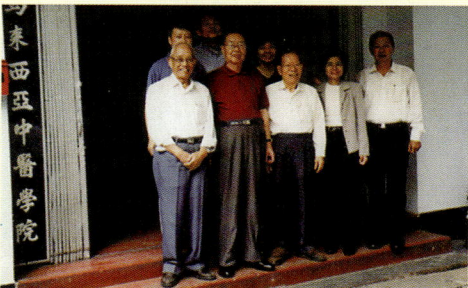

1998年应马来西亚中医学院之邀，前往讲学、交流，与饶师泉院长（中）等合影。

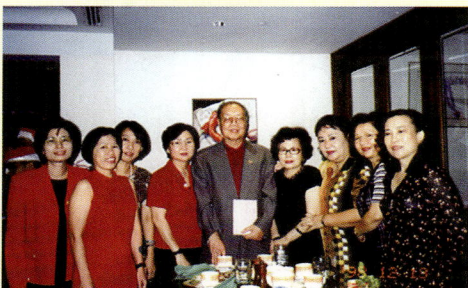

1998年在新加坡与学生们欢度圣诞节。

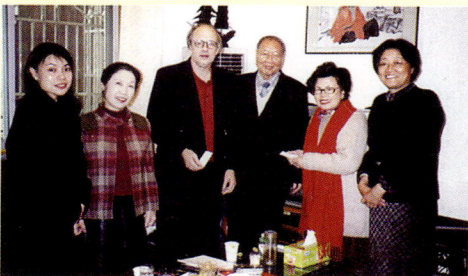

2001年荷兰罗曼医生（左3）、新加坡赵景富医生（右2）及日本药剂师（左1、左2）专程前来研修中医药学。

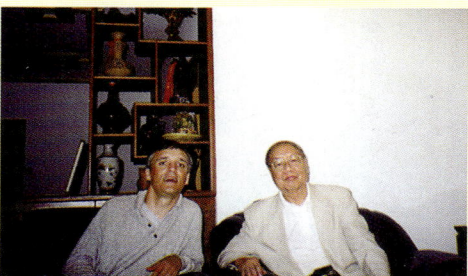

2000年英国蒋熙德博士（V. G. Scheid）专程前来讨论"孟河学派"有关内容。

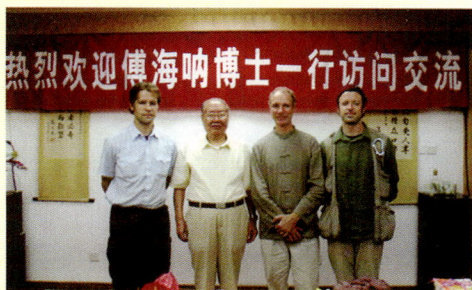

2005年美国国家自然疗法医科大学经典中医系主任傅海呐博士一行三人，前来研讨中医学术，并建立协作关系。

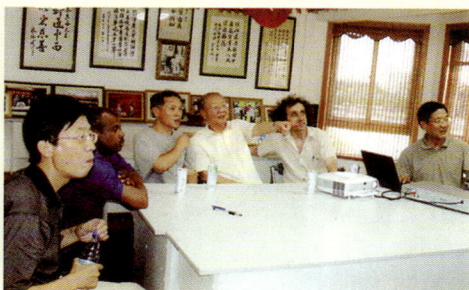

2006年法国杵针中医学院马尔楷(Marquer)院长、利达博士等造访，洽谈派学生前来实习。朱良春为他们介绍中医药发展情况。

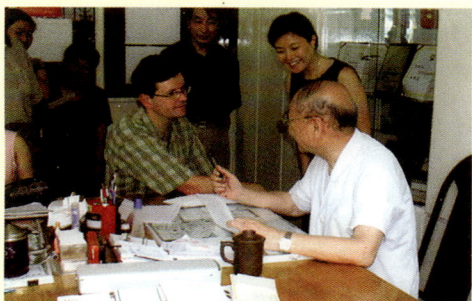

2005年为德国病人诊治慢性腹泻。

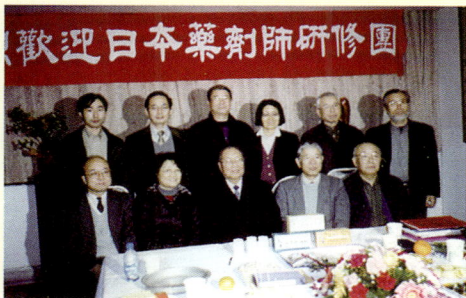

2003年日本东京生药协会加世田宏道会长（前右2）组团前来研修中药，对虫类药尤感兴趣。

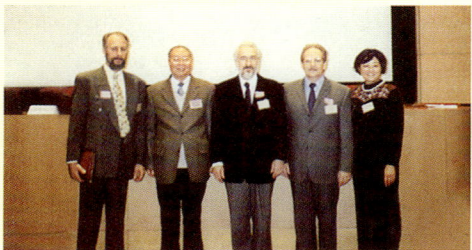

2000年在法国参加"第二届巴黎国际中医学术研讨会"，法国针灸学会会长吉尔·安德列博士为大会主席（中），朱良春为主席团成员。

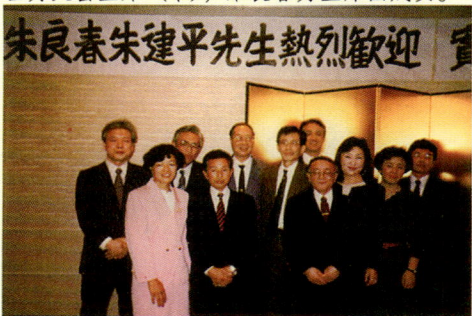

1999年与女儿建平在日本札幌为北海道中医学术研究会作学术讲座后，与中尾断二会长、荣米彦会长等合影。

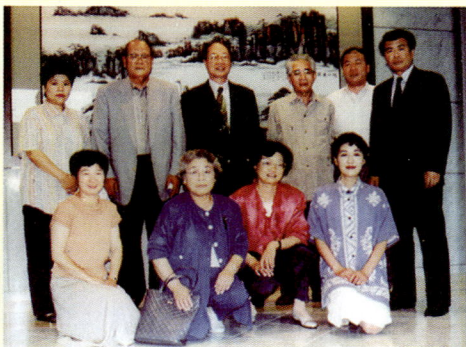

日本寺部正雄会长（后左二）、夫人（前左二）、长子经司社长（右一）由诊病而建立友谊，并热情支持中医药事业的发展。此为1995年6月20日受邀访日讲学后留影。

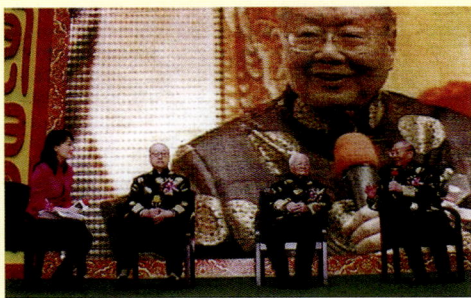

2006年在广东省中医院名师带高徒结业仪式上，邓铁涛（中）、朱良春（右）、唐由之（左）三位导师接受中央电视台节目主持人洪涛的访谈。

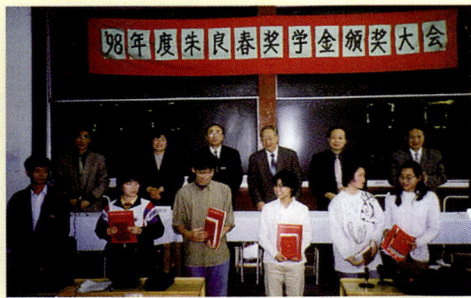

为支持品学兼优而经济比较拮据之莘莘学子安心学习，以菲薄积蓄，1999年在南京中医药大学设立奖学金，聊尽吾心。项平校长（左3）、左言富书记（右2）参与颁奖。

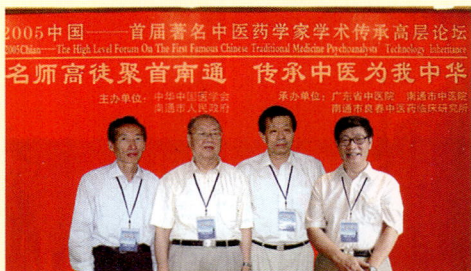

2005年与早年门人会聚，左起朱步先、史载祥、何绍奇。

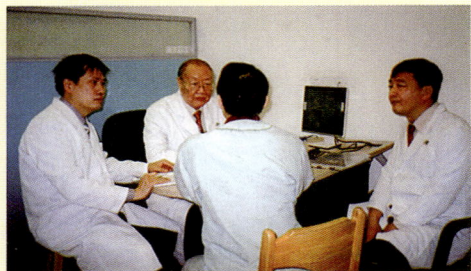

2005年在广州为高徒陈达灿（左1）、徐凯（右1）两位主任医师分析病情，传授经验。

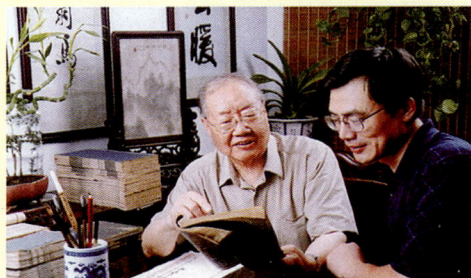

为高徒吴坚主任医师讲授《千金方》的博大内涵。

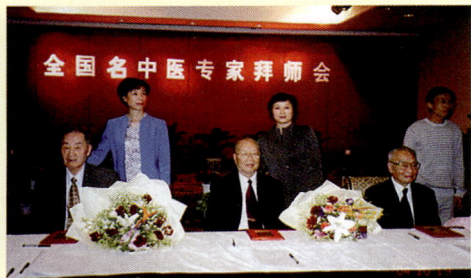

2004年在杭州讲学后，接受高徒拜师，与任继学（左1）、何任（右1）两教授参加仪式。

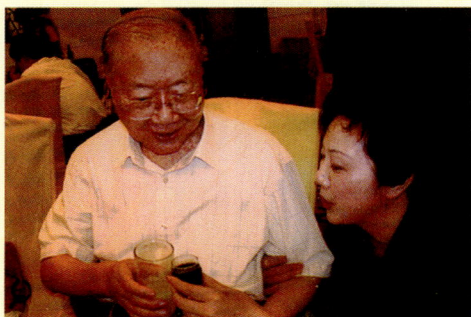

2006年高徒张琪院长跪在膝前献上一杯挚诚的拜师酒。

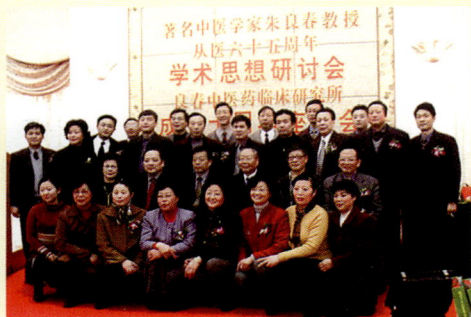

桃李满天下。

自 序

岁月匆匆，流光易逝，瞬已虚度九秩，从医七旬。为对医学生涯作一回顾，乃集有关文稿，辑为《朱良春医集》，敬向关心、支持我的领导、同道、亲友进行汇报与致谢！

中医药学术历史悠久，博大精深，有其传承性、延续性的特点。前人的理论构建和实践经验，有无限蕴藏，需要我们继承弘扬。然时代在前进，科学在发展。只有在继承的基础上，通过实践，不断充实、创新，"以不息为体，以日新为道"，才能赋予其更大的生命力。

基础理论来自书本，但更重要的是，只有勤临床，多实践，始能提高诊疗技能和辨治水平，同时还需要通过思考、心悟，才能创新发扬。我从医70年来，一直遵循先师章次公先生"发皇古义，融会新知"的教导，略有收获，不敢自秘，率和盘托出，奉献同道。但学海无涯，医无止境，诚如清代顾亭林所言："昔日之成，不足以自矜；今日之获，不足以自限。"应争取做到"自强不息，止于至善"才是。故对旧作，酌予修订，益以近10年来之新著，以及门人之心得，合约80余万言，分医理感悟、临证治验、用药心法、杏林贤达、薪火传承、专访录等篇，聊作从医70年医学生涯的回顾与自省。愿倾有生之年，为中医事业之发扬光大，竭尽绵薄，聊尽吾心。不妥之处，还乞指正。

文稿整理中，门人及子女朱步先、何绍奇、张肖敏、朱胜华、朱建华、蒋熙、朱琬华、姚祖培、朱又春、陈淑范、朱建平、马继松、姜兴俊、吴坚、曹东义、薛梅红等参与协助。薪火传承部分，史载祥、陈达灿、徐凯、杨悦娅、王亚平、叶玉妹诸贤契及外孙女潘峰、蒋恬和孙朱彤等，给予支助；长子晓春、长婿蓝绍颖、三女敏华、外孙女蓝青等打印文稿，附此志念。

承蒙教育书法家朱漱梅宗叔赐题书签，著名中医学家邓铁涛学长赐予题词，使拙作增光生辉，谨致衷心感谢。

朱良春

志于南通市北濠山庄，虚度九十，丙戌夏月

博极医源　精勤不倦

——记朱良春老师生平及学术思想

□ 朱步先

　　我的老师朱良春先生已经走过了七十载医学生涯。他过人的才智、丰博的学识，世所称道。他在中医学领域辛勤耕耘，不断地超越自我，取得了令人瞩目的成就。

　　先生为江苏丹徒人，后徙居南通市。1934 年，先生赴江苏武进孟河学医，师事马惠卿先生。马师乃御医马培之之裔孙，家学渊源，根基深厚，使先生获益匪浅。孟河在清代名医辈出，费伯雄、马培之诸先生蜚声医坛，名噪大江南北。马师珍藏马培之先生的日记《记恩录》和手书方笺，先生得而观之。耳濡目染，启迪良多。继而先生考入苏州国医专校，抗战开始后转入上海中国医学院学习，斯时除在章次公先生处侍诊半天外，还在上海世界红"卍"字会医院门诊工作半天。1938 年毕业后回南通开业。在这段时间里，受章次公先生之亲炙，学乃大进。章师所倡导的"发皇古义、融会新知"的革新精神，求实的治学主张，精切的辨证功夫，对先生影响很深。

　　先生是张仲景所倡导的"勤求古训、博采众方"的忠实实践者。上自《内》、《难》典籍，下及清代叶、薛、吴、王和近代名家之著述，无不博览。他对《伤寒论》和《金匮要略》作过深入的研究，从中领悟辨证论治的思想和方法。他对张景岳《类经》十分推崇，认为斯书彰明经义，有很多精辟的论述，对临床有指导作用。又折服孙一奎《赤水玄珠》，认为其中很多内容富于巧思，体现了辨证论治精神。他很留心前人的医案，认为这是实践的记录，可窥医家之功力，临证之心法，领略不同时期医家的风格，以资今日之借鉴。例如他对同乡先贤蒋宝素《问斋医案》评价颇高，曾指导我对蒋氏的学术思想进行研究，并特别留意书中所载《椿田医话》的一些效方。

　　先生胸襟博大，视野开阔，治学兼收并蓄。他平时注意搜集民间验方，从中汲取丰富的营养。他的处方不拘一格，常常把一些民间验方以至刚发掘出来的草药加进去，出奇制胜，往往收到意想不到的效果。他认为学问应当与时俱进，一贯重视对西医学的学习，力求中西医的逐渐沟通与结合。已故中医学家姜春华先生说他"中西理论湛深"，当为至评。先生很推崇张锡纯，乐用张氏效方，甚至萌发过撰写《锡纯效方发挥》的念头，我以为朱老的革新精神是和张氏相通的。

　　中医典籍浩如烟海，往往皓首难穷究竟。先生指导后学"泛览"与"精读"相结合，在浏览全貌的基础上，抓住重点，深入理解，由博返约。他治学的座右铭是"每日必有一得"，在诊务繁忙的情况下常读书至深夜，"焚膏油以继晷，恒兀兀以穷年"，"爬罗剔抉，刮垢磨光"，择善而从。记得有一次清晨，我去朱老寓所，见他一面埋头读书，一面吃早餐，其神情专注，令人异常感动。

先生在学术上颇多建树，他在斟酌古今、融会贯通的基础上，敢于提出自己的见解。1976年他在一次给我的信中谈到章次公先生时，指出章先生治学"能发挥自由思想，所谓独立思考者也"。我觉得这也是先生自身治学的真实写照。如果刻板僵化，死抱教条，人云亦云，就谈不上学术的创新与进步。没有学术的进步，就谈不上中医学的繁荣。

辨证论治是中医学的精华。中医治疗注重辨证，从总体把握人体阴阳失调、邪正斗争的状态，把人体的阴阳失调与外部环境结合起来，综合分析，强调因人、因时、因地制宜，因而历久弥新，是制病的利器。但对微观的"病"的认识，有时不免笼统。如病毒性心肌炎颇类热病之劳倦证，肠癌早期有似慢性痢疾，如不结合辨病，进一步诊察，就会出现误诊，也妨碍辨证论治水平的提高。早在1962年，先生就提出辨证与辨病相结合的主张，并就此撰写专文，发表于《中医杂志》，表现了一位临床医家的客观眼光。怎样处理好辨证与辨病之间的关系？他精辟地指出："辨证是绝对的，辨病是相对的。"对西医已经明确诊断的病，同样需要认真辨证，如果仅辨病不辨证，就会走上"对号入座"的狭路，把活泼的辨证变成僵死的教条，势必毁掉中医学。如先生曾治一位纺织女工，患子宫内膜异位症（异位至肺部），前医曾误诊为肺结核、支气管扩张，迭治乏效。根据月经闭止，每月咯血五六日，颧红掌热，口干咽燥，腰酸腿软等见症来分析，断其病本在肝肾，累及冲任，缘水不涵木，气火冲激，冲气上干，损伤肺络使然。及时采用滋肾养肝、清肺凉血、调理冲任之剂，连进10剂，月经即循常道而行。可见肯定或否定"病"和"证"的任何一方面，都是片面的，不完善的，只有将两者结合起来，探索临床证治的规律，才能相得益彰。

先生的临证功夫，素为吾侪所服膺。他善于透过纷繁复杂的临床表现，审明主症，找到疾病的症结，立法用药，切中肯綮。我亲见他治一尿血病人，曾长期服用滋肾、泻火、凉血止血之剂无效，先生从其尿血色淡、腰酸、脉尺弱等见症着手，断其为肾阳衰惫，予熟地、仙灵脾、补骨脂等，寥寥几味，数剂后尿血即获控制。血证用凉，为治疗之常法，然久服寒凉，阳气虚衰，为病之变，通常达变，补偏救弊，谨察阴阳而调之，是谓良工。

先生对急性热病的治疗，提出"先发制病"的论点，这一提法，与已故中医学家姜春华教授治疗热病"截断、扭转"的主张，颇有异曲同工之妙。"先发制病"是从各种热病独特的个性出发，见微知著，发于机先，采用汗、下、清诸法，从而控制病情发展，达到缩短病程、提高疗效的目的。如他运用"通下疗法"治疗热病重症即是其例。我目前正在英国牛津从事中医临床，每逢春末夏初，天气晴和，地气郁蒸，花粉弥漫，"花粉热"颇为流行，而地处英格兰中部之牛津尤为猖獗，一些患者出现发热，鼻流涕或流血，目赤肿痛、瘙痒，小便深黄，或咳喘等症状，表现为表气失疏，气分、血分均有热，经采用疏表清气、凉血滋阴之剂，见效颇著。这也是先生倡言"先发制病"的一个佐证。或囿于卫气营血治疗的先后顺序，诚恐贻误病机。

先生善于继承前人的经验，并结合自己的临床实践加以提高升华。例如他提出通过眼血管的望诊，来协助肝炎的诊断，判断疾病的转归。这一方法，是以"肝开窍于目"为理论基础，同时受到《本草纲目》所载秦艽治黄疸，述其症状"目有赤脉"的启示，曾系统地观察了肝炎病人眼血管的变化，进行综合分析，结果发现随着肝炎病情的加剧、好转或恢复，眼血管的色泽、扩张、弯曲有一定的规律变化。他将这一独特的诊断方法写进《传染性肝炎的综合疗法》一书中，从而为中医诊断学增添了新的内容。

先生对虫类药潜心研究，数十年来，上自《本经》，下逮诸家，凡有关虫类药的史料，靡不悉心搜罗，然后结合药物基源、药理药化和实践效果，辨伪存真，以广其用。撰写《虫类药的应用》一书，一版再版，畅销海内外，深获好评。顽痹一证，包括现代所称之风湿、类风湿关节炎久治不愈者，甚为棘手，先生认为精血交损，肝肾亏虚，督脉经气阻滞，阳气不克敷布，全身功能衰弱是病之本；久病入络，病邪深入经隧、骨骱是病之标，故宜益肾壮督，蠲痹通络，创制"益肾蠲痹丸"治疗类风湿和风湿性关节炎、骨质增生、强直性脊柱炎等，收效较著。此丸汇集了七味虫类药，在他运用虫类药制订的新方中颇具代表性。

先生创制了很多新方，如以养正消积法治疗慢性肝炎及早期肝硬化之"复肝丸"，以益气化瘀法治疗慢性肾炎之"益气化瘀补肾汤"，治疗乙脑极期神昏之"夺痰定惊散"，治疗慢性痢疾及结肠炎之"仙桔汤"，等等，均历验不爽。朱老所创新方，思虑缜密，意蕴宏深，遣药灵巧，值得师法。如仙桔汤，由仙鹤草 30 g，桔梗 8 g，乌梅炭、广木香、甘草各 4.5 g，白槿花、炒白术、白芍各 9 g，炒槟榔 1.2 g 组成。方名仙桔汤，则以仙鹤草、桔梗两味为主药，仙鹤草味辛而涩，有止血、活血、止泻作用，别名脱力草，江浙民间用治脱力劳伤有效，具强壮作用，此方用之，取其强壮、止泻之功；桔梗一味，仲景以其与甘草相伍治肺痈，足证具有开提肺气和排脓之功，移治滞下后重，是此药之活用；白槿花擅治痢疾，《冷庐医话》赞其效著，此方取其能泄化肠间湿热；久痢脾虚，取白术补脾助运；湿热逗留则气滞，木香、槟榔调之；湿热伤营，白芍和之；久痢则下焦气化不固，少少用乌梅炭以固之；甘草调和诸药。合而观之，桔梗伍槟榔，升清降浊；槟榔伍乌梅炭，通塞互用；木香伍白芍，气营兼调。此方无参、芪之峻补，无芩、连之苦降，无硝、黄之猛攻，盖肠道屈曲盘旋，久痢正虚邪伏，湿热逗留，一时不易廓清，进补则碍邪，攻下则损正，正宜消补兼行，寓通于补，始于病机吻合。此类方剂，与历代名方相较，毫不逊色。

先生已出版的著作还有《章次公医案》、《新编汤头歌诀》（合著）、《现代中医临床新选》（日文版，合著）、《医学微言》、《朱良春用药经验集》、《章次公医术经验集》、《中国百年百名中医临床家·朱良春》等。他是《实用中医内科学》专家审稿组成员，为该书的审稿、定稿付出了辛勤的劳动。他先后在国内中医期刊发表论文 180 余篇。曾多次受国内有关中医机构之邀，外出讲学，足迹几乎遍及全国。还五度应邀赴日本、三次去新加坡讲学，备受欢迎，载誉而归。法国和马来西亚也留下先生的医绩。

先生乐于培育中医后继人才，对他的学生，总是循循善诱，不厌其烦，悉心指点，毫无保留。我追随先生问业 40 余载，抚今追昔，百感交集。当我未及弱冠，初涉医林，僻居苏北小镇，异常艰困之时，先生已是赫赫有名望的医生了，但他毫不鄙弃我这样的后生，在百忙中为我释疑解惑，指点迷津，并尽可能帮助我改变环境，求得进一步深造。乃至 1985 年我有缘奉调北京，进入中国中医研究院工作。饮水思源，师恩难忘！并与师弟何绍奇共事，得以相互砥砺畅叙，乃人生一大幸事也。但十分遗憾的是，绍奇师弟因冠心病突发，抢救无效，不幸于香港英年早逝，令人痛惜之至！

先生曾任中国农工民主党中央委员，政协江苏省委员会常委暨医卫体育委员会副主任，南通市政协副主席，中国中医药学会理事，江苏省中医药学会副会长，南通市中医院首任院长等职。现任中华中医药学会终身理事，国家优秀中医临床人才研修项目专家指导委员会副主任委员，高等中医教材顾问委员会委员，中国中医科学院学术委员会委员，中国中医风湿病学会顾问，南京中医药大学终身教授，北京中医药大学"博导论坛"学术委员会委员，广州、长春、黑龙江、河南、浙江中医药大学临床医学院客座教授，厦门国际中医培训中心客座教授，美国中医针灸医师联合总会高级顾问，南通市中医院首席技术顾问，南通良春中医药科技有限公司董事长等职。并获得中央卫生部 1987 年全国卫生文明建设先进工作者称号，同年国务院批准为"杰出高级专家"，暂缓退休。1991 年享受政府特殊津贴。目前仍在上专家门诊，外出讲学，参加社会活动，为社会主义建设尽力。近几年来又先后收了陈达灿、徐凯、吕爱平、郑福增、曹东义、叶凤、张琪、沈桂祥、冯蓓蕾等高徒，为培育高层次中医人才作出了新的贡献。

当我在海外得悉先生的《医集》即将问世，心头溢满了闻道则喜之欣快。因为这是先生从医 70 年来的医术结晶，是长期实践经验的积淀，是诲人不倦，毫无保留，授人以渔的锦囊，是用心血与汗水写成的辉煌篇章，仁者之心，令人景仰。一经梓行，必将纸贵洛阳，可以预卜也。

信笔写了以上的文字，如能对读者诸君了解先生有所裨益，那将是令人十分欣慰的事。

（2006 年 8 月于英国牛津）

目 录

医理感悟篇

临证治验篇

用药心悟篇

经验用药

经验药对（附小品方）

杏林贤达篇

薪火传承篇

附：专访录

【常用中药新旧名称对照索引】

医理感悟篇

中医理论，博大精深，必须「博极医源，精勤不倦」（孙思邈语），始能入其门径。「精勤」尤为重要，精者，精思敏悟，贵在心悟；勤者，并坚持勤奋读书，联系实践，始可有所得。本篇乃个人从医七十年来对中医理论学习、实践之点滴感悟，愚者千虑之一得而已，愿与同道切磋共进。

人类健康不能没有传统医学

世界卫生组织提出要在"2000 年实现人人享有卫生保健"的战略目标。我认为要完成这个任务，离开传统医学是不可能的。也就是说，人类健康不能没有传统医学。1992 年 10 月 18 日由世界卫生组织与国家中医药管理局在北京联合召开的"国际传统医药大会"的盛况和交流论文的内容，就充分证实了这一点。大会有来自 42 个国家和地区的 800 多位代表，共同回顾和总结了各国传统医药学的成就与经验，促进和加强了各国传统医药的交流与合作。大会共收到论文 2218 篇，选用了 351 篇。这是一次世界传统医学成就的大检阅、大交流，充分显示了她无限的宝藏和卓越的贡献。其中特别是我国的传统医学尤为丰富多彩，受到与会代表的一致赞赏。我们的《益肾蠲痹丸治疗顽痹的临床与实验研究》论文也在大会宣读，受到好评。这次会议虽然只开了 5 天，影响却是巨大的，而且还提出了《北京宣言》，确定每年 10 月 22 日为"世界传统医药日"，以促进传统医学的发展与交流。

在科学发达的 20 世纪，古老的传统医学之所以受到人们的重视与欢迎，是由于西医学尽管发展很快，对病因、病理的研究已进入微观水平，但对结缔组织疾病、艾滋病、肿瘤等威胁人类健康的大敌，还缺乏克制的最佳手段。其次，某些化学性药物的毒性较大，药源性疾病日益增多，而传统医学多采用天然药物，毒副作用小，疗效高，这是她的特点和优势，所以越来越受人们青睐。就我国的中医药来说，已查明可供药用的植物、动物、矿物已达 8000 多种，如再加上藏药、蒙药及其他少数民族的传统药物，总数将在万种以上，因而成为世界传统医学宝库中最重要的组成部分。还有针灸、推拿、气功等非药物疗法，更受人们欢迎，现已传播到 130 多个国家和地区。世界卫生组织还在我国设立了 7 个传统医学合作中心。这些都标志着中医药将形成国际化，走向世界，为全人类健康服务。

还有流传在民间的一技之长的土专家和单方草药，在我国更有独特的优势。俗话说："单方一味，气死名医。"章太炎先生也说过："下问铃串，不贵儒医。"如果我们对此加以广搜博采，发掘验证，必将使中医药学获得充实和发展。我在 20 世纪 50 年代曾先后采访、发掘、整理了蛇医季德胜、颈淋巴结核医陈照、肺脓肿医成云龙 3 位土专家的经验，经过组织有关人员实验研究，获得 2 项国家级和 1 项部级科研成果，如果不主动积极地去继承、整理，这些宝贵的医疗经验必将湮没而失传。孔子曰："十室之邑，必有忠信；百步之内，必有芳草。"我们应该进一步地发掘、整理我国各民族的传统医药学，使之为人类健康做更多的贡献。

中医药的独特疗效，是可以补西医学之未逮，共同为增进人类健康而贡献力量的。例如乙型肝炎（简称乙肝）是一种传染比较广泛的病，据有关资料表明，我国约有 1.2 亿人携带乙肝病毒，其中 1/3 左右的人最终将发展成为慢性肝病，包括肝硬化、肝癌。西医目前还缺乏特效药，但中医辨证用药，扶正与祛邪并进，多获佳效。对萎缩性胃炎伴肠上皮化生或不典型增生者，中医药可使病理改变逆转而不必手术，只要坚持服用益气、化瘀、健中的中药三四个月，就可治愈。中医运用卫气营血的理论，结合三焦与六经辨证治疗流行性出血热，可使病死率降至1.1%。对肾衰竭、尿毒症辨证用药，配合中药灌肠，多可转危为安。类风湿关节炎是一种终身性的顽疾，被称为"死不了的癌症"，我们"从肾论治"，创制"益肾蠲痹丸"，先后治疗20多万人次，使不少功能障碍，近乎瘫痪的病人重新站起来，恢复了工作。对其他病如肿瘤、血液病、心脑血管病等，中医中药都有较好的作用。

随着人类社会的老龄化，如何防治老年性疾病，使之延缓衰老，健康长寿，欢度晚年，愈显重要。中医药在延缓衰老，防治老年性痴呆、骨质退行性变、帕金森综合征、中风瘫痪等方面，均有显著的疗效。非药物疗法如针灸、气功、推拿等在治疗中，也有着积极的作用，我们要继承和发挥其特色。

当然，在21世纪即将来临之际，为了使传统医学更好地发挥其潜在作用，我们要在继承的基础上，汲取现代科学的方法和手段，对传统医学的理论机制作深入的探索，改革药物剂型，使之方便服用，并努力创制新方药，使传统中药转变为疗效高、剂型新、装潢美的出口产品，走向国际市场，为祖国争光，为全人类健康服务。

〔原载于《南通医药杂志》1994年2期〕

【重读感言】上述内容发表于12年以前，今天看来仍然有进一步强调的必要。

首先，传统的中医学和西医学虽然都是为人类治疗疾病的科学，但是，它们在对于疾病的认识观念、治疗手段、医学目的等方面，都存在着明显的不同，属于不同的学术体系。中医学更善于解决复杂问题，更适合我国人民治病防病的国情。为什么这样说呢？现今复杂性科学的兴起，可以说明人体是一个非常复杂的有机整体，影响人体健康的因素也很复杂，用单一原因解说病因，以单一化学成分的药物治疗疾病，往往不能很好地解决问题。中医学能把自然科学与人文科学很好地结合起来，积累了几千年的宝贵经验，理法方药自成体系，治疗疾病安全有效，在心身疾病日益增多的当代，更加突显出中医学的优秀本色。

在2003年SARS突发的时候，世界平均死亡率11%，中国内地有中医药参与治疗，死亡率降至7%，中医药参与比较早、比较好的广东只有3.7%。而医疗条件比广州好的香港，由于基本没有中医药的参与，死亡率为17%；新加坡和我国台湾地区竟高达27%。这些鲜明的对比，颇能说明中医药的重要作用。中医药治疗的安全性、有效性，受到世界人民的瞩目，也得到了世界卫生组织专家的肯定。经过这场瘟疫的考验，再一次雄辩地说明了中医药几千年的理论和临床经验，优秀而可靠，不但可以重复，而且在应对新的突发重大传染性疾病的时候，一直很优秀，完全可以信赖，这是前人留给我们的无价宝藏，不可轻视。

再说疾病治疗的费用问题，中医治疗一例SARS最多的才几千元，西医药动辄数万元，甚至达到180万元，这还不包括股骨头坏死的后续治疗费用。在到处都是"天价药费"，人们看病难、看病贵、看不起病的呼声里，简便验廉的中医药，其作用能低估吗？草根树皮，都是治病良药；变废为宝，赖斯中华大医。

目前还盛行"亚健康"的说法，而且据世界卫生组织发布的数据，亚健康的人数竟占人口总数的70%左右，可见危害之重与影响之广。这些人，还没有形成病灶，现代医学还找不到阻断、拮抗、改造的"靶点"，中医利用四诊就能发现病之所在，就能利用"成分复杂"的中药，治愈这些亚健康。也就是说，在现代医学还忙着找病灶，还没有认识这是什么疾病的时候，中医药就安全有效地解决了人们的痛苦。中医药难道不优秀吗？

这么优秀的科学，这么优秀的医学，今天仍然没有被世人充分认识。许多从业的年轻人，由于没有深厚的理论功底，没有丰富的临证经验，盲目崇拜西方医学，妄自菲薄，彷徨徘徊，引起邓铁涛教授和我们老一代中医们的深切忧虑。身在此山，不能识宝，欲学西方，无力能到，心忡忡，意惶惶，中医学术因此而不讲，长此以往，中医危矣！沧桑人间，正在经历巨变，东方文化，日益受到西方追捧。西方医学最发达的美国，也在加大力度开发中医药、学习中医药，我等炎黄子孙，岂能将如此优秀的中医、中药淡化，甚至于使其逐渐消亡吗？"其亡，其亡，系于苞桑"，苞桑为何？在于经典与临床！经典者，我之所以为我之根基；临床者，我之所以为安身立命之基础，决不可等闲视之，更不可儿戏改造，自乱家法，任人宰割。中医之自我评价、自我发展、自我完善，期待于将来，更寄希望于现在，二三子，当自强不息，勿负我等厚望也！

〔2006 年 3 月增订〕

21 世纪中医的任务及展望

中国的中医药学，历史悠久，博大精深，蕴藏丰富，经过几千年的不断充实、完善，形成了独具特色的理论与实践体系，在预防、保健、治疗、康复等方面积累了极为宝贵的经验，成为传统医学中的一枝奇葩。当代著名科学家钱学森院士说："21 世纪医学的主宰者，是中医中药。"当前全世界医药领域的有识之士，鉴于化学药品的毒副作用，都在呼吁"回归自然"，积极研究中医中药，出现了世界性的"中医热"。作为 21 世纪的中医工作者，一定要奋发努力，迎头赶上，才能适应新的形势，充分发挥中医药的优势，使中医药走向世界，为全人类健康服务。因此我们的责任很大，任重而道远，一定要团结协作，万众一心，才能走出一条新路，上一个新的台阶，为岐黄之术争气，为中华民族争光。兹就中医药 21 世纪的任务及展望谈谈个人不成熟的意见。

任 务

一、继承优秀传统文化的思维方式

古代哲学家们受中国农耕文化的影响，注重实用，注重实践，提倡"经世致用"的观点；敬仰天地，服从自然，强调人与天地合一，遵守自然规律等基本观点；长于体察，注重微细，树立注重观察自然细微变化的态度。先民们在长期实践中所创立秦汉时期的元气论[1]、《周易》的象论[2] 以及"非概念非逻辑性"的"整体直觉领悟"[3] 等都是中国古代特有的哲学思想，

---

[1] 元气：亦名原气，包括元阴、元阳之气。禀受于先天而赖后天荣养而滋生，由先天之精所化，故名。它发源于肾（包括命门），藏于丹田，借三焦之道，通达全身，推动五脏六腑等一切器官组织的活动，为生化动力的泉源。《难经·三十六难》："命门者，谓精神之所舍，原气之所系；男子以藏精，女子以系胞。"命门与肾上腺、性腺、肾脏和其他一些内分泌器官等功能有关。

[2]《周易》象论：《周易》用卦爻等符号象征自然变化和人事休咎。《易·系辞下》："是故易者象也，象者像也。"孔颖达还言："谓卦为万物象者，法像万物，犹若乾卦之象，法像于天也。"

[3] 整体直觉领悟：这是中国传统文化与中医药学极为重要的思维方式，乃中国人比外国人高明的地方，也是优势所在。有一段时间中医药所擅长的"直觉领悟"被否定了，创造性被扼杀了。目前中西医结合主要用的演绎法，为中医理论寻找物质基础并不错，但要知道：演绎法富于说服力，但很少创造性；归纳法具有创造性，但有较大的或然性，因此说服力随之下降；"直觉领悟"最有创造性，但最少说服力，可遇而不可求。阿基米德与爱因斯坦都肯定直觉领悟在科学研究中的重要意义，牛顿见苹果从树上落下而发现地心吸力，禅宗的顿悟，智莫大于心悟也。

也是我们祖先最擅长的思维方式[1]。这些哲学思想都已为当时的医者取来为我所用，成为说理工具，融化在中医学理论之中。所以有人曾说："没有中国古代哲学，就没有中医药学"，是很有道理的。由此而创立的中医基本理论，是能指导实践，契合临床应用，并与现代自然科学某些学科相接近的：如"人与天地相应"之与生态学；子午流注学说、五运六气学说之与时间生物学；中医病理学之与体质人类学、遗传学等；而且从中医病因病机学中引申出来的"整体制约论"，比现代医学所遵循的"局部定位论"更符合实际一些。这些思维方式是打开中国传统文化宝库的钥匙，必须认真继承和运用。

二、灵活运用中医固有的理论及辨治经验是基础

中医药学的基础理论，主要蕴藏在经典著作中，所以要熟读精研。由于《内经》、《伤寒杂病论》、《神农本草经》等著作，文简、意博、理奥、趣深，要先通读原文，理解全书主要精神，辨别精华与糟粕；然后熟读警句，掌握精髓，所谓"书读百遍，其义自见"。对后世历代名著，也要泛览，择其善者而从之。还要善于独立思考，触类旁通，引申扩展。中医理论的核心是"天人合一的整体观"，如果偏离了整体观这一核心，就会只注意局部，就与因人（人体医学）、因时（时间医学）、因地（地理医学）等对待疾病的整体观相违背。

"土移方易"，就是根据个体、时间、地理的不同，用药处方就不一样。国外没有地理医学，事实很重要。在国外处方用药，剂量要因人、因时、因地而异。例如，我在日本讲学时，曾有日本朋友邀为诊病，当时用量已较国内为轻，但仍有人服后腹泻者（方中并无泻药），后一剂药改为2天服，即不腹泻，而且效果较好，说明剂量还是大了一些。究其原因，一是他们不常服中药，对药物很敏感；二是他们所用中药，多购自中国的野生药材，不是人工种植的，药力较强。又如在新加坡讲学，同行医家邀为会诊，所用剂量较国内为小，即可奏效。因该国地处亚热带，四季如夏，一雨成秋，感冒殊少风寒型，只有风热、风燥，用药也就不同。

中医理论是指导实践的规矩准绳，处处闪烁着光芒。例如"肝开窍于目"，视神经萎缩、眼底病变，用养肝明目之药，常收佳效。视神经萎缩，致盲率高，疗效差，但根据"肝开窍于目"的理论，用养肝、明目、去翳之品如枸杞子、苍术、千里光、六月雪、凤尾草等，不仅能对眼底黄斑区病变疗效好，还有明显激活萎缩的视神经作用，可促进眼底微循环，加速代谢，使缺血、缺氧的视神经纤维修复再生而获效。"脾主肌肉"，重症肌无力症用大量白术、黄芪等补脾益气之品有效。"四季脾王不受邪"，现在知道脾有免疫作用。"肺与大肠相表里"，肺炎用大量大黄加入辨治方药中，可大大提高疗效。"六腑以通为用"，胰腺炎等急腹症用清里通下与活血化瘀药煎汁内服或灌肠，每奏殊功。灌肠法是体内清洗的"人体排毒法"，能改善体内环境，排出、解除体内毒素，进行体内清洗，是当前祛病养生的新观念，也将是21世纪的热门行业。美国加州地区有60多家洗肠诊所。我用灌肠法治疗尿毒症、胰腺炎、盆腔炎、癌症等有显效。"阙上者，咽喉也"。在印堂上一寸向下斜刺留针，治疗白喉，止痛快，消肿速，白腐脱落平均不超过3天，退热平均2天。观察137例，痊愈133例，治愈率达97.1%。骨质疏松症，根据"肾主骨"的理论，用补肾药（仙灵脾、仙茅、苁蓉、熟地黄、补骨脂、菟丝子）能使血钙水平上升，调整体内激素平衡，抑制破骨细胞增殖分化，使骨密度升高而治愈。天南星

[1] 中医学科特性的思维方式——形象思维的特性和能力。古人常说"医者意也"。意是思维，就是思辨法、灵动性，是直觉，是顿悟，是灵感的总合，是瞬间意象的把握。中医学的思维方式是形象把握，逻辑论证。

前人谓其专走经络，善止骨痛，以之治疗类风湿关节炎肿痛有显效。因其基本病变是滑膜炎，滑膜组织有大量病理性细胞集聚，其病变似与痰瘀凝结经隧骨骱相吻合，南星善于开泄，善去经络风痰故效。广东省中医院肿瘤科徐凯主任以之移治癌症骨转移之疼痛，亦获佳效，大大减少麻醉止痛药的使用。《本经》谓庵闾子主"五脏瘀血，腹中水气"。《别录》谓其"疗心下坚，膈中寒热"。具体地指出它擅治肝硬化腹水，我配合辨治之药，屡用得效。《本经》称泽泻："久服耳目聪明，不饥延年，轻身，面生光，能行水上。"说明它有降脂减肥，延缓衰老之功。片言只字，都具深意，值得深入探索。

其次从临床实践中体察，灵活掌握辨证论治的精粹，为我所用。中医辨证论治基本内容是四诊八纲，而要辨证，首先认症，四诊是认症识病的重要手段；望闻问切四者不可缺一，古人云："四诊合参，庶可万全。"四诊是中医的基本功，是医者认症识病水平的体现。中医的生命和前途在于疗效，而疗效决定于辨证，只有正确全面的辨证，通过八纲的分析，才能提出完善的论治，从而取得较好的疗效。而要真正领悟掌握四诊的真实技巧，除书本基础理论外，只有通过长期的临床实践，细心揣摩，深刻领悟其中的奥妙，掌握辨证识病的诀窍，从而进一步抓住辨证论治规律，在这种感性认识层次上领悟，才是最深刻、最全面的继承，才能成为一名高明的好医生。挚友匡调元教授指出："所谓'后继乏术'，不乏抄书之术，是乏凭四诊八纲，辨证论治而能治病救人之术。"可谓击中时弊，一语中的。当前对望诊、脉诊具有真实功夫者已属寥寥，应引起重视。

三、实现中医现代化是 21 世纪中医的任务

中医药学是一门科学，是应当随时代的发展而不断充实、创新的。因此，中医药必须实现现代化，这是摆在 21 世纪中医面前不可推卸的重要任务之一。

实现中医药现代化，固然需要相应的物质条件的充实，但最为关键的还是要建立在扎实的临床基础上，并辅以相关学科的研究，多学科的横向联系与协作，从而确立自我主体，而不是削弱、消融自己的理论体系，更不是单纯用现代医学来论证、解释或取代自己。近代著名学者蔡元培先生关于学术研究曾有中肯的评述："研究也者，非徒输入欧化，而必于欧化之中，为更进之发明；非徒保存国粹，而必以科学方法揭国粹之真相。"对我们当前中医药学术研究，是颇有启发的。因此，中医理论现代化的模式，我很赞同颜德馨教授指出的是"继承、发扬、渗透、创新的结合"，也就是结合中华传统文化的内涵，保持原有中医基础理论和临床应用特色，充分吸收和运用现代科学技术成果，包括与之相关的自然科学、人文科学等学科成果，以达到创新的目的。目前中医药的科技成果，都是这样诞生的。不管怎样，作为中医理论基础的经典著作要学习，历代医家之经验精华要吸收，更重要的、最现实的是深入临床实际，所以匡调元教授说："没有临床实践就没有中医药学，因为中医药学不是从解剖室和试管里分析出来的。"我完全同意这个认识，"实践出真知"，这是真理。

几年前为建立符合现代科学发展水平的中医学理论体系发挥重要作用，由刘颂豪院士与邓铁涛教授共同提出并筹建的"光子中医学"，是很有远见的。它是在中医理论指导下，应用光子学的理论和技术对中医学诊断、治疗、预防、康复、保健等方面的方法和效应进行定性、定量或半定量研究，以揭示光子运动规律中医属性的学科。这是一项巨大的工程，必将促进中医理论，特别是中医诊断治疗学的标准化、现代化的进程，使许多"只可意会，不可言传"的理论或经验具体表达出来，发出更为灿烂的光辉。

最近中国科学院遗传研究所人类基因组中心杨焕明教授提出基因组学作为中医现代化的切入点、突破口，同样是很有卓见的，因为基因病说与中医的"内邪说"有相似之处，中医药的特点是"辨证"，而人类基因组已提供了上万种"遗传标记"，此基因组的多样性，是从个体的特异性加以分析的。既然中医学精华之一是视个体而辨证，基因组多样性研究将为中医药的研究提供现代基因组学依据。因此，基因组学可能是重新认识中医学，并使之成为现代化的突破口。基因学不仅可以诊断、治疗疾病，还可通过基因筛选中药药材，找寻特效药，真是前途无量，大有可为。

中药现代化也比较复杂，不能一提现代化，就丢弃中药的四气五味、升降浮沉与归经；倘若中药的研究，单纯从它的化学结构和有效单体成分提取入手，那就将走向"废医存药"的错误道路上去，自毁前程。例如麻黄素不等于麻黄，麻黄不仅平喘，还能发汗解表，利水消肿。麻黄素只是生物碱的一部分，并不能代替整个麻黄。麻黄配桂枝则发汗解表；配干姜则温肺化饮；配杏仁能止咳平喘；配白术则渗湿利水；配附子则温经散寒；配石膏则能泄肺中之热。因此，中医强调复方配伍的组合作用，根据药物的性味，遵循君臣佐使组方原则，结合患者的病情而立法用药。复方具有协同加强、相互制约等复杂关系，它具有多途径、多靶点动态地呈现综合药物的特点，其作用常具有调整性和双向性。例如 1999 年西安医科大学药学系"抗肝癌山豆根五味汤药物代谢动力学研究"已得出重要参数，表明同量的苦参碱在复方中的药效达到高峰时间、有效吸收等，都优于单味和单体药物，证实苦参碱在复方中因协同作用而发挥了更大的抗癌效果。如单服山豆根、苦参时，血浓度 2 小时才达到高峰，但服五味复方（山豆根、苦参、紫草、丹参、茯苓）时，45 分钟即可达到高峰，而且人体对苦参碱的有效吸收率比单味药增加 19.7 倍，这就充分说明复方配伍独特的优越作用。所以中药现代化的关键，主要是弄清中药复方的功能主治、疗效机制、配伍规律，这样必将促进中医药理论内涵的发展，从而在理论和方法上产生一个飞跃。当然卓效的单味药也应研究，中药剂型改革也要进行，重庆市中医研究所研制的中药大型输液、许多药厂的新剂型以及日本的复方微型颗粒，都可参考。

1999 年德国《药用植物杂志》发表长篇系统的研究论文，指出中药的有效成分大多是低分子抗氧化剂，它们多数是由高分子多聚物经胃液热处理后释放出来的分子片段，有较高的生物利用度。特别是在胃酸很强的胃液作用后，才能释放出强有力的抗氧化活性，显示其良好的疗效。临床观察表明，凡是取得较佳疗效的病例，病人胃液中的胃酸和胃蛋白酶都是较高的；而疗效不佳，甚至无效的病例，病人的胃液情况正好相反。这和中医的"有一分胃气，便有一分生机"的理论是不谋而合的。

北京雷秀颖博士将世界上最先进的"超临界优选萃取技术"引入中药提取之中，使困扰人类几千年从药用植物中提取单体成分的难题得到突破，从而解决了提取过程中有效物质的损失，有害物质的残留侵入问题，实现了中药定性、定量生产，为中医药现代化和走向国际市场创造了条件。

中国是中草药的大国，但是我国出口的中药材、中成药，仅占国际市场的 2% 份额（6 亿美元）。由于无法定性、定量，不能出口，目前仅少数几种得以外销。然日本仅一种救心丹产值就超过我国中成药出口创汇的总额，韩国人参一项情况也大致相等。

中药"归经"也很有价值，所谓归经，是指药物主要作用于某脏某腑之病的疗效最佳，所以如治肝病多选入肝经之药，就可以提高疗效。日本汉方医学家间中喜雄博士曾怀疑归经不可信，1985 年访问日本时，他就此提出询问，我告知中国已用核素标记示踪法及微量元素检测法证明药物归经的客观存在及其价值，彼欣然释疑，并表示钦敬之意。

以上三项任务，艰巨而光荣。在 21 世纪，我们只有协力奋进，才能为人类健康作更多贡献。

展 望

回顾历史，信心倍增；展望未来，前程似锦。中医药学在 21 世纪医坛上将肩负重任，走向世界，为人类防病保健，攻克疑难杂证，发挥卓越的作用。

一、中医药在国际上的地位正在迅速提高

西方国家官方对中医药的重视，越来越明确。如美国国会于 1992 年批准在国立卫生研究院成立替代医学办公室，把研究传统医学的费用，正式纳入政府财政预算。还有不少外国政府开始考虑对传统医药、中医药进行立法管理，如此必将为中医药进入世界医学主流体系打开通道。

世界卫生组织（WHO）对传统医学的认可和支持，为世界认识和接受中医药创造了有利条件。WHO 总部成立传统医学规划署，在五大洲建立了 26 个传统医学合作中心，支持培训传统医学人才和开展传统医学科学研究。1980 年，WHO 宣布了 43 种病证为针灸适应证，促进中国针灸登上了世界医学舞台。近几年来欧美国家重视对中药的研究，如美国国立卫生研究院、美国自然疗法大学设立"经典中医系"，斯坦福大学等开展了对中药的研究，洛杉矶大学医学院还设立了中西医结合研究所，对应用中医药治疗艾滋病、肾病等进行了深入的研究。美国斯坦福大学（Stanford）医学院还与北京朝阳医院合作开发治疗糖尿病的中药。1997 年 6 月，美国在华盛顿召开全美医科大学教育会议，讨论将传统医药纳入大学教育，特邀中国国家中医药管理局官员出席会议。东南亚许多国家，都有中医师公会、中医学院和中医院，有很多从事中医药工作的人员；日本的汉方医又已复兴。这些都令人鼓舞。

二、"回归自然"的呼声日益高涨

当前世界各国有识之士对化学药品的毒副作用和药源性疾病的日益增多深感忧虑，"回归自然"的呼声，随之高涨，多方寻求天然药物，特别是中国的传统医药最受欢迎与重视。我们要发挥中医药优势，促进中药剂型的改革，方便病人服用，走向世界。具体做法有：一是筛选疗效确切、组合精当、药源丰富的通治药品。二是积极、广泛跨行业的大协作，研制适用于多种疑难病如肿瘤、心脑血管病、糖尿病、免疫性疾病等具有卓效的新药。如留美科学家杨振华女士发现 SBA 物质能摧毁癌细胞，不伤害正常细胞；西藏发现真菌 1000 多种，其中有 160 多种具有防癌、抗癌作用；波兰塔尔诺夫地区的叶林医生发现治疗艾滋病的药物，是罂粟科植物中的两种生物碱起作用，是在于中断艾滋病毒与病态的女性荷尔蒙之间的信息沟通，达到治愈的目的，而不是直接杀死艾滋病毒；甘肃省用中药及藏药研制的一种"戒毒药"只需 3～6 天即可戒绝毒瘾；用云南中草药研制而成的康赛德"桂参止痛合剂"，能迅速止痛，并戒除毒瘾，在 2000 年 5 月 11 日 "首届中国国际医药高新技术成果拍卖会"上，以 3600 万元卖出。此外 1999 年美国斯坦福大学医学院公布了他们研究中药雷公藤的报告："中药调节免疫系统并杀死癌细胞"（Form Of Chinese Herb Found To Tempee Immune System And Kill Cancer Cells），

在英国剑桥行医、讲学的门人朱步先作了摘译：美国斯坦福大学医学院的研究者发现一种被中国人长期使用于缓冲类风湿关节炎的多年生植物（雷公藤）有更深的药用价值。他们发现这种草药的有效成分能够抑制过分活跃的免疫系统，阻止感染，杀死癌细胞。"这是对未来有重大影响的重要药物"，斯坦福大学的助理教授、两个课题的领导人 Peter Kao 博士说。20 多年来，人们知道雷公藤制剂有药用价值，但是为何在人体内作用并不详知。从雷公藤中提取的一种有效成分"Triptolide 屈妥赖得"（雷公藤内酯醇）与其 DNA（脱氧核糖核酸即遗传基因）目标相结合，能够阻止激活一种与 DNA 相结合的蛋白质 NF - KL；这种蛋白质是一种非常重要的分子，一旦被激活，就能够激活其他有免疫重要性的基因，从而加剧免疫反应。Peter Kao 博士说："我们研究表明，Triptolide 比任何免疫抑制药更强大……"可用来治疗器官移植患者、感染疾病（类风湿关节炎）和一些自主免疫疾病（比如组织骨化病）……他们发现，仅 Triptolide 就可以杀死癌细胞，……这种药物就像一种从太平洋紫杉树皮中提纯的、现在非常流行的抗癌药——Poolitaxe（紫杉醇）一样，杀死癌细胞的途径与 p53 基因无关……能杀死对化疗药物有抗药性的癌细胞。朱步先医师还恳切地说："看来国内的科研要加快步伐了，不然我们的好东西就一点一点地被人家挖走，我们真要愧对祖先了。国内对雷公藤碱研究较多，对雷公藤内酯醇的研究不知如何？一旦他们研究出某种成分起作用，就完全可以用化学方法合成出来，又是他们的一大发现和专利。据说紫杉醇的价格比黄金贵若干倍，那么雷公藤内酯醇的价格也可与其并驾齐驱！希望有识之士奋起直追，则中医药振兴有望，科技兴国有望！"既生斯疾，必有斯药，问题是我们如何去探索、发现。《内经·灵枢》说得好："其未可治者，未得其术也。"三是寻找具有特效的单味药，如青蒿素的研制。同时要制定中药材质量规范标准和可控指标，生产出安全、高效、无毒、无"三致"（致畸、致癌、致突变），符合"三 G"（GSP、GDP、GMP）[1] 规范的新一代中药产品，进入国际市场，为更多的病人服务。中国有 10000 多种药物资源，积累了 60000 多个中药方剂，我们可以也应该为人类健康做出更大的贡献。我们要抓住机遇，团结协作，医疗、科研、教学、生产齐头并进，多出人才，多出成果，争取中医药学成为 21 世纪医坛的翘楚。

三、心身医学要向中医药学寻找智慧

科学技术不断发展，物质文明日益丰富，烈性传染病已基本得到控制，人类的疾病谱有了较大的改变。由于人类社会的竞争日益加剧，由心理、社会和行为因素引起的心理生理性疾病的发病率，有逐步增加之趋势；现代医学也开始由单一的"生物医学模式"，逐渐向"生物-心理-环境-社会医学模式"转换，而这种新的医学模式与传统中医学的基本思想颇为相似。《内经·疏五过论》早就将病人和疾病产生的原因与心理、社会因素紧密结合在一起，强调对待疾病不仅应考虑患者的所苦，还应从其所处的环境、社会关系等方面查找病因，才能作出完整的辨治，取得较佳的疗效[2]。这种"天人相应"、"形神合一"的整体观，是从人与环境的失衡以

---

[1] GSP 是 Good Supply Practice 的缩写，指"良好药品供应规范"；GDP 是 Good Dispensing practice 的缩写，指"药房调剂质量管理规范"；GMP 是 Good Manufacturing Practice 的缩写，指"药品生产和质量管理规范"。

[2]《内经》早就把医学研究的对象和疾病产生的原因与心理、社会因素紧密地结合在一起。《素问·疏五过论》指出："凡欲诊病，必问饮食居处，暴乐暴苦，始乐后苦，皆伤精气，精气竭绝，形体毁沮。"主张对于疾病，不但应考虑病者个体，还应当从其所处环境、精神情绪、社会关系等诸多方面探究病因。

及人体内部平衡失调的角度去认识疾病，又强调人的整体性与平衡对保持健康的重要性，据此作出相应的治疗法则，必然更为全面正确。现代研究已经表明，有 30%～70% 的病人，其疾病与心理因素、生活环境、社会因素有关。所以近年来国际心身医学宣称："现代医学要向传统中医学寻找智慧"，这是客观、理智的抉择。

四、治疗模式向康复模式转换，中医药将发挥所长

21 世纪人们对健康的要求更高了，不仅要消除疾病，还要增强体质，延年益寿，愉快地工作与生活。中医药在这方面有许多天然药物和非药物的防病健身方法，能起到调节阴阳，平和气血，从而达到却病延年的目的。同时，多种慢性病、疑难病、老年病等的治疗，中医药也起着整体调整、心身并治、全面康复的良好作用，具有显著的优势。

综上所述，21 世纪是医学与生命科学的新纪元，将是具有几千年历史的传统中医药与现代科学技术相互渗透、互补融会，实现中医现代化，并使之走向世界的新时期。形势大好，任务繁重，前途光明，我们作为 21 世纪的中医工作者，肩负重任，要树立"创新、求实、献身"的精神，争取做一个名副其实的跨世纪的光荣的中医工作者，为人类健康作出应有的贡献。最后，谨以"自强不息，止于至善"与诸位共勉之。

中医事业的现状与前景

—— 为迎接江苏省中医科技工作会议而写

当代著名科学家钱学森同志说："21 世纪医学的主宰者，是中医中药。"当前全世界医药领域的有识之士，都在研究中医中药，出现了"世界性的中医热"。我们对此绝不能掉以轻心，要引起重视，奋发努力，迎头赶上，才能适应新的形势，充分发挥中医药的优势，使中医药走向世界，为全人类健康服务。任重而道远，我们一定要团结协作，万众一心，众志成城，必然会走出一条新路，上一个新的台阶，为岐黄之术争气，为祖国争光。

兹就中医药之现状与前景作一简要回顾，从而提出相应的对策。

一、一则以喜，一则以忧

1949 年新中国成立以来，中医药得到党和政府的保护与发扬，特别是近 10 多年来，成立了国家中医药管理局，两部一局联合制订了全国 500 位名老中医经验继承的周密安排，从第一批结业的成绩来看，可谓硕果累累，令人欣慰。编撰了《医学百科全书·祖国医学》系列丛书；集中人力编写了大型《中华本草》，大大超过了《本草纲目》的内容；1991 年国家中医药管理局与联合国卫生组织在北京共同举办了"首届国际传统医药大会"，800 多位不同肤色的医药界人士欢聚一堂，交流探讨传统医学之奥秘，一致赞扬中国传统医学之可贵，是一枝奇葩！我们研究的"益肾蠲痹丸"也在会上介绍，获得好评。会议期间还商定每年 10 月 22 日为"世界传统医药日"。各地的中医药专著和科研成果如雨后春笋，不断涌现。中国科学院现有了

4 位中医界的院士，这是值得我们高兴和骄傲的。但从全国中医工作来看，冷静地回顾一下，不免喜中有忧：

（一）中医理论和前人宝贵经验的继承不够

前人在长期实践中留给我们的珍贵经验是十分丰富的，但是我们真正继承下来，并加以运用发展的太少了。我从医近 60 年，自己深感惭愧，所知者仅是沧海一粟，无数的宝贵经验被湮没，真太可惜了。古人说："脏腑如能语，医者面如土。"有许多好的卓效药，甚至是特效药，好的辨证识病的方法，好的理论，沉埋千百年，未能被发掘者，不知凡几。我认为当前许多疑难杂症，特别是癌症等，我们有时是望病兴叹，徒呼奈何，事实上，"既生斯疾，必有斯药。"先师章次公先生也曾说过："用百病之方，治百人之病，方称得是良医。"例如陈士铎《石室秘录》所载的"四神煎"（黄芪 120 g，远志 90 g，怀牛膝、川石斛各 10 g）治疗鹤膝风，屡试不爽，堪称奇效，近贤岳美中先生亦盛赞之，这是专病专方的例子。又如《中国科协报》1995 年 7 月 20 日 4 版金涛同志在《单方——往事漫忆》一文中提到井冈山偏僻山区，有一老妪用草药研粉内服避孕，效果很好。特别神奇的是，服用她所配制的避孕药后，如果又想生育，老妪尚有一味解药，服后可恢复生育功能。这位老妪的避孕药，既很灵验，又无毒副作用，享受诺贝尔医学奖金，也是当之无愧的。但可惜老妪秘不外传，这张济世良方，只有与老妪一样，老死山林，"回归自然"了！类似者，不胜枚举。

《内经》全文虽仅 10 万余字，但义理精深，内蕴无穷，我们现在选读的仅是一小部分，何况还未完全深入领会，阐明奥义，深感愧对轩辕黄帝。例如"疟论"的"日下一节"，从大椎往下按压，可以测知疟疾已发作几次，在压痛点的两旁按揉，可以控制疟疾的发作，我在农村巡回医疗时，历试应验。《灵枢·五色篇》："面王以下者，膀胱、子处也"，是说明人中部位色泽、形态的变化，可以诊察泌尿生殖系统的病变，同时在此针刺留针，对妇科下腹部手术还有针刺麻醉之功效。前人寥寥两句话，稍加阐发，就是一个科研课题，也是一篇论文。《神农本草经》谓庵闾子能"化五脏瘀血，腹中水气"，具体地指出了它擅治肝硬化腹水，我配合辨证之药屡用获效。这些微言精义，是多么的可贵，我们应该广泛深入地探索阐发，以指导我们的临床实践，更好地提高诊治水平。

（二）辨证水平和医疗质量有所下降

中医辨证的基本内容，是四诊八纲。而要辨证，首先认症，四诊就是认症识病的重要手段；望、闻、问、切四者不可缺一，古人云："四诊合参，庶可万全。"四诊是中医的基本功，是医者认症识病水平的体现。但是现在有些医生只用问诊和生化物理检查了，望、闻、切仅是点缀而已，试问这样的话，辨证水平如何提高，这是一个危险的信号，不容忽视。中医的生命和前途在于疗效，而疗效决定于辨证，只有正确全面地辨证，通过八纲的分析，才能提出完善的论治，从而取得较好的疗效。由于辨证的粗忽，论治的失当，医疗质量的下降，是必然的后果。试问医疗质量下降，疗效不高，还有谁来求诊呢？这个方面，必须引起重视。狠抓基本功的提高，突出中医特色，不断提高医疗质量，中医振兴才有希望。

（三）滥用西药，中医急症的阵地萎缩了

中医师学习一点西医基本知识和抢救技术，我认为是必要的，但不能因此丢掉中医的辨证论治，忽视了中医的特色。不能一见高热，或是炎症，就用抗生素，中药仅是陪衬而已。滥用西药的风气目前似乎带有普遍性，因而中医急症的阵地萎缩了，中医好像只能看一些慢性病，调理调理，这样下去，中医的前途是可虑的。现在中医院的病房，为了保险安全，或者病人要求，不少是中西药并用，这不是中西医结合，而是西药加中药罢了。中医治疗热病，或是部分急症，是有丰富经验的，我们要抓紧中医基本功的锻炼，发挥中医药的特色和优势。当然某些急、重、危之病人，中西两法并用，协力抢救，还是必要的。

（四）药材不道地，炮制不如法

中药是中医战胜疾病的主要武器，工欲善其事，必先利其器，这是马虎不得的，一定要抓好中药的质量监控工作，加强中药材市场的管理。中药是特殊商品，不应该唯利是图，要讲究商业道德，对此要大声疾呼。现在广告效应、名人效应很害人，要加强药品广告的严格审核。对老药工在中药鉴别和炮制方面的经验，要抢救继承，否则就要失传了。

（五）中医院经费严重不足

中医院的经费严重不足，而收益又较低，设备较简，加之对中医技术定价的不合理，难以适应新形势的要求。我们除了呼吁政府增加中医机构经费的投入外，要自强、自信、自尊，奋力拼搏，力图体制的改革，争取自给有余，自我发展。力求"自强不息，止于至善"，以告慰党和人民的期望。

二、认清形势，迎头赶上

改革开放以来，全国中医药事业一片欣欣向荣，令人鼓舞，形势大好，也很严峻，作为中医工作者，我们要抓住机遇，迎接挑战，接受客观对我们的要求和期望，迎头赶上，知难而进，中医前途，才能更加辉煌。那么究竟怎样办呢？谨提出几点建议供参考：

（一）刻苦钻研，打牢基础

精读经典，泛览群书，这是很重要的一环。因为《内经》、《伤寒杂病论》、《本经》等经典著作，不通读原文，就无法窥其全貌和理解全书的主要精神；不通读原文，更无法认识和辨别精华与糟粕。然后再熟读警句，掌握精髓，所谓"书读百遍，其义自见"。对后世历代名著，要进行泛览，择其善者而取之。还要善于独立思考，融会贯通，从而举一反三，触类旁通，引申发展。中医理论是金钥匙，处处都闪烁着光芒。例如"肝开窍于目"，视神经萎缩、眼底病变，用养肝明目之药，常收佳效。类此事例，举不胜举，详见前文。故友姜春华教授常说："中医到处都是宝，看您会找不会找。"关键是我们如何去善于识别和发挥。

（二）中医现代化与中西医结合

中医是门科学，任何科学都是在不断实践中前进、充实、发展的，不可能一成不变。我们要适应时代，吸取新的有益的东西，来充实发展自己。中医学在宏观、定性、动态研究方面，确有独到之处；但在微观、定量、静态方面，存在不足，对微观的病的认识，有时不免失之笼统。如果我们借助各种先进仪器的检测手段，把疾病的症结搞清楚，就有利于疾病的早期发现，及时治疗，防止误诊、漏诊，从而提高医疗质量，这是很重要的。例如直肠癌早期与痔疮混淆，隐匿性肾炎、隐性糖尿病、乙肝表面抗原阳性等，如不借做生化等检测，是易于疏忽的。某些疾病症状消失，不等于疾病已愈，如急性肾炎水肿已退，但尿蛋白未消失；肝炎症状已平稳，但肝功能未恢复等。在辨病基础上，一定要辨证论治，不能一提到炎症，就是清热解毒，一说到病毒，就是板蓝根、垂盆草，千万不能放松辨证这一环。

中西医结合，不是中药加西药的简单结合，而是要在理论上有所阐述和发挥，在辨证用药上有所前进或突破，这才是我们的目的。例如用血液流变学来阐述活血化瘀法则，用水蛭来治疗高黏血症、高脂血症、肺心病水肿等，就是扩大了这一法则应用的例子。

中西医各有所长，我们应该加强团结协作，取长补短。20世纪50年代中期，林伯渠同志患顽固性呃逆1个多月，迭经中西医专家诊治，仍未控制，后延章次公先生用独参汤而获转机。为此，周恩来总理命北京医院召开一个病案讨论会，总结经验。岂知中西医专家，各抒己见，争论激烈，主持人乃请示周总理。总理赶到会场，听了简要汇报后，讲了"中医好，西医也好，中西医结合更好"三句话，众皆悦服。作为中医，我们要向西医请教、学习，特别是与西学中的同志，有共同语言，相互合作，开展中医药科研工作，可以少走许多弯路。西医的测试、检验、实验手段先进，逻辑性也很强，加上中医理论和实践经验，如虎添翼。每年中医药中标的课题和成果的评定，很多都是相互协作配合的结果；中医界的硕士生、博士生出成果的，大多也是接受和运用现代医疗技术和手段而取得的。我们研究的益肾蠲痹丸的课题，如果没有中国中医研究院基础理论研究所的协作，也很难通过和成为新药。我们不能孤芳自赏，要多学科协作才是。

（三）中医理论核心和中医教材改革

关于中医理论核心问题，《中国中医药报》曾组织笔谈讨论，仁智之见，各有不同。除个别学者认为阴阳、五行学说不能作为中医基本理论的核心内涵之外，大多数学者的看法基本接近，"天人合一的整体观"得到共识。因为在生理、病理、辨证、诊断、治疗、预防等方面，基本内容都是以整体观作为核心的。中医的整体观，贯穿于"阴阳五行学说"、"脏象学说"、"经络学说"等之中，如果偏离了整体观念这一核心，就会只注意局部，而忽视整体，就与因人、因时、因地等对待疾病的整体观相违背。《内经》的整体观，是把当时最为先进的哲学、天文、气象、历学和数学等与医学紧密相结合，融为一体而成的。由于它的广泛吸收、渗透、移植和交融，从而形成独具特色的中医基本理论体系，促进了中医药的发展。我们的祖先早就运用"拿来主义"，为我所用，不断发展、提高自我，这种精神同样值得我们学习继承。作为即将进入21世纪的我们，更应该运用现代科学技术手段，来研究、弘扬中医药学，为全人类健康服务，这是责无旁贷的天职。

中医学院教材，基本是根据中医固有理论和各科技能进行编写的，但部分内容有些脱离临床实际。病种太少，不少常见病、常用药都被遗漏，因而学生一接触到临床，便感到生疏和脱节。所以，教材要进一步修订，希望吸收一部分临床家参加编写，使内容更符合实际，更趋完善。望诊要大大补充，例如广西中医学院附二院黄英儒主任医师对舌诊有重大发现，将舌面划分为9个区，脏腑分区与传统分法不同，通过舌诊，就可以一望而知病变所在。掌纹诊病，也有很大参考价值，应予增加。"望神察色"的面部望诊，有许多奥秘之处，要广为搜集，加以充实，西安陈鼎龙先生有此高招。脉诊也要好好研究掌握，这其中大有学问，非浅尝者可知也，前人曾讥讽为"胸中了了，指下难明"。总的说，中医的精髓，还有许多内容，等待我们去发掘、研究，加以光大。

（四）培养人才，一专多能

中医之生命在于学术，学术之根源本于临床，临床水平之检测在于疗效，而疗效之关键在于人才。翻开中医学发展史，每一个学术鼎盛时期的出现，都是以一代临床大家的突出贡献和卓越成就作为标志的，所以临床的人才是中医学存在、发展的基础，失去临床人才，中医学将成为无源之水、无本之木。为此，培养人才乃是当务之急。

"中医临床阵地日见萎缩"，就诊率日见下降，虽然有诸多外在的因素，但中医临床人员素质的下降，则是重要的内在原因。老一辈的中医专家逐日稀少。就江苏省来说，1977 年评定省名老中医 95 名，迄今仅存 1/3，而能行动外出者，只剩 10 多名了。对他们的宝贵经验应该加以抢救继承，这是中医界的一件大事。年青一代中医在市场经济大潮冲击下，在诸如进修难、晋升难、工作累、待遇低等一系列实际问题的困扰下，安于临床工作者日见减少，这一恶性循环的倾向，不容忽视。部分中年临床业务骨干，或先或后历史地走上了各级领导岗位，过早地失去了成为临床学科带头人的机会，对于整个中医事业来说，可谓得失参半；高水平的临床家后继乏人，已成为阻碍中医学术稳定提高的致命关键。当前加强中医临床人才培养的工作，已不仅仅是单纯的学术问题，而是关系到中医事业存亡与发展的根本大计。当然，中医事业是一个系统工程，科研、教学、临床、管理等缺一不可，但它的着眼点，毫无疑问，都是以临床为中心的。所以，抓住了临床医技人才的培养，就是抓住了根本，抓住了要害。唯此，才能保证中医医疗质量的不断提高。与此同时，也不能忽视中医药基础理论的研究，从事这方面工作的人士太少了，应该予以鼓励、支持，这也是振兴中医重要的环节。

人才是关键，而杰出人才群体的出现，是一个渐进的积累过程。要为有志之士的成长、提高，创造必要的物质条件和政策环境，使新一代名医群体从速崛起。要培养一专多能的人才，既是通才，又是专才，才能突出特色，提高疗效，在病人中树立威信。除了虚心向老中医请教，继续搞好老中医经验继承外，要鼓励和支持他们有目的地自觉学习，抓紧时间多读一点书，勤于实践，善于思考，积累升华，必能成为新的一代名医，为中医事业的振兴，做出更大贡献。

（五）中药剂型改革，必须加快步伐

当前中药剂型除丸、散、膏、丹之外，主要是汤剂，但苦水一碗，既难喝，煎煮又费时，不利于服用，特别是双职工或小儿患者深感不便。我国各地也做过多方面的实践工作，如冲剂、浓缩水剂、片剂、针剂等，尤其是重庆市中医研究所对急症研制了多种大型静脉输液针剂，是很可喜的。单味药也在研制中，例如江阴天江药厂，制成单味或复方的微型颗粒，可以辨证选用，希望尽快推广。我国台湾地区称此为"科学中药"，日本有好多家汉方制药株式会社将仲景方和后世名方制成微型颗粒剂，服用方便，疗效甚佳。我在日本访问西尾市市民病院时，该院副院长告知："本院未设汉方科，但医生使用汉方成药占全部药品的 50％，疗效好，无副作用，医生和病人都感到满意。"这值得我们综合医院参考。

（六）医乃仁术，医德至上

自古以来，医乃仁术，我们医务工作者一定要认真实行革命人道主义精神，要重视医德医风。唐代孙思邈先生在《千金方》中就以"大医精诚"列于篇首，并谆谆告诫医者："人命至重，有贵千金；一方济之，德逾于此。"历代医家均以医德与医术并重，俗谓"道无术而不行，术无道而不久"，是很明确、辩证的。

现在有部分医者受经济大潮和商品经济的冲击，医德有所下降，有少数现象是令人感到遗憾的。希望今后不再发生，维护白衣战士高洁的形象。

当前，世界各国对化学药品的毒副作用深感忧虑，多方寻求天然药物，特别是中国的传统医学，最受重视和欢迎。我们要抓住机遇，奋发图强，团结协作，科研、医疗、教学齐头并进，多出人才，多出成果，争取中医药成为 21 世纪医坛的翘楚，为人类健康做出更大的贡献。

〔作于 1995 年 8 月〕

【重读感言】这篇文章也是十几年之前撰写的，是一篇"大文章"，也是不容易写好的文章。虽然，当时属于"应时而作"，今天重读起来，不仅有亲切的感觉，而且觉得仍然有重读、续写的必要。因为，昨天虽然已成"既往"，然而昨天的殷忧今天依然存在；昨天虽已时过境迁，但是今天仍然充满机遇与挑战。

先说继承不够的问题，由于中医教育引导不当，中医学人对于传统中医学的理论与经验，都存在"轻视"的严重问题。诚然，1949 年建国后中医的高等教育培育出了不少学士、硕士、博士，出了不少人才。但是，相当多的中医高等人才根基不牢，有些中医的博士竟然写不出 10 个完整的中医处方；成了中医专家之后，看病竟然不用摸脉；辨证论治规范化，追求的只是一个疾病之下划分几个证型，每个证型之下对应一个处方，也就是舍弃中医的"辨"与"论"，只要"证"与"方"，对号入座，舍弃理论，把灵活的处方用药，变成僵死的教条，走上了僵化、庸俗化的道路。这样下去，中医学术如何发展？疗效如何提高？

西医学的治疗手段主要是手术和用化学药物拮抗、阻断，对于人体结构的认识，当然越精细越好，必然要依赖各种检查结果。中医学治疗疾病，依据的是人的证候，化验单检查报告代替不了；有了病灶的报告，有了异常结果，也只是告诉我们患者"有病在身"，至于其病证性质如何，如何确立治法，如何选方用药进行治疗，都必须依据四诊搜集证候依据，据证立法，选方遣药，决不能只看化验单、报告单，放弃辨证论治。因为，目前的定性定量分析，还说明不了中医所以有效的物质基础，更做不到"事前引导"中医处方用药。探索未知领域，提高中医疗效，积累经验，都必须依靠辨证论治。专方专药，属于以前研究的结果，是过去经验的结晶，当然可贵。要提高这种疗效，超越前人，就必须依靠辨证论治的不断探索，才能摸索出更好的治疗方法。那种以为西医进步了，中医就应当让位，只是跟在人家后边"打替补"的思想作风，是错误的，是非常有害的，它将导致中医药学术的萎缩，临床疗效的滑坡。只有彰显中医个性，扬旗击鼓奋进不止，中医事业才能卓然自立，才能有辉煌的未来。

十几年前我所忧虑的"辨证水平和医疗质量有所下降"的问题依然严重存在，甚至出现了"中医院不姓中"的怪现象。这与当前医疗市场导向不正确有关，也反映了"中医院经费严重不足"问题不仅没有很好解决，而且完全的市场化运营，更加剧了"滥用西药，中医急症的阵地萎缩"等问题。这一点，应当引起政府和广大同仁的高度重视。医乃仁术，惠及斯民，把医学推入市场，把医生变成商人，这种定位需要重新考虑。当然，也可以有所为，有所不为，但应在保证群众就医的基础上，适度开放，以满足不同人群的需要。

但是，不应当全部进入市场，更不应该用管理西医的标准管理中医。50 年前我能够发现"三枝花"，让有一技之长的民间医生不仅能够行医治病，而且还可以进入国家的医院，甚至成了"医学科学院"的特约研究员，依靠的就是当时实事求是的中医好政策，是中医药宽松的生存环境。现如今这一切都不存在了，当年被人们传为佳话的"三枝花"，今天一定不会获得行医资格，因为他们连小学都没有上过。其实，衡量一个人的中医水平，不能仅仅看他什么文凭，而要看他对于中医学的理论修养和临床疗效。祖传的中医，往往经过几代人的努力，不断探索，不断总结实验，才能得出有价值的成果。选购道地药材，如法炮制药物，加工丸散膏丹，这才是符合中医发展规律的基本途径，不能因为西药化学合成的毒副作用大，就把中药也管得那么死，这严重地窒息了中医的创新能力。应该尽早制订政策，解放中药，解放中医。美国、英国对于化学药品的管理那么严格，"买枪容易，买药难"，但他们对于中药则是按"蔬菜"、"食品添加剂"管理，中医的诊所可以开在超市里，其生存空间何其自由？！为渊驱鱼，人才外流，这也应当是一个原因。

值得一喜的是，国家中医药管理局启动了"优秀中医临床人才培养计划"，各种师带徒工作正在加紧进行，科技部也把中医发展纳入远景计划，吴仪副总理代表国家提出了名医、名院、名科发展战略，以及名厂、名店、名药建设。特别值得庆幸的是中央"十五"规划中，明确指出："支持中医药事业发展，培育现代中药产业。"多种措施并行齐举，必将推动中医药事业快速发展，一个中医药的新局面即将到来。

〔2006 年 2 月〕

经典是基础　师传是关键

任何一门科学的发展，都离不开继承与创新的两个方面。能继承者始能创新，否则便成为无源之水，无根之木；知创新者始善继承，否则便不免抱残守缺，墨守成规。中医学术也不例外，故历代卓有成就的医家，无一不是学术上的精研经典、勤求古训者，亦无一不是学术上的推演发扬、革新创造者。同时师传授业，也是技术提高的重要一环，不可忽视。

一、经典是基础

先贤墨子说得好："志不坚，志不达。"中医药学，是中华传统文化的一部分，要想真正掌握它、运用它，不熟读经典，深入钻研，精思敏悟，通过实践，融会贯通，是不可能得其精髓而有所造诣的。"自古医家出经典"，历代著名医家多数都是依靠经典而获得成就的。

中医经典，特别是《内经》、《伤寒杂病论》两部书，尤为重要。因为其中蕴涵有许多深奥的精义，要经过刻苦钻研，下一番苦功夫去"心悟"，才能有所得，因为智莫大于心悟也。梁漱溟先生说它是"人类未来文明的早熟品"。著名科学家钱学森院士也说："21 世纪医学的主宰者是中医中药。"邓铁涛教授说得更明确："21 世纪是中华文化的世纪，是中医腾飞的世纪。"中医经典里确实有许多内容是超时代的智慧结晶，直到现在我们明白了一些，但还有不少宝藏未被发掘，奥旨精义未被阐明。1958 年我向江苏省卫生厅张克威厅长汇报工作时提到中医经典是取之不尽、用之不竭的宝库，举了一些例子加以引证。如 20 世纪 50 年代初白喉流行，白喉血清供应不上，只有求助中医和针灸，我们曾根据《灵枢·五色篇》："阙上者，咽喉也"，这两句话，就用短针在印堂（阙）上 1 寸向下平刺阙上穴留针，止痛快，消肿速，白腐脱落平均不超过 3 天，退热平均 2 天，观察 137 例，痊愈 133 例，治愈率达 97.1%。同篇"面王以下者，膀胱、子处也"，指出"面王以下"与"膀胱、子处"的关系，也就是说"膀胱、子处"有病，可以从"面王以下"的部位表现出来。人中主膀胱，所以人中又叫水沟；子处则是指男女生殖系统，在临床上经常作为望诊的参考。《素问·疟论》："日下一节"，疟疾患者可以从大椎向下按压，能够测出已发作几次，在压痛点旁开 1 寸处按揉至全身有热感（约半小时），就能控制疟疾的发作，复查疟原虫也找不到了。又如《本经》谓庵䕡子主"五脏瘀血，腹中水气"，《别录》谓其"疗心下坚，膈中寒热"。"五脏瘀血"，肝脾大，心肺肾亦有淤滞存在；"腹中水气"，是明确说明有腹水存在，这不是具体指出它擅治肝硬化腹水吗？我结合辨证之药，屡用得效。类似能指导实践的理论，举不胜举。他听了以后说："中医经典理论的内涵，可以用'伟大的真理，科学的预见'来概括，应当努力学习、研究，不断发掘、弘扬。"但是近数十年来，中医药学术是有发展的一面，但对经典著作的学习、研究却是很不够的，甚至是淡化了，认为是落后、陈腐的东西，不值一提了。所以不少中医院校，经典著作已成为选修课，怎不令人痛心长叹！

广西中医学院刘力红教授是一位优秀的中年学者，他所写的《思考中医》一书，值得大家认真地去读一下。我认为他是当代学习经典，深入领悟，穷幽抉微，创新发扬的楷模，他列举的许多生动的事例，很有启发，也有很大的说服力，例如肺主治节、肝为罢极之本、厥阴病等的新认识，是破千古之谜题，发前人之未发的。他的成就来自两方面，一是深入学习经典，二是师承授业，但最根本的前提，还是他自己对中医学术坚信不疑的热爱，艰辛刻苦的求索，并具有"学而时习之，不亦悦乎！"，"人不知而不愠，不亦君子乎"的心态，才能心领神会，得个中三昧。他深有体会地说："通过学习，接近经典，其实就接近了这些大师。通过学习经典，最后把我们自己造就成雷公、少俞、少师，这有什么不好呢？这也是学习经典最根本的意义。"刘博士说得多么的明晰畅达，我们应该深思践行。

希望有志之士，下一番苦功，多学多悟中医经典，必能解决更多的疑难杂症，为病人造福，为弘扬中医学术多做贡献。

二、师传是关键

学习中医，自古以来都是依靠师带徒的方式传授的，所以"师传"是学习过程中的一个重要的关键，正如雨路教授所说："中医这个东西要想真正学好，只有两个字，就是应当'师传'。"这是非常中肯的教导。要找到名师，以虔诚尊敬的心态去拜师，勤奋的学习请教，有闻必录，有疑必问，特别是老师在诊治病人时的辨治思路、用药技巧，要认真笔录，然后再加以分析体悟，这样往往能举一反三，得到真传，启迪心智，充实提高。张仲景、金元四大家都有师传的记载。清代叶天士先后拜师达17位之多，兼收并蓄，才能成为大家。刘力红同志他毕业后先后拜了好几位高明的老师；去年听到山西李可老大夫善治危急重症，便立即前往请益拜师，这种永不满足的谦逊好学态度，值得我们好好学习。一个好的老师，往往能培育出较多的高徒。我也有切身的体会，章次公先生是我终生难忘的恩师，我感到很幸运，在实习阶段，就拜章先生为师，跟随临证抄方，遇到关键性的环节时，章师每每提醒一下，对我们的启迪是深刻的，获益是最大的。章师治学很严谨，待人很随和，对病人很体贴，对学生很关爱，我们对老师也很尊敬，在这"尊师爱徒"的氛围里，学习是很愉快的、幸福的。章师提出的"发皇古义，融会新知"，就是继承、创新的意思。在毕业临别时，章师还赠送了一枚印章给我："儿女性情，英雄肝胆，神仙手眼，菩萨心肠。"语重心长地说："这四句话是做一个好医生的必具原则，要遵而行之。"我谨守师训，行医做人，但做得还很不够，距离"上工"的要求还很远，还要坚持学习才是。"师父领进门，修行在个人"，作为一个医生，是学无止境的，只有孜孜不倦，锲而不舍地追求，才能达到"上工治未病"的境界，才算是一个好医生。每一位老中医，通过几十年的实践积累，都各有独到的经验，这些活的经验是很宝贵的，我们不仅要认真地继承，还要发扬光大，相互交流，共同提高，为振兴中医药事业，多做一点有益的贡献。这次我们10多位老中医发起的"著名中医药学家学术传承高层论坛"，也就是这个意愿。今天群贤毕至，少长咸集，济济一堂，交流点评，可以算是达到预期的目的了！希望以后每1～2年都举行一次这样的盛会，以传承、光大中医学术。

中医药是传统文化中的一枝奇葩，是历久弥新的一门技术，不仅我国党和政府十分重视，而且世界各国的有识之士，也颇为青睐，我们责无旁贷，一定要做好"承接岐黄薪火，继承中医衣钵"的工作，为振兴中医药事业而不懈奋进。

〔写于 2005 年 6 月〕

展示特色优势　　促进中医发展

国家中医药管理局召开的"保持发挥中医药特色优势工作经验交流会"，对振兴中医事业，具有重要意义，我谨表示热烈的祝贺。

中医的事业，是大家的事业，是中国的事业，也是世界人民的事业，需要大家一起努力，推动这个事业的不断壮大发展。但是，要搞好这项工作，必须摆正继承与发扬、传统与创新的关系。卫生部陈敏章老部长说得好："继承不泥古，弘扬不离宗。"要搞好继承，不能丢了传统，不能走了样，不能用西医的标准评价、取代中医，中医有自己的体系，有自己的标准。然中医事业也是一个不断创新与发展的事业，只有创新，才能与时俱进，也才符合人民群众的需要。但是，创新不能背弃传统，不能丢了中医的特色，丢了特色，也就没有了优势。而特色优势，正是中医药无穷生命力之体现，精髓之所在，必须紧紧抓住特色，发挥其特色的优势，解决当前一些疑难杂症，减少化学药品的毒副作用，"回归自然"，让人们享受健康长寿，颐养天年，度百岁乃去的幸福。

中医的特色优势，主要表现在天人合一的整体观，运用阴阳五行、四诊八纲为手段辨证论治，因人、因时、因地制宜，可以无往不胜，征服一些顽症痼疾，为人类健康做出应有的贡献。

中医的特色优势表现在两个方面，一是诊疗手段，二是临床技巧。

中医诊疗手段主要是望、闻、问、切，无损伤的四诊，其中尤为重要的是望诊和切诊。"望而知之谓之神"，"切而知之谓之巧"。望神察色，便知寒热虚实，气血盛衰；观舌苔色泽、形态，而知病在何脏何腑，病势深浅，阴阳胜复。脉诊更为一绝，凡精于脉理者，多能断病情，决生死，在处理危急重症时，尤为关键。据此便能正确地辨证论治，取得较好的疗效。目前某些医生对望诊、切诊多是形式而已，得其神韵，了然于胸者，已寥寥可数。这是应该切实狠抓的基本功，也是中医特色优势之所在，不可忽视。

当然，不排斥现代有关的精密仪器的检测，可以参合融会，但审证用药，还应以四诊八纲为准，否则便偏离中医辨治之核心，疗效必将受到影响。

至于临床技巧，这是取得疗效的关键，审视一个医者水平高下之标尺。"实践出真知"，"勤求古训，博采众方"，只有在中医理论指导下，勤于实践，广搜博采，善于汲取前辈活的经验，心领神会，方得个中三昧。国家中医药管理局连续举办全国名老中医专家学术经验继承拜师工作，随后又进一步遴选了 400 多名优秀中医临床人才，进行研修，培养学术骨干，以及广东省中医院率先聘名师、带高徒的模式，都取得很好的效果。因为一位有经验的老中医，经过数十年的实践积累，均各有所长，高徒们汲取众长，为我所用，必能在较短时间里，得到较大的提高，而成为明日之名师，中医药之特色优势，必能得到继承与发扬。此外，某些独特传统的技巧和新的创获，也应及时加以弘扬推广，这也是中医药特色优势的一个方面。例如，广西中医学院附属医院黄英儒教授对舌诊有新的突破，他将舌面分成9个区域诊察疾病，判断疾病的病位、病性，非常准确；北京申亚医药学技术研究所王炳申教授运用生物场效应诊病，使用生物场效应诊断仪筛选药物，达到对症下药、有的放矢的目的，效果很好（详见《人民政协报》2005-11-23，B2版）；湖北罗田万密斋医院闫群副院长应用量子共振检测仪与中医脏象全息技术，诊察疾病，筛选药物，攻克疑难，提高疗效；西安惠群医院刘俊岑老中医祖传的"圈药"外治法，疗效很好，颇有特色。我认为这些是否可以组织有关人员进一步深入了解，经过论证，认为合理的，再加以推广，将是特色优势的另一个层面。可能还有很多流传在民间的好经验、好方药，建议各省市中医管理机构，予以调研，给予弘扬推广。

此外，在发挥中医药特色优势之际，还有一个问题，就是那些不法的游医，打着几代世医、祖传秘方的幌子，蒙骗患者，谋财害命，混淆视听，给中医脸上抹黑，对此必须严厉打击，肃清败类，整顿队伍，给广大人民一个好的印象。

继承与发扬，传统与创新，保持中医药的特色优势，是时代赋予我们的历史使命，任重而道远，艰巨而辉煌。相信经过大家的不懈努力，一定能把代表中华优秀文化的中医药事业，发扬光大，长盛不衰！

〔写于 2005 年 12 月 4 日〕

为当今中医界脉诊进一言

"脉诊"向为中医学不可或缺的传统诊法之一，虽居四诊之末，却负冠冕之誉，故习俗称中医看病为"诊脉"、"方脉"，亦以"大方脉"、"小方脉"以概中医内科及其他各科；以脉性、脉理作为衡量医者诊疗水平之高低。以辞窥义，可见一斑。但观之当今中医界，言脉者泛泛，重脉者寥寥，部分中医仅视诊脉为装点门面的形式而已，令人慨叹。为此，拟就脉诊进一言，请同道指正。

一、脉诊是祖国医学遗产中的大雅余韵

上古医家在长期的临床实践中，不仅发现了"心主血脉"这一科学道理，而且揣摩出脉象的变化，与个体抗病功能的强弱、病势盛衰的进退有密切关系，更进而测知诊脉可以确定病位。又几经淘炼，古法的大三部诊脉（遍诊法）到扁鹊这一代名医手中，简化为"独取寸口"，于是脉诊由这一转变，寸口脉诊定为万世章法。

《聊斋》曾说："书痴者文必工，艺痴者技必良。"因脉诊能直测脏机，见微知著，所以不少医家通过刻苦钻研，精研此道。《内经》早有脉要精微论、平人气象论、玉机真脏论、三部九候论等论述脉诊的专篇。《难经》相传为秦越人所作，主要对《内经》中脏腑经脉加以补充发挥，其中又以阐述脉法最为详备，对独取寸口脉法的论述，即达四分之一的篇幅，可谓寸口脉法的经典著作，所以后世多以独取寸口的脉法是由《难经》创立的；事实上，在成书以前，

前人早在临床实践中，不断探索，不断总结、创新，《难经》仅是集其大成，而以扁鹊为代表，故《史记》谓："至今天下言脉者，由扁鹊也。"《史记·仓公传》所载十多则"诊籍"，均是以脉测症，毫厘不爽，为现存典籍中最早、最完整的实例。其后，仲景《伤寒杂病论》中，每章均赫然冠以"平脉辨证"四字，是将脉法与临床实践密切结合的典范，书中脉证并举达 120 多处，记载脉象 69 种，值得我们认真学习体察。西晋王叔和祖绍《难经》而撰《脉经》，但文理深奥，不利研习；逮至明代李时珍著《濒湖脉学》，通俗易诵，成为入门必读之书。从浩如烟海的中医书籍中，无数的史记和案例，介绍了古人以"三指禅"了断生死、预知病变的精湛之笔，即使是现代，我所熟识的江西肖熙师兄和宁夏顾厥中两位故友，以及山西候马市祖传九代的梁秀清老先生、山西中医学院曹培琳教授等，他们几乎仅持诊脉，就可明确断症，门外汉诧为神奇，同行者叹为观止，其实，一点也不虚妄，究其原委，皓首穷经，勤学苦研而已。

二、偏见和漠视，使之几成皮相

因为脉诊是高度集形象思维、抽象思维、逻辑思维、灵感思维于一体的应用之学，医者不仅需要有扎实功底，更要求长期刻苦、深沉、精细的揣摩体认，方能应之于手，而了然于心，较之望、闻、问三诊更难掌握。所以古今言脉，探幽索微者少，直观浅测者众；尤其近代以降，现代医学日益发达之际，泛泛者因头绪难得，将脉诊蒙上一层唯心的玄学外衣，斥寸口分主脏腑为欺人之谈，贬诊脉测病为可有可无。当代一位有影响的医家的脉学专著中曾这样说："桡骨动脉的来源，它仅是肱动脉分支之一……推源而往，仍是由心脏出来的，也没有任何脏器是它的起根发源地，这些交代清楚了，看看它有分主脏腑的可能吗？"即使是章太炎这样的大儒，他因实实在在地体会到脉诊的可信可证，但难以究其理，只能叹曰："实证既然，不能问其原。"近年来虽然许多热爱中医的科技工作者为解决脉诊客观化的问题，定了不少规范，制了不少仪器，但从本质而言，距真正的脉诊，依然甚远。

东汉张仲景在《伤寒论》序言中慨叹地说："省疾问病，务在口给，相对斯须，便处汤药；按寸不及尺……动数发息，不满五十；短期未知决诊，九候曾无仿佛……所谓管窥而已。夫欲视死别生，实为难矣！"时至今日，当然更甚了，乃至某些医者不大承认脉诊是科学可证的，这是一个可悲的现象。脉诊在长期的偏见和漠视中，后继乏人和后继乏术是非常严峻的了。

三、用全息论对脉学进行再认识

老友张琪教授说得好："人们如果只从心脏和血管的生理观点分析中医的脉诊，势必把中医脉诊的价值贬低，因而脉诊的真正精华也将无从得知。"

近年来，从电子显像的全息效应观念，移植引申到中医领域，比较客观地解释了长期以来许多民间诊疗法的科学内涵，于是诸如鼻诊、耳诊、脚诊、脊诊、手诊，以至第 2 掌骨诊法，都得以用全息论的观点，解释得尽善尽美。说明了取人体任何一部分乃至一点，都可以测知和治疗全身每一组织、脏器的病症。

这一论点无疑是给中医理论，特别是脉诊揭去了神秘的面纱，赋予了科学的定义。我想，全息论也完全适用于阐释脉诊的脏腑分配法。更何况脉的形态、频率、节律、波幅，以及"胃、神、根"等尚难以文字描述的切脉的微妙感知，其神韵远在全息论以外。譬如一根竹管，依法制成箫、笛，几个同样的孔眼，可吹出五声八韵，抑扬顿挫，绕梁不绝。其变化之妙，全在孔眼的位置和声波振荡的轻重起伏耳。

李时珍说："脉不自行，随气而至，气动脉应，阴阳之义……血脉气息，上下循环。"并明确指出："两手六脉，皆肺之经脉也，特取此以候五脏六腑之气耳，非五脏六腑所居之处也。"说得多么贴切妥当。那么，寸口切脉，以浮中沉的三部九候，消息其"胃、神、根"，参之以柯韵伯所述的"平看法、互看法、彻底看法"，出入时空之间，神而明之，洞悉脏机，当非难事。

四、临床诊脉要点

临床医生首要的是能辨证、识病，而诊脉是重要环节之一。因为脉象可以测知病情的性质和正气抗击病邪的趋势，以便于明确诊断，立法用药。特别是在病情复杂，病势险重，或者主诉和症状不相符合时，脉诊可以辨别症象真伪，预示疾病之吉凶，有利于对疾病的观察和早为防治。

脉诊既然如此重要，那么究竟怎样掌握呢？我的实践体会是从下列几方面着手的：

1. 认真体察 脉之可以用言语和笔录的，都是一些迹象，至于脉之"神韵精髓"，则需通过长期体察，才能逐步领会掌握，应于指下，了然于心。《内经》早就指出："持脉有道，虚静为保。"喻嘉言说得更为明确："有志于切脉者，必先凝神不分，如学射者，先学不瞬，自为深造，庶乎得心应手，通乎神明。"就能逐步掌握其真谛。要举、按、寻细察，寸、关、尺对比，左右互勘，自可得其要领。

2. 阴阳归类 脉之种类繁多，有的则似是而异，如何辨别呢？《素问·脉要精微论》说："微妙在脉，不可不察，察之有纪，从阴阳始。"可见"脉合阴阳"是切脉诊病最基本的法则和方法。李时珍《濒湖脉学》对27脉排列之次序，就是运用阴阳学说的基本理论和辨证论治的观点确定的。浮、沉、迟、数是纲领，与八纲正相对应：

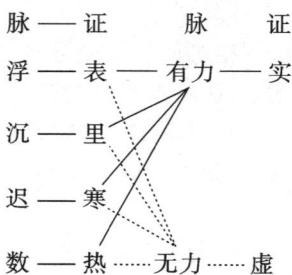

脉——证　　脉　证
浮——表——有力——实
沉——里
迟——寒
数——热……无力……虚

表、热、实为阳证；里、虚、寒为阴证，如此则八纲辨证中脉诊的关键问题就迎刃而解了。李氏具体指出，可分为阳脉、阴脉、阳中之阴脉、阴中之阳脉四类。

▶ 阳脉：浮、数、实、长、洪、紧、动、促。

▶ 阴脉：沉、迟、涩、虚、短、微、缓、革、濡、弱、散、细、伏、结、代。

▶ 阳中之阴脉：滑、芤、弦。

▶ 阴中之阳脉：牢。

这种分法，既符合《内经》的本意，又可在临证时执简驭繁，这是李氏对《内经》、《难经》及仲景脉学分类的发展与升华，对后世有深远的指导意义。

3. 脏腑分部 寸、关、尺分候脏腑，是根据天一生水、地二生火的阴阳五行变化规律排比的：

我几十年来的实践体会确是信而有证，历试不爽的。

4. 诊脉方式 诊脉时最好要用双手同时切脉，便于对比体会；诊脉时一定要坐正平位，以利血流畅通。三指按脉（总按法）可得到一个总的概念，然后再以示、中、无名指分别切脉（单按法），以

	左手	右手
寸	火（心）	金（肺）
	↑	↑
关	木（肝）	土（脾）
	↑	↑
尺	天一生水（肾水）	地二生火（命火）

比较脉气之强弱盛衰，获悉何脏、何腑病变。宋代精于脉学的刘立三，每以中指点取三部，有"刘三点"之雅号。但个人体会，食指敏感度似较中指为强。还需注意脉位异常之反关、斜飞之脉。

5. 胃、神、根 "胃"指脉的胃气，就是缓和有生气之脉，久病、重病见之，是为吉兆，多可转危为安。"神"是指下按之有力，又不散乱，亦是佳象。如按之散乱或若有若无，或轻按有，而重按则无者，或沉细之中候有依稀之状者，皆是无神之脉，预后不佳。"根"多以尺部为根，或以重取应指为根；如重按即无，或尺部难以触及者为无根，预后不良。

综上所述，诊脉确实可以揭示线索，洞悉病机，为立法用药提供依据的，是应该深入体会，认真掌握的诊法之一，但是，其他诊法也不能忽视。《内经》云："四诊合参，庶可万全。"李时珍也不赞成单纯凭诊脉以断病，而是主张四诊合参，脉证并重的。他说："上工欲会其全，非备四诊不可"，这是客观全面的。作为临床中医工作者，为了发挥中医学的特色，我们精研望、闻、问诊法的同时，切不可忽视脉诊，这是继承、发扬中医学术不可掉以轻心的大事。最近一二十年来，有关学者为了实现中医脉诊的客观标准化，做了不少有益的探索和实践，创制了许多脉象仪，对脉搏参数的生理学和诊断学的意义，进行了讨论，取得一定的成果。希望多学科的协作攻关，进一步深化下去，争取早日出成果，使脉学为中医诊断学做出更大的贡献。

〔写于 1998 年 4 月〕

关于中西医结合工作的几点看法

毛主席 1954 年就指出："重视中医，学习中医，对中医加以研究整理，并发扬光大，这将是我们祖国对全人类贡献中的伟大事业之一。"随后又发出"学了西医的人，其中一部分又要学中医，以便运用近代科学的知识和方法来整理和研究我国固有的中医和中药，以便把中医中药的知识和西医西药的知识结合起来，创造中国统一的新医学、新药学"的号召。周总理也说："把中医整理出来，和西医比较有科学性的那部分结合起来，形成一个中国的医学。这个中国医学，不仅要为中国人民服务，而且要为世界革命人民服务。""时候已经到了，现在不结合，到什么时候结合？等老中医死了再结合？"中共中央为中医工作，还专门发了 56 号文件，强调"中医院要突出中医的特点，从门诊到病房要体现以中医药为主，但还必须配备现代化科学仪器设备，配备足够数量的中西结合的高级医生，以便用现代科学的知识和方法，研究、总结和提高中医的疗效及其他理、法、方、药的辨证论治规律，使中医院真正成为发掘、提高祖国医药宝库，培养提高中医中药人才和训练中西医结合骨干的基地"。这给我们明确指出中西医结合工作的重要性和迫切性，也指出了方向，是鼓励，也是鞭策。

无数事实证明，只有通过中西医务工作者的共同努力，才有可能快速地创造我国统一的新医药学。个人认为，开展中西医结合工作，具体可从以下 4 个方面着手。

一、辩证唯物主义思想作指导，取中西医之长，走创新之路

我们要搞好中西医结合工作，必须首先坚持用辩证唯物主义思想作为指导思想。因为"不管自然科学家采取什么样的态度，他还是得受哲学的支配"。医学和所有的自然科学一样，总是受哲学支配的。中西医结合工作，必须依赖于唯物辩证法的指导，才能健康地发展。中医虽然是几千年来劳动人民跟疾病作斗争的经验积累，但由于它形成较早，受历史条件及当时自然科学水平的限制，中医理论对人体构造的细节、生命过程的物质基础，缺乏微观的了解，同时在理论中也搀杂了一些糟粕，所以我们一定要遵照"古为今用，洋为中用"，"取其精华，弃其糟粕"和"推陈出新"的方针，给予有选择的继承和整理提高。西医是近代发展起来的，它借助已经发展到一定高度的自然科学工具进行研究，形成了独立体系，对进一步发掘提高中医学有很大的启发和促进作用。在强调西医学习中医的同时，我们中医工作者也要学习一些现代医学的基础知识，从而获得共同语言，才有利于加速搞好中西医结合的工作。中西医只能在发展中结合，在结合中不断发展提高。因此，中西医务工作者一定要团结一致，相互学习，取中西医之长，走创新之路。举例来说，中药泽泻在《本经》中有"久服耳目聪明，延年轻身"的记载，说明它有延缓衰老作用，近年来在动物实验中证实了它是一种降低血脂及抗脂肪肝的有效药物，还能增加冠脉流量，临床验证，确有效果。又如庵闾子"主五脏瘀血，腹中水气"，"疗心下坚，膈中寒热"，用以治疗肝硬化腹水，也有显著疗效。蜀羊泉主治"恶疮"、"女子阴中内伤"，可以用治宫颈癌。根据《灵枢·五色篇》中"阙上者，咽喉也"的记载，于此穴针刺治疗白喉，止痛快，退肿速。又根据同篇"面王下者，膀胱、子处也"的启示，用"人中"来目测妇女子宫的大小、病变。我的学生林纬芬医师根据所见所闻，便在临床上检测 300 例男女人中形态、色泽的变化，进一步证实了它的诊断价值。（详见本书"薪火传承篇"476 页）同时妇女做输卵管结扎时针刺人中，针麻效果也好。这些都是"古为今用"的例子。在读古典著作时，我们要用望远镜、放大镜，要"于无字处悟深意"，才能做好发掘工作，为中西医结合提供线索。

再从"洋为中用"举例来说，如《素问·金匮真言论》："阴中有阴，阳中有阳。平旦至日中，天之阳，阳中之阳也；日中至黄昏，天之阳，阳中之阴也；合夜至鸡鸣，天之阴，阴中之阴也；鸡鸣至平旦，天之阴，阴中之阳也。故人亦应之。"这是古人用自然界昼夜变化规律来说明人体阴阳消长变化的机制，启示我们掌握这一节律变化，更恰当地辨证、用药，来调节机体内在的功能，促使疾病早日康复。又如，现代医学认为梅尼埃病是由迷路水肿引起的，南通市中医院内科史载祥医师受到启发，就用降逆利水的代赭石 30 g、姜半夏 18 g、车前子 30 g、夏枯草 18 g 制成了"晕可平糖浆"，与南京医学院附属医院五官科验证 183 例，有效率达 92%，疗程短，无副作用。昆明山海棠是治疗变态反应性疾病类风湿关节炎具有良效的药物，考虑到慢性肾炎同为自身免疫性疾病，属第 Ⅱ、第 Ⅲ 型变态反应，因此就用它治疗慢性肾炎，通过临床观察，发现它对慢性肾炎蛋白尿有较好的疗效。一些服用激素及环磷酰胺无效的病人，用之亦有效。但对混合型或肾功能不全有氮质血症者其效较差。胃下垂、肺心病，若从病理学上去认识，都有"瘀血"病变的存在，我们在辨证论治的前提下，加用活血化瘀药，疗效大大提高。再如，高血压患者经用平肝降压药，收效不佳时，病人虽无瘀血征象，但心电图提示心肌劳损或供血不足者，加用丹参、川芎、红花等活血化瘀之品，往往使降压疗效显著提高，随着心电图的改变，血压和临床症状均得到较好的控制。

这不是说中医完美无缺，毛主席曾指出："决不能无批判地兼收并蓄。"又说："我们对中医须有全面的、正确的认识。必须批判地接受这份遗产，必须把一切积极因素保存和发挥，将来只有一个医，应该是唯物辩证法作指导的一个医，不是两个医。"我们要向这个目标奋勇前进。我们要运用控制论的黑箱学说，把中医学这个宝库打开，为人类健康做出更多贡献。要运用分子生物学手段，以多学科协作，共同来探讨中西医结合的理论，以加速创立我国统一的新医学新药学。我认为湖北中医学院与武汉大学的专家进行中医控制论的研究，运用电脑和现代仪器提供检测数据，改进中医传统的检查方法，提高辨证论治水平，促进了中医现代化，这是良好的开端，值得欢迎和重视。

二、辨证与辨病相结合，从临床到理论，探索其内在的统一规律，创造新的诊疗体系

中医辨证，西医辨病，各有短长，因此必须给予有机的结合。证候是机体的病理反应，疾病是症状产生的原因，两者有因果关系。临床实践证明，证病紧密结合，对于发挥中西医诊治疾病的集合优势，探索临床诊治规律，提高治疗效果，推动中西医结合，具有重要的意义。

辨证论治是一个以朴素的唯物辩证观点，认识疾病、处理疾病的"认识论"和"方法论"，它具有整体观和动态观的特点，是中医治疗学中的精髓，是我们应该掌握的重点。只要我们正确地运用它，就能对某些疑难病例，获得比较满意的疗效。例如"血紫质病"是一原因尚未明确的体内紫质代谢紊乱的疾患，比较罕见。临床上曾遇到一李姓男性患者，28 岁，工人，近 1 年多来，每 3～4 个月必剧烈腹痛两日，当时排除了急腹症，仅作对症治疗。后经尿检发现大量血紫质而确诊，发作时用"度冷丁"，腹痛始趋缓解，经多方治疗，均未控制其发作，遂来我院就诊。经辨证属于"脾肾阳虚"，用温补脾肾之品（仙灵脾、熟附块、肉桂、炮姜、葫芦巴、党参、白术、小茴香、延胡索、甘草），届期没有发作，随访已愈。又如一肾盂肾炎患者，经长期应用清热、凉血、通淋等治疗，未能根治，仍有腰酸、低热、尿频等症状，尿检红细胞一直未消失，时轻时剧。后根据其症状及质红之舌，弦细而数之脉，辨证属于肾阴亏损，瘀热逗留，改予滋阴益肾、泄化瘀热之剂。5 日症情改善，10 日而趋稳定，继用六味地黄丸调治而愈。这使我们认识到辨证论治的卓越作用，但现在处在 20 世纪 70 年代，我们不能满足辨证论治，它还有一定的局限性，我们不要国粹主义，隐讳自己的缺点，有破才有立。例如直肠癌早期的症状，往往易与痔疮或慢性痢疾混淆，如果不运用现代医学的方法早期确诊，就有贻误病情的不良后果。现代医学科学所作出的物理的、实验室的各方面的检查所得出的证据，已大大超过我们望、闻、问、切的诊察范畴，它对多数疾病能作出明确的诊断和认清疾病实质，中医的辨证较之还有不足之处，还要再提高，充实新的内容。例如急性肾炎，发热、浮肿等症状消失了，一般就认为已痊愈了，但小便检查仍有蛋白、管型及红、白细胞。又如黄疸型肝炎，黄疸虽已消退，但肝功能尚未正常，就不能说是已愈。再如 1 例伤寒合并中毒性心肌炎的患者，在伤寒痊愈时，脉搏无结代的表现，而心脏听诊心音低钝，第一心音明显减弱，心电图示一度房室传导阻滞、窦房结性期前收缩，说明心肌炎尚未脱离危险期，可是患者精神、食欲均很好，苔、脉也无异常，这是"有病可查，无证可辨"。如不辨病，则易放松警惕，造成不愉快的后果。所以我们必须用辨证与辨病相结合的方法去认识和对待疾病，才能对疾病逐渐产生新的认识，为治疗提供更有效的措施。例如肺结核仅从肺阴虚着眼，单用养阴补肺的药，效果常不太满意。加用了具有抗结核作用的百部、地榆、平地木、白毛夏枯草等药，疗效就显著提高。大叶性肺炎的风温证，如果在辨证的同时，加用大剂清热解毒药如鱼腥草、白花蛇舌草，

疗程就可大大缩短。白血病如单从气血亏虚着眼，纯用补养气血之药，收效不佳，加用清热解毒、杀白血病细胞的药物，"扶正祛邪"并进，效果可以比较满意。这里要注意的是，在辨病的同时，切不可放弃辨证，我们不能机械地像去电影院似地"对号入座"，而要如帽子店、鞋子店似地对号发货才行。也就是说，我们既要针对某一病的共性，还须在人体不断适应的条件下联系其表现的情况，认识到不同受激的人体反应，重新建立一套以唯物辩证法为指导的中西医融会贯通的诊疗方法。例如用免疫抑制药治疗肾病综合征时，配合中药二陈汤以减少消化道的反应，配用当归补血汤加味以防止白细胞降低，疗效就更为满意。1977年肾炎座谈会在北戴河举行，一致反映，慢性肾炎单纯用西药或单纯用中药的治愈率都不太满意，而中药配合免疫抑制药或激素，治愈率就可大大提高。这使我们进一步认识到，中医和西医两者虽然都是劳动人民长期与疾病作斗争的经验总结，都有极其宝贵的科学价值，但由于受到历史条件和思维方式等的限制，都各有其局限性，都须"取其精华，弃其糟粕"，辨证与辨病有机地相结合，推陈出新，达到相互补充，以逐步创造出我国统一的新医药学。

三、采风访贤，搜集单方验方，进行实验筛选，寻找新的疗法

通过采风访贤，搜集单方验方，进行实验筛选，可以找到新的有效药物，以提高疗效，并有利于阐明其机制，为创造新医药学提供资料。明代吴又可在其《瘟疫论》里提到一病有一病之毒（指急性传染病的致病因子），如果能找到针对一病之毒的药物，就能提高疗效，而无须君臣佐使地增减，只要辨病就行了。这种特效方药是治病的理想工具之一，在目前可能还有人不同意这样做，深恐影响辨证论治的原则精神。我认为这是攻克疾病的一个措施，既不会削弱辨证论治的原则，还可以丰富治疗的内容，提高疗效，一举数得，何乐不为？例如，蟛蜞菊原是民间用来治疗感冒发热的一种草药，通过动物实验和临床观察，用其片剂或注射剂治疗麻疹、流感、乙脑、肝炎、流行性出血热、腮腺炎等病毒性疾病，取得了较好的疗效。过去我院曾先后搜集民间一技之长的疗法，如季德胜同志的蛇药，陈照同志的瘰疬拔核药，成云龙同志治肺脓肿的金荞麦得到全国医药卫生科学大会的奖状。此外，南京军区总医院经过动物实验，筛选到降脂的卓效药——细辛，而且只用小量（每日2 g）。如果从中医辨证角度出发，是不会选用这味药的。中国人民解放军第181医院采取"粉背雷公藤"治疗类风湿关节炎取得显效，我院验证10例，病人肿胀变形的关节均在数日内得到缓解，血沉下降，疼痛消失；因其有类激素的反应及胃肠道刺激症状，经加用有关中药后，这些副作用即行解除，患者可以坚持服用，而获根治。桂林市中医院用天南星科植物"卜芥"的根茎，治疗毒蛇咬伤有显效（治愈率99%），还能治疗钩端螺旋体病（治愈率93.2%），除对肺出血型疗效较差外，其他类型体温平均2.2天内恢复正常。福寿草治疗室性期前收缩、心衰，具有疗效较好、无副作用的优点。蜂房研粉，每日1次用2～3 g炒1枚鸡蛋治疗慢性支气管炎，60%以上的病人在3天内见效，有效率达92.6%，具有高效、速效，还有催眠、增加食欲及止血的作用。这些单方草药都来自民间，超过了常规方药的疗效，值得我们广泛地去发掘、应用。

有些复方，经过筛选，找到主要奏效的药物，简化了处方，就有利于研究和总结提高。如治疗慢性粒细胞白血病的当归芦荟丸中共有11味药，经筛选后证实主要有效药是青黛1味。冠心苏合丸原是6味药组成，经动物实验证实扩充冠脉流量的是苏合香油和冰片。天皂合剂经实验筛选证实其主药是天花粉，又去掉了其异体蛋白，就完全没有反应了。天津传染病院用养阴清肺汤合仙方活命饮加减治疗局限性咽白喉，取得了良好的疗效，但是开始用药较多，后经

临床筛选，用养阴清肺汤中的玄参、生地、麦冬、五味子，加入黄芩、连翘，制成"抗白喉合剂"，清热解毒作用较前加强，不仅退热快，而且假膜脱落迅速，经临床观察，疗效与白喉抗毒血清无明显差异。这些都启示我们，用这种方法能简化处方，找到主要有效的药物，便于总结提高。这种辨病用药与辨证论治是不矛盾的，可以相辅而行，为创造新的诊疗体系提供参考。

四、改革剂型，发挥中医中药的卓越作用，更好地为临床服务

为了方便使用，提高疗效，我们还要进行剂型改革，这样也有利于总结，阐明其机制。如参附注射液静脉滴注抗休克，"醒脑静"注射液治中风，就有利于抢救之用。要克服一碗苦水的现状，让病人能及时吃到药。我们认为，改革剂型不会降低疗效，相对地还会提高疗效，又方便服用，应大力提倡，加以推广。

通过以上4个方面的实践探索，对开展中西医药结合工作可能有些帮助，为创造我国统一的新医药学提供些资料。为实现毛主席和周总理的遗愿，让我们认真学习，刻苦钻研，在实现"四化"的长征中，做出应有的贡献！

〔原载于《南通医药》1979年第一期〕

【重读感言】这篇文章发表至今已经过去27年，回首以往所走过的道路，不免感慨万千。

中西医结合是我国特有的学术形式，已经走过了半个世纪，成就不少，值得肯定，也值得赞扬。中西医结合在党和政府的推动下，彻底改变了旧中国中医学术上的对立，使中医与西医有机会进行学术交流，尤其是政府号召西医学习中医，对于印证中医疗效，提供技术支持平台，开展大规模的危急重证的中西医结合治疗，提高中医疗效，都起到了积极的作用。也就是说，中医与西医在临床技术上的结合，是非常成功的。至于中医与西医在理论上的结合，或者进一步创建统一的新医学，可以说收效甚小。任何真诚、美好的主观愿望，如果背离了客观事物的规律，就难于取得预想的效果。

现在深入反思中医与西医，虽然都是治病救人，但是它们对于人的认识并不相同。中医紧紧依靠的是人的主观感觉，认为病人的主观感觉就是医生的客观依据，可以信赖，依据四诊就能判断病证的属性，据此立法遣药，就能取得很好的疗效。西医的诊断，为中医提供了证据，也就是古人所说的："尽见五脏症结"，而中医对于"症结"的描述，并不用细胞分子，而是常用气血痰浊的聚散，其治疗也不是直接针对细胞分子，而是用中医概括的一套独特的语言，进行辨证论治。由此可见，中医、西医属于不同的学术体系，不能用一个标准衡量，也不能任意地改造中医。

也就是说，中西医之间，可以互相了解，互相沟通，互相配合，甚至在将来创造出一个"结合医学"体系。但是，决不能急功近利，更不应该完全从西医的标准出发，肢解、改造中医。如果中医被肢解了，被改造完了，中医不存在了，那中西医结合也就没有依托了，也就会自然消失了。

值得说明的是，我们这样说，并不是出于保守。我的师兄姜春华教授就说过，中医不只是中医从业人员的，谁发扬了中医，谁就是继承人；我们还可以说，中医不仅是中国的，也是世界的，是人类共有的财富，我们只有出于一种历史责任，要保护好中医学术，使它不至于在当今各种理由的冲击下，被取代、被肢解、被消灭而已；邓铁涛教授形象地说中医是和氏璧，中医这个和氏璧，不为自己的处境悲哀，而为不被世人了解而心焦。这就是当代中医人的胸襟与抱负。

因此说，中西医结合的出路，关键在中国几百万西医要科学地认识中医，学习中医知识，

正确运用中医药，不但能降低患者负担，提高治疗效果，而且有可能超越世界水平，创造出世界一流的治疗效果，展现中华民族优秀文化的深厚魅力，那才是功德无量的壮举。

〔写于 2006 年 2 月〕

辨证与辨病相结合的重要性及其关系的探讨

中医的"辨证论治"与西医的"辨病论治"相结合的重要性及其关系，我在 1961 年 7 月号《江苏中医》曾简要提及。今阅《中医杂志》1962 年 1 期孙世荃同志的《辨证论治和机体反应性问题》一文，颇为精辟，对其论点及远景之瞻望，我基本同意。兹将辨证与辨病相结合的重要性及其关系，略加探讨。

中医的"辨证论治"是针对机体各个部分以及整体的主要功能状态与病理活动，给予综合性的评定，提出恰当的处理。也就是根据病情，运用四诊八纲，结合病因，加以归纳、分析，区别证候的属性，辨识邪正的盛衰，推测疾病的转归，从而确定治疗原则与具体治疗措施。西医的"辨病论治"则是在寻找病源，明确诊断的基础上，针对病源用药。证候是疾病反映的现象，疾病是证候产生的根源。因此，"证"和"病"是一种因果关系，具有不可分割的有机联系。个人认为，否定或肯定病和证的任何一方面，都是片面的、不完善的，而两者结合，则是创造新医药学派的重要途径。

辨证论治的优点，为不论对如何复杂的病情，都可依据症状，从阴阳消长、五行生克制化的规律中，运用四诊八纲的方法归纳分析，提出综合治疗的措施，但缺点则是对疾病产生的具体机制和明确的诊断缺少现代科学依据。例如西医对无黄疸型传染性肝炎的诊断，除了有关的主要症状外，还必须具有肝大、压痛以及肝功能异常等的客观检查指标。而中医对该病的认识，则可有肝脾不调、肝郁气滞、阴虚肝旺、肝肾两亏、脾虚湿阻、血瘀癖积等的不同证候归类，而这些不同证候也可同时出现在其他疾病的发病过程中。这种中西医之间在诊断上所存在的客观差别，如果不经综合参考分析，有可能导致医疗上的严重失误。例如直肠癌早期症状易与慢性痢疾混淆，如果不经运用西医学方法早期确诊，中西医结合，严密观察，及时给予相应的治疗措施，就很有可能导致病情恶化，癌肿转移，甚至不治。另一方面，也应看到，目前西医学对许多疾病的本质的认识还不够全面透彻，许多疾病的发病机制，还未能被完全阐明，如果单纯采取西医学"辨病论治"的方法治疗，有时临床疗效也不理想。如能"辨证"与"辨病"密切结合，研究疾病与证候的关系，探索临床诊治的规律，则相得益彰，对于今后医学的发展和提高，具有重要的意义。

继承发扬中医学，是我国医务工作者当前的一项光荣而艰巨的任务，而关键问题在于西医学习中医。几年来，许多西医同志系统学习中医以后，在中医文献整理和中医理论机制研究等方面，取得了成绩；在临床实践方面，采用了许多中西医结合的疗法，如小剂量穴位注射、中药穴位电离子导入等。对某些严重、顽固的疾病，提出了恰当的中西医结合的治疗措施，如对伤寒之偏于湿重者，运用化湿宣中之中药配合合霉素治疗；对慢性肾炎之水肿严重，久治无效，以脾肾阳虚为主者，以"壮火制水"法，适当配合氢氯噻嗪（双氢克尿塞），脾肾阳虚而兼见阴虚者，以"温肾养肝"法配合激素治疗，效果大大提高。在病理机制方面，也有了进一步的探讨，例如上海市伤科研究所研究发现肾上腺皮质有调节钙磷平衡、促进骨折愈合的作用，并从中受到启示，进而运用中医"肾主骨"的原理对骨折患者进行治疗研究，证明补肾法确能改善肾上腺皮质的功能，维持骨的正常代谢，缩短骨折愈合的时间。这不仅提高了疗效，而且对中医理论的阐发也提供了宝贵的资料。

几年来，我们在临床研究工作中，也深深感觉到西医学的基础知识能给予我们很大启发与帮助，使我们找到了许多新的疗法。例如我们从蚯蚓液治愈下肢溃疡的经验中，理解到蚯蚓液具有修复溃疡面的作用，从而启发我们引用以治溃疡病，取得了良好的效果，倘若不结合"辨病"，而仅从"辨证"着眼，是无论如何不会采用这种咸寒之品来治疗的。又如脉见歇止，一般多属虚证，但在病理学上心脏往往呈郁血状态，因而启发我们采用"活血化瘀"之药治疗，也同样取得了显著效果。气管白喉是危急的病候，由于假膜堵塞气管和喉组织水肿常致窒息死亡，由此启发我们运用蠲痰（促进呼吸道分泌液亢进，使假膜易于脱落）、泻水（人工脱水，改善喉间水肿）的中药，拟订了"利气夺命散"（牙皂、礞石、月石、明矾、芫花）治疗，使一、二度气管白喉患者避免了手术的痛苦。中毒性心肌炎是一种死亡率较高的疾病，心肌受损呈断裂状态为该病致死之主因，因而联想到伤科药"七厘散"的应用，或于煎剂中加用血竭，使疗效显著提高。再如某些久治不愈的慢性纤维空洞型肺结核患者，其机体的活力和代谢情况，也就是组织修补能力，多呈沉滞不振的衰退状态，所以我们在治疗上不单纯固守养阴一法，一面采取具有兴奋作用的药以扶正气，一面又从纠正局部病灶的病理改变着眼，选用破癥散结、活血化瘀、解毒杀虫的药治疗，对于临床症状的迅速改善、病灶的吸收和空洞的闭合等，均具有良好的效果。我们还从疾病的病理变化着眼，分别从本草文献中有关主治"恶疮"、"女子阴中内伤"，以及主治"五脏瘀血，腹中水气"、"疗心下坚，膈中寒热"的药物中，筛选出治疗子宫颈癌和肝硬化腹水的有效药物，也取得了一定成绩。

以上事例表明，中西医相互启示合作，辨证与辨病相结合，大大有利于发掘中医学这一份宝贵遗产，为治疗危害人民健康的某些顽固疾患，提供重要的研究线索。

〔原载于《中医杂志》1962 年 3 期〕

【重读感言】这篇文章发表于 44 年之前，历史唯物地看，应当说起过不小的积极作用，至今仍然是进行中西医结合的主要方法。但是，在具体理解、具体运用这一方法的时候，不可避免地出现了这样那样的问题，需要我们重新评价它的历史作用与现实意义，这才是认真负责的做法，也必将对于今后的研究提供新的思路。

半个世纪之前，中医是一种什么状况呢？

中华人民共和国的成立，宣告了一个旧时代的结束。然而，摆在亿万人民面前的是一种百废待兴的局面，贫困和疾病仍然严重地危害着人们的生活。在旧中国饱受被取消之苦、遍布于全国城乡的 50 万中医药人员的作用，不但没有得到重视，反而受到卫生部门错误政策的无情摧残。它的生存与发展面临前所未有的困境，几乎到了难于生存下去的境地。

1954 年 6 月开始传达毛泽东主席对改进中医工作的指示精神，对歧视、限制中医的错误做法进行了纠正。在毛泽东的关怀下，中医走进了西医独占的医院，使其成为"综合医院"，并在全国成立了多所中医医院，这就为验证中医疗效、开展中西医结合，奠定了基础；1955年起开展了大规模的西医学习中医的运动，在从前是不可想象的，因为 20 世纪开始之后，中医长期被认为是不科学的，只有中医学习西医的必要，而没有大规模西医学习中医的可能；

1955 年底成立了中医研究院，希望使古老的中医学术能够逐渐得到科学的解释、验证，走进现代科学的殿堂；1956 年开始成立中医学院，使古老的中医学成为吸引有志青年的高等学府，从根本上解决了中医后继乏人和自生自灭的低素质循环的状况……这一切为中医的复兴奠定了基础。

从 1954 年下半年开始，随着中医进医院和西医学习中医运动的开展，在越来越多疾病的诊治中实现了中西医的团结合作。这是中西医结合的最初形式。中西医团结合作，就是在相互尊重、相互团结的前提下，双方在诊治同一病人的过程中进行配合和协作，主要采取两医诊断、中医治疗或西医共同治疗的方式，通过临床观察，对中医优于西医的独特疗效加以验证，然后进行总结加以推广，这是一种以临床观察为手段的科学研究。

各地中医机构的建立与恢复，促进了中医学术的发展。比如北京市公共卫生局自 1954 年下半年起，陆续在市立第三医院、儿童医院设立了中医部，在市立第七医院设立了中医门诊部，并成立了三百人门诊（量）的综合性第二中医门诊部，作为指导中医业务的核心，原有中医机构也予以充实扩大。至 1955 年 10 月北京市市属医院医疗机构共有中医门诊部 2 处，医院中医部 2 处，医院中医门诊部 2 处，针灸门诊部 1 处，参加工作的中医共 48 人。北京市公共卫生局在遴选参加医院工作的中医时，充分考虑到维护中医内部的团结，邀请北京市中医学会推荐人才。

通过半年的临床实践，新建立的中医机构在治疗上都取得一定的成绩。儿童医院中医部内科门诊有效率为 72%；病房会诊治疗有效率 68%；针灸科治疗有效率为 93%，针灸门诊部门诊治疗有效率为 88%；耳鼻喉医院用中医针灸疗法治疗急性扁桃体炎有效率为 99%。这些不可否认的事实证明，中医对很多慢性病、急性传染病、儿科疾病以及在正骨、痔瘘等方面都有宝贵的医疗经验和科学价值。此外，不少西医长期没有治愈的病例，经中医治疗后痊愈或病情减轻。如第三医院治好了支气管炎、心内膜炎、高热不退、胃痉挛等；儿童医院针灸科治好了四肢麻痹、痉挛、小便失禁、风湿性关节炎，内科治好了肾炎、小儿脱肛、腹泻等；第七医院还治了痛经、消化性溃疡、先兆流产等；第一医院针灸科治好了癔病、呕吐、关节痛等；第一和第二中医门诊部治好了闭经症、慢性消化不良、支气管炎、遗尿、慢性胃溃疡、面神经麻痹、半身不遂、关节痛、脱臼、痔核、肛裂等病。

由于中医在治疗上具有显著疗效，西医开始认识到中医的作用，初步扭转了对中医盲目轻视和不信任的态度。在设有中医部的医院中，中西医间的相互了解、沟通加深了，已开始出现了一些中西医合作的事例。如治疗急性肺炎，一面输氧气，一面服中药；治疗支气管喘息，一面注射强心剂，一面服中药；还有在外科方面，有用中药红升丹治疗久不收口的外科手术化脓等。西医的急救和诊断技术也帮助了中医从容治疗和更为确定的诊断。

在 1955 年 12 月 19 日中医研究院成立典礼大会上，石家庄流行性脑炎治疗小组同重庆市痔瘘医疗小组、唐山市气功疗法小组以及治疗血吸虫病药物"腹水草"的贡献者，一起受到卫生部的表扬，并接受了卫生部颁发的奖状和奖金。之后，河北省卫生厅组织编写的《流行性乙型脑炎中医治疗法》印行，郭可明也专门撰写了回答许多中医同道询问石膏用法诸问题的文章在《中医杂志》上发表，先生还曾经受到毛泽东主席的接见，石家庄市中医院治疗"乙脑"的经验开始在全国"乙脑"流行地区推广。中西医生结合治疗小儿肺炎、黄疸型肝炎、急性胃肠炎、痢疾、扁桃体炎、上呼吸道感染、肠伤寒、斑疹伤寒、猩红热、白喉、流行性出血热、疟疾等疾病方面，都取得了很好的疗效。章次公老师此时也受命进入北京医院组建中医科，开展门诊、会诊工作。所有这一切，充分验证了中医药的疗效，让事实来说明中医药是科学的。

1958 年 10 月 11 日，毛泽东在卫生部总结第一届西医学习中医班的情况报告上批示说："中国医药学是一个伟大的宝库，应当努力挖掘，加以提高。"可以说这是中医学获得的最高评价，一向被认为不科学的中医学以及它的从业人员，此前是不敢奢望的。

以上事实说明，直至20世纪50年代末仍有一些西医对中医抱有怀疑和歧视。但顽固的偏见并不能阻挡历史潮流。在卫生行政部门和中华医学会的推动下，毛泽东主席关于西医学习中医，整理与发掘中医学的号召，变成千万人参加的社会实践，越来越多的中医走进了西医医院的大门。吸收中医参加医院工作的初衷是为了推动西医学习中医，促进中西医团结合作，而客观上却起到了验证中医学术、提高中医疗效的作用。

正是在这样的历史背景下，辨证与辨病相结合的方法，逐渐由自发走向自觉，形成了一种模式，在反复强化之后，作为一种具有战略意义的法则被提到了人们的面前，起到了积极推动中医学术发展的意义。因此，我所提倡与强调的"辨证与辨病相结合"的精神，不仅是"合于时务"的务实之举，也是先师章次公先生"发皇古义，融会新知"和"双重诊断，一重治疗"学术思想的进一步发展。

但是，任何事物都有两面性，而且中医与西医毕竟属于不同的学术体系，中医学在充分了解了西医学的长处之后，也充分认识到了西医学的局限。尤其是疾病谱的变化，西医学在还原认识方法上的缺陷，以及化学合成药对人体毒副作用的日益严重，使西方国家也开始进行反思，并逐渐认识到了中医学的优秀本质。在发生了这样明显变化的今天，如果仍然强调在西医的病名之下再行辨证，中医学术的独立地位就会受到影响。更有甚者，不少人把传统中医的灵活辨证，改造成了辨证型，人为地把患者分成几个证型，每一个证型对应一个处方，只要主症加次症等于某种证型，就机械地始终使用一个处方治疗，不许随证变化药味。为追求统计学意义，削足适履，不敢越雷池一步，不敢坚持中医的特色，把中医的辨证论治治病活法庸俗化、机械化，变成僵死的教条，背离了中医辨证论治的精髓，势必会失去中医的特色与优势，造成学术萎缩。因此，不能不引起我们的警惕，防止把辨证与辨病相结合的方法引入歧途。

〔写于2006年3月1日〕

辨证论治纵横谈

辨证论治是中医认识疾病和处理疾病的基本法则，也就是怎样辨别病证、进行治疗的过程与手段，这是中医的认识论与方法论的结合。它是针对机体各个部分及整体的主要功能状态与病理活动，给予综合性评定，提出恰当的处理方案。具体说，就是根据病情，运用四诊八纲，结合病因，加以归纳分析，区别证候的属性，辨别邪正的盛衰，推测疾病的转归，从而确定诊断与具体治疗措施的基本原则，从错综复杂的症状中探求病因（从证求因、从时求因）、病位（依机体反应状态而判定，如表里、上下、气血、脏腑、经络）、病性（据病理机转而决定，如寒化、热化或正气之虚实、病邪之浅深），并据此立法用药。不论病情如何复杂，或是比较隐蔽，一时尚难确诊的病证，都可以通过观察致病因子刺激机体所引起的反应性的变化（症状），推勘机体内在的变化。《内经》"有诸内，必形诸外"，就是这个含义。辨证论治是中医理论体系的独特之处。中医工作者如能熟练掌握之，并通过临床实践，对此客观规律，加以总结，不断提高、丰富、发展之，就可使中医中药放出更为灿烂的光辉。所以我认为，如能掌握好辨证论治的规律，世界上就没有绝对的"不治之症"，而只有"不知之症"。

兹就辨证论治有关内容，提出个人的肤浅见解，就正于同道。

一、首先应该明确的几个问题

（一）学习辩证法，掌握客观规律

学习辩证法对我们的思想方法的培养，分析能力的提高，有重要的指导意义。灵活运用辩证法，在辨证论治过程中，就会抓住主要矛盾，找出头绪，看清问题，对复杂的病情，也能迎刃而解，而不至于头痛医头，脚痛医脚。这是因为各个人机体各部分的组织强弱、功能大小有时也不尽相同，一旦不能适应或抵抗疾病因子的侵害而发病时，大体情况虽相似，具体变化与药剂的反应，却常有出入。往往同病同治，不能收到同样的效果，这其中存在着矛盾辩证法普遍性与特殊性的问题。辨证论治在照顾各个人的特殊性方面比较强调，提出了"同病异治，异病同治"的法则，丰富了我们治疗疾病的手段。例如，头痛原因有多种，首先应分外感、内伤两大类。外感中，风热头痛，治宜祛风散热；风寒头痛，治宜辛温疏解；阳明燥热头痛，又宜清泄通腑。内伤中，肝阳头痛，治宜平肝潜阳；阴虚头痛，治宜养阴柔肝；气虚头痛，治宜补气升清。再如胃痛之机转也有多种，是新病，还是宿疾；是本腑所致，还是它脏引起；是痛点固定，还是游走不定，都须细加辨析。一般而论，游走不定，得噫较舒的为气滞，治宜疏肝和胃；固定不移，饮汤水则呃者为血瘀，治宜养胃消瘀；痛势绵绵，得食则减，得按较舒者为中虚，治宜补中缓痛；胃部硬痛成块，按之更甚，饱嗳吞酸者为食滞，治宜消食导滞；烦渴喜冷饮，嘈杂呕吐者为热郁，又当清热安胃。凡此，都必须审证求因，从因论治。只有辨明主因，立法用药，才能药中肯綮。

（二）练好基本功，把握辨证方法

辨证论治是在中医理论指导下，运用理法方药一整套法则进行的。所以说，要把握辨证方法，就必须练好基本功。如对阴阳五行、脏腑经络、营卫气血、三因四诊、八纲八法等基本理论，均需精研掌握。中医学辨证的客观方法，集中体现在四大经典著作中，我们必须下苦功把它读懂、读通，该读熟的还要读熟，只有这样，在临证时才能触类旁通，灵活运用。《内经》是中医生理、病理、诊断、治则、摄生等方面的理论渊源，一定要下功夫精研。对仲景学说也要进行认真的研究，因为它是在《内经》理论指导下形成的，同时又丰富和发展了《内经》理论，《伤寒论》是将中医理论和临床实践加以结合而产生的中医诊疗学。仲景学说是质朴的、严密的，充满辩证法思想的。六经辨证的客观规律不仅适用于外感热病，同时也适用于内伤杂病。翻开《伤寒论》六经病都有一个客观标准，但是病有常，就有变。《伤寒论》把正治、变治、斡旋、救逆诸法讲得清清楚楚，但是它的核心，又离不开阴阳，离不开正与邪的斗争这根主线。它讲辨证立法，但又离不开八纲的具体应用。例如《伤寒论》56条云："伤寒不大便，六七日，头痛有热者，与承气汤；其小便清者，知不在里，仍在表也，当须发汗。"此条说明："头痛有热"的症状在太阳病与阳明病均可见到，前者系风寒外束，后者因阳明燥热上冲，但要区别其为太阳表证，抑为阳明里证，又当审之于"小便"，若小便黄赤，里热炽也；若小便清，则病在表也。其辨证之精细，于此可见。当然，中医学也不是仅读了《内经》、《伤寒论》、《金匮要略》就了事，例如温病学说，就是《伤寒论》的延伸与发展，不能把它们割裂开来，问题是要从源到流进行继承与发扬。秦汉以来的历代主要著作，均需浏览深研，兼收并蓄，融会贯通，始能左右逢源，得心应手。

此外，还必须多读一些前人的医案，医案是临床的实践记录，是第一手资料，最现实、最生动的素材，是活的经验。一部好的医案，往往是一位医家数十年经验的结晶，我们可以从中领悟前人的辨证思想，学习到辨证论治的方法，其中有很多宝贵的东西，对提高我们今天的临床水平是有益的。所以我认为，读医案也是练好基本功不可缺的内容。

经过前人实践已经肯定的东西，我们是要加以继承的。这些常规大法是经过历代医家反复实践而确定下来的。一般说，成方在组织配伍上，都有一定的法度，值得我们借鉴。只有在继承的基础上才能发展。刘完素曾说："用方不对病，非方也；剂不蠲疾，非剂也。"（《素问病机气宜保命集·本草论第九》）徐灵胎也说："按病用药，药虽切中，而立方无法，谓之有药无方；或守一方以治病，方虽良善，而其药有一二味与病不相关，谓之有方无药。"假使把药比做各种建筑材料的话，只有经过高明的建筑师，才能建造出高楼大厦来，建筑师之设计，犹如中医之理与法也。所以练好基本功是十分重要的。

（三）区别症与证，进行综合分析

"症"是症状，它是患者自觉的或医者他觉的反映。"证"是证候，它是医者把搜集到的症状进行综合分析而做出的客观判断。"证"不是简单的症状总和，它是经过把所有症状进行去粗取精、去伪存真的分析而获得的，因而能较准确地反映疾病的本质。虽然说中医也是讲辨病的，例如《伤寒论》中的六经病，特别是《金匮》中的杂病，是谈辨"病"的，但中医的某些病仍旧是一个证的概念，因而我们一定要懂得"证"的归类，掌握辨"证"的方法。中医的"证"，高度概括了病因、病机、病位、病性以及正邪斗争的实际状况。例如六经就有六经的证；卫气营血，就是卫分证、气分证、营分证、血分证；脏腑就有不同脏腑寒热虚实的证，脏腑之间的生克乘侮也可致不同的证。中医也有以汤名证的，如桂枝汤证、麻黄汤证等。柯韵伯《伤寒来苏集》就是一部"以证名篇，以论次之"的佳作。所以我们一定要懂得"证"的含义，临证时把证候归纳清楚，为正确的论治提供依据。在辨证时，不能以西医学的概念来乱套用药，例如对西医所说的"炎症"，在审证用药时，绝不能泥于"炎"字，概从"热证"论治，动辄施以苦寒清热之品，而应以八纲详辨之。具体地说，有不少慢性肠炎可用理中汤治愈，有的肺炎用姜附取效，妇女之附件炎用温经汤或少腹逐瘀汤常获痊愈等。

二、辨证论治的具体方法

（一）以四诊为手段，全面了解病情

要进行"辨证"，首先要"认症"。通过"四诊"（望、闻、问、切）搜集患者自觉和他觉的症状，了解病人的体质情况，既往病史，则是辨证的基础。望、闻、问、切四诊，不可缺一，古人云："四诊合参，庶可万全。"应当深刻领会。望诊为四诊之首，"望而知之谓之神"，不仅可辨识病邪之浅深，正气之虚实，而且对疾病之转归，也可预测。《素问·玉机真脏论》云："凡治病，察其形气色泽，脉之盛衰，病之新故，乃治之，无后其时。形气相得，谓之可治；色泽以浮，谓之易已……形气相失，谓之难治；色夭不泽，谓之难已。"可见望诊之重要。其余闻、问、切三诊，古人均极重视。我以为问诊是四诊中最基本的方法，每接触一个病人，首应耐心倾听患者主诉，对有关病史及治疗过程，重点加以详询，在倾听及询问中，应引导病人对主要有关病史过程加以详述，不能遗漏重要的症状。对过去曾服何药，服后有何反应；做过哪些治疗，效果如何等，均应注意。例如在询问中了解到患者胃脘痛已 10 余年，近年来发作更见频繁，有黑粪史，并知服过金铃子散等疏肝理气药未效，则应考虑从"久病多虚"、"久病多瘀"来处置。再如腰痛，有寒湿、湿热、肾虚、挫伤之不同，如腰痛在气交之变时增剧，多为寒湿；口苦而小便黄赤刺痛者，则为湿热；

伴有头眩神疲，劳则更甚者，为肾虚；有跌打扭伤史，而舌见瘀斑者，则系挫伤。要从病史与疾病的因果关系中寻找线索。问诊周详，辨证明确，用药方可中的。脉诊也很重要，需下苦功体察，方得个中三昧。

（二）进行归纳分析，抓住主要矛盾

在症状全部搜集完成后，就要加以排队归纳。对错综零乱的症状进行分析，是一个严密的逻辑思维过程。分析的指导思想，不能离开中医学的特点，这就是整体观念。在重视整体观念的前提下，还要注意个体差异及阴阳转化，这就是动态观念。我们知道"证"的出现，是致病因素导致发病时机体反应的结果。"证"一方面反映了病理性损害，一方面是抵抗损害的生理性防御措施，所以说"证"反映了正邪斗争的实际情况。分析的方法是把众多的症状进行比较鉴别，去粗取精，去伪存真，由此及彼，由表及里地思索。既注意一般性，又掌握特殊性，从而得出正确的结论。分析成功的关键就看我们有没有抓住主要矛盾，而不为次要矛盾所缠扰。在归纳分析时，下列几点应搞清楚：①病因：属于外感还是内伤，外感六气中属于何气，内伤系情志发病还是劳损所致，等等；②病机：发病机制及证候属性如何；③病性：分析疾病属性，以八纲作指导；④病位：属于哪一经络或哪一脏腑的病变，还要注意症与症之间的区别与联系。这样就可以对疾病的病因、病机、病性、病位，有一个完整的了解，就可以辨证论治；所以也可以说，中医有时虽不识此病，但只要识证，也可治愈疾病。

（三）注意辨明真伪，权衡轻重缓急

由于病情千变万化，在辨证的过程中，除了要注意抓住主要矛盾外，还要注意辨明真伪，只有这样，辨证才能得到比较正确的结论，治疗的步骤才能井然有序。例如慢性肾炎肾病期，不少患者既有神疲腰酸、两腿痿软、纳呆欠馨等阳虚气弱的一面，又有头眩而胀、血压偏高、烦躁亢热等阴虚阳亢的一面，在这样错综复杂的情况下，治疗上既要突出中心，又不能顾此失彼，其重点当以温肾扶阳为主，佐以育阴潜阳，这就有个轻重缓急的问题。又如曾治一位41岁女性患者，头眩而胀，口渴欲冷饮，烘热烦躁，裸卧冷地始舒，一派阳亢燥热之征，必须大剂清泄邪热，始能折其亢阳。但细察舌苔，色白微黄而腻，边有白涎两条，诊其脉弦滑，又为痰浊内阻之征，合而观之，证属肝阳挟痰，乃予黄连温胆汤治之，果获佳效。

通过临床实践，对慢性杂病，个人有这样一点体会，即在证候分析发生矛盾时，"上下不一主从下，表里不一主从里"。可供临床参考。

三、辨证论治与现代临床

辨证论治是中医学的精髓，但是医学总是在不断向前发展的，我们应当不断丰富和发展辨证论治的内涵。在现代临床，我们在辨证论治的前提下，还要注意辨证与辨病相结合，一般与特殊相结合，才能进一步总结经验，提高疗效。

（一）辨证与辨病相结合，可以提高诊断准确率

如果我们认为中医已有的一套辨证论治是十全十美，不需要再前进的话，我们就要犯孤芳自赏、停滞不前的错误。中医在宏观、定性、动态方面的研究是有其独到之处的，但在微观、定量、静态方面的研究则似有不足。中医现代化就要发挥优势，克服薄弱环节。随着科学的发展，今天有可能借助于各种诊疗技术，把疾病的症结搞清楚，有的也可能在疾病的早期就能发现，这就可能做到有的放矢，防止误诊，进而提高医疗质量。例如直肠癌的早期，其症状往往

与慢性痢疾或内痔混淆，如果不经过肛门指诊、直肠钡检或乙状结肠镜检查，每致误诊，贻误病机。又如尿血病因很多，急性泌尿系感染、泌尿系结核、结石或肿瘤等均可出现尿血，不能不鉴别清楚。再如反胃也有功能性与器质性的本质差异。有些无症状、体征者，不等于无病变，只要从常知变，从外知内，从疾病的因果关系和疾病的变化比较中，就可做出较切实际的辨证论治。例如 1 例肠伤寒合并中毒性心肌炎患者，在伤寒痊愈时，脉象无结代的表现，而心脏听诊心音低钝，第一心音明显减弱，心电图示一度房室传导阻滞，结性期前收缩，说明心肌炎仍未脱离危险期，可是患者精神、饮食均佳，苔脉也无异常，如不详查辨病，则易于放松警惕，造成不愉快的后果。这是"有病可查，无证可辨"的例子。这些只有辨证结合辨病，才能进行恰当的治疗。现代医学对病理的认识也有很多值得我们吸取，如脉见歇止，是心气大虚的表现，但病理学提示，心脏往往呈郁血状态，我们据此参用活血化瘀法，收到了显著的效果。内耳眩晕症由于迷路水肿而引起，采用镇降利水药有较佳疗效。由此可知，证候是疾病反映的现象，而疾病则是证候产生的根源。可见证与病是一种因果关系，具有不可分割的有机联系，把两者结合起来进行研究，有利于提高诊断准确率和疗效。

（二）一般与特殊相结合，可以提高医疗效果

在具体用药上，要注意一般常规与特殊情况相结合，这对提高疗效很有帮助。例如急慢性肾炎水肿，以大剂量益母草（活血利水）配合辨证用药对消除水肿奏效甚速；以大剂量大青叶、板蓝根、白花蛇舌草（清热解毒，抗病毒）随证加味治疗乙脑；以六神丸治疗热病心衰及哮喘；以具有清热解毒、熄风定痉、消痈散肿、活血化瘀作用的"季德胜蛇药片"治疗散发性脑炎，均有显著的效果。因此，我认为辨证与辨病相结合，一般与特殊相结合，扩大了辨证论治的内容，有效地提高了医疗质量，是我们今后努力和发展的方向。

结语

辨证论治是以阴阳五行学说为理论基础，以脏腑经络学说为核心，以四诊八纲为辨证依据，以辨证求因、审因论治为原则的。它是中医学的精髓，是现代医学至今尚未认识的疾病变化和处理的独特规律，值得我们进一步探索其实质，更好地继承和发扬中医药学，为人类健康服务。

〔本文系 1984 年 4 月为日本汉方医学研修团访问南通时所做的学术报告稿〕

《内经》、《伤寒杂病论》运用动物药之经验及其对后世的影响

中医学对动物药的应用，始于《内经》。张仲景更是一位善于运用动物药的大师。纵观《内经》、《伤寒杂病论》中运用动物药的方剂，可谓理法俱备，法度严谨，寓意良深。这些宝贵的经验，对后世医学的发展，影响极为深远。兹撮其要，简述于次。

一、填精补虚，调理冲任

【原文】帝曰："有病胸胁支满者，妨于食，病至则先闻腥臊臭，出清液，先唾血，四肢清，目眩，时时前后血，病名为何？何以得之？"岐伯曰："病名血枯。此得之年少时，有所大脱血，若醉入房中，气竭肝伤，故月事衰少不来也。"帝曰："治之奈何？复以何术？"岐伯曰："以四乌鲗骨一芦茹，二物并合之，丸以雀卵，大如小豆，以五丸为后饭，饮以鲍鱼汁，利肠中及伤肝也。"（《素问·腹中论》）

【阐释】此为《内经》关于血枯经闭之论治。其血枯之由，一是由于"年少时，有所大脱血"；二是因醉后入房，伤精耗气之故，夫精伤血去，肝肾亏矣，故经文将"肝伤"特意点出。月经之生理，在于任脉通和太冲脉盛，而奇经八脉隶于肝肾，冲任二脉又起于胞中，肝肾精血亏耗，则冲任虚衰，安望其经行？治疗经闭，大法有二：血滞者通之，血虚者补之。今肝伤血虚，故当填精补虚，润枯泽竭。四乌鲗骨一芦茹丸旨意深矣！乌贼骨咸温下行，主女子赤白漏下及经闭血枯，又能涩精秘气；茜草既能止血治崩，又能补益精气；雀卵气味甘温，为补益精血之妙品；鲍鱼能通血脉，益阴气。于是精血得以滋填，化源不绝，冲任脉盛，经事自潮矣。

【浅识】我认为《内经》此方，实际上是一张通补奇经之祖方。一般说来，奇经病变都是大病、久病所累及；冲任二脉的病变，除因直接损伤（如手术）所导致外，大多起于慢性久病之后，所谓肝肾损伤，累及奇经。《内经》此证，亦由肝伤所致，这一认识，先圣后贤，都是一致的。需要着重说明的，此方之组成，有两大特点：其一，选用了雀卵、鲍鱼等动物药来填补精血，既是养肝肾，又是益冲任。后世医家所谓"味腥气秽，善走奇经"，即是受其启示。其二，以补涩为主，涩中寓通。乌贼骨、茜草不仅能固涩下焦，而且能通利血脉，所以说二味能行能止。为何要通？盖非通经气不能行，非通不能入脉，这是调理奇经的一个重大法则，足以启迪后人。

《内经》此方之应用十分广泛，除用于伤肝经闭外，还适用于崩漏，特别是暴崩。盖暴崩冲任失守，下焦不固，证情最急。个人认为，尽管在辨证上可以分为肝不藏血、脾不统血等多种类型，但治肝、治脾总有鞭长莫及之虞，莫若固摄冲任为先，待崩止后，再调肝脾，以治其本。雀卵不易得，鲍鱼价昂，可取其意，代之以鹌鹑蛋、鹿角胶、龟板胶、紫河车、淡菜、阿胶之类，但需根据证候阴阳之偏颇，随证选药。用茜草、乌贼骨固摄下焦，加入紫石英、龙骨、牡蛎等以补其不逮，可以收效。此方还适用于带下病，近代名医张锡纯善用之。张氏谓："带下为冲任之证，而名为带者，盖以奇经带脉，原主约束诸脉，冲任有滑脱之疾，责在带脉不能约束，故名为带也。"制"清带汤"（生山药、生龙骨、生牡蛎、海螵蛸、茜草）治"妇女赤白带下"。单赤带，加白芍、苦参；单白带，加鹿角霜、白术。张氏此方，即从四乌鲗骨一芦茹丸引申而来。假使既有下元不足之见证，又有湿热瘀浊逗留之带下，张氏此方即欠熨帖。沪上名医朱小南先生对久病秽带用清润法，即以《内经》本方为主，除鲍鱼、乌贼骨、茜草炭外，加入味浊之品，如鱼腥草、墓头回、败酱草等，直达病所，殊堪效法。

此方合而观之如此，若就单味药而言，后人也不断扩大其应用范围。例如乌贼骨，不仅能收涩止血，而且能潜消宿瘀，是一味具有"通"与"涩"双重作用的良药。今人还用治咳喘，如姜春华教授用此药就有很多宝贵的经验。个人认为，乌贼骨治咳喘不仅取其能敛肺，同时还有溶痰之作用。但需注意，咳喘初期，表证较重者需慎用，否则应配合宣肺开表之品，方能无弊。

二、攻逐瘀血，荡涤邪热

【原文】太阳病，六七日，表证仍在，脉微而沉，反不结胸，其人发狂者，以热在下焦，少腹当硬满，小便自利者，下血乃愈。所以然者，以太阳随经，瘀热在里故也。抵当汤主之。

太阳病，身黄，脉沉结，少腹硬，小便不利者，为无血也；小便自利，其人如狂者，血证谛也。抵当汤主之。

伤寒有热，少腹满，应小便不利，今反利者，为有血也，当下之，不可余药，宜抵当丸。（均见《伤寒论》）

【阐释】前两条，均冠以"太阳病"三字，其有恶寒、发热等表证，不言而喻。后一条曰"伤寒有热"，则其表证当不及抵当汤证为重。蓄血证的成因，论中点出："以太阳随经，瘀热在里故也。"当以热邪煎迫，引起络伤血溢而瘀结。瘀血症的临床表现，就论中所云，有发狂、少腹鞕满、小便自利、身黄、脉沉结等。瘀热互结，证情不轻。就瘀血与表证两者之轻重来权衡，当破瘀为急，下其瘀结，则郁于里之热邪自有出路，表证亦自解也。此所以有取于水蛭、虻虫、桃仁、大黄之属也。唯抵当丸较抵当汤为轻耳。

【浅识】《伤寒论》从小便利与不利，作为蓄水与蓄血辨证之重要标志。盖蓄水者，病在气分，气化不行，故小便不利；而蓄血则病在血分，并不影响气化功能，所以小便自利。个人认为，这仅仅是言其常，而未能尽其变。假使瘀血阻滞，影响气化功能，不仅可见小便不利，还可见肿满之疾。从临床实际来看，风湿性心脏病、肝硬化腹水、肾衰竭等，均可见小便不利，或腹水，或肿满等证候。而此等疾患，均有不同程度之瘀血表现，假如仅就小便不利这一症状，从气分来处理，就难收到预期之效果，而有时采用破瘀药后，则可获得明显的功效，这是发人深省的。个人尝用水蛭粉治疗"风心病"证见心下痞坚、腹水、小便不利者，及"肺心病"而面浮、喘促、足肿、小溲短少者，其效较佳，可以佐证。

瘀血证可见"发狂"之神志症状，后世医家积累了不少用逐瘀活血法治疗癫狂、狂犬病之治验，就是受了仲景之启示。瘀血可致"身黄"，这是一个非常深刻的认识。《伤寒论》既阐明了"瘀热在里"、"寒湿在里"可致发黄，又指明了"瘀血"致黄，三者鼎足，成为黄疸辨证的重要纲领。所谓瘀血发黄，是指瘀血内阻，致使胆失通降而言。经验证明，凡瘀血发黄，用茵陈则无效，非活血化瘀不能奏功。当然，在药物的选用上，并不拘于抵当汤（丸）。《千金方》治身寒热发黄，用大黄、芒硝、归尾、桃仁、人参、桂心为末，酒服二方寸匕，就很有特色：其一，治黄不用茵陈；其二，攻下化瘀，辅以益气扶正，庶几攻不伤正。凡瘀血发黄，此方可作借鉴。如瘀热较重，可去桂心加丹皮，余如三棱、莪术、刘寄奴等，均可因证而施。

水蛭是一味具有逐恶血瘀血、破血癥积聚之良药。现代药理研究证明，水蛭主要含有蛋白质，其新鲜唾液中含有水蛭素，水蛭素能阻止凝血酶作用于纤维蛋白原，阻碍血液凝固，每 20 mg 水蛭素可阻止 100 mL 人血之凝固。水蛭分泌的一种组胺样物质，能扩张毛细血管，缓解小动脉痉挛，降低血液黏着力。其活血化瘀作用，殆与此药理机制有关。可用于消癥瘕积聚，如张锡纯之"理冲丸"（水蛭、生黄芪、生三棱、生莪术、当归、知母、生桃仁），对于一切脏腑积聚及妇人血瘀经闭不行，或产后恶露不尽而结为癥瘕者，有比较显著之疗效。还可用于冠心病之心绞痛。个人体会，凡证属气滞血瘀，经脉挛急，血运不畅之心绞痛，甚则心肌梗死，而舌与口唇有明显瘀斑时，在一般活血化瘀、理气通阳之剂中，加用水蛭粉 2 g（胶囊装，分 2 次吞服），每获佳效。此外，对门静脉高压脾切除后血小板增多症、食管癌等，也有不同程度的效果。虻虫破瘀之力尤著，对癥瘕积聚、血瘀经闭、跌仆瘀结有效。但服后易引起暴泻，停药即止，虚人宜慎用之。

三、缓中补虚，逐瘀生新

【原文】五劳虚极羸瘦，腹满不能饮食，食伤、忧伤、饮伤、房室伤、饥伤、劳伤、经络荣卫气伤，内有干血，肌肤甲错，两目暗黑。缓中补虚，大黄䗪虫丸主之。（《金匮要略》）

【阐释】虚极羸瘦，虚劳成矣；腹满不能饮食，则后天生化无权，虚劳一时难复。推究病因，盖因饮食失调，或忧思过度，或饮酒过量，或房室不节，或饥饿劳伤，病始则伤气，继则血瘀，经络营卫因之湮塞，"肌肤甲错，两目暗黑"，即是瘀血之明征。宿瘀不去，则新血不生；经脉不通，则脏腑失荣。于是取干地黄、白芍等润剂以润血之干，以大黄及蠕动啖血之水蛭、虻虫和蛴螬、䗪虫等以行死血，俾宿瘀得去，营卫周流，虚劳渐复矣。

【浅识】仲景用虫类药治瘀血，《伤寒论》有抵当汤（丸），《金匮》有下瘀血汤，两者均系内有瘀血，身体未虚，故纯用攻逐，取其急治；此系五劳虚极，内有干血，故宜攻补兼施，徐图效机。虻虫具有活血散瘀、消癥攻坚、疗伤定痛等多种功效，其特点是破而不峻，能行能和。《长沙药解》说它"善化瘀血，最补损伤"，故虚人亦可用之。如仲景治疗产后腹痛之"下瘀血汤"，以及治疗疟母痞块之"鳖甲煎丸"，均用之，可资佐证。大黄䗪虫丸以破瘀药为主，养血之润剂为辅，虽云"缓中补虚"，但毕竟是以祛瘀药为主之方剂，此方之应用，关键在于审证要明确，虚劳羸瘦确属瘀血为患者方可应用，否则每致偾事。故前人谓此方是治疗干血劳之良剂，当三复斯言。应用大黄䗪虫丸之标准，必具备肌肤甲错、两目黯黑、腹满不能食这三症，方不致误。许州陈大夫之"百劳丸"（当归、乳香、没药、虻虫、人参、大黄、水蛭、桃仁），治一切劳瘵积滞，立意与此方仿佛，均为祛瘀生新，治虚劳因干血为患之良剂。

吾师章次公先生对仲景之学有精深之造诣，善用虫类药治疗沉疴痼疾。如对慢性肝炎和肝硬化的肝脾大、腹胀，善用攻补兼施之法，尝取䗪虫、蜣螂虫、蝼蛄、将军干（即蟋蟀）等，配合益气养血、补益肝肾之品，多能迅速控制症状。姜春华教授也喜用下瘀血汤治疗肝硬化，屡奏殊功。个人曾根据章师之经验，制订"复肝散"（红参须、鸡内金、紫河车、广郁金、广姜黄、参三七、地鳖虫、炮山甲）治疗慢性肝炎及早期肝硬化，大能消癥破积，缩小肝脾，改善肝质，恢复肝功，增加食欲，并有提高血浆蛋白、纠正白蛋白/球蛋白比例倒置之功。

以上仅就《内经》、《伤寒杂病论》中运用动物药的部分方剂作了粗略的探讨，不尽全面，如治疗疟母之鳖甲煎丸，治疗阴狐疝气之蜘蛛散，即未道及。但从上述举例，我们仍然可以从古人那里学到不少宝贵经验，对提高我们的辨证论治水平，丰富我们的治疗手段，有着重大的现实意义。

〔写于 1985 年〕

《伤寒论》理论的临床应用

在谈《伤寒论》之前，首先了解一下作者生前及其著作的社会背景。张机字仲景（公元150～219年），东汉南阳人，唐《明医录》谓仲景"举孝廉，官至长沙太守，始受术于同郡张伯祖"。时人言："识用精微过其师。所著论，其言精而奥，其法简而详，非浅闻寡见所能及"。说明仲景聪慧过人，精勤不倦，博极医源；而弃官从医，则是战乱频繁，疫病流行，有感于"余宗族素多，向余二百。建安纪年以来，犹未十稔，其死亡三分有二，伤寒实居其七，感往昔之沦丧，伤横夭之莫救，乃勤求古训，博采众方……为《伤寒杂病论》合十六卷"。《伤寒论》全书共 13094 字，习惯称为 397 条，113 方。其实是 398 条，列方 153 方，其中重复者 50方，实际单一出方为 103 方，而不是 113 方。所用药物计 84 种，其中植物药 62 种，矿物药、动物药、菌类药计 22 种，品种虽少，但辨证精审，组方严谨，药简效宏，垂法万世，我们应该很好地学习，认真继承、弘扬，为人类健康造福。

张仲景的《伤寒论》，是中医辨证论治理论体系的奠基之作。众所周知，此书之全名应为《伤寒杂病论》。由于历史的原因，仲景的原作被"一分为二"，初经晋王叔和编次整理，将《伤寒论》部分单独分出来，后来《伤寒论》又经宋代林亿等校订。即从宋代起留传下来的《伤寒论》和《金匮要略方论》两本书，其内容十分丰富和精湛，言简意赅，法简完备。本文仅就《伤寒论》一书中有关的理论，谈谈个人的临床体会。

一、《伤寒论》理论对前人的继承和发展

《伤寒论》不是一部医学理论专著，而是一部临床经验结晶之作。在仲景笔下，没有一条专门讲理论的条文，但并不意味着《伤寒论》没有理论，不讲理论。仲景是把理论与实践紧密结合起来，融理论于实践之中，以实践体现理论的。它揭示了疾病的变化规律，把理、法、方、药一线贯穿。如果这样说不错的话，那么，也可以说，398 条条文，无一不是理论。

《伤寒论》里所包含的理论，都是仲景对《内经》理论的继承和发展。过去，国内外有不少学者，在研究仲景学说时，往往把《内经》与仲景著作割裂开，甚至妄加褒贬。这与仲景在《原序》中讲到的"勤求古训"及"撰用《素问》、《九卷》、《八十一难》、《阴阳大论》、《胎胪药录》，并平脉辨证"这些话是违背的，不符合科学发展的规律，也不符合客观事实。即以《伤寒论》的基础框架——六经而论，很显然，就是从《素问·热论》"六经"框架的基础上发展起来的，只不过仲景赋予了它新的内容，使之更加丰富和完善，从而更能指导临床实践。不看到仲景的创造发展是不对的；只看到创造发展而否定他对前人理论的继承，也是不对的。啰嗦说来，无非想说明一点，即仲景《伤寒论》所包含的理论，不是凭空臆想的，而是对《内经》、《难经》等医学经典著作的理论的继承和发展，他天才地采用了归纳法和类比法的逻辑方法，以六经、气血、八纲、八法为骨干而创立了辨证论治的医学推理体系，具有极高的理论价值和实用价值，从而为后世尊之为医圣、为经典著作。这样，我们在研究《伤寒论》理论的时

候，才能脚踏实地，做到心中有数，不致迷失方向、不得要领。所谓"知其要者，一言而终；不知其要，流散无穷"，就是此意。

我认为，仲景《伤寒论》中涉及的临床理论内容很多，比如：

一是外感热病中"先表后里"的原则。仲景指出："表未解，未可攻里。"这就是外感病治疗上的一个重要理论。因为无论表也好，里也好，都反映了正邪斗争的一定部位所在。治疗上就应该因势利导，如果病在表，却误用攻里，就会削弱在表抗邪的正气，从而助长邪气，为它入里创造了条件。初涉临床时，曾治一人，症见恶寒、发热、口渴、脉洪数、身有微汗，便认为当清里热，用白虎汤加味，结果两进而热不少退。转而考虑到前人所谓："一分恶寒未罢，便有一分表邪未解"，改用辛凉宣疏剂，一药即获畅汗，表解热退。这就证实了仲景之说，确系经验的总结。当然，仲景既提出"本发汗，而复下之，此为逆也；若先发汗，治不为逆。本先下之，而反汗之为逆；若先下之，治不为逆"，又指出"急当救里"、"急当救表"，明明示人如果里证为急，就可先救其里，后治其表。仲景对表里同病，也有表里同治之法（如桂枝加大黄汤），都说明了在这一问题上他的原则性与灵活性。

二重视"因人制宜"原则。《内经》很强调的因时、因地、因人制宜的原则，仲景虽未说明，但可以看出他在三者的关系上，强调的是人。因为时（气候条件）也好，地（居住环境条件）也好，所影响的是人，所以《伤寒论》对于因人制宜，有许多论述。他虽然讲了什么情况可以发汗用什么方，但接着逐条地指出：尺中迟、尺中微者不可发汗，疮家、衄家、汗家、亡血家、胃中冷者不可发汗，就是充分考虑到阳虚、血虚、阴虚、中阳不足的体质。后世医家理解了仲景的意思，于是乎拟出再造散（阳虚体质兼表证者）、葳蕤汤、七味葱白饮（阴虚、血虚体质兼表证者）这样的处方。

这些理论性的东西，仲景都是通过临床实际体现出来的，我们不妨称之为"辨证论治理论"。而仲景的辨证论治理论，又是通过"六经"这个框架来展现的。当然，"六经"不仅是一个简单的框架，而是有它的实质性内容的。

二、"六经"理论简介

什么是"六经"？也就是说，"六经"的实质是什么？这是数百年来一直争论不休的一个问题。我个人认为，"六经"与"六经病"是不同的概念。"六经"这个名词，早在《内经》中就有了，《内经》的原意是指经络。仲景之太阳、阳明、少阳、太阴、少阴、厥阴意义有所扩大，不单指经络，而是包括了既是脏腑经络功能活动的产物，又是脏腑经络物质基础的气、血、营、卫、津、液在内。这实际上就代表了正常机体的实质和功能。"六经"就是用于概括整个机体的六个生理单位，当病邪侵犯人体时，"六经"又是具体的受病、抗病之所。"六经病"如"太阳之为病"、"阳明之为病"……仲景已经说得很明白，就是"太阳"、"阳明"……发生了病变。机体在病理状态下，也就是说，在正邪斗争的过程中，当然会出现若干症状和体征，而这些症状和体征，可以用寒热、虚实、表里、阴阳来加以本质的概括，所以"六经病"就不再是单纯的生理的概念，而是病理的概念了。既是辨证之纲领，又是论治的准则。

如果按照这样的认识，那么，仲景的"六经病"证治的内容，便包括了：①疾病所在的部位（经络、脏腑）；②疾病的性质（寒热、虚实、表里、阴阳）；③在对疾病进行定位与定性的基础上确定治疗上的大纲大法。由于这三个方面都是辨证论治的基本内容，因此，"六经证治"在临床上就具有了普遍性的意义。有什么病不是脏腑、经脉、气血、津液的病变？没有。有什么病的性质能出于阴阳表里寒热虚实之外？也没有。就由于仲景由"六经"而突出了"证"，不同的病，有相同的"证"，可以按"证"治疗，这就是"异病同治"，亦即是"同证同治"；相同的病有不同的"证"，则按不同的"证"治疗，这就是"同病异治"，亦即是"异证异治"。也因为如此，所以柯韵伯才有"六经钤百病"之说，陆九芝才有"废六经则百病失传"之说。的确，懂得了上述"六经证治"的精神，则不仅可用以治伤寒、治温病，也可以用以治杂病、治百病。近贤刘渡舟教授说："把《伤寒论》看做治伤寒的专书，还不十分恰当，应该说，这是一本辨证论治的书。"任应秋学兄也说过："《伤寒论》实际上是一本疾病论。"这些都是很有见地的话，确实懂得了《伤寒论》的真正价值所在。我认为，六经的框架，源于《热论》而高于《热论》。六经证治的内容，则是仲景"勤求古训，博采众方"的结果，正是它奠定了中医辨证论治的基础。这是仲景的最大功绩，把理论与实践紧密结合起来，并用其崭新的内容去丰富理论，指导实践，能历1800多年而不衰，这在人类科学史上也算是一个奇迹吧。

三、"六经证治"在临床上的应用

（一）六经理论用于温病

清人陆九芝、近人张锡纯对温病的认识和治疗，都遵循了《伤寒论》阳明病治法；陆氏认为"阳明为成温之薮"。张氏对卫气营血、三焦之说，基本态度是不接受，当然，他们的认识，不一定对，没有看到温热之学是对仲景之学的继续与发展。但是在临床经验上，陆氏善用栀、豉、大黄，张锡纯更以善用白虎汤著称，他以白虎汤加减衍化的方剂就有镇逆白虎汤、仙露汤、寒解汤、凉解汤、和解汤5首变方，治各有主，层次井然，别具匠心，可谓戛戛独造。1959年，河北石家庄郭可明大夫治疗乙脑用白虎汤的经验，就是用的张锡纯之法。郭可明乃张老之门人。更早一些的，比较系统地用六经来统一卫气营血，合寒温于一炉者，则有吴坤安著《伤寒指掌》、俞根初著《通俗伤寒论》，先师章次公先生，也早就指出："要能认识伤寒、温病的统一性，在矛盾中求统一，在继承中取得发展。"近年来不少人主张"寒温统一"，如广州邓铁涛教授、江西万友生教授，就主张用"六经来统一"。这都可以看做是"六经"在包括温病在内的急性热病证治上的运用。虽然学术问题难免见仁见智，有些地方还需要进一步讨论，但那是另外一回事了。

（二）六经理论用于杂病

据近代经方大师曹颖甫说：丁甘仁先生"每当诊治，规定六经纲要"，"故其医案，胸痹用瓜蒌薤白，水气用麻黄、附子、甘草，血证见黑色用附子理中，寒湿下利用桃花汤，湿热则用白头翁汤，阳明腑气不实则用白虎，胃家实用调胃承气，于黄疸则用栀子柏皮，阴黄则用附子"（《丁甘仁医案》序）。丁先生是近代上海名医，曹先生是丁的好友。一读丁案，便知曹氏所言，确属事实。又曹作《丁甘仁先生别传》，谓丁氏曾问业于汪莲石，"汪令治伤寒学，于舒氏集注，最有心得"，可知其渊源有自。《别传》中还说丁氏"凡遇杂证，辄先规定六经，然后施治，尝谓脑疽属少阴，发背属太阳，皆不当误投寒凉"云云，再次肯定了丁氏临证善于运用六经理论指导的特点。曹氏这两篇文字，与丁氏的大量治验，有力地证明了"六经"不仅为伤寒而设，也完全能用以指导治疗杂证。

成都著名眼科专家陈达夫先生，曾著《眼科六经法要》一书，即用六经来辨治眼病。

江西著名老中医杨志一先生，对血吸虫病的治疗，也用六经理论为指导。（详见《杨志一医案医话集》一书）

至于急腹症的非手术治疗，近 30 年来进展很大，究其基础，主要还在于仲景阳明篇的有关论述，这是大家都熟知的事。

四、个人的临床体会

我治病既用《伤寒论》方，也采用时方，由于实际情况的需要，还有些自拟方。在这方面，我没有偏见，也没有偏好。宋代伤寒大师，我们江苏的许叔微说过："师仲景心，用仲景法，而未尝泥仲景之方。"我想这个态度是值得我们大家学习的。

兹依六经病顺序列述临床应用：

（一）太阳病方

太阳病方包括：一个是桂枝证类，一个是麻黄证类，一个是五苓证类，以此三类为主，如再加上葛根汤类，就是四类方。其他有的是变证、坏病、兼证，实际上已不是太阳范围，或不是单纯的太阳病了。有人说，太阳病篇幅最大，证治内容也最多，所以太阳病也最多，这是不对的。如"发汗后腹胀满者，厚朴生姜半夏甘草人参汤主之"（66 条），明明说是汗后出现的病变，还是太阳本身的病么？又如著名的泻心汤，除生姜泻心汤是由于汗后胃不和外，都是由于误治而成，五泻心证的病位都已不复在太阳，而在胃、脾、肠了。

桂枝汤证的特点是营卫不和。"营卫不和"之表证，是仲景的一个新总结，要说理论，这就是一个创造性的理论；桂枝汤能通阴和阳，调和营卫，发中有敛，以补为通。临床上根据这个特点，我用桂枝汤治杂病的汗出异常，包括多汗、自汗，或无汗，或某处多汗，某处汗闭，以及冻疮、低热、荨麻疹、冬季皮炎、皮肤瘙痒症、鼻炎（特别是过敏性鼻炎）等，只要符合营卫不和的诊断，无里热，苔薄白者，均有良效。此外，随症加减应用，更为广泛；如本方加龙骨、牡蛎名桂枝加龙骨牡蛎汤，原治男子遗精，女子梦交，现用于治疗神经症、性神经衰弱、遗尿等，可益真阴、敛浮阳、调开合。小儿支气管炎后期，体虚邪恋，营虚卫弱，症见发热、咳嗽、多汗、面色苍白、精神萎靡、舌淡嫩、苔薄白，而出现心阳不振之变证者，采用桂枝加龙骨牡蛎汤以补虚扶阳，调和营卫，亦变法也。桂枝加葛根汤，除用于表寒虚证兼有项背强痛，转侧不利者外，如重用白芍、葛根，并加赭石、龙骨、牡蛎，对伴有头项强痛的高血压患者，能显著改善症状，并能治疗落枕。原发性坐骨神经痛，乃风寒湿邪侵袭太阳经络所致，可用本方加附子以温阳驱寒，加重芍药、甘草之量以濡筋缓急，取芍药甘草汤意，对腿有缩短感之患者效佳。手术后肠粘连引起慢性不完全性肠梗阻，出现腹痛、腹胀、气上冲者，中医责之气机不畅，予桂枝汤加重桂枝量以温通气机，气机通畅，则痛胀自解，其剧者可加九香虫、蜣螂虫，当可速解。心律不齐伴有胸满者，用桂枝汤去芍药治之，因其为阳气虚弱不能为血帅，而治节无权，遂成心律不齐，出现脉结代，伴见胸闷之候，有温阳通脉之功，因胸闷为阴盛，故去芍药。胃脘寒痛用桂枝汤加高良姜、香附、苏叶能和营温中，行气止痛。本方加当归身、苁蓉、杏仁、白蜜治老年习惯性便秘，能和胃养血，润肠通便。本方加黄芪、饴糖，即黄芪建中汤，对胃脘疼痛、喜温喜按、嗳气吞酸、大便稀溏、面色少华、神倦肢软、舌淡脉弱之脾胃虚寒型之溃疡病及慢性胃炎、慢性消化不良，有补气建中、缓急止痛之功。本方加鹿角片善通督脉而治肾虚腰痛。本方加土茯苓、豨莶草、地鳖虫、炙蜂房治类风湿关节炎而关节变形者，能温经通络，泄化瘀毒，而消肿定痛。本方去芍药加五味子、干姜、细辛治寒咳气逆，能温肺定咳。本方加佛手、砂仁善治体虚妇女妊娠呕吐，有和营调气、安胃降逆之功。本方加附片、瓜蒌、薤白治阳虚型冠心病胸痛，能温阳宣痹，通络止痛。本方去芍药加黄芪、地龙、归尾、红花治脑血管意外后遗症偏瘫，有化瘀通络，振颓起废之功。本方加归身、天麻，重用大枣治贫血眩晕，有养血和营，补气定眩之效。总之，桂枝汤证是以营卫不和（桂枝法）、中阳不运（建中法）为主要目标。

麻黄汤的特点是无汗表实、表寒。麻黄汤是辛温解表、发汗定喘之重剂。凡肺炎初起、上感、喘息型支气管炎和支气管哮喘者均可使用。外有风寒，里有郁热，用麻杏石甘汤，为治疗肺炎、支气管感染、百日咳、急性喉炎等肺系疾病的有效良方。对外有风寒里有水饮之哮喘实证，小青龙汤有特效。对肾小球肾炎初起，麻黄连翘赤小豆汤加茅根、益母草有效，方中生姜可改为生姜皮，梓白皮改为桑皮。本方加白术名麻黄加术汤，治风湿在表、一身重痛之慢性风湿关节炎、风湿性肌炎，以及荨麻疹之遇寒即发者，得微汗即愈。同时寒湿之邪侵袭太阳经脉，使经气不舒，阳气不能外达而上背冷者，服此可以散寒湿，舒经气，阳气外达，则背冷自除。本方去桂枝，加薏苡仁，名麻黄杏仁薏苡甘草汤，用于一身尽痛、发热、日晡所剧者的慢性风湿关节炎、风湿性肌炎，有散寒、除湿、利气、和络之功。对于发热、关节红肿热痛之急性风湿病，应加秦艽、忍冬藤、连翘、石膏、知母以泄邪热。本方加黄芩、鱼腥草、桃仁等治疗乳幼儿病毒性肺炎，有宣泄清解、定喘止咳之功。以上均属太阳经证。

五苓证类，治太阳腑证的五苓散，可用于肾炎、尿潴留、颅内压增高综合征、梅尼埃病、鞘膜积液，能温阳化气，健脾利水。至于阴虚水热互结于膀胱者，则用猪苓汤。

（二）阳明病方

阳明病也分经、腑二证。在经者为无形热邪弥漫上、中二焦，当清，用白虎或人参白虎。这在急性热性病中应用的机会很多，热甚必然耗津伤气，所以仲景用白虎加参的处方，比单用白虎者为多。清代顾松园不用参，用麦冬、竹叶。历代善用石膏者，明代有缪仲淳，清代有余师愚、江笔花、顾松园、吴鞠通以及近代的张锡纯。他们之用石膏，虽各有体会，但无不以仲景为宗。白虎汤多用于急性传染病或非感染急性热病之极期阶段，如乙脑、流脑、流行性出血热、大叶性肺炎、败血症等，以清热生津，除烦止渴，控制病情之进展。白虎汤也用于杂病，如胃有郁热之胃炎、糖尿病、历节病之属热属实者（多见于急性风湿热），本方加苍术名白虎加苍术汤，加桂枝名白虎加桂枝汤，此二方近代多用于治疗急性风湿热之关节疼痛明显者，有较佳之疗效。

在腑者，为热邪与燥屎相合，搏结于里，此时用清法，则无异扬汤止沸，必须釜底抽薪，才能解决问题。三承气汤及后世的三一承气汤（实即3个承气汤同用，其药物组成，也就是大承气汤加甘草）、增液承气、黄龙汤等，都是临床治疗急性热病里热实证常用之方。在杂证方面，则尤以急腹症时应用它的机会为多，如急性阑尾炎、肠梗阻等，均可服用之，能峻下热结，解除梗阻。

（三）少阳病方

如果说，太阳为表，阳明为里，那么，少阳处于半表半里。实际上少阳主要是以正虚邪恋为其病机，所以所谓"和解"也主要是指扶正达邪的治法。和法的代表方小柴胡汤在临床上应用也很广泛，如肝炎、慢性胆囊炎、疟疾、腮腺炎、低热、鼻病、梅尼埃病，只要符合往来寒热、心烦喜呕、默默不欲食、胸胁苦满（闷）中之一二条，投之均有良效。至于小柴胡汤证兼太阳之表者，则用柴胡桂枝汤；兼阳明之里的，则用大柴胡汤。前者常用于流感发热，后者常用于胆囊炎、胆石症、急性胰腺炎等。又日本学者常用柴胡加龙骨牡蛎汤治疗癫痫，老友周康用此方去人参、大枣、生姜，加桃仁、红花治疗精神分裂症，有较佳疗效。

（四）太阴病方

太阴病为脾胃虚寒证，但也有热证，由于太阴属脾土，故多为湿热。如果说太阴只有虚寒而无实热，就太绝对了。有人说三阳为表证、热证、实证，三阴为里证、寒证、虚证，这也太简单化了。三阳也有里证、寒证、虚证，三阴也有表证、热证、实证，这就是事物的多样性，一般中的特殊。当然原文说过"自利不渴属太阴，以其脏有寒故也，当温之"，而且提出"宜服四逆辈"，但是仅就"自利不渴"而言，原文中没有的，我认为可在太阳篇以及与太阴为表里的阳明篇里找。如泻心汤证，就是治脾胃湿热的方子，而不见于本篇，见于太阳篇，不能说凡是在太阳篇的就一定是太阳病。只能说放在太阳篇，以示其病之来路而已，或者说是被整理者搞乱了，也未可知。

太阴病本无理中方，理中一方见于霍乱篇。临床上理中汤、丸常用于治疗虚寒性胃炎、溃疡病、慢性肠炎。

太阴实热证，多为湿热阻于中焦，仲景的生姜、半夏、甘草三个泻心汤，以苦降辛开为组方宗旨，大大启发了后人治湿热之法。临床用以治疗胃肠疾患湿热俱盛者，如胃炎、溃疡病、肠炎等，都可以加减使用之。

（五）少阴病方

少阴为水火之脏。水脏指肾属足少阴，火脏指心属手少阴。少阴篇的四逆汤、四逆加人参汤古称回阳救逆，实际上是强心剂。先师章次公先生对仲景治疗热病考虑到心力衰竭这一点，曾多次撰文称道。20世纪80年代天津南开医院将四逆汤改成注射液，用于抢救休克，收到很好的效果。认为四逆汤有升压、改善微循环、强心、镇静的作用。至于附子的用量，当因时、因人制宜（不仅是四逆汤）。我的经验，可从小剂量（6g、9g）开始，如无反应，可以递增，并宜用制附子，或先煎半小时始妥。近年来与山西李可老大夫交往，很有启发。他对《伤寒论》做过精深的研究，特别是使用附子，大大突破常规用药，并取得显著的疗效。他认为凡是有阳虚征象者，必重用附子，不得少于45g，视病情可用至90g，150g，200g。四逆汤救治心衰，确有回阳救逆之功。但他认为四逆汤虽补阳而救脱不足，需配合张锡纯救脱而补阳不足的"来复汤"，才能互补而臻完善。他创"破格救心汤"重用制附子、山萸肉后发生了质变，更增入磁石，吸纳上下，维系阴阳；麝香开窍强神，开中有补，是扶正固脱，救治心衰，乃至全身衰竭的效方。方中关键是附子非重用不足以奏功，伍以炙甘草，既可解附子之毒，又可以甘缓之性使姜附逗留于中，则温暖之力绵长而扩达于外，使逐阴回阳之力持久。（请阅山西科学技术出版社印行的《李可老中医急危重症疑难病经验专辑》）李老的经验，值得我们认真学习，但必须认证准确，始可放胆用之，不可孟浪也。（破格救心汤：制附子30～100～200 g，生姜60 g，炙甘草60 g，高丽参10～30 g，另煎浓汁兑服，山萸肉60～120 g，生龙牡粉、活磁石粉各30 g，麝香0.5 g，分次冲服。加水2000 mL，文火煮取1000 mL，5次分服，2小时1次）

炙甘草汤也见于太阳篇，我认为应该是少阴病，其治在心。此方的加减方，可用于急性热病后期心阴损伤，如叶天士、吴鞠通的复脉法（即本方去参、桂、姜，加三甲）；也可用于阴虚型虚劳。各种原因引起的心律失常而证见阴虚或气阴两虚者，用仲景原方有良效，可以补气滋阴，养血复脉，同时还可以用于心房颤动及心房扑动、风湿性心脏病而出现心律不齐，伴见心悸气短、脉细弱结代者；也可用于手心多汗（手心为心包络所主，心包络为心之外卫，与心并论，汗为心液，多汗乃心阴不足，故宜益气敛阴以止汗）及舌裂（舌为心苗，阴血不足，则舌生裂纹），亦有佳效。方中人参不宜入煎剂，而以研粉吞服为好，除急救用大剂量煎汤服，其他不必用大量，一般每次以 1.5～3 g 即可。

少阴篇的麻黄附子细辛汤、麻黄附子甘草汤，都可用于急性肾炎初起而见脉沉弱、面色苍白、舌淡的患者。而真武汤又为慢性肾炎、心衰、肺心病常用之方。真武去生姜加人参，名附子汤，用于心衰患者，更为恰当。

（六）厥阴病方

厥阴篇情况比较复杂。陆渊雷先生曾称厥阴病是千古疑案。近阅忘年交刘力红教授所著《思考中医》（即《伤寒论导论》）一书，对厥阴病之阐发，可谓是"破千古之疑"也。他认为消渴是厥阴病最重要的一个证。三阳之渴，多有特征（太阳之渴用五苓散，阳明之渴用白虎汤，少阳之渴用小柴胡汤化裁）；三阴病中，太阴没有渴，即使有渴，也不欲饮，所以三阴只有少阴与厥阴有渴。少阴之渴是下焦虚有寒，不能制水，小便色白，一派阴寒之象，其渴需用四逆汤类。除此四经之外的，一切不典型的口渴，皆属于厥阴渴的范畴。凡是口渴而不具备上述四经特征表现的，可以大致判断这是与厥阴相关的疾病。因此，口渴，特别是渴而不欲饮，渴而能消者，对于厥阴的诊断无疑就具有重要的意义。而厥阴病治渴的专方，则非乌梅丸莫属。消渴包括糖尿病在内，最新研究表明，胰岛素的不足，仅仅是一个方面，而更主要的原因，是机体组织细胞对糖的利用发生障碍，血糖高，不是糖太多了，却是机体组织处于缺糖的状态。正是由于不足，为了不足，所以才出现易饥的现象，实质上应该设法解决糖利用过程中的障碍，糖尿病的诸多问题，才会迎刃而解。糖的代谢、利用障碍，是"土"系统的障碍，而根本则在"木"系统，而木又为"水"所生，涉及肝、脾、肾三脏，所以乌梅丸的组合，温热药占七味，寒凉药仅三味，且重用乌梅，"将欲升发之，必固酸敛之"。该丸除治蛔厥、久利、消渴，尚可用于颠顶头痛、睾丸肿痛等病。这些见解，很有启迪。个人认为，厥阴病的主要病机是寒热错杂，主要病变脏器是足厥阴肝。其治法，寒热错杂者，寒热并用，热胜清热；热而实者，清而兼下，寒胜温脏；虚而寒者，用温而兼补，大率不过如此。对急性热病入于肝经而见高热、惊厥、动风、伤阴者，原书没有明确描述与方治（335 条"厥应下之"，350 条白虎汤，可能有关，但亦语焉不详），后世羚羊钩藤汤可以补充。至于篇中的乌梅丸，除常用于胆道蛔虫症见寒热错杂者外，还可用于慢性痢疾、滴虫性肠炎、脑震荡头痛（乃外伤后引起气血紊乱，阴阳不相顺接所致，与厥阴病之病机相符，故取本方，使气血平顺，阴阳顺接，其恙自除）等疾患。四逆散用于肋间神经痛、胆道蛔虫症偏气郁者（加乌梅、川楝子）、泄利后重（加薤白），以及慢性肝炎、胆囊炎、胆石症、乳腺炎、胃炎等疾患。白头翁汤用于急性肠炎、痢疾，先师章次公先生常用此方治痢，重用秦皮，加白槿花、木香、红茶、槟榔、地榆等，收效更佳。

五、结语

《伤寒论》的理论，简言之，就是辨证论治的理论，它是通过"六经证治"具体表现出来的。千百年来，一直指导着中医临床实践，后世许多新的总结和新的框架，前者为八纲八法，后者为温热病的卫气营血、三焦辨证方法，都是在六经证治的基础上发展起来的。

六经证治的实质，主要包括了对疾病按照经络、脏腑定位和按照表里虚实寒热阴阳定性以及在这两个基础之上确定的治疗大法。这三者构成了辨证论治的基本内容。

六经辨证体现了中医学理、法、方、药的一致性，论证立法，以法组方，相当严谨，往往不容丝毫假借。当然，由于时代的发展，对于疾病的认识更加深入准确，治疗手段也有所发展，新的药物和新的方剂不断涌现，大大补充了仲景之学。但仲景的《伤寒论》不仅仍是中医临床体系的奠基石，具有历史意义，而且其辨证论治的法度，足资后世学习研究，更具现实意义。师仲景之意，用仲景之法，得仲景之心，对今日临床水平的提高，仍然是必要的。

《皇汉医学丛书》在"医诫十则"里指出："医有上工，有下工。对病欲愈，执方欲加者，谓之下工。临证察机，使药要和者，谓之上工。夫察机要和者，似迂而反捷。此贤者之所得，愚者之所失也。"要做到临证察机，使药要和，就学习《伤寒论》来说，不仅要辨病脉证并治，还要"审察病机，勿失气宜"。我们一般对病机比较重视，但对"气宜"则往往注意不够，也就是对时相、运气不仅不重视，而且知之甚少，就距"上工"很远了。就很难成为"苍生大医"。

为了深入学习《伤寒论》，更灵活地运用《伤寒论》之方，解决更多疑难杂症，建议中青年同道，利用时间读一读《思考中医》（广西师范大学出版社出版）这一本好书，必得大益也。

〔原载于《中医药研究杂志》1985 年 1 期，2006 年 2 月增订〕

对《金匮要略》两个方证之我见

仲景学说是中医学宝库中的一颗璀璨明珠，早年我就曾赞美它是"伟大的真理，科学的预见"。为了中医事业的繁荣，我们亟待对它进行更为深入的探讨，以期从中找出大量规律性的东西，从而和现代科学结合起来，使之出现一个新的飞跃。仲景原著，文字简朴古奥，很多问题，见仁见智，不尽相同。本着"双百"方针的精神，拟先从《金匮要略》中拈出两个方证，略陈管见，并就正于明哲。

一、黄疸病篇小建中汤证

《金匮要略》黄疸病篇载："男子黄，小便自利，当与虚劳小建中汤。"此条所指之"黄"，是"黄疸"抑为"萎黄"，曾引起历代医家的纷争。从仲景原著来推敲，黄疸的成因，大致有"瘀热在里"和"寒湿在里"之不同。盖瘀热或寒湿之邪郁遏在里，以致胆汁失于疏泄则外溢，而黄疸作矣。故泄化瘀热或温化寒湿，以利胆退黄，实为治疗之基本大法，所以治黄疸用小建中汤，则颇为难解，纷争之由，殆于斯也。综合历代注家之见，大多认为此条所指之"黄"，当是贫血之"萎黄"，而非黄疸。如《医宗金鉴》云："妇人产后血崩，发黄色者，乃脱血之黄色，非黄疸也。今男子黄而小便自利，则知非湿热发黄也。询知其人必有失血亡血之故，以致虚黄之色外现。斯时汗、下、渗、利之法，俱不可施，唯当与虚劳失血同治，故以小建中汤调养营卫，黄自愈矣。"目前的教科书亦多附会其说。然而颇堪商榷的是，如果此条所指之"黄"，确如一些书籍所称，是"属于虚劳范围的萎黄证"（语出湖北中医学院主编之《金匮要略讲义》），为何仲景不将此条列入虚劳篇？是错简？抑有他故？

我为此曾经留心黄疸患者，结果发现部分患者在黄疸的同时，出现心动过缓，以西医学的认识来分析，当是胆红素刺激心脏迷走神经之故。进一步观察，就发现这样一个症候群：黄疸病已入后期，周身黄染退而未净，目黄消退不明显，困惫乏力，心悸怔忡，脉细缓或细数，甚至结代；心电图出现心律失常（窦性心动过缓或过速，室性期前收缩或房性期前收缩，或窦性心律不齐）；肝功能常见轻度损害，每每缠绵难愈。揣其病机，当是肝病传脾，胆邪及心。因思其对证方药，确以小建中汤较为恰当。此方建立中气是矣，而和营卫，即兼可治心（《难经》云："损其心者，和其营卫。"）；桂能达肝，芍能利胆，即寓有调肝之用。随证出入，多能收效。我因此联想到现代医学所称之"胆-心综合征"，觉得《金匮》此条，别有一番悟境。

首先值得研究的是胆病及心的问题，《素问·生气通天论》所谓"一阳发病……其传为心掣"，就已经指出了胆病可以引起心掣不宁。从经络学说的角度来看，足少阳胆经的支脉，"以下胸中，贯膈"，与手厥阴心包经交会于天池穴，经脉相通，胆汁溢于络脉，循经内扰心脏，以致心脉瘀阻，可以出现心悸怔忡，这是"邪实"的缘故。另一方面，胆为少阳春升之气，李东垣曰："春气升则万物化"，所以《内经》云："凡十一脏，取决于胆也。"胆病则生气索然，使其他脏器相互影响，出现一连串的病理反应。再者肝胆互为表里，胆病常由肝病影响而来，肝胆有病，疏泄不利，势必导致消化功能障碍，后天化源不足，气血亏虚，心失所养，于是悸动不宁，这是"正虚"的因素。所以黄疸引起的心律失常，其证候特征是本虚标实，气虚血瘀。因此，出现结代或缓或数之脉，也是意料中事。结脉可由气血凝滞而发生，代脉则表示脏气虚衰，完全符合上述病机。至于现代医学所称之胆-心综合征，可以出现腹痛，但在心脏的主要病理变化是心律失常。它的成因，是胆道感染后引起心脏功能改变或诱发心脏功能改变，而胆道感染的程度往往与心脏功能改变有着密切的联系；随着胆道感染得到控制，心脏功能也可相应地改善，乃至恢复正常；当胆道感染再次发作，心脏功能可再次出现异常，提示了胆心之间的病因关系。《金匮》此条质朴无华，点出"小便自利"一症，尤堪玩味。诚然，湿热发黄小便恒不利，萎黄则小便自利，但若黄疸已至后期，邪少虚多，小便未尝不自利也，其状颇类虚劳，故曰："当予虚劳小建中汤"。至于条文中"男子黄"三字当活看，女子亦可发生。这一方证虽语焉未详，但细细推敲，与胆-心综合征的病理不无暗合之处。

我曾治一男性患者，32岁，患黄疸型肝炎已近3个月，迭经中西药物治疗，周身黄染大多消退，但目黄仍较明显，唯感心悸不宁，胸膺偶有刺痛感，小溲时黄，大便尚调，舌苔花剥，脉细缓而结代，心电图示窦性心动过缓和室性期前收缩，肝功能轻度损害。脉证合参，乃肝邪犯脾，气血亏虚，心脉瘀阻之候。遂予益气化瘀、建中和营之剂。处方：

生黄芪30 g，当归10 g，桂枝6 g，生白芍15 g，丹参12 g，红花5 g，生地黄15 g，天花粉10 g，淮小麦30 g。

连服20余剂，脉转调匀，目黄渐退，精神趋振，后复查肝功能已正常。

基于以上论述，我初步认为《金匮》此条所指之黄，是黄疸。至于小建中汤可治萎黄，则是异病同治，未可等量齐观。病有常必有变，用小建中汤治黄疸即属变法，当是肝胆之病，伤及脾气，进一步损及心气者，可以出现心悸、怔忡一类证候。这就启示我们认识胆病及心的病理变化，它与胆-心综合征的病理有吻合之处，值得做更深入的研讨。仲景在黄疸病篇列入此条，当可补其治黄疸用"汗"（如麻黄连翘赤小豆汤）、"消"（如硝石矾石散）、"下"（如茵陈蒿汤）、"清（如栀子柏皮汤）、"利"（如茵陈五苓散）诸法之未备也。

二、关于"气分"证和桂枝去芍药加麻黄附子细辛汤

《金匮要略》水气病篇载:"气分,心下坚,大如盘,边如旋杯,水饮所作,桂枝去芍药加麻黄附子细辛汤主之。"何谓"气分"?尤在泾云:"曰气分者,谓寒气乘阳之虚,而病于气也。"水饮之得以停聚,乃气运失职使然。楼英指出了气分病水的机制,并将其与"血分"作出了鉴别:"气分谓气不通利而胀,血分谓血不通利而胀,非胀病之外,又别有气分、血分之病也。盖气血不通利,则水亦不通利而尿少,尿少则腹中水渐积而为胀。但气分心下坚大而病发于上,血分血结胞门而病发于下;气分先病水胀,后经断;血分先经断,后病水胀也。"此条值得研索的是:既然病属气分,水饮聚于心下(胃脘部),此方为何不用一味理气之品?此条与本篇所载"心下坚,大如盘,边如旋盘,水饮所作,枳实白术汤主之"之证似乎相仿,为何方药迥异?这一气分证的产生,是哪些脏器的病理反应?

水饮聚于心下,最多见的有两种情况,一为脾失健运,一为心阳失旷。前者,为《素问·至真要大论》所谓"太阴之复,饮发于中"也。盖脾病则不能制水,中枢失运,升降失司,津液不归正化,以至饮聚于胃。后者则因心阳不足,心气内结,寒水内停而发生,与肺肾的功能失常,尤为密切。从心肺关系来看,两者同居膈上,一主血,一主气,相互为用,病变相因,例如心阳不足,就可导致肺之宣发、肃降功能减弱,使停聚的水液无以下输膀胱,排出体外。从心肾关系来看,心阳根于肾阳,肾阳不足,则心阳为之衰弱,以致水湿潴留,如肾阳亏虚不能化水,还可出现寒水凌心的病机。这两种情况,病因各别,证情上有轻重之殊。我以为仲景在水气病篇所主的"枳术汤"与"桂枝去芍药加麻黄附子细辛汤"两方,就是为这两种证情示人以用药大法的。仲景称枳术汤证曰"边如旋盘",而称桂枝去芍药加麻黄附子细辛汤证为"边如旋杯",虽系一字之差,但其中极有分寸。诚如程云来所云,如盘不如杯,"是水饮散漫之状";而如盘复如杯,"是水饮凝聚之状"。前者健脾强胃,消痞祛水可矣;后者则健胃药不能缓其苦,非振奋心阳,温运大气不为功。

从临床实际来看,一些风湿性、肺源性等心脏病的患者,在病情发作期,恒可见心下坚大如杯,因此我益信此条"气分"证乃心气内结使然。考诸家之注,唐容川见病颇真:"此证是心肾交病,上不能降,下不能升,日积月累,如铁石之难破。"提示非大剂温阳散结不为功。除心下坚满外,这类患者常伴有下肢浮肿,进一步可出现腹水,其腹水的征象类石水,但与石水似同而实异,盖一则病源于心,一则病源于肾,当然,在治则上有某些可通之处。

心气内结造成的病理产物除水饮以外,必有瘀血的存在。然而行水消瘀之剂,不过治标而已,且伤正气。仲景则着重温运大气,以助气化,真正抓住了疾病的本质。盖大气运转,则宿瘀自消,停饮自散。唐容川对此方的解释较为精当:"方中用麻黄、桂枝、生姜以攻其上;附子、细辛以攻其下;甘草、大枣补中焦以运其气,庶上下之气交通,而病可愈。所谓大气一转,其结乃散也。"但犹有剩义,尚待发挥:例如麻黄一味,就取其散寒邪、通心气、破坚积、利小便等多种作用。邹润安认为,麻黄气味轻清,能彻上彻下,彻内彻外,故在里使精血津液流通,在表则使骨节肌肉毛窍不闭,在上则咳逆头痛皆除,在下则癥瘕积聚悉破也。"现代药理研究认为,麻黄中所含的麻黄碱,其作用与肾上腺素相似,但较和缓而持久,主要作用为松弛支气管平滑肌以及兴奋心脏、收缩血管、升高血压等。近几年来,不少报道表明,一些含有麻黄配伍的方剂,如麻黄附子细辛汤、阳和汤等,对病态窦房结综合征有较好的疗效,可以证明其确有通心气和发舒心阳等作用。余如桂枝能通心阳,行水气;附子能温阳强心;细辛既是

心经引经药，又有散寒透窍作用。故我认为本方是一个良好的强心行水剂。至于本方可以泛用于治疗各种阴水，如陈修园于此方中加一味知母而创订"消水圣愈汤"（见《时方妙用》），治水肿有效，不过是对经方的活用罢了，不能与此方所适应的"气分"证混为一谈。

我曾治一妪，61岁，夙患肺源性心脏病，3个月前，因咳喘、心悸、腹水而住院治疗月余，诸恙均已平复。近因受寒、劳累，诸恙复作，咳喘较剧，夜难平卧，心下坚满，按之如盘如杯，腹大如鼓，下肢浮肿，小便不多，面色灰滞。舌质衬紫，苔薄，脉沉细。心阳不振，大气不运，水邪停聚不化，予桂枝去芍药加麻黄附子细辛汤原方。连进5剂，咳喘遂平，心下坚满已软，腹水渐退，但下肢依然浮肿。续予原方加黄芪、防己、椒目，连进8剂，腹水退净，下肢浮肿亦消十之七八，再以温阳益气、调补心肾之剂以善其后。

综上所述，此条所述之"气分"证，并非一般寒邪凝聚、气滞不通之候，实基因于心阳式微，心气内结，在肺源性、风湿性等心脏病发作期最易发生。凡心阳不振引起的饮停心下（胃脘部），用一般健胃消痞剂无效，必须强心利水，始克奏功，而桂枝去芍药加麻黄附子细辛汤的主要作用即在于此。这种审因论治的方法，乃是仲景学说的特色之一。

〔原载于《江苏中医杂志》1982年5期〕

论《千金方》的学术成就和学术思想

在我国医学史上，唐代著名医学家孙思邈（581～682）是一位相当杰出的人物。孙思邈，陕西耀县人，自幼聪颖好学，读百家书，明阴阳术数之理，尤精导引医疗之术，淡于仕途显达，甘愿医隐济世。更潜心著书立说，系统总结唐以前有关医药资料，结合他从医80年的实践经验，于7世纪中期先撰《备急千金要方》30卷，233门，方论5300首，系统地总结和反映了《内经》以后，唐代初期以前的医学成就。后又于682年为补充《备急千金要方》而撰《千金翼方》30卷，收载了唐以前的医学论述及方药，还采录了不少国外的医学资料，内容丰富，切于实用。后世称《千金方》。他的两部《千金方》，承先启后，影响深远，值得我们认真学习和研究。

一、《千金方》的学术成就

（一）集初唐以前医经、方书大成之作

孙思邈毕生从事医疗，如其所谓"吾十有八而志于学"，"白首之年，未尝释卷"。他以百岁以上的高龄，多方勤求博采，因而收集宏富。林亿等在《校正千金要方·序》中说他"上极文字之初，下讫有隋之世，或经或方，无不采摭"。从《千金要方》卷首的"大医习业"里也可以看出来，他既重医经，又重方书。

他所辑录的医学经典著作，有重要的文献学价值，常常是我们今天学习、校勘《内经》、《伤寒论》等古医书的重要参考资料。当然，他不是一个简单的收集者，而是既"述"之又"论"之，有取有舍，反映了他的治学态度和研究方法。从他采摭《内经》的内容看，他对藏

象、诊候两个部分比较注重。中医的藏象学说，是在整体的运动变化的思想指导下，对人体生理病理认识的归纳和总结；诊候则是认识和分析疾病的方法。这都是临床上最实用的。《金匮要略》是宋人王诛发现，经林亿等辑存而公之于世的，而早于林亿400多年的《千金要方》，却差不多囊括了宋本《金匮要略》的全部内容。《伤寒论》虽然曾经晋人王叔和整理，但在孙思邈选《千金要方》时，连这个本子也没见到，他因而有"江南诸师，秘仲景要方不传"的感叹。一直到他晚年，才把他看到的《伤寒大论》按"方证同条，比类归附"的方法编进《千金翼方》伤寒卷中。这实际上是我们今天所能看到的最早的《伤寒论》的本子。我国最早的药物学著作《神农本草经》，大约汉末即已失传，是以仲景序中无《本经》之名，华佗弟子吴普乃为之辑述，梁代陶弘景再加整理，后来又都失传。现在我们看到的是明清时代的辑本。日人森立之和孙星衍的辑本，其依据除了诸家本草，便主要是《千金方》。

　　《千金方》里收集的医方，不唯数量多，而且有的来源很早，有的竟远出仲景之前。如《千金要方·杂补》中的"夏姬杏仁煎"，夏姬是春秋时郑穆公之女；《千金翼方·养性服饵》中的"周·白水候散"则更早，近年出土的《武威汉代医简》中就有好几个"白水候方"。另外，《千金方》中有的方子还远及异域，如"万病丸"就是古代印度名医耆婆的方；阿迦陀丸、匈奴露宿丸等，也都是来自国外的方子。《隋书·艺文志》载龙树、耆婆，以及婆罗门、西域医学著作共10种，计80卷，可惜迄今荡然无存，只在《千金方》中留下这点儿吉光片羽了。方书之盛，起于汉魏六朝，此时方书计有百数十种，其中葛洪的《玉函方》、《肘后备急方》、范汪的《范东阳方》、陈延之的《小品方》，以及徐之才的《药对》等，为其最著者。其中对孙思邈影响最大的是《肘后方》，盖《肘后方》中"率多易得之药。……所在皆有，皆单行径易，篱陌之间，顾眄（miàn，面，意斜着眼看）皆药，众急之病，无不毕备，家有此药，可不用医"（《抱朴子》）。这正与孙思邈"博采群经，删裁繁重，务在简易，以为备急"的旨趣相同。此书曾经散失，后来经陶隐居增补，名之为《补阙肘后百一方》，但亦失传。我们现在看到的，是金代杨用道根据《千金方》、《外台秘要》、《证类本草》等加以整理而成的，是为《附广肘后方》，而此书之刊行则是在元祖至元年间。因此我们有理由认为《千金方》中搜集了不少葛洪方。又《小品方》在唐代曾经是与仲景《伤寒论》比肩之著作，如林亿等在《千金要方·后序》中说："臣尝读唐令，见其制，为医者皆习张仲景《伤寒》、陈延之《小品》……则《小品》亦仲景之比也，常痛其遗逸无余……究寻于《千金方》中（指《千金要方》伤寒卷），则仲景之法，十居其二三，《小品》十居其五六，粹乎哉！"林亿等是拿《千金要方》和陶弘景《补阙肘后百一方》、《外台秘要》一一对勘之后才得出"十之五六"这个结论的。又据《外台》知，唐以前研究伤寒者有八大家，仲景为其最著者，但并不是说其他各家一无是处，特别是《小品方》值得我们重视，如《千金要方》的伤寒卷转引《小品方》云："古今相传，称伤寒为难治之疾，时行瘟疫是毒病之气，而论治者不判伤寒与时行瘟疫为异气耳！……考之众经，其实殊矣，所宜不同，方说宜辨。"寒温异气，治法不同，这个认识在当时是很难得的。在治疗上，《小品方》也与仲景一派有同有异，《千金要方》伤寒卷就收载了不少这一派的处方，这为我们研究古代伤寒流派提供了宝贵的资料，如风温之葳蕤汤，滋阴清热解表；热结于里，气阴两伤之生地黄汤，养阴扶正，泻下攻邪。这些对于仲景之学，真可谓"补其阙失，匡其不逮"了。

　　应该指出，孙思邈的功绩不仅仅为我们保留了大批古代医学资料，而且把这些资料分之以门类，绳之以理论，证之以经验，合为一家之言。如脚气一病，他就结合了晋代支法存、仰道人的经验和宋齐之间释僧深的经验，"取其所经用灼然有效者"，用于临床，"不过十日，可得永瘥"。

《千金方》作为集初唐以前医经、方书大成之作，对推动医学的发展起到了重要的作用。宋人叶梦得《避暑杂话》谓其"妙尽古今方书之要"，"今通天下言医者，皆以二书为司命"。《千金要方》成书后不到几十年，就传到国外，日本的《医心方》、朝鲜的《医方类聚》，不仅收载了孙思邈的医论、医方，而且在写作体裁也是模仿《千金方》的，由此可见其影响之深远。

（二）我国医学史上第一部临床实用的"百科全书"

《千金方》的内容相当丰富，具有广泛的实践基础。书中妇科、儿科、五官科、内科（包括伤寒、热病和杂病）、疮痈、外伤、痔瘘、解毒救急、针灸、食治、养生，等等，各科独立成篇，分门别类，有论有方，已初具专科规模。所以已故名医黄竹斋先生称《金千方》是"第一部临床实用百科全书"。

以妇科言，《千金方》在体例上"始妇人而次婴孺"，并最早把妇科从内科杂病中分离出来，别立方论。其内容则先从求子开始，依次为妊娠、养胎、胎前诸病、产难、产后，然后再另叙月经、带下、杂病等疾患，基本上勾画出了中医妇科学的轮廓。在治疗上，《千金方》对经、带疾病擅用活血祛瘀，如治痛经、经闭、经水不利、久漏、带下不止、坚癥积聚、不孕，多以大黄䗪虫丸、抵当汤、桂枝茯苓丸、下瘀血汤诸方化裁，俾瘀去而新生，气血调达，经脉宣通而病自去。对胎前等疾患则重在调理脾胃，如恶阻用半夏茯苓汤、茯苓丸，子肿用鲤鱼汤，皆其例也。对产后疾病，则主张以调补肝肾为主，多用血肉有情之品，大为后世叶天士赞赏，取法而倡为调补奇经之说。

儿科著作在唐以前基本上阙如，仲景不载，古《颅囟经》早佚（现存者为宋人伪托，而且价值也不太大），所以孙思邈以"乳下婴儿有病难治"，而撰《少小婴孺方》。这当是现存文献中较为完整的、最早的儿科专篇。卷中初生出腹、哺乳、乳母卫生、育儿等法，相当于"总论"；发热、豌豆疮（天花）、口疮、鹅口、咳喘、客忤惊厥、伤食、遗尿、肠寄生虫等，相当于"各论"。儿科四大证中唯缺麻疹，可能是因为当时秦中尚无此疾。《千金方》对不少儿科疾病有细致的总结，如痫（实即惊风）之一病，竟详列证20条，病因则分风、惊、食三类，又指出直视瞳子动，手足瘛疭，反张脊强，喜惊，腹满转鸣下血，口噤不得乳，汗出发热，为卧不悟8条为"危候"，都很有临床意义。

孙思邈对内科杂病采用了按脏腑归类的方法，在占《千金方》全书1/3强的篇幅里，比较系统而完整地论述了各个脏腑的生理、病理、诊断和治疗方药，所载处方700余首，差不多每一门类中都有一些名方，至今仍广泛地用于临床，如苇茎汤、温胆汤、驻车丸、犀角地黄汤等，后世许多名方，亦多由此嬗变而出，如七味白术散、二陈汤、生脉散、十全大补汤、地黄饮子、琼玉膏、保元汤、凉膈散、龙胆泻肝汤、苏子降气汤等。《千金方》对临床症状的描述比较详细，对疾病的病机、发展变化、预后转归有丰富的经验，如消渴病人多于骨节间发痈疽而卒；"脚气不得一向以肿为候，亦有肿者，有不肿者"，其不肿者，如见少腹顽痹者，呕吐即是"脚气冲心"之候；吐血后，虽觉虚羸少气而心中不闷者多自愈，若烦躁、闷乱不安、呕吐，而医又与黄土汤、阿胶散止涩，则往往至于不救。这些经验都是很宝贵的。

《千金要方》和《千金翼方》列有目、鼻、口、唇、齿、喉、耳、面病专篇，皆有论有方，如丧明一例，就详列了16条病因。目病、面病都各有81首处方，内服、外治、复方、单方，靡不具备。面病门中用于洗手、洗面的澡豆（即香药皂），就有 7 种不同的配方。

《千金要方》卷二十五备急诸方，门类繁多，其方亦颇简便，对许多急证，可以就地取材，挽危亡于顷刻。兹以为例说明之：《千金方》记载的狂犬病是古代文献中所载最早且内容最多的，其观察很细致，如谓狂犬咬人，"七日辄一发，不发则脱也"，但"要过百日乃得免耳"，还须"终生忌食犬肉"。此外，同书食治卷还记载，虽未经狂犬咬伤，若误食狂犬肉，亦发狂犬病，这些与目前的记载都是一致的。在治法上，附方竟达 32 首之多。其中以"狂犬脑傅伤口上，后不复发"，系录自《肘后方》，而其他单方，则多系孙氏经验方。在所咬处用灸法（毒蛇咬伤亦同），尤为有效疗法。盖火热能使其毒性蛋白凝固、破坏也。

上述可以看出：一方面《千金方》对于唐以后医学开始向着专科方向发展，以及各科专著的不断出现是有直接影响的，如蔺道人的《仙授理伤续断秘方》，陈自明的《妇人良方大全》，钱乙的《小儿药证直诀》，王致中的《针灸资生经》等专科著作，以及张洁古的《脏腑寒热虚实用药式》等，都从《千金方》中吸取了营养。另一方面，不少临床医家直接从《千金方》中得到了切于实用的有效方药，以至"稍闯其藩篱，亦足以医术鸣"（虞抟《医学正传》）。如此等等，都说明《千金方》不愧为"第一部临床实用百科全书"。

（三）开一代医风的里程碑

徐灵胎在《医学源流论》里指出"仲景之学，至唐而一变"，他是针对孙思邈的《千金方》而言的。他认为《千金方》出而"古圣制方之法不传矣"。其实，《千金方》对于《内经》、仲景之学是有继承、有发展的，他所攻击的，正是孙思邈有独到看法或创造性发挥的地方。

过去，一般都认为孙思邈在医学理论上没有什么成就，这是不对的。如读一读原著就知道了。兹举《千金要方》卷十三至卷二十的几个例子来说明之。

他认为，"心开窍于舌"的提法不妥，只能说"心气通于舌"。因为"舌非窍也"，"心之窍，寄见于耳"。从理论上说心为火，肾为水，其间有一个水火既济的关系，同时手少阴心经之络亦会于耳中；从临床上说，有的耳鸣患者须从心治，始能有效，如《千金要方·心脏》篇之远志汤，即主治心虚怔忡耳鸣。

又如命门之说，他既以十四椎下之穴为命门，又提出"命门者，在心上一寸"（《千金要方·心脏》），这是一个新的提法，惜未见其有关论述。

关于五脏不足调于胃，他说："胃满则肠虚，肠满则胃虚，更满更虚。气得上下，五脏安定，血脉和利，精神乃居。故神者水谷精气也，五脏不足调于胃。"（《千金要方·胃腑》）这是对《内经》有关精神的发挥，进一步明确指出胃肠之"更满更虚"，是人体气机上下的枢纽，水谷是生命活动的根本，而"五脏不足调于胃"，对后世补土派是有影响的。

关于劳则补其子，《千金方》提出："心劳补脾气以益之，肝劳补心气以益之，脾劳补肺气以益之，肺劳补肾气以益之，肾劳补肝气以益之。"这一提法，是以《内经》五脏相关理论对经验作出的总结。宋人许叔微于此曾进一步加以阐发，并引验案以证之。（见《本事方·卷九》）

这些例子都说明，《千金方》的作者并非全是"述而不作"，他对不少医学理论问题还是很有见解的。当然，他的更大的成就在临床上，他对那些没有写成文字的医疗经验的搜集、验证和总结所下的功夫更大，成就也更大，而且以此而开一代医风。

首先，是对专方、专药的总结。专药、专方、专病之说，似始自《神农本草经》和《伤寒杂病论》，如《伤寒论》六经病皆有专方、专药。《金匮》中百合病三用百合，胸痹之用瓜蒌、薤白，亦为专药。随着时代的发展，对疾病的认识也愈加深入，对药物功效的认识愈加丰富，新的药物不断被发现，因此，专方、专药必然越来越多。《千金方》在这方面所做的工作，成就最大，如疟疾，仲景虽用蜀漆，但未用之作专药；《千金要方》治疟34方，就有17方用了蜀漆或常山。此外，还最先记载了新的抗疟专药马鞭草、牛膝和乌贼骨。《千金方》治痢，以黄连、干姜为专药，热痢亦用干姜，冷痢亦用黄连。此外，还记载了石榴、石榴皮、乌梅、陈仓米等治痢有效专药。口疮，他以蔷薇花根为"圣药"，目前已知该药确为口腔真菌的有效抑制药。其他如急黄以大黄为专药，遗精滑精以韭子为专药，痔疮以槐子为专药，内痈以桃仁、冬瓜子为专药，等等，总结出了许多新经验。

其次，是通过这些新经验提出了新问题。这就是说，如果这些方药疗效很好，传统的理论却无法解释它，怎么办？以《千金方》治暴痢"服之无有不瘥"的乌梅丸为例，方中仅乌梅、黄连二味药，乌梅味酸性收敛，一般认为痢疾初起宜通，收涩太早，则有留邪之虞，但为什么用之有效呢？近年来，屡见用乌梅、黄连粉或单味乌梅粉治疗急性菌痢的报道，不仅症状消失快，而且细菌转阴也快。又如《千金方》的鲤鱼汤，治疗子肿及其他水肿、肝硬化腹水效果都不错，单用鲤鱼亦可，如果以"鲤鱼化龙行水"去解释，显然是荒谬的。再如耆婆万病丸，这样的处方，一方几十味药，根本不可能用传统的君、臣、佐、使之类的理论去解释，连孙氏本人也说，此方可用于多种痼疾，但其疗效却是"不知其所以然而然"。张璐曾说他用过该方，近人恽铁樵曾用之治疗自己的顽疾，《岳美中医案》中也载有1例用此方的治验。仅以这些例子就可说明，一方有效自有其道理在焉，如果传统的道理解释不了它的疗效机制，就说明理论已落后于实践了。这就提出了一个重要的问题，实践将促进理论向新的方向发展。当然，以孙思邈当时的时代条件，这个问题是不可能得到解决的，他看到了问题，而且做了许多努力，如他引进了古印度医学的"地、水、火、风"学说（《千金要方·卷一·诊候第四》），无非是希望在理论上有所发展。

二、《千金方》的学术思想

（一）主张医药普及

医药来自劳动人民的生产和生活实践，是人类的共同财富。可是，由于社会和历史的原因，一般人有了病得不到治疗，尤其是穷乡僻壤，缺医少药，人们连普通的医药常识也没有，正如孙思邈所说："食有成败，百姓日用而不知，水火至近而难识"（《千金要方·食治序论》），"世无名医，枉死者半"（《千金要方·备急》）。孙思邈于此痛心疾首，因而非常明确地提出了医药普及的主张。我们认为，这是《千金方》学术思想的基本方面。

这一思想的来源，当然与他笃信道教有一定关系。应当指出，孙思邈的一生差不多都是在民间度过的，他深知民间疾苦，他本人就是因为"幼遭风冷，屡造医门，汤药之资，罄尽家产"（《千金要方·序》）而立志学医的，所以他在《千金要方·序》中公然宣称，他的书"未可传与士族，庶以贻厥私门"，"欲使家家自学，人人自晓"，忽遇仓卒，便可按病索方，依方觅药，救危亡于顷刻。如他说："甘草解百药毒，实如汤沃雪，有同神妙，有人中乌头、巴豆毒，甘草入腹即定；中藜芦毒，葱汤下咽即定；中野葛毒，土浆饮讫即止，如此之事，其验如反掌，要使人皆知之。"（《千金要方·解毒兼杂治》）他在同书《妇人方序论》中也说："须教子女学习此三卷妇人方，令其精晓，即于仓卒之秋，何忧畏也？""常宜缮写一本，怀挟随身，以防不虞。"正因为他是如此热忱地主张医药普及，所以他倡言医德，对于医者胸怀褊狭，或故意神秘其术绝不传人等种种弊病，痛加针砭。他的《千金方》勤求博采，"广设备拟"，特别重视对民间多发病、常见病的治疗，一般书上所不载的许多疾病，在《千金方》中差不多都可以找到，同时简、便、验、廉的单方、验方在书中占了很大的比例，这都与这一学术思想有关，也使他的书具有讲求实效的民间医风的色彩。

"小单方能治大病，海上方气死名医"。可惜历来自视为"正统"的医家，于单方、偏方都不屑一顾，斥之为"摇铃串市"、"取用偏杂"，医理越讲越玄妙，疗效却很差。

（二）注重对方药的整理和研究

孙思邈平生毅力所注者为方药，两部《千金方》皆以"方"名书，汇集的处方多至 6000 余首，可谓前无古人。

他主张组方用药要"临事制宜"，认为，对于前人处方，应该根据病情加以增损，以切合之，不能胶柱鼓瑟，食古不化。"多从旧方，不假增损，其弊万端。"（《千金要方·处方》）不仅药味要有增减，剂量也应该视病情的轻重而酌定，病重则药重，病轻则药轻，"若学古人，徒自误也"（《千金要方·用药》）。他还指出，人有老幼男女之殊，体质有强弱盛赢之异，天地有南北燥湿之别，因此，处方用药务必要"临事制宜"，"随症增减"（《千金要方·处方》）。这些观点对于后世医家学派竞相争鸣，竞创新方，无疑有着积极的影响。当然，他的态度比较持平，没有张洁古等人那样偏激。

他并不是一概否定前人的方药，尤其是在继承发扬仲景之学方面，他下的功夫很深。有人说他与仲景不是一个路子，其实他很善于运用仲景方，如以炙甘草汤治疗虚劳脉结代，脉绝不出百日死，不限于伤寒；用真武汤、附子汤合方治疗寒湿痹，不限于水气。他如以肾气丸为补肾祖方，用于虚劳；以当归生姜羊肉汤治疗产后诸虚劳损，崩漏不止；以肾着汤（甘姜苓术汤）治疗寒湿腿痛、脾虚咳嗽多痰、妇人带下、老人中虚尿失禁，皆能抓住原方立方精蕴，进一步推广扩大其用。此外，他还往往灵活地将原方加以增损，以适应新的病情。如治子肿的鲤鱼汤，就是以仲景真武汤蜕变而出，去一味附子，加一味当归，遂变温肾行水之方，而为健脾利水、和营安胎之剂。仲景黄土汤，本用以治疗便血（远血），《千金方》去附子加干姜，移用于吐血，一便血，一吐血在病机皆属中气虚寒，不妨病异方同，而干姜守而不走，尤长于温中摄血，除非元阴暴脱的危证，实较仲景用附子为佳。又《千金方》治肺痈的苇茎汤，即显然是从仲景治肠痈的大黄牡丹皮汤悟出的，桃仁、冬瓜子活血、攻坚、排脓，为治疗内痈专药，彼为肠痈，故仲景用硝黄之攻下；此为肺痈，孙氏则取苇茎、薏苡仁之轻宣，此仲景不言之秘，其灵活精当如此，非学养精湛，经验练达者不可为之。正如张石顽说："不读《金匮》，何以知《千金》之法源；不读《千金》，何以广《金匮》之变法。"就从这一点上说，孙思邈也当是仲景的功臣。

《千金方》还善于把古方、经验方、单方、草药融为一体，古方的谨严，经验方的灵活，民间单验方的特效，兼而取之。如他治热毒痢的三黄白头翁汤，即是在仲景白头翁汤的基础上，加犀角、升麻解毒，苦参、石榴皮、桑寄生治痢，艾叶、甘草和中缓痛。桑寄生治痢，始自《千金方》，其后《滇南本草》、《玉楸药解》乃有桑寄生治血痢的记载，近人研究桑寄生对多种肠道病菌有抑制作用。视之原方，疗效更胜一筹。笔者曾以此方治疗小儿中毒性痢疾，高热神昏，便下鲜血胶冻，疗效颇佳。又如肿胀，"腹大坚如石，服利下药不瘥者"，他认为不仅要利水，而且必须活血，用丹参、鬼箭羽等活血化瘀药，也都是很有见地的。《千金方》还有大量自出机杼之方，如温胆汤、温脾汤、枕中丹、独活寄生汤、谷疸丸、驻车丸、犀角地黄汤、紫丸（又名紫霜丸）等，皆为今日临床习用而疗效卓著的处方。

（三）主张临床采用综合疗法

《千金方》主张在临床上采用综合疗法，通过多种途径，积极地治疗疾病，使疾病及早向着有利于康复的方向转化。应该指出，建立在实践基础上的中医学，治疗疾病的路子是很宽广的，并不局限于内服药一隅，这个问题亟需加以重视。

1. 药疗与养生结合 两部《千金方》都有养生专篇。孙思邈称养生为"养性"，并且解释说养生即"习以成性论"，"治未病之先是其义也"。用今天的话说，也就是要养成良好的卫生习惯，与其既病而焦头烂额，不如讲究养生，以避免疾病的发生。这与《内经》的精神是完全一致的，但他不相信有什么"寿蔽天地，无有终时"，而是说："善养生者，可得一二百年寿命"。在养生方法上，他总结的绝大多数方法，也是切实可行的。如在精神情绪方面，他认为：人非草木，孰能无情，只不过应加以节制，无使太过而已。他批评王侯之家，美女数百，荒淫无度，"恣其情欲，命同朝露"，指出纵欲为害甚大，是"丧生之事"。因此无病当节，有病当绝，夫妇异床，"服药百裹，不如独卧"。在饮食方面，他指出，丰饶之地，人多早夭；俭啬之地，人多高寿。享用太丰，常常是导致许多疾病发生的重要原因之一。他批评"临盆大饱，贪味多餐"之害，认为"常须少食肉，多食饭及多蔬菜"。他并不完全赞成"静以养生"的方法，认为华佗所说的人体"当得小劳，但不使过极耳"，《吕氏春秋》所谓"流水不腐，户枢不蠹（dù 妒，虫蛀也）"颇有道理。因此，他在《千金方·养性》中采录了"老子按摩法"和"天竺按摩法"，实际上是两套简便易行的保健操，差不多包括了后世"八段锦"的全部动作。并且说，就是老人，每天能依此一二遍，即可收轻身、延年、健康无病之效。

2. 药疗与食疗结合 他在临床上很重视食疗，尝谓："药性峻烈，犹若御兵，兵之猛暴，岂容妄发，发用乖宜，损伤处众，散之投疾，滥殃亦然……所以医者当须先洞晓病源，知其所犯，食疗不愈，然后命药。"把食疗放在了先于药疗的重要地位上。是以在《千金方》各门类疾病中，既有药疗方，又载食疗方，如消渴之用生菜菔汁，黄疸之用芜青汁，脚气之用赤小豆，肝虚目不明之用动物肝脏，虚劳之用羊内脏、羊骨汤、猪肾汤，皆其范例。特别应该指出，《千金方》以食疗治疗虚劳，是对仲景侧重脾肾，甘温扶阳原则的重要补充。如《千金要方》肾脏篇常用鹿茸、鹿角、牛髓、鸡肝、马茎、羊肾、猪肾、羊头骨这样一些血肉有情之品补肾，其中用鹿茸、羊肾者，即占27方。对于阴精亏损，《千金方》又制桃仁煎、天门冬煎、填骨万金膏等方，重用生地、酥、蜜、牛乳、胡麻、牛髓、天冬之类为膏，益阴填精，润沃枯朽，于仲景法外，又开一新的境界。

《千金方》食治篇计收载谷、肉、果、菜150余种，对每种食物的主治、性味、宜忌都有简明的记载。

3. 针灸与药治结合 孙氏两部《千金方》都有针灸专卷，他认为："针灸之功，过半于汤药"，"针灸攻其外，汤药攻其内，则病无所遁矣"。所以"知针知药，乃是良医"。

针灸在临床上确有很高疗效，据统计，临床常见病之宜于针灸者，竟有近百种之多。南京地区以针灸治疗急性菌痢，治愈率达92.4%，说明针灸之功，确实过半于汤药。针药配合，一定可以提高临床疗效。

4. 内服与外治结合 《千金方》还重视外治法，除针灸、按摩外，还大量采用药物熨、熏、洗、敷、贴、吹、摩、灌等多种治法，外治不仅可以配合内服药以提高疗效，而且有时单用外治法，疗效还明显地高于内服药。如《千金要方》所载痢疾灌药方即是一例。孙氏常用猪胆汁、丁香、黄柏、当归、苦参、矾石、雄黄、甘草、麝香、盐等作灌药保留灌肠。近年有不少报道，这一方法对慢性痢疾、慢性非特异性溃疡性结肠炎有较好的疗效。又如痹症，对疼痛剧烈，内服药止痛作用缓慢或正虚不任攻伐者，我们常用《千金方》所载的摩膏（当归、细辛、桂心、干姜、天雄、白芷、乌头、丹参、生地），或仿其意用川乌、草乌等浸酒精中，以棉球蘸之涂擦痛处，止痛作用较好。又《千金翼方》治胸痹胸背疼痛，用乌头、细辛、附子、羌活、蜀椒、桂心、川芎为末，帛裹，微火烤令暖，熨脚背，近人用于心绞痛、神经痛、癌转移引起的疼痛，均有一定疗效。以药枕治疗目病，也最早见于《千金方》。清代吴师机《理瀹骈文》曾说："外治之理即内治之理，外治之药亦即内治之药，所异者法耳。"由此可见，中医治病的途径甚广，可惜目前大多限于内服药一隅，不唯使古人的许多宝贵经验失传，而且临床路子也越来越窄，这是一个值得关注的问题。

〔原载于《江苏中医杂志》1983 年 3 期〕

从一枚印章谈医者的素质

1938 年我在上海中国医学院毕业，拟返乡设立诊所，开业行医。临行前向章次公老师告辞，章师情意殷殷，谆谆告诫："章氏家风，是朴实无华，要养其志，毋暴其气；要敏于事，而慎其言。开业行医，走向社会，面对病人，是一个医生的开始，一定要兢兢业业，谦虚谨慎，继续学习，刻苦钻研，在实践中提高，在总结中创新；要'自强不息，止于至善'，'发皇古义，融会新知'。这是我一贯的主张，既要善于继承前人的经验，又要顺应潮流，汲取新知，融会贯通，才能有所创新，不断前进。"随后将一方寿山石印章赠余，文曰："儿女性情，英雄肝胆，神仙手眼，菩萨心肠。"章师指着印章说："这 16 个字，要永远牢记，身体力行，作为临床实践、济世活人的座右铭和做人的准则，才能成为一个名符其实的好医生。"章师还对印章的内容予以阐述，他接着说："作为一个医生，态度一定要温和体贴，对待病人要同亲人一样；对危急重症要敢于负责，当机立断，不可因循等待；既要胆大，又要心细，要见微知著，发于机先；更要有一个慈悲的菩萨心肠，多为病人着想，选取廉便验的方药，减轻病人的负担。贫病无力购药者，尽可能施诊给药，宁可自己简朴一点，尽力帮助病人，体现'医乃仁术'之旨。"章师最后还着重指出："医虽小道，乃仁术也，要以力尽之，方能尽其业，否则罪也。"这是章师对我殷切期望、谆谆嘱咐的箴言，迄今已历 67 年之久，章师已仙逝 45 年，然言犹在耳，恍如昨日，铭记于心，终生受益。

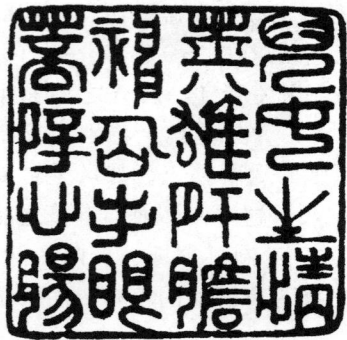

这方印章，过去我将其印在方笺上，时时对照，检点自己的学习和工作，深受其益。"儿女性情"，易于理解，但做到不易，必须严格要求自己，体贴病人之苦，才能热情对待病人，处处给予关怀照顾。"英雄肝胆"，是一个医生在处理危急重症、疑难杂症时的严肃态度，有果断的意志，勇于负责的精神，不患得患失，一切从有利于病人的痊愈出发，肝胆照人，全力以赴，正如清代徐灵胎所说："患大病，以大药制之，则病气无余。"凡病势急重的不论邪实或正虚，均宜用大剂重剂予之，使攻者可以胜邪，补者得以匡正。倘若病重药轻，必然杯水车薪，坐失良机，乃至不起，这是一个医者最应具备的素养，也正是章师告诫的"要养其志，毋暴其气"的意思。医生不仅要胆大，更要心细，也就是"琴心剑胆"的同义词。要能从错综复杂的症情中，找到主要矛盾，透过现象，看到本质，举一反三，才能击中要害，发于机先，如同神仙的手眼，明察秋毫，灵活快捷。至于"菩萨心肠"，更是一个医生必须具备的基本素质，唐代孙思邈说："凡大医治病，必当安神定志，无欲无求，先发大慈恻隐之心，誓愿普救含灵之苦"，这是作为一个医生的先决前提，"医乃仁术"，要加强职业道德的塑造。当前医务界有少数败类，收红包，拿回扣，安之若素，毫不脸红，那是丧失一个医生最基本的道德水平，距离"苍生大医"的要求太远了，而是一个十足的"含灵巨贼"。《千金方》的大医精诚篇，值得我们重温一下，深刻领会，对当前医德、医风的纠正，是具有重要意义的。愚从医近70载，虽无重大建树，但谨守师训，未敢稍懈，今以章师馈赠之印章，公之于众，愿与诸同仁共勉之，为继承弘扬中医学术作出有益之贡献！

〔写于 2003 年〕

析章次公先生评论清代医家的几句话

章次公先生对历代医家的成就，有公允评论。兹就先生对清代 6 位医家之评述，略加阐析，以窥一斑。

"余尝谓清代医人中，有二奇人，曰四明高斗魁、玉田王清任；有二学人，曰吴县叶桂、吴江徐大椿；有二妄人，曰昌邑黄元御、元和陆懋（mào，茂）修。高王二人，奇而不诡，开创风气；叶徐二人，虽沿仲景，自有创获；若黄陆二人，直以齿牙胜人，然究其实，则枵（xiao，肖，空虚也）然无物者。"

先生对清代 6 位医家的学术思想用了上述 97 个字，作了概括性评述，分为奇人、学人、妄人 3 类，要言不繁，画龙点睛，可谓的当公允。

先生对高斗魁、王清任二氏颇为赞赏，评价甚高，称其为"奇人"，但"奇而不诡，开创风气"。指出高王二氏在学术思想上超出陈规，异乎寻常，但奇而不诡，并不无理诡辩，亦未脱离实际，而且还有所创新和前进，这正是他们对学术的发展和延伸，是我们应该继承发扬的学风。

高斗魁字旦中，又号鼓峰，清代著名医家，浙江四明（今宁波市）人。著《医家心法》、《四明心法》、《四明医案》（1728 年印行）等书。曾与明末清初思想家吕留良（1629～1683）结交（1661），讨论医学，对吕后来研读医笈，并为人治病，有一定影响。论医宗旨，近于张景岳，"治病多奇中"，"起痼扶衰，悬决生死日时，多奇验"。在其医案中，有用大剂人参、熟地等治愈温病重症的记载。自创新方，多有奥义，如治肝火郁于胃中，以致倦怠嗜卧，饮食不思，口燥咽干，曾订滋肾生肝散（六味地黄加当归、白术、柴胡、五味子、炙草），方中六味滋肾，逍遥生肝，组方明确，增损灵活，取水能生木之意。此法在叶天士治脘痛用石决明、阿胶、生地、杞子、川斛、粳米，魏玉璜治胁痛用一贯煎等养胃汁之前。而高斗魁此法，又受到赵养葵《医贯》治木郁先用逍遥散，继用六味地黄汤加柴胡、白芍之启示。

高氏滋肾生肝散、疏肝益肾汤（六味地黄加柴胡、白芍）诸方，都是柴胡与地黄同用。魏玉璜一变其法，疏肝喜用川楝子，把柴胡换成川楝子，从这里也可以看出方剂演变的一个侧面。

王清任（1768～1831），字勋臣，清代著名医家，河北玉田人。他认为"著书不明脏腑，岂不是痴人说梦；治病不明脏腑，何异于盲子夜行"。因此他为了纠正古医书关于脏腑形态、功能方面记述的错误，能破除世俗观念，去义冢和刑场实地观察，并解剖动物作对照，历经42年而写成了《医林改错》一书，对前人认识上的一些错误，作了纠正和补充。尽管还有主观臆断之处，但这在封建社会里能这样做，已属很了不起的。其次，他在临床上强调气虚或气滞导致血瘀，主张补气、行气与活血化瘀相结合，而创订了许多补气或行气化瘀的方剂，如补阳还五汤（补气化瘀，通络振颓，治中风半身不遂，口眼歪斜，语塞流涎，或截瘫、小儿麻痹等症）；通窍活血汤（活血通窍，治头面部血瘀所引起的头痛、昏晕，或耳聋年久，或壮年脱发，或白癜风，或妇女干血痨，也治脑震荡后遗症头痛头晕）；膈下逐瘀汤（功能活血祛瘀消积。治瘀在膈下，形成积块，或小儿痞块，腹痛有定处不移者）；少腹逐瘀汤（功能活血化瘀，温经止痛，对妇科多种疾病如瘀血内阻的痛经，或瘀滞寒凝的少腹结块、疼痛，或术后肠粘连，或慢性盆腔炎有瘀象者）等，具有较高的实用价值。王氏是医学史上具有敢于实践和独创精神的医家。

高王二氏，确是"奇而不诡，开创风气"的典范，值得我们学习。

叶桂（1667～1746），字天士，号香岩，清代著名医家，江苏吴县人。继承父业，聪悟好学，博通经史子集，尤究心于医术，先后拜师17人之多，汲取众家之长，又有所创新，善治疑难杂症，多从脾胃立论。30岁时，其医名与父名已同噪于大江南北。对温病尤有卓见，能跳出《伤寒论》的框架，创立"卫、气、营、血"为温病辨治之纲领，提出了辛凉解表、甘寒养阴、清热解毒、滋阴救液等法则，制订了许多实用的方药，为温病学的奠基人之一。他的《温热论》、《临证指南医案》虽为其弟子所辑，但均系其实践有得之言，值得我们细细领悟。

徐大椿（1693～1771），字灵胎，晚号洄溪老人，江苏吴江人。博览群书，上自《内》、《难》，下至元明著作，无不披阅，勤于著述，是清代写作较多的一位医学家，又是医学评论家，所评注之《临证指南医案》、《外科正宗》，颇多独到见解。他认为《伤寒论》原是救误之书，随证立方，并无定序，乃删除六经门目，俾方以类从，证随方见，著《伤寒类方》，使学者可按证以求方，不必循经以求证，具有真知灼见。《医学源流论》乃短小精悍之医学论文汇编，颇多精辟之论。其他著述尚有《难经经释》、《神农本草经百种录》、《医贯砭》、《慎疾刍言》、《兰台轨范》等。徐氏说："五十年中批阅之书约千余卷，泛览之书约万余卷，每过几时必悔从前疏漏。"于此可见徐公读书奋发之勤和高尚谦逊的精神。

叶徐二氏之学术成就，虽沿袭仲景，但均有创新，所以章先生说他俩"虽沿仲景，自有创获"，乃富有学养之人，是很中肯的。

黄元御（1705～1758），字坤载，号研农，清代著名医家，山东昌邑人。博览经史子集，精研医经典籍，他主张："理必《内经》，法必仲景，药必《本经》。"在临床思维上受张景岳之影响极大，重于温补。对经典著作中的错简，提出校订意见，著有《四圣心源》、《伤寒悬解》、《金匮悬解》、《素灵微蕴》等书，有一定贡献。但其论医理、评诸家，常用偏激之辞，故章先生称其为妄人。

陆懋修（1818～1886），字九芝，号林屋山人，清代著名医家，江苏元和（今吴县）人。读书甚多，著述亦丰，有《世补斋医书》（1886 年刊行），流传甚广。但过于尊经，思想保守，固执已见。对某些医著上的学术论点，每严词抨击，虽有中肯之处，但多偏执之见，对不同学术见解，往往加以否定。如认为"治温病法不出《伤寒论》之外"。并说："在太阳为伤寒，在阳明为温热。"认为阳明病就是温病，对后世温病学说的发展，是采取否定态度的。斥王清任的亲临刑场观察脏腑，是教人在杀人场上学医道。又如《临证指南医案》卷五温热门之席姓案，乃热邪误治入脏之坏证，恙已至极期，叶氏立育阴清邪法以挽救之，可谓煞费苦心，但陆氏却予否定，认为"古人治温，决不育阴"，并说："犀角、石菖蒲二味，并开心窍，送邪入心"；用牛黄清心丸，乃"助犀角送邪入心"，这是极大的偏见。因已神烦呓语，呼吸喘促，正气大虚，阴液耗竭，育阴正所以清热，犀角及清心丸，也为挽救坏证危局而设，有何不是呢？章先生对此曾作中肯的评述："后人欲评前哲之学说，最不可先有成见，成见横梗胸中，其流弊为武断。九芝批此案，成见既深，武断毕露。滋水制热之法，用于热病，至叶氏乃有步骤、有条理，从存津液至生津液，实为叶氏之最大业绩，吾人不可一概抹杀也。平心论之，叶氏自有其不可及处，尊信太高，诋毁太过，俱非持平之论。"这是很公允的。

黄陆二氏，虽然读书很多，著述亦丰，但过于尊古，偏执已见，对不同学术论点，往往采取否定态度，严词驳斥，一无是处，这就近乎"武断"、"诋毁"，所以章先生称其为妄人。至于章先生说他俩是"枵然无物者"，是指理论脱离临床实际，是空洞的理论家，不是实践家而已，并没有否定他俩在博览群书和医学上的成就，这是应该说明的。

章先生是务实派、革新派，很少用浮泛的理论作文章，辨证用药，力求实效。他最反对八股式、不切实际的空论，或臆测武断的主观意见。同时，他没有正统观念，提倡"发皇古义，融会新知"，在继承的基础上有所创新，有所前进。所以他评价高王二氏是"奇而不诡，开创风气"的奇人，赞赏叶徐二氏是"虽沿仲景，自有创获"的学人，批评黄陆二氏是"直以齿牙胜人"的妄人。章先生对清代六位医家短短 97 个字的评论，今天重温一下，还是值得在治学、临证时参考的。

〔写于 1992 年〕

组方用药在辨证论治中的重要性

中医辨证论治的"证"，是一个高度综合的概念，是人身整体的功能异常特定的表现，它不仅包括了病位、病性、病因、病势等疾病的四大要素，而且还是对正邪双方交争中时态的概括。证确定了，在中医理论指导下，处方用药与之紧密相应，就能取得好的治疗效果。因此，前人一再强调，"先议病（证）后议药"。清代李冠仙说："善调理者不过用药得宜，能助人生生之气"，是很有深意的。因此，组方用药在辨证论治中是十分重要的一环。

一、"先议病，后议药"是辨证论治的重要程序

为什么要强调"先议病，后议药"呢？因为证都没搞清楚，就谈不上正确的用药。现在这种现象在我们临床中是极其常见的。例如：

（1）病人痰多，医生说用点竹沥水。这在医院肺科（呼吸科）几乎成了惯例。如果是热痰，病人体质相对又比较好，尚属不错。但如果是湿痰、寒痰，患者中阳又不足，苦寒之品的竹沥，就不相宜了。

（2）病人咳嗽，医生往往投以止咳化痰药，或川贝枇杷糖浆之类，不知咳嗽原因极多，有寒、有热、有虚、有实，所以常常疗效不够满意。从前读费伯雄先生评《医学心悟》止嗽散的一段话，说此方"不寒不热，温润和平，肺气自可安宁"，觉得评得很好。但在临床用起来就不是那么回事了。肺寒当温，肺热当清，肺虚当补，肺实当泻，才能有效。哪有一个方，不管寒热虚实都能有效的道理？

这些例子，都说明不管病情如何，便轻易处方用药是不足取的。必须先议病，后议药。

当然，另一个倾向则是侈谈医理，不重视方药。这在前人也是有的，前人医案中，不少在病理机制上大做文章，正如姜春华教授批评某前辈的医案时指出的："说理头头是道，用药丝丝入扣（实际上并没有切中病机），就是疗效不高。"所以，先议病，后议药（方），并不是不议药。下面先谈谈用方。

二、坚守"理、法、方、药"四个步骤组方用药

方剂是中医"理、法、方、药"的重要组成部分，理法明，方药效，理法指导选方用药，方药体现理法，所以很是重要。

但古昔之方，数不胜数，例如唐代《千金方》两部，共载方5300多首；宋代《圣惠方》载方15000多首，《圣济总录》载方20000余首，明代李时珍《本草纲目》附方也多至10000首，以朱元璋的儿子朱橚的名义编写的《普济方》更多至61739首。一个医生，不读其他书，不看病，穷一生之力，恐怕也记不住这些方之百一。记那么多也没有什么用处，《圣济总录》同名的麻黄汤就有60多首，记着有什么用？我们只要选记其中一部分，一小部分，就可以了。主要还是学习前人立方之义，组方之法。现在的大学教材《方剂学》仅选不到300首处方，只能视为基础，因为教材本来是为医学生编写的。我的意思，以这300首为基础也是可以的，但还要扩大眼界，由此发展。学习古人更多的经验方，量不在多，而在懂得其中的奥妙。特别有些处方，是前人一生功力之所聚，如明代韩懋（天爵）的《韩氏医通》，不见得有多少人读过，但从事中医的人都知道有一首"三子养亲汤"是他创订的。咳喘明显的以紫苏子为主药，痰多则以芥子为主药，食滞则以莱菔子为主药，功能顺气降逆、化痰消滞，治气逆痰滞而致的咳嗽气喘，痰多胸痞，食欲减退，苔黏腻，脉滑者有较好的疗效。

那么，怎样组方选药呢？应该按"组方法度"进行，所谓法度，是指治疗疾病的法则和组方规律。要紧扣理、法、方、药四个环节，辨证推理，按理立法，依法定方，据方议药，才能理明、法合、方对、药当，形成一个有机的整体，完善的方案，也才能取得疗效，治愈疾病。组方的基本规律是君、臣、佐、使的合理配伍。所谓"药有个性之特长，方有合群之妙用"。《素问·至真要大论》："主病之谓君，佐君之谓臣，应臣之谓使。"所谓君药，就是方中针对主病、主症起主要作用的药物（主药）；臣药，就是辅助主药加强主药疗效的药物；佐药，就是辅助主药解

除某些次要症状，或是监制主药，消除或缓解主要药物毒性和剧性——减少主药副作用的药物；使药，就是能够引导诸药直达病所的药物，或是具有调味、赋形等作用的次要药物。至于君、臣、佐、使组成药味的多寡，除了使药常用一二味外，其余都可依据症状的需要而决定。例如：

（1）麻黄汤主治伤寒表实，恶寒，发热，头痛，身疼，骨节疼痛，无汗而喘，脉浮紧。

$$
麻黄汤
\begin{cases}
君——麻黄——开发腠理，发汗，宣肺平喘 \\
臣——桂枝——解肌发汗，调节营卫， \\
\qquad\qquad 增强麻黄发汗解表的作用 \\
佐——杏仁——解肌，平降肺气，助麻黄治喘 \\
使——甘草——协和诸药
\end{cases}
> 发汗解表，治表寒实证
$$

（2）大青龙汤主治伤寒表实里热，发热恶寒严重，全身疼痛，无汗烦躁，脉浮紧有力。

$$
大青龙汤
\begin{cases}
君——麻黄、石膏——前者发汗解表， \\
\qquad\qquad 后者清里热，止烦躁 \\
臣——桂枝、杏仁——前者助麻黄发汗，后者不但可 \\
\qquad\qquad 助麻黄解表，且可助石膏平降 \\
佐——生姜、大枣——两者调和营卫，有助麻黄解表 \\
使——甘草——协和诸药
\end{cases}
> 发汗清热，治表\\实兼里热证
$$

从上述两方来看，每一个方子都有一个主治功能，也即所谓综合作用。中药复方中各单味药在功效上存在着相互促进、相互制约等复杂关系，从而决定了复方具有多途径呈现综合性药效的特点。在临床上对每一病症辨证明确后，就是立法用药了，也就是组方的过程，这个方是否能驱除导致该病症的病邪，或者解除那个病症的主要症状，就决定于方剂的组成是否恰当合理。要达到这个要求，除了掌握君臣佐使，分清药物的主次轻重外，还必须懂得药物的"七情和合"，以掌握药物组成以后的性能变化。

"七情和合"，早在《本经》中就有记载，它是前人对药物配伍的经验积累，也是组方时必须掌握的基础。七情是指单行、相须、相使、相畏、相恶、相杀、相反。除"单行"如独参汤，是用一味药物单独发挥作用外，其余六者都是说明两种以上药物配伍的关系。例如：

（1）相须：指应用两种功用相同的药物，从而增强疗效，如知母配黄柏，则滋阴降火的功效更强。

（2）相使：即用一种药物去配制另一种功效不同或相接近的药物，以使其疗效提高，如黄芪与茯苓配合，可增强补气利水的功效；大黄与黄芩配合，可使黄芩清热的效力更强。

（3）相畏：取一味药去抑制或降低另一味药物的毒性或剧性者，如半夏畏生姜，二者合用则生姜可减半夏的毒性，使其更能发挥镇降、止呕、祛痰的作用。

（4）相恶：利用一种药物去牵制或改变另一种药物的偏性，如生姜畏黄芩，合用则黄芩可减低生姜的温性，生姜可减低黄芩的寒性。

（5）相杀：指一种药物能解除另一种药物的中毒反应，如绿豆可杀巴豆之毒性。

（6）相反：两种药物同用可发生剧烈的副作用者，如半夏反川乌，因为半夏和川乌，一温一燥，二者都有毒性，同用必然会加强毒性，容易产生副作用。

从这里可以进一步知道，药物经过配伍以后，往往会产生复杂的变化，有的具有协同作用，可以增强疗效；有的具有拮抗作用，相配能降低疗效；有的甚至产生有害作用。在临床处方时常常有意地运用药物相畏和相恶的作用，降低某些药物的毒性，使其发挥独特的治疗作用；也往往应用药物之间相杀的原理，借用一些药物去解除另一药物的中毒现象。临床工作中，相须、相使配伍运用比较多，对于相反的药物，除确有把握和需要者，原则上都必须慎用，以免发生意外事故。但古人的十八反、十九畏，仅供参考，也不必过于拘执。

三、组方用药要善于吸取前人的宝贵经验

在组方时，许多古方，是前人实践积累的宝贵经验，值得我们参考应用。例如《伤寒论》的四逆散，药仅4味（柴胡、白芍、枳实、甘草），其组合严谨，法度井然，柴胡、枳实能升，能降，能开泄；芍药、甘草能收，能敛，能舒和；四药并用具有升降、开合、通阳、开郁之功能，可治疗内、外、妇、儿多种疾病，如合乌梅、川楝根皮、川椒，可治胆道蛔虫症；合左金丸可治脘痛吞酸；合木香、甘松、五灵脂可治脘胁疼痛；合丹参、黄精、郁金可治慢性肝炎；合茜草、丹参、三七可治早期肝硬化；合蒲公英、蜂房、僵蚕可治乳腺小叶增生；合当归、延胡索可治痛经；合郁金、川楝可治肋间神经痛；合蒲公英、金钱草、虎杖可治胆囊炎等。由此可见，对于前贤的经验方我们应该深刻地领悟其组合法度。

四、"治病必求其本"是治疗取效的中介环节

"治病必求其本"，求本、治本是中医治疗学的一条基本原理，"本者，阴阳也"。所谓"一推其本，使证悉除"，只要抓住病本所在，以药推之，所有异常状态，均可消除。"本"是一个最基本的中介环节，是治疗取效的中枢，许多治则、治法都反映着其中的规律。例如，"凡病，阴阳自和者，必自愈"，是通过"阴阳自和"的机制和过程发挥治疗功效。"壮水之主，以制阳光；益火之源，以消阴翳"。壮的是"水之主"，而不是水，更不是阳光；益的是"火之源"而不是火，更不是阴翳。这都说明中药方剂的作用发挥在特定的中介环节上，通过中介环节的转化，最终表现为对"证"的治疗效应。

研究发现，桂枝汤具有多种双向调节功效，发热者有退热作用，体气虚寒者有温经作用；下利可止利，便秘可通便；高血压者可降压，低血压者可升至正常；心率快者可减慢，心率慢者可提高至正常；取微汗解肌可发汗而不伤正，对自汗出者可止汗而不留邪等。桂枝汤的这些复杂作用，是通过对丘脑、神经、消化道、机体整体功能等中介环节的调理，然后产生效应的。也就是针对"证"而调节人体脏腑、经络、气血间的协调与平衡的结果。

五、临病制方，灵活取舍

此外还有一个经方、时方的问题。这个问题，在清代比较突出。如徐灵胎、陈修园等医家，他们以《内经》、《伤寒》、《金匮》为"经方"，因为《内经》附方不多，所以实际上"经方"也就是仲景方。曹颖甫先生有本著作就叫《经方实验录》。而以后世方为"时方"。重经方，贬时方，流风所及，也影响到现代人，现在也有人以"经方派"自诩。我认为所谓经方、时方之争毫无意义，仲景的绝大多数方的确不错，历1800年而沿用至今，如果无效是不会这么流传的；同时仲景处方用药相当严谨，同一方，分量不同，作用各异（如小承气与厚朴三物汤），就是一片姜，一个枣，也不乱用。值得花功夫去学习和研究。但后世也有不少好方，也是千锤百炼，久经考验的；医学总是发展的，有继承，有创新，才有生命力。这些方，同样也

值得学习和研究，例如大家熟知的补中益气汤、生脉饮、温胆汤、归脾汤、四君子汤、四物汤、二陈汤、银翘散、桑菊饮、安宫牛黄丸等。

再一个是用套方、板方的问题。套方，即通套方，大路货，前面已谈到，不问病情，便治以通套方的弊端了。这里谈"板方"，"板方"就是原方照搬，一味不增，一味不减。这在刚出校门的学生，极易有这个毛病，不奇怪，而在临证多年，仍然气虚四君子，血虚四物汤，肾虚六味地黄丸，心脾两虚归脾丸，一味不增，一味不减，就说明思维太简单化了，太刻板了，疗效自然不会高。

对此，金元医家就作出过批评。如刘河间说："余不遵仲景麻黄桂枝之法，非余自炫，理在其中焉。五运六气有所更，世态居民有所变，天以常火，人以常动，内外扰攘，故多火热之病，此一时，彼一时也。"张子和《儒门事亲·七方十剂绳墨订》说，无论什么人的方，"方不对证则非方"。张洁古还有一句著名的话，那就是"古方今病，不相能也"。总的精神是不墨守前人成方，前人成方，只不过是前人对证之药，岂可拘执，重要的还是临病制方。我在临床，就不受一切约束，前人的方，用之对证，当然要用，但不是照搬，总是随证加减，务期切中病证要害。更多时候，则是临病制方，对具体的病证作具体的分析和处理。当然也有一些我自己的经验方，是我多年临床中总结出来的一些疗效较好、相对固定的处方。但我在用自己的方时，也要视具体情况，斟酌、加减、变化。有时已制成成药，不好改动的，则根据具体情况，配合一些汤剂，或茶泡剂。例如我研制的益肾蠲痹丸，对痹证，包括风湿关节炎、类风湿关节炎、增生性骨病、强直性脊柱炎、坐骨神经痛等，有一定疗效，但方中多用虫药，对阴虚者，服后会有口舌干燥的副作用，我常配以生地、麦冬、石斛、白芍之类的汤剂；阳虚者，则常用附子、川乌、桂枝、仙灵脾之类汤剂。服后皮肤如出现痒疹，多系对虫类药异体蛋白的过敏，常配合徐长卿、地肤子、白鲜皮之类汤剂。胃脘不适者，则伍以凤凰衣、玉蝴蝶以缓之。

六、处方的味数及药物的用量因症制宜

关于处方的味数及每味药的用量，历来不一，《伤寒杂病论》共 281 方，其中五味药的有一半以上，晋代葛洪《肘后方》常以一二味药治病，每取卓效。叶天士的处方，90% 以上只用六味，有的十来味。张锡纯的《衷中参西录》载方 187 则，90% 以上的方剂，也不超过八味，而以五六味居多。但如李东垣，用药较多，前人称之为如韩信将兵，多多益善。我主张一般不受约束，但一般处方多在八味至十味。丸、散剂也以精简为原则，一般只有一两种。药物用量，视病情不同，需要时，主药可用至 30～60 g，如治痛风的土茯苓，治高血压、颈椎病的葛根，都在 30 g 以上，始克奏功。本来江南医生，古昔皆以轻灵见长，处方用药趋于平淡，这可能与叶天士的影响有关。我的处方，无经方、时方之分，也无南北地域之见。我学叶天士的轻灵，是学他辨证上的过人功夫和处方用药不拘一格，而非是什么病都轻描淡写。但重剂量，要"中病即止"，蒲辅周前辈主张："汗而无伤，下而无损，温而无燥，寒而无凝，清而无伐，补而无滞。"以免诛伐无辜，药过病所，这是很中肯的。

七、识药与识病同等重要

理、法既明，选方之后，仍需选药。所以医生在用药上必须不断地下功夫。古人说，"用药之妙如将用兵，兵不在多，独选其能，药不贵繁，唯取其功"。你是指挥员，你就必须熟悉你手下的战士，有什么长处，有什么缺点，谁跟谁组合起来，可以互补，然后最好地发挥各自

的长处，否则，没有不误事的。用药也必须真知药物的性味、作用、配伍。前人在这方面下苦功夫的不少，如张锡纯几乎对所有的药都亲自尝过，所以用起来才得心应手。从前学医之初，还要先认药，现在医和药长期脱离，不说尝药，连药什么样也不知道。我的老师章次公先生对药物也深有实践经验，在他'精研药物'思想的影响下，我对于药也一向较为留心。

现在有一种倾向，中医治病的范围越来越小，用药也越来越少。有人曾统计过某省一位名老中医的处方，几百张方子中，只不过三十几味药，不外党参、黄芪、白术、茯苓、陈皮、鸡内金、藿香、半夏、当归这些，这在大城市的医生中恐怕比较普遍。什么病都是这三四十味打转，这很成问题。

我主张传统用药之外，还应当拓宽视野，广泛采集民间方和民间草药，来提高我们的疗效。如我常用的一枝黄花，治疗各种感冒，效果就很好，因为此药既可解表，又可清热，有抗病毒作用。我常用萹草来清热、利尿，此药对结核病有特殊效果，还可以治疗血尿、尿酸性关节炎、脉管炎、慢性肺部感染。

如果说，医生不识病（证），而治不好病，那么，不识药（方），也同样会治不好病。因为方与药，也是辨证论治重要的组成部分。

〔写于 1998 年〕

小议中医学的"三把宝剑"

偶读协和医科大学与北京医科大学联合编辑出版的《分子生物学前沿技术》对"中医学"的诠释，很有启发，也甚受鼓舞：

中医学是人类文明的一大结晶，是伟大的医学瑰宝。中医学实际上早已在使用现代科学哲理的两把"宝剑"，即宏观平衡和模糊逻辑。它还应用第三把"宝剑"，即亚宏观调节。三剑齐挥，对付疾病的功力会更大。但由于传统中医理论的封闭性和较少证伪性，致使与现代科学（包括西医学）缺少共同语言，这是中医学受到的最大挑战。因此，未来中医学有可能逐步借鉴现代科学（不是依靠，也不是被验证）一切有用的知识来充实自己，更好地使用"三把宝剑"，更显著地提高防治疾病、促进健康的水平。此外，中医学中的特殊领域，如气功、针灸、经络和传统药物作用等，其内容丰富多彩，不少现象现代科学知识无法解释。在这些领域中，未来医学有发挥和研究的机会，可能成为人类潜在的能力开发的先河。

这是现代医学家对中医学的重新认识和客观评价，对中医工作者来说，是启发、鼓舞，也是促进、鞭策。爰简要地作些阐述，谈一点个人的浅见。

20 世纪 50 年代毛泽东同志早就说过："中国医药学是一个伟大的宝库，应当努力发掘，加以提高。"中医学确是"人类文明的一大结晶，是伟大的医学瑰宝"。中医学通过先民们长期实践探索，并汲取了当时的天文、地理、哲学的学术精华，融会冶炼，不断总结升华，从而成为中华民族传统文化中的一枝奇葩。中医学具有独特的理论和诊疗体系,总括的说,就是"辨证论治",它是以阴阳五行学说为理论基础,以脏腑经络学说为核心,以四诊八纲为辨证依据,以辨证求因、审因论治为原则的,是中医学的精髓所在。我们祖先早已使用现代科学哲理中的两把宝剑,就是宏观平衡和模糊逻辑。《素问·阴阳应象大论》:"阴阳者,天地之道也,万物之纲纪,变化之父母,生杀之本始,神明之府也,治病必求于本。"阴阳辩证统一的法则:"天地之道"就是自然界的规律;"万物之纲纪",一切事物的纲领;"变化之父母",变者化之渐,化者变之成。变化包括量变、质变、渐变、突变,事物内部的矛盾相互作用与转化,都离不开阴阳这一根本法则。"生杀之本始"阴阳是一切事物生长、衰亡的规律,贯穿于整个发生、发展过程的始终。"神明之府也",变化莫测谓之神,事物昭著谓之明,宇宙事物变化是极其复杂、微妙的,有的明显易见,有的隐匿难测,但都出于阴阳,只要掌握阴阳之变化,就能认识一切事物。所以"治病必求于本",本者,阴阳也。

所谓"宏观平衡",就是宏观的整体观念,"亢则害,承乃制","阴平阳秘,精神乃治,阴阳离决,精神乃绝",这是中医处理疾病的根本原则,"以平为期",矛盾解决了,疾病就痊愈了。有时我们对某些疾病,一时还搞不清楚,但只要调理阴阳,使之平衡,疾病就能向愈。宏观平衡的"辨证论治"似乎是一把万能钥匙,也是一个临床医生水平检测的尺子,我们要在这方面下苦功夫熟练掌握,灵活运用,才能发挥中医的特长和优势。

"模糊逻辑"就是弗晰逻辑(Fuzzy Logic)、多值逻辑的一个新的研究领域。在现实世界里有很多问题的界限不是清晰的,甚至是很模糊的,例如那个高个子的男人,多高才算高个子,并没有个明确的数字。在中医学里应用广泛。如苔薄白、苔厚腻,薄与厚仅是概念认知;又如气虚、血虚、肝肾两亏,究竟虚到什么程度,没有一个确切的标准,量化不够。但在中医临床应用上,许多中医同道,却又似乎有一个共同的认识,不会有多大的差距,辨证用药也不会有大相径庭的出入,是长处,也存在缺点。因此,需要研究这些不清晰的、模糊的问题,使之清晰化,以获得明确的量化结果,才是弗晰逻辑的目的。我们现在采用现代许多科学仪器,以及舌诊仪、脉象仪等,就是要完善模糊逻辑。

至于第三把宝剑"亚宏观调节",我的理解就是辨证论治与辨病论治的结合,中医不只是辨证,同时也在辨病,既用复方,也不排斥专病专药。这样三剑齐挥,征服疾病的能力,将能得到更大的加强。

由于历史的原因,我们不否认传统中医理论有一点封闭性和较少的证伪性,但随着时代的发展,特别是1949年共和国成立以来,党的中医政策指引,走中西医结合的道路,现代中医学在广泛继承、整理的基础上,已经"逐步借鉴现代科学(不是依靠,也不是被验证)一切有用的知识来充实自己,更好地使用'三把宝剑',更显著地提高防治疾病、促进健康的水平",并走向世界,为全人类造福。

该文中还强调地说:"中医学中的特殊领域……其内容丰富多彩,不少现象用现代科学知识不能解释。在这些领域中,未来医学有发挥和研究的机会,并可能成为人类潜在能力开发的先河。"诚如所述,中医药的宝库中,未能发掘阐扬的、未知的、潜在的内涵,还有大量的内容,例如美国斯坦福(Stanford)大学医学院 Peter Kao 发现中药雷公藤中有一种有效成分 Triptolide 能抑制过分活跃的免疫系统,阻止感染、杀死癌细胞,这是对未来有重大影响的重要药物之一,类似这样的例子是不少的,正等待我们努力去发掘,并进一步发扬光大。

〔写于 2004 年〕

给有志于学习中医的青年同志的一封信

近来收到许多读者来信，要求我谈谈如何学习、提高和发掘继承中医学遗产的问题。现谈一点个人的肤浅看法，仅供参考。

一、熟读中医经典

这里的关键是如何学，主要从以下经典入手。

(一)《黄帝内经》

中医典籍，浩如烟海，初步统计有 8000 多种，10 万余册，而且仁智之见，也不完全一致。究竟从何入手呢？我认为在基础理论方面，首先要花一定时间学习《内经》，中医学的基础理论首先源于此书，我们从中掌握了阴阳五行、气血津液、脏腑经络、病因病机、诊断治则、养生保健等基础理论的主要方面，就为学好中医打开了大门。但要学好它，并非易事，必须具有勤奋、刻苦、踏实、坚韧不拔的学习精神。因为《内经》成书于春秋战国至秦汉之际，文字简古，存在许多古字、古义，特别是古代文字由篆化隶，由古转俗，假借、误写以及错简衍脱，这就给学习造成了困难。因此，首先还要对古汉语下一点功夫，其次要弄懂一些同音而简写的字。例如，脏腑写成藏府，肢写成支，纳写成内，妊写成任，旺写成王，凭写成冯，澼写成辟，孔隙的孔写成空，腧写成俞等。又如营和荣，泣和涩，卒和猝，侠和挟，罢和疲，能与态等字，由于音近义通，常互用之。再次要熟读一些主要经文。这对深入理解义理，逐步领悟，非常重要。可以先读李中梓的《内经知要》，或薛生白的《医经原旨》，然后再阅读张景岳的《类经》。《类经》经四十年的编撰，始获完成，作者根据素、灵现存材料，结合医学的实际应用，分为摄生、阴阳、藏象、脉色、经络、标本、气味、论治、疾病、针刺、运气、会通十二大类，凡三百九十篇，比杨上善的分类扼要合理，且说理比较精细清晰，是一部最切实用，非常完备的注本，应该经常翻阅。在学习《内经》主要内容和学术思想时，应抓住如下几个重点：

(1) 阴阳学说是《内经》的主要指导思想，是朴素的唯物辩证法则。

(2) 五行是事物运动变化的规律，是一种取类比象的方法。

(3) 四时六气是推演疾病发生的规律，是机体与环境统一的理论基础。

(4) 脏腑经络学说，是中医生理和病理的基础，是从整体观和动态观指导临床辨证论治的主要依据。

(5) 营血是形体营养的来源，卫气是机体功能的动力。

其学习程序则可概括为四个阶段：①通读原文，窥其全貌；②熟读警句，掌握精髓；③独立思考，兼参校注；④前后对照，指导实践。

(二)《伤寒论》

《伤寒论》主要是讨论外感热病的书，乃"发明《内经》奥旨者也"。共 397 法，113 方。

全书都是教人辨证的法则准绳，后世誉为"辨证论治"的典范，是十分重要的典籍。需先熟读条文，然后对其同中之异、异中之同的鉴别点加以掌握，就能灵活运用于临床，指导实践，收到佳效。例如麻杏石甘汤用于风温（肺炎），白虎汤用于暑温之偏热者（乙脑），大柴胡汤用治少阳、阳明同病之心下满痛（急性胰腺炎及胆道感染），大承气汤用于里实热结证（急腹症），茵陈蒿汤用治湿热黄疸（急性黄疸型肝炎、胆囊炎等），白头翁汤用治热毒血痢（急性菌痢），乌梅丸治蛔厥与久痢（肠蛔虫、胆道蛔虫及过敏性结肠炎），四逆汤用于少阴病之亡阳厥逆（抢救休克），等等，都是验之有效的《伤寒论》的著名方剂。后世许多医药学派都是在《伤寒论》的基础上发展起来的。其中值得探索之处甚多，如证、因、脉、治、理、法、方、药等，既是指导临床的规律，又蕴含着精湛的理论。因此，认真学习《伤寒论》有其十分重要的现实意义。可以先看成无己的《注解伤寒论》，因其说理中肯，比较详明，以此为基础，再适当参阅有关注解，自可融会贯通。

（三）《金匮要略》

《金匮要略》（《金匮》）是杂病专集，计 25 篇，608 条，共列处方 226 首（附方 28 首），它论述了内、妇、外科 44 个病证的病因、诊断和治疗。全书理、法、方、药齐备，证病明辨，审因论治，立法定方，层次井然，贯穿着辨证论治的精神。仲景曾在序言中自许其书："虽未能尽愈诸病，庶可以见病识源；若能寻余所集，思过半矣。"这绝非浮夸之词，而是有事实根据的。如葶苈大枣泻肺汤治咳逆上气、喘鸣息迫（肺水肿），越婢加术汤治皮水（急性肾炎），还魂汤治急喉风（声门水肿），备急丸治心腹胀满、卒痛如锥刺、气急口噤（急性肠梗阻），甘麦大枣汤治脏躁（癔病）等，均历验有效。因此，对其主要条文，即 1～22 篇的 400 条，最好能熟读，临证时始能灵活运用。第 23 篇的杂疗方，不少是治危急重症的有效方药。24～25 篇是救治食物中毒的方药，亦有参考价值。我们要从辨证论治角度学，从辨证论治角度用，才能得其要领。尤在泾《金匮心典》的注解，条理清晰，可以先行阅读，以便对《金匮》有一比较明确的认识；然后再参阅其他注家之言，自可了然于胸，灵活运用了。当然，从今天的临床实践来看，《金匮》尚有脱简错讹令人不解之处，我们不能"抱残守缺"，要本着仲景辨证论治的精神，予以校勘补正。这无疑是落在我们后学肩上的重任了。

（四）温热学说

温热学说是在《内经》、《伤寒论》基础上的发展，其中吴又可的《温疫论》、叶天士的《温热论》、吴鞠通的《温病条辨》是主要著作，要先通读，然后对主要部分加以精读。

《温疫论》为治温热成疫者最有体系之书，与治非疫之温热迥异，应有所识别。《温热论》乃叶氏治温病经验之总结，非学验俱富者，不能分析入微；非老于临证者，不能道其底蕴。对温热传变层次，卫、气、营、血阐述精湛；对辨证、察舌、验齿诸法，极为透辟。《温病条辨》是吴氏在继承《内经》、《伤寒论》之基础上，对叶氏学说加以发挥而成，其三焦分证，较之叶氏又深了一步。书中立法 236 条，处方 198 首，然撷其要，总不出清络、清营、育阴之法，虽不足以言三焦分治，但与三焦辨证之理，实不能相离。明乎此，则得全书之真谛矣。其他如余师愚的《疫疹一得》，戴天章的《广瘟疫论》，一以善用清泄见长，一以精于辨证著称，两书可以为学习《温疫论》的参考读物。杨栗山的《伤寒温疫条辨》，吴坤安的《伤寒指掌》，乃辨伤寒、温热不容误治之著作，均有参考价值，其方药亦多切实用。至于王孟英之《温热经纬》则为温热之类书，集诸家之精华，值得一读。

（五）其他医籍

以上诸书，是中医的主要著作，要先攻读。当然本草、方剂也是必读之书。在此基础上，再参阅历代著作，如《巢氏病源》、《千金方》、《外台秘要》，金元四家及明清诸家著作，乃至近世杂志、资料，扩大自己的知识面，为临床打好基础。

同时，还要读一些前人的医案，这可以启迪思路，指导自己的临床实践，有助于提高辨证论治水平。近贤俞根初之《通俗伤寒论》内容极为丰富，亦应细读，叶天士《临证指南》、《柳选四家医案》、《章次公医案》等，均可借鉴。

二、跟师临证

我觉得光有书本知识不够，还要虚心地学习老中医活的经验。许多老中医都具有较深的学术造诣和丰富的临床经验，他们都有各自不同的、书本上找不到的活的经验，因此我们要谦虚诚恳、勤奋踏实地向他们请教，学习他们执简驭繁的辨证经验，机动灵活的临证应变方法，以及高尚的医德。总之，学习他们的长处、优点，就可以使我们少走弯路，获得许多珍贵的知识。过去叶天士先后拜师请益者达十七位之多，可算是一位善于虚心学习的前辈了。这种虚心请教，兼收并蓄的精神，今天仍然值得我们学习。

三、发掘民间经验

中医学源于亿万群众与疾病作斗争的实践，其经验一部分被整理成文，另一部分则继续流传在民间，并在实践中不断得到补充和发展，这是中医学总汇中不容忽视的一个支流。我们注意深入民间，采风访贤，努力发掘流传于民间的单方、草药，也是一种学习。如季德胜治蛇伤、陈照治瘰疬、成云龙治肺脓肿的经验，都是发掘于民间。在采访过程中，首先要目光敏锐，要承认这些有一技之长的民间医生是"贤"，然后才能有"求贤"的渴望，才能"礼贤下士"，虚心地向他们请教，把他们的经验继承下来。当然对这些经验，必须用现代的科学方法加以验证、总结和提高，才能上升为科研成果，为中医学增添光彩。

总之，一是认真读书，打下坚实的理论基础；二是理论联系实际，坚持跟师临证实践，掌握治疗技能；三是深入群众，挖掘具有特效的土方土药，三者不可偏废。

学习中医的道路是艰辛的，但只要我们具有坚韧不拔的意志，刻苦勤奋的精神，谦虚谨慎的态度，救死扶伤的医德，坚持在长期的实践中锻炼，一定能逐步地成长为一个名符其实的人民中医的。

〔写于 20 世纪 60 年代初〕

《问斋医案》选析

《问斋医案》（简称《医案》）乃蒋宝素先生集 40 余年经验而成。是书选案精审，议论明快，立法用药，颇多创见，谨选数篇阐析之。

一、痰饮

（一）剿抚互用，治有专方

痰饮乃人身水湿津液所化，以质之清稀者为饮，稠浊者为痰。饮停既久则生痰，故痰饮往往并称。考《内经》有饮积之说，无痰证之名。《素问·至真要大论》云："岁太阴在泉……湿淫所胜……民病饮积心痛。"又云："太阴之复……饮发于中"，专责脾之为病。诚以"饮入于胃，游溢精气；上输于脾，脾气散精；上归于肺，通调水道；下输膀胱，水精四布，五经并行"，始能维持正常的水液代谢。脾病则升降失其常度，津液不归正化，聚为痰饮。痰生于脾，变幻多端，饮聚于胃，泛滥无常。蒋氏云："前哲有言，痰为百病之母，奇病异疾，多属于痰。痰之变幻不测，胸喉气哽，浑如怪石交撑，口角流涎，竟似惊涛乱泻，时觉身中之气运，若荡舟于逆水，夜多妄梦，其极至迷。""痰随气行，无处不到，入心则烦惑，莫能自主；入肝则恚（huì会，发怒也）怒，意不存人；入肺则悲哀不解；入脾则无故多思；入肾则恐惧，如人将捕。""入于厥少二经，绕咽循喉，渍于咽喉之间，如梅核之状，咯不能出，咽不能下；流注阳明之络，则肩背牵疼。"种种症状，难以尽述。

对痰饮的治法，蒋氏汲取了前人有益的经验，矫其偏颇，指出："痰本津液精血之所化，必使血液各守其乡，方为治痰大法。若但攻痰，旋攻旋化，势必攻尽血液脂膏而后已。"这就不是见痰治痰，而是见病治源。痰饮证多呈虚实错杂之象，为达到"将化未化之痰"引之归正，"已成之痰"攻而去之的目的，他提出"十补一清"、"剿抚互用"的大法，这是很有见地的，尝用《椿田医话》桃花丸，以统治痰饮。该方组成为：桃花（清明节采下，不拘红白，单叶为妙，晒干）120 g，制半夏、制南星、制苍术、人参、云茯苓、陈橘皮、炙甘草、硼砂、大贝母、桔梗、白芥子、白僵蚕、煅蛤粉、煅蚌粉、海浮石、海螵蛸、朱砂各 30 g，共为末，水叠丸，每服 9 g，滚水下。（见《问斋医案》痰饮门，用量系据原书并结合临床实际参订，下同。）

方中桃花，《本草纲目》称其"利痰饮，散滞血"，有泻下作用，蠲（juān，捐，除也）饮化痰，其功独擅，故重任之；人参、茯苓、苍白术、甘草斡旋中气，健脾助运；半夏、大贝化湿痰；南星、僵蚕祛风痰；蛤粉、蚌粉化痰消积；硼砂能祛胸膈上焦之痰热；白芥子善搜胸胁停痰；海浮石软坚而化老痰；朱砂善坠惊痰；海螵蛸一味，《本经》称其"主女子赤白漏下，经汁血闭……寒热癥瘕"，近代用治哮喘及胃痛吐酸甚验，足证其能消融肺胃之停痰积饮；再以桔梗开肺气，陈皮理气机，俾气顺则津液流通，痰饮自化。此方冶扶正、理气、分导诸药于一炉，培土健中以杜痰饮之再生。化痰消饮而祛体内之宿垢，俾风痰、湿痰、老痰、顽痰、惊痰、痰热、胶结在经络之痰悉获蠲除，洵为消补兼施、剿抚互用之良剂。

（二）随证化裁，通权达变

《金匮》分痰饮为四饮，即痰饮、悬饮、溢饮、支饮，又有留饮、伏饮之名。《医宗金鉴》指出："四饮亦不外乎留饮、伏饮之里，但因其水流之处，特分之为四耳。"蒋氏治痰饮，知常达变，他深明仲景"温药和之"之义，熟谙汗、和、下诸法，对治痰饮之苓桂术甘汤，治支饮之葶苈大枣汤，治溢饮之大、小青龙汤，治悬饮之十枣汤，治留饮之甘遂半夏汤悉多采用，极尽化裁之妙，往往配合桃花丸而奏功。痰饮久踞，若见痰瘀互阻、痰火内结等证，则随证化裁，泛应曲当。如他治 1 例痰饮胃痛，"经闭半载，带下频仍，血色不华，饮食减少"，用丹溪白螺蛳丸加减，以白螺蛳壳配合五灵脂、当归、川芎、没药等化痰行瘀，就很有巧思。

【案1】经以饮发于中，水气横溢，悬留胁下，咳唾引痛，脉沉弦，为悬饮。宜《医话》变体十枣汤主之。

　　大枣肉10枚，用芫花、甘遂、大戟各3g同枣肉炒焦，独取枣肉煎汤，下《医话》桃花丸9g。（见《医案》痰饮门）

　　〔按〕悬饮一证，相似于今之渗出性胸膜炎，十枣汤为治悬饮之专方，此方能直达水饮盘踞之处，穿囊破癖，其功甚著。然毕竟为攻逐水饮之峻剂，形体实者，用之为当；体虚者，殊非所宜。而《医话》变体十枣汤，芫、遂、戟仅取其气，不用其味，乃寓攻于补法。

【案2】经以水饮内蓄，短气似喘，作渴，四肢关节痛如风痹，为留饮。宜《医话》变体甘遂半夏汤主之。

　　制半夏9g，用甘遂6g同半夏炒焦，独取半夏煎汤，送《医话》桃花丸9g。（见《医案》痰饮门）

　　〔按〕水饮留而不去，聚于胸膈，则气机升降被阻，故短气似喘；津液不得上承，故作渴；痰饮流入肢节，筋脉痹阻，故痛如风痹。痰饮所致关节痛与风痹治法迥异，戴思恭《证治要诀》云："痰饮流入四肢，令人肩背疼痛，两手软痹，医误以为风，则非其治，宜导痰汤加木香、姜黄各半钱。"前贤也有用指迷茯苓丸治痰饮所致臂痛者，临床均可参用。既然喘、渴、痹痛诸证均系留饮之所为，那么祛其癖结，诸症当即自解。甘遂半夏汤乃仲景用治留饮之专方，但甘遂性悍，后人畏而不用。而《医话》之变法，甘遂仅取其气，不用其味，变峻攻为缓攻。

【案3】肾水上泛，脾液倒行，饮伏于中，久成窠臼，盈科而进，呕吐如倾，屡发不已，许叔微用苍术以填科臼，编制二贤散以润下，是皆良法，更益以阴阳双补，异类有情之品。

　　制苍术、福橘红、炙甘草、人参、大熟地、左牡蛎、云茯苓、海螵蛸、五倍子，等份为末，水叠丸。早晚各服6g，淡盐汤下。（见《医案》痰饮门）

　　〔按〕痰饮久伏于中，可成"癖囊"。其说始见于许叔微，他认为："如潦水之有科臼，不盈科不行，水盈科而行也。清者可行，浊者依然停潴，盖下无路以决之也。"治宜"燥脾以胜湿，崇土以填科臼，则痰当去矣"，主用苍术燥湿行痰，这一认识和治法对后人颇多启发。朱丹溪对"癖囊"的认识进一步深化，指出："痰挟瘀血，遂成窠囊。"因为痰饮久踞，必致血液循环障碍；瘀血阻滞，又易使痰饮滋生；狼狈为奸，病势日进。蒋氏用方之妙，在于行痰消饮、化瘀软坚并施，辅以扶正之品，故全方消补合宜。他治痰饮，尝用异类有情之品，前人有五倍子治老痰、顽痰之说，牡蛎能软坚化痰，海螵蛸能化瘀溶痰等，用于此证，均很适合。

【案4】中枢不转，肝郁不伸，积寒积饮，吐食吐酸，间吐甜苦，木必克土，曲直作酸，稼穑作甘，炎上作苦，积寒化热，积饮化痰，舌苔黄焦，胸中热炽。先以左金、二陈加味，观其进退。

　　川黄连5g，淡吴萸2g，赤茯苓10g，炙甘草5g，制半夏10g，陈橘皮、酒炒黄芩各10g，积实5g。

　　二诊：连进左金、二陈加味，胸中热减，呕吐亦轻，夜来神魄不安，时多惊惧，痰热化之不尽，上扰心包，仍以左金、二陈，参入泻心、温胆。

　　川黄连5g，淡吴萸2g，赤茯苓、酒炒黄芩各10g，干姜2g，人参5g，积实5g，淡竹茹 12 g，大枣 10 g。

三诊：左金、二陈、泻心、温胆共服八剂，神魄已安，痰饮已化，余氛未靖，尚宜丸剂缓缓以尽根株。即以原方 10 剂为末，水叠丸。早晚各服 9 g。（见《医案》痰饮门）

〔按〕阴凝饮聚为病之常，郁久生热为病之变，此证痰饮停聚于中，致使肝郁不伸，木郁则化热犯中，饮积遂生热化痰。肝火炎生，则胸中热炽；肝郁犯胃，则呕吐酸苦；痰涎沃心，神魄不宁，则惊惧、夜寐不安。欲降痰火，必解郁热；欲解郁热，苦味必佐辛味。苦能泄热，辛味属阳，取其能通散达郁。初用左金、二陈加芩、枳，折肝涤痰；继则参用泻心、温胆，泄热泻痞，兼通神明。人参、枳实、川连并用，泻痞无损正气，合乎阳明宜通补之旨。左金、二陈参入泻心、温胆，为痰热内郁之良治。药只 9 味，方括 4 首，组合严密，配伍巧妙，足见蒋氏化裁成方，确有功力。

（三）探本求源，重视脾肾

蒋氏云："《内经》有饮证，无痰字，盖痰因病生，非病因痰致。治其所以生痰之源，则痰自清。若但从事于痰，任行攻击，恐违实实虚虚之旨。"痰饮是病理产物，见痰休治痰，治病必求其本。虽然肺之宣发肃降、脾之健运、肾之开合失职，均可导致痰饮之产生，然而人之气化，原一以贯之。先生精辟地指出："五液皆属于肾，化生于胃，当以脾肾为生痰之源，肺胃乃储痰之器。"他尤重肾气。肾处下焦，为真阴真阳之寓所，生生之本也，气化之动力，源于阴阳一气之消息，补肾以激发气化，既可排泄蓄积之水液，又可防饮证之复萌。桂附八味丸，最为赏用，推其起源，殆本仲景治"短气有微饮"用肾气丸之微旨。先生经验，应用此方，若桂无佳品，则温阳力弱，常须加用鹿茸之属，其效始宏；若阴液受戕而阳亦虚者，则舍桂、附之刚愎，加龟板、鹿角霜等血肉有情之品燮理阴阳；若肾阴虚者，则用六味丸。以脾虚为主者，常用六君子汤加理气化痰药。若脾肾两虚则当扶脾固肾，六味、六君合方作丸剂，刚柔相济，不失为守常调治之良法。所以他说："肾为先天，脾为后天，土为物母，水为物源，水土调平，脾肾强健，又何痰饮之有？"

调补脾肾是探本穷源之治，盖病为因，痰为果。但痰饮停聚，又可幻生诸病，所谓倒果为因，未尝不有先宜蠲饮化痰之例。识得标本缓急，临证庶不致手忙脚乱。

【案 5】前哲以脾为生痰之源，肺乃储痰之器。五液皆属于肾，化生于胃，当以肾为生痰之源，胃乃储痰之器为是。肾火上泛，胃液倒行，呕吐痰涎甚涌，食少、咽干、脉数，爰以六味地黄合外台茯苓饮，从肾胃论治。

大生地 15 g，粉丹皮、建泽泻各 10 g，怀山药 15 g，山萸肉 10 g，云茯苓 12 g，人参 5 g，冬白术 12 g，枳实 5 g，陈橘皮 10 g，生姜 5 g。（见《医案》痰饮门）

〔按〕《经》云："肾上连肺。"滋肾则金水相生，治节得行。此证脉数，乃阴虚之征；咽干，肺肾阴伤之象，故选用六味地黄汤，在滋肾中寓治肺之意。呕吐痰涎是饮蓄于胃，故选用外台茯苓饮。一滋肾以开关门，一理胃以化积饮，地、丹不嫌其凉润，姜、术不厌其温燥。阴阳相协，赞助成功，其辨证之精当，选方之灵活，足堪效法。

攻、补、消诸法均能祛除痰饮，临证何以选择应用？蒋氏提出"六淫外入之痰，可攻可伐；七情内伤之痰，宜补宜温"的原则，很有参考价值。至于攻补兼施，寓攻于补，寓补于攻；或培补数日，暂以一攻，神而明之，存乎其人。

〔原载于《中医杂志》1982 年 2 期〕

二、癃闭

（一）下病上取，泻肺热以行清肃

癃，指小便屡出而短少；闭，指小便涓滴而难行。临床常将小便不通统称癃闭（也叫癃秘）。《素问·宣明五气论》云："膀胱不利为癃，不约为遗溺。"然而膀胱仅藏溺也，其利与不利，又与肾气的运行、肝气的疏泄、肺气的通调、三焦的气化、督脉经气的灌注息息相关。故膀胱常为受病之所，而非生病之源。若肺热气壅，清肃不行，小便不利者，徒予分利无益，必须廓其上游，始克奏功。

【案1】经以膀胱为州都之官，津液藏焉，气化则能出矣。气不化液，由于肺热，清肃之令不及州都，烦渴乃肺热之明验也。延今六日，危急之秋，勉拟《医话》导引汤，应手为顺。

白丑末5g，黑山栀、云茯苓、福泽泻、白知母各10g，白通草5g，细滑石12g（布包），生甘草梢5g，琥珀末2g（冲），桔梗5g，菊花根15g。

二诊：昨进《医话》导引汤，癃闭虽通未畅，金令虽行未肃，依方进步可也。

白丑末5g，黑山栀10g，滑石12g，生甘草梢、桔梗5g，萹蓄12g，瞿麦10g，车前子12g，白通草5g，蜀葵子12g，灯心草5g，菊花根15g。（见《医案》癃闭门）

〔按〕癃闭属热属实居多，此热则不通，冷则不禁之故。昔李东垣治癃闭，恒以渴与不渴来辨识其热在上焦气分，抑热在下焦血分，殊为中肯。此证"烦渴"，故蒋氏曰："此肺热之明验也。"肺热则清肃不行，气化不及州都，病从肺而及于膀胱，癃闭以作。《医话》导引汤，顾名思义，导者，导心肺邪热从小肠、膀胱而出；引者，引金令下行，使其直达州都。白丑善泻气分湿热，宣通三焦壅塞，凡湿热壅阻，气闭不通，小便不行，此为要药；山栀既能清泄膈上之邪热，与苓、泽、滑石、通草同用又能泻小肠、膀胱之热结，而奏通利之功，前人所谓"小肠火府，非苦不通"；知母清金化气；桔梗开通上焦。如斯则邪热蠲除，上焦痹得开，气能化水，小便自行。蒋氏治癃闭喜用菊花根，据前人经验，凡小便不通，诸药不效者，可用白菊花根捣烂，以生白酒冲和，取酒汁温服，甚验。菊花根有清热、解毒、利尿作用，加酒以行药势，实为热结癃闭之有效验方。

导引汤为肺热气壅之癃闭而设，若肾虚肺燥，金不生水，宣通则伤其气，淡渗则增其燥，即非此方所宜。我认为，《外台》百合饮子（百合、桑白皮、通草、白茅根）较当，此方以清润见长，两相对照，颇便临床因证而施。

【案2】癃闭六日，诸药不应，大便亦闭，汤水不入，万无法想之中，勉拟倒行之剂。

生山栀10g，莱菔子15g，青盐5g，童子小便3杯（冲）。长流水煎，灌入喉中，用指探吐。（见《医案》癃秘门）

〔按〕癃闭用吐法，前人喻为提壶揭盖。此证汤水不入，诸药不应，从其所选药物来推测，当是痰热壅阻胸脘，气机闭塞使然。莱菔子能吐风痰，青盐能吐痰癖，配合山栀、童便，则胸脘痰热，一涌而尽，痹闭得开，升降复常，又何癃闭之有！吐法今人罕用，然用之得当，诚有捷效，故录之以备一格。

（二）因势利导，启下窍急则治标

癃闭一证，病因非止一端，若水液偏渗大肠，小肠因而燥竭；或湿邪阻遏膀胱经府气分，小便不利者，则当因势利导，分利阴阳。从临床见症来看，肺热与湿阻下焦均有口渴见症，但两者病源有高下之异，且一系热盛伤津耗液，一系湿阻气不化津，病机截然不同，当潜心体认。须知癃闭不拘于分利一法，但也不可无分利之法，全在医者审察病因，对证发药。

【案3】经以大小不利治其标，小便闭癃，最为急症，急宜通调水道，拟《医话》下输煎主之。

赤茯苓、猪苓、福泽泻各10g，车前子12g，白通草5g，滑石12g，甘草梢5g，萹蓄12g，瞿麦10g，陈麦秸30g，西瓜子壳15g，菊花根汁3杯（冲）。（见《医案》癃闭门）

〔按〕此即分利之法也，湿郁下焦，气化不行者宜之。方中罗列大队淡渗之品，其中滑石、菊花根等尚能清湿中之热。陈麦秸，《简便方》载其"煎浓汁频服"，能治"小便不通"。西瓜子壳，《本草撮要》载其"治吐血，肠风下血"，先师章次公先生认为它还有平肝降压、利小便的作用。诸药合用，能迅开膀胱之气闭，利尿作用较强。

【案4】小便不通，大便亦闭，先通大便，小便自行。

生大黄12g（后下），白丑5g，猪牙皂角5g。（见《医案》癃秘门）

〔按〕此证始则小便不通，继则大便亦闭，乃膀胱溺满，支撑回肠所致。此类证候，前人有先通其小便，俾溺行而大便自通者；亦有先通其大便，而小便自行者，当因证制宜。此宗张景岳"大小便俱不通者，必先通其大便，则小便自通矣"之说，务先通其腑气。然病已急矣，非峻剂难以奏功，除选用大黄、白丑通下外，更妙用猪牙皂角，以其擅开关通窍，疏利大肠痹阻，与黄、丑共奏通下之功。此方药力精专，蒋氏之胆识，于此可见一斑。

（三）升清降浊，补中气而助斡旋

癃闭病发于中者，常因中气不足所导致。《素问·玉机真脏论》云："脾病不及，则令人九窍不通。"后世也有"九窍不和，皆属胃病"之说。若饥饱失时，损伤脾胃，中气不足，清气下陷，则影响膀胱气化，可致斯疾，易发于虚人、老人和孕妇。治疗当宗"塞因塞用"之旨，以补药助其疏通。蒋氏曾治一人，"妊娠胎压膀胱，小便不利"，予大生地、当归身、大白芍、川芎、新会皮、柴胡根、绿升麻、东洋参、枳壳养血安胎、益气升陷而奏功。

【案5】上闭下不通，气升水自降，宜东垣补中益气汤。

人参5g，生黄芪15g，冬白术10g，炙甘草5g，当归身10g，陈橘皮、春柴胡、绿升麻、生姜各5g，大枣肉10g。

二诊：两进补中益气汤，升清降浊，癃闭已通，节制已行，金令直达州都，气液化归常度。是方本非通利，盖小便利与不利，中气为之斡旋。真阴本亏，再以景岳补阴益气煎以善其后。

大生地15g，人参5g，怀山药15g，当归10g，炙甘草、陈橘皮、柴胡根、绿升麻各5g。（见《医案》癃闭门）

〔按〕人之清气不可一刻不升，浊气不可一刻不降，而中焦则为清升浊降之机括，阴阳交泰之枢纽。今脾气受损，清气下陷，浊气上逆，阴阳否隔，气化不行，小便不利，故予补中益气汤以斡旋中气，俾脾能散精，金有所恃，清肃得司，气化得行，而小便自利。此方并非通利，而通利已在其中。复诊予景岳补阴益气煎，更有妙思。盖脾气亏虚，益气升阳可矣；若脾阴不足，又将何以散精？此方乃补中益气汤之变方也，以熟地、山药易黄芪、白术（案中用生地），对脾阴不足、清气不升者尤为熨帖，蒋氏引用其治疗气阴两虚之癃闭，是深得景岳之薪传者。

（四）通补兼施，益肾气以利膀胱

肾与膀胱、脏腑相连，气化相关，故癃闭与肾脏的关系尤为密切。若肾阴虚无以化阳，或肾阳虚气化不及，可见小便不利。蒋氏根据"肾司二便"的理论，从大便不通有阳结、阴结之不同，将阴虚燥热之癃闭也称之为阳结，阳虚不化之癃闭也称之为阴结，恰如其分地采取滋阴化阳或温阳化气之法，颇能示人以规矩。

【案6】肾主二阴而司五液，年逾七十，阴液就枯，素昔二便牵疼，今乃小便癃闭，脉软无神，证属棘手，勉拟六味滋肾挽之。

大生地20g，粉丹皮、福泽泻、云茯苓各10g，怀山药20g，山萸肉、白知母各10g，川黄柏5g，油肉桂3g。（见《医案》癃秘门）

〔按〕此证从"素昔二便牵疼"来看，可见为患已久。一般说来，闭系暴病，癃系久病。此类患者，往往始则小便淋沥，久之则闭而不通。盖高年真阴大虚，膀胱干涸，无阴则阳无以化，是以小便难行，斯时若妄予分利，譬如枯井求泉。方以六味丸滋养真阴，合滋肾丸坚阴化阳，甚为合辙。

【案7】便有阴阳二结，溲亦宜然。脉细、皮寒、食少、小便不通，为阴闭，宜金匮肾气加减主之。

大熟地20g，粉丹皮、福泽泻各10g，怀山药20g，山萸肉、云茯苓、制附子各10g，油肉桂5g，车前子12g，白通草5g，琥珀末2g（冲）。（见《医案》癃秘门）

〔按〕肾阳不足，周身功能衰减；寒凝不化，膀胱窍闭不通，故予金匮肾气丸加减，温肾化气为主。车前子其性滑利，滑可去着，直走膀胱而行水道。凡癃闭不通，下焦多有瘀滞，琥珀能化瘀滞，行水气，故选用之。又《济生方》琥珀散，"治小便不通"，取琥珀末6g，用萱草根或灯心煎汤调服。方中琥珀、通草并用，即取琥珀散之意。综观全方，补肾气之不足，化膀胱之水邪，标本兼顾，立意周匝。

综上所述，蒋氏治癃闭，从整体着眼，明辨虚实，讲究气化，法随证立，方依法定，切中肯綮。其种种治法，约言之：开肺者，浚其源头也；渗利者，通其下流也；补益者，增其动力也。气化行于州都，小便自行。须知此证属实者多，即使虚证，常多虚中夹实，切忌呆补滋腻，纵投补剂，补中要有流通之意。上列诸法，并非治癃闭之全貌，例如血瘀膀胱，水道被阻之候，即未论及。然而其辨证论治之精神，确属可法可师，就其意而扩充之，是在于后之学者。

〔原载于《黑龙江中医药》1982年3期〕

三、痢疾

（一）持肠中生痈之说，约治痢三法

【案1】经以肠澼便脓血，即痢之赤白，乃暑湿君火为患。广肠生痈，与溃疡同法，故有身热、脉浮大、噤口不能食之忌，色如烂鱼肠、屋漏水之变。见在腹痛，里急后重，赤多白少，其色鲜明浓厚，能食，身凉，脉小，无足虑也，宜《医话》香连顺气汤。

川黄连、广木香、鸡心槟榔各5g，生大黄、当归身、赤芍药各10g，枳实5g，黄芩10g。（见《医案》痢疾门）

〔按〕痢疾一证，多发于夏秋之交，乃暑湿、食毒郁蒸阳明，挟糟粕积滞，进入大小肠，倾刮脂

液，化脓血下注所致。蒋氏认为：痢疾"盖痛疖、流注、疮疡之类，即《内经》肠澼之证也"。他用《内经》、《难经》有关条文来论证这一观点，如《素问·脉要精微论》："脉数动一代者，病在阳之脉也，泄及便脓血。"此"脓血二字，明与痈疡相似"。《素问·至真要大论》："少阳在泉，火淫所胜，注下赤白。"此所言"风湿相火，伤于阴络，血液化为赤白，即痈疽化脓之意"。《难经》："溲而便脓血"，系"以痢之赤白名脓血，即是痈疡之类"。在《医略》中，蒋氏还考证了张仲景、巢元方、孙思邈、刘河间、朱丹溪、张景岳、吴又可诸贤对痢疾的论治，认为诸家"论痢疾证治之理正与痈疡机宜暗合，但未有直言痈疖、流注、疮疡之属，生于膜原，连络肠胃之间，脓血内溃，渗入肠中，漂澼而下，为痢之赤白者"。蒋氏特表而出之。今知痢疾脓血便的产生，是由于细菌毒素作用于结肠黏膜，使结肠黏膜发生过敏性炎症，病原菌及其他肠道菌在此基础上产生破坏作用，扩大局部病变，使肠黏膜产生糜烂和溃疡，分泌大量脓性物质以及由于肠黏膜血管扩张使血液渗出，混合而成脓血便。志贺菌属（痢疾杆菌）主要侵犯结肠，愈近肛门端，病变愈严重。由此可知蒋氏所持痢疾为广肠生痈、溃疡的观点，是很有见地的。

基于这些认识，蒋氏认为："治痢之法，当参入治痈之义。"因之约治痢三法：一曰攻发，"如有表，败毒散、小柴胡汤；无表，芍药汤、承气汤皆攻发之剂也"。二曰托补，"气虚四君子汤、补中益气汤等；血虚四物汤、六味地黄汤等皆托补之剂也"。三曰收涩，"滑泄、休息、桃花汤、养脏汤、椿根皮、罂粟壳、乌梅、诃子等皆收涩之剂也。"

案中所提的"身热、脉浮大、噤口不能食"之忌，前两者可从缺少胃气来认识。但蒋氏因主痢疾与痈疡相通之说，便认为："痢之所忌，身热、脉大、噤口不食，亦痈疡之所忌也；痈疡所忌脓色清稀，尘腐如屋漏水，亦痢疾之所忌也。"所以他见到此证"腹痛，里急后重，赤多白少，其色鲜明浓厚，能食，身凉，脉小"，便断然曰："无足虑也。"盖亦犹痈疡之顺证也。香连顺气汤出自《椿田医话》，该书亦为蒋氏所整理，分载于《医略》各门。此方从洁古芍药汤化裁，为痢疾初起之要方。方从调气、活血、解毒、排脓着手，调气则后重自除，行血则便脓自愈，而大黄之通利解毒，尤为要药。

（二）辨赤热白寒之非，从气血分治

【案2】白痢乃热伤气分，犹痈疽出白脓之理。

白丑末5g，白头翁15g，黄芩10g，金银花15g，生木香、尖槟榔各5g，桂府滑石12g，炙甘草5g。（见《医案》痢疾门）

【案3】赤痢乃热伤血分，阴络受戕，甚于白痢，防成休息。

赤芍10g，当归身12g，黄连5g，黑栀子、川黄柏各10g，犀角片1.5g（磨冲），大生地15g，制军10g。（见《医案》痢疾门）

〔按〕白痢、赤痢在辨证上的意义，过去的认识颇不一致。唐代孙思邈曰："冷则白，热则赤。"宋代严用和曰："大凡伤热则为赤，伤冷则为白……冷热交并，则赤白兼下。"可见赤热白寒之说，曾经较长时期笼罩于医坛。至金代刘河间出，力辟其谬，他说："夫痢者，五脏窨毒，解而不散，或感冷物，或冒寒暑，失饥不能开发，又伤冷热等食；或服暖药过极，郁化成痢，古人以白痢为寒，赤痢乃热，误也。今人疮疖初发，刺开乃血，多日成脓，何为先热而后寒也？"至于痢下赤白为寒热相兼之说，河间辩道："岂能寒热俱盛于肠胃而同为痢乎？如生疮疡而出白脓者，岂可以白为寒欤！"至此，医风为之一变。先师章次公先生也认为赤热、白寒之说不足凭。蒋氏上承河间的学术思想，观其所论白痢、赤痢均如痈疽之成脓；白痢以热伤气分为主，赤痢以热伤血分为主，赤白兼见则气血俱伤。临床所见，白痢、赤痢均有属寒者，当结合其脉证加以分辨，而不可执一不变。

上列两案，白痢、赤痢均主通利，但一用白丑，一用制军，以白丑入气分，泻气分之湿热；制军入血分，泻血中湿热。赤痢一案，以犀角、制军同用，配合黄连、黄柏、山栀、生地之类，以凉血解毒，对今之中毒性菌痢，邪毒内攻，扰乱神明，症见高热、昏迷、惊厥、舌质红、苔黄、脉滑数或沉伏者，可以借鉴。

(三) 识噤口虚中有实，当通补结合

【案 4】痢成噤口，本是危病。舌苔黄厚，胸腹胀满，为有痰滞，或可挽回，勉拟《医话》参连顺气汤，应手乃吉。

人参、川黄连各 5 g，生大黄 10 g，川厚朴、枳实各 5 g，玄明粉 6 g（冲），陈仓米 15 g，荷蒂 3 枚。（见《医案》痢疾门）

【案 5】痢下呕吐，不能进食为噤口，勉拟丹溪法，尽心焉耳矣。

人参、川黄连各 5 g，湘莲肉 12 g，白扁豆 15 g，赤小豆、绿豆各 30 g，真砂糖 15 g（冲）。（见《医案》痢疾门）

〔按〕噤口痢乃肠腑毒热，逆冲胃口所致。因毒热炽盛于内，火性炎上，胃土受戕，于是噤口不食，乃痢中之大证也。施治要领，宜大补胃气，兼行津液；泻火解毒，以降冲逆。但得胃开思食，方有转机。此病一般慎用攻逐，案 3 噤口不食，"舌苔黄厚，胸腹胀满"，显系正虚邪胜；胃虚固宜滋养，而邪热、痰滞之蕴结尤属当务之急。故用参、连开噤，大承气攻下邪结，陈仓米养胃气，荷蒂升清，扶正祛邪并行不悖。案 4 内无实积可据，但邪热熏灼，胃阴受戕，欲予甘寒滋养，又恐腻膈碍邪，方中参、连、莲肉同用，为丹溪先生法。白扁豆、赤小豆、绿豆之属，既为胃家所喜，又能和中解毒，且无滋腻之虞，很有巧思。

(四) 休息痢经年不愈，应凉血医疡

【案 6】痢成休息，犹痈疽成漏之理，以故脓血下注，经年累月不瘥，爰以《医话》赤松丸主之。

赤松皮 60 g，赤石脂、禹余粮各 30 g，椿根皮 40 g，罂粟壳 20 g，五倍子、海桐皮、五味子各 30 g，鸦胆子 20 g（去壳）。上药研细末，水叠丸，早晚各服 9 g，开水送下。（见《医案》痢疾门）

〔按〕大凡痢疾失治，或兜涩过早，易酿成休息痢，以致缠绵难愈。此证脓血下注，经年累月不瘥，足见肠黏膜溃疡久未愈合，故脓血漏下不止。此案所描述之症状，与巢元方论休息痢之乍发乍止，肠蛊痢之先赤后白，颇为相近，当亦包括阿米巴痢疾在内。余曩年用此丸治疗久痢不瘥，或阿米巴痢疾，颇为应手，值得深入研讨。赤松皮一味，能治痈疽疮口不合，有生肌止血之功，《杨氏家藏方》用治"肠风下血"，《太平圣惠方》用治"三十年痢（赤松上苍皮一斗，为末，面粥和服一升，日三，不过一斗，救人）"。故为治血痢经久不愈之佳品，此药今人罕用，未免有弃材之叹。椿根白皮清热燥湿，凉血止痢。此二味旨在凉血止血，生肌医疡。海桐皮除长于祛风通络，化湿泄热外，并可治痢。《海药本草》载其治"赤白泻痢"，《本草纲目》称其"又入血分及去风杀虫"。鸦胆子一味，为凉血解毒之要药，善治热性赤痢，单味治阿米巴痢疾有效。此二味旨在杀虫止痢。五倍子、五味子、赤石脂、禹余粮为收敛止涩、止血生肌之要药，此四味旨在固摄下焦气化，保护肠黏膜，加速溃疡面之愈合。罂粟壳取其收敛止涩、解痉镇痛之功。此方在凉血医疡中寓有杀虫之功，对热性久痢及阿米巴痢疾，可以应用。

（五）治血痢常法不应，需参用化瘀

【案7】血痢、肠风、脏毒相类，即《内经》肠澼之属，由于暑毒、湿热、相火互伤连络交经之处，化为脓血，流注肠中，漂澼而下，极难调治，非《医话》苦参丸，乌能奏效。

　　白苦参60g，胡黄连30g，地榆60g，鸦胆子、三七各30g，刘寄奴、蒲黄、血余炭、乌梅肉各40g，牛角炭、羊角炭各30g。上药研细末，水叠丸，明雄黄为衣，早晚各服9g，滚水下。（见《医案》痢疾门）

　　〔按〕此言夏令溽暑炎蒸，湿热蕴结，伤其脏腑之脂膏，动其肠胃之脉络，化为脓血，一如痈疽内溃，血痢以作。但血痢久延，往往留有瘀血、死血，用一般凉血治痢之药无效，所以"极难调治"。死血作痢，《丹溪心法》曰："其或下坠异常，积中有紫黑血，而又痛甚，此为死血证，法当用桃仁、滑石行之。"喻嘉言也有类似论述。此案症状未详，但从其用刘寄奴、三七等活血化瘀药来看，为挟有瘀血，殆无疑义。方用苦参、胡黄连、鸦胆子坚肠治痢，抗菌消炎。刘寄奴为破血通经药，用治痢疾，诸家本草罕见记载，考《如宜方》有用刘寄奴、乌梅、白姜等份，治"赤白下痢"者。今系赤痢，故去白姜，取刘寄奴、乌梅一通一涩，为血痢久延，内挟瘀血而设。又用三七配合刘寄奴增强活血化瘀之功。血余炭、牛角炭、羊角炭、地榆配合乌梅以收涩止血、护膜医疮；蒲黄生用有凉血活血作用，并可消肿止痛；雄黄以解毒整肠。如斯新血可止，宿瘀可散，血痢自瘥。凡血痢挟瘀，必参用化瘀之品，始克奏功。今知活血化瘀对于改善微循环，促进组织的修复与新生，抗菌消炎，对代谢及免疫等方面均有很大的作用，这可视为治疗痢疾的一个途径。

（六）疗阳虚久痢难瘥，予温摄之法

【案8】阳虚久痢，须假草零。

　　五倍子、人参各5g，冬白术、肉豆蔻各10g，炙甘草5g，当归身、白芍药、罂粟壳各10g，鸡子黄2枚（搅拌）。（见《医案》痢疾门）

【案9】痢下脓血清冷，同于溃疡里虚之候，宜十全大补汤加味主之。

　　大熟地25g，当归身、白茯苓、川芎、人参、白芍、冬白术各10g，炙甘草、上肉桂各5g，生黄芪15g，制附子10g，炮姜5g。（见《医案》痢疾门）

　　〔按〕下痢脓血，多属于热，但也有夏日恣食瓜果冷物，脾阳大伤，或痢久不愈，阴伤及阳，而呈虚寒之象者。其见症或下痢血水，或如屋漏水，或血色紫暗稀淡，或痢下腥秽，或完谷不化而色不变、小便清白等。前人尝以先水泻，后脓血，为脾传肾，谓之"贼邪"；先脓血，后水泻，为肾传脾，谓之"微邪"。前者难治，后者易愈，说明痢疾多关脾肾。大抵久痢未有不亡阴者，也未有阴亡而肾不虚者。夫肾为胃关，开窍于二阴，肾气不充，势必滑脱难禁。久痢之补益脾肾，调燮阴阳，当随证有所侧重。上列二案，叙证过简，以药测之，案8以脾阳虚为主，肾虚为次；案9则为命火大虚之候。草零，即五倍子，治阳虚久痢，用其单味为末调服，此取其法；今知五倍子对痢疾杆菌及铜绿假单胞菌（绿脓杆菌）都有抗菌作用。参、术、草补益脾气；肉豆蔻暖脾胃、固大肠；罂粟壳收涩固脱；鸡子黄血肉有情，功擅补血滋燥，前人有用以治痢者，张仲景立"猪肤汤"治少阴病"下利咽痛"，实寓此意。案9命火大虚，乃予十全大补汤加附、姜以补益气血，大补命门，以复肾中真阳，而固门户。此证虽以阳虚为主，然阴液已亏耗于前，阳气复耗伤于后，故温阳必与育阴并行，附桂与地归同用，方能于阴中求阳，阳中求阴，立方自不失于偏颇。

　　此两案与外症溃疡里虚用补法同义，乃着眼于整体调节，这是中医论治的一大特色。

综上所述，蒋氏治痢，上穷《内》、《难》之奥旨，下采诸家之精华，搜罗有效验方，又集父、师之经验，立法用药自成体系，持痢疾与痈疡相通之说，确是难能可贵。所用赤松丸、苦参丸等方，对肠黏膜糜烂与溃疡的治疗有很大的针对性，可见蒋氏既重视辨证，也不忽视辨病；既注意调整机体阴阳的平衡，也未放松局部病灶的变化。蒋氏的这种卓识远见，值得吾辈深入学习。

〔原载于《江苏中医杂志》1982 年 2 期〕

四、三消

（一）立论悉本经旨，治法自出新意

三消一证，在《内经》总称"消瘅"，乃内热消中而肌肤消瘦之疾也。以渴饮无度为上消，多食易饥为中消，烦渴引饮、便溺不摄或小便如脂为下消。蒋氏对三消病因的认识，本经旨而穷究其源。如云："经以消渴乃膏粱之疾，形逸心劳，君火暴甚，肥甘助热，肾水重伤，内水不足，欲得外水相救，故消渴引饮，如溪涧涸于炎晖，釜水耗于烈火。古人尝推肥甘、石药、酒、盐为消渴之主要病因，盖此类多服、久服，无不助热生火，燔灼真阴。"细味蒋氏此论，其引而不发之旨，重责脾、肾二脏而已。盖饮食之不当，必致伤脾，脾伤则津液无以敷布，脏腑百骸失于濡润，燥热之气充斥三焦，于是索水自救，而旋饮旋消矣。至于妄自作劳，真阴日损，水不济火，心阳独亢，虽饮水自救，无奈脾不散精，肾气不摄，故饮多不解渴，溲频而水液尽从下趋也。夫脾为后天津液之源，肾为先天真阴之本，制亢阳而濡脏腑者，真阴也；布精微而统水液者，脾肾二脏也，能知濡脾滋肾，则治三消近乎道矣。

蒋氏论上消曰："上消属肺"，乃"火烁金伤"。盖肺本燥金，若心火移易，或燥热熏灼，宁不渴饮以加？其论中消："经以二阳结谓之消"，乃"手足阳明胃与大肠俱病"，盖胃为水谷之海，大肠为传导之官，二经热结，则运纳倍常，传导失度，于是饥渴殊甚，而食不解饥；饮食不为肌肤，而愈食愈瘦。其论下消："小便如膏，面色黧黑，耳轮干槁，肌肉瘦削，六脉细数少神"，"由烦劳火起于心，下应于肾，二火交炽，五液全消，损及肾脂"。人身真阴有几，岂耐二火之消灼！是以真阴日槁而阳气日亢，阴阳各造其偏，升降乖违，饮水难救其焚，其燥热之气，势必将真阴消灼殆尽。要之，三消之病机，大抵可约之为燥热伤阴，水火不交。

蒋氏辨证精细，指出："溢饮之渴，除中之饥，皆非消证。"示人注意鉴别诊断。此病因燥热过甚，水液不能濡润周身，故易发痈疽、痤痱（fèi，费，即痱子）等，是以有"谨防疽发于背"，"不至外发痈疽为顺"之类的告诫。关于此证的治疗，蒋氏上承刘河间关于："补肾水阴寒之虚，而泻心火阳热之实，除肠胃燥热之甚，济身中津液之衰，使道路散而不结，津液生而不枯，气血利而不涩，则病日已矣"之大法，把握燥热与伤阴两者的辨证关系，约之为"凡治消证，必先荡涤积热，然后补阴"的法则，确有一定的指导意义。盖荡涤积热，亦若釜底抽薪，实寓救阴之意。

（二）三消分证论治，方药平正可师

蒋氏对三消论治的心法已如上述，兹再举其要案，略加剖析，以见其灵活应用之梗概。

【案1】五行之内，火独能消，燔木为炭，焚石为灰，煅锡为粉，煮海为盐，消为火证明矣！上消属肺，烦渴引饮，舌赤喉干，脉数，火烁金伤，清肃不行，法当清上。

生石膏、知母、天花粉、大麦冬、佩兰叶、九汁饮（秋梨汁、鲜藕汁、甘蔗汁、芦根

汁、西瓜汁、淡竹沥、生姜汁、生地汁、银花汁，九汁和匀，重汤温服）代茶解渴。

〔按〕此案首六句出自张子和《儒门事亲》"三消之说当从火断"一节，文字略有损益。"烦渴引饮，舌赤喉干"，上消之证明矣。起于"火烁金伤"，乃《素问·气厥论》所谓"心移热于肺，传为膈消"者是也，方用白虎汤出入，加用生津滋燥之品，实为上消施治之正法。天花粉，朱丹溪有"消渴神药"之誉；麦冬清润肺金，以滋化源；佩兰古人用治脾瘅，《内经》所谓"此人必数食甘美而多肥也，肥者令人内热，甘者令人中满，故其气上溢，转为消渴。治之以兰，除陈气也"（《素问·奇病论》）。蒋氏之用佩兰即本此旨。九汁饮用梨汁、蔗汁、芦根汁、西瓜汁等大队甘寒以生津润燥；藕汁、生地汁以润血枯；燥热内蕴，易生痰浊，故用竹沥以涤之；姜汁以开之；银花汁以清热解毒，预防痈疽之外发。配伍精当，自臻良效。

【案2】胃热则口淡，脾热则口甜，口甘转消渴，脾胃积热无疑。佩兰叶、芦荟、胡黄连、川黄柏、黄芩、青竹沥（冲）。

〔按〕蒋氏治中消，往往以清泄胃肠燥热为首务，方剂出于调胃承气汤、三黄丸、神白散（刘河间所创订，"治真阴素被损虚，多服金石等药，或嗜炙煿咸物，遂成消渴"）之间，选加天冬、麦冬、芦根之属。此案从"口甘转消渴"句，可测知平昔恣食厚味，助阳生热，伏火内郁，阴液被劫，致成消渴。蒋氏称之为"脾胃积热"，故当以苦泄脾经伏火为主，有别于调胃承气汤证之"火结阳明"，此间细微之别，最堪玩味。芦荟苦寒，能入脾经而泻伏火；伍以胡黄连、黄柏、黄芩，其力更雄；再以竹沥豁痰降火，佩兰除蓄积之热兼以生津。如斯则脾胃积热可从下泄，阴液重获滋生。至于病退后再予养阴润燥之属，自不待言。

【案3】小便如膏如油，为下消。乃左肾阴亏，水不济火，败精五液下注危病，非右命火虚阴消，溲色澄清，饮一溲二可比。谨防发背、脑烁之变。大生地、川黄柏、白知母、元武板（先煎）、左牡蛎（先煎）、怀山药、山萸肉、五味子、乌梅肉。

〔按〕三消之证，上轻、中重、下危。盖肾主藏精，又主五液，"入肝为泣，入心为汗，入脾为涎，入肺为涕，自入为唾"（《难经·四十九难》）。今肾阴下消，败精下注，五液下趋，诸脏失于濡润，俱为燥急，是以证情重笃。下消既可由肾阴内夺而起，亦可由上消、中消传变而来。此案先用大补阴丸为主，清肾经之燥热，滋阴液之干涸，合于法度；以牡蛎潜阳敛阴，山药扶脾固肾，山萸肉、五味子封固肾关，俾水液不致急于下趋；肾阴亏耗，水不涵木，肝用必强，于是疏泄太过，故加用乌梅肉以敛肝阴。此方壮水制火，俾阴液上腾，燥阳下降，水火既济，而消渴渐已。蒋氏治下消，也有用六味地黄、滋肾丸合法者，在大队滋肾坚阴药中，反佐肉桂，以助气化而升津液，颇有深意。

（三）消有阴阳之异，法当相机而变

消渴属阳证居多，但也有无火阴消之证，临证不可不辨。蒋氏在此门还录存"虫消异疾"一案，亦甚可贵。

【案4】消证有三：上消善渴，中消善饥，下消则小便如膏如糊。万物入火无不消，然有无火阴消之证。见在脉来细涩，食少化迟，肌肉瘦削，血色不华，形神不振，夜来小便倍常，澄澈清冷，乃命门真火虚衰，不能敷畅阳和之气，驯致水津不布，有降无升，乃无火阴消危证。速宜益火之本，以消阴霾。在经旨，"饮一溲二"不治。大熟地、牡丹皮、车前子、怀山药、山萸肉、建泽泻、制附子、上肉桂、赤茯苓、怀牛膝、人参、鹿茸。

〔按〕肾为水火之脏，阴亏阳亢致消者有之，阳虚水消于下者亦有之。张仲景用肾气丸治"男子消

渴，小便反多，以饮一斗，小便一斗"，即是肾阳不足，水津不布，以致消渴之明征。张景岳对阴消颇多发明，云："消有阴阳，不得尽称火证。"又云："夫消者，消耗之谓，阳胜固能消阴，阴胜独不能消阳乎？"（《类经》）凡此，皆蒋氏论阴消之所从出也。案载"夜尿频多，澄澈清冷"，为命门真火虚衰辨证之关键。阳失温煦，火不生土，故食少运迟。其口渴之原因有二：一者阳不下安于窟，虚火浮越，上刑肺金；一者肾气失于蒸腾，津液无以上供。纵然引饮无度，但肾气不摄，则尽从下趋。方用鹿茸峻补元阳，人参补益元气，熟地、山药、山萸肉、牛膝补益真阴，桂、附于阴中助阳，丹皮去浮游之火，但得真阳来复，水能化气，则津液自然四布。此证小便已多，复用苓、泽、车前等淡渗之品，殆不可解，盖缘阳衰阴胜，饮水虽多，而水不化气，诸药能佐桂、附以化水邪而消阴霾，自具妙用。案中"饮一溲二不治"之说，出自《素问·气厥论》，云："心移寒于肺，肺消，肺消者，饮一溲二，死不治。"乃元阳虚衰，金寒水冷，而成肺肾之消也，前人视为死候，可供临床参考。

【案5】病延八月之久，消谷善饥，好食肥美，形体日丰，精神日短。见在腹大如鼓，食入反胀，愈胀愈饥，愈食愈胀，胀不可当，痛不能忍，大解常带蛔虫，此乃虫消异疾。《医话》芫花散挽之。芫花、朴硝、明雄黄、五灵脂、鸡肶皮、苦楝根、制大黄、制附子、乌梅肉等份为末，每服一钱，清茶调下，虫从大便下尽为度。

〔按〕虫消一证，前人颇多记载。乃蛔虫内扰，消灼津液所致。洪迈《夷坚志》云："消渴有虫，人所不知。"其治虫消，用"苦楝根皮一握切焙，入麝香少许，水二碗，空心服之，虽困顿不妨。下虫如蛔而红色，其渴自止"。苦楝根皮，历代医家视为虫消之要药；芫花除长于下水饮、祛痰癖外，并可驱虫，《乾坤生意》治"心痛有虫"，即用"芫花一两（醋炒）、雄黄一钱为末，每服一字，温醋汤下"。蛔虫内伏，湿热滋生，脾运失职，所以腹大如鼓，于是用五灵脂、鸡肶皮泄浊消胀；附子、大黄、朴硝温下积滞。实为虫消的对之方。

〔原载于《浙江中医杂志》1983年2期〕

五、伏邪

（一）邪伏募原与经中伏气

关于邪气内伏之途径与邪伏的部位，历代医家的看法颇不一致。蒋氏精研《内经》，洞明"冬伤于寒，春必病温"（《素问·生气通天论》）以及"夫精者，身之本也。故藏于精者，春不病温"（《素问·金匮真言论》）等经文奥义，认为肾精亏虚，外邪入侵，病邪留止，实为伏邪致病不可缺一的因素。盖非精亏则外邪无以入侵，非病邪留止则外邪无以内伏。后世医家，尽管对邪伏部位争议甚多，然对伏邪病因认识当不出于此。至于邪气内伏之途径，蒋氏本诸"循毫毛而入腠理"之经义，赞同王叔和《伤寒例》关于"寒毒藏于肌肤"之说，认为盖由肌肤循经络而内传也。

关于邪伏部位，蒋氏推崇吴又可"邪伏募原"之说。募原者，"外通肌肉，内近胃腑，即三焦之门户，实一身之半表半里也"（薛生白《湿热病篇》）。斯处也，"去少阴尚近，离阳明不远"（王九峰语）。认为外邪乘肾虚窃踞于此，若邪热出表则游溢于三阳，入里则归于阳明，更易于化热伤阴。指出："所谓伏者，冬寒伏于募原之间，化热伤阴，表里分传。""即数月后化热之伤寒，非正伤寒数日后化热可比。"并指出其发病特点："既从热化，又无寒证。""以始得病溲即浑浊，或黄赤为据。"盖溲之黄赤乃里热之明证，以此为辨证之眼目，确属简约可从。

若仅用邪伏募原解释伏气温病千态万状之病理变化殊欠周详，所以不少温病学家依据经旨，又有"邪伏肾经"之说。但蒋氏不拘于此，他在《医略·伏邪》篇提出"经中伏气"之说。所谓"经中伏气"，是从《难经·五十八难》"温病之脉，行在诸经，不知何经之动也"一节悟出，突破了"邪伏肾经"之藩篱，有助于我们正确解释一些热病的发病机制，决定治疗方药，而不致将伏邪部位固定不变，束缚辨证思路。只要依据症状进行分析判断邪自何经而来，就可以"各随其经所在而治之"（《难经·五十八难》）。例如淋证（急性尿路感染）可从邪伏太阳论治；黄疸可从邪伏少阳论治；麻黄连翘赤小豆汤证似属伏邪游溢于太阳；茵陈蒿汤证似属伏邪归胃等。所以我认为，"经中伏气"实是对"邪伏募原"之补充。

蒋氏基于对伏邪学说的深刻认识，所以对一些热病的发病机制、病理转归不乏新颖见解。例如他就《伤寒论·太阳篇》所载"太阳病，发热而渴，不恶寒者为温病"一条，认为："温病既不恶寒，寒邪非表，而渴属内热伏气显然。"盖伤寒、中风两者，皆邪自外入，初起表病里和，尽管见症不同，但口不渴则一；而温病多邪自内发，里热炽盛，必然口渴。又根据伏邪归胃、化热伤阴之特点，推论"阳明篇诸下症，与伏邪入胃之意同"，"少阴篇之自利心下痛，厥阴篇之厥深热亦深，诸下症与伏邪化热伤阴之意同"，颇足发人深思。

伏邪发病，实际上是指所有邪热自内达外的温热病。从这一角度来看，它所涉及的范围相当广泛。蒋氏精辟地指出："伏邪者……即世人泛指伤寒、瘟疫、春邪、秋邪、时邪、温病、热病诸证之本原也"，本诸此意，他认为湿温的发病，即系伏邪"遇湿土司令酿成"，故其治疗，"但治伏邪为主，辅以温通治湿之意"。若不治伏邪，则舍本而逐末矣。于此亦可窥蒋氏治此类热病之心法。

（二）通里攻下与养阴化邪

伏邪见证多端，殊难一一列举。其发病，常由时行客邪所触发，则当先治客邪。蒋氏指出："四时温热之气，发于冬时，伏寒为瘟疫，小便必赤，恶寒后，但热不寒，从伏邪论治。若因春寒、夏凉、秋热、冬温非时之气感动伏邪，必寒热大作。先治客邪，春夏易老九味羌活汤，秋冬南阳败毒散；如内无伏邪，单治时行客气；亦以二方为主。此治伏邪、瘟疫主客二气之成法也。"二方用治伏邪，均系"客邪胜主"之候，九味羌活汤能解表清里，败毒散则有先治客邪之意，其主要目的均在于先祛诱因，以免内外合邪。

对于邪伏募原之证治，蒋氏赏用达原饮。如见三阳表证则加羌活、葛根、柴胡之属；里证已急，则加大黄、芒硝之属。鉴于伏邪归胃和易于化热伤阴之特点，蒋氏擅于运用通里攻下和养阴化邪二法。

前人认为"阳明为成温之薮"，募原伏邪内溃则归并阳明，经中伏气亦易内聚阳明，所以伏邪运用通下法的机会甚多。王履指出："每见世人治温热病，虽误攻其里，亦无大害，误发其表，变不可言。"而蒋氏之老师王九峰先生则认为："后阴为里之表……六淫在表当从汗解，伏邪在里专从便解，攻下与发汗何殊，伏气与表邪一体。"盖汗与下均为逐邪外达之法也。蒋氏得乃师薪传，孕妇患温，下法亦在所不忌，并谓："邪火伤胎，甚于大黄，下之为是。"于此可见其对下法之注重。

关于下法的适应证，《医略》引用《椿田医话》作了如下的记载："舌苔起刺，其苔或黑、或灰、或黄、或白，其舌或强、或硬、或短、或裂、或卷；唇齿焦黑；鼻煤如烟熏；目赤如火灼；咽喉干燥思冷饮；心下至少腹痞满胀痛拒按；溲赤而浑或涓滴作痛；大便自利纯臭水不可近，或如败酱；大便秘结；二便俱秘；热深厥亦深，甚至身冷脉伏；神昏如醉；消渴；谵语烦躁；发痉身形强直；未申时潮热；呃逆、腹满、二便不利；发黄；蓄血。"似此记载应下诸证之详备，殊堪研讨。

蒋氏运用下法，随证制宜，出神入化：

伏邪传胃，心下拒按——泻火通下。此法兼清膈上之淫热，以凉膈散加减。

募原伏邪，溃入阳明——疏利通下。如其治一例，初病"舌苔黄厚无津，身热有汗，胸满夜烦作渴，溲赤而浑，六脉皆数"者，予柴胡、黄芩、枳实、厚朴、槟榔、赤芍、甘草、生大黄以疏利邪滞、通下阳明。此方实胎大柴胡、达原饮、小承气三方之义。

阳明腑实，血分伏热——凉血通下。伏邪入胃，阳明腑实已成，血分伏火甚炽，证见"夜烦谵语"，"舌苔变黑起刺"，则予犀角地黄合小承气汤下之。盖非承气不足以夺阳明腑实，非犀角地黄不足以清营救阴。

热结旁流，阴液将涸——峻剂急下。先生遵仲景法，用大承气汤急下存阴。

燥热戕肺，烦热消渴——清胃通下。曾治一例，"消渴引饮，身热脉大，苔灰溲赤，夜烦谵语"，阳明邪焰烁金，证见呃逆不止者，予白虎合调胃承气汤，清胃保金，泻下燥热。

延久失下，正虚邪实——扶正通下。曾治一例，失下正虚，溲赤便秘，热深厥深者，予黄龙汤（大黄、芒硝、厚朴、人参、生地、当归）加减治之。《医话》中承气汤（生大黄、玄明粉、枳实）加参以及人参大黄汤（人参、大黄）与此方有异曲同工之妙。

血为热搏，蓄于下焦——逐瘀通下。曾治一例，伏邪失下，邪热无以宣泄，与血搏结，而成便血，其色紫黑，病者妄语如狂，予桃仁承气合犀角地黄加人参（桃仁泥、生大黄、赤芍、犀角、大生地、丹皮、人参、肉桂、甘草）以逐瘀热，扶正气。

瘀血发黄，妄语如狂——潜消宿瘀。曾治"身黄，少腹满，小便自利，妄语如狂"之"蓄血危疴"，连进桃仁承气不应，予抵当汤又虑其太峻，然非水蛭、虻虫不能潜消宿瘀，在此进退维谷之际，予《医话》代抵当汤治之（当归身、水蛭同炒焦去水蛭，虻虫、赤芍药同炒焦去虻虫，生大黄，桃仁泥）。此方用蛭、虻只取其气，不用其味，变抵当汤之峻攻为缓攻。

养阴化邪，蒋氏恒取犀角地黄或《医话》柴胡生地汤化裁。二方各有所主，犀角地黄汤适用于阴枯邪陷，正气不支，谵妄神错，邪每搏于血分者；或下后阴分受戕，血中余热未清者。《医话》柴胡生地汤（大生地、柴胡根、黄芩、炙甘草、当归身、赤芍、云茯苓、陈皮、活水芦根，虚甚加人参，便结加怀牛膝，胃不开加谷芽、神曲）"主治伏邪瘟疫，人虚证实，正不敌邪，攻补两难；或攻补失宜，日久不解，余氛未尽，阴液大亏，邪正相持，淹然待毙"。我以为此方适应范围，当系邪伏少阳，化热伤阴，正虚邪实，不宜攻下者。故以大剂生地配合柴、芩、芦根养阴达邪为主，辅以养血和胃之品。上述二方均从血分取法，当因证选用。

综上所述，蒋氏论伏邪，本于《内》、《难》经旨，参以诸家，既崇尚邪伏募原之处，又有经中伏气的见解，可供我们进一步研索。从其留下的医案来看，伏邪为病往往见症重险，运用伏邪理论指导临床，收到了良好效果，由此可见这一学说是不可轻易扬弃的。但由于先生过于尊经，又本于父、师之训，对邪伏之途径，仅认为系外邪"循毫毛而入腠理"，然后内传深伏，对明清温热学家提出的温邪从口鼻而入之见解，未曾道及，诚属憾事。然而先生主张伏邪的实践价值则是肯定的，因证立方，所用通里攻下、养阴化邪诸法堪称允当。先生曾经指出，治疗伏邪，"大法有三，攻邪为上策，补正祛邪为中策，养阴固守为下策。盖邪伏于中，犹祸起萧墙之内，邪正交争，势不两立，正气无亏，直攻其邪，邪退而正自复也。若正气有亏，不任攻邪，权宜辅正，且战且走，胜负未可知也。若正气大亏，不能敌邪，唯有养阴一法，悉力固守，冀其邪氛自解，不亦危乎？"诚属精确之论。上述对蒋氏关于伏邪的学术思想研讨，不尽全面，疏漏之处，请予匡正。

〔原载于《南通市中医院院刊》1982 年 1 期〕

六、诸血

（一）以内衄为例，执简驭繁

蒋氏认为："人皮应天，无所不包，破则血溢，内膜亦复宜然。血证名目太多，徒资惑乱，当以内衄、外衄为例，如吐、咯、呕、唾、嗽、咳、溲、便、淋、痔、薄厥等血为内衄；齿、鼻、目、耳、舌、汗等血为外衄。五脏俞穴衄为重，六腑俞穴衄为轻。咳血虽少，难治，属肺脏；呕血虽多，易已，属胃腑。举一可知十。"考内衄一词，见于《千金方》云："吐血有三种：有内衄，有肺疽，有伤胃。"并指出："内衄者，出血如鼻衄，但不从鼻孔出，是近从心肺间津液出，还流入胃中……因即满闷便吐……得之于劳倦饮食过常所为也。"蒋氏对血证以内衄、外衄为例，这一分类方法，确属简明而条贯。血证之由，虽有外感、内伤、七情致病之异，均基因于阴阳不相维系，营卫之运行乖违，以致血液之运行失其常度，妄行而溢出。尽管出血的部位各有不同，同为络伤致衄则一。经验证明，血证属脏者难治，属腑者易已。临证当细心推求。譬如吐血，虽均假道阳明，然有责之胃、脾等脏器的不同。责之于胃者，往往有口渴、脉大等阳亢之征；责之于脾者，往往有肢冷、脉细等气怯之象。前者所谓血热妄行，后者所谓气不摄血。明辨血证之属腑、属脏，对指导立法用药，确有很大的意义。

由于临床见症错综复杂，故血证用药之或清或温，常难截然划分。蒋氏胸有定见，用药切中肯綮，试举医案一则，藉作说明。

【案】吐血有三，伤胃、肺疽、内衄。血如涌泉，势若釜沸，盈碗盈盆，不竭不已，危急之秋，药宜瞑眩，勉拟理中合桃仁承气，从伤胃论治。

人参 5 g，冬白术 12 g，炙甘草、炮干姜各 5 g，桃仁泥 10 g，油肉桂 3 g，生大黄 10 g（后下），赤芍药 10 g，童子小便 3 杯（冲）。

二诊：理中汤力挽随血散亡之气复聚，桃仁承气逐瘀泻火，帅倒行之血归经。服后大便畅行，泡沫中有黑块，血止神清。安不忘危，善后宜慎。

大生地 20 g，粉丹皮、建泽泻各 10 g，生山药 15 g，赤茯苓 10 g，人参 5 g，大麦冬 12 g，五味子 5 g。

〔按〕阳明为多气血之经，冲为血海，隶属于此，故吐血每与阳明、冲脉息息相关。《内经》首揭"阳明厥逆，喘咳身热，善惊衄、呕血"之旨，张仲景立"泻心汤治心气不足、吐血衄血"之法，后人无不奉为圭臬。王肯堂得仲景之旨趣，治吐血等症，"其始也，率以桃仁、大黄行血破瘀之剂，折其锐气，而后区别治之"。陈无择则倡用理中汤治伤胃吐血，以其能分理阴阳、温中摄血之故。二法一寒一热，一通一补，适成对照。蒋氏此案将二法合用，盖因证情急切，不得不标本兼顾。血出如涌泉，既有气随血脱，阴阳离决之虞，又有瘀热内结，血不归经之虑。从二诊"血止神清"句，可测知初诊必有神昏，殆瘀热扰乱心神使然。此方用理中汤温理中焦而扶正气，以桃仁、大黄逐瘀泻火，折逆降冲，俾能拨乱反正，帅血归经。更取童便引血下行，泻火止血。寒热并用，通补兼施，终获效机。血去阴伤，两诊以生脉散合六味地黄汤（去萸肉）益气阴、调金水而善后。

（二）从脏腑经络辨证，审因论治

蒋氏根据不同的出血证候，着重区别其脏腑经络之所属，以审证求因，审因论治。

1. **辨咳血、咯血**　蒋氏认为："咳血属脏，难出，道远"，而"咯血从喉，无声易出，道近，络伤，犹鼻衄之理"。咳血属脏，所指为肾，前人多持此说。其血虽出之于肺络，但肺肾经络相贯，气化相关，若肾虚"水不济火，又不涵木"，则"木击金鸣，火载血上"，咳血作矣。故其治疗，病在上而取之于下，以咸寒滋潜为要着，如蒋氏之以六味地黄去萸肉加白芍、童便等；咯血则多为火旺阴亏，以养阴清火为主，如蒋氏之用犀角地黄加白芍、童便等。两症一治肝肾，一治心肺，迥然有别。

2. **辨吐血、呕血、唾血**　三症多属伤胃，但原因有别，治法不同。吐血之属伤胃者，前案已述及，其治疗着重降胃镇冲。而"呕血从咽，有声难出，道远，由大怒肝伤，木犯中胃，血随气火上腾，借胃道而出，故有伤胃之名，即胃管之衄"，当责肝失藏血之职，缘肝逆阳升，中胃受戕，致血错经妄行，常伴嗳气、胁痛等气逆见症，蒋氏予大生地、白芍、怀牛膝、丹皮、川连、犀角、炙甘草、制军、龙胆草、黄芩、山栀、泽泻、童便等，着重苦泄厥阴，与吐血的治疗着眼点不同。至于唾血，"乃伤胃热症"，"属肾虚胃热，舌下廉泉穴开，唾与血并出"，故非吐血可比，可效玉女煎法，用生地、丹皮、泽泻、知母、麦冬、牛膝、滑石、茜草根、藕汁之属，以清阳明有余之火，滋少阴不足之液。

3. **辨血淋、溺血**　两症以痛与不痛为主要鉴别点。据《内经》"胞移热于膀胱则癃、溺血"之旨，蒋氏认为："当从热入血室论治"，予地髓煎（一味牛膝）合犀角地黄汤以凉血散血，倘有瘀块，则参入琥珀等化瘀之品。

4. **辨其他血证**　"阳明之脉挟鼻"，辨鼻衄多系"伤胃之属"。足阳明胃、手阳明大肠二经循行上下齿中，从之以辨齿衄，"亦有伤胃之意"。舌衄"乃心火盛，肾水虚"所致。还有一种汗血，曰"衊（miè，灭，血污也）"，因"汗为心液，血从心生"，故其为病，则系"心火暴甚，肾水虚衰，大亏之证"。只有辨明了血证脏腑经络之所属，立方用药才不致茫无所据。

（三）治循缓急先后之序，法度井然

1. **气随血脱当固**　案中载："血吐如倾，气随血脱，危急之秋，当先其急，固气为主。有形之血，不能即生；无形之气，所当急固。使气不尽脱，则血可渐生。血脱益气，古之成法。"因血之与气，本相须而不可须臾相离，血脱则气无所附，故当急固其气，益气既能防止虚脱，又有摄血作用。血证于危急之秋，必用此法，否则偾事。

2. **"必先荡涤，然后培补"**　凡"血随咳上，鲜瘀不一，其来甚涌……胸次窒塞"，见有瘀阻之象，蒋氏悉以荡涤为先，继则培补。一般用归尾、桃仁、赤芍、三七、制军、炒山楂、藕节、童便之属。因瘀血阻滞，血不得归经，斯时祛瘀即是止血，不可误予收涩止血之法。

3. **"蓄瘀当散"**　案中载："血逆上焦，已吐紫黑，胸中板滞"，系蓄瘀为患，予生地、黄郁金、三七、茜草根、红花、苏木、藕汁、童便等行散之品。此法与荡涤法有轻重缓急之分，其中三七、茜草根等品能行能止，尤宜选用。

4. **借阳和以助融运**　血属阴，寒则涩而不流，温则消而去之。《褚氏遗书》云："血虽阴类，运之者其阳和乎。"蒋氏深明其理，案中谆谆告诫："不必见血投凉"，而应注意辨证。浪投苦寒，流弊有二：一伤胃，二留瘀。虽然血之倒行、外溢多系火之为患，但火有虚实之分，实火当泻，虚火当补，此古之成法。他喜在大队苦寒药中佐以温药，补偏救弊，以助融运而防止凝瘀。炮姜一味，既能防止苦寒药物伤胃，并有反佐摄血的作用。至于肉桂反佐大黄，乃从桃仁承气汤脱化而来，盖取肉桂入营以助大黄散瘀，同时肉桂有伐肝作用，后来张锡纯先生也用此法，如"秘红丹"。当然，温药的应用必须因证而施，若阴亏阳亢，误予一派温药，诚恐抱薪救火。

5. 专方与权变的统一 蒋氏治疗血证，既重视辨证，又不忽视专方的止血作用。例如便血，他认为其成因不出"脾虚失统"和"火犯阳明，阴络内损"两途，治疗时，"不必拘便前便后远血近血之说，皆宜先服《医话》玄珠散。此方组成：川黄连、川黄柏、黄芩、山栀、地榆、干姜、绿升麻、柿饼，俱用酒炒黑，加血余炭、百草霜、陈金墨等份为末，红花、苏木煎汤，调服10g。推其大意，殆取其苦味坚肠、收涩止血的作用，故凡便血均可先予此散以控制症状。他同时精心辨证，如遇脾不统血，便血屡发者，用归脾汤化裁。又治一例，"便血年余，逾发逾多，诸药不效"，认为系"内经结阴危症"，肝、脾、肾"三经真阴自结，无以调和于他脏，洒陈于六腑，唯流注于大肠，此命门真火虚衰所致"。予熟地、萸肉、制附子、油肉桂、枸杞子、鹿角胶、补骨脂、胡桃肉等，"益火之本，以消阴霾"。

总之，蒋氏治疗血证，入则取诸家之长，出则有独到之见，他热谙脏腑的功能和特性，明辨阴阳之偏盛偏衰，用药或通或补，或温或清，无不合度。观其治火之虚实从心肾二脏论治为多：实火侧重泻心，因心为火之源，而泻心必兼泻胃，泻胃则火有下行之路，可降冲而宁血海也；虚火侧重滋肾，因肾主五液而藏真阴，滋肾即壮水以制火也。其治气之虚实从肝脾二脏论治为多：气实常需疏理肝气，盖气顺血亦顺，气郁则化火；气虚往往脾失统摄，故宜守中以摄血。明辨气火虚实之理，区别标本主次，治分轻重缓急，所谓"知其要者，一言而终"是也。

〔原载于《吉林中医药》1983年1期〕

七、奇经八脉

先生对奇经八脉学说有较深的研究，在其所著《问斋医案》中，这一学术思想得到了较为集中的体现。探询其对奇经八脉学说的应用规律，对加深这一学说的理解，为临床提供借鉴，有一定的现实意义。兹撷取该书"七疝"、"哮喘"、"赤白带"三门的部分内容，探析如次。

（一）七疝系任脉主病，方药以通调为贵

【案】经以任脉为病，内结七疝，心、肺、冲、厥、狐、癃、癃是也。……总不离任脉不胜其任，或因六气，或因七情，或因饮食劳倦，随感而发。皆属于肝，无关乎肾，故《医话》立七疝煎统治之。

赤茯苓、猪苓、冬白术、福泽泻、制苍术、川楝子、鸡心槟榔、小茴香、黑丑末、制附子、油肉桂、细木通、黑山栀、福橘核。

疝气乃少腹坠痛，控引睾丸的疾病。对其病机，历代医家多以任脉、肝经立论。任脉为阴脉之海，其经脉起于中极之下，以上至毛际，循腹里，上关元，若经气内结，疝痛作矣。肝主疏泄，其经脉环阴器、抵少腹，肝的生理特点和它的经脉循行，又决定了七疝与肝经密切相关。案中谓七疝"皆属于肝"，即此意也。然而任脉与肝经关系如何？清代沈金鳌云："肝则佐任脉以生化者，故疝病源于任而及于肝，若专主肝不及任，背经旨固非也；专主任而不及肝，昧病之源流，亦非也。"林珮琴谓七疝："见症于肝，源于任脉"，更属一语破的。

七疝之所指，历代说法不一，案中所举，可资参考。尽管其病象多端，而辨证不外分清寒热虚实，明辨在气在血。一般而论，暴疝多寒，久疝多热；虚证每下坠而痛，实证系湿聚瘀停；在气分者多动，在血分者不移。既然七疝"见症于肝，源于任脉"，而七疝煎一方，以治肝为主。清代以前，尚未列奇经专药，至《得配本草》始载之，小茴辛香，能入奇经，引领诸

药宣通经气，故此方虽着眼肝经，实隐然有通调任脉之意。方中二苓、泽泻分理阴阳，导湿邪从前阴而出；苍术燥湿强脾；木通导小肠之火；川楝、槟榔、橘核、肉桂行气导滞，以得疏泄，盖气化则湿化也。小茴香配黑丑为"禹功散"。昔张子和治一人，"因坐湿地，疝痛不可堪，诸药莫救"，"急以导水丸、禹功散泻三十余行，肿立消，痛亦减"。从小茴香能入奇经来分析，此方可为湿阻任脉之良剂。附子配山栀名仓卒散，朱丹溪用以治寒疝入腹卒痛。盖肝属厥阴，中寄相火，热郁于内，寒邪外束，取山栀解郁清热，附子温经定痛，以解其寒热错杂之邪。诸药合为一方，治疝力宏，若能随证进退，当更熨帖。

(二) 治哮当除其宿根，通补肺督辟蹊径

【案】 宿哮起自幼年，延今二十余载，六味、六君、二陈、三子、小青龙、定喘汤等，遍治无效。盖伏风痰饮凝结肺胃曲折之处，为窠为臼，必借真火以煦和，真水以濡润，方能融化，非《医话》阳和饮，乌能奏效。

大熟地、麻黄、制附子、怀山药、山萸肉、白芥子、人参、鹿茸、油肉桂、赤茯苓、菟丝子、胡桃肉。

哮指喘促而喉中如水鸡声之证候。哮多兼喘，而喘未必兼哮。此证之成因，《证治汇补》指出："内有壅塞之气，上有非时之感，膈有胶固之痰"，三者相合，气道被阻，因而搏击有声。若论治法，既发以攻邪为急，未发以扶正为先，攻邪须分寒热之异性，扶正当理阴阳之偏颇。由于哮系顽疾，控制发作，殊非易事。蒋氏对哮证之论治，颇多新颖之见。

他指出，此证"由于先天不足，酸咸甜味太过，为风寒所袭，幻生痰饮，如胶如漆，为窠为臼，黏于肺系之中，与呼吸出入之气，搏击有声"。对病因的认识，从先天、后天两个角度来分析，是较全面的。"先天不足"，是发病之基因，也是此证难以断根之所从来。再加之饮食之失当，六淫之侵袭（"风寒"二字宜活看，当从六淫这一广泛的角度来理解），酿生痰浊，日久病根深伏，竟似胶漆黏于肺系，这是病之症结所在，也即前人"哮有宿根"之义也。此种顽痰，在肺系踞为窠臼，非一般豁痰之品所可洗涤，而涤痰峻剂，又易伤正，立方用药，往往掣肘。

《医话》阳和饮，跳出了治疗哮证"发时治上，平时治下"的圈子，用药虚实兼顾，意蕴宏深。正因为此证基因于先天不足，所以特别注重于填补肾精、通补督脉。奇经八脉是源于先天的，而督脉总督一身之阳，命门之火赖其敷布，脏腑方能得以温煦，督脉又能转输阴精，充养脑髓。因此，欲借"真火以煦和，真水以濡润"，培育生气，融化顽痰，补肾通督不失为良谋。笔者用此方出入治阳虚哮证，其效颇佳。近人何廉臣先生曾精辟地指出："督脉证与肺常相因，而哮喘一证，伏饮久踞，始则阳衰浊泛，继则阴亦渐损"，用药不宜偏刚偏柔，曾订"通补肺督丸"（生芪皮、杏仁霜、姜半夏、米泔水浸晒生於术、云茯苓、炙黄羊脊骨、生晒菟丝子、嫩毛鹿角、桂枝木、炙麻黄、北细辛、广皮红、炙黑甘草、生薏苡仁）等方，从督脉与肺的关系来论治哮喘，与蒋氏的用法，可相印证。

(三) 带下缘带脉失束，大法宜通塞互用

【案】 带下赤白，气血俱伤。肥人多痰，瘦人多火，昔肥今瘦，痰火互扰，由带脉出于精道，极难奏效。

赤石脂、禹余粮、海石粉、制半夏、制南星、炒黄柏、制苍术、椿根皮、赤白葵花、

川黄连、赤芍药。

带下一证，从奇经论治居多。《内经》指出：任脉为病，"女子带下瘕聚"，责之任脉不胜其任。冲任督三脉，同起而异行，皆络带脉，此脉起于季胁之章门穴，环身一周，状若束带，对十二经脉及奇经之冲、任、督、阳跷、阴跷起约束作用，故带下虽系冲任不固，实与带脉失束攸关。金代张子和从带脉横束腰际的生理特点出发，深刻地指出："诸经上下往来，遗热于带脉之间"（《儒门事亲》），故带下热证居多，这是符合临床实际的。清代王孟英论带下注重区分虚实，谓："带下一证，湿热下注者为实，精液不守者为虚"，也很中肯。

蒋氏是很喜欢用《内经》"四乌鲗骨一藘茹丸"治带下的，此方原治妇女"中气竭，肝伤"，"时时前后血"，"月事衰少不来"之证，他以为"思入八脉之方，唯《内经》乌贼鱼骨丸可入冲脉"，而带下"赤属于冲脉，白属任脉，皆假道于带脉而下"。蒋氏治带下赤白俱见者，多仗此方之力，其功甚厥。

〔原载于《中医药研究杂志》1985 年 4、5 期〕

充分发挥中医文献的潜在宝藏

——祝贺《中医文献杂志》公开发行 10 周年

在继承弘扬中医药学，振兴中医事业中，中医文献的整理、研究是一项十分重要的工作。几千年来我们的祖先在长期与疾病作斗争的实践中，为后人留下极其丰富的文化资源，需要我们认真地、全面系统地继承、整理，发挥其特有的作用。中医文献，不仅是遗产，而且是促使中医药学走向未来的源泉。因此，《中医文献杂志》十多年来所做的诸多工作，是富有积极、现实意义的，为弘扬中医药学，作出了卓越的贡献。值兹公开发行 10 周年庆典之际，谨致以热烈的祝贺和崇高的敬意。

由于中医文献历史悠久，汗牛充栋，浩如烟海，需要做的工作十分繁多，诸如版本的考正、修缮、注释演绎，文献的分类检索，以及为科研、教学、临床提供有益的资料，等等；还需要有一批汉学基础较深，淡泊名利，甘于寂寞的有识之士去埋头工作。希望国家中医药管理局及有关领导给予关心与支持，才能使中医文献不致尘封湮没。我认为中医文献，特别是经典古籍中蕴含着无限的宝藏。梁漱溟先生早就说它是"人类未来文明的早熟品"，先师章次公先生在 20 世纪 30 年代提出"发皇古义，融会新知"的治学主张，就是既要继承，又要创新。古典文献中确实蕴藏着无数未被发掘、运用的珍贵经验，值得我们认真深入发掘，加以运用。我想在座的各位同道贤达，乃至广大中医工作者，都有不少的发现与体验。为此，建议大家能在这方面多写一点有关的文稿，发挥文献的潜在作用，弘扬中医绝学，杏林必将出现又一个灿烂辉煌、百花齐放的科学的春天。正如唐代诗人李白所说："今古一相接，长歌怀旧游。"祝《中医文献杂志》越办越好，更上层楼。

〔写于 2005 年 10 月 15 日〕

"无声的老师"——《中医大辞典》

由中国中医研究院和广州中医药大学以李经纬、区永欣、邓铁涛、余瀛鳌等权威专家为首主编、11所高等院校参编的《中医大辞典》第2版，由人民卫生出版社印行，与广大读者见面了。这是中国中医药事业乃至中国文化事业的一大幸事！功在当代、名垂千古的盛事！

中医药学是一门内容广博、道理精深的传统生命科学体系，文简、意博、理奥、趣深，其中繁多的名词术语、概念、范畴，都有其特定的初始含义和历史演变过程，要真正掌握这门科学的理论精髓，决非轻而易举之事，可以说每一位中医药界的学人都有虚心接受终身教育的必要。《庄子》曰："吾生也有涯，而知也无涯。"张景岳也说："学到知羞"，都是此意。所以除了系统传授中医专业知识的各科教科书之外，能够帮助读者更深入、更准确地理解中医学名词术语、概念、范畴的专科辞典，无论对初入门庭的学子，还是登堂入室的耆宿，都是一种客观的需求。《中医大辞典》正是适应着这种广泛的社会需求而诞生的具有权威性的"无声的老师"。

《中医大辞典》的编纂经历了一个由简到繁、逐步深入的过程。自20世纪70年代的《中医名词术语选释》、《中医简明辞典》，到80年代的8分册《中医大辞典》，再到90年代的合订本《中医大辞典》第1版，几十年间，众多优秀的专家学者为这第一部中医药学的现代专科辞典的编纂和不断完善，贡献了宝贵的学识和智慧，他们的辛勤劳动和所取得的成果，为中医药学的继承和传播，发挥了重要作用，受到了国内外学术界的广泛尊重和充分肯定。

科学在发展，时代在进步。近10年来中医药事业和临床学术在新的历史条件下取得的新进展，以及中医药学各种规范化研究取得的新成果，使《中医大辞典》的修订成为必要和可能。中国中医研究院适时地提出了这一任务，在原编写班子主要成员的基础上，吸收新一代业务骨干，共同完成了修订工作，诚可谓与时俱进。他们在修订过程中，始终力求真实地、全面地反映中国医药学体系的内涵及其发展的历史继承性，同时反映当代中医药的面貌及中西医结合的状况，力求辞书的稳定性与时代先进性的统一，便于实践工作中查阅应用。所以，《中医大辞典》不仅是广大临床中医工作者的良师益友，而且也是众多科研、教学以及对外学术交流工作人员的一部重要的工具书，具有权威性的无声的好老师。

《中医大辞典》第2版不仅装帧更加精美，而且内容更加丰富，体例更加统一，释文的科学性和实用性有了明显提高，经初步统计，与第1版比较，经修改订正辞目共约10000条，约占28%；新增辞目共2217条，约占6%；大大地充实丰富了本书的内涵。为中医药学的传承和发展发挥了重要的作用。

当然，像任何一部辞书一样，《中医大辞典》不可能完美无缺。如"命门"一词的释文说："命门之火体现肾阳的功能，包括肾上腺皮质功能。"这样将"命门之火"与"肾上腺皮质"联系起来似乎不够贴切全面。必要时参照现代科学包括现代医学知识对传统中医专有术语进行解释，应当是诞生在现代科学条件下的中医辞书不可避免的时代特征，但这样做时一定要尽量恰如其分，否则不一定具有积极意义。

中医辞书编纂与整个中医学科发展一样，必将是一个循序渐进的过程。相信《中医大辞典》在今后相关专家学者的不断研究中，通过一次次修订，一定能够越来越完善，成为当代的"康熙字典"。我认为她是中医药工作者以及爱好中医药文化的朋友们，在读书和实践中最好的良师益友，是最得力的帮手，是解难释疑的万能钥匙，是我医学生涯中不可离开的一部珍贵的宝书，我深得其益，为此谨向读者郑重推荐，读后方知余言之不欺也。

〔载于《中国中医药报》2005 年〕

中西医结合研究的一朵奇葩

——评《人体体质学——中医学个性化诊疗原理》

《人体体质学》（匡调元著，上海科学技术出版社，2003 版）是我国第一部大型全面、系统论述人体体质、体质病理、辨质论治及体质食疗的医学巨著。作者是我国著名的中西医结合专家、现代中国人体体质学奠基人匡调元教授，他从事中西医结合临床病理研究 50 余年，体质学研究 20 余年，呕心沥血，执著追求，著述等身，成就斐然。长期以来，中医、西医在各自理论指导下，对于人体本身生理、病理的探索，如同探寻茫茫无际的宇宙，一直没有停止，而体质学说无论对中医或西医而言，都是古老、深奥又在不断发展的学说和流派。迄今为止，我国在体质学研究方面，尚无完整、系统的大型专著。《人体体质学》的出版是我国科学界、医学界的一大盛事。它是我国体质学研究的总结，标志着体质学研究达到新的水平。该书融古汇今、中西兼蓄，具有鲜明的特色，内容全面、系统、详实，概括几大特点如下。

1. **明确了人体体质学的定义**　作者认为，体质虽是一个古老的、人类学和医学中极为重要的命题，但由于人类对自身的研究不够深入，至今尚未有一致公认的定义。作者根据多年的探索研究和实践经验，将体质定义为：人类体质是人群及人群中的个体，在遗传的基础上，在环境的影响下，在生长、发育和衰老的过程中形成的功能、结构和代谢上相对稳定的特殊状态。这种状态往往决定着他的生理反应的特异性及其对某种致病因子的易患性和所产生病变类型的倾向性。这样的定义是比较准确的，同时明确了人体体质学是研究人类群体和个体的这种特殊性的起源、发展和变异的一门综合性学科。体质学是综合了人类学、生物学、医学和心理学 4 门学科的主要成就而形成的，是一种交叉学科。研究体质学必将深化人类对自身的认识，在 21 世纪体质学亦将随着多学科、全方位、多层次的发展而发展。

2. **分类全面**　书中详细介绍了体质和人体体质学的概念，人体体质学与人类学、医学的关系，体质学中外研究历史和意义，以及人类群体体质学、人体发生体质学、医学体质学和人体生理体质学、人体病理体质学、治疗体质学、体质食疗学、气质体质学等，分类极其全面系统。

3. **创造性地提出"天地人三才医学"模式论**　作者认为所谓"社会-心理-生物-医学"模式存在严重缺陷，不能解决医学中很多现实与理论的问题，"天地人三才医学"模式论的核心是人，以人的体质为本的理论贯穿于人体体质学的始终，将使人类医学指导思想的范围更为广泛。

4. 丰富了人体病理体质学说的理论 书中既全面论述了病理体质学形成的原理，又全面集粹了古代思想家、哲学家、医学家的体质理论。提出了体质病机学、病理体质诊断学，强调了体质不仅是疾病发生的内因，而且往往是决定整个疾病发展过程与类型的重要因素之一。体质上的特殊性往往决定着患者发病后临床类型的倾向性。这些理论对临床诊治疾病有着很好的指导意义，进一步深化发展了中医"辨证论治"的内涵。书中根据作者的临床诊疗经验将人类体质分成六大类型，颇为全面准确。另外，作者深入探讨了'症'、'征'、'病'、'证'与体质的概念，认为"证"是在"质"的基础上发展而成的，必须透过"证"去辨明"质"。辨体质可以深化与简化辨证，在辨证论治、辨病论治的基础上提出了"辨质论治"，分析了五种病理体质形成机制；在调理体质方面，首先提出调质六法，并强调治疗的个性化原则。调体质与临床治病一样，并非单纯一法，而是二法、三法并用，细察体质，详审机制，合而为治。在药物治疗外，提出体质食疗学，并以大幅篇章，详尽介绍了各型体质的食养食品与食谱及常见病的体质食疗，某些新理论、新观念很有指导意义和应用价值。

5. 全面总结了中医学中关于体质的论述及治疗 作者对中医学中有关体质的理论作了全面的分析、论述，特别是对于《内经》中的体质理论，进行了精辟的评述。对历代著名医家的医学理论和医疗实践中体现出的体质理论，以体质病理学的观点，一一罗列评述，泾渭分明。充分体现了"发皇古义，融会新知"的观点，突出了传统医学体质学的内涵。

6. 对人体体质学研究的思路与方法学作了有益的探讨 人体体质学作为一门学科，必然要有新理论、新思维、新方法。提倡多学科协作，经典的宏观方法与现代的微观技术相结合，定性研究与定量研究相结合。对于作者所做的实验研究，又另辟专门篇章介绍，说明了付出的心血和艰辛以及卓有成效的工作。

从书中不难看出，经过作者及同仁们的艰苦努力，人体体质学、体质病理学、体质食疗学已经创立，虽然目前还不为医学界广为共知，整个人体体质学尚处于前科学的阶段，体质类型分型，尚缺乏统一命名，中医体质学的普查工作，缺乏精确的定性和定量相结合的测试方法，这些还有待进一步地充实。但我们相信通过努力，人体体质学必将得到更大的发展和完善，一定会有力地促进人类学和医学的发展。

这部 60 万字的巨著，是对中医、中西医结合在体质学理论研究和临床辨质论治的一盏明灯，她将拓宽中医从理论到临床的思路，使其迈上一个新的台阶，重振岐黄雄风，扬威于世界医学之林。中医学从来都是以人为本的，"辨质论治"是抓住了辨证论治的精髓，充分阐发了中医学个性化的诊疗机制，这是作者创造性的伟大成果，在中医学史上将谱写辉煌的一页。

谨以此评介，向中医、中西医结合的同仁们推荐，值得我们认真去阅读、参考。

〔本文吴坚、蒋熙、朱琬华参与整理，发表于《中西医结合杂志》2005 年〕

中医药的现代化要突出"原始创新"

——谈鲜药创新的重要意义

　　中国医药学，历史悠久，博大精深，蕴藏丰富，经过几千年的不断充实、完善，形成了独具特色的理论与实践体系，在预防、保健、治疗、康复等方面积累了极为宝贵的经验，成为传统医学中的一枝奇葩。当代著名科学家钱学森院士说："21世纪医学的主宰者，是中医中药。"当前全世界医药领域的有识之士，鉴于化学药的毒副作用，都在呼吁"回归自然"，积极研究中医中药，出现了全世界的"中医药热"。目前中医药面临机遇与挑战并存的局面，作为新世纪中医药工作者，我们一定要奋发努力，迎头赶上，才能适应新的形势，充分发挥中医药的优势，使中医药走向世界，为全人类健康服务。

　　中医药是一门科学，应当与时俱进地发展，并不断创新。因此，中医药必须实现现代化，而实现中医药现代化，固然需要相应的物质条件的充实，但最为关键的还是要建立在扎实的临床基础上，并辅以相关学科的研究，多学科的横向联系与协作，从而确立自我主体，而不是削弱、消融自己的理论体系，更不是单纯用现代医学来论证、解释或取代中医。因此，中医药学现代化的模式，应当是"继承、发扬、渗透、创新的结合"，也就是结合中华传统文化的内涵，保持原有的中医基础理论和临床应用特色，充分吸收和运用现代科学技术成果，包括与之相关的自然科学、人文科学等学科成果，以达到创新的目的。

　　江泽民总书记2001年3月4日在政协教育医药卫生界联组会上指出："要正确处理好继承与发展的关系，推进中医药的现代化。中西医并重，共同发展，互相补充，可以为人民群众提供更加完善有效的医疗保健服务。"这是鼓励，也是鞭策，为我们指明了方向。继承是创新的基础，有了创新，才能谈到发展。数月前全国人大副委员长、中国科协主席周光召在中医改革与发展专家座谈会上也指出："中医要发展，必须与当代最新科学紧密结合，培养一支有生物科学等多方面知识的中医队伍。"中医药学和现代科学技术的结合，既是创新的途径，也是创新的结果，从而达到传统和现代和谐统一的新局面。

　　既是创新就不是装点一些时髦的名词、术语，搞一点重复的实验数据，更不是沿袭国外的某些模式，改头换面地套用一下，跟着外国人的后面跑，永远是落后的。

　　我们要强调科研的"原始创新"，培养原始创新的思维与观念。所谓"原始创新"，《上海中医药杂志》（2002年第2期）卷首语说得很具体："主要是指新的科学发现和技术发明，集中体现在基础研究和战略高技术研究方面。许多具有竞争优势的高技术产品都源于原始创新的成果。"中医药科研过去缺乏原始创新的意识和能力，因此我们要大力提倡、支持中医药科研的原始创新工作，突出"原始创新"精神，中医药学才能得到突破性的发展，才能屹立于世界医学的殿堂。

　　就拿中药来说吧，当前中医使用的中药，绝大多数是干品，丧失了许多有效成分。《神农本草经》早就强调"生者尤良"，由于采集和保存的原因，使用鲜药已为医者淡忘，为了提高疗效，发挥中药的特殊作用，攻克疑难杂症，鲜药的使用，应该提到议事日程上来讨论、推广。北京李建生研究员创建的建生药业有限公司，研制了"金龙胶囊"和"金水鲜胶囊"两种鲜药制剂，这是中药学史上的创举，也是获得中央卫生部批准生产的第一宗鲜药制剂，它在治疗癌症和免疫缺损性疾病方面具有卓越的疗效，挽救了许多沉疴痼疾，许多濒临死亡边缘的患者，出现了起死回生的奇迹。这就充分说明了鲜药的疗效，确实大大超过了干品，特别是动物类药物，更为突出。因为动物均具有丰富的生物活性，一旦死亡，生物活性遭到破坏，疗效就大大降低。根据清华大学生命科学与工程研究院检测的结果："活动物冷冻干燥，其活性成分大于干品五六倍或十几倍。"鲜药既可提高疗效，又可节约药材，减少服用量，可以充分说明这个问题。李建生同志在清华大学和中国癌症研究基金会的协作下，又得到当代医药界许多贤达之士的支持，成立了鲜药学术委员会，进行鲜药制剂的深入研究，创制了新的鲜药产品，这可以说是在鲜药应用方面的"原始创新'，是一个重大的突破，是令人欣喜的成果。希望循此以进，不断创新，取得更多的成果。更希望政府有关部门，给予支持，使之健康发展。

在原始创新的同时，我们还要加强知识产权保护的意识，及时申请专利，以确保成果的享有权。据悉近 15 年来，外国企业和国内企业在中国申请专利的比例是 6.4：1，外国人在医药领域内的专利占 60.5%，数额是惊人的，洋中药在国内的销售额每年达 1 亿多美元，在加入 WTO 后，竞争必然更加激烈，"原始创新"和知识产权的保护工作，也就必须更为加强。

要发展中医药，实现中医药现代化，我们必须努力学习，充分利用当代科学技术，开展多学科的协作，开拓思路、勇于创新，走"原始创新"之路，才能在新世纪里创造更多的成果，为实现中医药现代化而努力。建生药业制剂已为我们做出了好的榜样，我们要增强信心，团结奋进，中医药现代化的目标，一定可以达到，努力为全人类健康作出更大的贡献，为岐黄之术争气，为祖国争光！

〔写于 2004 年〕

追忆一段胜缘，祝贺中国中医研究院 50 华诞

中国中医研究院建院 50 年来，对中医药的研究、弘扬，作出了卓越的贡献，成为我国中医药最高的学术研究殿堂，值兹 50 华诞大庆之际，谨致以热烈的祝贺和崇高的敬意！并追忆与中研院的一段胜缘，聊作院史之拾遗。

1956 年 7 月，中华医学会第 10 届全国会员代表大会在北京召开，我作为中医界代表，前去参加。会议由傅连暲会长作工作报告，随后大会交流，分组讨论，非常热烈融洽。会议期间，周恩来总理等国家领导人在中南海怀仁堂接见与会代表，合影留念。并得与时任中央卫生部中医顾问的章次公老师朝夕相聚，聆取教益。会议结束前，中国中医研究院鲁之俊院长邀请部分中医界代表李聪甫、任应秋、陈苏生、钱今阳和我等 10 余人，在会后去该院考察座谈。因为建院方一载，一切从零开始，筚路蓝缕，希望对研究院的工作，提出建设性意见，以便更好地开展工作，为中医药学的继承发扬，探索研究，作出应有的贡献。鲁院长情真意切地介绍

了研究院成立一年来的概况和迫切需要解决的问题，我们听取汇报后，就由王伯岳学术秘书陪同去各有关部门考察。在初步了解情况后，再由鲁院长主持座谈会，听取大家的建议，发言很踊跃，颇多中肯之建言，切实可行之刍议，鲁院长很高兴地接受了大家的建议，历时一周，始行结束。在结束前夕，鲁院长分别找了部分同志谈话，征求意见，是否可以来京工作，多数表示乐意接受，只有上海钱今阳主编予以缓谢，因为《新中医药杂志》的工作，一时无法脱身。我明确表示，服从组织决定。可是后来调令由省卫生厅转到市政府主管部门时，却因地方保守主义思想作梗，而以市中医院刚刚成立不久，突然将骨干力量（我时任院长之职）调走，不利于医院的发展为由，请上级收回成命，而未能前往。若当时能如愿前去，可以饱览馆藏珍本医笈，接触诸多名家学者，必将提高自己的业务水平，扩大认识传统医学内涵的视野，或可对中医药学的继承发展，多做一点有益之事，而不致僻居一隅，孤陋寡闻如斯，引为终身憾事。任应秋、陈苏生等均先后去北京工作。

此外，我研制治疗类风湿关节炎（简称类风关）的"益肾蠲痹丸"，1985 年列为江苏省重点科研课题时，需要做病模实验、药理、药化、毒理等检测，由于我的师弟陆广莘同志任贵院基础理论研究所副所长，同时贵院的刘文富研究员曾为我市虎耳草课题做过实验研究，比较熟悉，便与他们联系，得到热情支持。所以这个课题就与贵院基础理论研究所合作，我与女儿琬华多次前往贵院洽谈，得到所领导及温处长、王安民、刘文富、齐岩、吕爱平等专家的密切合作，创制了类风关的病模，证实益肾蠲痹丸确能调节机体免疫功能，并减轻滑膜组织炎症，减少纤维沉着，修复受破坏的软骨细胞，成为迄今为止能够修复类风关骨质破坏唯一的一种中成药，而享誉海内外，贵院之功不可没也。

今后，我们基层科研工作，还希望继续得到贵院的指导与合作，共同为中医药事业之振兴，添砖加瓦。

〔写于 2005 年 7 月〕

溯古论今谈医德

医德是指医务人员应当具有的道德品质。我国是一个文明古国，提倡医德是我们中医几千年的优良传统，在我国最早的一部古典医著——《黄帝内经》中，就有了这方面的论述。其中最著名的有"疏五过论"、"征四失论"等篇章。嗣后，在历代医家的著述中，都续有记载，张仲景在《伤寒论·原序》中，恳切指出了当时医生治学的许多弊端，提出了"勤求古训，博采众方"的医学主张，堪为学习中医学之准绳。孙思邈在《千金方》中，于篇首列有"论大医习业"、"论大医精诚"等数篇，对医德作了精辟的论述。南齐《褚氏遗书》中说："夫医者，非仁爱之士不可托也，非聪明理达不可任也，非廉洁淳良不可信也。"这是对医生道德的基本要求。古今中外，凡是有成就的医学家无不具有高尚的医德，济世活人的动机，激发医学家为医学进步奋斗终生。所以说，医德和医术是统一的，相辅相成的。在烽火连天的战争岁月里，广大医务人员在党的教育和培养下，继承了古代医家的传统医德，冒着枪林弹雨，出生入死，抢救广大战士和老百姓的生命，为革命战争的胜利，做出了重要的贡献。而国际主义战士白求恩的伟大形象更是光彩照人，"白求恩精神"就是共产主义医德的结晶。1949年新中国成立后，白求恩精神不断发扬光大，涌现出许多像李月华、吕世才那样的英雄模范，他们的光辉业绩为广大人民所传诵。令人痛心的是，经过十年浩劫，医务界的医风受到"四人帮"的干扰破坏，社会上有一种顺口溜说："四只轮子一把刀，白衣战士红旗飘。"把驾驶员、肉店师傅、医生、干部，并列为能开后门和善开后门的人。这是群众对我们医生的一种讽刺和批评，说明我们医生队伍中也确实存在着借医行私的现象，这些人为数虽少，但造成的社会影响很大，值得重视。为了肃清"四人帮"的影响，提高我们卫生队伍的道德修养，我们既要发扬优秀的民族文化传统，继承历史上正确的医学伦理道德观念，又要按照新形势的要求，切实改进我们的医疗作风，使医德具有鲜明的时代特点，从而促进医学科学的发展。

一、情操高尚，服务赤诚

自古称医为仁术，这和现代所讲的"救死扶伤，实行革命的人道主义"的精神是一致的。《后汉书·方术传》载："汉太医丞郭玉，仁爱不矜，虽贫贱厮养，必尽其心力。"说明古之学有素养的医家对待病人无分贵贱，总是悉心施治。汉代董奉，治病不取报酬，病人愈后，给他种杏树一棵作为纪念，后来他的住宅附近，蔚成杏林，直到现在，"庐山杏林"仍传为医界美谈。今天的医务工作者，理应有超越前人的美德，遗憾的是有人名利熏心，或"看人头"行医，或假公济私，或以病假条作交易，把神圣的医术变成商品。面对我们先人的嘉言懿行，这些人应该脸红。

汉代张仲景"感往昔之沦丧，伤横夭之莫救"，为了解除当时严重危害人民健康的伤寒等疾病的威胁，精研医术，著成了学术价值很高的《伤寒杂病论》，在中医学史上占有光辉的一页，其立言的动机是十分高尚的。《医镜》载："朱丹溪弃举子业而致力于医，迎候者无虚日，无不即往，虽雨雪载道，亦不为止，仆夫告痛，谕之曰：'疾者度刻如岁，而自逸耶？'"这种不畏艰险，体贴病人的精神，无疑值得我们大力提倡。今天我们讲"心灵美"，应该表现在爱护病人，关心他们的疾苦，不避辛劳，不厌其烦，全心全意为病人服务才是。那种厌烦病人、训斥病人、讥讽和嘲弄病人的行为，都是违反医学人道主义原则的，其心灵也是丑恶和肮脏的。

唐代孙思邈，学识渊博，道德高尚，他曾说："人命至重，贵于千金；一方济之，德踰于此。"他又说："凡大医治病，先当安神定志，无欲无求，先发大慈恻隐之心，誓愿普救含灵之苦。若有疾厄来求救者，不得问其贵贱贫富，长幼妍媸，怨亲善友，华夷愚智，普同一等，皆如至亲之想。亦不得瞻前顾后，自虑吉凶，护惜身命；见彼苦恼，若己有之；深心悽怆，勿避崄巇（xiǎn 显，xī 希，艰难也）；昼夜寒暑，饥渴疲劳，一心赴救，无作功夫形迹之心，如此者可为苍生大医。"凡是违反这些原则的，他斥之为"含灵巨贼"。我们在日常工作中，必须把为病人服务视为己任，无分贵贱，一视同仁，在任何时候都应该抛却私心，出以公心，勇于负责，积极救人，特别在重症、险症的救治中，"不得瞻前顾后，自虑吉凶"，当同心协力，竭尽一切办法进行抢救，如果遇到疑难，推三阻四，就会使病者失去抢救之机会，这是医务工作者失职、缺德的表现。

二、好学不倦，精益求精

作为一名医务工作者，仅仅具有为人民服务的良好愿望是不够的，必须掌握过硬的为人民服务的本领。不精通本行业务，不能正确地分析病情、诊断疾病、处方用药，就会因循误事，甚至造成不堪想象的后果。因此，为人民健康钻研医术是医德的又一表现。中医学有高深的理论，浩繁的典籍，各具特色的流派，我们必须像蚕吐丝、蜂酿蜜那样，终生勤劳，孜孜不倦地学习，才能采撷精华，不断地充实自己，提高业务水平。

孙思邈说："凡欲为大医，必须谙《素问》、《甲乙经》、明堂流注、十二经脉、三部九候、五脏六腑、表里孔穴、本草药对，张仲景、王叔和等诸部经方；又须妙解阴阳……如此乃得为大医。若不尔者，如无目夜游，动致颠殒。"这段话告诉我们，为医者必须打下扎实的基础，要探源穷本，接受历代医学的精华。我们是历史唯物论者，不能割断历史，没有继承就不可能有发扬。而要继承，就得下功夫认真读书，接受了前人广博的理论和经验，才能由博返约。所以喻嘉言说："医之为道，非精不能明其理，非博不能至于约。"只有这样，我们才能明其奥理，知其大要，在医学领域由必然王国向自由王国逐步迈进。

学习绝不能存门户之见。一叶障目，不见泰山，知识面是很狭隘的。陆定圃说过："习医者当博览群书，不得拘一家之言，谓已尽能事也。"无论是读前人的书，还是向今人学习，我们都要牢牢记住他的话。任何流派，都有所长。但是，既有所长，必有所短。学其所长，避其所短，始为善于学习；荟萃众长，融一炉冶才算学有所成。

对于不学无术的庸医，古代医家是深恶痛绝的。张仲景说："观今之医，不念思求经旨，以演其所知，各承家技，始终顺旧；省疾问病，务在口给；相对斯须，便处汤药；按寸不及尺，握手不及足，人迎、趺阳，三部不参，动数发息，不满五十，短期未知决诊，九候曾无仿佛；明堂阙庭，尽不见察，所谓窥管而已。夫欲视死别生，实为难矣。"这种既无实学，而临证又草率从事者，是不能胜任医疗工作的。张仲景的这番论述，不啻给那些不学无术者敲了一个警钟。

医学科学是在不断发展的，中西医学的新理论、新成果不断涌现，我们处在知识更新、知识爆炸的时代，必须如饥似渴地接受新的知识，不断开拓我们的视野，丰富我们的医疗手段。医生除需具有比较全面的医学知识之外，还应掌握和了解其他有关学科的知识，包括社会学、心理学、伦理学、自然科学（如气象、地理、天文、生物、物理、化学、免疫、分子生物学等）及文学艺术等多学科的基本知识。

三、谦虚谨慎，作风正派

正派的医疗作风大致可包括：关心病人，认真负责，不为名利，不尚浮华，举止端庄，态度和蔼，文明礼貌，尊重同道，维护集体，等等。一个医院要有好的院风，就要求每个工作人员都有好的作风，我们必须从自己做起，在各方面严格要求自己。

据《医镜》记载："王琢章，性慈祥，对病者每谆谆告诫如父母，每处方必再三推究，有所增减，虽深夜必使人叩病者门告之，或且深自引咎，改易前方，不自怙过也。"能视病人如己亲，其精神固值得称道，而诊治已毕，继续推敲，务求药与证合，且不讳言己过，其治学之严谨，襟怀之坦诚，更值得我们追慕与学习。

古之名医告诫医者不能沾染骄傲自大的恶习，孙思邈说；"夫为医之法，不得多语调笑，谈谑喧哗；道说是非，议论人物；炫耀声名，訾毁诸医，自矜己德；偶然治瘥一病，则昂头戴面，而有自许之貌，谓天下无双，此医人之膏肓也。"《回春录·序》中说："故为医无才、无学、无识不可也；为医恃才、恃学、恃识亦不可也；必以平心以察之，虚心以应之，庶乎其可也。"这些论述何等中肯！医生的学识固需广博，但亦不能自恃己能，漫不经心。"恃才、恃学、恃识"，就阻断了自己继续前进的道路。"谦受益，满招损"，这些有益的佳言，我们要牢牢记取。

应当怎样处理同道之间的关系才算比较恰当呢？我认为陈实功的这段话是有参考价值的："凡乡井同道之士，不可生轻侮傲慢之心，切要谦和谨慎，年尊者恭敬之，有学者师事之，骄傲者逊让之，不及者荐拔之。"只有这样，才能团结同道。今天我们医务工作者，已不是像旧社会那样私人开业，社会主义制度把我们组合在一个大家庭里。一个人的一言一行都和集体息息相关。我们必须处处从大局出发，维护全科、全院乃至医务界的声誉。同道之间，要互相尊重；新老之间，要尊老爱新；上下级之间，要尊上爱下。若自矜己能，目空一切，诋毁他人，炫耀自己，都是无知、无德的表现。

临证必须胆大心细，谨慎从事，在对患者解释、答复问题时，也要尊重客观事实，把握分寸，决不能任意夸大病情，危言耸听，增加病人的精神负担，甚至产生医源性疾病。应该懂得，良好的服务态度，文明礼貌的作风，安慰性的语言，是一种精神治疗，有助于疾病的恢复。马克思曾说过："一种美好的心理，比十副良药更能解除生理上的疲惫和痛楚。"特别是对一些因精神因素而致病的患者，可以收到药物无法达到的效果，这是为医学心理学研究所证明了的。

医德所包括的内容是多方面的，概括起来说，就是要求每一个医务工作者，必须具有心慈（全心全意为人民服务的精神）、德高（高尚的共产主义道德情操）、术精（精湛的医疗技术）等修养。

社会主义时代的医务人员是忠实于广大人民的，我们的医德修养是时代的要求，这和资本主义国家对医生的道德要求有本质的区别。在开展"五讲"、"四美"的活动中，大力开展对医学道德的宣传和教育，这对于造就一支具有良好医德修养的卫生队伍，促进四化建设的发展，都具有重大的意义。

〔1979 年为提倡医德而写的讲话稿〕

【重读感言】上文写于 27 年前，目前医德仍然是严重问题，且更为复杂，公开式变相式索要红包，拿药物回扣，重复检查，乱开大处方，从而出现"看病难、看病贵"和医患关系十分紧张的局面，成为非常突出的社会热点问题之一。当然原因是多方面形成的，但部分医者道德观念日益淡薄，行风不正，自律不严，则是最为重要的主观原因。为此，医德问题必须引起重视，重温张仲景、孙思邈等先贤的谆谆教诲，继承传统的医德医风，很有必要。今天我们还应与时俱进地坚持胡锦涛总书记提出的社会主义的荣辱观，重树仁心仁术的光辉形象，更好地为人民健康服务，为弘扬中医药学术而奋斗不懈。

〔2006 年〕

漫谈怎样防病保健、延缓衰老

"有病方知健是仙，人生长寿健为先。"说明预防疾病，保健延年是很重要的。

人人都希望有个健壮的体质、旺盛的精力、乐观的情绪，为美好的明天去奋斗、拼搏，为人类做更多有益的贡献。从医学角度来说，首要的前提，是怎样去维护自身的健康，如何增强体质、预防疾病、延缓衰老。根据生物学家的推测，正常人的寿命应为 $125\sim175$ 岁，但是什么原因使大多数人都没有能达到这个目标呢？有关学者研究认为，健康和长寿有 20% 来源于遗传因素，25% 来自周围环境的影响，5% 来自医疗条件，其余 50% 完全掌握在个人手中。这就是说人们自身的生活条件、生活习惯、生活方式和嗜好等，是决定一个人健康长寿的重要因素。因为当前世界上还没有长寿不老的灵丹、长生不死的妙药，那么怎样办呢？就请接受医学家提出的最简单的健康公式吧："健康与情绪感情稳定性、运动锻炼和平衡合理的饮食成正比例，而与郁怒、懒惰、暴饮暴食、烟酒嗜好成反比例。"

下面就情绪、运动、烟酒、饮食与防病保健、延年益寿的关系，谈一些看法，供各位参考。

一、精神愉快，青春常在

心理学家将精神紧张、怨怒、恐惧、失望、焦虑、沮丧、压抑等统称为"情绪困扰"，认为它与疾病的发生乃至猝死，有密切的关系。《内经》将喜、怒、忧、思、悲、恐、惊称为"七情"，认为七情不可过度，否则就会损伤脏腑功能，影响身体健康。故有人提出"情绪困扰"乃百病之源，是有其道理的。它的主要危害：①削弱人体免疫系统的功能；②是强烈的"促癌剂"；③是心脏病的"触发器"；④是导致胃肠病的"腐蚀剂"；⑤是牙齿的大敌。因此，保持乐观的心态，情绪稳定，是健康长寿的重要因素。由于精神抑郁，或过度紧张、冲动，暴怒等精神情绪波动失衡，易削弱自身抵抗力，降低免疫功能，导致许多疾病的产生。例如溃疡病、心脑血管病、高血压、癌肿、失眠、早衰等均与精神情绪失衡攸关。

我常说："乐则长寿，神安延年。"中国南北朝时代陶弘景曾谆谆告诫人们说："莫大忧愁，莫大哀思，此所谓中和。能中和者，必久寿也。"所谓"中和"，就是保持精神情绪的平衡，如此，健康就有了保障，当然可以延年益寿啦！现代医学认为，生命以蛋白质为物质基础，以新陈代谢为基本条件，以神经系统尤其是大脑皮质为主导力量。

《人生延寿法》指出："一切对人不利的影响中，最能使人短命夭亡的，就数不好的情绪和恶劣的心情，如忧虑、颓伤、惧怕、贪求、怯懦、忌妒和憎恨。"人的生理功能，如受到影响的话，身体和精神必然受到干扰和损耗。所以乐观喜笑的人最健康，笑可以帮助消化、循环，并具有发汗作用，而且可以振奋全身器官功能。充分说明人的精神情绪与疾病、健康和长寿三者是紧密相连的。根据对长寿老人调查的结果，证明心胸开朗，热爱生活是其共同的要素。

孔子说："乐以忘忧，不知老之将至。"所谓"人有悲欢离合，月有阴晴圆缺"，"想得开，看得空，才能成为长寿翁"。在漫长的人生道路上，既有轻车熟路，也有荆棘坎坷。人生活在社会上，难免会碰到这样或那样的不愉快，如家庭不和，人事纠纷，受人欺侮，被人误解，事业上的挫折，等等。在这个时候，除了要对事情的本身恰当处理外，非常重要的就是思想达观，胸怀开朗，坦然处之。不要消极、悲观、沮丧，而是要从生活中酿造属于自己的春天，也就是要情趣乐观，心胸豁达。"精神愉快，青春常在"，健康长寿，可操胜券。

日本全国老人协会理事长加藤泰纯博士强调，高龄者幸福生活的三大秘诀是忘记死亡、忘记钱财、忘记子孙。这是富有一定哲理的。我们要争做生活的主人，不做生活的奴隶，不要为名利所缠扰，不要为世俗琐事所困惑，就能洒脱轻松，活得很自在，很愉快，必然可以健康长寿了！

二、运动可延年，要活就要动

长期坚持适量的运动，能使身体各个系统和器官得到锻炼，增强生理功能，促使身体充满生机和活力。反之，缺乏运动，势必早衰。因为运动就其作用来说，可以代替许多药物，但所有药物，不能代替运动的作用。因此可以这样说，要保持和提高工作效率，预防衰老和疾病的方法之一，是积极、坚持适量的体育活动。"生命在于运动"是一句至理名言。新陈代谢，吐故纳新，是人体保持健康，不断更新的基本条件，而劳动和运动，则是保证人体正常代谢过程的最重要的因素，是增强体质，提高抵抗力的关键。

（一）运动养生的道理

1. 运动可以减慢心率　在正常情况下，心率稍慢的人寿命长。因为经常参加体育锻炼的人，心肌收缩有力，排血量增加，心脏每搏动一次输血量达 $80\sim100$ mL，不锻炼的人只有 $60\sim70$ mL。由于输出血量多，营养心脏冠状动脉的口径会增粗，从而心脏供血得到改善，全身血管弹性增强，心跳次数较少，老化现象的进程较慢，最终就表现为寿命延长。

2. 运动可满足机体对氧的需求　人体在运动中可吸进更多的氧气，排出更多的二氧化碳。运动能使肺的通气量增加，氧的利用率增加 $4\sim8$ 倍，从而促进人体的新陈代谢，起到推迟衰老的作用。

3. 运动可增加高密度脂蛋白的含量　对人体起着重大作用的脂蛋白主要是高密度和低密度两种。低密度脂蛋白像"沉淀剂"，很容易将胆固醇黏附在动脉粥样硬化的斑块中，从而加速血管的狭窄和阻塞；而高密度脂蛋白则相反，它非但不会沉淀胆固醇，而且还能溶解胆固醇，它像"清道夫"一样，把胆固醇送到肝脏去排泄，起到软化血管，保持血管弹性的作用。运动可以增加高密度脂蛋白的含量，就能防止和减少心脑血管疾病的发生，延长寿命。

4. 运动可以防癌　"运动运动，癌症难碰。"因为：①运动可使人吸入比正常人多几倍乃至几十倍的氧，吸入氧气增多可防止癌症的发生，即使患了癌症，也能使生命过程延长；②运动会使人流汗，而汗水能把体内的铅（Pb）、锶（Sr）、铍（Be）等致癌物质排出体外；③运动可增强体质，提高人体制造白细胞的能力，战胜癌细胞；④运动可使血液循环加快，体内少量的癌细胞如同湍流中的小沙子，不易站住脚，也不易转移和扩散。实验证明，最易于使人衰竭，最易损害人的健康的因素，莫过于长期不从事体力劳动和体育锻炼，所以没有一个懒人是长寿的。历代帝王的物质生活条件，可以说是最好的，但据统计，中国从魏废帝曹芳（231～274）至清光绪（1875～1907），共计 194 位帝王，其中 80 岁以上者仅 5 人，占 2.6%；$70\sim80$ 岁者 11 人，占 5.7%；$65\sim70$ 岁的 19 人，占 9.8%；其余 81.9% 均中年驾崩，说明奢侈淫逸，肢体少动，必然短命。

（二）体育锻炼的要点

1. "运动要适量"　运动不要超过自己身体的承受能力，青壮年运动量可大一些，老年人则宜量力而行，散步、慢跑、太极拳、自我按摩均可。散步、慢跑可使全身血液和骨骼、肌肉、韧带活动起来，并能调节内脏功能平衡，推动正常的新陈代谢，产生良好的生理效应，俗话说："百练不如一走"，"步行是运动之王"，即是此意。日本朋友寺部正雄先生与夫人，长期坚持每天早晨走 2800m，这是很好的，现已耄耋之年，仍精神振爽，祝他俩健康长寿。

2. "贵在坚持"　要持之以恒，才能收效。

（三）介绍几种简便易行的健身运动

1. **爬楼梯**　不仅可以增加下肢肌肉和韧带的活动能力，保持关节的灵活性，而且能促进人体能量代谢，增强心肺功能。但老年人不适宜。

2. **返序运动**　就是倒走路，向后退，能使我们的神经系统得到更加全面的锻炼和建立新的平衡，使肌肉的活动更加全面，适应性和灵活性都将有所提高。

3. **小雨中散步**　可以吸收更多的负离子，具有安神调气、降低血压的作用。在这里要提一下，早晨切忌空腹运动。因为运动需要能量，平时能量来源主要为饮食中摄入的碳水化合物。如果空腹运动，主要的能量就要靠脂肪。这时，血液中的游离脂肪酸就会明显升高，脂肪酸虽能成为心肌等活动的能量来源，但其量过多又可成为心肌的毒物，能够引起各种心律失常，甚至猝死，特别是中老年人，更应该注意。

三、多用脑，缓衰老

"若要长寿勤用脑，颐养天年贵在勤"，确是经验之谈。据有关学者估计，人脑的神经细胞有 120 亿～140 亿个，平均每小时死亡细胞数 1000～1200 个，如果一个人的寿命为 100 岁，所损失的神经细胞也不过 10 亿个左右，仅 10%。也有人认为，从 40 岁开始，脑细胞逐渐减少，到 70 岁可减少 20%，高龄人脑细胞可减少 30%。但总的来说，脑的潜力还很大。人的一生，大脑可储存 1000 亿个信息单位，相当于美国国家图书馆藏书量的 5 倍。遗憾的是人脑尚有 90% 的潜力未被利用。大脑同样受"用进废退"规律的支配，不用就会产生废用性萎缩，俗话说："脑子愈用愈灵。"因此，长期从事脑力劳动的人，衰退缓慢，而衰老最快的是那些脱离生活的人和那些一辈子没有事业心，老在生活圈子里打转转，而心胸狭窄者。古今中外不少脑力劳动者多获长寿的原因正是如此。为了保证脑力活动，应该注意以下几个问题：

1. **保证必需的营养**　大脑两半球的总通讯量，每秒钟可达 40 亿次冲动，工作紧张而繁重。为此大脑必须有足够的营养作保证，特别是早餐不宜吃得太少，夜间工作要吃点夜宵。蛋白质的供应，对大脑十分重要，最好是 8 种必需氨基酸都具备的蛋白质，如鱼、蛋、瘦肉类、乳制品、豆制品、花生、芝麻、核桃等。脑细胞的兴奋，还需要足够的 B 族维生素和维生素 C，因为 B 族维生素中不少是糖代谢中的辅酶；维生素 C 具有促进热能源燃烧的功能，大脑无论需要多少可成为热量的糖质，如果缺少维生素 C，就如同加满汽油而未加发动机机油的汽车一样，就不能顺利地工作，新陈代谢也不能正常进行，因而出现各种障碍，如记忆力降低，注意力不集中，或者焦躁情绪愈来愈剧，以致产生精神过度紧张的现象。"胆碱"缺乏也会使大脑工作受到干扰，在食物中适当补充胆碱，对脑活动有益，例如适当吃些蛋类。此外，还应补充脑磷脂、谷维素等。同时在疲劳时，可到旷野、山林、河边散步，因为那儿有较多的负离子，有利于大脑疲劳的恢复。

2. **适当服些抗氧化剂**　大脑衰老过程中，有一个重要变化，就是脑细胞中"脂褐素"堆积，并随年龄而增加。脂褐素的存在，会影响脑细胞的正常代谢功能。要推迟脑细胞衰老，就要设法减少脂褐素的产生。维生素 E 是目前公认的具有抗氧化作用的物质，可以阻止和减少脂褐素的生成。

3. **定期做"扩脑运动"**　有关专家建议，30 岁以上的人，每 10 年至少得做 2 次"扩脑"的活动。这个活动包括：①从报刊杂志上重新学习 6000 个词汇、成语；②结识新朋友，或到自己未曾去过的地方旅行；③研究自己家庭的成员，写一份传记；④找一个过去未接触过的题材，予以深入研究；⑤从家庭的日用需要，设计个新玩意；⑧替你所喜欢的报刊杂志写点意见评论。以上这些活动，都有利于延缓衰老。

四、戒除烟酒，规律生活

吴阶平教授谈养生之道时说："我认为重视自我保健，有意识地培养有利于健康的好习惯，下决心戒除不健康的坏习惯，这就是最好、最有效的养生之道。"这是十分真诚的劝告。什么是不健康的坏习惯呢？为首的是烟、酒，其危害最烈。

吸烟是健康的大敌，吸 1 支烟会减少人体内维生素 C 100 mg 之多，它相当于每天必需的维生素 C 摄取量的 71％。吸烟后还会使维生素 B_{12} 变得不足，招致恶性贫血等。一个吸烟者，每吸一口烟，就要吸入 4000 余种化学物质，其中包括氢化氰、一氧化碳、苯并芘和钋-210 等 30 余种致癌物质。目前全世界每年因吸烟而死亡的人数近 250 万，吸烟者有相当一部分死于心脏病、肺癌和肺气肿，其数量远远超过由艾滋病、交通事故、饥荒、战争和恐怖活动所造成的死亡人数。调查资料表明，吸烟者的死亡率比不吸烟者高 2.5 倍，吸烟人得肺癌的可能性比不吸烟者多 10～25 倍，除肺癌外，吸烟者还能引起喉癌、口腔癌、食管癌、胰腺癌、胃癌、膀胱癌等。难怪有人惊呼，吸烟是 20 世纪的鼠疫，看来不是无稽之谈。据美国肺脏病学会 1985～1986 年度报道：每年美国由吸烟造成疾病而死亡的人数，比在第二次世界大战和越南战场上死亡的人数还要多。据统计肺癌死亡人数中的 85％、心血管疾病死亡人数中 30％～40％、慢性阻塞性肺病（主要是肺气肿和慢性支气管炎）致死人数中 80％～90％，均由吸烟造成。

日本国立心血管病中心的专家，对吸烟和脑中风的关系进行了一项对照研究，他们以因患中风住院的 40～74 岁男性为研究对象，并随意抽查一批未患脑中风的同龄男性对照，结果表明，吸烟使患脑中风的危险性增加，每天吸 2 包以上者，比不吸烟者增加 1.3 倍。吸烟促使人体老化和某些癌症发生，早已被医学界肯定，专家认为，吸烟促使血硒（Se）含量下降，可能是引起上述情况的原因之一。因硒在对抗细胞老化和抑制癌细胞发生的过程中，起着重要的作用。吸烟过多，还易引起高血压等病。人类即将跨入 21 世纪，科学技术的高度发展，将帮助人类战胜各种疾病，延长寿命。但是医学专家却预言，在未来的 21 世纪，仍有四大"瘟疫"威胁着人类，那就是：艾滋病、香烟、家猫、癌症。其中猫虽为宠物之一，但它会将淋巴腺鼠疫和其他传染性疾病带给人类，到目前为止，至少有 15 种传染性疾病是经过家猫传播的，这要引起注意。

至于酒，有人以为"酒可解乏"，其实这种感觉是中枢神经酒精中毒时所出现的、暂时的欣快感。当血液中酒精的浓度达到 5/10000～2/1000 时，人的大脑皮质就被抑制，这一方面使高级神经活动受到干扰，另一方面使皮质下的中枢失去控制而出现异常的兴奋。导致这种短暂的欣快感，可暂时将大脑疲劳掩盖，但其辨别力、记忆力、注意力和洞察力，均有不同程度的下降。特别是经常酗酒的人，心脑血管、肝脏、神经系统、胃肠等脏器均受损害。而且慢性酒精中毒，对人体衰老速度所起作用更大。所以世界卫生组织明确指出："酒精消费，是引起健康损害的最严重的世界性问题，是仅次于烟草的第二号杀手，它引起的死亡，比所有非法药物引起的死亡加起来还多。"有人以为啤酒是饮料，其实多饮了，也易使人患胰腺癌、肥胖症和痛风等疾病。酒虽是具有魅力的饮料，只可偶尔少饮，不可过量为是。

此外，生活要有规律，不要迟睡晚起。纠正不良生活习惯，是预防肿瘤和心脑血管疾病以及延缓衰老的一个重要因素。《内经》早就指出："上古之人，其知道者，法于阴阳，和于术数，食饮有节，起居有常，不妄作劳，故能形与神俱，而尽终其天年，度百岁乃去。"这是很有参考价值的。

五、病从口入，慎食为要

饮食与健康有密切的关系，必须慎食、节食。

（一）饮食有节，防病保健

饮食是人们摄取营养，维持生命的唯一渠道，人要生存，就离不开饮食。但饮食要合理有节，太过或不足，都能影响健康，导致疾病的产生。进食太少，易引起营养不良；过量饮食，由于营养过剩，往往导致肥胖症、高脂血症、高血压、冠心病、糖尿病、痛风等疾病发生。特别是暴饮暴食，还会破坏消化功能。2000多年前的《内经》就说过："饮食自倍，肠胃乃伤。"暴饮暴食会引起急性胃肠炎、急性胃扩张、急性胰腺炎，诱发心脑血管病，危害之大，莫此为甚。有的人认为多吃是"口福"、是"补"，能增进健康，错误地把吃与"补"画等号，从而忽视了大吃大喝的危害，这是极大的误解。"节食可去病，寡欲而延年"，是前人长期观察的总结。

节食可使人的机体免疫力在老龄时仍保持旺盛，使免疫中枢器官——胸腺的定时紊乱得以推迟，从而延缓衰老过程。节食可使体温略有下降，体温对寿命有决定性的影响，而节食是使体温自然下降的有效方法。最近日本九州大学医学部大村裕教授研究发现，进食过饱后，大脑中一种叫"纤维芽细胞生长因子"的物质比进食前增加数万倍。这种物质能使毛细血管内侧细胞和脂肪细胞增殖，并能促使脑动脉粥样硬化，是引起衰老的重要物质。大村裕教授指出，目前还没有有效的药物来控制饱腹时纤维芽细胞生长因子的增加，然而通过限止饮食量，减少这种物质在大脑中的生成，推迟脑血管硬化和大脑衰老，则是完全可能的。所以中老年注意适当节食，是很重要的。一方面要减少动物脂肪、胆固醇、高糖、高淀粉食物，另一方面适当增加蛋白质与维生素。因为这种适当节食，是要在保证营养的前提下进行的。三餐都应控制食量，晚餐更应节减。

（二）平衡营养，合理搭配

当前社会物质文明日益发展，生活条件不断提高，在饮食上有些人吃高蛋白、高脂肪、高热量的食物较多，而对一般的家常菜如青菜、萝卜、薯类、豆制品等则相对较少，这是影响健康，导致多种疾病发生的原因之一。

蛋白质的主要成分是氨基酸，是维持生命活动、促进人体生长发育的物质基础，它的主要来源有二：一是动物性食品，如牛奶、牛肉、猪肉、鸡蛋、鸡肉、鱼、人奶等；二是豆类和谷类（大米、麦、玉米），特别是大豆的蛋白质含量高达40％左右。动物类蛋白质含脂肪较多，中老年人不宜多吃，而以植物性蛋白质为佳。

脂肪乃人体重要营养之一，也分两类：一是来自于动物性食物，动物脂肪主要为饱和脂肪酸（低密度脂蛋白），不仅含高胆固醇，而且容易凝固、沉淀于血管壁上，多吃即易引起血管硬化，而产生高血压、冠心病、糖尿病、中风等病；二是植物性脂肪（植物油），主要成分是不饱和脂肪酸（高密度脂蛋白），一般既不含胆固醇，而且还含植物固醇，有阻止人体吸收胆固醇的作用，有利于健康，所以应多用植物油为好。俄罗斯医学专家认为，新鲜蔬菜、水果、奶制品、豆制品等组合的植物性食谱最为有益，这很合理，尤其适合于中老年人的保健防病。

人体摄入的热能，要与消耗的热能保持平衡，摄入不足，体力下降；摄入过多，则易于肥胖，影响健康，产生高脂血症、高血压、动脉硬化、冠心病、糖尿病、痛风等疾患，所以俗有"有钱难买老来瘦"之说，当然过于消瘦也不好。进食要适量，要合理搭配，不要吃得太多、太饱，斯乃保健长寿之道。

要多吃新鲜蔬菜、水果，它不仅含有维生素和矿物质，而且还含有较多的纤维素。由于纤维素能促进胃肠蠕动，能吸收水分而膨胀，起到润肠通便的作用，使粪便中的毒素能及时排出，而避免形成慢性内源性自体中毒，就不会出现头昏乏力、肢体酸软、食欲减退等轻度中毒症状，并可防止粪便中致癌物质的逗留吸收，从而减少直肠癌的萌生。韭菜、芹菜中纤维素含量最高。萝卜、豆芽和丝瓜等10多种新鲜蔬菜中，还含有一种"干扰素诱生剂"，能抗病毒感染，抑制肿瘤的发生。"干扰素"是提高人体抵抗力的重要物质，正常人体细胞里含有干扰素基因，在诱生剂的刺激下产生干扰素，发挥抗癌、抗病毒的作用。民间有"萝卜菜上街，药店收招牌"之说。所以纤维素被称为"防病能手"，是当之无愧的。

（三）老年痴呆，饮食调治

老年性痴呆是脑组织弥漫性萎缩和退行性改变所引起的一种老年性疾病，它一旦发生，患者十分痛苦，失掉人生乐趣和生活自理能力，家人也受其累。所以要尽早养成好的饮食习惯，以预防此病的发生。

1. 不要长期吃得过饱　因为经常吃得太饱，将促使大脑中纤维芽细胞生长因子过高，导致脑动脉硬化的加剧，而脑动脉的硬化，则是导致老年性痴呆的成因之一。为了减缓脑动脉硬化的进程，首先要注意控制食量，不要长期吃得太饱。

2. 不要长期大量饮酒　因为酒精能直接损伤脑细胞，促使脑细胞萎缩而致病。

3. 要经常吃补脑益肾的食物　如芝麻、核桃仁、黑木耳、桂圆、花生、红枣、山楂、鱼类、乳制品、豆制品等。少吃肥肉、动物内脏及辛辣、油炸之食物。

4. 适当锻炼　脑力劳动者易患脑血管性痴呆，应适当参加体育活动，如太极拳、散步或慢跑等，以防止脑动脉硬化。体力劳动者易患早老性痴呆，应鼓励多用脑，多学习，以延缓大脑衰老，预防痴呆发生。

（四）以食代药，降胆固醇

凡是胆固醇偏高的人，用食疗降低胆固醇最为妥当，可以避免服用降胆固醇药物的不良反应。因为该类药物在加速胆固醇代谢或减少胆固醇生成的同时，对肝、肾及神经细胞，均有一定的副作用，而停药后易于反跳。大量的医学实验证明，吃低脂肪、低热量、高纤维素类食物，对降低胆固醇含量有较好的疗效。具体地说，就是少吃动物脂肪、动物内脏等高热量、高胆固醇食物，多吃各类蔬菜、水果等高纤维素、高维生素食物。据研究证明，苹果、洋葱、茄子、海带、紫菜、胡萝卜、大麦、橄榄油、豆类及鱼类等含有可降低胆固醇的化学物质，常将这些食物适当地调配食用，既可降低胆固醇，达到防病保健的目的，又可减少药物的不良反应。

（五）糖盐适量，水分补足

糖盐均为营养调味品，但摄入需适量，不可过多，以免影响健康，加速衰老。食糖属于碳水化合物，是人体组织的成分之一，也是人体主要的热能来源，但食用过多，则有损健康。近年来日、英、美等国家科学家以及世界卫生组织（WHO）对 23 个国家进行调查发现：人们死亡率曲线与该国的糖消费量成正比关系。通过动物实验推知，长期吃高糖食物的人平均寿命要比正常食糖人的寿命短 20 年左右。糖摄取过多，热量过剩，容易引起肥胖、糖尿病、高血压、心脏病等，并促进老化。大脑的能源是糖，一天只需糖 10 g，超量就会使大脑陷入缺氧状态，从而出现焦躁、烦闷等精神不安症状。为了避免糖对人体的危害，科学家正在寻找新的"糖源"（甜料）。将取而代之的是果糖、木糖醇、甜菊苷等对人体无大害而又富有营养的甜味剂。红糖中的黑色物质能阻止血清中中性脂肪及胰岛素含量的上升，阻碍肠道对葡萄糖的过多吸收。所以红糖有阻止肥胖、防止动脉硬化等功效。总之，适量吃糖是可以的，但不可过量，以免影响正常膳食的营养素的摄入。特别是老年人，由于新陈代谢降低，体力活动减缓，能量需要相应地减少，而对其他各种营养素的需要则相对地变动不大，在食量减少的情况下，需要进食一些营养价值高的食物。也就是说，不宜经常食用较多的甜食。

盐（氯化钠）是人体组织的重要成分，能维持体内渗透压和酸碱平衡，调节生理功能。人体每天在新陈代谢中要排出一定数量的无机盐，故需通过膳食给予补充。但每天摄盐量不应超过 5 g，有的学者甚至主张每天食用 2～4 g 更好。如果长期食盐过多，会增加细胞外液量，引起水分潴留，又加重心脏负担；血管、肌肉细胞内钠与水量增加，使血管内阻力加重；盐的排泄又要靠肾脏，日久会引起肾性高血压及水肿。高盐饮食还会破坏胃黏膜的保护作用，增加对致癌物质的吸收，容易发生胃癌。因此，要做到既适当限制钠盐的摄入，又能使人吃到美味可口的营养膳食，应从改善膳食结构着手。在增加副食（蔬菜、豆类、鱼等）的同时，还应减少盐和酱油的用量，并适当增加钾、钙和优质蛋白的摄入量，因为这些营养物质可以减轻钠的升压作用。在烹调上，应尽量少用盐和酱油，可以用糖、醋、葱、姜、蒜、胡椒等调料，进行合理的搭配。

至于饮水，也很重要。水虽是小分子物质，结构简单，但它在细胞中的含量却特别大，水占细胞重量的 85％。人体血液中含水量达 90％，执行机体内物质运转的功能。人体每天的水摄入与排出处于动态平衡之中，否则就要引起水肿或脱水。同时，体内水失去平衡，也是致衰的主要原因之一。要健康长寿，就要使体内水的平衡一直处于最佳状态，解决的办法是定时、定量饮水，主动饮水，补足水分。因为人体缺水最先受影响的便是大脑，长期饮水不足，就会影响脑细胞的正常功能，导致脑的老化，从而带来全身的衰老。一个健康的成年人每天起码要喝 1600～2000 mL 的水，要分次喝，不要一次喝光。中国古代就重视喝水，宋代诗人陆游说："仙丹九转太多事，服水自可追神仙。"日本也认为水中含有神奇活力，流传着"日饮三杯水，健康不用愁"的谚语。早晨空腹喝杯凉开水，可以稀释血液，增加肝脏的解毒能力，促使新陈代谢，加强免疫功能，也有助于降低血压，预防心脑疾患。并能促进食欲，延缓衰老，防止便秘和痔疮。中医十分重视睡前饮水，认为是饮水最关键的时辰，可有效地促进消化和睡眠。由于睡眠时血液浓度增高，饮水可稀释血液，加速血液循环通畅，防止心脑血管疾病，有利于健康长寿。磁化水（可在水龙头上安装一个"磁化过滤器"）含氧量可增加 10 倍以上，进入人体后，与人体组织细胞产生同步共振，促进人体内生理代谢，提高免疫功能，对高血脂、高血压、肥胖病、结石病、胃病、消化不良、糖尿病、便秘、腹泻等有效。又日本生产的"酸碱性电子离子机"，可使"死水"（自来水是中性水）变为"活水"，使中性水产生人体所需要的丰富的矿物质，能预防和治疗许多疾病，延年益寿，单位和家庭均可采用。

综上所述，饮食与防病保健之关系，可谓十分密切。明代医学家龚廷贤在《寿世保元》一书中对此曾有精辟的论述："恣口腹之欲，极滋味之美，穷饮食之乐，虽肌体充腴，容色悦泽，而酷烈之气，内蚀脏腑，精神虚矣，安能保合太和，以臻遐龄？……人之可畏者，衽席饮食之间，而不知为之戒，过也。"这是值得参考的。

最后，为了您的健康，谨再重复一下：动则不衰，长乐永康；平衡饮食，戒绝烟酒；规律生活，延年益寿！敬祝各位健康长寿，吉祥如意！

参考文献略。

〔本文系 1995 年 3 月 28 日在日本爱知县西尾市企业法人会上讲演稿。

并摘要发表于《大众中医药》1995 年 4 期〕

临证治验篇

中医之精髓在于学术，学术之根源本于临床，临床水平之检测在于疗效。所以临床疗效是迄今为止一切医学的核心问题，也是中医学强大生命力之所在。为此，吾侪必须在临床实践方面狠下功夫，方能取得较佳之疗效。从医以来，坚持临床，略有所得，尚需不断实践探索，以求无愧于心。

痹证研究的回顾与展望

1949 年新中国建立以来，对痹证的研究日益广泛深入，各地用辨证分型及单方草药、外治等方法治疗痹证之报道甚多，并对病因病机、病理造模、药理药化采取了现代技术和方法，进行了深入的探索，取得较大进展，中国中医药学会内科学会痹证专业委员会已举行 6 次大型学术交流会，并编写专著，有力地促进了痹证研究工作的进展。

痹证与风湿类疾病是同义词，是一组以疼痛为主要症状，病变累及骨、关节、肌肉、皮肤、血管等组织的疾病之总称。其范围甚广，可包括：①与自身免疫密切相关的结缔组织病，如类风湿关节炎、红斑狼疮、皮肌炎、硬皮病、干燥综合征、结节性多动脉炎等；②与代谢有关的疾病，如痛风、假性痛风、软骨病等；③与感染有关的疾病，如各种化脓性、病毒性、真菌性关节炎；④退行性关节病变，如增生性骨关节炎；⑤某些神经肌肉疾病，如多发性硬化、重症肌无力等；⑥遗传性结缔组织病和各种以关节炎为表现的其他周身性疾病，如肿瘤后的骨肌肉病、内分泌疾病中的关节病等。风湿类疾病近数十年来发病率有日益升高之趋势，世界卫生组织曾将 1977 年命名为"世界风湿性疾病年"，随后又将 1981 年命名为"世界残废人年"，这均与风湿性疾病有密切关系，我国也将其列为"八五"重点攻关项目之一。其中特别是类风湿关节炎，给患者造成极大的痛苦，给家庭和社会带来沉重的负担，中华风湿病学学会主任委员张乃峥教授称其为"不宣判病人死刑，但宣判了终身监禁"的病。本病的发病率国际上一般在 1％左右（低者 0.5％，高者达 3％），我国据初步调查，患者约有 940 万人。由于病因不明，目前尚没有特效药和根治方法。这是一个非常值得注意的大问题。

张乃峥教授谈到当前治疗类风湿关节炎的西药，主要有两大类：一类是非激素的抗炎药，如布洛芬、萘普生、炎痛喜康等，这类药能抑制导致类风湿关节炎的一种介质——前列腺素，服后可减轻关节肿痛症状。这种炎性介质是在类风湿关节炎一系列免疫反应后产生的，而这些药对抑制免疫反应并无作用，特别是免疫反应产生的炎性介质有许多种，这类药物对前列腺素以外的其他介质没有抑制作用，不管服用多长的时间，都不能阻止疾病的进展和骨关节的破坏。另一类是抗风湿药如青霉胺等，对免疫的作用有不同的影响，因而降低了疾病的活动性，减慢了病情的进展，防止或减轻骨关节的破坏，能改善病情，但不是根治药，更不是特效药。此类药价格昂贵，且有一定的副作用，因此患者多不能坚持长期使用。张教授还强调在治疗中存在的另一个问题是激素用得太多，据北京、上海两所大医院统计，那里的类风湿关节炎病人，一半以上用了激素，有的用了几年、几十年，产生了不少副作用，这样用药是不合理的。我认为张教授的这些意见很正确，十分赞同。

在痹证诊治上，希望最大、毒性最低、副作用最少的要属中医中药。中医药工作者应团结协作，扎实工作，勤于实践，敢于创新，为攻克痹证做出贡献。在此，提出几点不成熟的建议，请同道们修订完善。

痹证中的风湿热、风湿性关节炎、骨质退行性病变、坐骨神经痛、肩周炎、痛风、风湿性肌炎、皮肌炎、干燥综合征、红斑性狼疮等，中西医药均有较佳疗效。唯类风湿关节炎一病，发病率既高，而目前对其病因仍不太清楚，更没有找到具有特效的药物和根治方法，所以，我认为当前应该重点对此病的病因学、发病学进行广泛的、大样本的调查，既要调研外邪对类风湿关节炎发病的影响，更要重视内因在发病中的作用，然后综合分析，找出其规律性和特殊性，从而采取相应的预防措施，减少发病率和复发率，提高治愈率。

对类风湿关节炎的诊疗，既要用传统方法，又应采取现代医学检测手段，进一步修订具有中医特色的疾病和证候的诊断、治疗及疗效评定标准，使之规范化、标准化，从而提高诊治水平。

国内外一直尚无理想的类风湿关节炎动物模型。前几年上海中医研究院伤科研究所以接种法获得成功。该所从典型的类风湿关节炎患者的血液中提取出一种物质，经荧光标记后注入动物血管内，发现动物标记物质在关节滑膜内停留，两周后关节肿胀，类风湿因子阳性，血沉升高，进而骨质破坏，病理变化与人类类风湿关节炎相似，这是可喜的。嗣后我院与中国中医研究院基础理论研究所协作，由该所病理室以Ⅱ型胶原与不完全福氏佐剂给大鼠注射，加上寒湿因素，即见大鼠毛发失去光泽，懒动，体重减轻。7～15天后可见滑膜细胞增生，滑膜组织中纤维素渗出，胶原纤维增生，炎性细胞浸润，软骨细胞扁平层脱落，甚至全层缺损。45天后部分动物出现软骨下骨损伤，但心、肝、肾、胰、十二指肠、空肠、直肠、肾上腺均未见病理改变。滑膜组织中查出 IgG 抗体、脂酶阳性细胞增多，从病理形态等方面证明了该病模类似人类类风湿关节炎。特别值得一提的，他们在病模动物出现骨质损害后，分成两组：一组用常规治类风湿关节炎之中药，未能控制病变进展；一组用我们创制的"益肾蠲痹丸"喂饲，能使滑膜组织炎性细胞及纤维素渗出减少，胶原纤维减少，软骨细胞增生修复、脂酶阳性细胞下降，使实验性类风湿关节炎的病理变化得到显著改善。从疗效观察方面，反证了该模型与人类类风湿关节炎极为近似，也揭示了温阳补肾、搜风剔邪法对实验性类风湿关节炎有较好的疗效。在临床上我们得到了同样的效果。过去认为该病骨质破坏是不可逆性的，但通过病模实验和临床观察证实，中药"益肾壮督"治本、"蠲痹通络"治标，确能阻止骨质破坏之进展，并使其部分得到修复。诺贝尔医学奖金基金会主席纳罗顿斯强博士在中医研究院参观时，看到该病模骨质破坏及修复之幻灯片时，曾赞叹地说："这是中国传统医学之奇迹，真了不起，值得好好地研究。"这个课题的实验研究深刻地启示我们，中医中药有无限宝藏，如结合现代技术手段加以升华、弘扬，定会创造出新的方药和疗效。

类风湿关节炎患者最感痛苦的是关节肿胀、疼痛、活动受限，因此患者迫切希望得到一种既能比较迅速止痛、消肿、改善关节功能障碍，又无毒副作用的药，那将是最受欢迎的。雷公藤不失为一种疗效较佳的抗风湿药，它起效较快，但毒副作用也较明显，尤其对生殖腺的影响。目前各地应用本品的报道较多，部分配伍了有关中药，则可稍缓其毒副作用，这方面犹待进一步探索。"益肾蠲痹丸"能调节免疫功能，增强机体抗病反应，调动机体调节机制，增强体质，从而抑制病情之进展，促使病变修复，对慢性久病最为适用。但起效较慢是其不足之处，需耐心持续服用，故尚待完善。河北刘天峰医师在深山老林发现一种叫"赤龙丹"的草药，经临床验证，具有免疫抑制剂之作用，服用后效果明显而无副作用，因属省级科研项目，暂不公开推广。这说明"既生斯疾，必有斯药"，问题是我们如何去发现它而运用于临床。我认为"久痛多瘀，久痛入络，久痛多虚，久必及肾"，这是风湿性疾病的共性，如能抓住这 4 个特点，深入地进行探索，就能更好地选方用药，创制新的处方，从而提高治疗效果，为攻克本病寻找新的线索。

由于类风湿关节炎是周身性、终身性疾病，在治疗上必须始终坚持整体观念，急则治标，缓则治本，采取综合措施，内外并治。除辨治之内服药外，还应配合熏洗、药浴、外敷、膏贴、理疗、针灸、推拿等，这样可以协同增强、提高疗效。

由于治疗类风湿关节炎需坚持长期服药，不论汤剂或丸、散剂，久服后病人往往产生厌惧心理。如何改革剂型，提取其有效成分浓缩成微丸、胶囊、片剂，以便于服用和外出携带，有利于坚持服药，巩固疗效，是一个重要的问题。此病症状缓解后，还需继续服药 6～12 个月，始可稳固。

加强中西医药界的团结协作，打破行业界限，实现多学科的团结、大协作，才能各献其能，互补不足，集中优势，重点突破。还要加强与国际间的学术交流，把中医药治疗风湿性疾病的经验和有效药物介绍到国际上去，使中医药为更多的风湿性疾病患者服务。

〔原载于《山东中医药杂志》1994 年 2 期〕

益肾蠲痹丸治疗顽痹 200 例疗效观察

顽痹，是指慢性风湿性关节炎、类风湿关节炎及强直性脊柱炎等病程较长、症情顽缠、久治不愈之病例。本文所观察的顽痹，则纯指类风湿关节炎而言。益肾蠲痹丸（汤）是我根据数十年来的实践经验创订的治疗顽痹的处方。现将近几年来我院使用本丸治疗类风湿关节炎 200 例的疗效观察报告如下：

1. 观察方法

1.1 病人来源   200 例病人大部分系门诊病人及部分住院病人。

1.2 药物剂量、用法   每次 6 g，一日 3 次，餐后服用。妇女经期及妊娠期忌服。服用本丸期间，一律停用其他中西药物。原服激素者则逐步减量，直至完全撤除。

1.3 疗程   以 30 天为 1 个疗程，治疗不满 1 个疗程者未做统计。

2. 诊断标准

除按雁北会议痹证诊断标准外，如有下列 4 项中之 3 项体征者，即可诊断为类风湿关节炎：

（1）关节疼痛或伴有发热，晨僵明显。

（2）四肢关节呈对称性肿胀，四肢关节或脊柱已畸形或强直。

（3）化验检查：类风湿因子阳性，血沉、C 反应蛋白（CRP）高于正常标准。

（4）关节 X 线摄片：有脱钙或骨质疏松、骨质破坏、关节面变狭窄、关节融合等改变。

3. 一般情况

3.1 病程情况（表 1）

表1　200例病人病程统计表

项目	～1年	～2年	～3年	～4年	～5年	～10年	10年以上	20年以上
男	10	15	7	8	10	9	2	1
女	27	21	23	13	10	24	12	8
小计	37	36	30	21	20	33	14	9
百分率（%）	18.5	18	15	10.5	10	16.5	7	4.5

3.2　理化检查（表2）

表2　200例病人类风湿理化检查

项目	血沉↑	CRP	类风湿因子阳性	摄片骨质有变化
男（人）	41	35	50	35
女（人）	80	81	117	74
百分率（%）	60.5	58	83.5	54.5

3.3　中、西医症状分型（表3）

表3　200例病人中西医症状分型

项目	中医分型				西医分型		
	肾督亏虚偏寒湿型	肾督亏虚偏湿热型	肾督亏虚偏痰瘀型	肝肾阴虚型	中心型	混合型	周围型
例数（人）	107	23	43	27	7	2	191
百分率（%）	53.5	11.5	21.5	13.5	3.5	1	95.5

4. 治疗结果

4.1　疗效标准：按雁北痹证会议疗效判断标准（见《北京中医学院学报》1984年第2期）。

4.2　治疗结果（表4）

表4　200例病人疗效分析

项目	临床痊愈	显效	好转	无效
男（人数）	18	25	17	2
女（人数）	49	57	28	4
百分率（%）	33.5	41	22.5	3

从治疗结果来看，总有效率为97%。

4.3　化验指标改善情况　治疗前患者均做血沉、C反应蛋白、类风湿因子3项检查，其中原血沉增高者121人（男＞15 mm/h，女＞20 mm/h）。经1个疗程后有87例降至正常，在仍增高的34例中，多数病例虽尚未至正常，但较治疗前均有大幅度的下降。C反应蛋白升高者116例，经治疗1～2个疗程后，有74例降至正常值，占63.8%。原类风湿因子阳性者167例，经治疗2～3个疗程后，转阴者为120例，占71.85%。

5. 病案举例

赵某，女，59岁，农民。1982年12月20日初诊：类风湿关节炎3年余，在外院曾经用激素等药物治疗，关节肿痛有所减轻（每次服泼尼松20mg，每日3次）。但两手腕、指关节肿痛不消，膝、踝、髋关节疼痛、僵硬伴冷感，生活不能自理，由于长期使用激素，出现库欣综合征，遂来我院要求中医药治疗。目前，关节症状如上，面部虚浮，困疲乏力；苔薄腻，质淡体胖，脉细弦；X 线摄片（片号：16083）：两手指关节间隙较狭窄，指骨稍有变形，两手有骨质疏松现象；血沉：76 mm/h，类风湿因子阳性，C 反应蛋白＞16 mg/L。证属阳气亏虚，寒湿袭踞，痰瘀交阻。顽痹已深，不易速效。治以益肾壮督，蠲痹通络，温化痰瘀，冀能应手。

益肾蠲痹丸 250 g，每次 6 g，每日 3 次，餐后服。

二诊（1983 年 1 月 10 日）：服上丸 3 周，关节肿痛如前，苔脉同上，此非矢不中的，乃力不及鹄也，药丸继服之。

三诊（1983 年 2 月 1 日）：药后腕指疼痛减轻，掌背疼痛渐瘥，踝、膝、髋关节疼痛僵直好转，已能扶杖行走，精神较前振作，苔薄白，质淡，脉细。药既获效，毋庸更张，续进之。

四诊（1983 年 2 月 20 日）：指、腕、踝、膝、髋关节肿痛渐平，自将强的松递减服用。苔薄白，质淡，脉细。嘱其继服丸药，强的松逐渐减量。

五诊（1983 年 3 月 20 日）：服丸药已 3 个月余，关节肿痛已平，激素也已全部撤除。复查血沉已降至 12 mm/h，C 反应蛋白、类风湿因子恢复正常，临床基本治愈。嘱其继服丸剂 6 个月，以巩固。

6. 讨论

6.1 立法用药的着眼点　类风湿关节炎相似于《金匮》之历节病、宋《太平圣惠方》之顽痹，以其症情顽缠，久治难愈，绝非一般祛风、燥湿、散寒、通络之品所能奏效。我认为顽痹具有久痛多瘀、久痛入络、多痛多虚及久必及肾的特点。同时患者有阳气先虚的因素，病邪遂乘虚袭踞经隧，气血为邪所阻，壅滞经脉，留滞于内，深入骨骱，胶着不去，痰瘀交阻，凝涩不通，邪正混淆，如油入面，肿痛以作。故治颇棘手，不易速效。通过长期实践，明确认识到：此证久治不愈者，既有正虚的一面，又有邪实的一面；且其病变在骨质，骨为肾所主，故确定益肾壮督以治其本，蠲痹通络以治其标。组方用药时，又根据虫类药"搜剔钻透祛邪"的特性，集中使用之，有协同加强之功。故益肾蠲痹丸的立方，除选草木之品以补肾培本之外，又借虫类血肉有情之品搜风逐邪，散瘀涤痰，标本并顾。经近 20 年临床系统观察，初步认为对于顽痹确有较好的疗效。

6.2 对疗效的评价　通过临床 200 例疗效观察，我们认为益肾蠲痹丸对类风湿关节炎的疗效是比较满意的。平均服药 1～2 周后关节疼痛开始减轻，1 个月后关节肿胀开始消退，活动度增大，功能得到相应的改善或恢复。如坚持服用 3～6 个月者，可以达到病情稳定，坚持服用可以临床治愈。凡间断服药，或症状缓解后过早停药者，其疗效则不稳定，说明必须坚持服药，不可间断。对长期服用水杨酸制剂、消炎痛、激素等药物的患者，改服本丸后，可以逐步递减，直至撤除。

长期服用此丸后，患者普遍反应食欲增加，精神振奋，体质增强，有转弱为强之功。

此丸服用后一般无副作用，仅少数患者服后胃脘嘈杂，嘱在餐后服用，症状即趋消除。偏阴虚、湿热者服后有口干、咽燥现象，加用沙参、麦冬、石斛各 10 g 代茶泡服，可以改善症状。个别患者服后有肤痒或皮疹出现，乃动物异体蛋白过敏现象，另用徐长卿 15 g、地肤子 30 g 煎汤服用即可消除。

本丸对慢性风湿关节炎、增生性脊柱炎、坐骨神经痛等的疗效较类风湿关节炎为高。

综上所述，我们认为，益肾蠲痹丸治疗类风湿关节炎疗效较好，奏效稳定，价格较廉，服用方便，无毒副作用，是目前治疗类风湿关节炎较为理想的药物之一。

6.3 益肾蠲痹丸的组成及药效简述 本丸的组成是：熟地黄、仙灵脾、鹿衔草、淡苁蓉、全当归、鸡血藤、蜂房、蕲蛇（缺时可用乌梢蛇代）、地鳖虫、僵蚕、蜣螂虫、炮山甲、全蝎、蜈蚣、广地龙、甘草等，共研极细末，泛丸如绿豆大，每服 6～8 g，每日 3 次，餐后服。

顽痹病变在骨，骨又为肾所主，而督脉能督司一身之脉，故"益肾壮督"是治本之道，可以增强机体免疫功能，调整骨质代谢，对根治本病起着决定性作用。因其病邪深入经隧骨骱，必须选用具有较强的钻透搜剔之功的药物，始能奏效，所以在选用药品时，除植物药外，又宜侧重于虫类药物，因为虫类药不仅具有搜剔之性，而且均含有动物异体蛋白，对机体的补益调整，有其特殊作用。特别是蛇类还能促进垂体前叶促肾上腺皮质激素的合成与释放，使血中这种激素的浓度升高，从而达到抗炎、消肿、止痛的疗效。在实践中我们体会到虫类药的使用对缩短疗程、提高疗效具有重要作用。

由于风药多燥，根据"治风先治血"的原则，故立方时重用地黄、当归、鸡血藤等养血之品，以缓其燥性，提高疗效。

6.4 目前存在的问题及需要进一步探讨的问题 益肾蠲痹丸从分型疗程来看，寒湿型、痰瘀型疗效较好，而阴虚型、湿热型奏效较差，因其药性偏温，且风药多燥，故疗程因型别不同而有所差异。由于中医治病重在辨证论治，因此，处方用药，不是一成不变的，治疗本病当然也不例外。喻嘉言在《医门法律》中指出："凡治痹证，不明其理，以风门诸通套药施之者，医之罪也！"为了进一步提高本病的治疗水平，我们目前已着手侧重治疗阴虚、湿热型的，以解决益肾蠲痹丸所存在的上述问题。

习俗认为虫类药皆属有毒之品，因此在医家、病家对之咸具戒心，而不敢放胆使用。事实上，除特大剂量外，这类药一般没有毒性反应，更何况入药前还经过了加工炮制，同时有毒的动物如蕲蛇、全蝎，其干燥标本之虫体毒素早已破坏无存，所以无须担心疑虑。只有少数过敏体质患者，对动物异体蛋白有过敏反应，皮肤瘙痒，胃脘不适，可予徐长卿 15 g、地肤子 30 g，煎服，即可缓解，极个别剧者则需停药。

〔原载于《北京中医学院学报》1985 年 3 期〕

从痹病三大主症谈用药经验

"痹病"是风湿类疾病的总称，包括类风湿关节炎、风湿关节炎、强直性脊柱炎、痛风、骨质增生及坐骨神经痛等疾病。其共同特征均以关节疼痛、肿胀、拘挛僵直为主症。其病因、病机前已述及，兹不复赘，由于病情反复缠绵，施治颇感棘手，故在治疗上需于常规辨治基础上，参用益肾培本、涤痰化瘀、钻透剔邪之品，庶可奏效。兹就疼痛、肿胀、拘挛僵直三个主症，结合临床实践，谈谈用药经验。

一、疼痛用药

疼痛是痹证最主要的症状之一，如果能够迅速缓解疼痛，则患者信心增强，病情易趋缓解。根据疼痛的临床表现，可分为风痛、寒痛、湿痛、热痛、瘀痛，此五者只是各有侧重，往往多是混杂证型，难以截然分开。

（一）风痛

其疼痛多呈游走状，走注无定，因"风者善行数变"之故。所以《内经》称之为"行痹"。祛风通络以治其痛，是为正治。在辨治基础上，轻者可以加用独活，因《名医别录》谓其"治诸风，百节痛风，无问久新者"；《本草正义》称："独活为祛风通络之主药……故为风痹痿软诸大证必不可少之药。"本品确有镇痛、抗炎、镇静、催眠之作用，用量以 20～30g 为佳，唯阴虚血燥者慎用，或伍以养阴生津之品，如当归、生地、石斛等，始可缓其燥性。或用海风藤 30～45g 亦佳，以其善解游走性之疼痛。重症则宜选用蕲蛇，《玉楸药解》谓其"通关透节，泄湿祛风"；《本草纲目》称其"内走脏腑，外彻皮肤，无处不到也"。本品透骨搜风之力最强，乃"截风要药"；不仅善于祛风镇痛，而且具有促进营养神经的磷质产生之功，对拘挛、抽搐、麻木等症有缓解改善作用；还能增强机体免疫功能，使抗原、抗体的关系发生改变，防止组织细胞进一步受损，促使痹证病情之稳定，提高疗效。以散剂效佳，每次 2g，每日 2 次，如入煎剂需用 8～10g。

（二）寒痛

因寒邪内阻经脉而致之疼痛，临床最为多见，受寒加剧，得温稍舒。由于寒性凝泗（hù，互，冻，塞也），主收引，故其疼痛剧烈，屈伸更甚。《内经》称之为"痛痹"。治宜温经散寒，而止其痛。川乌、草乌、附子、细辛四味乃辛温大热之品，善于温经散寒，宣通痹闭，而解寒凝。川乌、草乌、附子均含乌头碱，有大毒，一般炮制后用，生者应酌减其量，并先煎 1 小时，以减其毒。我治痛痹，常以川、草乌配以桂枝、细辛、独活等温燥之品，川乌温经定痛作用甚强，凡寒邪重者用生川乌，寒邪较轻而体弱者用制川乌，因各人对乌头的耐受反应程度不同，故用量宜逐步增加，一般成人每日量由 5～9g 开始，逐步加至 15～18g，且与甘草同用，既不妨碍乌头的作用，又有解毒之功。草乌治疗痹痛之功效较川乌为著，重症可同时并用。对寒痹患者用川乌、桂枝、仙灵脾等品，有降低抗"O"、C 反应蛋白、类风湿因子、血沉之效。我还常用许叔微《本事方》中之麝香丸治疗急性风湿关节炎痛甚者，可获迅速止痛之效。方用生草乌、地龙、黑豆、麝香，研末泛丸如绿豆大，每服 7～14 粒，日服 1～2 次，黄酒送服，多在 3～5 日内痛止肿消。慢性顽固者，坚持服用，亦可获效。细辛可用 8～15g，有人曾报道，用 60～120g，未见毒副作用，可能与地域、气候、体质有关，仍宜慎重为是。

（三）湿痛

肢体有重着之感，肌肤麻木。由于湿性重浊，故《内经》称之为"着痹"。治当健脾化湿，参用温阳之品。湿去络通，其痛自已。生白术 45g、苍术 15g、熟薏苡仁 30g、制附子 15g，具有佳效。或用钻地风、千年健各 30g，善祛风渗湿，疏通经脉，以止疼痛。

（四）热痛

多见于痹证急性发作期，或邪郁已久而化热者，其关节红肿热痛，得凉稍舒，伴见发热、口干、苔黄、脉数等一派热象。常用白虎加桂枝汤为主随症加减，热盛者加寒水石、黄芩、龙胆草；湿重者加苍术、蚕砂；痛甚者加乳香、没药、延胡索、六轴子等。六轴子为杜鹃花科植物羊踯躅的种子，苦温，有剧毒，善于祛风止痛、散瘀消肿，对风寒湿痹，历节疼痛，跌打损伤，痈疽疔毒有著效，不仅能散瘀消肿，尤长于定痛，骨伤科多喜用之。尝取其加于辨治方中，以镇咳、定痛，颇为应手，对于风寒湿痹之痛剧者，尤为合拍。但此品有剧毒，用量宜慎，煎剂成人每日用 1.5～3 g；如入丸、散剂，每日 0.15～0.3 g（小儿用成人量的 1/3）；体弱者忌服。在此方中配以寒水石，可加速疗效。寒水石辛咸而寒，入肾走血，历代认为功擅清热降火，利窍，消肿，主治时行热病、积热烦渴、吐泻、水肿、尿闭、齿衄、烫伤等。今移治热痹之热盛而关节灼热肿痛者每获良效，且用后其抗"O"、C 反应蛋白、类风湿因子、血沉均趋下降，乃其善于清泄络中之热之功也。常规用药收效不著时，加用羚羊角粉 0.6 g，分 2 次吞，可以奏效。黄宫绣《本草求真》明确指出："历节掣痛，羚羊角能舒之。"用山羊角或水牛角 30 g 亦可代用。关节红肿热痛，如仍不解者，可服用犀黄丸，当能挫解。有时加用知母 20 g、寒水石 30 g 亦佳，因其不仅能清络热，并善止痛。倘同时外用芙黄散（生大黄、芙蓉叶各等分研细末），以冷茶汁调如糊状，取纱布涂敷患处，每日一换；或用鲜凤仙花茎叶（透骨草）捣烂外敷亦佳，可以加速消肿止痛，缩短疗程。

（五）瘀痛

久痛多瘀，凡顽痹久治乏效，关节肿痛，功能障碍，缠绵不愈者，多是病邪与瘀血凝聚经隧，胶结难解，即叶天士所云"络瘀则痛"是也。常规用药，恒难奏效。必须采取透骨搜络、涤痰化瘀之品，始可搜剔深入经隧骨骱之痰瘀，以蠲肿痛。而首选药品，则以蜈蚣、全蝎、水蛭、僵蚕、地鳖虫、天南星、白芥子等最为合拍。其中虫类药之殊效已为众所周知，唯天南星之功，甚值一提：生天南星苦辛温有毒，制则毒减，能燥湿化痰，祛风定惊，消肿散结，专走经络，善止骨痛，对各种骨关节疼痛，具有佳效。《神农本草经》之"治筋痿拘缓"，《开宝本草》之"除麻痹"，均已有所启示。就类风湿关节炎来说，其基本病变是滑膜炎，在体液免疫异常方面，滑膜组织有大量淋巴细胞、浆细胞、巨噬细胞及肥大细胞等集聚；类风湿因子无论是 IgM、IgG、IgA，都大多在关节内部产生，这些病理变化，似与痰瘀深结经隧骨骱之机制，相为吻合，前贤指出南星专止骨痛，是很有深意的。其用量制南星可用 15～30g，症情重者，可加至 50～60g。

二、肿胀用药

"湿胜则肿"，此为关节肿胀形成之主因。早期可祛湿消肿，但久则由湿而生痰，终则痰瘀交阻，肿胀僵持不消，必须在祛湿之时，参用涤痰化瘀，始可奏效。关节痛而肿者证情较重；凡见关节肿胀者定有湿邪，其肿势与湿邪之轻重则往往是相应的。如肿势不消，湿邪内停，粘着不去，致气血不畅、痰凝、血瘀，三者胶结，附着于骨，则导致关节畸形。正如《素问·生气通天论》所述："阳气者精则养神，柔则养筋，开阖不得，寒气从之，乃生大偻。"沈金鳌也说："久则骨节蹉跎。"均指此而言。通常而言，"伤科治肿，重在化瘀；痹证治肿，重在祛湿"。二法同时并用，相得益彰，可提高疗效。

肿胀早期，常用二妙、防己、泽泻、泽兰、土茯苓等。中后期则需参用化痰软坚的半夏、南星、白芥子和消瘀剔邪的全蝎、水蛭、地鳖虫、乌梢蛇等。此外，七叶莲长于祛风除湿，活血行气，消肿止痛，并有壮筋骨之效。又刘寄奴、苏木、山慈姑均擅消骨肿，亦可选用。

三、僵直拘挛用药

僵直、拘挛乃痹病晚期之象征，不仅疼痛加剧，而且功能严重障碍，生活多不能自理，十分痛苦，所以我以"顽痹"称之。此时应着重整体调治，细辨其阴阳、气血、虚实、寒热之偏颇，而施以相应之方药。

凡关节红肿僵直，难以屈伸，久久不已者，多系毒热之邪与痰浊、瘀血混杂胶结，在清热解毒的同时，必须加用豁痰破瘀、虫蚁搜剔之品，方可收效。药如山羊角、地龙、蜂房、蜣螂虫、水蛭、山慈姑等，能清热止痛，缓解僵挛。如肢节拘挛较甚者，还可加蕲蛇、山甲、僵蚕等品。如属风湿痹痛而关节拘挛者，应重用宽筋藤，一般可用 30～45g。偏寒湿者，重用川乌、草乌、桂枝、附子、鹿角片等。此外，青风藤、海风藤善于通行经络，疏利关节，有舒筋通络之功，与鸡血藤、忍冬藤等同用，不仅养血通络，且能舒挛缓痛。伴见肌肉萎缩者，重用生黄芪、生白术、熟地黄、蜂房、石楠藤，并用蕲蛇粉，每次 3g，每日 2 次，收效较佳。

以上诸症在辨治时，均需参用益肾培本之品，药如熟地黄、仙灵脾、仙茅、淡苁蓉、补骨脂、鹿角片、鹿衔草等，始可标本同治，提高疗效。

〔原载于《北京中医杂志》1992 年 5 期〕

在痹证治疗中应解决的三个问题

痹证相当于现代医学骨与关节和部分结缔组织一类疾病，由于痹证病人往往有阳气先虚，外邪遂乘虚而入，袭踞经隧，气血为邪所阻，壅滞经脉，留滞于内，痹痛乃作。病之初起以邪实为主，病位在肌表、皮肉、经络。如失治、误治，病延日久，正虚邪恋，五脏气血衰少，气血周流不畅，湿停为痰，血凝为瘀，痰瘀交阻，凝涩不通，邪正混淆，如油入面，胶着难解，呈现虚中夹实，此时病邪除风、寒、湿、热外，还兼病理产物痰和瘀。在辨证施治时，必须抓住以下三个环节，充分发挥中医药多层次、多环节、多途径、多靶点作用于机体的优势，始可取得较佳的疗效。

一、治证与治病

辨证论治是中医学的临床特色。但如果仅凭辨证，不考虑辨病，在治疗中也仅仅是针对寒热、虚实、气血、表里、阴阳用药，没有针对病的用药，其结果是可能有效，也可能疗效不甚显著。辨证和辨病论治，主要是强调参考现代医学的认识，即所谓"融会新知"，也就是中医的辨证论治和现代医学有关病的认识结合起来，在辨证论治的同时，还要选择有针对性的方药，以提高疗效。这里说的有针对性的方药，一方面，需要在临床中细心观察总结；另一方面，则需要学习现代中药药理研究的成果，把它们用到临床中去。以痹证为例，痹证的范围很大，包括了现代医学几十种疾病，从辨证来说，实证无非风、寒、湿、热、顽痰、死血，虚证无非脏腑、气血、阴阳亏虚，这在很大程度上反映了不同疾病的共性，虚补实泻，也确是提纲挈领的施治大法。但不同疾病还存在特定的个性，也就是其自身的病理特点，即使辨证为同一证型，其临床特征也不尽相同，治疗用药应当有所差异。如类风湿关节炎（简称 RA）属自身免疫性疾病，我常用仙灵脾、露蜂房调节机体免疫功能。对血沉、C 反应蛋白、类风湿胶乳试验、黏蛋白增高而呈风寒湿痹表现者，多选用川乌、桂枝，对湿热痹表现者，多选用萆草、寒水石、虎杖。验之临床，不仅可改善临床症状，且可降低这四项指标。从病理变化来说，滑膜炎是 RA 的主要病变，滑膜细胞显著增生，淋巴细胞和浆细胞聚集，滑膜内血管增多，肉芽组织形成，血管内皮肿胀，呈血管炎表现，相似于瘀血阻络的病机。实验证明，采用活血化瘀药，能够抑制滑膜的增生和血管翳的形成，阻止 RA 滑膜炎症的进展和骨质侵袭，病模实验和临床实际是颇为吻合的。在辨证时参用当归、赤芍、丹参、水蛭、地鳖虫、红花等活血化瘀药，确能提高疗效。化瘀药还有改善软骨细胞功能，促进新骨生成及修补。"久必及肾"，"肾主骨"，加用补肾药如熟地黄、骨碎补、鹿角胶、桑寄生等，对 RA 的骨质破坏、骨质疏松不仅有修复作用，且能巩固疗效，防止复发。此外，根据日本木村正康氏报道："辛夷的有效成分对 RA 引起内皮细胞多种反应的细胞因子具有明显的抑制作用，且可控制血管增生及滑膜细胞增殖，从而控制 RA 病情进展，其效果不仅不次于氢化可的松，而且还具有对慢性炎症，尤其是对关节滑膜炎等选择性作用的优点（详见《日本东洋医学杂志》1996 年第 46 卷 5 期）。"这是一个颇有启发的信息，复习文献，也得到印证的线索。《本经》："主五脏身体寒热风"，《别录》："温中解肌，利九窍"，《日华子本草》："通关脉……瘙痒"。辛夷是值得我们进一步实践应用，加以推广，颇有前途的一味药。痛风性关节炎属代谢障碍性疾病（尿酸生成过多，排泄减少），常用大剂量土茯苓、萆薢降低血尿酸指标。骨性关节炎是关节软骨退行性变性，继而引起新骨增生的一种进行性关节病变，常用骨碎补、补骨脂、鹿衔草、威灵仙延缓关节软骨退变，抑制新骨增生。同时，对于颈椎增生加大剂量葛根（30g）、腰椎增生加用川断，以引诸药直达病所。强直性脊柱炎，由于椎突关节狭窄，椎间盘外环纤维化，以及椎体周围韧带钙化，使脊柱强直畸形，常用鹿角、蜂房、山甲、蕲蛇，活血通督，软坚散结，除痹起废。对长期使用激素的患者，在逐渐减量的同时，给予补肾治疗，并常用大剂量穿山龙、地黄、仙灵脾等，即可尽快撤除激素，又能防止反跳。

总之，辨证论治与辨病论治密切结合，对于研究疾病与证候的关系，探索临床诊治的规律，扩大治疗思路，提高临床疗效，都是很有意义的。

二、扶正与逐邪

痹证的治疗原则，不外寒者温之，热者清之，留者去之，虚者补之。如初起或病程不长，患者全面状况尚好者，风寒湿痹自以温散、温通为正治，湿热痹则以清热利湿为主。久病则邪未去而正已伤，故其证多错综复杂，久病多虚，而久病亦多痰瘀、寒湿、湿热互结，且古人还有"久痛入络"之说，如此则邪正混淆，胶着难解，不易取效。对此，我认为应当通盘考虑，总之以攻不伤正、补不碍邪为基本指导思想。

张介宾说："痹证大抵因虚者多，因寒者多，唯气不足，故风寒得以入之；唯阴邪留滞，故筋脉为之不利，此痹之大端也。"我也体会到，痹证之形成，与正气亏虚密切相关，即使初起，也要充分顾护正气。我一般不用防风汤、羌活胜湿汤之类，自拟温经蠲痛汤：当归 10 g，熟地黄、仙灵脾各 15 g，川桂枝、乌梢蛇各 10 g，鹿衔草 30 g，制川乌 10 g，甘草 5 g。风胜者加钻地风 30 g；湿胜者加苍白术各 10 g，生熟薏苡仁各 15g；关节肿胀明显者加白芥子、穿山甲各 10 g，泽泻、泽兰各 30 g；寒胜者加制川、草乌各 10～20g，并加制附片 10～15g；痛剧加炙全蝎 3g（研粉吞服），或炙蜈蚣 1～2 条；刺痛者加地鳖虫 10g、三七粉 3g、延胡索 30g；体虚者仙灵脾加至 20～30g，并加菟丝子 30g；气血两亏者，黄芪、党参也可以用。若病久失治，阴阳气血亏损，病邪深入经隧骨骱，正气既已不足，诸邪混杂，更难剔除，筋骨损害，疼痛持续，正如金代以攻逐著称于世的张子和所说：即"虽遇良医，亦不能善图"了。我认为此际应当扶正与逐邪并重，扶正不仅着眼于气血，更要考虑督脉与肾，盖肾主骨，而督脉总督一身之阳也。常用黄芪、当归补气血；仙灵脾、鹿角片、地黄、蜂房补肾督；逐邪则多用全蝎、蜈蚣、水蛭、地鳖虫之类虫蚁搜剔之品，配合川乌、桂枝之温经散寒；苍术、薏苡仁、萆薢之健脾除湿；俾正气充足，邪无容身之所，则阳得以运，气得以煦，血得以行，而顽疾斯愈矣。

【案 1】杨某，女 28 岁，纺织工人。

初诊：4 年前产后，因过早下冷水操持家务，随后两腕、肘、膝关节疼痛增剧，难以忍受，而来院诊治。顷诊，面色少华，神疲乏力，两腕、肘、膝关节无红肿，遇寒疼痛加剧，得温则舒，气交之变疼痛更甚。血检：血沉 34mm/h，抗链"O"500 单位，苔白腻，脉细濡。此乃气血两亏，寒湿入络。治宜补益气血，散寒逐湿。处方：

制川乌 10 g，川桂枝 8 g（后下），生黄芪 30 g，当归 12 g，仙灵脾 15 g，生薏苡仁 20 g，苍术 12 g，徐长卿 15 g，炙蜂房 10 g，炙全蝎 3 g（研粉吞服），甘草 5 g。5 剂。

二诊：服上药后疼痛增剧，此非药证不符，乃痹闭欲通之佳象，苔薄白腻，脉细。前法继进之。

1. 上方 5 剂。

2. 取上方 1 剂，浓煎成 250 mL，加 1‰尼泊金防腐，电离子导入，每日 1 次。

三诊：上药加电离子导入后，关节疼痛白昼已明显减轻，唯入暮后关节仍痛，但能耐受，苔腻已化，脉细。此气血渐通，阴阳未和之象。继当原法进之。上方 5 剂。

四诊：经治关节疼痛渐平，下冷水已不感疼痛。血沉降为 20 mm/h，病人甚为欣喜。予益肾蠲痹丸 250 g，每服 6g，每日 2 次，餐后服，巩固之。

〔按〕病已 4 年，得之产后劳作，长期接触冷水，来诊时面色欠华，神疲乏力，气交之变，疼痛更甚（此亦虚象），故用芪、归、仙灵脾、蜂房等补益强壮之品以扶正，桂枝、川乌、薏苡仁、徐长卿等散寒祛湿药以逐邪。

【案 2】周某，男，68 岁，退休工人。

初诊（1999 年 11 月 26 日）：双侧腰腿疼痛、麻木 2 个月，不能行走，邀请出诊。顷见口干，便秘，舌质红，苔薄黄，脉弦。CT 示：①L_4～L_5 椎间盘膨隆退变；②L_3～L_4，L_5～S_1 椎间盘突出；③L_2～S_1 椎管轻度狭窄；④椎体及小关节增生退变。此肾督亏虚之骨痹，予益肾壮督通络之剂。处方：

生熟地各 15 g，全当归 10 g，鸡血藤、豨莶草、炒延胡、全瓜蒌各 30 g，补骨脂、骨碎补、乌梢蛇、露蜂房、地鳖虫、赤白芍各 10 g，甘草 6 g。10 剂。

另：浓缩益肾蠲痹丸 4 g×30 包，每次 1 包，每日 3 次，餐后服。嘱卧硬板床休息。

二诊（12 月 9 日）：药后疼痛大减，能自行上下楼梯，口干、便秘亦除。舌红苔薄黄，脉细小弦。仍以上方加桑寄生、川断各15g。14剂。丸药继服。

三诊（2000年1月25日）：服药后疼痛已除，活动自如，唯足趾麻木，夜间下肢痉挛，有时便秘。舌红苔黄腻，脉细弦。气血不畅，络脉欠利，营阴亏耗，续当调气血、和络脉、养阴液。改拟下方续治：

生白芍、豨莶草、伸筋草、全瓜蒌、鸡血藤各30 g、生地黄20 g、生熟薏苡仁各20 g、宣木瓜、葛根各15 g、乌梢蛇、地鳖虫、炙蜂房、川石斛、全当归、桃仁、红花各10 g、甘草5 g。14剂。

四诊：诸症均除，黄腻苔亦退，予浓缩益肾蠲痹丸每次4g，每日3次，餐后服，连服3～6个月以资巩固。随访未见复发。

〔按〕对本病治疗一般按寒湿痹或腰腿疼治疗，疗效有时不够满意。笔者于此，首先注重肾虚之内因。因肾虚局部气血不畅而致椎体及纤维环退变，椎管内骨质增生导致椎管狭窄，加之久坐、弯腰工作，更增加其病变程度；其次本病的外因多为感受寒、湿之邪使周身气血不得流通，络脉痹阻，而且骨质增生对周围组织的压迫又加重了络脉痹阻这一病理改变。此两者相互作用，使纤维环这原本血供就少的组织更加代谢减慢。退化加速，弹性日渐减退。故一旦遇负重、弯腰、蹦跳或极小的扭身等诱因，均可使纤维环破裂，髓核突出，压迫神经根或脊髓而诸症蜂起。揆其病因病机、临床表现，无疑属于骨痹、顽痹范围，以补肾、壮督为主，而用熟地黄、补骨脂、骨碎补、桑寄生、炙蜂房、川续断；同时针对病变予以祛痰通络和除痹着，而用益肾蠲痹丸及乌梢蛇、地鳖虫、桃仁、红花、豨莶草等。疼痛甚者选用延胡索、当归、赤白芍，活血定痛；偏寒者加制川草乌；偏气血虚者加黄芪、党参以补气养血；如是辨证、辨病结合，方能达到满意的疗效。当然，有些重症患者，必须综合治疗，如配合针灸、推拿、牵引等始能获得显效。至于活血化瘀之品，即使脉、舌并无瘀症可辨，但按照本病病理改变必有瘀阻，故虫蚁之通瘀搜剔药物也必不可少。

三、通闭与解结

痹者闭也，其初起经脉即为风寒湿热之邪阻遏，症见关节疼痛、肿胀、重着、屈伸不利，所以视其证象，寒者热之，热者寒之，是为正治，此间还需突出一个"通"字，即流通经络气血之谓。风寒湿痹，祛风、散寒、逐湿，必温而通之，即是正虚，选药如地黄、当归，亦具流通之性，当归为血中气药，地黄《本经》言其"逐血痹"，非同一般呆补之品。热痹虽以"热者寒之"为基本原则，但痹证的病理特点是"闭"，虽为热邪入侵，亦需致气血痹阻始能发病，如仅用寒凉清热，不能流通气血，开其痹闭。是以前辈医家治热痹，多用苦辛寒方，辛即辛通也。《金匮》白虎加桂枝汤，除了治温证高热、骨节疼痛之外，后世多援用于痹证发热、关节肿痛；宋代《圣济总录》热痹门五方，或以犀角、羚羊角配羌活、桂枝，或以生地配附子，或以乌药、玄参、麦冬配羌活、桂枝；叶天士《临证指南》治热痹，石膏配桂枝共三条，羚羊角配桂枝共六案，皆其范例。我治热痹常佐以温通之品如制川、草乌和桂枝等。对风寒湿郁久化热证，曾制"乌桂知母汤"，方以川桂枝和制川、草乌配生地、知母、寒水石，通过长期观察，久用无弊。但在寒水石与石膏选用上，喜用寒水石，鲜用石膏。考寒水石与石膏，均味辛、大寒，味辛能散，大寒能清，两药均清热泻火，除烦止渴。然寒水石味咸，入肾走血，所以不但能解肌肤之热，又可清络中之热，肌肤、血络内外皆清，较石膏功效更胜一筹。更以知母清阳明之热，生地凉血滋阴，佐以乌头、桂枝温经开痹，入营达卫，运用多年，疗效较佳。至于温热药与清热药之药量比较，应因证制宜。如风寒湿痰瘀阻络，郁久有化热之势，症见除关节疼痛、肿胀的局部症状外，主要鉴别点为舌红、口干，苔燥或苔薄白罩黄。见上述任一表现，即在温经蠲痹汤中调整桂枝、知母用量，以防郁热萌起，桂枝用 6 g，知母 10～15 g。寒湿痰瘀郁久化热时，除关节症状外，主要鉴别点为口干而苦，口干欲饮，舌红，苔黄。若上述症状任何两点可见，即以此汤变通，予桂枝、乌头配知母或寒水石、地龙、土茯苓，剂量视寒热进退而增减：对寒象重而热象轻的，关节虽灼热，但仍以温为适者，一般制川乌、草乌各用 15 g，川桂枝用 10～15 g，清热药选用土茯苓 45 g、知母 10 g。如寒热并重，温药用量同前，清热药选寒水石 20 g、广地龙 10 g、忍冬藤 30 g。对寒象轻而热象重者，制川、草乌各用 6～8 g，川桂枝 6 g，清热药除甘寒清热外，还加用黄柏、龙胆草、大黄以苦寒直折。如热痹兼见脾虚者，加用肉桂、干姜以温中运脾；如兼见发热，血沉、类风湿因子增高，可加萆草、虎杖、青风藤，既退热又降血沉、类风湿因子；如大便秘结，大黄可用至 15～20 g。

【案 3】杨某，女，33 岁，工人。

初诊（1986 年 4 月 5 日）：去年 10 月开始周身关节疼痛，怯冷恶热，血沉 147 mm/h，经常发热（37.5℃～38.2℃），一度怀疑为红斑狼疮，但未找到 LE 细胞，嗣查类风湿因子（+），乃确诊为类风湿关节炎。用抗风湿类药物无效，长期服用地塞米松（每日 3 片）以缓其苦。目前关节肿痛、强硬，晨僵明显，活动困难，生活不能自理，面部潮红虚浮，足肿，腰痛，尿检蛋白（++～+++），苔薄黄，舌质紫，脉细弦。郁热内蕴，经脉痹阻，肾气亏虚，精微失固。治宜清化郁热，疏通经脉，益肾固下。处方：

生地黄 45 g，赤芍、当归、地鳖虫、炙蜂房、制川乌、乌梢蛇各 10 g，鸡血藤、白花蛇舌草各 30 g，仙灵脾、苍耳子各 15 g，甘草 3 g。10 剂。

二诊（4 月 27 日）：药后热未再作，关节肿痛显著减轻，乃又自行继服 10 剂。目前已能行走，自觉为半年来所未有之佳象。复查血沉已降为 60 mm/h，尿蛋白（+）。效不更方，激素在递减。原方生地改为熟地黄 30 g，10 剂。益肾蠲痹丸 3 袋，每次 6 g，每日 3 次，餐后服。

三诊（5 月 10 日）：症情稳定，血沉已降为 28 mm/h，类风湿因子也已转阴。激素已撤，汤药可暂停，以丸剂持续服用巩固之。

随访（9 月 2 日）：关节肿痛已消失，活动自如，体重增加，已恢复轻工作。

〔按〕至于解结法，则是指中晚期痹证，既见正虚，又见邪实；既有寒象，又见热象，即所谓虚实寒热错杂。尤其可虑的是，正因为正虚，所以诸邪才得以深入，留伏于关节，隐匿于经髓，以致关节僵肿变形，疼痛剧烈难已。我常用桃仁、红花、白芥子等祛痰化瘀，再用巴戟天、骨碎补、蜂房、淫羊藿、补骨脂、紫河车、当归补肾壮督，其间虫蚁搜剔窜透之品，尤为开闭解结之良药，盖湿痰瘀浊胶固，非寻常草木药所可为功也。至其使用，一方面根据各药的性味功能特点，充分发挥其特长；另一方面根据辨证论治的原则，与其他药物密切配合，协同增效。例如，寒湿盛用乌梢蛇、晚蚕砂祛风渗湿，并配以制川乌、薏苡仁；化热者用地龙泄热通络，并配以寒水石、萆草；挟痰者用僵蚕除风化痰，并配以胆星或白芥子；挟瘀者用水蛭、地鳖虫破瘀开结，并配以桃仁、红花；四肢关节痛甚者用全蝎或蜈蚣（研末冲服），搜风定痛，并配以延胡索或六轴子（剧毒药，入煎用 2 g）；背部痹痛剧烈难受而他处不痛者，用九香虫温阳理气，并配以葛根、秦艽；关节僵肿变形者，合用蜂房、僵蚕、蜣螂虫透节散肿，并配以泽兰、白芥子；病变在腰脊者，合用蜂房、乌梢蛇、地鳖虫行瘀通督，并配以川断、狗脊，等等。

【案 4】马某，女，49 岁，工人。

初诊（1999 年 10 月 5 日）：双手指关节梭形肿痛已 4 年，右手为甚，晨僵 1.5 小时。

口苦咽燥，余皆正常，苔薄黄腻，脉细弦。实验室检查：RF 1∶50，CRP 12.7 mg/L，IgG 18.8g/L，mp37，CIC 阳性，ESR 48 mm/h。此类风湿关节炎之顽痹也，予蠲痹通络，散肿止痛。处方：

穿山龙50 g，生黄芪、炒延胡索、青风藤、泽兰、泽泻、鸡血藤、威灵仙等各30g，炒白芥子20g，乌梢蛇、炙蜂房、炙地鳖虫、炙僵蚕、广地龙、全当归各10 g，甘草6 g。4剂。另：浓缩益肾蠲痹丸 4 g×42 包，每服 4 g，每日 3 次，餐后服用。

二诊（10月24日）：手指肿痛稍减轻，但服丸药后胃脘胀痛难忍，不能续服，既往有慢性胃炎史，与之攸关，参用护胃之品。

上方加徐长卿15 g，蒲公英30 g，莪术、凤凰衣各6g。14 剂。

三诊（11月19日）：药后手指肿痛已消，脘胀痛亦除，晨僵约半小时，唯大便日2～3次，苔薄黄腻，原法继进。上方加仙灵脾、炒白术各15 g，去生赭石。14剂。

再诊（2000年4月27日）：述前药服后诸症全部消失，一如常人，自以为已愈，故自行停药不再服，近1周手指肿痛复见，晨僵2小时，两膝疼痛，苔薄脉细弦。需坚持服药，以期根治。处方：

穿山龙50 g，土茯苓、青风藤、鸡血藤、威灵仙各30 g，独活20 g，仙灵脾、徐长卿各15 g，乌梢蛇、炙蜂房、炙地鳖虫、炙僵蚕、广地龙、全当归各10 g，甘草6 g。30 剂。

〔按〕患者为类风湿关节炎（顽痹），病已4年，双手指关节变形肿痛，初诊用芪归以补气血，复以五种虫药配合流通气血、泄化痰浊之品，通闭解结。三诊后肿痛即不再作，晨僵时间也缩短。四诊时症状已完全消失，但停药4个月后肿痛复见，说明对顽痹这样的病证即使在临床症状消失后，也还须坚持服药，以图根治。

【案5】包某，女，40岁，美籍华人，教授。

初诊（2000年7月15日）：1998年因腰部僵硬疼痛，翻身困难，经当地医院检查HLA-B$_{27}$阳性，CT 示骶髂关节炎三级，血沉74 mm/h，服激素及抗风湿药乏效，体重日渐减轻，神疲，弯腰受限。乃于3个月前回沪治疗，经针灸、服药，进展较慢，求愈心切，由岳阳医院胡院长介绍，来通求医。面色欠华，神疲，腰部疼痛，活动欠利，苔薄白，脉细涩。肾督亏虚之肾痹也，不易速效，需耐心服药，始克奏功。予益肾蠲痹法徐图之。

(1) 熟地黄20 g，全当归10 g，仙灵脾15 g，补骨脂、鹿角胶各10 g（烊冲），桃红各10 g，炙蜂房、地鳖虫、淡苁蓉各10 g，炒延胡索30 g，穿山龙50 g，徐长卿15 g，甘草6 g。30 剂，每日煎服1剂。

(2) 浓缩益肾蠲痹丸 4 g×90 包，每次1包，每日口服3次。

(3) 蕲蛇粉150g，每服2g，日2次。

(4) 蝎蚣胶囊450粒，每次5粒，每日3次。

二诊（8月20日）：药后局部疼痛有所减轻，活动轻爽，苔脉无著变，拟回美国继续服药。成药给半年量，汤药在美国中药房配，穿山龙带 6 kg，每日 50 g 同煎服。

三诊（2001年7月1日）：上药继续服用后，症状日渐好转，乃继续邮购成药服用至今，体重由58 kg增至64 kg，面色红润，血沉降为29 mm/h，利用暑假回国复诊。目前症情稳定，嘱继续服药以期巩固。

2002 年 9 月夫妇二人专程回国拜访，深表感谢。一直服用浓缩益肾蠲痹丸。复检 HLA-B$_{27}$ （一），血沉 4 mm/h，体重增加至 68 kg，面色红润。

2004 年春节：回国在上海打电话告知，症情稳定，身体健康。

〔按〕强直性脊柱炎乃《内经·痹论》"尻以代踵，脊以代头"之肾痹也，一般多好发于青少年，初诊多误诊为骨质增生、坐骨神经痛，而贻误正规治疗。HLA-B$_{27}$ 及 X 线骶髂关节摄片，可以确诊。患者多有肾督亏虚之内因，以受寒或劳累之外因而诱发，故治疗应以益肾壮督治本，蠲痹通络治标，汤、丸及针灸、推拿综合施治，收效较佳。该患者认为穿山龙很重要，如不加用穿山龙则药效似较逊，说明穿山龙在痹证治疗中的重要作用。

〔写于 2002 年 10 月〕

治疗风湿病的三味主药使用经验

现代医学风湿病与中医痹证，基本上可以说是同义词，是一大类有关结缔组织病及骨与关节和周围软组织疾病的总称，所包甚广，其发病率及致残率是比较高的，而且缺乏特效药，或者毒性较大，难以坚持服用，以致影响疗效，缠绵难愈，给患者带来较大的痛苦。相对来说，中医药在辨证论治原则指导下，疗效较为满意，副作用也较少。我在多年的临床实践中，认为以下三味中药，是有广泛应用价值的，仅谈一点使用体会。

一、穿山龙

穿山龙产于东北、西北等地，为薯蓣科植物穿龙薯蓣的根茎，别名甚多，如过山龙、串山龙、穿地龙、穿龙骨、穿山骨、金刚骨、紫黄姜等。但卫矛科植物过山枫的根以及卫矛科大芽南蛇藤的根，也叫穿山龙，不可混淆。本品味苦，性平，入肺、肝、脾经。含薯蓣皂苷、纤细薯蓣皂苷、穗菝葜甾苷等成分，其主要有效成分是甾体皂苷，乃生产甾体类抗炎药的原料。因此它不仅有舒筋活血、镇咳、祛痰、平喘、消食利水和改善冠脉流量、降低血胆固醇、脂蛋白水平的作用，还对细胞免疫和体液免疫均有调节作用，所以是治疗风湿类疾病的主要药物。本品是近 30 年来从民间搜集而逐步广泛应用的。首先见于《全国中草药汇编》（1976：571，人民卫生出版社印），以后各地陆续报道，东北、西北诸省应用较多。《药学通报》〔方一苇，等. 1982，17（5）：388〕报道，用穿山龙注射液治疗风湿和类风湿关节炎，有效率达 89%。《中华本草》载其主要功能为祛风除湿，活血通络，止咳定喘，主治风湿痹痛，肢体麻木，胸痹心痛，劳损，慢性支气管炎，跌打损伤，痈肿等。说明其扶正气、祛风湿、通血脉、蠲痹着的功效是显著的，民间早已应用，可能是在《本草纲目拾遗》（1765）之后始发现而在民间流传的，但有文献记载则是近 30 年的事。《中华本草》谓其干品用量是 6～9 g，《中草药手册》多为 15 g，少数达 30 g，东北地区常用量也为 15～20 g。事实上，要取得较好的疗效，其用量需 40～50 g，30 g 以下收效不著。我对类风湿关节炎、强直性脊柱炎、红斑狼疮、干燥综合征、皮肌炎等顽症痼疾，多用 50 g 为主药，确有调节免疫功能、缓解病情的作用。因其性平，所以不论寒热虚实，均可应用，是一味对风湿类疾病标本同治的妙药，值得推广。实验证实，用大剂量能控制介质释放，有抗组胺作用，从而缓解结缔组胺疾病的进展，病情得以控制，乃至逐步缓解和稳定。

二、川乌

川乌是中医痹症的常用药。张仲景《金匮》就有乌头煎治寒疝之方，因其辛温大热，含乌头碱，具有较强的温经散寒、镇痛蠲痹之功，是治疗风湿病疗效较佳的主药之一，凡寒证、痛证，必用本品。对疼痛剧烈而偏热者，可伍以甘寒之品如寒水石、知母，以制其偏。如舌红、脉弦大之阴虚内热证，则不宜用之。本品有毒，宜用制川乌为妥。如用生者，必先煎 2 小时，以减其毒。

对于慢性风湿性关节炎、类风湿关节炎、系统性红斑狼疮、强直性脊柱炎、老年性关节病、骨质增生、坐骨神经痛、椎间盘突出、软组织损伤后筋肉拘挛和关节不利等所致之疼痛，伴有形寒肢冷，舌质淡或衬紫，苔白或腻，脉弦紧或弦缓者，均可用之。如热象较甚，红肿热痛者，则暂不宜用；尤其是心律失常、风湿性心脏病、心绞痛、脉结代，以及老年性心肺功能不全者，更需慎用。乌头碱及所含之其他成分可能有蓄积作用，如出现头昏、舌麻、流涎、心率减慢、血压下降、呼吸减缓，是乌头碱中毒之征，必须立即停服，并用绿豆、干姜、甘草煎服，以解其毒。用量：一般制川乌 6～9～15 g 为宜，部分寒证，可加大剂量，但以不超过 30 g 为是。尽量不用生者，更不要川乌和草乌同用，以免中毒。孕妇忌用，否则可能引起流产、早产，并影响胎儿神经系统发育。好药要善用、慎用，不可滥用。

三、鬼箭羽

又名卫矛，《本经》即有载录，味苦，性寒，善入血分，破血通络，解毒消肿，蠲痹止痛。一般临床较少应用，事实上本品行散入血，既能破瘀散结，又擅活血消肿，祛瘀定痛，凡是瘀血阻滞之证，均可参用。《本经》称其"除邪，杀鬼蛊疰"，就是指出它能治疗瘀血阻络而导致的诸多疑难杂证。现代药理研究，证明它有调节免疫作用，所以对自身免疫性结缔组织病如类风关、红斑狼疮、干燥综合征、硬皮病、白塞综合征等疾病，均可应用。上述诸病均有不同程度的关节肌肉疼痛，并常伴有不规则的发热，以及皮肤、黏膜损害，症情反复缠绵，有"四久"之特征："久痛多瘀、久痛入络、久痛多虚、久必及肾。"临床常以之配穿山龙为主药，结合辨证论治，时获佳效。但气血亏虚，或有出血倾向，以及妇女月经过多、孕期，则不宜应用。用量一般 15 g 左右，体实者可用至 30 g。《浙江民间常用草药》治风湿病方，用卫矛 60～90 g，水煎服用，就说明是没有毒副作用的，只有虚寒证宜慎用之。此外由于本品擅解阴分之燥热，对糖尿病之阴虚燥热型者颇合，不仅能降糖，而且并发心脑血管和肾脏、眼底及神经系统等病变，有改善血液循环、增加机体代谢功能，既能治疗，又能预防。据药理分析，证实其所含之草酰乙酸钠能刺激胰岛细胞，调节不正常的代谢功能，加强胰岛素的分泌，对中虚气弱者，可配合参、芪、术等同用。但孕妇慎用。

以上三味药在风湿病治疗中，占有重要位置，穿山龙以其性平，诸证均可用之；寒证配以川乌，热证佐以鬼箭羽，寒热夹杂则并用之，结合辨证论治，有相得益彰之功。

〔写于 2002 年〕

治痹鳞爪

痹证属于比较顽固、缠绵难愈的一类疾患，尤以顽痹（类风湿关节炎）更为棘手。该病近年来发病率日益增高，据报道国外为 0.5%～3%，国内对江淮中下游的类风湿关节炎调查，提示其发病率为 1.6%。依此计算，我国类风湿关节炎患者将达 900 多万人，可见该病对人民健康及劳动力的影响很大。各地同道对此正在广泛研究，颇多创见，值得学习。兹就治痹之一鳞半爪，略陈一二。

一是对应用激素患者的处理。前来求治之顽痹患者中，有一部分由于长期使用类固醇类药物，常伴见明显的停药综合征，有的终身不能减停，从而产生严重的副作用，如库欣综合征、脱钙、股骨头坏死、胃病加剧等，给治疗带来了困难，往往用药不易收效。

激素用量较大而服用时间较长的患者，常呈现阴虚火旺征象，如面部烘热、烦躁易怒、多食善饥、夜寐不实、易汗出、口干、舌质红绛、脉弦细带数等，采用滋阴降火之品，如生地、知母、玄参、甘草等，可以显著改善症状。

激素减量后，往往出现精神不振、纳呆、泛泛欲呕等脾气虚弱之症；或表现为怯冷、疲困、纳呆、便溏、阳痿、溲频、月经量少或闭止等脾肾阳虚之症；或关节疼痛增剧。此时均应采用温补脾肾之品如熟地黄、附子、仙灵脾、仙茅、鹿衔草、巴戟天、苁蓉、补骨脂、鹿角胶、菟丝子、蜂房等，因此类补益脾肾药能提高患者免疫功能，减少对激素的依赖性，使长期使用激素者得以逐步撤除。

二是对儿童类风湿关节炎的证治经验。患儿常高热稽留，伴见关节疼痛、心烦不眠、皮疹、白细胞增高、舌红、脉数等征象，非常顽固，一般疗法，均难奏效。常以少儿为多见，国外称之为"Stills综合征"。对此辨证为温热之邪，入于营血，袭踞经脉，治以清营汤加虎杖、桑枝，清营解毒，泄热养阴，佐以通络，连续服用，每收佳效。其中生地应用大剂量（60～90 g），犀角现取水牛角 30～60 g 代之或加用羚羊粉 0.6g 分吞。易并发心包炎，如有呼吸困难的心区疼痛，应住院治疗为是。

三是认识到硒对关节炎证治的重要性。硒是人体必需的微量元素之一，在对抗细胞老化及抑制癌细胞发生的过程中起着重要的作用。有研究认为，硒缺乏可能是导致对人类威胁极大的很多疾病（包括关节炎）发病的生物化学基础。同时，我了解到华东医院采用硒酵母胶囊对老年人做延缓衰老保健的观察时，发现服用者中合并有类风湿关节炎的患者，其症状获得明显好转，因而启示我们进一步选用含硒较丰富的黄芪加于辨治方药中，临床证实确能提高疗效。《日华子本草》谓黄芪"助气壮筋肌"，是很有见地的。用量以 30～60 g 为宜。

又，日本福井医科大学最近的一次研究表明，长期吸烟者，血硒含量显著下降，且吸烟量越大，下降越明显。因此，类风湿关节炎患者，以戒烟为是。

四是对"晨僵"的认识。晨僵是类风湿关节炎的主要症状之一，晨僵的轻重和持续时间的长短与病情是一致的，可以作为观察病情进退的主要指标，应于辨治方中加用苍术、薏苡仁、泽泻、川芎、桃仁等渗湿、活血、通络之品。

五是重视顽痹从肾论治。类风湿关节炎发病的主要原因，普遍多持"自体免疫"学说，是一种免疫复合物型疾病，而免疫复合物的产生是免疫功能紊乱的结局。所以在治疗上应侧重增强机体抗病反应，调动机体调节机制，而补肾温阳的中药，正具有这种作用。我强调顽痹"从肾论治"的观点，是符合临床实际的。中国中医研究院基础理论研究所为益肾蠲痹丸所设计的病理模型的实验结果，也充分证实了这个观点的正确性和中医理论的科学性（详见《中医杂志》1988 年第 6 期 51 页）。

〔原载于《中医杂志》1991 年 6 期〕

浊瘀痹辨治一得

浊瘀痹（痛风）近一二十年来，由于社会物质丰富，人民生活水平日益提高，饮食及环境结构有了较大的变化，此病之发病率日趋增高，临床经常见到。兹列举一病例，对其辨治略加讨论。

【案例】夏某，男，55 岁，干部。

初诊（1988 年 3 月 14 日）：诉手指、足趾小关节经常肿痛，以夜间为剧，已起 5 年，右手食指中节僵肿破溃，也已两年余。5 年前因经常出差，频频饮酒，屡进膏粱厚味，兼之旅途劳顿，饱受风寒，时感手指、足趾肿痛，因工作较忙，未曾介意。以后每于饮酒或劳累、受寒之后，即疼痛增剧，右手食指中节及左足踇趾内侧肿痛尤甚，以夜间为剧，即去医院就诊，认为系风湿关节炎，作一般对症处理。曾服炎痛喜康、布洛芬等药，疼痛有所缓解，时轻时剧，终未根治。两年前右手食指中节僵肿处破溃，流出白色脂膏，查血尿酸高达 918 μmol/L，确诊为"痛风"，即服用别嘌呤醇、丙磺酸等药，症情有所好转。但因胃痛不适而停服，因之肿痛又增剧，乃断续服用，病情缠绵，迄今未愈。检查：形体丰腴，右手食指中节肿痛破溃，左足大趾内侧也肿痛较甚，入暮为剧，血尿酸 714 μmol/L，口苦，苔黄腻，质衬紫，脉弦数。右耳翼摸到 2 枚痛风石结节，左侧有 1 枚。诊断为浊瘀痹（痛风）。治以泄化浊瘀，蠲痹通络。处方：

土茯苓 60 g，生薏苡仁、威灵仙、萆薢、虎杖各 30 g，草薢 20 g，秦艽、泽兰、泽泻、桃仁、地龙、赤芍各 15 g，地鳖虫 12 g，三妙丸 10 g（包煎）。10 剂。

二诊（3 月 25 日）：药后浊瘀泄化，疼痛显减，破溃处之分泌物有所减少，足趾之肿痛也缓，苔薄，质衬紫稍化，脉细弦。此佳象也，药既奏效，毋庸更张，继进之。上方去三妙丸，加炙僵蚕 12 g、炙蜂房 10 g。15 剂。

三诊（4 月 10 日）：破溃处分泌已少，僵肿渐消，有敛愈之征；苔薄，衬紫已化，脉小弦。血尿酸已接近正常，前法续进，并复入补肾之品以善其后。

上方土茯苓减为 30 g，去赤芍、萆薢，加熟地黄 15 g，补骨脂、骨碎补各 10 g。嘱服

15 剂。

10 月 5 日随访：手足指、趾之肿痛，迄未再作，已获治愈。

痛风之名，始于李东垣、朱丹溪，但中医之痛风是广义的历节病，而西医学之痛风，则系嘌呤代谢紊乱引起的高尿酸血症的"痛风性关节炎"及其继发症，所以病名虽同，概念则异。从临床观察，有其特征，如多以中老年，形体丰腴，或有饮酒史，喜进膏粱肥甘之人为多；关节疼痛以夜半为甚，且有结节，或溃流脂液。从病因来看，受寒受湿虽是诱因之一，但不是主因。湿浊瘀滞内阻，才是其主要病机，且此湿浊之邪，不受之于外，而生之于内。因为患者多为形体丰腴之痰湿之体，并有嗜酒、喜啖之好，导致脏腑功能失调，升清降浊无权，因之痰湿滞阻于血脉之中，难以泄化，与血相结而为浊瘀，闭留于经脉，则骨节肿痛，结节畸形，甚则溃破，渗溢脂膏。或郁闭化热，聚而成毒，损及脾肾，初则腰痛、尿血，久则壅塞三焦，而呈"关格"危候，即"痛风性肾炎"而致肾衰竭。凡此悉皆浊瘀内阻使然，实非风邪作祟，故我称之谓"浊瘀痹"，似较契合病机。中医病名之如何统一，也是我们应该探索的一个问题，这个从病因病机而定"浊瘀痹"，是否恰当，希同道商榷之。

由于痛风之发生，是浊瘀为患，故应坚守"泄化浊瘀"这一法则，审证加减，浊瘀即可逐渐泄化，而血尿酸也将随之下降，从而使分清泌浊之功能恢复，脏腑得以协调，而趋健复。

土茯苓、萆薢、薏苡仁、威灵仙、泽兰、泽泻、秦艽是泄浊解毒之良药，伍以赤芍、地鳖虫、桃仁、地龙等活血化瘀之品，则可促进湿浊泄化，溶解瘀结，推陈致新，增强疗效，能明显改善症状，降低血尿酸浓度。蕴遏化热者，可加清泄利络之葎草、虎杖、三妙丸等；痛甚者伍以全蝎、蜈蚣、延胡索、五灵脂以开瘀定痛；漫肿较甚者，加僵蚕、白芥子、陈胆星等化痰药，可加速消肿缓痛；如关节僵肿，结节坚硬者，加炮甲、蜣螂、蜂房等可破结开瘀，既可软坚消肿，又利于降低血尿酸指标。如在急性发作期，宜加重土茯苓、萆薢之用量，并依据证候之偏热、偏寒之不同而配用生地、寒水石、知母、水牛角等以清热通络；或加制川乌、制草乌、川桂枝、细辛、仙灵脾、鹿角霜等以温经散寒，可收消肿定痛、控制发作之效。体虚者，又应选用熟地黄、补骨脂、骨碎补、生黄芪等以补肾壮骨。至于腰痛血尿时，可加通淋化石之品，如金钱草、海金沙、芒硝、小蓟、茅根等。倘已呈"关格"之危局，则需中西医结合，合力抢救始妥。

此外，对于饮食起居，也应注意。宜戒烟酒，不吃高嘌呤食物，如动物内脏、豆制品、菠菜、海鱼等；生活要有规律，适当控制饮食与体重，坚持适量运动，情志愉快，均有助于巩固疗效。

〔原载于《光明中医杂志》1991 年 4 月刊〕

急重症治验举隅

努力运用中医中药开展急重症的治疗工作，恢复和发扬各种传统的急救方法，是保持和发扬中医特色，促进中医学繁荣的一个重要方面。本文拟举急重症治验数例，略陈个人的心得体会，就正于同道。

一、乙脑极期

乙型脑炎（乙脑）属于中医"暑温"、"暑痉"范畴，其为病来势凶险，传变迅速，若治不及时或治不如法，恒易昏痉致变。临床所见，乙脑极期，由于邪热炽盛，痰浊阻滞，于是清窍被蒙，高热神昏，喉间痰如拽锯，惊厥频作，往往出现心力衰竭和呼吸道的窒息，内闭外脱而突变。在乙脑极期，从"热、痰、风"的临床表现来看，三者相互影响。盖热踞痰为凶险，痰热交蒸，则风动惊厥矣。是以"风"则多变，"痰"则最险，痰阻则窍闭，闭不开则脱变。个人治此症，以涤痰泄热为主要手段，以清心开闭为目标，采用验方"夺痰定惊散"收效较为满意。其方为：

炙全蝎15只，巴豆霜0.25 g，犀黄0.35 g，硼砂1 g，飞朱砂1.5 g，飞雄黄1.2 g，陈胆星3 g，川贝、天竺黄各1.5 g，麝香0.15 g（后入）。

上药共研极细末，密储，每服0.7 g，幼儿0.4 g，每日1～2次，一般鼻饲后3～4小时，排出黑色而杂有黄白色黏液的大便，即痰消神苏（未排便者，可续服1次）。方中之全蝎，不仅有祛风定惊的作用，并可涤痰、开瘀、解毒，张山雷即认为蝎尾有"开痰降逆"之功，由于此物开痰解毒、熄风定惊功著，故用为主药；巴豆霜之应用，是受到《外台秘要》桔梗白散（桔梗、川贝、巴豆）的启示，取其迅扫膈上之痰涎，下胃肠之壅滞，开气道之闭塞；更以胆星祛风痰；川贝、竺黄、硼砂清痰热；雄精、朱砂解毒坠痰；犀黄镇惊、解毒、化痰；麝香开窍慧神。合方共奏化痰开闭、通腑泄浊、熄风定惊之功，不仅可用于乙脑极期，其对肺炎、中毒性菌痢、百日咳脑病、脊髓灰质炎等痰浊交阻、痰鸣如嘶之症，也有泄化浊痰、防止窒息之效，历年使用，屡建殊功。（方中犀黄、麝香可用人工品代之）

二、腺病毒肺炎

腺病毒肺炎在呼吸道感染中占1％～2％，此证多见于婴幼儿，隶属于中医外感热病的范畴，可见高热、气急、咳呛、痰壅等症状。由于症情顽缠，故用一般药物收效不著。个人认为，此系疫毒侵袭，痰热壅肺之重症，在辨证论治的前提下，如能及时加用清热泄毒、通壅开窍之药物，将能迅速逆转病势，以冀速愈。关于方药的应用，推上海董廷瑶老医师所拟之验方可法。该方用熊胆1.5 g，麝香0.06 g，共研极细末，为一日量，分2次化服。考熊胆味苦能泄，性寒能清，具清热解毒、化痰镇痉之功；配合麝香之开窍苏神，则蕴于胸膈之痰浊自下而泄，邪热从表而透，配合辨证论治之汤剂，往往一剂知，二剂已，其效迅捷，颇为满意。此证多属温病范畴，但也有见外寒内饮者，其症面色青白，咳喘，下痢，舌淡苔灰黑，脉沉细，又需采用散寒化饮之小青龙汤。此外，还有辛凉宣透，或宣肺清热，或清热泻肺等法之不同，需因症制宜，药在病先始妥。

三、时感高热

时感高热恒多卫气同病之候，若能打破先表后里之成规，及时采用解表清里之剂，内外并调，多能收事半功倍之效。个人曩年曾选用"表里和解丹"治疗多种热病初起而见有表里证者，或起病已三五日而尚有表证存在者，服后常一泄而脉静身凉，或显见顿挫，续服数次可解。处方：

僵蚕 45 g，蝉衣、甘草各 30 g，大黄 135 g，皂角、广姜黄、乌梅炭各 15 g，滑石 180 g，研极细末，以鲜藿香汁、鲜薄荷汁各 30 g，鲜萝卜汁 240 g，泛丸如绿豆大。成人每服 5～6 g，妇女、体弱者酌减，小儿 10 岁左右服 2 g，6～8 岁服 1～1.5 g，2～5 岁服 0.5～1 g。每日 1 次，连服 1～3 日，热退即勿再服。

此方具疏表泄热、清肠解毒之功，能促使邪毒从表里两解。实践证明，不论成人、小儿，除正气亏虚或阳虚便溏，或发热极轻而恶寒较甚者外，均可服之。

表里和解丹系从《伤寒温疫条辨》之升降散加味而成，其着眼点在于通过汗、清、下之综合措施给邪以出路，从而达到缩短疗程，提高疗效之目的。姜春华教授倡导之"截断、扭转"之说，与个人提出之"先发制病"之设想，打破"入一境，用一药"的清规，是不谋而合的。

综上所述，中医中药对急重症的治疗是大有可为的，但必须在中医理论的指导下，精确辨证，把握分寸，及时治疗；要见微知著，防微杜渐，先发制病；攻病宜早，达邪为先，集中兵力，挫其锐势；要敢于打破常规，采取扭转、截断之得力措施。同时要不断进行剂型改革和给药途径的探索，才能在急重症的治疗中开创新的局面。

〔原载于《中医杂志》1984 年 1 期〕

内科急症应用六神丸的探讨

六神丸由苏州雷诵芬堂创制，是著名的解毒消炎成药。擅治咽肿、喉痛、白喉、痈疽、疔疮等病症。其实，它的适应证绝不仅于此。我通过临床实践，认为它对热病引起之休克及心衰、早期呼吸衰竭等危重证候有独到之功，对于哮喘、冠心病、癌肿、钩端螺旋体病、白血病等，也有一定疗效。确是仓卒救急的妙方，扶危拯脱的良药。在深入探讨运用中医中药治疗内科急症的今天，此丸有认真研究、推广应用的必要。

一、方义探析

【组成】犀牛黄 4.5 g，麝香 3 g，雄黄 3 g，珍珠 4.5 g，蟾酥 3 g，冰片 3 g。上药分别研成细末，以烧酒化蟾酥，和匀为丸，如芥子大，百草霜为薄衣。（100 粒约重 0.3 g）

【用量】成人每次 10～15 粒，不可超过 20 粒。1 日 3～4 次。过量须防中毒，但天津市中医院用此治白血病，每日用量达 90～120 粒，分 4 次服。每日 90 粒以下，效果不明显，但每日如超过 150 粒，每出现腹痛、腹泻、恶心、呕吐等副作用，可供参考。

【方义】牛黄一味，《神农本草经》早有记载，一直作为名贵的芳香开窍、清热解毒、利痰镇惊药。它含有胆固醇、麦角固醇，并含丙氨酸等 7 种氨基酸，不仅有镇静、抗惊和强心之功，且有促使红细胞新生的作用，所以日本医家用作"强壮药"。蟾酥有很强的攻毒消肿、辟恶通窍、强心定痛之效。《本草纲目》称其治"一切恶肿"。近年来发现它在组织培养的癌细胞、动物肿瘤模型及临床应用均有不同程度的抗瘤作用，值得重视。它的辟恶通窍作用，可用于和其他药物相伍，治疗痧疫昏厥、霍乱吐泻等症。据药理分析，它含有蟾酥苷和蟾酥灵等，能强心升压及兴奋呼吸，其兴奋呼吸之作用比尼可刹米、戊四氮、洛贝林还强。十分有意义的是，蟾酥的强心作用，与它能显著增加心肌蛋白激酶活性有关，而对其他内脏蛋白激酶活性几乎没有影响，它没有类似心得安（普萘洛尔）一类的副作用。最近由有关单位研制成功的"蟾力苏注射液"，是用从蟾酥中进一步提取出来的有效成分之一"脂蟾毒配基"制成的新型急救药，兼有兴奋呼吸、强心、升压的效应。由于其升压作用迅速，持续时间较长，并无血压过度升高的现象，对于新生儿窒息，对于麻醉、镇痛、镇静等药物引起的中枢性呼吸抑制，都有较好的治疗作用；对于肺心病、肺炎等引起的呼吸、循环衰竭，也有治疗作用。麝香有香窜透络、开窍化瘀之功，它已被分离出香味成分——麝香酮，是一种挥发油，能使呼吸和心跳增加。本品少量可增进大脑功能，大量反而有麻痹作用；又能促进各腺体的分泌，有发汗和利尿作用。世俗皆知麝香为散气通窍之药，而忽略其强心健脑作用，诚为憾事。陶节庵以参、附、桂等品与麝香组成"回阳救急汤"，实有卓见。冰片一味，《本草纲目》称其"通诸窍，散郁火"，并能消肿止痛，其开窍回苏功类麝香，但作用稍逊，主要用于温热病的神昏惊厥以及中风痰厥、中恶、猝然昏倒等内闭证候。珍珠能镇惊坠痰，含有大量钙素及多种氨基酸，与牛黄合用具抗真菌之效。雄黄能解毒辟秽，含有三硫化二砷，可以抑制巯基酶系统以影响细胞代谢。诸药配合，共奏清热解毒、消肿止痛、强心安神、镇痉回苏之功。还应当提及的是，六神丸的药物配伍是很精当的，药物之间相辅相成的协同作用，使它能以很小的剂量获得很高的疗效。例如：麝香配冰片，其开窍回苏作用增强；牛黄配麝香，其强心作用增强；牛黄配蟾酥，抑制作用不仅不相互抵消，反而大大增强；麝香、牛黄合用，或麝香、牛黄、蟾酥合用，在抑制大鼠肉芽肿形成的作用上，均呈相乘效果，三者合用，似以原方比例（2：3：2）作用最好。足见此方是经过千锤百炼而确定的。古人的实践经验与今之科学实验遥相符合，真令人惊叹不已。

二、临床应用

（一）热病引起之休克及心衰

热性病由于邪毒高热消耗体液，损伤正气，以致周围循环衰竭，而出现休克，这是临床上常见的一类危急重症。如热病并发心肌炎，或宿有心脏疾患，则易引起心衰，其症情更为严重。从中医学的角度来说，热病引起之休克或心衰是症情迅速加剧的征兆，证候由实转虚，最后演成"亡阴"、"亡阳"、"阴阳离决"的危局。因此，在肺炎、乙脑、伤寒等温热病邪毒炽盛、高热鸱张时，必须注意休克及心衰这一潜伏的危机，偶一疏忽，便足偾事。当高热病人出现乍清乍昧、谵语等神志症状时，必须提高警惕。也有热病汗后、下后、清后，体倦不支，神由倦而渐昏，或郑声错语，面色苍白，四肢厥冷，均为休克或心衰之候。这里要特别提及的是诊脉对休克及心衰的发现有特殊意义，因为心主血脉，脉者，血之波澜也，若热虽壮，而脉见软弱，示心气不足；脉见虚数，示心之气阴两虚；脉涩或结，示心气不足，血瘀脉痹；脉代或散，示心气大伤，病已危急。总之，只要有休克或心衰之端倪，即当及早防范。前辈医家，对风温一类重症，因其来势汹汹，传变迅速，极易伤阴劫津，喘闭厥变，有开始即用牛黄、珍珠、三鲜（鲜生地、鲜石斛、鲜沙参）者，大能截夺邪热，阻遏病势，防止"内陷"。这些经验，殊堪重视。须知热病休克或心衰乃因高热邪毒所引起，故强心必兼解毒，六神丸有"防"、"治"休克或心衰的两重意义，值得参用。先师章次公先生认为："六神丸并可兴奋心肌与脑神经"，"热病心力衰竭，用桂附则人畏惧，用六神丸，既能强心，又不遭谤"，故较为稳当。

【案1】张某，男，54岁，工人。

患伤寒兼旬，热势缠绵，朝轻暮重，神志时明时昧，入暮则谵语呓喃，有时撮空，汗多肢冷，大便溏酱臭秽。苔厚腻，脉濡数，重按无力。此邪仍亢盛，而正已虚馁，心气尤感衰惫，时虞脱变。治当清温化湿，扶正强心并进。处方：

太子参20 g，苍术10 g，苦参片15 g，生地榆20 g，石菖蒲8 g，生黄芩12 g，甘露消毒丹20 g（包入煎），六神丸30粒（分3次吞服）。

〔按〕药后症情显见稳定，神志转慧，脉亦较振。守原方损益，调治旬余而瘥。此为曩年之病案，引用之以觇六神丸强心之功。

(二) 早期之呼吸衰竭

呼吸衰竭是病入极期所呈现的十分危重的证候，属于"喘"、"脱"范畴。《仁斋直指方》说："汗出发润而喘者为肺绝"，"汗出如油而喘者为命绝"。这些论述与此症极为相似。病变至此，往往既可见气营俱损、肺肾气绝的正虚恶候，又可见邪热弥漫、痰涎壅盛、气机窒塞的邪实征象。此时正不胜邪，患者缺氧严重，形成恶性循环，促使呼吸衰竭加重。现代医学应用脱水剂、呼吸中枢兴奋剂、吸氧、插管等抢救措施，有较好的作用。关于中药的应用，扶正则碍邪，同时缓不济急，若予清热涤痰之剂，又恐邪未去而正先脱。斯时唯有通神明，开机窍，兴奋中枢，强心升压，始克有济。六神丸对早期之呼吸衰竭有一定的效果。

【案2】何某，男，5岁。

暑温闭证，面色苍白，昏迷惊厥，唇指发绀，逐步加重，呼吸困难，节律不整。此乃乙脑极期，将出现呼吸衰竭之征。苔厚腻，脉沉细而数。除中西结合对症治疗外，再予六神丸，每次8粒，开水溶化鼻饲之，每3小时1次。

〔按〕连服2次后，呼吸困难好转，心律已整，次日渐趋稳定，调治而愈。

(三) 哮喘 (包括慢支喘息型)

哮喘，概言之可分虚、实两候。虚证多由肾不纳气所引起。此证若反复发作，往往虚实互见，很难截然划分。如心肾不足之人，痰浊内蕴，一触外邪，肺胃失顺降之职，肾气即为奔逆，于是哮喘发作，咳痰不爽，兼见心慌、气急，甚则自汗淋漓，必须宣肺开闭，温阳镇逆兼施。六神丸服后可以迅速顿挫其喘逆，俟喘定后再行随证调理。丸中蟾酥能平喘、镇咳，其作用可能与其具有缓解气管痉挛和抗过敏作用有关。

【案3】成某，女，61岁。

患哮喘已近20载，入冬为甚，作则喘促不能平卧，冷汗淋漓，形神困惫，苔薄质淡胖，脉虚大，重按无力。此肺肾两虚，气失摄纳之重候，有肾气竭绝之端倪，亟当温摄纳气。

六神丸，每服15粒，1日3次。

黑锡丹，每服5 g，1日2次。

服后喘促即见好转，冷汗渐敛，翌日哮喘已定，改予温肺补肾之汤剂，调理而安。

〔按〕凡属哮喘发作，喘逆不平者，六神丸均可服之。

黑锡丹出于《局方》，由黑锡、硫黄各 60 g，制附子、胡卢巴、补骨脂、阳起石、小茴香、沉香、肉豆蔻、川楝子、木香各 30 g，肉桂 15 g 组成，共研细末，酒糊为丸，每服 3～5 g，1 日 2 次。凡下元虚冷，肾不纳气，胸中痰壅，上气喘促，四肢厥冷，舌淡苔白，用之均有温肾纳气、定喘之功。但不宜久服，以防铅中毒。

（四）冠心病

六神丸具有较好的强心止痛之功，所以也可用于冠心病之心绞痛较剧之证。日本有"救心丹"用治冠心病，其实就是以六神丸加减而成，被誉为"心脏灵药"。其方为：麝香、牛黄、蟾酥、熊胆、犀角（此药现已禁用）、珍珠、人参、龙脑。他们认为，该药作用于心室，使心脏活动更加旺盛，一方面扩张冠状动脉而使心脏之营养状态转佳，同时更进一步促进新陈代谢而活化细胞组织，增强各器官之功能，加强心脏而使身体在不知不觉之间健康起来。用于"心脏不适（心跳、气结、晕眩、呼吸困难、绞痛、心肌梗死）、盗汗、关节疼痛、胃肠不安以及偶因过于剧烈之运动、突然之惊愕、食物中毒、中暑、晕眩、脑贫血等不测之事故发生而至人事不省时"。

救心丹系六神丸去雄黄，加人参、熊胆、犀角而成。人参补益心气，熊胆清热镇痉，犀角凉血解毒，诸药相伍，扶正、强心、解毒、化瘀，面面俱到。近年来对冠心病的治疗，有的侧重活血化瘀，有的侧重益气通脉，有的侧重通阳宣痹。但我认为，冠心病如病程较长，往往虚实互见，似宜疏养结合为妥。在这方面，救心丹还是值得借鉴的。

【案 4】李某，男，59 岁，干部。

数年来心区经常憋闷而痛，劳累、拂逆或天气阴沉时，易致诱发。确诊为冠心病心绞痛。顷以情绪激动，突然剧烈心绞痛，四肢厥冷，苔白质紫暗，脉微欲绝。此心阳式微，心脉闭阻，阳虚欲脱，有"心肌梗死"之趋势。急服六神丸 15 粒，并予独参汤缓缓饮服，服后疼痛即有所缓解，10 分钟后，续服 10 粒，心绞痛即定。

此外，六神丸对白血病、肿瘤的治疗也有一定效果，"天津市中医院报道，用六神丸治疗白血病 10 例，获得一定的近期疗效，其中完全缓解者 2 例，部分缓解者 1 例，进步者 5 例。在治疗过程中，虽然也有一些副作用，但无一例发生骨髓抑制，这似与一般抗癌药有所不同，值得深入研究"（《天津医药》1976 年 3 期 135 页）。上海胡安邦医师对癌症初步拟订了七则治法和常用方法，其中一则为解毒消肿法，药物以半枝莲、漏芦、白花蛇舌草、凤尾草、龙胆草、败酱草、山豆根、板蓝根、紫草、白毛藤，配合犀黄、六神丸。（《上海老中医经验选编》185 页）个人在临床上也曾多次试用，六神丸每服 10 粒，1 日 3 次，对肿瘤有较好的止痛作用，这方面值得进一步探索。

六神丸具有强心、调节冠状动脉、升高血压、兴奋呼吸中枢、抗炎抗癌（抑制细胞代谢）、抗真菌感染及抑制血管通透性等多种复合作用。但其中蟾酥用量如太大，可致心脏、呼吸麻痹而致死，所以使用剂量要控制，不可过量。据报道有新生儿服六神丸以除胎毒而引起中毒者，已出现多例，故不可不慎。

〔原载于《湖北中医杂志》1992 年 1 期〕

通下疗法在温热病中的应用

温热病是多种热性病的总称，许多急性传染性热性病都概括在内。也包括了具有卫、气、营、血证，而又不属于急性传染病的感染性疾病，如败血症等。早在《内经》中，对热性病已提出"温者清之"，"实者泻之"的治疗总则。迨至汉代张仲景，对传染性热性病，不仅用六经来归纳分析证候，辨识其性质与转归，而且具体提出汗、清、吐、下4种排泄毒素的疗法，从理论和实践上发展了热病治则，对后世的启迪很大。金元四大家中刘河间对热病初起，打破了"先表后里"的治疗常规，主张采用辛凉法以表里双解，这是温病学发展过程中的一个重大转折点；张子和继承了张仲景的大法，特别强调下法的医疗作用，均有新的发展。张氏认为下药用之得当，可以起到补药的作用："大积大聚，大病大秘，大涸大坚，下药乃补药也。"明代吴又可认为温病与瘟疫相同，是感受天地之疠气，邪自口鼻而入。并在《温疫论》中提出了一整套治疗瘟疫的理、法、方、药，指出："瘟疫以祛邪为急，逐邪不拘结粪。"戴北山说："时疫不论表邪罢与不罢，但见里证即下。"所谓"温病下不嫌早"之说，即由此而来，对后世医家治疗瘟疫病具有重要的指导意义。

温热病之应用下法，主要目的是逐邪热，而下燥屎、除积滞还在其次。吴又可又说："应下之证，见下无结粪，以为下之早，或以为不应下而误投下药，殊不知承气本为逐邪，而非为结粪设也。如必俟其粪结，血液为热所搏，变证迭起，是犹养虎遗患，医之过也。况多有结粪失下，但蒸作极臭如败酱，或如藕泥，临死不结者，但得秽恶一去，邪毒从此而消，证脉从此而退，岂徒孜孜粪结而后行哉？要知因邪热致燥结，非燥结而致邪热也。……总之，邪为本，热为标，结粪为标中之标。能早去其邪，何患燥结乎？这对温热病用下法的重要性和必要性说得如何晓畅！但是，也不能妄用、滥用下法，不仅要下得其时，还要下得其法，根据缓急、虚实斟酌适度，才能发挥下法特有的作用。

本文仅就个人通过临床实践，并结合先进经验，简略地谈一谈使用"通下疗法"处理部分急性传染性热性病的点滴体会。

我认为吴又可所说的"大凡客邪贵乎早逐，乘人气血未乱，肌肉未消，津液未耗，病人不致危殆，投剂不致掣肘，愈后亦易平复。欲为万全之策者，不过知邪之所在，早拔病根为要。但要量人虚实，度邪轻重，察病情缓急，揣邪气多寡，然后药不空投，投药无太过不及之弊，勿拘于下不嫌迟之说"，确是可贵的经验之谈。因为温邪在气分不从外解，必致里结阳明，邪热蕴结，最易化燥伤阴，所以及早应用下法，最为合拍。通下岂止夺实，更重在存阴保津。柳宝诒对此作了中肯的评述，他说："胃为五脏六腑之海，位居中土，最善容纳，邪热入胃，则不复它传，故温热病热结胃腑，得攻下而解者，十居六七。"充分说明通下疗法在温热病治疗上占有重要的位置。

通下疗法是在于迅速排泄邪热毒素，促使机体早日康复，可以缩短疗程，提高疗效。这是清热祛邪的一个重要途径，无论邪之在气、在营，或表里之间，只要体气壮实，或无脾虚溏泄之象，或有可下之症，或热极生风，躁狂惊厥者，均可通下逐秽，泄热解毒，选用承气、升降散之类，或于辨证论治方中加用硝黄，这就不是扬汤止沸，而是釜底抽薪。既能泄无形之邪热，又能除有形之秽滞，一举数得，诚治本之道。但纯属卫分表证，恶寒较著而热势不甚，或年老体弱、孕妇或妇女经期，则宜慎用。兹举数例，借为印证。

一、乙型脑炎

乙型脑炎（简称乙脑）与暑温、暑痉、暑厥类似，起病急骤，传变迅速。卫分症状，殊难觉察，就诊时多呈气营相兼，或气血两燔之候。只要没有明显的表证，而温邪已渐入里，出现高热神昏、躁狂风动，或有腹满便结者，均宜通下，"急下存阴"，使邪有出路，秽滞既去，邪热可以迅速挫降，这是直接关系到预后好坏的关键问题。上海市传染病院中医科报道治疗70例乙脑，44例用过下法，未见不良后果，认为不仅预后较佳，后遗症也少。湖北中医学院附院也认为，使用下法的目的在于驱逐热邪，保存阴液，故并非必用于便秘者，但有热极似火，或热盛动风证候，即可应用下法。下后往往体温渐退，抽搐减轻，神志转清。这进一步明确了通下疗法的使用范围，颇堪参证。个人在治疗乙脑过程中，也屡以通下疗法而获效。这种防微杜渐，先发制病的治法，可以缩短疗程，防止脑水肿、脑疝的形成。

温病治疗学的治未病思想，除了防患于未然外，尤重视已病防变，即掌握疾病的传变规律，采取积极措施，以防止其发展和深入。例如脑水肿未形成前，早期即可见到球结膜轻度水肿，舌有时胀大，立即服用"降利汤"，就可防止其出现。这种已病防变，并预为之图的观点与做法，是富有积极性，且有指导意义的。姜春华教授提出"截断、扭转"的论点，已故名医严苍山氏认为："善治温病者，必须见微防渐，护于未然"，从而提出治温三护法（护脑、护津、护肠），并主张"在卫兼清气，在气须顾凉血，以杜传变为上工"。这是他们治疗温病的高见。这种截断、扭转和防护于未然的观点，无疑是颇有积极意义的。张仲景从六经辨治，叶天士从卫气营血辨治，吴鞠通从三焦辨治，其目的都是为了使病变得到截断或扭转。证之临床实践，大部分温病是可以杜绝其传变，终止发展而转向痊愈的。

【案1】陈孩，男，8岁。

患乙脑入院已旬日，高热昏迷，项强惊厥，谵妄搐搦，近4日来加剧，腑垢1周未行，腹硬满，蒸蒸但头汗出，苔微黄而厚腻，脉沉实而数。暑邪挟湿与食滞互结，蕴蒸阳明胃腑，熏灼心包而神昏窍闭。亟当通泄邪热积滞，佐以化湿辟秽，平肝熄风，以冀腑通滞泄，热挫窍开。处方：

生大黄9g（后下），芒硝6g（另冲），炙全蝎1.5g（研吞），钩藤（后下）、青蒿各15g，葛根、僵蚕、佩兰、石菖蒲各9g，甘草3g。2剂，1日分4次鼻饲。

翌晨腑通，排臭秽焦黄宿垢4次，神志渐清，诸症悉减。原方减硝黄续进，以靖余氛。3日后症情稳定，自动出院。

〔按〕此为外地会诊病例。原已服大剂白虎汤及注射抗惊厥、解热等药，症情日剧，嗣后予以通下为主之剂。一剂而腑通神清，三日渐复，此通下排毒，使邪有出路之捷效也。此例神昏系阳明热盛所致，盖胃络通心故也。病在气而不在营，应予鉴别。

在乙脑极期，往往出现痰浊阻塞气机，蒙蔽心窍，高热稽缠，神昏惊厥，痰鸣如嘶，舌苔厚腻，便秘或便通而不泄泻者，均可使用夺痰定惊散，药后往往一泄而解，痰消神清，热亦下挫。

【案2】 王孩，女，6岁。

乙脑第5日，高热神糊，抽搐痰壅，吸痰时易引起气管痉挛而窒息，颇感棘手，嗣后予夺痰定惊散0.7g，鼻饲后约4小时许，泻出黑色粪便，杂有黄白色黏液甚多，痰消神苏，热挫痉解，调理而愈。

〔按〕此散化痰、泻热、定痉之功甚著，4岁以上者用0.7g，1～3岁，只用0.3g即可，得效即勿再服。并可用于肺炎、流脑、中毒性菌痢、百日咳脑病等疾患之痰热交阻，而痰涎壅盛如拽锯者，收效亦佳。

二、伤寒、副伤寒

伤寒、副伤寒隶于湿温范畴。由于吴鞠通有"湿温……下之则洞泄"之说，后也有人认为用下剂有促使肠出血之弊，因此，伤寒能否运用下法，引起了争鸣。通过复习文献和临床实践，我完全同意"伤寒、副伤寒不仅能下，而且应以下法为主"的见解。《温疫论》："凡表里分传之证，务宜承气，先通其里，里气通，不待发散，多有自能汗解者。"叶天士："三焦不得从外解，必致成里结，里结于何？在阳明胃与肠也，亦须用下法。"《温证指归》："温邪如火，人身如釜，津液如油，煎熬脏腑，势不焦枯不已，若不急抽其薪，徒事扬汤止沸，实与养痈无异。"吴又可还明确指出："得大黄促之而下，实为开门驱贼之法。""承气本为逐邪而设。"事实证明，伤寒的发病，虽然主要是感受温邪而起，但大多挟食、挟湿，所以在伤寒早期，及时予以疏通积滞，清泄解毒，温邪就不致内传阳明，蕴蒸化火，下逼肠络，就可能防止或减少肠出血，缩短疗程。因此，下法是直达邪热巢穴，追逐邪热外泄的积极疗法，而且要"急早凉下"，不要等待舌苔转黄，才敢议下。"若泥伤寒之说，必俟邪入腑、苔转黄者方可攻下，恐病温者，肠胃腐烂，早赴九泉矣。"（《温证指归》）这说得如何恳切明确。当然，伤寒之用下法，要"轻法频下"（章虚谷语），不可过于猛峻，汤剂用大黄一般在6～15g，芒硝在6～12g，用凉膈散在30～45g。一般连用3日，以后视体质强弱，邪热盛衰，连日或间日应用下法。杨寿元用下法治疗44例伤寒，用下法3剂以下者仅5例，用下法20次以上者有3例，平均应用8.8次（大部分通下与清凉药同用，疗程更加缩短）。无1例并发肠出血者，值得我们学习参考。

个人采用聂云台以杨栗山《伤寒温疫条辨》之"升降散"（生大黄、僵蚕、蝉衣、姜黄）为主而制订的"表里和解丹"和"葛苦三黄丹"治疗伤寒、流感等温热病，收效较著，疗程多在3～10日，剂量小，服用便，无任何副作用。

▶ **表里和解丹** 适用于流感、伤寒等温热病初起而见有表里症者，或病起已三五日，尚有表证存在者，服后常一泄而脉静身凉，或显见顿挫，续服2～4次可瘥。因其功能疏表泄热，清肠解毒，达到表里双解，缩短疗程的目的。不论成人、小儿，除正气亏虚或脾虚便溏，或发热极轻，恶寒较甚者外，均可服之。处方：

生大黄135g，炙僵蚕45g，蝉衣、甘草各30g，皂角、广姜黄、乌梅炭各15g，滑石180g。上研极细末，以鲜藿香汁、鲜薄荷汁各30g，鲜萝卜汁240g，泛丸如绿豆大。

成人每服4～6g，妇女或体弱者酌减；小儿10岁左右服2.0～2.3g，6～8岁者1.2～1.5g，2～5岁0.5～0.75g，每日1次；未更衣者可续服1次，连服1～3日，热退即勿再服。

▶ **葛苦三黄丹** 湿温等温热病，服上方3日，热势未挫者，可续服本丸。这是通利泄邪与清热解毒、燥湿化浊并用之剂，一般连服5～10日多能奏效。处方：

飞滑石600g，生大黄90g，蝉衣15g。以上3味研末，另用苦参150g，葛根、黄芩各90g，天花粉、茵陈、青蒿各60g，黄连、甘草、白蔻仁各30g，蝉衣、姜黄、川郁金、苍术各15g，煎取浓汁，再以鲜荷叶、鲜藿香各150g，鲜苏叶180g，鲜茅根240g，生萝卜子60g，以上5味研磨加上药汤绞汁2次，并加鲜萝卜汁90g，将药汤汁拌入3味药末泛丸，湿重6g（无鲜药时用干药半量，研细，用药汤放凉泡透榨汁，榨后须加凉开水再榨一次，以免药汤损失）。每服2粒，每日1次，体弱或儿童酌减，虽有溏泄，尽可服之。服后一般每日微泻一二次，热势逐步递减而愈。

【案1】赵某，男，28岁，工人。

4日前以头痛体痹，形寒发热开始，曾服APC得汗而热不挫解，入暮为甚，体温39.2℃，口微渴而黏腻不爽，二日未更衣。苔白，中后微腻，脉浮数。此风热外袭，湿滞内蕴之候，治宜两解，予表里和解丹12g，分作2包，每日1包，开水送下。药后5小时即得畅便1次，入暮热势挫降至37.6℃。次日续服，发热已退至常温，诸苦若失，唯觉神疲乏力，饮食调理，休息2日即愈。

【案2】孙某，女，43岁，工人。

违和旬余，初起头痛肢楚，恶寒发热，胸痞困顿，服药得汗，恶寒已解，热势稽留，朝轻暮重（38℃～39.8℃），口苦而黏，午夜有时烦躁不宁，间见谵语，颈胸白痦遍布，大便溏黏如酱，臭秽异常，苔黄糙腻，脉濡数。白细胞偏低。肥达反应：H_1：240，O_1：100。诊为伤寒。即予葛苦三黄丹，每日2粒，开水化服。服后7小时许，大便畅泄两行，自觉较适，入暮烦热略平，次日续服，热度下降至37.5℃～38℃，连服4日，热已趋平，改予汤剂善后。

三、肺炎

肺炎之运用下法，主要是在辨证论治的方药中加用大黄，古人有"病在脏，治其腑"之说，肠腑疏通，上焦壅遏之邪热、痰浊自有出路，且大黄本身有良好的抗菌作用。

南京中医学院附一院与江苏省中医研究所对麻疹肺炎患儿重点观察了用大剂量清热解毒药和重用大黄的疗效比较，共125例，发现重用大黄组的疗效较好。其大黄用量，突破常规，并未发现任何副作用，这个经验，值得学习。治法用药分组：

甲组：大青叶、蒲公英各30g，银花、紫草各9～15g，加入麻杏石甘汤中，以煎剂为主。痰多者加葶苈子、天竺黄，每日1剂，本组共68例。

乙组：在甲组用药的基础上，再加生大黄煎服。大黄用量随年龄而增加，1～2岁者用9～15g，2～3岁15～30g，3～5岁30～45g，每日1剂，本组共57例。

两组病例均从入院当日起分别服药，连续3日以上。

疗效对比：虽然两组患儿均全部治愈，但其退热天数，咳嗽消失、啰音消失和X线征象消失天数，乙组（重用大黄组）均少于甲组。从住院均天数来看也如此，经统计学处理，概率（P）均<0.025，相差显著，故乙组的疗效优于甲组。其疗程短则3日，长者12日，多数为5～7日。

大黄具有清热化湿及泻血分实热功用。现代药理学实验证明，大黄不但用以缓下、健胃、利胆，而且具有较强的抗菌作用，如对甲、乙型溶血性链球菌和肺炎链球菌、金黄色葡萄球菌及伤寒、副伤寒沙门菌，志贺菌属，白喉棒状杆菌，炭疽杆菌等有较强的抑制作用，对流感病毒也有抑制作用。故以大黄治疗麻疹肺炎是值得重视和研究的。他们在总结大剂清热解毒药物的基础上，对曾用多种抗生素及中医辨证治疗未获效果的麻疹肺炎患儿20例，改服乙组方药，也取得了较为满意的疗效。还以大黄为主药试用于尿路感染、胆道感染、菌痢、伤寒、金黄色葡萄球菌败血症、口腔炎、疖肿等少数病例，均获治愈。对病毒性肺炎也有一定的疗效。这都充分证明了通下疗法的卓越效能。通过实践个人也有同样的体会：大黄的清热泻火、解毒抗菌的作用，殊为显著，只要用之得当，没有任何副作用。但如此大剂量的使用，是突破老框框的创新，值得学习。

【案例】倪某，女，59岁，退休。

1977年1月27日来诊：违和三日，头痛肢楚，形寒发热，微汗不畅，鼻塞咳呛，口干欲饮，呼吸较促，便难，苔薄黄，脉浮数。T 39.6℃。听诊右上肺有少许细啰音。白细胞$11.2×10^9$/L，中性0.95，淋巴0.05。胸透：右上肺野中外见絮状阴影，边缘欠清，两肺纹理增多。诊为右上肺炎。此风寒外束、痰热内蕴之风温重症。治宜宣肺通泄，清热解毒，予麻杏石甘汤加味：

生麻黄6g，生石膏、白花蛇舌草各30g，鱼腥草24g，生锦纹、生黄芩、杏仁泥各10g，天花粉12g，甘草5g。2剂，水煎服。

二诊（1月29日）：药后汗出较畅，便难已爽，热退咳减，T 37℃，苔薄微黄，脉平，表里两解，邪热趋戢，再为善后：生石膏15g，杏仁、桔梗、前胡各10g，鱼腥草、忍冬藤各30g，陈皮、甘草各5g。2剂，水煎服。

1月31日：症情平稳，胸透炎症已吸收，可以勿药。

四、菌痢

中医之"赤白痢"类似于"急性菌痢"，"疫痢"、"疫毒痢"似属"暴发型痢疾"。本病致病因素，一为外感暑湿疫毒之气，蓄积肠胃而致；一为饮食不洁，或过食生冷停积于中宫，使脾胃运化之功能受阻，大肠传导失常，气血凝滞，湿热郁蒸，损伤肠道血络，而痢下脓血。凡痢疾初起，因宿有积滞，里热较甚，前人早有"痢无止法"、"痢疾当头泻"之说，通下疗法对痢疾初起最为适用，可缩短疗程，提高疗效。

个人过去常用以生、熟大黄为主药的"痢泻散"治疗痢疾及泄泻，服用方便，价格低廉，奏效显著，可以推广应用。

痢泻散（《镜花缘》验方）：

生、熟大黄（炒）各30g，苍术（米泔水浸）90g，杏仁（去皮尖与油）、羌活（炒）各60g，川乌（去皮，面包煨透）、甘草（炒）各45g。

上药共研极细末，瓶储备用。成人，赤白痢疾每服3～4g，但赤痢宜用灯心草1尺（30cm左右）煎汤调服；白痢宜用生姜3片煎汤调服；赤白兼见者，并用灯心草、生姜煎汤调服；泄泻每服2g，以米汤调服。小儿剂量减半，4岁以下者用1/4，幼儿再减，每日2次。

本方有泄热通滞，健脾燥湿，温里散寒，止痛安中之功，对菌痢及急慢性泄泻均有显效。痢疾与泄泻，新起多属热、属实，久病则为寒、为虚。热实者宜清泄导滞，虚寒者则应温中培调。本方主要用于热实型泻痢，但虚寒型体质不太虚弱者，也可应用。大黄生用苦寒，专于下行，能入血分，泄热通肠，荡涤积垢；熟则性缓，能导湿热从前阴而出，并有收敛止涩的功用。川乌辛温，温养脏腑，破除积滞，散寒止痛，与大黄配合，一温一寒，相须相使，不但可治热实之证，并可用于寒实之证，是本方中的主药。此外，杏仁降气润燥，有利消积；羌活搜风祛湿解表，协同川乌增强止痛作用。至于甘草，则功在协调诸药，解毒缓急。所以各型痢、泻均可使用。唯疫毒痢必须配合清肠解毒之品，或中西医结合始妥；其久痢下稀淡血水者忌用。

【案例】沈某，男，36岁，农民。

恶寒发热3日，T 38.8℃，头痛肢楚，泛泛欲呕，腹痛阵作，下利不爽，里急后重，杂有红白黏冻，日十余行，经粪检有红白细胞、脓细胞及黏液。苔微黄腻，脉数。暑湿热毒之邪内侵，食滞壅阻肠间，蕴蒸胃肠，气血凝滞，痢疾以作。治予"痢泻散"，每服4 g，日2次。服后2小时腹痛稍缓，痢下较畅，入暮热势渐挫，翌日续服之，即趋瘥解。

以上仅是略举4种温热病应用"通下疗法"的疗效作为例证，来说明通下疗法在温热病的治疗中占有重要的位置，也具有卓越的作用。当然，通下疗法也不是万灵丹，我们还要掌握辨证论治的原则，不能认为通下疗法就是万能疗法，而否定其他治疗方法。

个人认为，温热病是急性热性传染病，其来势既猛，传变也速，必须根据疾病的发展规律，要有预见性地防微杜渐，采取果断的、有力的、相应的措施，先发制病，不可因循等待，只要不是"表寒"、"表虚"之证，或年老体衰之躯，均可早用通下疗法。因为这是清热祛邪的一个重要途径，保存阴津，防止恶化的具体措施，从而达到缩短疗程，提高疗效的目的，进一步发挥中医中药治疗急性热性病的应有作用。

参考文献略。

〔原载于《江苏医药》（中医分册）1978年1期〕

流行性出血热临证一得

流行性出血热属于温热病范畴，其早期相似于温毒发斑、疫疹、疫斑等。温邪为病，传变迅速，气血两燔，深入营血，热盛动风，气阴俱伤，热毒内传，蕴结下焦，终则邪热告退，气阴渐复而愈；或气阴耗伤，正不胜邪，脱变而亡。

本病据统计：60%患者有便秘症状，35%者在病程中出现少尿现象，5%甚至出现时间长短不一的尿闭，并有腹痛、呕吐、呃逆等气机不畅的见症，即所谓"腹腔综合征"。表现腹微循环障碍，此时邪热夹滞、气滞血瘀的症象加重，耗损真阴，变端蜂起，危在顷刻，必须中西医结合，加以抢救，而"通下疗法"尤为必要。因为：①不急下即不能存阴；②不急下即无以疏通气机；③不急下其郁热难获出路，所以通下疗法对流行性出血热是一个十分重要的措施。实践证明，在本病的治疗过程中，如果能尽早地采取通下疗法，就能有效地阻断其恶化传变，缩短疗程；倘若通下剂用之太迟，或用量太轻，就容易导致留邪生变，产生不良后果。因为瘀热阻滞下焦，而致小便不利，欲利小便，必下瘀热，欲下瘀热，必先通下。《伤寒论》所谓"凡蓄血，小便自利"之说不可拘。

本病最危险的阶段是少尿期。由于热毒内传，温热蕴结下焦，膀胱气化不利而少尿；热邪销灼肾阴，津液枯涸，化源欲竭，小便涩少，甚则尿闭；热结于下，上壅于肺，肺失通调水道之职，不能下输膀胱，水津不布，气不化津，上凌心肺，可见面浮肿胀，咳呛带血，胸闷气短，喘促心悸等险象。此时最宜滋肾解毒，通腑泄热，泻肺利水，而通下法是最重要的一环，《温病条辨》导赤承气汤（生地、赤芍、大黄、芒硝、黄连、黄柏）可资借鉴。

【案例】赵某，男，36岁，瓦工，住院号：1121。

1977年12月22日入院：恶寒发热，头痛无汗，眼眶痛，腰痛，肢困乏力，在当地作感冒治疗，恶寒虽除，唯发热未挫，三痛明显，已历5日。

查：高热39.8℃；白细胞9×10^9/L，中性0.65，淋巴0.35；肾功能＜5％，NPN 77.8 mmol/L（109mg％），CO_2CP 18.66；尿常规：蛋白（＋＋＋），白细胞（＋），红细胞（少许），颗粒（＋＋）；肥达反应（－）；肝功：ALT 56U。经对症治疗，热势有下挫之势，但纳呆泛呕，怯冷，尿量逐渐减少，肾区有叩击痛，左侧尤甚，右腋下及胸前少数出血点。苔薄腻舌光红，脉细数。诊为流行性出血热少尿期，急性肾衰竭，乃温热疫毒之邪，传入下焦，结于膀胱，州都气化失司，水道不利，浊邪上逆，胃失和降。治宜养阴解毒，攻下分利。处方：

鲜生地120 g，鲜茅根60 g，玄参、丹皮、赤芍各15 g，生大黄18 g（后下），玄明粉12 g（冲），丹参、车前子、泽兰、麦冬各30 g。每日1剂，并配合西药利尿脱水之品。

症情稍有稳定，尿量显增，腰痛也有轻减，乃守前法继进，尿量续增。5日后度过少尿期，而进入多尿期，舌光少津，脉细濡。阴损阳衰，续当养阴温肾。

生地黄15 g，北沙参、麦冬各12 g，怀山药15 g，太子参18 g，菟丝子12 g，肉桂3 g，3剂，每日1剂。

3日后肾功有所好转，1周后NPN 42.5mg％，尿常规基本正常，转入恢复期，调理善后而愈。

琐谈非典

去冬今春，气候反常，寒温不一，疫疠肆虐，传染性非典型肺炎（简称非典）流行，给人民健康和生产带来了较大的影响。党政领导十分重视，全民动员，齐抓共管，防治并重，严防死守，将其控制在最小范围内，争取早日歼灭"冠状病毒"。

由于非典是一种新的烈性传染病，中西医都缺乏经验，在摸索中探其来龙去脉，在实践中积累体验，从而逐步掌握诊治规律。广东省中医院的经验和北京的模式，都给了我们很大的启示和了解。

从广东省中医院的经验来看，中西医结合，集思广益，充分发挥中医药辨证论治的优势，是取得较好疗效的关键。该院领导不仅组织当地专家会诊研讨，还通过电话、传真广为征求外地有关专家的意见，例如贵报5月9日第五版报道中提到："患者被紧急送进了ICU。专家们集中床前，紧急抢救。患者出现了手撒口开、四肢冰冷的阴厥症状。用苏合香丸，老专家朱良春一语道破，患者四肢回温了。3月22日，这名77岁的患者在医务人员的努力下，奇迹般地康复出院了。"他们随时接受客观的意见，这种谦虚、务实的精神是十分可贵的。

最近报章杂志刊载防治非典的资料较多，尤其是近日贵报连续发表了多篇有分量的文章，得益甚多，与时俱进，众志成城，这是可喜的。不才愚拙，且复年迈，未能亲临一线，殊为憾事。谨略呈愚见，不识当否。

一、非典之中医病名

从非典的传染性强、发病快、变化多的特点来看，该病应属瘟疫而非一般温病，风温、春温均难以概之。

明代吴又可著《温疫论》（1642），提出常气（六淫）、杂气（戾气、疠气）之异；清代杨栗山于1789年79岁时所著《伤寒温疫条辨》（简称《寒温条辨》），继承发挥了《温疫论》的病因学说，强调温疫致病原因，既非六气、亦非时行之气，而是天地间种种不一之杂气，来而不知，着而不觉。同时明确指出："各随其气而发为诸病"。由受病的脏腑不同而病名随之各异。我同意北京课题组的意见，"肺毒疫"之名比较明确，有利于防治。

二、重温古籍，掌握要领

对非典之诊治，我认为重温吴又可《温疫论》及杨栗山《寒温条辨》很有必要，此二书对瘟疫之病因病机，辨证论治，方药列述，可谓周详之至。细阅参究后，当可眼明思迪，得心应手，也不会有将达原饮、升降散说成出自一书之讹。吴又可强调邪踞募原而传胃，用达原饮使邪内溃，速离募原，其邪或从表解，如内陷入胃，则用攻下，排邪外出。吴氏很重视用达原饮开达募原，辟秽化浊。此方对湿浊蕴遏之瘟疫，头痛烦躁，憎寒壮热，胸闷呕恶，脉弦数，舌苔白垢腻或如积粉（此点很关键，如见黄苔或舌质红者即不宜此方，或必须随症加减）。吴氏认为邪陷入胃，必用攻下以逐邪，且宜早用攻下，逐邪外出。非典之病灶在肺，肺与大肠相表里，攻下通腑，可使肺热下泄，痰壅得解，减轻症状，防止变端，缩短疗程。过去天津急救中心王今达教授即有报道，今曾兆麟也有实验证明，用通里攻下法，能改善水肿，促进肺泡上皮增生。特别是对Ⅱ型非典，肺泡上皮的增生与修复，改善肺泡通气/血流比例，对各种脏器损害均有保护作用。因此建议对呼吸困难及呼吸窘迫综合征之重症患者，在严格监控条件下采用不同剂量的大、小承气汤或以承气汤为主药增加其他中药进行治疗。这是进一步发挥吴氏攻下逐邪法则的应用，符合中医辨治原则。但吴氏忽视了清热解毒的法则，是其美中不足之处，所以在乾隆癸丑年（1793），京师大疫，用又可法治之多不验。余师愚氏看到了这一点，结合临床创订了大寒解毒之剂的"清瘟败毒饮"，对各种大热表里俱盛之证，以此方为主，获得显效，而于1794年撰《疫疹一得》阐发之。杨栗山不愧为吴又可瘟疫学派的中坚人物，他完整地将清热解毒与苦寒攻下结合运用，缩短了疗程，提高了疗效，这是通过实践，不断提高学术水平的结果。杨栗山说："凡见表证（指疫病），皆里证郁结，浮越于外也，虽有表邪，断无再发汗之理，故伤寒以发表为主，温病以清里为主。"他创订升降散等 15 则方剂，清热解毒的作用广泛，有增强单核吞噬细胞系统的作用，提高细胞免疫能力，或抑制体液免疫功能，或能增强肾上腺皮质功能。而通里攻下方药，也具有消炎、排毒素、改善局部血液循环等作用。中医是注重辨证论治的，今年广东非典患者多有夹湿现象，故早期常参用三仁、藿朴夏苓等以宣化湿热，透邪外出，或以麻杏石甘等合升降散以辛凉解表，宣肺化湿，不可过早使用苦寒清下之剂；在中期可清热与攻下并进；本病高峰期邪热疫毒炽盛，耗灼气阴，复有瘀血内阻，就需参考叶天士之说："入营犹可透热转气，入血就恐耗血动血，直须凉血散血。"而用清营汤、犀角地黄汤等，并参用清下之品。如"逆转心包"，痰热壅遏、昏迷、惊厥，就要参用安宫牛黄丸、紫雪丹、神犀丹等以开窍逐秽，宣闭解毒，以挽厥逆。如面色灰败，呼吸急促，四肢厥冷，汗出如雨，口开手撒，脉细弱，舌质紫暗，血压下降，此乃阴厥、寒闭，不是阳厥、热闭，需用温开，除用参附、生脉静脉滴注外，急用苏合香丸以温开之，始可挽其厥脱；如误用安宫、紫雪等凉开之品则祸不旋踵矣。在极期或恢复期既要益气养阴，又要佐以活血养血之品，始称允当。

三、献方要详加说明

各位中医同仁积极献方，这种关心与热情是好的。但在审选时，必须详附适应证说明，以免误用，产生不良后果。中国幅员辽阔，南方北方气候不同，不仅要因人、因时制宜，还需因地制宜用药。如贵报 5 月 19 日 6 版右上载"献方抗非典"哈尔滨徐医师所献之方，可能对北方地区比较适合，对南方就不大适宜，其中川芎 40g，五味子 20g，应予慎用，建议专家论证时多加酌定。

〔载于《中国中医药报》2003 年 6 月〕

心痹证治初探

心痹相似于风湿性心脏病（简称风心病），系风寒湿之邪内舍于心，致使心体残损，心脉痹闭而出现的一种病证。《素问·痹论》云："心痹者，脉不通，烦则心下鼓，暴上气而喘，嗌干善噫，厥气上则恐。""脉不通"是明确指出心脉痹闭，而心脉瘀阻，脉道不利。"烦"是心烦不宁。"心下鼓"是形容心悸怔忡较剧，如擂鼓之振动。心气上冲，与肺气相触，以致"暴上气而喘"，难以平卧。由于手少阴心之脉上挟咽喉，同时，因为张口喘促，故常见"嗌干"。《素问·宣明五气篇》："五气所病，心为噫。"由于胸中气结，故每借长太息以舒出之，而善噫也。至于"厥气上则恐"，马莳注释为"逆气上乘于心，神气不足，神弱则惧凌，故为恐也"。这具体地揭示了它的主要病机是心脉瘀阻，是风心病而出现心力衰竭的生动描述。此证之临床表现较为复杂，可从痹痛、心悸、怔忡、喘咳、肿胀诸门中找到有关资料。兹就常见之咳喘、咯血、心悸、痹痛、水肿等证候的诊治，结合个人实践体会，讨论如次。

一、咳喘

心肺同居上焦，心痹之咳喘，则系心脉瘀阻，气血运行不畅，上焦壅遏，导致肺脏郁血，宣肃失职，痰瘀夹水气逗留，致肺无以朝百脉而使然。《素问·平人气象论》："颈脉动，喘疾咳，曰水。"王冰注释："水气上溢，则肺被热蒸，阳气上逆，故颈脉盛鼓而咳喘也。颈脉谓耳下及结喉旁人迎脉者也。"即颈动脉也。心痹之咳逆喘促，虽表现为肺金之失肃，实系心体伤残，正气虚损，心气拂逆之故。《景岳全书》："虚喘者，慌张气怯，声低息短，惶惶然若气欲断，提之若不能升，吞之若不能及，劳动则甚"，是风心病咳喘的生动写照。故其证治拘泥常法则不效，必须益心通脉，参用宣通肺络、泄化痰瘀之品，始可奏效。考其对证方药，则以《三因极一病证方论·喘脉证治》所列之杏参散较为合拍。该方"治上气喘满，倚息不能卧"。由杏仁、桃仁、桑白皮、人参组成。立方之妙，在于人参配桃仁，益气通脉；杏仁配桃仁，宣肺行瘀；杏仁配桑白皮，下气平喘，兼能利水，实为匡正祛邪、标本兼顾之良方。我用此方，应手多矣。若药后气仍未纳，喘仍未平者，宜酌加紫石英、远志、紫河车、补骨脂、胡桃肉等通心肾、填下元之品；剧者更加蛤蚧粉2g分吞，以增强温肾纳气之功，可获效机。

【案例】一张姓女，35岁，农民。

患心痹已8载，近年来，咳喘屡发而不愈，迭进中西镇咳平喘药无效。顷诊咳喘，动则尤甚，咳痰不多，心慌气短，下肢轻度浮肿，口唇发绀，脉细弦而结代，舌上有紫气，苔薄。良由心气亏虚，痰瘀阻于肺络，是以金令不降，气不归元，而成此咳喘之疾。当益心肾以纳气，化痰瘀而肃肺。处方：

人参6g（另煎兑服），杏仁泥、桃仁泥、炙紫菀各10g，桑白皮、山萸肉各12g，紫石英15g，五味子5g。

连进5剂，咳喘已减，原方稍事出入，共进30余剂，咳喘即平，下肢浮肿趋消，心慌气短显见减轻，逐步稳定。

二、咯血

风心病咳喘之甚者，易并发咯血。《外台秘要》指出："心咳，咳而吐血。"其量或多或少，其色或紫或红，多伴见心悸、胸痛、气短等证候，甚者因出血过多，而大汗如洗，致有虚脱之虑。风心病之咯血，一方面是气虚不能帅血归经，一方面是瘀阻而新血难守，虚实错杂，殊难措手。若见血止血，妄用收涩之品，诚非探源之治也，亦难以收到预期之效果。我治此证，恒采用益气以固本，消瘀以宁络之治法，尚能应手。选用唐容川《血证论》治"瘀血乘肺，咳逆喘促"之"参苏散"（人参、苏木），加花蕊石为主方，随证佐药。

【案例】一王姓男，46岁。

患风心病已10余载，近1周来，始则咳嗽喘促，继则咯血，曾用抗感染、强心、止血等药，出血尚未控制，其色或红或紫，胸痛气急，心悸怔忡。舌上有瘀斑，苔薄，脉弦结代。心体受损，宿瘀内停，复因咳喘震损肺络，咯血以作。治予益气培本，消瘀宁络之剂。处方：

人参9g（另煎兑服），苏木、茜草根、黄郁金各10g，煅花蕊石15g（研分2次吞服），丹参 15 g，鲜韭菜捣取汁约 2 小杯（分冲）。药服 2 剂，咯血逐渐减少，服 4 剂而咯血遂止。

三、心悸

心痹由于心体受损，心脉不通，故心悸一症最为常见，甚则怔忡不宁。对风心病心悸的治疗，首先必须辨识是属于阳虚、阴虚，抑阴阳两虚，施治方可中的。其辨证的关键，又在于识脉。一般而论，凡阳虚者，脉多见濡细、迟缓或结代；阴虚者，脉多见细数或促；阴阳两虚者，脉多呈微细或结代。治疗此证，除需根据阴阳之偏颇，采用补而兼温，或补而兼清的治则外，还要注意参用通脉之品，方可提高疗效。凡阳虚，通脉可选用桂枝、鹿角霜、鹿角片等；阴虚，须重用柏子仁、麦冬、玉竹等。而炙甘草之补中兼通，无论阴虚、阳虚均应重用。余治阳虚心悸，喜用参附汤合桂枝加龙骨牡蛎汤；阴虚心悸，喜用生脉散加味；阴阳两虚之心悸，用炙甘草汤化裁。

【案例】卢姓女，29 岁。

风心病已起年余，南京某医院诊为风心病二尖瓣狭窄，心电图提示心房颤动，伴室内差异性传导。近觉心悸怔忡，稍劳即气促，两颧紫红。苔薄尖红，脉细数而促。此心痹之候，心体残损，气阴亏损，心气逆乱。治予益气阴，补心体，畅心脉。处方：

太子参 30 g，麦冬、丹参、合欢皮、生黄芪、茯苓各 15 g，玉竹、炙甘草各 20 g。

进 10 剂后，心悸气短减轻。又予原方续进 6 剂，两颧紫红已消，活动后亦无所觉，脉数较缓，仍予原方间日一剂以巩固之。

四、痹痛

风心病之痹痛，系风寒湿之邪深伏，导致心脉痹闭，经脉不通，血行不畅之故，其身痛殊为顽缠。对于风心病痹痛之治疗，必须从心体残损、心脉不通这一病理特点出发，区别其阴阳之偏衰，病邪寒热之属性，采用养营通脉、兼祛风湿，或温阳通脉、兼祛风湿之剂，方可奏效。凡阴虚而风湿逗留者，往往可见低热，关节屈伸不利，舌质偏红，脉细数等症，可选用《金匮要略》之防己地黄汤（木防己、地黄、桂枝、防风、甘草）为主方，其中地黄宜重用至 60 g，取其既可养血，又能除血痹，伍以防风，可除血中之风；桂枝、甘草以通心脉；防己舒筋化湿。并加虎杖 30 g 以化瘀宣痹，凉血解毒。其他如豨莶草、晚蚕沙、广地龙、桑枝等均可随症加入。阳虚而风湿相搏者，常可见关节疼痛、肢末不温、舌质淡、脉浮虚而涩等症，可选用黄芪桂枝五物汤加附子、仙灵脾、桃仁、红花、松节、桑寄生等。曾治顾姓女，43 岁，风心病已起 3 载，形体羸瘦，面浮足肿。近来周身关节疼痛，低热缠绵，胸闷不适，心悸不宁，口干口苦，其舌质偏红，苔薄黄，脉细微数。心营素虚，脉涩不利，风湿逗留，郁结作痛。予养营通脉，祛风和络为治。处方：

生地黄、忍冬藤各 60 g，虎杖、桑枝、生薏苡仁各 30 g，桂枝、防风各 8 g，木防己 12 g，知母 10 g，甘草 6 g。

连进 5 剂，身痛稍缓，低热也退。仍从原意进退，共服 20 余剂，身痛遂除，病情趋于稳定。

五、水肿

风心病之水肿，大致有下述两个因素：一是因为心阳不足，不能温煦脾土，或下焦寒水之气上逆，郁于心下，或土不制水而泛溢肌肤；一是因为心血瘀阻，气化不行，上焦壅塞，肺失宣降，不能通调水道，下输膀胱，因而外溢为肿，所谓"血不利则为水"。这两种因素常相因为患。所以对风心病水肿之治疗，以温阳益气、活血利水为大法，凡水肿甚者，可选用陈修园消水圣愈汤。此方系桂甘姜枣麻辛附子汤加知母而成。方中麻黄能通心气，发舒心阳，破坚积，并有利尿作用；桂枝通阳利水；附子强心；细辛散陈寒；加知母育阴化气，遂成阴阳既济之功。若心气不足，心脉瘀阻，心下痞坚，唇绀足肿者，可选用心痹汤〔生黄芪、党参、炒白术、茯苓各 15 g，当归尾、丹参、桃仁、红花各 9 g，水蛭粉 1.5 g（胶囊装，分吞），虻虫1.5 g，炙甘草 10 g〕。水蛭粉治此症效著，盖化瘀即所以利水也，配合益气扶正之品，遂无耗伤气血之弊。若心肾阳虚，下肢浮肿，久久不退者，乃心力衰竭严重之征象，宜选用济生肾气丸出入，并加用万年青根 30 g 以强心利尿，对心力衰竭有较好疗效。但有一定毒性，少数病人服后往往出现恶心、呕吐、腹泻。剂量过大可出现期外收缩及完全性传导阻滞。我曾用治 1例风心病心衰者，服后 15 分钟左右，即房颤加剧，隔日继续观察一次，仍然如前。因此应慎重使用，控制剂量，或作保留灌肠，以减少上消化道之反应。或用茶树根（服后风湿性、高血压性及肺源性心脏病之心悸、气短、失眠等征象可以明显改善，尿量增多，浮肿消退，部分心脏阴影也有明显缩小或改善，每次用 30～60 g）也可。

此外，在风湿性心脏炎阶段，尚未形成风心病时，如及早采用"银翘白虎汤"（连翘 20 g，银花、防己、木瓜、知母、粳米各 25 g，白花蛇舌草 30 g，生石膏 60 g，甘草 10 g）随症加减：湿重者加苍术 20 g、薏苡仁 40 g、厚朴 10 g；热重者加栀子、黄柏各 15 g、黄连 5 g；心前区闷痛者加丹参 20 g、参三七末 2 g，分吞；心悸者加枣柏仁各 30 g、琥珀末 3 g，分吞，以清热解毒，利痹通络，多可控制其风湿活动而获得病愈，免除风心病之产生。

〔原载于《湖南中医学院学报》1985 年 1 期〕

心病证治点滴

心脏病发病率在部分地区已占首位，临证之际，亦接触较多，略具心得。兹将心病证治之点滴体会简述于次。

一、冠心病用活血化瘀法之得失

冠心病隶属于中医学"真心痛"、"胸痹"等疾病的范畴。早在《内经》就有"厥心痛，痛如锥针刺其心"，"真心痛，手足青至节，心痛甚，旦发夕死，夕发旦死"等记载。汉代张仲景在《金匮要略》中不仅描述了"胸痹"的症状为"胸背痛，短气"，"心痛彻背，背痛彻心"，同时指出其脉"阳微阴弦"，揭示了阴乘阳位的病机。仲景所创立的以通阳散结为主的治疗大法，为后世所宗。究其意义，乃胸中阳微则阴寒上乘，于是心脉痹闭，血运不畅，不通则痛。仲景以降，历代医家对心痛之认识有所发展，其中比较著名的如朱丹溪提出"心胃痛，须用劫药，痛乃止，如仓猝散"；《太平圣惠方》金铃子散可治热厥心痛；危亦林治"猝暴痛"用苏合香丸，均有很高的疗效。而前辈医家，针对此证之"心脉不通"，采用活血化瘀法者尤众。考活血化瘀法之应用，至少有 2000 余年历史，《内经》成书约在周秦之际，其中已记载不少瘀血之病机及活血化瘀之治则；《神农本草经》成书于汉之前，其中列载许多活血化瘀药物。现代对活血化瘀法的研究更为深入。实践证明，它对缓解心绞痛、降低血脂及改善心电图均有较好的作用，不失为治疗冠心病的一个重要途径。

但应当指出的是，目前有一种忽视辨证论治，滥用活血化瘀法的倾向，影响了科研工作的深入，妨碍了疗效的提高。须知冠心病有虚有实，即使实证，亦系本虚标实。实证当化瘀宣通，虚证则须扶正养营。若虚实不辨，一味化瘀，徒伤正气，于病何益?!

冠心病病位在心，但与其他诸脏均有密切的关系。必须整体地、辨证地看待之，才能使处方用药吻合病机。《内经》早有"肾心痛"、"胃心痛"、"脾心痛"、"肝心痛"、"肺心痛"之说，可见五脏之滞，皆可发为心痛。关于心病的辨治大法，《难经》指出："损其心者，调其营卫。"清代名医薛宝田先生推衍其义，谓："荣卫为血脉之所生，心为之主，然荣卫起于中州，肝肺脾肾实助其养，养其四脏则心自安也。"（《北行日记》）此见甚是，而"养其四脏则心自安"之论，更是发前人所未发，堪作临床指南。譬如冠心病伴心气不足，症见胸闷气短，心痛隐隐，心悸殊甚，忐忑不安，口干少津，苔薄，脉细涩者，治心必兼补中。胃之大络名虚里，心悸殊甚，乃宗气外泄。此症忌用活血化瘀法，我常取生脉散合四君子汤加玉竹、桂枝、柏子仁（大量），以益心气，养心营，通心脉，兼扶中气，收效较佳。

二、复心阳则桂枝需用大量

桂枝与甘草同用能复心阳，义本《伤寒论》。论中谓："发汗过多，其人叉手自冒心，心下悸，欲得按者，桂枝甘草汤主之。"过汗引起心阳虚，取此二味以复之，寓意良深。阳以阴为基，阴非阳不化。桂枝能和营通阳，甘草既养营补虚，又宣通经脉，二味并用，刚柔互济，心阳渐复，对心动过缓亦当有效。心动过缓之由，总因心阳不足，心脉不通使然，一般均有心悸怔忡，胸闷气短，头晕目眩，甚则昏仆，脉细缓无力，或细涩，或浮缓等见症。但有用此方不效者，我以为关键在于桂枝之用量是否得当，若拘泥于常规，药力不及，则难取显效，或致无效。只有大剂量使用，方可收理想之疗效。我治心动过缓症，用桂枝一般从 10 g 开始，逐步递增，常用至 24 g，最多用 30 g，直服至心率接近正常，或有口干舌燥时，则将已用剂量略减 2～3 g，继服以资巩固。当然，辨证如不属桂枝甘草汤证者，不在此例。

三、治疗病毒性心肌炎当注重解毒护心

病毒性心肌炎临床常见，一般由感受时邪或时病之后，出现异常疲乏、食欲减退、胸闷胸痛、心悸怔忡、气短、脉细数而促或伴见结代等一系列症状。心电图示 QT 间期延长，T 波平坦或倒置。各种心律失常，如频发期前收缩（二联律、三联律）及一至二度房室传导阻滞、心动过速等，治疗必须见微知著，防微杜渐，不能囿于一般时感治疗而贻误病机。

此证的产生，系正气亏虚，病邪内舍心包使然。心虚则有心气虚、心阴虚两大类，假使在感邪之初，及早采用补心气或益心阴并加用解毒之品，将对心肌炎有预防作用。先师章次公先

生盛赞人参败毒散用人参之妙；方中人参非徒扶正以资汗源，且寓有护心之深意。加减葳蕤汤用玉竹，其意亦然。由于热病易于伤津耗液，故心肌炎以心阴虚最为常见。

我治此症而致的心律失常，常取生脉散为主方，加玉竹、柏子仁、功劳叶养阴通络；琥珀镇静解毒；板蓝根、连翘、白花蛇舌草、甘草清热解毒。近年来参用珠黄散内服，每次1支，1日2次，颇收佳效。热盛加苦参，胸痛加参三七末、郁金，胸闷加婆罗子、合欢皮。随症变法，尚称应手。

〔原载于《中医杂志》1985年2期〕

简谈中风

中风，现代医学称为脑卒中，是当前危害人民健康的一种严重疾病。据国内外文献报道，在死亡原因中居一二位，而其中属于脑血栓形成者占绝大多数。因此积极防治脑血栓形成，是具有积极意义的。

中风的发生，与精神因素、过度疲劳、暴饮暴食、起居失常等攸关。而坚持适量运动，控制动物性食物，可以防治高血压、动脉硬化，减少和预防中风之发生，这是十分重要的一个方面。

明代张景岳对本病之病因指出："凡病此者，多以素不能慎，或七情内伤，或酒色过度，先伤五脏之真阴，此致病之本也。"阴不敛阳，肝风内动，是主要病机，所以在治疗上，镇、潜、摄、纳是四大主要法则，而"化瘀通脉"更为重要。此证在急性发病时，主要有两种类型：一是肝阳上亢，内风肆扰；二是痰热壅盛，蒙窍阻络。蒙蔽清窍，则昏仆不知人事；横窜经络，则喎僻不遂，肢体偏瘫；内风肆扰，则抽搐瘛疭。凡面赤目红，口干烦躁，喉际痰鸣，口有秽味，大便秘结，舌红苔黄腻，脉弦滑者，是内有痰热，需通腑泄热，化痰通络。常用生大黄10～20g，芒硝6g（分冲），陈胆星10g，全瓜蒌30g，竹沥30mL（分冲），石菖蒲10g，黛蛤散15g（包）等品。药后腑气通畅，痰热泄化，神昏烦躁即可趋解。其抽搐甚者，加羚羊粉0.6g（分吞）。言语謇涩，肢体偏瘫不遂者，宜重用黄芪，配合地龙、丹参、赤芍、豨莶草、威灵仙、炙远志、石菖蒲等品，可收佳效。或用炙全蝎、广地龙、红花、炮山甲等份，研极细末，胶囊装，每服4～6粒，日3次，也有较好效果。

戒除烟酒，节制肥腻饮食，制怒怡情，劳逸结合，适量运动，是防治的根本措施。若能人人遵行，则发病率可以大大下降，是符合"预防为主"方针的。

〔原载于《中医杂志》1988年"中风笔谈"〕

浅谈益肾化瘀法治疗老年痴呆症

由于人类社会物质文明日益发达，福利保健工作愈趋完善，人类的寿命，不断延长，不少国家成为长寿国，我国也是其中之一，这是可喜的。但老龄化也带来一些老年性疾病，特别是老年痴呆症的发病率成倍地增长。据联合国世界卫生组织报告，65 岁以上老年有 10％智力障碍，其中 1/2 发生痴呆。有关资料表明，预计到 2000 年我国 60 岁以上的老人将增加到 1.3 亿，占总人数的 11％。为此，有学者指出，如此发展下去，21 世纪老年痴呆症将成为社会灾难，这不是危言耸听，而是需引起重视，积极采取相应措施，以控制其发病率。这是全民性的工作，需多方面跨学科的协作，开展防治工作，才能收效。

兹就采用益肾化瘀法治疗老年痴呆症，谈一点肤浅的体会。

老年痴呆症临床上主要有两类：一为老年性痴呆，一为脑血管性痴呆，而以后者居多数。两者之病理进程虽有所不同，但其结局为脑细胞萎缩则一。"脑为髓之海"，而"肾主骨生髓"，其病变之症结中，则为"肾虚"。根据姚培发等对 20 岁以上的 235 例人群进行的调查结果显示，两性从 30 岁起已有一定的肾虚百分率，40 岁以上组可达 70％以上，老年龄组肾虚百分率随年龄增加呈递增现象。还发现，70 岁以上常人肾虚率占 95％。陈庆生对 94 例 90 岁以上健康老人五脏功能做了初步分析，发现全部对象均有不同程度的肾虚表现，肾虚率占 100％。由此可见，老年人均有肾虚的存在。肾既虚，则气化无源，无力温煦、激发、振动脏气，"脑髓渐空"，使脏腑、四肢百骸，失其濡养，从而出现三焦气化不利，气机升降出入失常，血失流畅，脉道涩滞，而致血瘀。所以老年痴呆症的主要病因，是年老肾气渐衰。肾虚则髓海不足，脏腑功能失调，气滞血瘀于脑，或痰瘀交阻于脑窍，脑失所养，导致智能活动障碍，脑力心思为之扰乱，而成痴呆。

中医的肾是对下丘脑-垂体-靶腺之神经、内分泌、免疫、生化代谢等生理病理的概括。肾虚是以神经、内分泌紊乱为主的机体内环境综合调控功能的障碍。这些障碍既导致衰老的出现，也是血瘀的根源。肾虚可促进血瘀的发生发展，血瘀又加重肾虚的病情，两者相互影响，互为因果。因此，老年痴呆症的病因病机，是肾虚为本，血瘀为标，虚实夹杂，本虚标实。所以"益肾化瘀法"是治疗老年痴呆症的主要法则，我据此治疗本病，颇为应手。

【案例】张某，男，66 岁，离休干部。

初诊（1993 年 5 月 4 日）：原有高血压史，经常头眩、肢麻，近年来记忆力显著减退，头目昏眩，情绪不稳，易于急躁冲动，有时又疑虑、消沉，言语欠利，四肢困乏，腰酸，行走不爽，经常失眠。血脂、血压偏高。CT 检查示：脑萎缩、灶性梗死。诊为"脑血管性痴呆"。苔薄腻，舌衬紫，舌尖红，脉细弦尺弱。此肾虚肝旺，痰瘀阻窍之"呆病"也。治宜益肝肾、化痰瘀、慧脑窍。处方：

杞菊各 10 g，天麻 10 g，地龙 15 g，生熟地各 15 g，丹参 15 g，赤白芍各 10 g，桃红各 10 g，枣柏仁各 20 g，制胆星 8 g，仙灵脾 15 g，炙远志 8 g，桑寄生、生牡蛎各 20 g，甘草 4 g。10 剂，每日 1 剂煎服。

二诊（5 月 15 日）：药后头眩、肢麻、失眠均见轻减，自觉言语、行走较前爽利，情绪有所稳定，记忆力略有增强，甚感愉快，并能积极配合体育锻炼。苔薄，脉细弦。前法继进之。上方加益智仁 10 g，继进 10 剂。

三诊（5 月 24 日）：诸象均趋好转，遂以上方 10 倍量制为丸剂，每服 6 g，每日 3 次，持续服用以巩固之。

半年后随访：一切正常。

〔按〕本例系"脑血管性痴呆"之轻者，故收效迅速。如重症需耐心坚持服药，并适量运动，如太极拳、散步等，言语疏导，改善生活环境，使之心情舒畅，消除孤独和疑虑，适当增加高蛋白、低脂肪之饮食，并多吃蔬菜、水果，是有利于康复的。肾虚血瘀证是老年病的病理基础，所以益肾化瘀法是本病的主要治疗法则。因为补肾药是通过调节"脑-髓体轴"而发挥作用的，能使脑功能改善和恢复。据宫斌氏实验，补肾中药可通过调整神经递质含量、神经递质受体数量、促性腺及性激素含量、单胺氧化酶（MAO）、超氧歧化酶（SOD）等含量而产生明显的延缓脑组织衰老的作用。梁晓春等实验证明，补肾方既能增强自由基清除剂如 SOD 活性，也能降低过氧化脂质代谢水平，以减少自由基堆积对细胞、组织的损害。所以，补肾是老年痴呆症的主要法则之一。本例处方中枸杞子、地黄、白芍、桑寄生、仙灵脾、益智仁等均有补肾作用，其他如人参、山萸肉、何首乌、山药、菟丝子等也可选用。

活血化瘀药物能改善血液循环，防止血栓形成，调节细胞代谢和免疫功能，促进组织修复和抗炎。具体地说，它能降低血液黏稠度，改善血液成分和微循环，增加全身组织、器官血流量，特别是增加脑组织血流和营养，从而改善和延缓脑的衰老，提高其功能。本例处方中之地龙、丹参、赤芍、桃仁、红花都有很好的活血化瘀作用。其他如胆南星熄风化痰；远志补心肾、宁神志、化痰滞；菊花清肝明目，止头痛眩晕；龙牡镇摄肝阳，宁心安神；枣柏仁宁心安眠，这些药物均有助于症状之改善，利于痴呆之恢复。天麻长于熄风镇痉，善治头痛眩晕；《本经》谓其"久服益气力，长阴肥健"；《甄权》称其能治"瘫痪不随，语多恍惚，善惊失志"；《开宝》更指出它"利腰膝，强筋力，久服益神"，对老年痴呆症是既治标，又治本的一味佳药。据日本丰桥市野依福祉村医院院长山本孝之等临床证实，天麻治本病有显效，可以改善脑部血液流通，有恢复"缄默症"的说话和"假面具症"的展露笑颜的功能，连服 3 个月，获得殊效，可以相互印证。

当然，临床还需因证制宜，气虚者可重用黄芪、党参；阴虚者加石斛、麦冬、龟板；躁狂风动者加羚羊角粉、灵磁石；火旺者加生大黄、黄连；脾虚纳呆者加白术、山药、木香等。随症损益，始奏佳效。

此外，我在 20 世纪 70 年代初曾制订"健脑散"，原为脑震荡后遗症而设，因其有健脑补肾、益气化瘀之功，后来移治老年痴呆症，亦奏佳效。处方：

红人参 15 g，地鳖虫、当归、枸杞子各 20 g，制马钱子、川芎各 15 g，地龙、制乳香、制没药、炙全蝎各 12 g，紫河车、鸡内金各 24 g，血竭、甘草各 9 g。上研极细末，每早晚各服 4.5 g，开水送服，可连续服 2～3 个月。

其中马钱子，又名番木鳖，有剧毒，其炮制恰当与否，对疗效很有影响。一般以水浸去毛，晒干，放在麻油中炸，但是油炸时间太短，则呈白色，服后易引起呕吐等中毒反应；油炸时间过长，又发黑炭化，以致失效；因此在炮制中，可取一枚用刀切开，以里面呈紫红色，最为合度。附此，以供参用。

参考文献略。

〔1996 年首届国际中医脑髓学会大会发言稿〕

抓住痰、瘀治疗精神疾患之体会

前贤说："痰为百病之源"；"病有百端，皆痰所致"；"怪病多痰"。而癫、狂、痫等精神疾患则更与"痰"有密切之关系。同时，由于精神病反复缠绵，"久病多瘀"，患者舌质多呈现不同程度的紫瘀现象，故其病理还兼有"瘀"的因素。因为痰气凝滞，气病及血，气血瘀阻，灵窍为蔽，而神志失常。所以我在治疗神经精神疾患时，主要是抓住"痰"、"瘀"两端，随证选药，往往取得较佳疗效。

一、"涤痰" 是精神病的重要治则

《内经》只有饮病，未提及"痰"字，但有痰病之描述，如"劳风"唾出苔涕等；至《伤寒论》始有寒痰结胸、热痰结胸；《金匮》并有痰饮的专篇讨论，初步奠定了痰证的辨治基础。随后，《诸病源候论》中的"诸痰病候"，王隐君倡导的"怪病多痰"，张子和提出的"痰迷心窍"，朱丹溪的"痰病篇"，李士材的"五痰辨证"，尤在泾的"治痰七法"，唐容川更强调"无一病不关乎痰"的论点，至斯基本形成了一个以"痰"为中心的辨证论治体系。

凡痰在外有形可见者，甚易诊断；而痰在内无形可见者，则较难辨治。李时珍在《本草纲目》中说："痰涎之为物，随气升降，无处不到，入于心则迷窍而癫痫妄见妄言。"这是指出痰迷心窍乃癫痫发病之机制。那么，如何掌握辨"痰"的要领呢？通过临床实践，我认为"痰"有其明显之特征，主要表现为：①眼神呆滞，面色暗晦，或眼眶周围青暗；②形体丰腴，手足作胀；③皮肤油垢异常，或面色光亮如涂油，其两颊色红者，多为痰火；面呈灰滞，恒为痰湿；④神志恍惚或抑郁，或躁烦不宁；⑤舌体胖大，苔白腻如积粉，或灰腻而厚，脉沉或弦或滑或濡缓；⑥易惊悸，烦懊不眠，或昏厥、抽搐，或神志失常。这些痰病的特征，显然是与精神病的症状密切相关的。所以此病侧重治痰，也是有其实际意义的。以上辨痰要点，不必悉具，只要见其一二，即可参用治痰之法。

"痰"是病理物质，其内因多由机体功能失调，气道闭塞，脏腑不和，津液凝聚，水湿停留，气化不利，而成痰涎。痰涎壅塞，气道不清，神明之府为痰固蔽，上不能通，下不能达，癫、狂、痫以作。同时，痰性黏滞，常与其他致病因素纠缠其间，而形成痰气、痰热、痰火、痰瘀、痰饮、痰水、风痰等病机。因此必须辨证明晰，用药始可确定。从精神病范畴来说，其主要证型有三：

1. 痰浊上蒙，扰乱神志 常见沉默寡言，或喃喃自语，或痴呆无知，或神思迷惘，或猝发癫痫，如抑郁性精神分裂症、各种抑制型精神病及癫痫病，均可见此类型。其时发时止，时明时昧，均是痰浊为患，所以舌苔多白腻垢浊，脉多沉滑或濡缓。正如《临证指南》所说：

"内脏不平,经久失调,一触积痰,厥气内风,卒致暴逆,莫能禁止,待其气反然后已。"因此,欲醒其脑,必涤其痰,常选礞石滚痰丸,多奏显效。该丸对实痰、老痰、顽痰出现神经系统症状者,最为合拍。然久病、虚证须慎用。

2. 痰火扰心,躁狂风动 前人说:"火为痰之本,痰为火之标。"肝阳挟痰火,上扰心神,则躁动不宁,甚则抽搐发狂,苔焦黄或焦黑,舌质红,脉弦大。兴奋型精神病、躁狂型精神分裂症,多由痰火所触发,因此,治痰清火,即可安神定搐,止痉熄风。痰盛者可选龙虎丸、白金丸以豁痰镇静;火盛者可选牛黄清心丸、紫雪丹、至宝丹以清热降火、涤痰熄风。

3. 痰迷心窍,昏糊谵妄 痰浊内蕴,蒙遏心神,而致神识昏糊,谵妄搐搦,苔白腻而垢厚,脉沉数。可选用玉枢丹、涤痰汤、苏合香丸等化痰开窍。我曾用验方夺痰定惊散治疗乙脑极期,痰浊阻塞气机,蒙蔽心窍,高热昏迷,惊厥频作,痰涎壅盛,声如拽锯,苔厚腻,有内闭外脱趋势者,奏效甚佳。由于此散熄风化痰、通腑泄浊之作用显著,我还用于癫痫、百日咳脑病、肺炎、中毒性菌痢、脊髓灰质炎等痰浊交阻,痰鸣如嘶,或伴见神志昏迷之症,亦可泄化痰浊,防止窒息,并可开窍醒脑,可以互参。

这是以涤痰法治疗神经精神疾患的基本大法。从具体来说,癫、狂、痫的病理因素均不离乎痰。初起体气壮实者,可用攻逐法,以荡涤痰浊,如控涎丹、龙虎丸之类。痰闭心窍,亦可用开窍法;癫属痰气为主,宜用温开如苏合香丸;狂由痰火,宜用凉开如至宝丹、牛黄清心丸等;痫证之神昏不醒而有身热者,亦可用凉开法。

癫证宜理气、解郁、化痰,可选顺气导痰汤加减,常用药如法半夏、陈皮、胆星、茯苓、香附、枳实、白矾、郁金、石菖蒲等。病久心脾两虚者,又应补养心脾,可用养心汤加减。狂证初起,因痰火上扰,治宜涤痰、清心、镇心,可用生铁落饮、礞石滚痰丸加减,常用药如生铁落、黄芩、天竺黄、陈胆星、川贝、连翘、橘红、龙胆草、山栀及礞石滚痰丸等。病久火灼伤阴,宜滋阴、降火、宁神,可选二阴煎加减,常用药如生地、麦冬、玄参、黄连、木通、灯心、茯神、枣仁、五味子、炙甘草等。痫证多与精神、饮食以及先天等因素有关,亦可续发于热病、外伤之后,常由气郁生痰,或是脏气失调,痰浊内生,因痰聚而气逆不顺,从而导致气郁化火,火升风动,挟痰上蒙清窍,横窜经络,内扰神明,以致痫证发作。所以在治疗上应豁痰开窍,熄风定痫,常用定痫丸(《医学心悟》方),能熄风祛痰,镇心开窍,对肝风痰浊而致之痫证最合。上海市精神病防治院对此病亦以治痰为主,佐以熄风,用加减五痫神应丸,并指出本方对癫痫大发作有明显效果。西安医学院一附院以豁痰为主,方用镇痫丸,指出该方对癫痫大、小发作均有效,值得参用。我以化痰开窍、熄风定痉之虫类药为主组成之涤痰定痫丸,长期服用,有控制发作、稳定痫情之功。处方:

炙全蝎、炙蜈蚣、炙僵蚕、广地龙各60g,陈京胆、川石斛、天麻、青礞石、天竺黄各45g,白芥子、化橘红、石菖蒲各30g。共研极细末,水泛为丸如绿豆大。每服3~5g,1日2次。临床案例甚多。

二、"化瘀"是精神疾患的又一治则

根据临床所见,不少癫、狂、痫的患者,舌质都见到紫气或瘀斑,精神症状呈周期性加重,缘于兼有瘀血。因为痰气凝滞,气病及血,气血瘀阻,蒙蔽灵窍,而致精神失常。《素问·调经论》提到"血并于阴,气举于阳,故为惊狂","血有余则怒,不足则恐"。《金匮》将惊悸与瘀血并在一篇里讨论,说明它内在的联系。《类证治裁》指出:"瘀血在内,而喜妄如狂。"王清任在《医林改错》中更明确指出:"癫狂一症,哭笑不休,詈骂歌唱,不避亲疏,许多恶态,乃气血凝滞脑气,与脏气不接,如同做梦一样。"这些都充分说明气血失调可以导致精神紊乱,为临床应用活血化瘀、调气破血法则治疗癫、狂、痫提出了依据。

我曾多次采用王清任之癫狂梦醒汤(桃仁、红花、柴胡、香附、磁石、青皮、丹参、枣仁、茯苓、远志、木通、赤芍)化裁治疗周期性精神病,有较好之疗效,每日1剂,连服1个月后,症情好转,再服1个月,周期性发作即可控制。部分血虚者,可继服养血舒肝丸以巩固之。本方桃仁、红花、木通、赤芍活血通经、去瘀清神;柴胡、青皮、香附、远志疏肝理气,通络开郁;丹参、枣仁养血安神,滋阴降火;佐磁石宁心安神,又可防柴胡之升举太过;茯苓渗泄下行,宁心益智。全方相辅相成,于活血行瘀之中,兼寓养心安神之功。

〔此文为1983年江苏省中医学会精神病专业组在南通召开交流会而匆促草写〕

治疗咳喘的经验方

咳喘乃肺系常见病证,既有外感,又有内伤,病情复杂,病程顽缠,辨治需审慎周详,始可收效。兹介绍几张经验方,以供参考。

1. "清肺定咳汤"治热型咳嗽 咳嗽由于风寒引起者易治,风热型者则收效较难。我拟订"清肺定咳汤"对上呼吸道感染、流感、支气管炎、肺炎等热型咳嗽有较佳疗效。进修医师苏广来同志曾观察90例,撰文发表于《湖北中医杂志》,治愈86例,其中服药1剂即愈者4例,2剂愈者18例,3剂愈者53例,4剂愈者11例。无效(超过4剂或改用其他方药治疗者)4例。处方:

金荞麦、鱼腥草、白花蛇舌草各24 g,苍耳子、天浆壳各15 g,炙枇杷叶、化橘红各10 g、甘草6 g。

此方对痰热壅肺之咳嗽最为适宜,症见咳嗽痰稠,不易咳出,苔微黄腻,脉滑数。法当清肺泄热,化痰定咳。随症加减:兼风热者加荆芥、薄荷、连翘;肺热甚者去橘红加大青叶或生石膏;兼湿热者去甘草,加清化湿热之生薏苡仁、竹沥半夏;夜咳甚者加当归;咽痒加僵蚕;燥咳加北沙参、麦冬。

2. "五子镇咳汤"治百日咳 百日咳又名顿咳,较为顽缠。我拟定"五子镇咳汤"治之。一般连服4~7剂可愈。方用:

天竹子、白苏子、车前子各6 g,甜葶苈子4 g,六轴子1克,百部8 g,甘草3 g。

该方具有镇咳、降逆之功。疗程较短,药价亦廉。

3. "定喘散"治慢性咳喘 本散治疗虚性咳喘(包括心脏性喘息、支气管哮喘、肺气肿及支气管扩张的咳喘),可以制止喘逆,减少痰量。方用:

红人参15 g,蛤蚧1对,北沙参、五味子各15 g,麦冬、化橘红各9 g,紫河车20 g,共研极细末,每服1.5 g,1日2~3次。

如服后效不显者,可酌增其量。如合并感染发热者,宜先服汤药以挫之,待热退后始可服用。在不发作时，可每日或间日服 1 次，以增强体质，控制复发，巩固疗效。

"止咳化矽糖浆"配合"抗矽 14"治疗矽肺的疗效观察

矽肺现称硅沉着病，是由于长期吸入含有二氧化硅的粉尘而引起的以肺部弥漫性纤维化为主要特征的一种职业病，它严重地影响有关工人的健康和妨碍劳动生产，为此，积极探索矽肺的防治措施是一个重要的课题。

我国早在 3000 多年前，就有石器、陶器、铜、铁、锡的生产，所以在那时必然就有矽肺的发生。它的主要症状是胸痛、胸闷、咳嗽、咳痰和进行性气急，历代文献虽无"矽肺"之名，但在咳、喘、胸痛、虚劳等门中是可以找到线索的。

《内经·大奇论》："肺之壅，喘而两胠满。"《内经·痿论》："肺热叶焦，而成肺痿。"《金匮》有《肺痿肺痈咳嗽上气病脉证治》及《胸痹心痛短气病脉证治》等专篇，从描述的症状来看，是包括矽肺在内的。

由于矽肺患者正气亏虚，抵抗力较低，据统计有 1/3～1/2 的矽肺病人可能会合并肺结核。所以在唐代就有"石瘵"、"石工肺瘵"之病名，到了宋代孔平仲《孔氏谈苑》更有"贾谷山采石人，末石伤肺，肺焦多死"的记载，明确指出矽肺的发生与职业和粉尘有关的严重预后，这是十分精细的观察，非常可贵的总结。

在病机方面，由于病灶在肺，主要可从肺的藏象学说来阐述。肺主气，司呼吸，倘粉尘沉积肺络，必将阻滞气机，而影响肺之肃降功能，呼吸为之不利，从而出现咳呛、胸闷、气短的症状。矽尘属于金石之类，《内经》说："石药之气悍"，张子和迳指为"金石燥剂"，所以《孔氏谈苑》作出"末石伤肺，肺焦多死"的结论。粉尘久郁肺内，既易于化热伤阴，又能灼津为痰，甚则痰中带血。而痰壅气滞，必将引起血瘀，痰瘀交凝，痹阻肺络，胸部刺痛随之出现。

从上所述，可见矽肺的病机，一是正虚，肺之气阴亏虚；二是邪实，矽尘沉积于肺，痰瘀凝结，阻滞肺脉。所以在治疗上就要攻补兼施，扶正以固本，祛邪而攻病。我市卫生防疫站职防科马玉兰医师邀余参与矽肺中西医结合的临床科研工作，我从辨证与辨病相结合的角度着眼，提出补益气阴、调理肺脾以扶正固本，化痰散瘀、软坚消结而祛邪攻病的原则，拟订了止咳化矽糖浆，配合抗矽 14 治疗矽肺，进行观察，从马玉兰医师写的《从生化指标观察止咳化矽糖浆结合抗矽 14 治疗各期矽肺患者的疗效》一文结果来看，疗效是比较满意的，兹作初步探讨。

观察的患者共 14 名，Ⅲ期矽肺 1 人，Ⅱ期 4 人，Ⅰ期 9 人。患者工种：瓷厂原料粉碎工 6 名，玻璃厂料房及司炉加料工 6 人，矿石粉碎及炉工各 1 人。工龄长短不一，病程均在 2 年以上。

止咳化矽糖浆是由党参、北沙参、百合、白及、夜交藤、金荞麦、白花蛇舌草、金钱草、合欢皮、石韦、甘草等 11 味药物组成，熬制为糖浆，每服 30～50 mL，每日 2 次，配合抗矽 14，每周 0.5 g，连服 4 个月为 1 个疗程。

患者服用上药后，普遍反映胸闷、气急情况改善，神疲好转，食欲较馨，体重有所增加，特别是血清血蓝蛋白有显著下降（见下表），证明止咳化矽糖浆加抗矽 14 治疗各期矽肺病人有明显的疗效。

各期矽肺患者血清血蓝蛋白值

病期	例数（人）	治疗前血蓝蛋白（单位）	治疗后血蓝蛋白（单位）	t	P
Ⅲ	1	20.6	20.6	—	—
Ⅱ	4	23.85±1.84	14.55±1.84	4	<0.05
Ⅰ	9	24.84±7.79	16.0±50.4	3.773	<0.01

从上表看出，1 例Ⅲ期矽肺病人的血蓝蛋白在治疗前后无变化，均为 20.6 单位；Ⅱ期和Ⅰ期矽肺病人治疗前后血蓝蛋白有显著和极显著差异。血蓝蛋白在矽肺病人肺内矽结节由纤维蛋白转化成胶原时起着重大作用，因此血清血蓝蛋白的含量可以反映出肺部纤维化的程度。随着矽肺病情增重，肺部纤维化也愈严重，血清血蓝蛋白的含量也就增高。服用上药后，血清血蓝蛋白有明显下降，说明此药能延缓肺部纤维化，对矽肺治疗有一定疗效。

测定 14 例矽肺者的尿羟辅氨酸值无规律性，与河南省测定结果一致，而与湖南、广东、湖北等地不符。同时从患者治疗前后所拍摄的胸片来看，变化也不大。今后还要作进一步的深入研究和较长时间的观察。

从本方的药物功效来看，是符合上述治疗原则的。

党参药理实验对神经系统有兴奋作用，能增强机体抵抗力，这与《本草正义》"力能补脾养胃，润肺生津，健运中气"及《本草从新》"补中益气，和脾胃，治烦渴"之论述一致，所以对于气虚不足，倦怠乏力，气急喘促，脾虚食少等症有效。

北沙参，《本草从新》谓其"专补肺阴，清肺火，治久咳肺痿"。既清肺养阴，又益肺气，是治肺虚热咳的要药。

百合，《本草经》曰："主邪气腹胀，心痛……补中益气。"《本草纲目拾遗》："清痰火，补虚损。"用于肺燥、肺热之虚损久咳最合。

白及，《滇南本草》谓："治痨伤肺气，补肺虚，止咳嗽，消肺痨咯血，收敛肺气"。《中国植物图鉴》明确指出它善治矽肺，因为近代实验证实，用其制成片剂，治疗 44 例单纯型患者，服药 3 个月至 1 年后，胸痛、气急、咳嗽、吐黑痰、咯血等症状，均显著减轻或消失，体重增加，肺功能改善，血液浓枸橼酸钠反应有所进步，但 X 线改变不太显著。此外，对结核分枝杆菌有抑制作用，并有收敛止血、消肿生肌之功。因此，它对尘肺（现称肺尘埃沉着病）、肺结核、肺脓肿均有效。

夜交藤，《本草再新》："补中气，行经络，通血脉，治劳伤。"本品与上述诸药相结合，能增强补虚强壮作用，有利于肺功能之恢复。

白花蛇舌草有抗肿瘤及抗菌、消炎作用。《泉州本草》："清热散瘀，消痈解毒。又能清肺火，泻肺热，治肺热喘促，咳逆胸闷。"它能刺激机体内皮系统和嗜银物质，可以提高机体免疫功能，对于矽肺之肺热喘咳颇合。

金荞麦又名苦荞麦、野荞麦，其成分主要是黄烷醇类物质。有活血消肿、止咳化痰作用。临床观察发现，它不仅可以改善临床症状，还能提高机体免疫功能，而有利于疾病趋愈。

金钱草又名活血丹，《植物名实图考》言其："止吐血、下血。"《中国植物图鉴》："可作强壮剂，治慢性肺炎。"《陆川本草》："消肿止痛，破积。"具有清热解毒、镇咳止血、活血化石之功，对矽肺的治疗有帮助。

合欢皮，《本经》："主安五脏，和心志。"《本草纲目》："活血，消肿，止痛。"《动植物民间药》："治咳嗽。"有强壮、兴奋、镇痛、安神、止咳及利尿等作用。

石韦，《本草从新》："清肺气以滋化源，通膀胱而利水道。"《别录》："止烦下气，通膀胱满，补五劳，安五脏，去恶风，益精气。"因此，本品有清肺泄热、止咳定喘、利水排石之功，有利于矽肺之向愈。

甘草有肾上腺皮质激素样作用，能抗炎、抗变态反应及解毒、镇咳、镇痛。《别录》云其："主温中，下气，烦满，短气，伤脏，咳嗽，止渴，通经脉，利血气，解百药毒"，对甘草功能作了全面概述，本品能调和诸药而起协同加强作用，能提高疗效。

综合上述药物和功能，我们认为每味中药的作用，就是一个小复方，而集中多种药物与一方中，不仅可以面面俱到，改善其临床症状，又能针对病灶实质使之消除，同时汇集诸药与一炉，还可起协同加强作同，从而提高疗效，产生新的效能，发挥中药的卓越作用。在止咳化矽糖浆的基础上，再配合抑制矽肺病发展的"抗矽14"，必可比单纯用中药或西药的疗效要高得多。实践结果证明了这一点，这对今后如何设计中西医结合的科研方案，是有所启迪和借鉴的。

〔原载于《江苏省中医学会论文选编》1982 年 4 月〕

支气管扩张咯血治验

马某，女，30 岁，工人，1989 年 11 月 15 日就诊。

主诉：经常咯血，其量或多或少，已历 12 年之久。

病史：1977 年秋因高热引起咳呛痰多，经治热退，而咳呛未已，痰多而稠，并带有血液，甚至咯血 10 余口，时作时辍。迭经治疗，迄未好转，乃于 1985 年 1 月 9 日在南通医学院附院作支气管碘油造影，确诊为：左肺下叶及右肺中下叶支气管扩张症（柱状扩张），因两肺均有病变，不宜手术，缠延至今未见好转。平时胸闷，咳呛痰多，常伴血液，其量或多或少，约三四日而趋缓，恒 1～2 周即作 1 次，颇以为苦。经病友介绍，前来求治。

检查：形瘦神疲，胸闷不畅，咳甚则气促，口唇干燥，苔薄质红，脉细弦。

诊断：痰瘀壅肺，肺阴耗伤，阳络为损之咯血（支气管扩张）。

治疗：泄化痰瘀，润肺固络。

处方：川百合 20 g，白及 15 g，甜葶苈 12 g，鱼腥草 30 g，蒸百部 12 g，海浮石 15 g，黛蛤散 15 g，花蕊石 20 g，三七末 3 g（分吞），炙紫菀、北沙参各 10 g，甘草 4 g。10 剂。

二诊（12 月 6 日）：药后胸闷较舒，痰量减少，痰红亦少，口唇已不干燥，此佳象也。苔薄质微红，脉细弦。前法继进之，上方再服 10 剂。

三诊（12 月 18 日）：痰量已少，咯血已止，苔薄脉细，再予散剂巩固之。

川百合、白及、蒸百部各90g，北沙参60g，川贝母30g，海浮石、钟乳石各90g，化橘红30g，花蕊石90g，参三七20g，炙紫菀90g，怀山药120g，甜杏仁60g，制黄精90g，甘草20g。上研极细末，每服5g，1日3次，开水送服。

1990年4月15日随访：服药粉以来，咯血未作，精神振爽，已恢复工作，临床基本治愈。

〔按〕本病属于中医学之咳嗽、痰饮、肺痿、肺痈等范畴，多由感受风热之邪，蕴遏肺络，加之体质偏虚，痰热浊瘀互结，上壅于肺，缠绵不已，久则益致耗伤肺之气阴，损伤肺络，则咳痰频仍，时时咯血矣。此病反复发作，时轻时剧，一般疗法，恒不易奏效。必须全面考虑，标本并顾，始克臻功。此病阴虚偏热者为多，故药宜养阴清肺，常选百合、北沙参、麦冬、生地黄等以滋耗损之肺阴；痰热蕴遏者，宜选用川贝母、海浮石、紫菀、杏仁、金荞麦、鱼腥草、甜葶苈等以清肺热，肃肺气，定咳逆；瘀血停滞肺络而致胸痛者，宜伍三七、蕊石以化血中之瘀，通络中之滞，始可血止而不留瘀；白及不仅善补肺络之损伤，而且长于消肿、生肌、治疮，以其苦能泄热，辛可散结，涩中有散，补中有破，故能去腐、逐瘀、生新，是针对病灶，推陈致新之佳品；口干而苦，苔黄脉数者，宜用百部、桑皮、黄芩，清泄肺经之郁热；木火刑金者，宜用黛蛤散、焦栀子等以泄热平肝；久咳阴损及阳，肺气耗损，又宜佐钟乳石以温肺纳气；久病体虚，反复发作者，更加山药、黄精等以扶正培本。汇诸药于一炉冶，冀其效著也。

此方历年来使用，均甚应手，可进一步验证总结，予以推广。

乳癖治验

岳某，女，29岁，教师。1988年9月5日就诊。

主诉：两侧乳房出现硬核，逐步增大，已1年余。

病史：1年前两侧乳房出现硬核，逐步增大，并随喜怒而消长，在月经前1周左右，胀痛增剧，经行后则显减。服药未瘥，颇虑恶变，曾作活检：乳腺间质良性增生，未发现异常细胞。要求服用中药治疗。

检查：面色少华，头眩胸闷，心烦易怒，夜寐多梦，月事紊乱；左侧乳房有硬核3枚，右侧有硬核2枚，大者如核桃，小者若银杏，质韧实，推之可移，微有压痛。苔薄质紫，脉细弦。

诊断：乳癖（乳腺增生病）。

治疗：疏肝解郁，和血消坚，调理冲任。

处方：柴胡、当归、赤白芍各10g，炙僵蚕12g，炙蜂房、香附、橘荔核各10g，青陈皮各4g，夜交藤30g，甘草4g。7剂。

二诊（9月24日）：药服3剂，乳核按之即有缩小之感，尽剂小者已消失，大者逐渐缩小，苔脉无著变，前法继进之。上方加生牡蛎20g，7剂。

三诊（10月6日）：乳核已悉消失，精神亦爽，自觉甚适，续予逍遥丸、归脾丸善后之。

〔按〕本病多由情志内伤，肝气郁结，冲任失调，痰瘀交凝，积于乳络而致，故治疗上既要疏肝解郁，调理冲任，又需化痰消瘀，而解坚凝。方中柴胡、白芍、香附、橘荔核、青陈皮疏肝解郁；当归、赤芍和血消瘀；僵蚕、蜂房软坚消核，是方中之要药，因为僵蚕既善化痰消坚，又有活络解毒之功；蜂房既可解毒疗疮、散肿定痛，又能调理冲任；如此既治标，又治本。夜交藤功能养肝肾、通经络、定心神、消痈疮。合之为方，收效较为满意，一般服 7～14 剂，可以获效；顽固者，可续服之。其阴虚较甚者，可加女贞子、旱莲草各 10g；肝火偏炽者加焦山栀 10g、龙胆草 4g；胸闷胁痛较著者加金铃子、合欢皮各 12g。

（写于 1990 年）

鼻药疗法初探

鼻药疗法，就是用药物塞置或嗅入鼻腔而达到治愈疾病目的的一种方法，它不仅能治愈局部病变，如鼻渊、鼻内息肉等疾患，而且能治疗多种周身性或远离脏器的疾病，这是中医学范畴内的一种独特的治疗方法。由于它在临床上屡奏殊功，有深入钻研与阐发的价值。兹就见闻所及，结合临床实践的体会，试作如下初步探讨。

一、鼻药疗法奏效的机制

《灵枢》："十二经脉，三百六十五络，其血气皆上于面，而走空窍，其宗气上出于鼻而为嗅。"可见早在公元前 300 年的《内经》就指出了鼻与整体的密切关系。嗣后历代医学家对此加以论述的为数甚众，且多精辟卓见。例如宋代窦汉卿在《疮疡经验全书》中曾说："鼻在面中，为一身之血运；而鼻孔为肺之窍，其气上通于脑，下行于肺；若肺气清，气血流通，百病不生；肺气盛，一有阻滞，诸病生焉。"明代方贤在《奇效良方》中进一步予以说明："鼻者肺之通窍，主清气出入之道路；若气血和平，阴阳升降，则呼吸通和，荣卫行焉。"张介宾在《景岳全书》中更明确地叙述了鼻与周身病变相互联系的机制，他说："鼻为肺窍，又曰元牝，乃宗气之道，而实心肺之门户，故经曰：'心肺有病，而鼻为之不利也'；然其经络所至，专属阳明，山根以上，则连太阳督脉，以通于脑，故此数经之病皆能及之。"从以上的引证，充分地反映出鼻与四肢百骸、营卫气血的关系。气血紊乱，营卫失调，脏气不平，固能影响及鼻，而鼻为呼吸出入之道，纳药鼻内，亦可借其内在之联系，以调其气血，和其营卫，平其偏胜，开其闭塞，使病邪得以解除。从现代医学理论来说，可能是远距离刺激的作用，由于药物在鼻腔内所形成的局部刺激点，而产生远距离的传导，使相应的病变脏器得到调整，而趋正常。这是"鼻药疗法"所以能治愈疾病的一些机转，但其中精理奥旨，未能阐明者，依然很多，犹待今后大家进一步地共同钻研与发扬。

二、鼻药疗法在临床上的应用

"鼻药疗法"通过实践，证实能治疗喘息、外感时气、痧气、黄疸、疟疾、偏正头风、鼻渊、鼻内息肉、乳痈、瘰疬、闪腰疼痛、疔疮、牙痛、各种眼疾等内外科疾病，它的应用非常广泛，而效验又卓著可靠。至于"嚏法"，也是鼻药疗法的一部分，它多用于急性疾患，有开窍、发散、催吐、升提等作用。兹择临床常用者列述于次。

（一）哮喘（单方）

〔主治〕哮喘之属于寒哮者。

〔处方〕巴豆霜、姜汁适量。

〔用法〕将上药拌调为丸如枣核大，用皮纸或药棉裹塞鼻内，片刻后鼻内有热灼感，而喘逆即渐平复。喘平后即可将药取去。

（二）伤寒时气（《外治寿世良方》"金丹丸"）

〔主治〕一切风邪、伤寒、绞肠痧、头痛、牙痛、浑身疼痛、心中刺痛、水泻、痢疾、赤白带下症。

〔处方〕乳香、麝香、雄黄、朱砂、巴豆、牙皂、沉香、官桂、大黄、川乌、高良姜、细辛、硼砂各等份，研为细末，以红枣肉为丸，如黄豆大。

〔用法〕用药棉包塞鼻内，男左女右，片刻后得汗而解，不瘥者可继续塞用一次。

（三）痧气

1. 卧龙丹（验方）

〔主治〕治一切痧气霍乱、五绝卒倒、急暴之症。

〔处方〕犀牛黄、飞金箔各 1.25 g，当门子、猪牙皂各 1.66 g，朱砂 1.88 g，梅片、荆芥、羊踯躅各 6.25 g、灯心灰 6.88 g。共研细末，瓷瓶密储。

〔用法〕以少许鼻内，取嚏即效。

〔注意〕药铺有成药出售，可以购备应用。孕妇慎用。

2. 辟瘟丹（验方）

〔主治〕暑月受寒、腹痛吐泻、头目昏眩之症。

〔处方〕白芷、飞朱砂各 68.75 g，梅片 15.6 g，白檀 9.38 g，木香 4.06 g，薄荷冰、降香、公丁香各 3.13 g，白蔻仁 1.88 g，佩兰 1.56 g，麝香 0.31 克。共研极细末，以甘油调匀，用锡盒装 0.62 g。

〔用法〕每取少许抹搽鼻腔内，1 日 3～4 次。

〔禁忌〕孕妇禁用。

（四）黄疸

1. 阳黄吹鼻卓效药（河北省中医中药展览会医药集锦）

〔处方〕苦丁香、赤豆、冰糖等份，麝香少许。

〔制法〕将上药分别研成极细面，合一起，加麝香即成。

〔用法〕吹鼻内，即流黄水，水尽即愈，不过 3～5 次。

2. 黄病闻药（同上）

〔处方〕苦丁香末 3 g，徐徐闻入鼻内。

〔疗效〕闻后喷嚏，鼻中流出黄水，黄疸病即愈。

〔按〕上列两方，其主要均为苦丁香，该药乃瓜蒂之别名，即甜瓜未成熟之蒂也。味苦性寒，无毒，苦能涌泄，也能祛湿，故本品乃除湿热、蠲痰壅、消食积之效药。含有"甜瓜蒂苦毒素"，服后能刺激胃的感觉神经反射，使呕吐中枢兴奋而形成催吐作用。早在《本经》即采用为涌吐药。张仲景在《伤寒论》、《金匮要略》中，指出瓜蒂两种用法，一为吐胸中之痰饮而设，如"胸中痞硬，气上冲喉咽不得息者，此为胸有寒也，当吐之，宜瓜蒂散"；一为瓜蒂塞鼻法，如《痉湿暍病脉证治》篇："湿家病，身疼发热，面黄而喘，头痛鼻塞而烦……病在头中寒湿，故鼻塞，内药鼻中则愈。"《金匮》纳鼻之药未载，乃古本脱漏，至《千金翼》、《外台》二书始补载之，此即仲景治黄疸开始用瓜蒂㗜鼻之证。日医今村了庵《医事启源》亦根据之，并云"《千金翼》及《外台》删繁方，㗜鼻并用瓜蒂"。再考陶弘景《名医别录》亦以瓜蒂去鼻中息肉，疗黄疸，盖其法皆源于仲景。另外太阳中，身热疼重而脉微弱，用一物瓜蒂汤顿服。《外台》于诸黄方中亦载瓜蒂二七枚作一服，治天行黄疸。前后两方，一用吹鼻，一用内服，而所治黄疸则一。今河北省之验方，即古法遗传。盖黄疸多为湿热壅遏所酿成，而本品功能蠲除湿热，嗅药后鼻流黄水，正湿热外泄之征，宜其效如桴鼓也。

（五）疟疾

1. 疟疾粉（四川周氏方）

〔处方〕苍术、白芷、川芎、桂枝等份，研极细末。瓶装密封，以免泄气。

〔用法〕临用时取药粉 1 g，以纱布两层包裹成长形，于疟发前 1～3 小时，塞入任何一个鼻孔，令患者卧床休息。闻药时间越长越好，约半至一天方取去。若闻药时症状仍发作者，勿将药取出，待症状发作后再取出，这样同样会发生疗效，有的次日就不发作了。

〔疗效〕此方根据云南省德宏傣族景颇族自治州疟疾防治站实践报道（中医杂志，1959 年 4 月号），认为对恶性疟或间日疟等疟原虫均有抑制作用，一般疟原虫在闻药后 6～48 小时内消失，最迟 96 小时左右。一般用药 1～2 次后即有 50% 以上患者的疟原虫消失和症状停止，在用药 4 次后 100% 的疟原虫消失，症状也全部停止。值得重视的是，使用此药者无 1 例复发，同时还具有抗复发和预防的作用，对防治疟疾有很大作用。另一方面，用此药放于脐部，以胶布或膏药封贴 5～10 日，其效亦同，则更方便了。

2. 治疟验方

〔处方〕鳖甲 15.6 g，白胡椒 15.6 g，雄黄 6.2 g。

〔用法〕共为极细末，于疟发前 1 小时，以少许闻鼻内，多于 1～2 次获效。

（六）偏正头风

1. 《得配本草》方（甲方）

〔处方〕人中白、地龙末等份，羊胆汁适量，拌研细末，晒干。

〔用法〕㗜鼻内，不止，可续使用一二次。

2. 康保县赵顺荣大夫方（乙方）

〔处方〕飞雄黄、北细辛各等份，共研极细末。

〔用法〕取 0.03～0.06 g 闻鼻内，闻后 10 分钟即止。

3. 止痛良药（丙方）

〔主治〕头痛、牙痛。

〔处方〕白芷 31.25 g，梅片 0.62 g，研极细末，用 0.03～0.06 g 闻鼻内。

〔疗效〕本方效果甚著，闻后 2～3 分钟，即效。

〔按〕上三方对头痛均有制止作用，但一温一凉，另一则寒温并用。甲方用于肝旺而风阳挟热上扰者最宜，乙方对于风寒袭踞颠顶者较合，而丙方寒温并用之验方，对各型头痛、牙痛均适用之，且疗效速。临证之际，可分别选用。

（七）鼻渊（笔者经验方）

〔主治〕鼻渊、脑漏久治不愈者。

〔处方〕辛夷 12 g，黄连 6 g，鹅不食草 9 g，冰片 0.6 g，鱼脑石 3 g，研极细末，瓶储。

〔用法〕每取少许嗜鼻内，日 4 次。

〔疗效〕用药后，鼻塞即渐通，分泌逐步减少，连续使用，可获痊愈。

（八）鼻内息肉（验方）

〔处方〕生白矾 1.6 g，筒轻粉 0.16 g，共研极细末。

〔用法〕吹入鼻中，每日用 3 次。

〔按〕个别病例，用一次后即气通息落，但一般须连续吹药至 5 日以上或半个月以后，方能消失，均屡试不爽。

（九）乳痈塞鼻药（笔者收藏之验方）

〔主治〕乳痈（乳腺炎）红肿疼痛，尚未化脓者。

〔处方〕麝香 1.2 g，广木香 2.4 g，朱砂 2.4 g，东丹 2.4 g。

〔用法〕共研极细末，瓶储勿泄气。临用时每取约如黄豆大一粒，包于药棉中，倘患在左乳即塞右鼻孔，患右则塞左，24 小时后取去。如未尽消者，可续用 1 次。

〔疗效〕使用方便，药价低廉，疗效迅速，一般用 1 次即能消散，多则 2～3 次。我院先后用治数百例，除已化脓者外，无一例失败。个别热势较甚者（39℃以上），则需配合清泄解毒之中药内服。

（十）瘰疬塞鼻药（笔者收藏之验方）

〔处方〕大黄、雄黄各 15.6 g，黄连 6.2 g，巴豆 10 粒（不去油）。

〔制法〕上药研末，黑枣 250 g，煮去皮核，捣泥，晒略干，和药末作丸，如枣核大，择晴日制之，以便一日晒干。

〔用法〕以药一枚塞入鼻孔，病在左侧则塞左鼻，在右塞右，如两边皆有，则先塞一边，或间日轮塞，切戒房事，连用 100 日，重证亦愈。如觉辣味难忍，或出汗太多，觉难受者，则塞数日停数日也可。药在鼻内，渐渐融化，听之可也。用时宜先静坐片刻，排除杂念，然后塞药，静卧一二小时。

〔疗效〕本方不论瘰疬之已溃、未溃，连续用之，均有疗效。但已溃者，需适当配合外科处理始妥。体质羸弱过甚者，宜辅以培补正气之品，则疗效更佳。

（十一）闪腰岔气，急性腰痛，不能转侧者之立效方（深县医院中医科方）

〔处方〕广木香 6.2 g、麝香 0.15 g，共研细末，密储备用。

〔用法〕如系腰左侧痛，则将药粉吸入右鼻孔，右侧痛吸入左鼻孔。吸药粉后立即做全身活动，两手上下开合一次即愈。

（十二）疔疮（五毒散，河北魏县王玉莆祖传方）

〔主治〕疔毒初起，头痛寒热，恶心呕吐，眼珠发红，心中发烧，言语困难，不省人事。

〔处方〕蜈蚣 1 条（去头），巴豆 2 粒（去油），朱砂、轻粉、砒石各 0.94 g，珍珠 0.15 g，斑蝥 2 个（去足翅）

〔用法〕共研细末，枣泥为丸，分做 2 个，男用左手右鼻，女用右手左鼻，把药丸塞在鼻孔 1 个，握在手心 1 个，多喝汤水，盖被发汗，20～30 分钟后去丸，汗后即愈。

〔反应〕用后鼻孔起疮，但无妨碍，或搽抹硼酸软膏。

〔按〕如已酿成"败血症"，症情险重，且用后病势仍不见好转者，即需中西医结合进行抢救，以免贻误。

（十三）牙痛（验方）

〔处方1〕荜茇、白芷、细辛各3g，良姜2.5g，焙黄，研细末。

〔用法〕左牙痛吹右鼻孔，右痛吹左。

〔处方2〕盐全蝎1个，茴香0.9g，白芷0.9g。

〔用法〕共研极细末，用桑皮纸卷成药捻，左边牙痛，将药捻塞入左鼻孔；右边痛塞入右鼻孔，立时奏效。

（十四）各种眼疾

1. 治眼毛倒睫方（河北李步东验方）

〔处方〕木鳖1个，去皮捣烂，用布包住塞鼻孔内。

〔用法〕右眼倒睫塞右鼻孔，左眼塞左鼻孔，双眼者则左右鼻孔轮塞之，12小时换药1次，三五次即愈。

〔反应〕用药后除鼻内觉有发热感外，余无其他不适。

2. 移星散（如东县王维华方）

〔主治〕眼生云翳。

〔处方〕木鳖子毛0.03g，白蔻仁1粒，公丁香2.5g，冰片少许，共研细末。

〔用法〕用药棉包裹如珠状塞鼻内，男左女右，轻则三五日，重则七八日即消，但不可中途拔去，否则无效。初用时有头痛反应，1周即止。

3. 初起黑眼生翳（包括角膜溃疡，验方）

〔处方〕鹅不食草，鲜者捣烂，棉裹塞鼻。

〔用法〕右眼塞右鼻孔，左眼塞左鼻孔，连塞2夜即效。试用数例，功效显著。同时对鼻渊、鼻息肉、头痛、哮喘、疟疾，也均有效。

（十五）综合疗法

所谓综合疗法，是指它的适应证比较广泛，所治之疾患较多，列述于下：

1. 救苦神膏（《外治寿世良方》续编）

〔处方〕大黄、三棱、生地、川乌、莪术各30g，香附、芫花、桃仁、槟榔、杏仁、细辛、独活、防风、厚朴、全蝎、草乌、玄参、山甲、天花粉、五倍子各21克，蜈蚣10条，羌活、白芷、黄柏、大戟、巴豆、皂角、肉桂、麻黄各24g，蛇蜕、黄连各15g，枳实24g，当归45g，甘遂、木鳖子、蓖麻子各60g，密陀僧12g，飞过黄丹700g。共研细末，用香油3000g浸瓷盆内5日后熬膏。

〔主治〕本方泛治内外诸证，既能塞鼻，又可内服外敷，功难尽述。兹选其通过塞鼻而奏效之部分列下：

一治星障翳膜、眼毛倒睫、迎风流泪等症，卷条，左患塞左鼻，右患塞右鼻，口含甘草汤咽之，即多年者亦效。

一治中风牙关紧闭灌药不入者，作条塞鼻孔中，用甘草汤灌之，俟甘草气到，即可好转。

一治小儿惊风，两目上翻，气喘痰壅，作条塞鼻，并摊一膏贴于脐上，如症势危急者，可作丸服之，勿饮甘草汤。

2. 塞鼻丹（《外治寿世方》）

〔主治〕丸作一粒小指大，呼吸鼻气病离床；心疼肚痛塞鼻孔，腹胀痧气不须忙；水泻痢疾时间住，牙痛见了笑一场；赤白痢下俱痊可，浑身疼痛即安康；若将一粒随身带，途中百病亦无妨。

〔处方〕沉木乳没四香味，牙皂荜茇大良姜，安桂细辛各等份，巴豆川乌好麝香，又加雄黄朱砂等，血竭硇砂共裹囊。

〔用法〕男塞左鼻孔，女塞右鼻孔，见效后即取去。

三、小结

▶ "鼻药疗法"是中医学宝库中的一种独特的疗法，通过局部塞药而能治疗许多疾患，不仅廉便，而且某些疗效是非常显著的，在进一步贯彻党的"中医政策"的今天，值得我们重视和深入钻研！

▶ 关于塞药的部位，从本文所引述的方药来看，似乎有一个规律：凡颈部以上的疾患，也就是与鼻部近距离的疾患，多是病在何侧，即塞药同侧的鼻孔；而颈部以下的疾患，也就是与鼻部远距离的疾患，塞药部位与病位多成交叉状；至于周身性疾患，则又以男左女右来塞药。这与经络或神经的传导途径，有一定关系，值得我们今后进一步观察总结，找出规律，加以肯定。

▶ 鼻药疗法奏效的机制，本文仅是初步的引述，其具体疗愈机制，应该通过实践观察与中西医结合的研究过程，深入地加以探讨和阐明。

▶ 南京地区中西医结合"中医内病外治外病内治"专题研究协作组所编之《中医外治法资料选辑》第一辑，对中医外治疗法进行了汇集整理，搜罗丰富，其中包括了一部分鼻药疗法，是一份很有价值的材料。这项工作，个人认为是很有意义的，建议继续编写二辑、三辑……

▶ 本文仅是选辑了个人见闻所及和使用的鼻药疗法的一部分材料，作了初步的介绍，希引起同道的注意，加以试用推广，并进一步共同地蒐集交流，整理发扬。这是草写本文的动机，也是个人殷切的企望！

〔原载于《江苏中医杂志》1962 年第 10 期〕

慢性肝炎证治

目前全世界约有 4 亿慢性乙型肝炎病毒的感染者，我国约占 1/3，慢性乙型肝炎的病人约为 3000 万。最近的一项研究表明 5 年间慢性乙型肝炎病人肝硬化发生率为 12%～20%，代偿性肝硬化发展成失代偿性肝硬化为 20%～23%，发展成肝癌为 6%～15%，在中国慢性乙型肝炎病人中为 25%～40%，最终将死于肝硬化或合并肝癌。

慢性肝炎由于湿热之邪留恋，肝脾久病，而致气虚血亏或气滞血瘀，迁延不愈，转为慢性，属于中医胁痛、郁症和癥积的范畴。因为病程较长，肝功能长期损害，正虚邪恋，往往不易骤效。其病理变化各有不同，必须把握时机，知常达变，方能提高疗效，缩短疗程。其证治分为三个部分论述。

一、疏肝与养肝相结合

疏肝与养肝是治疗肝脏自病的基本大法。这一提法，是以肝脏的生理功能为理论基础的。肝为刚脏，体阴而用阳，其经脉络胆，职司疏泄，性喜条达，善于调节气机的运行，气行则血行，从而协调脾胃之气的升降，胆之精汁的分泌，三焦的决渎，水道的通调。肝属厥阴，但中寄相火，易于化火动风，所以前人用"体阴用阳"来概括它的生理功能。肝性疏泄，喜条达，唯疏泄有度，则肝气不郁。而肝脏的疏泄功能是与肝体密切相关的，肝血充沛，肝体不燥，则疏泄有度；若肝血不足，肝气有余，则易于横逆致变。

治肝方剂，疏养结合是普遍规律，不过各有侧重而已。例如四逆散，是疏泄厥阴的代表方剂，既用柴胡疏肝理气，枳实宣通结滞；复用白芍柔肝敛阴，甘草和中缓急。以疏理为主，柔养为次，并行不悖，开合有度；在疏泄中不忘柔养。一贯煎是柔养肝体之要方，方取沙参、麦冬、生地、枸杞子滋阴养血之品，当归之辛润活血，川楝之疏肝，全方符合肝喜疏泄之特性。应当注意的是，柴胡与川楝虽同为疏肝药，但柴胡其性升疏，川楝功在泄降；一般而论，肝气郁结，阴伤未著者，取柴胡；若肝郁化热，肝阴已伤，则取川楝。

慢性肝炎症见情怀抑郁，胸闷不舒，欲嗳不爽，两胁胀痛，食欲减退，舌苔薄腻；或上有垢浊，脉弦细或濡滑之"肝胃不和型"，在治疗上以疏肝为主，参用健脾和胃之品；因为肝病最易引起脾胃受纳运化功能失调，疏肝和胃，就能消除气机之壅滞，湿浊得以宣化，促使脾胃恢复气机升降功能，使胁肋胀痛、脘闷纳呆等症迅速消除；而脾胃健运，食欲增加，气血即有生化之源，可以增加免疫功能的调节，促使肝功能的加速恢复，从而提高了疗效。常选柴胡疏肝散（四逆散加制香附、川芎）化裁，加蚕砂以泄浊；薏苡仁、茯苓、半夏、豆卷化湿和中。若郁久化热，小便色黄者，去川芎，加山栀、蒲公英清泄之。若久病伤阴，症见烘热体倦，口干思饮，胁肋疼痛，情绪易于激动，大便干结，舌红，苔少而干，脉弦带数之"肝肾阴虚型"者，当以柔养为主。因肝肾同源，肝阴受损日久，势必下及肾阴，故此类证候特点是伴见肾阴亏虚，养肝需参益肾，因为既是"乙癸同源"就应"肝肾同治"，方能提高疗效，常取高鼓峰疏肝益肾汤化裁。此方是由六味地黄汤加柴胡、白芍而成，既可养肝益肾，又能达肝郁，泄湿热，唯方中萸肉有温助肝阳之弊，不妨删去，加女贞子、旱莲草清润之品。若阴虚不耐柴胡升疏者，可用川楝、生麦芽、白蒺藜以代之。随证加减，多收良效。又善治肝肾不足和气血亏虚的妇科良药"乌鸡白凤丸"，用以移治肝肾两亏之慢性肝炎肝功能异常者，颇有助益，服后大部分患者病情减轻，肝功能恢复，白蛋白升高非常明显。

值得一提的是柴胡，其有效成分之一柴胡皂苷素具有抗炎、抗渗出，对结缔组织有类固醇样作用，但无类固醇所致的肾上腺及胸腺的萎缩反应。柴胡有抗肝损伤的作用，具有明显的抑制纤维增生之效。柴胡宜与活血化瘀类药物配伍使用疗效更好，不仅可发挥其药效，同时也可防止其副作用。

二、扶正与祛邪相结合

肝经湿热之邪是形成慢性肝炎的主要原因，而疫毒又是导致本病的主要病机。所以祛邪仍是慢性肝炎治疗中的重要环节。但是，假如把驱邪机械地理解为清热解毒，一味追求降低肝功能指标，称其为降低转氨酶之特效药，则是片面的。按照中医学的观点，"邪之所凑，其气必虚"，"至虚之处，便是容邪之所"，可见慢性肝炎的病理变化，离不开邪正之纷争；对其治疗，必须正确地运用扶正以祛邪，或在祛邪中不忘扶正的治疗原则。

慢性肝炎多属虚实夹杂，邪实主要表现为肝气郁结和肝血瘀阻；正虚主要表现为脾胃气虚和肝血不足。但正虚多由实邪留连日久所致，只有肝气得舒，脾胃才能健运；瘀血得去，新血才能化生，故应攻补兼施。

慢性肝炎用补法，必须在明确病位的基础上，区别阴虚，抑为阳虚，方能对证发药。凡阴虚者，宜补而兼清；阳虚者，宜补而兼温。

凡肝脾阴伤，症见爪甲少华，口干溲黄，烘热肢软，纳谷不香，食后胀闷不适，大便干结，两胁胀痛，舌红苔少，脉细带数者，当以养肝濡脾为主，参以和中助运之品。此等证候，不宜用参、芪之温补，用之反觉胀闷不舒。可取大剂黄精为主（一般用 30 g），配合枸杞、沙参、山药、首乌、鸡血藤等，佐以川楝、木瓜、生麦芽为基本方，随证化裁；气阴两伤，重加太子参。方中黄精滋柔生津，平补肝脾肾；木瓜酸能生津，又可制肝，且能入脾消胀，为养阴抑肝之良药，均值得选用。

慢性肝炎伤阴最多，但亦有伤及肝阳者，阳虚气弱，则肝用不及，其主要临床表现为疏泄无力，症见面色灰滞，气短乏力，不耐疲劳，稍劳则精神倦怠，纳谷乏味，食后腹胀，大便干溏不一，小便时黄，脉弦细，舌质淡，苔白。总之，阳虚则全身功能低下，精神为之不振；而气虚常是阳虚之先导；气虚则血滞，气虚则失却疏泄助运之功能；阳虚往往有怯冷之表现，临床不难辨识。肝气虚者，重用黄芪（30～60 g），配合当归、桂枝、白芍、杜仲、川芎、甘草、生姜、大枣为基本方，即以当归补血汤合桂枝汤加味。若阳虚怯冷，则加鹿角胶、淡附子、仙灵脾。临床上还可见到一种情况，病人既有肝阳虚衰的一面，又有郁毒深藏的一面，除上述见症外，伴见口苦、溲赤，在此情况下，不妨温阳与解毒并举；温阳药能振奋功能，提高机体抗病能力，而解毒药则有直接针对病原之意图。可在上方基础上，加用板蓝根、黄柏、丹皮、白花蛇舌草等。

慢性肝炎进一步发展，还会出现肝肾精血亏损、癥块癖积的证候，斯时患者面色晦暗，肌肤甲错，胁肋刺痛，肝脾大，质较坚硬，伴见肝掌、蜘蛛痣，舌有紫气或瘀斑，脉细弦；在妇女则月经量少或闭经。慢性活动性肝炎多属正虚，细胞免疫力低下，故在治疗时，要以辨证论治为指导，结合机体免疫反应，选用部分有促进细胞功能之品，如党参、黄芪、仙灵脾、白术、白芍、当归、女贞子等健脾、补气、补肾、补血、补阴之品。但单纯使用扶正，而忽视攻坚驱邪则欠妥帖。多年来，使用自拟之"复肝丸"效果较好。证明其对慢性肝炎之癥块癖积及早期肝硬化，确有改善症状与体征，促进肝功能好转之疗效。处方：

> 红参须、参三七各 40 g，地鳖虫、紫河车、炮山甲、广姜黄、广郁金、鸡内金各 100 g，共研极细末。另用虎杖、石见穿、糯稻根各 250 g 煎取浓汁，与上药粉泛丸如绿豆大（或轧成药片亦可），每服 3 g，1 日 2 次，餐前服。1 个月为 1 个疗程，一般服 2～3 个疗程，可获稳定或基本治愈之效。

方取紫河车大补精血，红参须益气通络，两味用以扶正；参三七活血止血，散瘀定痛；地鳖虫破血消癥，和营通络；更加郁金、姜黄疏利肝胆，理气活血；鸡内金、炮甲磨积消滞，软坚散结；故补不壅中，攻不伤正，小量长服，确有使癥积潜移默消，肝实质改善与恢复之功。但是对于肝胆湿热壅遏，转氨酶明显增高者，此丸不宜早用，必待湿去热消，方可斟酌用之。

值得一提的是郁金，含有挥发油，主要成分为姜黄烯、倍半萜烯醇茨烯等，郁金挥发油除具有促进胆汁分泌外，黄色素可使胆囊收缩。并能促进肝内循环，增强肝内血液供应，与茵陈配伍其降酶退黄作用显著。临床上用大量能提高血浆蛋白，纠正血清蛋白倒置，达到营养保肝的功效。

还有黄芪，近来实验证明，黄芪有促进机体非特异免疫功能，增强网状内皮系统吞噬功能。也能促使小白鼠对病毒诱生干扰素，促使小鼠对绵羊红细胞产生抗体，可使血浆环磷酸腺苷升高，能改变细胞能量代谢水平。因此具有促进体液免疫反应的作用。

三、区分在气与在血

对慢性肝炎之各种证候，区别是在气分还是在血分，有利于根据病理层次进行辨证治疗，故不容不辨。

所谓在气，指慢性肝炎因气机失调所导致的一系列病理变化，如肝郁气滞，湿热壅遏；或脾虚气弱，湿浊不化等。前者症见胸胁苦满，食欲减退，口苦，溲赤，舌苔薄黄，脉弦，可选小柴胡汤出入。取柴胡、黄芩疏肝清热；半夏、枳壳、瓜蒌皮、郁金宣通气机；薏苡仁、茯苓、滑石淡渗利湿。后者症见头晕乏力，稍劳则气短心悸，食欲欠佳，大便干溏不一，面肢轻度浮肿，舌淡胖，或舌边有齿痕，苔薄脉虚大，当取补中益气汤为主方。方中参、芪、术、草益气健脾；当归养肝血，陈皮调气；尤妙用升麻、柴胡二味，柴胡除升阳外，兼有疏肝作用；升麻宜生用，意在兼以解毒。故慢性肝炎以脾虚为主要见症者，选此汤为优。

所谓在血，是指病邪由气入血所产生的一系列病理变化，或气滞以至血瘀；或热毒入血而耗血动血。且病程已久，正气不足，湿热病邪混入血络之中，亦属于血分之证治范围。

慢性肝炎以肝脾虚损为本，血瘀为标。其血瘀之表现，主要有气虚血瘀和阴虚血瘀之不同。对于气虚血瘀，用黄芪配莪术、山药配鸡内金两个对子药。其中黄芪、山药均需重用至30～60 g，随证加用丹参、石见穿、参三七、郁金等。阴虚血瘀，当养阴化瘀，软坚散结，可用一贯煎加丹参、泽兰、牡蛎、庵闾子等。其中庵闾子为菊科植物庵闾之种子，用治肝硬化及腹水，颇有助益。热毒入血，有出血倾向者，往往鼻衄、齿衄时见，口干口苦，或伴见午后低热，夜有盗汗；或大便干结难解，舌质红，苔薄黄，脉弦带数，亟当清营解毒，可取犀角地黄汤为主方，其中犀角可用水牛角代之，唯用量需达30～60 g，其效始显。随证加用大小蓟、贯众、白薇、枸杞子、女贞子、旱莲草、制鳖甲等。若热毒耗灼真阴，大便干结，可暂加大黄泄热通腑。

按照中医学的观点，初病在经在气，久病入络在血，故慢性肝炎尤多络病。其特点为肝区疼痛，牵及背部，舌质有紫气，苔薄腻，脉弦涩，肝功能长期不正常，对其治疗，疏肝养肝、必兼通络，通络必兼解毒。一般可用《金匮》旋覆花汤为主方，取茜草代新绛，药如旋覆花、茜草、丹参、泽兰、柏子仁、紫草、菝葜、路路通、参三七等。不效，需参用虫类药，叶天士"取虫蚁之品，以松透病根"，确是经验之谈。常选用九香虫、全蝎、参三七各等份，研细末，胶囊装盛，每服5粒，1日3次，收效甚佳。虫类药对慢性肝炎的治疗，大有前途，值得进一步加以研究与应用。

值得一提的是丹参，现代药理研究，证明丹参有扩张血管、活血通瘀，对改善门静脉和肝内血液循环，防止微血管内凝；促进纤溶功能，减少部位缺血状态；丰富肝细胞营养和活化肝细胞，加速病灶的修复等作用。中医认为，丹参能解郁、散瘀、消坚，兼有养血安神之功效。

同时，丹参能改善肝脏生理功能，促使肝脾缩小变软。因丹参有扩张外周血管作用，故推测能降低门脉压力，使肝内血液循环改善，从而减轻瘀血，使肝脾回缩；由于肝内血液循环改善，组织灌注增加，使肝细胞营养和氧的供应改进，促进肝细胞再生而使肝脏生理功能好转。

黄芩其化学成分主要是黄芩苷、次黄芩素、黄芩苷元等。对慢性肝炎有明显疗效，表现在降酶速度快，对浊絮、蛋白倒置也有作用，黄芩苷具有明显的解毒作用，主要是由于葡萄糖醛的结合解毒作用。

"复肝丸"治疗早期肝硬化的临床体会

肝硬化是一种各种慢性肝病迁延发展而来的，具有广泛肝细胞损害及结缔组织增生的慢性进行性疾病。根据临床症状和体征，早期肝硬化属癥积、痞块范畴，晚期肝硬化，则在鼓胀门中辨证施治。如喻嘉言在《医门法律》中说："凡有癥瘕、积块、痞块，即是胀病之根，日积月累，腹大如箕，腹大如瓮，是名单腹胀。"

肝硬化的病理改变，是肝实质的损害，以气血郁滞、瘀凝脉络为主要矛盾。由于瘀结日久，肝脾损伤，其临床表现多呈本虚标实，治疗较为棘手。我曾于1959～1962年拟订"复肝散"，治疗早期肝硬化肝功能损害的病人60余例，对于改善症状和体征，促使肝功能好转，取得一定的疗效（处方发表于《中医杂志》1963年第8期）。以后更在原方的基础上加以修改，制成丸剂，定名为"复肝丸"，结合辨证用药，疗效有所提高。处方：

紫河车、红参须各20 g，炙地鳖虫、炮甲片、广郁金各24 g，参三七12 g，生鸡内金、广姜黄各18 g。共研为极细粉末。虎杖、石见穿、蒲公英、糯稻根各120 g，煎取浓汁泛为丸。每服3 g，1日3次，餐后开水送下，或以汤药送服。1个月为1个疗程。

该丸适应范围为早期肝硬化肝功能损害，肝、脾大，或仅肝大，胁痛定点不移，伴见脘闷腹胀，消瘦乏力，面色晦滞，红丝血缕或朱砂掌，舌暗红或有瘀斑，脉象弦涩或弦细等症。

肝硬化虽病由肝起，却是一种影响全身的错综复杂的慢性病变，在整个病情演变过程中，多影响到脏腑之间的功能紊乱，表现出虚实交错的病机，为了探讨本病的治疗规律，除了肝郁血滞，瘀结为癥癖的基本证型外，另分下列4种证型施治。

一、肝郁脾虚：重在疏肝益脾，扶正消癥

肝失疏泄，气血痹阻，脾运不健，生化乏源。其症肝、脾大或仅有肝大，质地Ⅱ度，按之则痛，胃纳减少，腹胀便溏，四肢倦怠乏力，面浮而色晦黄，入暮足胫微肿，舌色暗红不泽，舌体较胖或边有齿印，脉象虚弦，重按无力。治用疏肝益脾，活血消癥。复肝丸配合逍遥散、异功散、当归补血汤加减。常用药物如柴胡、当归、白芍、党参、黄芪、白术、丹参、炙甘草、广郁金、广陈皮、茯苓等。

【案1】顾某，男，67岁，退休职工。

于1972年患急性黄疸型肝炎后，肝功能长期损害，血清清蛋白/球蛋白比例倒置，检

查确诊为早期肝硬化，迭经中西药物治疗，效不显著。1974 年 3 月来我院门诊。主诉胁痛纳差，脘腹胀，肢乏便溏。视其面色晦滞，苔腻，舌质衬紫，颈左侧有蜘蛛痣 1 枚，肝掌明显，脉细弦。触诊肝肋下 1.5 cm，剑突下 4 cm，质地Ⅱ度，脾大肋下 1 cm，质软，表面润滑。肝功能检查：麝浊度 10 U，锌浊度 14 U，丙氨酸氨基转移酶正常，胆红素1.2 mg% （20.5 μmol/L），碱性磷酸酶 18 U，清蛋白 2.8 g% （28 g/L），球蛋白 3 g%（30 g/L）。证属邪毒久羁，肝郁脾虚，气血痹阻，瘀结为癥癖。拟用复肝丸，每服 3 g，每日 2 次。煎剂处方：

> 生黄芪 30 g，当归 10 g，潞党参 12 g，炒白术 10 g，软柴胡 6 g，炒白芍 10 g，炙甘草 6 g，生鸡内金 10 g，麸炒枳壳 6 g，生麦芽 30 g，石见穿 15 g，糯稻根 30 g。每日1 剂。

服药半个月，诸恙减轻，精神较振，仍予原法出入为方。调治 3 个月，复查肝功能已在正常范围：血清总蛋白 7.2 g/L，清蛋白 4.2 g/L，球蛋白 30 g/L。停煎剂继服复肝丸半年，自觉症状消失，面色转荣。随访 4 年，未见复发。

〔按〕肝藏血，主疏泄；脾统血，主健运。血之运行上下，有赖于脾气之升降；脾之生化气血，又依靠于肝气之疏泄。一旦肝脾两病，疏泄运化失司，则肝气郁而血滞成瘀，脾气虚而生化乏源。本例先病在肝，后病及脾，血滞为实，气怯为虚。故以疏肝益脾、补气和血之剂，配合复肝丸标本兼施，以达扶正消癥之目的。

二、肝胆湿热：急当清肝利胆，通腑泄浊

湿遏中焦，邪从热化，肝失疏泄，移热于胆。其症肝脾俱大，胁痛脘痞，头眩口苦，纳减腹胀，心烦易怒，溺短而黄，大便秘结或溏滞不爽，并可出现黄疸，苔黄厚腻，脉多弦数。治宜清肝利胆，泄热渗湿。以龙胆泻肝汤、茵陈蒿汤加减。常用药物如龙胆草、茵陈、柴胡、山栀、当归、黄芩、大黄、玄参、白花蛇舌草、虎杖、金钱草、车前草等。不宜早用复肝丸。

【案 2】张某，男，46 岁，干部。

于 1971 年春季罹黄疸型肝炎，肝功能长期不正常，纳减，倦怠无力，持续 3 年，症情不见好转，形体日趋消瘦。曾在南京、上海等地医院检查，确诊为早期肝硬化。1973年 11 月来我院诊治。

主诉胁痛纳差，口苦溲黄，齿龈渗血，夜寐梦多。诊脉弦大，苔黄腻，舌质殷红，巩膜微黄，面色晦滞。触诊肝大肋下 1.5 cm，剑突下 5 cm，质地Ⅱ度，脾可触及，压痛（＋）。责之湿热蕴结，肝胆疏泄失司，迁延日久，进而气滞血瘀，络脉痹阻。先宜清泄肝胆湿热，以治其标。药用龙胆草、茵陈、苦参片、柴胡、生大黄、山栀、黄芩、当归、生地、地骨皮、甘草、虎杖、金钱草、白茅根等出入为方，服药 2 周，诸症减轻，巩膜黄染已退，苔腻已化，脉象弦细，复查肝功能基本正常。改投复肝丸，每服 3 g，每日 3 次。间或伍以疏肝养肝、化湿和脾方药。治疗半年，面色红润，诸恙蠲除。检查肝大肋下1 cm，剑突下 3 cm，质地Ⅱ度，肝功能也在正常范围。于 1975 年 3 月恢复工作，迄今一切良好。

〔按〕肝郁脾湿，久结不解，正气尚实，邪从火化，出现以胁痛、口苦、尿黄、目黄为主的肝胆湿热证。其病理机转是肝胆湿热而影响脾胃壅滞。吴氏《医方考》云："肝为至阴，胆无别窍，怒之则气

无所泄，郁之则火无所越……故病则气血俱病。"治宜苦寒直折肝胆之火，通利脾胃壅滞之邪。本案病程虽长，癥积已成，但体气未虚，祛邪为急，故以龙胆泻肝汤加减。两周而湿火之邪得泄，继用复肝丸以治其本，获得肝肿缩小之良效。

三、脾肾阳虚：法宜温补脾肾，益气化瘀

气血瘀滞，肝脾久伤，由脾及肾，损及肾阳。其症脾大较肝大为甚，恶寒怯冷，腰膝酸软，面黄无华，精神委顿，饮食少思，腹胀便溏，舌淡胖嫩或淡紫，脉多沉弦而细。治用温补脾肾、益气化瘀。以复肝丸为主，配合景岳右归丸、当归补血汤加减。常用药物如熟附片、肉桂、鹿角胶（或鹿角片）、菟丝子、仙灵脾、黄芪、当归、党参、白术、茯苓、甘草等。

【案3】刘某，女，54岁，职工。

于1974年6月患病毒性肝炎，迁延2年不愈。1976年在某医院确诊为早期肝硬化，迭经中西药物治疗，效不显著。至1977年秋后，症情日趋严重，11月20日来我院门诊。

主诉胁痛纳减，腹胀溲少，便溏不实，精神委顿。诊脉沉弦而细，苔白腻，舌质衬紫。触诊腹膨而软，肝脾未满意扪及，两下肢轻度压陷性水肿。肝功能检查：麝浊度11 U，锌浊度18 U，丙氨酸氨基转移酶56卡门氏单位，清蛋白23 g/L，球蛋白2.8 g/L，黄疸指数9 U。超声波：密集微小波，并见分隔波，有可疑腹水平段。证属湿毒久羁，气血瘀滞，肝脾损伤，肾阳虚衰。拟方温补脾肾，益气化瘀。药用：

生黄芪30 g，当归10 g，熟附片6 g，茯苓12 g，淡干姜2 g，生白术10 g，大熟地15 g，庵间子15 g。另用益母草100 g、泽兰叶30 g煎汤代水煎药。

连服5剂，小溲畅行，腹胀已松，足肿消退，眠食俱安。继用原方去益母草、泽兰叶，加炙鳖甲、怀山药等，配合复肝丸。治疗2个月，患者食欲增加，自觉症状不著，复查肝功能正常，清蛋白38 g/L，球蛋白30 g/L。停服煎剂，续予复肝丸巩固疗效。半年后恢复工作，随访至今，一切正常。

〔按〕肝病日久，疏泄不及，出现食少腹胀，倦怠便溏等症。虽是脾虚表现，实系命火不足。盖肾为先天之本，藏真阴而寓元阳，脾胃之健运，肝胆之疏泄，均有赖于肾气之鼓动、肾阳之温煦。肝病损及脾肾，三脏阳气偏衰，互相影响，互为因果。本案病由肝起，累及脾肾，气血瘀滞，臌证已成。故重用黄芪升补肝脾之气，熟附子、干姜温煦脾肾之阳，又以大量益母草、泽兰叶活血化瘀而利水通淋，更加白术健脾，熟地益肾。药后小便畅行，胀消肿退，终以复肝丸扶正消癥而获根治。

四、肝肾阴虚：治应滋养肝肾，凉营宁络

邪毒久羁，肝血亏耗，肾阴损伤，热郁脉络。其症脾大明显，肝大不著，面色黧晦，红丝缕缕，胁痛腰酸，鼻衄或齿龈渗血，咽喉干燥，夜寐梦多，舌红绛少苔，或苔腻中剥，脉象弦细而数。治用滋肾柔肝，养阴和络，以一贯煎加减。常用药物如北沙参、生地、枸杞子、天冬、麦冬、生白芍、川楝子、绿萼梅、女贞子、旱莲草、玄参、甘草等。兼心阴虚而心悸心烦者，加西洋参、龟板、枣仁之类。阴虚阳亢，热伤阳络，出血较甚者，加阿胶、水牛角、丹皮之属。齿衄不止，可用鲜地骨皮60 g煎汤含漱，有止血之效。

【案4】李某，女，39岁，工人。

患慢性迁延性肝炎已经 3 年，症情时轻时剧，肝功能检查反复波动。于 1976 年发现脾大。肝扫描：肝显影尚规则，左叶稍大，放射性分布尚均匀，未见稀疏及缺损区，脾脏显影符合早期肝硬化图像。于 1977 年来我院诊治。

主诉肝区刺痛，腰膝酸软，口燥咽干，夜寐梦多，齿龈渗血，偶见鼻衄。脉弦细，舌红绛。责之肝肾阴虚，郁热瘀阻。拟方清滋肝肾，柔阴宁络。药用：

北沙参 15 g，生白芍 10 g，大生地 15 g，甘杞子、地骨皮各 12 g，京玄参 15 g，生鳖甲 30 g，天麦冬各 10 g，清阿胶 10 g（烊和），参三七 2 g（研冲），白茅根 30 g。

服药 10 剂。齿龈出血已止，胁痛腰酸亦减，仍感倦乏少力，口干少寐。原方去阿胶、地骨皮，加黄芪、当归等治疗 2 个月，诸恙轻减，精神亦振，苔腻白，舌红转淡，脉数已平。仍予原法加减，配合复肝丸，每服 3 g，1 日 2 次。调治半年，3 次检查肝功能均在正常范围，触诊肝大肋下 1.5 cm，脾大 3 cm，于 1978 年 4 月恢复工作，至今病情稳定。

〔按〕肝肾精血，相互资生，所谓"乙癸同源"，故肝血不足或肾阴亏耗，均可出现肝肾两虚之见症。肝郁化火，肝火亢盛，耗伤肝阴，日久必损及肾阴。但肝硬化的形成，基于肝郁血滞，所以肝肾阴虚，尤多夹瘀而络损血溢。本案即是肝肾阴虚、郁热瘀阻之典型。初投清滋宁络，继用扶正化瘀，得获佳效。临床所见之阴虚夹瘀证型，其机制颇为复杂，往往是趋向恶化之征兆，必须提高警惕，随证施治，阻断病势之发展。

五、讨论

现代医学认为肝硬化的病理特点是，肝细胞变性坏死后，出现纤维组织增生、肝细胞结节状再生、假小叶形成，三种改变交错进行。由于结缔组织增生和小叶结构的改变，使肝血管的分布发生一系列的变化，即肝内血管网减少和血管网发生异常吻合。这种变化常是肝功能不全和门静脉高压的发生基础。这与中医肝郁血滞、瘀凝络脉的病机颇为一致。近年来，由于免疫学的迅速发展，发现慢性肝炎和某些肝硬化的形成均与自体免疫有关，在病程中均有细胞与体液免疫功能异常的表现，而活血化瘀法，不仅有能扩张肝内的血管，改善肝细胞供血，提高肝细胞耐氧等能力，对损伤之肝细胞有修复作用；同时还具有抑制纤维母细胞的形成，减少胶原物质的分泌，抑制肝纤维组织增生，促进正常免疫功能和抑制异常免疫反应的作用。从中医辨证角度来说，肝郁血瘀的产生，和人体正气的强弱是有密切关系的，因此，针对肝硬化虚中夹实的病机，采用扶正祛邪的治则，拟订复肝丸益气活血、化瘀消癥。方取紫河车大补精血，红参须益气通络，两味用以扶正；参三七活血止血，散瘀定痛；地鳖虫活血消癥，和营通络；更加郁金、姜黄疏利肝胆，理气活血；生鸡内金、炮甲片磨积消滞，软坚散结。全方着眼于肝血郁滞、瘀凝脉络的主要病机，着手于扶正祛邪、消补兼施的治疗原则，又以丸药小剂量常服之法，补不壅中，攻不伤正，以冀癥积潜移默消，促使肝脾病变的改善和恢复。通过临床实践，疗效尚称满意。虽然观察病例不多，但颇有进一步探索的价值。

早期肝硬化肝、脾大，肝功能表现为麝浊度和锌浊度增高、血清蛋白改变者，一般以肝郁脾虚证最为多见，用复肝丸配合益脾疏肝方药，多数患者在 1～2 个疗程后，可以改善症状和体征，肝功能也随之好转；脾肾阳虚型，以温补脾肾方药与复肝丸同时并进，对于增强机体免疫功能，促使肝脾病变的改善，有相得益彰之妙。但疗程较长，不能急于求功。肝肾阴虚型，除阴虚阳亢，营热伤络，临床表现郁、热并著者，治宜养阴解郁、凉营宁络为主，暂时停服复肝丸外，一般可以配合滋阴柔肝解郁煎剂，汤、丸并进，对于控制"脾亢"、纠正血清蛋白的倒置有一定作用，而未见助阳伤阴、攻邪伤正之弊。至于肝胆湿热证型，丙氨酸氨基转移酶明显增高时，复肝丸则不宜早用，否则，往往出现烦热不寐的反应，如复查肝功能转氨酶也可继见上升，故用之宜慎。

通过对复肝丸的临床观察，初步认为，只要重视肝硬化病理改变的特点，从化瘀消癥着眼，扶正祛邪着手，争取早期诊断和治疗，是可以提高疗效、缩短疗程的。

〔注〕本文乃与故友陈继明主任医师合写，特此说明，并志缅怀之情。

〔原载于《上海中医药杂志》1980 年第 6 期〕

肝炎眼血管变化初探

"望而知之谓之神"。望神、察色在中医诊断学上占有重要之位置，因此在广泛使用前人经验基础上，如何进一步摸索新的线索，总结新的规律。更好地提高辨证识病的水平，是我们这一代中医的职责。兹就望诊观察肝炎眼血管变化，作一初步探讨，就正于同道。

《内经》："肝开窍于目。"肝炎病情的轻重及转变，必然反映于目。我在临床上发现多数肝炎患者的眼血管，均有不同程度的变化，而这些变化对急、慢性肝炎的诊断和预后，有密切的关系。我曾请南通医学院附院眼科采用角膜显微镜、眼底镜等仪器协助检查了 28 个病例，其结果如下表：

肝炎病例	病例数	球结膜血管			视网膜血管				
		扩张	弯曲	正常	静脉		动脉		正常
					扩张	细小痉挛	扩张	细小痉挛	
无黄疸型肝炎恢复期	5	1		4	1			1	4
慢性活动性肝炎	12	6	9		8			4	
慢性迁延性肝炎	11	6	9		7			7	
小计	28	13	18	4	16			12	4

从上表可以看出，绝大多数病人的球结膜和眼底视网膜血管都有变化，其变化与病情基本成正比。病情较轻或趋向痊愈者，其眼血管变化较少或正常；而病情严重者，其眼血管变化也较突出。眼血管变化较显著的患者，其肝功能大多不正常，肝大消退也缓，并有眼花或视力减弱、昏糊、眼前似有金星出没等肝血不足之征象。后来为了简化检查过程，便直接用肉眼观察了 100 多例肝炎患者，其结膜血管不仅充血，而且还有如锯齿状的弯曲出现。凡是眼血管弯曲明显者，为早期象征；扩张较剧，色鲜红者，为病势演进之征；模糊或不太明显者，则为病情向愈之征。其血管末端有黑点者，表示肝区疼痛较剧。病症向愈的患者，肝大已缩小或不能触及，其眼血管变化随之逐渐消失。基于眼血管变化对肝炎的病情进退有一定的参考价值，建议作进一步的验证总结。

〔1988 年在中华全国中医学会中医内科辨证检测学组学术交流会交流〕

漫谈萎缩性胃炎之证治

中医学十分重视整体观念，常从辨证求因、审因论治着眼。因此，慢性萎缩性胃炎就有气滞、血瘀、湿阻、热郁、气虚、阴虚、脾虚、肾虚等的病机分析。

可见本病错综复杂，既有胃失和降、脾胃湿热、胃阴不足之征象；又有脾胃虚寒、脾失健运，或脾不升清、肝气郁滞的证候。目前国内有关报道，在分型上大致有以下5种：①肝胃气滞（肝胃不和）型；②脾胃阳虚（脾胃虚寒）型；③胃阴不足（肝胃阴虚）型；④脾胃湿热型；⑤血瘀热郁（气滞血瘀）型。

在治疗方面，当前各地报道多按证型审定处方。但由于各地对证型尚有不同看法，故在治疗上遂各有侧重。但用药要注意滋而不腻，温而不燥，补而不壅，攻而不峻，方得其治之要。

个人对此病略有体会，并根据临床实际，分作以下3型：

证治分型	症状	治法	基本药物
脾虚挟瘀	形体消瘦，面晦少华，纳呆脘胀，刺痛掣及两肋，便溏，苔薄腻，舌衬紫，脉细弦	益气消瘀	黄芪、莪术、鸡内金、三七、玉蝴蝶、凤凰衣、甘松、徐长卿、白术等
阴虚木横	神疲乏力，脘腹胀，时感灼痛，嗳气稍舒，纳呆，口干欲饮，偶感嘈杂，便干结，苔薄，舌边红，脉细弦	养胃制肝	北沙参、麦冬、芍药、天花粉、乌梅、杞子、柿霜饼、绿萼梅、佛手、失笑散、蒲公英等
阳虚挟湿	神疲气怯，胃脘胀痛，其势隐隐，食后更甚，得按稍舒，纳谷不馨，便溏，苔白质淡，脉细软	温脾化湿	黄芪、苍术、太子参、良附丸、升麻、鸡内金、荜茇、徐长卿、熟薏苡仁等

以上3型，临床较为常见，所列基本药物，是按型分别施治，各有侧重；但其病理改变则一，故凡病理切片报告，见有肠上皮化生或不典型增生者，均应加用刺猬皮、炮山甲，以软坚散结，消息肉，化瘀滞。舌质红，脉弦者，可再加白花蛇舌草、蒲公英、白英等。黄芪配莪术，能益气化瘀，剂量宜视症情而增减，有祛瘀生新之功，坚持服用，对病变往往可消弭于无形。疼痛甚者，应加用活血化瘀、散结止痛之失笑散，因其不仅善于止痛，而且有改善微循环，调节代谢失调和神经血管营养，从而促使肠化生和增生性病变的转化和吸收。余之经验，凡脘胀甚者，徐长卿必不可少，以其善于行气消胀，缓急止痛。至于凤凰衣、玉蝴蝶二药，功擅养阴清肺，通常均用于久咳、咽痛、音哑，其实还有补虚、宽中，消除慢性炎症及促进食欲之功，我对于溃疡病及慢性萎缩性胃炎，屡用得效。

在症情基本稳定后，改用散剂，坚持服用，可获根治。个人常用之方为：

生黄芪90g，莪术50g，潞党参、怀山药、蒲公英、枸杞子各90g，鸡内金、刺猬皮、生蒲黄、五灵脂、徐长卿各60g，炮山甲、玉蝴蝶、凤凰衣各45g，甘草30g。

上为基本方，偏阴虚者加北沙参、麦冬各60g，生白芍90g；偏阳虚者加高良姜、炒白术各60g，荜茇30g。共研极细末，每服4g，每日3次，餐前半小时服。慢性萎缩性胃炎在整个病程中是错综复杂的，有时较单一，有时诸多症情同时出现，辨治时贵在辨证明确，切中病机，切忌见病治病，就事论事。我在选方用药时，以"久病多虚"、"久病多瘀"为根据，各有侧重，虚实兼顾，力求补而不滞，滋而不腻，祛邪而不伤正，理气而不耗阴。一旦药中肯綮，则需坚持服药，不宜轻易更方。如药后病情已获好转，即予散剂冲服，一则服用方便，患者易于坚持，以巩固疗效；二则有利于药物充分吸收，若用之得宜，则效如桴鼓。除此而外，尚应注意饮食，掌握食疗，调节情志，避免忧怒，以利于胃体之康复，疗效之巩固。（余治萎缩性胃炎之经验，朱建平整理，已载于《新中医》1986 年 2 期，兹不详述，请参阅之）

〔写于 1987 年〕

治疗慢性肾炎的七点经验

慢性肾炎的致病因素比较复杂，脾肾两虚为发病的内在因素；风寒湿热为其发病的诱因；而脏腑、气血、三焦气化功能的失调，乃是构成本病发生的病理基础。在治疗上应标本兼顾，补泄并施，益气化瘀，通腑泄浊，庶可奏功。兹就其治疗谈几点体会。

1. 温补脾肾法则　慢性肾炎整个过程中，脾肾阳虚是主要证型，因此，温补脾肾是重要的法则。在实践中我认为附子、仙灵脾、黄芪是关键性的药物，除舌质红绛，湿热炽盛者外，均应选作主药。附子、仙灵脾不仅可以温肾，而且还有肾上腺皮质激素样作用。黄芪益气培本，促进血液循环，兼能利水，均有助于肾功能之恢复。其他则随证用药，因证制宜。

2. 自拟益气化瘀补肾汤　我在实践中发现益气化瘀补肾汤（自拟）对隐匿型肾炎疗效最为显著，观察了 10 例，4 例完全缓解，5 例基本缓解，1 例部分缓解，全部获得疗效。某医院曾分别拟定 5 种治法：①清热凉血法；②健脾益气法；③补肾法；④活血化瘀法；⑤单方、验方。但治疗隐匿性肾炎疗效不够满意，34 例中原有蛋白尿（＋）以上者 18 例，治疗后无 1 例消失。我认为是否由于将活血化瘀、益气补肾等法结合起来的方药对隐匿性肾炎才具有较好的疗效。当然，我们观察的病例不多，还有待于今后临床进一步实践和探索。益气化瘀补肾汤组方为：

生黄芪 30 g，全当归、川芎、红花各 10 g，丹参 30 g，仙灵脾 15 g，川续断、怀牛膝各 10 g，石韦 20 g，益母草 120 g（煎汤代水煎药）。

其加减法：

（1）慢性肾炎急性发作，各型慢性肾炎合并上呼吸道感染，或其他继发感染，出现严重蛋白尿者，去黄芪、红花，加金银花、连翘、漏芦、菝葜各 15 g，地鳖虫 10 g，鱼腥草、白花蛇舌草各 30 g，蝉衣 5 g。

（2）各型慢性肾炎以肾功能低下为主者，加炮山甲 8 g。

（3）临床辨证：阳虚者加附子、肉桂、鹿角霜、巴戟天；肾阴虚者加生地黄、龟板、枸杞子、女贞子、旱莲草；脾虚者加党参、白术、山药、薏苡仁；气虚甚者重用黄芪，加太子参 30 g；肾关不固加金樱子、芡实、益智仁；浮肿明显，并伴高血压者，加水蛭 2 g（研末，胶囊装，分吞）以化瘀利水；血尿者加琥珀 3 g（研，分吞），茅根 30 g；血压高者，去川芎，加桑寄生 30 g、广地龙 15 g。

3. 水肿治验 关于水肿的消除，温阳、益气、化瘀、泄浊、渗湿、养阴均可利水。我经常用生黄芪、制附子、石韦等，特别是益母草用大量，有明显的活血利水作用，屡用得效。如尿少短涩者，另用蟋蟀 20 g、沉香 5 g，共研细末，胶囊装盛，每服 6 粒，每日 2～3 次，有较好的利尿之功。

4. 尿蛋白、血胆固醇治验 肾之闭藏失职，精气外泄，出现大量蛋白尿，并导致体内精气大亏，出现低蛋白血症。气为阳，血为阴，阳不摄阴，失去对血中水液之制约，致使水液泛溢于肌肤，流注于脏腑。

尿蛋白消退困难，除辨证外，可加重石韦用量，因石韦有消除肾小球肾性病变和抑制过亢之卫气之功。近代研究，也认为有抑制免疫反应之效，一般可用 30～60 g。仙鹤草、益母草对消除尿蛋白也有效。或用生槐米、土茯苓各 45 g，菝葜 30 g 亦佳。

血胆固醇高者，加强运脾之品。颗粒、透明管型多者，应加强滋肾、补肾之品，如山萸肉、枸杞子等。

5. 尿毒症中药保留灌肠治验 慢性肾衰竭，肾虚为本，湿热、水毒、浊瘀为标。尤其在尿毒症阶段，更不能只治本，不治标。因此时血尿素氮和肌酐指标明显升高，这是观察尿毒症轻重的重要标志，所以降低血尿素氮和肌酐为治疗本病的关键。在温肾、补肾的同时，必须配合化湿热、利水毒、泄浊瘀之品，才能降低血尿素氮和肌酐，而有利于危机的逆转。清热解毒、活血化瘀法有抑菌抗感染，改善微循环，解除肾小动脉痉挛，增加肾血流量，抑制或减轻变态反应性损害等作用。

在肾衰竭的尿毒症阶段，由于尿素氮和肌酐持续升高，浊阴上干，出现频繁呕吐，症情危笃，服药困难，采取中药保留灌肠，是一种有效的措施，也可以说是"中药肠道透析法"。部分药液可在结肠内吸收，部分则直接发挥作用，它对呕吐、厌食、乏力、高血压及防止感染与出血，有明显作用，并可降低血尿素氮和肌酐，使此等毒性物质从肠道排出，还可降低血钾，减轻肾周围水肿，改善肾血流量，有利于肾功能之恢复，促使症情好转。灌肠方由清泄、解毒、化瘀之品组成：

生大黄 10～20 g，白花蛇舌草、六月雪各 30 g，丹参 20 g。

有阴凝症象者加熟附子 15 g、苍术 20 g；血压较高或有出血倾向者，加生槐米 45 g、广地龙 15 g；湿热明显者加生黄柏 20 g；阴虚者加生地黄、川石斛各 20 g。全方煎成 200 mL，每日 1～2 次，保留灌肠。同时推注"醒脑静"注射液，每次 2～4 支，加 10% 葡萄糖注射液 40 mL，缓缓推注，每 6 小时 1 次。一般次日神识即清，呕吐亦止，即改为每日 2 次，继用 3 日。并予温肾解毒、化瘀利水之品，如熟附子 10～20 g，生白术 20 g，姜半夏 10 g，紫丹参、六月雪、扦扦活各 30 g，党参 15 g，绿豆、白花蛇舌草、半枝莲各 30 g，黄连 2 g，另用益母草 120 g 煎汤代水煎药，每日 1 剂。加减法：肌酐和尿素氮不下降者，加白金丸 6 g（包煎）；皮肤瘙痒者加白鲜皮、地肤子各 30 g；血压较高或有出血倾向者加生槐米 45 g，广地龙 15 g。症情稍见稳定后，即重用黄芪 90 g、仙灵脾 30 g，以温肾助阳，益气利水。若尿量少者，另用蟋蟀 10 g、人工牛黄 1 g、琥珀 4 g，共研细末，胶囊装，每服 4 粒，每日 2 次，有解毒、化瘀、利水之功。

6. 观察舌体经验 舌体的胖大或瘦长，是预测肾炎预后的指征。慢性肾炎舌体瘦长而薄者，预后险恶；舌体胖大者，预后较佳。因舌为心之苗，而心与肾均属少阴经，足少阴肾经络舌本，有内在之联系。

7. 巩固疗效体会 慢性肾炎由于病程较长，体气亏虚，在治疗好转的情况下，必须继续治疗，以期巩固，切不可停药过早。在病情稳定后，应长期服用丸剂以巩固疗效，偏阴虚者可选六味地黄丸，偏阳虚者则用金匮肾气丸。而冬虫夏草不仅可以巩固疗效，而且有改善肾功能及提高细胞免疫功能的作用，对尿素氮和肌酐均有降低作用，同时对其以外的中分子代谢产物可起到某种调节作用，是治疗重度慢性肾炎和巩固疗效之佳品。每日用 1 g 煎汤，连渣服用，或研末胶囊装盛，每日服 4 粒。其缺点是价格昂贵，货源又紧，难以推广。但现在人工培养者，亦可代用。

同时，慢性肾炎病人在康复期间要注意生活多样化、节律化，静中寓动，在体力许可的情况下，做些户外活动，以适应时令变化，避免呼吸道感染，以免诱发宿疾；在饮食方面要以清补为主，不宜食用辛辣刺激以及含盐分过高的饮食，这对配合药物治疗，作用是不可低估的。

〔原载于《江苏中医杂志》）1986 年 10 期〕

淋证治验三要

淋证是指急性泌尿系统感染的尿道炎、膀胱炎及肾盂肾炎而言。《诸病源候论》论淋证的病因病机云"肾虚而膀胱热也"，颇得要领。我认为，如在"热"上再加一个"湿"字，就更符合临床实际了。盖湿热既是淋证的主要原因，而且又贯穿于该病的全过程。因此，历来以清热、利湿、通淋为治疗大法。我治淋证，恒多参合湿热的轻重、病情的缓急、病程的长短来辨证论治。

一、淋证急发，清淋须合凉血

《景岳全书·淋浊》载"淋之初病，则无不由于热剧……"淋证之始（急性期或慢性急性发作期），其来势骤急，多属邪实，常常热多于湿。热结膀胱，气化不利，则出现小便频急，灼热涩痛；热毒炽盛，入于血分，动血伤络，血溢脉外，与溲俱下，可见尿中带血。因此本病初起的治疗，我主张清热利湿的同时，须加用凉血之品。如生地榆、生槐角、大青叶等。凉血有助于泄热，遣用苦寒剂，多能挫邪于病始，可迅速复旧如初。自拟"清淋合剂"（生地榆、生槐角、大青叶、半枝莲、白花蛇舌草、白槿花、飞滑石、甘草），具有清热泻火、凉血止血、渗利湿毒之功，用于治疗急性泌尿系感染或慢性泌尿系感染急性发作，屡收捷效。生地榆、生槐角，尤为治淋之要品。地榆生用凉血清热力专，直入下焦凉血泄热而除疾；生槐角能入肝经血分，泄血分湿热为其特长；淋乃前阴之疾，足厥阴肝经循阴器，绕腹里，肝经湿热循经下行，导致小便滴沥涩痛，槐角泻肝凉血而利湿，每建奇功。二药配伍治淋，有明显的解毒、抗菌、消炎作用，能迅速改善和消除尿频、尿急、尿痛等尿路刺激症状。

我们曾用"清淋合剂"治疗 100 例急性泌尿系感染，对其疗效进行观察。（承陈晓天、高

一七一

丽玲等同志参与协作，附此致谢）

急性泌尿系感染是内科常见病之一，在妇女中尤为多见。本病属于中医淋证范畴，其发病多由湿热之邪注于下焦而成。我们制成"清淋合剂"（以下简称本品），用于急性泌尿系感染及慢性泌尿系感染急性发作者，取得了一定的疗效，现将100例观察情况介绍于下。

1. 组成、剂量、服法

生地榆、生槐角、半枝莲、白花蛇舌草、大青叶各30 g，白槿花、飞滑石各15 g，生甘草6 g。

上药为一日剂量，煎制成合剂100 mL，1日口服2次，每次50 mL，重症剂量加倍。高热者，加服软柴胡20 g、炒子芩15 g。急性者疗程为1周，慢性急性发作者疗程为2周。

2. 本组病例的临床资料

（1）性别：女性97例，男性3例；已婚者97例，未婚者3例。

（2）年龄：15～20岁1例，21～30岁26例，31～40岁23例，41～50岁15例，51～60岁15例，60岁以上20例。

（3）病情分类：急性发作者52例，慢性急性发作者48例。

（4）病程：从急性发病至来院就诊时间计算，1～3天者36例，3～7天者19例，7天以上者17例，30天以上者28例。

（5）病因：本组病例，服用本品前尿培养均阳性，计大肠埃希菌感染63例，副大肠埃希菌感染20例，金黄色葡萄球菌感染1例，白色葡萄球菌感染9例，变形杆菌感染1例，乙型溶血性链球菌与链球杆菌混合感染1例。大肠埃希菌与副大肠埃希菌混合感染4例，大肠、副大肠、产气杆菌混合感染1例，混合感染者均为慢性急性发作病例。

（6）确诊方法：本组病例均根据病史、症状（包括感染的一般全身症状，如发热、全身违和等，以及感染的局部症状，即膀胱刺激症状等）、体征（肋脊角压痛、输尿管及膀胱区压痛）及检验结果综合判断，并排除其他尿路疾患，而以尿沉渣镜检白细胞≥10个/每高倍视野和菌尿阳性（清洁中段尿培养菌落≥10^5/mL）为确诊的主要根据。尿培养阴性者，不列入本组统计。

（7）由于本组病例绝大多数为门诊病人，服用本品后一律停用其他药物，如经随访发现病人自行加服其他药物，也不予统计。

3. 观察方法

（1）本组病例均设专用病历登记，服用本品前均做常规体检、尿常规、尿培养加药敏试验（西药药敏试验全部进行，药敏浓度按常规方法计算）。同时还做了15例本品药敏试验，其有效制菌浓度按血清浓度推算，暂定为0.15%。

（2）每个病例服用本品后第3、第5、第7日均做尿常规及尿培养复查，临床治愈者于治愈后第3、第6个月各做尿培养1次，追踪观察是否复发或转入慢性。

（3）服用本品后48小时，如症状及尿检无改善者，即调用其他药物，并列入无效统计；同样，西药治疗无效者，也可转入本组治疗。服药期间均登记症状及体征的演变和本品的副作用情况。

4. 疗效评定标准及治疗效果

观察治疗效果主要有三个方面：一是感染的全身症状以降温为主要指标；二是感染的局部症状以膀胱刺激征为主要指标；三是检查方面以脓尿及菌尿的阴转为观察指标。结合三者，本品的疗效评定分为下列四种。

（1）速效：凡服用本品后 48 小时症状体征迅速消失，尿常规检验转阴，72 小时尿培养转为阴性者为速效；如再做二次尿培养阴性者，为临床治愈；如在第 3、第 6 个月做尿培养复查仍为阴性者为痊愈。本组病例治愈结果为速效者 40 例，占 40%。

（2）显效：症状体征在服药后 72 小时内基本消失，尿常规接近正常，但尿培养延至第 7 日转阴者为显效。本组治疗结果属显效者共 26 例，占 26%。

（3）好转：服药后症状体征明显减轻，尿常规复查接近正常，而第 7 日尿培养未能阴转，但菌落数 $<10^5$/mL 为好转。本组病例属好转者 16 例，占 16%。

（4）无效：服药后症状、体征、脓尿、菌尿均无好转者属无效，本组共 18 例，占 18%。

本组实际近期治愈率为 66%，总有效率为 82%。此外，本组属显效病例中有 2 例，分别于第 2、第 6 个月症状及菌尿重现，均为副大肠埃希菌感染。因本院无法确定尿中细菌的血清型，故不能区别为复发或再感染，但从病史上推测，此 2 例均为慢性尿路感染急性发作，此次再发在停药 2 个月后，故以再感染的可能性为大。

5. 体会与讨论

（1）淋证之名，首见于《内经》，有"淋"、"淋溲"、"淋满"等名称。汉代张仲景在《金匮要略》中对本病的症状作了描述："淋之为病，小便如粟状；小腹弦急，痛引脐中。"《景岳全书·淋浊》描写更为具体："淋之为病，小便痛涩滴沥，欲去不去，欲止不止者是也。"历代医家对本病的病因病机、临床分类及治则亦均有阐述。一方面突出了热邪、热毒、湿热的致病因素，又提出了脏腑气血病变与淋证发生的关系。现代医学认为，泌尿系感染的致病菌以大肠埃希菌最为多见，其次还有变形杆菌、葡萄球菌、铜绿假单胞菌等，侵入途径有上行、血行、淋巴道等方式，其发病与机体免疫防御功能低下等有关，这些认识与中医学的看法颇为吻合。根据临床表现，急性泌尿系感染相似于中医的热淋、血淋，慢性者相似于劳淋等证。

由于感受湿热是本病的主要原因，而且湿热在疾病的全过程均存在，"清淋合剂"即据此而制订，急性泌尿系感染或慢性急性发作者均是湿热下注的征象，所以以本品组成药物多为苦寒之品，有清热泻火、凉血止血、渗利湿毒之功。至于甘草，取其缓急止痛，调和诸药。从现代药理实验证明，本方中绝大多数药物均有抑制多种杆菌、球菌的作用，相辅相成，从而提高疗效。

（2）通过 100 例的临床观察，我们认为本品对急性泌尿系感染有确切可靠的疗效，其近期治愈率为 66%，总有效率为 82%。同时我们还观察到本品对常用抗生素治疗无效的病例仍然有效。

【案 1】朱某，女，54 岁，工人。

患者于子宫切除后患急性肾盂肾炎，曾多次反复发作，病程已历 12 年，发作与缓解交替出现，浮肿，腰痛，尿常规经常为蛋白（＋）、白细胞（＋＋）、透明管型（＋），尿培养结果为大肠埃希菌、副大肠埃希菌、产气杆菌菌落均 $>10^5$/mL 混合感染，药敏试验结果除链霉素、呋喃呾啶对副大肠埃希菌中度敏感外，对其他各种抗菌药物全部耐药，住某医院治疗 2 个月，迭经多种抗生素及中药治疗，病情如故，乃来我院门诊。服用本品后 72 个小时复查，尿常规、尿培养全转阴，服药半年，经随访，情况良好。

【案2】宋某，女，63岁，工人。

患慢性肾盂肾炎已10载有余，长期面部虚浮，腰酸，尿常规长期为蛋白（＋）、白细胞（＋＋）、红细胞（＋），近1年来尿培养持续阳性，大肠埃希菌菌落数＞10^5/mL，药敏试验对各种抗生素全部耐药，服用本品后，症情好转，1周后尿培养转阴，取得近期治愈。以后每月服本品1星期。连续3个月，并加服中药调理后，观察半年，病情稳定。

据上可以看到本品有广谱抗感染作用的优点，详见下表。

致病菌及疗效关系表

致病菌种例数	速效	显效	好转	无效	有效率（%）
大肠埃希菌63例	29	15	11	8	87.3
副大肠埃希菌20例	7	7	3	3	85.0
白色葡萄球菌9例	0	2	6	6	33.3
金黄色葡萄球1例	1	0	0	0	100.0
变形杆菌1例	0	0	1	1	0.0
大肠埃希菌与副大肠埃希菌混合感染4例	1	2	0	0	100
大肠埃希菌、副大肠埃希菌、产气杆菌混合感染1例	1	0	0	0	100
乙型溶血性链球菌与链球杆菌混合感染1例	1	0	0	0	100
合计	40	26	18	18	82.0

本品无任何严重不良反应。仅个别病人有胃部不适感，但能坚持服药，停药后反应迅速消失。此外，我们还观察到本品对孕妇及胎儿均无副作用。孕妇的尿路感染问题是个特殊的问题，文献报道无症状的菌尿在孕妇中占2%～12%。如予积极治疗，这些菌尿阳性的孕妇中肾盂肾炎的好发率可由25%下降至3%左右。由于本组中孕妇不多，尚难作出结论，有待继续观察，但初步看来有较好的苗头。

（3）为了观察了解本品的抗菌作用，我们还对15例尿培养阳性的菌株等，做了体外抑菌实验：平板观察结果，除对金黄色葡萄球菌有明显制菌作用外，对其他常见致病菌，如大肠埃希菌、副大肠埃希菌、产气杆菌、铜绿假单胞菌等毫无抑菌作用。因此本品体外药敏试验的结果与临床实际治疗结果，除金黄色葡萄球菌有一致效果外，其他菌种均不符合。我们初步考虑可能药物的血清浓度与尿中的浓度相差悬殊较大，或者本品的抗菌作用主要在于调动体内免疫功能等因素有关，目前尚难肯定。近年来，国内外药理研究结果表明，清热解毒药确具有广泛的药理作用：有对病原微生物的直接抑制作用；有对于病原菌的内毒素和外毒素的解毒作用；有对于机体的免疫功能的影响；有抗炎、解热作用；有对于肾上腺皮质功能的影响；有对实质性器官的保护和修复作用；等等。总之，中草药的抗感染作用机制是个复杂的问题，我们体会到中药抗菌作用机制主要在于调节机体的阴阳虚实，提高机体的防卫功能，从而达到愈病的目的。本品的体外抑菌试验结果也说明了这个推断。这也是中医药可贵的特点之一。如能继续深入研究，阐明机制，可望摸索出一条不同于现代西药抗菌作用的抗感染途径，中医学将得到进一步发扬。

总之，本品治疗急性尿路感染取得一定疗效，表明具有速效、广谱、无毒性反应等比较优越的抗感染效果，但应该说明本品具有一定的局限性，例如对部分大肠埃希菌和副大肠埃希菌感染无效，对白色葡萄球菌的抗感染效果也不很令人满意，以及对慢性尿路感染的抗复发方面还存在问题等，均有待我们继续深入研究，进一步提高疗效。

二、淋证迁延，通利宜顾气阴

若病迁延日久，缠绵不解者，多属淋证的慢性期。此期除了湿热留恋、气机郁滞、膀胱气化失司外，往往存在着气阴的暗耗。久病湿困，热势可相对趋缓，但湿热滞留不去，复加苦寒清燥，多易耗伤气阴。正气不足，祛邪乏力，又更使湿热蕴遏，出现头晕神疲，胃纳不振，小便频而不爽，排尿不畅，或伴低热等症。由此可见，淋证迁延，主要缘于正虚邪恋，而呈现出虚实夹杂的病证，故不能单纯通淋祛邪。淋有缓急之别，证有虚实之分，湿热有轻重之异，岂能仅用清利而尽愈？淋证迁延，用药不可妄投苦寒，宜用甘淡通利，顾及气阴。甘淡渗湿，通利膀胱，气机宣达，湿浊得以泄化，热随湿去。补气益阴，正气渐复，自可祛邪。一般用土茯苓、白槿花、鸭跖兰、白花蛇舌草、萹草、虎杖、石韦、泽泻、飞滑石、车前草等渗湿通利之品，其性味平和，无耗气伤阴之弊，疗效颇为可靠。在淡渗通利的前提下，伍以生黄芪、太子参、怀山药、女贞子、生地黄、川石斛等补益气阴。

【案3】宋某，女，53岁，工人。

患慢性肾盂肾炎10余年，近8个月来，尿培养持续阳性，药敏对各种抗生素全部耐药。症见面色虚浮，倦怠乏力，小便略频，排尿不畅，尿时不痛，纳谷欠旺，时有低热，舌红苔薄白，脉细弦。证属湿热留恋，气阴两伤，拟渗湿泄热，通利膀胱，补益气阴。处方：

土茯苓30g，白槿花15g，白花蛇舌草、萹草各30g，飞滑石10g，甘草6g，猪苓、泽泻、女贞子各10g，大生地、生黄芪、太子参各15g。

连续服用两旬，诸症悉减，尿培养转阴。继服1个月，随访半年未复发。

三、淋证后期，益肾兼化瘀浊

淋证迁延日久，可致肾气虚弱，而现神疲，腰酸，小便淋沥不已，时作时止，过劳即发，形体消瘦，五心烦热，或神气怯弱，手足不温等症。由于病久正气亏耗，肾气不足，封藏失职所致，应予益肾固摄。然湿热虽挫，瘀浊残留，隐患不除，故还须泄化瘀浊。因此淋证后期的治疗，当以益肾固摄为主，辅以泄浊化瘀，始能获效。病久体虚，穷必及肾，阴阳俱损。常选用仙灵脾、淡苁蓉、炙蜂房、菟丝子、潼沙苑，配伍生熟地、怀山药、女贞子、山萸肉等，益肾固本，阴阳并调。佐用粉草薢、生薏苡仁、茯苓、丹参、败酱草、赤芍等泄化瘀浊。若阴虚内热者加知母、黄柏；阳虚者加鹿角霜、附子、肉桂。淋证经治向愈，如能坚持用益肾兼化瘀浊法巩固治疗，每月服药1周，持续数月，将有助于淋证的根治。

【案4】周某，男，38岁，干部。

小便淋沥不爽，偶感刺涩，时或精溺并出，劳累则发，延已年余，伴腰背酸楚，四肢困乏，怯冷神疲，苔薄腻，舌边紫气，脉沉细而缓。证属脾肾两亏、瘀浊残留，拟方补益脾肾，佐以泄化瘀浊。处方：

生黄芪30g，炒白术10g，仙灵脾15g，菟丝子、怀山药各30g，潼沙苑12g，粉草薢15g，败酱草20g，桑螵蛸、炙蜂房、桃仁泥各10g。

服药 5 剂，小便淋沥、尿道刺涩、精溺并出等症消失，唯腰背仍感不适，精神疲乏，舌脉如前，继用前法巩固治疗。2 个月后诸症尽除。随访 1 年，一切正常。

〔写于 1984 年〕

肾盂肾炎证治我见

肾盂肾炎相似于中医之热淋、湿热淋、血淋等证。基于此证在急性期或慢性期急性发作者，多呈现湿热下注或瘀热蓄于膀胱，阻滞气化，下窍不利，而引起小溲淋沥频数、茎中急痛、尿血等症状，所以在治疗上，必须着重清化下焦湿热，或佐以泄化瘀热之品，始可奏效。而在选药组方时，又需药力精专，才能取得速效。由于多数患者均偏于热实证型，故我每给予生地榆、生槐角、白槿花、白花蛇舌草、瞿麦、白茅根、土茯苓、甘草梢等以清泄下焦湿热，通淋利尿，凉血解毒。血尿甚者，加苎麻根 60 g；刺痛剧者加象牙屑、琥珀末各 2 g，研极细末，分 2 次吞；寒战、高热者加柴胡、黄芩各 15 g，每多应手而获佳效。方中生地榆、生槐角、白槿花、白花蛇舌草 4 味为主药，能清泄血分之热毒，并善于通淋，有类似广谱抗生素之作用；瞿麦既能清热利水，又可消瘀通滞；白茅根凉血止血，清热利水；土茯苓祛湿热，治五淋，解瘀毒；甘草梢缓急止痛，协调诸药，并可引经。此 4 味佐使之品，与主药配合，增强清热解毒、利水通淋之功，宜其效捷也。这一清泄方法，避开了大队苦寒和淡渗之品，俾热毒清解，湿邪下行，则诸恙自已。盖过用苦寒，易于伤胃；妄施淡渗，又易耗阴。由于湿热易于伤阴，故湿热淋之转归，以伤阴最为多见；但若久病不愈，阴损及阳，亦可导致阳气亏虚，必须明辨虚实，调整阴阳之偏颇，方不失辨证论治之精神。我使用之"清泄法"，必须把握属实、属热之病机，方为恰当。若正虚为主，亦可先予扶正，继投清泄，或扶正祛邪兼施，方可取得满意之疗效。在运用清泄法症状缓解后，可以根据患者阴虚、阳虚之各异，分别选用六味地黄丸或金匮肾气丸，每服 6 g，早、晚各 1 次，以巩固疗效，减少复发。

〔原载于《中医杂志》1985 年 2 期〕

略谈泌尿系结石的病因病机及治疗体会

泌尿系结石（以下简称尿石）是泌尿系统疾病中常见病之一，上海曾报告占泌尿科住院病人总数的 6.5%；浙江报告为 9.65%；山东昌潍地区报告 6 年内收治泌尿科患者 234 例中，膀胱结石达 200 例，占 85.5%。这说明尿石的患病率是比较高的，特别是在多发地区。病程一般较长，以 1～2 年为多见。本病多见于男性，男女之比为 73∶1。

尿石的发病原因较为复杂，目前尚未完全明确，它与环境因素、全身性疾病、泌尿系感染均有密切的关系。

兹就有关文献资料的复习，结合临床实践体会，对尿石病作如下的讨论。

一、病因病机

从尿石病的主症（腰腹部绞痛、血尿、排尿困难）来看，它与中医学中的石淋、砂淋和血淋相似。早在《内经》中，就有了石淋和血淋的记载。汉代张仲景《金匮要略·消渴小便不利淋病脉证并治》篇指出："淋之为病，小便如粟状，少腹弦急，痛引脐中。"并责其病机为"热在下焦"。隋代巢元方《诸病源候论》对淋证分析得最为精辟，其中肾虚、膀胱湿热的机转为后世医家所祖述。他指出："石淋者，淋而出石也。肾主水，水结则化为砂石，故肾客砂石。其病之状，小便则茎里痛，尿不能卒出，痛引少腹膀胱里急，砂石从小便道出。""石淋者，有如砂石，膀胱蓄热而成，正如汤瓶久在火中，底结白碱也。"这对尿石的部位、病理与症状，皆有明确的认识。后世历代医家均有专篇论述，总的都认为由于湿热郁结下焦，尿液受热煎熬，使尿内杂质——盐类结晶和胶体物质混合而成砂石。正常泌尿是由于膀胱的气化，所谓"气化则能出矣"。而膀胱气化的动力主要来自肾脏，因肾与膀胱相表里，肾有司理全身气化水液的功能。如机体泌尿系统的功能代谢失常，气化不利而淤滞，或因感染而湿热蓄积，均可能导致尿液的理化状态改变，尿中晶体与胶体的平衡失调，而形成结石。小者如沙为"砂淋"，大者成石为"石淋"。如热邪进一步伤及血络，迫血妄行，可伴有血尿而成"血淋"。气机不利，"不通则痛"。轻者仅腰部隐痛，重者则腰痛如折，引至小腹而呈绞痛。若湿热蕴于膀胱，重者可出现小腹疼痛、尿急、尿频、尿痛等症状。

尿石形成后，发展转归的途径是不一致的。如"正胜邪却"，结石直径不太大，且形态较光滑，就有可能自动排出，而不致病。中药非手术疗法就是通过服药及运动，提高机体内在的抗病排石、溶石能力，从而使结石排出的。反之，倘"邪盛正衰"，机体泌尿功能减退，结石不断增大，就难以排出，而引起一系列的病理变化，如结石嵌顿，造成尿流梗阻，就将出现肾或输尿管积水，或急、慢性尿潴留，甚至尿闭等。

二、诊断与辨证分型

典型的症状常为诊断尿石的主要依据，如有尿中排出结石史，则更有助于诊断。

1. **疼痛**　肾和输尿管结石有 $50\% \sim 90\%$ 表现为患侧腰部绞痛、钝痛、胀痛或隐痛，结石在肾盂或输尿管内移动时可出现剧烈的肾绞痛。绞痛突然消失，可为结石排出或退回肾盂征象。

2. **血尿**　疼痛和血尿是本病的主要特点，血尿多在活动较多及绞痛之后出现。多数为镜下血尿，少数也可表现为肉眼血尿。

3. **排尿症状**　排尿困难、尿流中断、尿急、尿频、滴尿常见于下尿路结石，倘双侧输尿管结石而造成嵌顿时，将引起尿闭，需作紧急处理。

4. **感染症状**　如恶寒、发热、尿急、尿频、尿液浑浊，甚或脓尿，以及腰痛、小腹痛等，有时感染症状可为尿石病首先出现或唯一的症状，易被误诊或忽略结石的存在，应引起注意。

5. **其他合并症的症状**　合并肾积水时腰部常有胀痛，有时或出现肿物。因结石长期梗阻可引起浮肿、高血压、尿蛋白等肾功能损害表现。

在体征上，肾结石患者 70％左右在患侧脊肋角有压痛、叩痛，输尿管结石约 50％可有沿输尿管径路的压痛，膀胱结石在耻骨上有压痛，可作参考。

X线腹部平片或 B超在诊断尿路结石上有重要价值，阳性率高达 90％～95％，可以确定有无结石和结石的数目、大小、形态、位置等。

在辨证分型方面，各地意见殊不一致，但型是在辨证的基础上订出来的，应根据症状而划分。个人认为可分虚实两型：①实型（下焦湿热、气滞瘀阻）；②虚型（肾阴虚、肾阳虚）。少数久病，也可出现虚实夹杂型。这样便于辨证论治，立法用药。

三、立法施治

尿石的治疗方法虽多，但总不能离开整体治疗的原则，"治病必求于本"，因此既要抓住石淋为下焦湿热、气滞瘀阻，又要注意到湿热久留，每致耗损肾阴或肾阳，故新病均应清利湿热、通淋化石，久病则需侧重补肾或攻补兼施。

1. 湿热型　肾绞痛突然发作，伴有明显的血尿或发热，小腹痛，以及尿频、尿急、涩痛或尿中断等急性泌尿系刺激征，苔黄或厚腻，舌质红、边有瘀斑，脉弦数或滑数。予通淋化石汤（自订）：

金钱草 60 g，鸡内金 10 g，海金沙 12 g，石见穿 30 g，石韦 15 g，冬葵子 12 g，两头尖 9 g，芒硝 6 g（分冲），六一散 10 g。

加减法：尿血去两头尖，加琥珀末 3 g（分吞）、小蓟 18 g、苎麻根 60 g；腰腹剧痛加台乌药 30 g、延胡索 20 g、地龙 12 g；发热加柴胡、黄芩各 12 g；尿检中有脓细胞者加败酱草 30 g、土茯苓 30 g。

2. 肾虚型　多为病程已久而致肾阴虚（头眩、颧红、口干、盗汗、失眠、舌红少苔、脉细数），或肾阳虚（怯冷、腰腿酸软、便溏溲长、自汗、脉沉迟、舌胖而润）者，均应调补扶正，俟正复再予上方。肾阴虚可选六味地黄丸或知柏地黄丸，肾阳虚可选济生肾气丸。如兼见脾虚者，则又宜健脾运中为先。肾积水者，选五苓散及金匮肾气丸。

为了提高疗效，可以采取中西医结合综合治疗，如配合解痉镇痛剂、针灸、冲击疗法、碎石疗法或长跑跳跃运动等，但体弱者宜慎重。

四、病案举例

【案1】张某，男性，40 岁，采购员。

初诊（1975 年 8 月 27 日）：经常腰痛，已经 4 年，迭经治疗，均未见效。面部虚浮，失眠乏力，曾数次尿血，今年 7 月 27 日又出现血尿，在南通医学院附院静脉注入造影剂后 8 分钟、25 分钟、60 分钟时各摄片 1 张（X线片号：24824），结果肾盂、输尿管显影不满意，但见双侧输尿管及肾盂有积水现象。印象：两侧肾盂及输尿管积水（结石引起可能性为大）。7 月 30 日尿检：红细胞（＋＋＋＋）。7 月 31 日尿三杯试验：蛋白（＋），红细胞（＋＋），白细胞（少许），三杯结果均同。苔薄微腻，脉弦细。湿热蕴结下焦，凝而为石，阻塞气化，水液蓄潴。治宜化湿清热，利水通淋，而消结石。通淋化石汤去两头尖，加小蓟 18 g、琥珀末 3 g（吞）。8 剂。

二诊（9 月 6 日）：服第 7 剂后，排出结石 3 枚：0.7 cm×0.55 cm、0.35 cm×0.2 cm 各 1 枚，另一枚落入厕所，未能捡出。面浮及腰痛略轻，苔薄腻，舌边有齿痕，脉细弦。效不更方，继进之。上方加黄芪15 g，地龙12 g。8剂。

三诊（9月16日）：面浮、腰痛尚未悉除，是积水未尽，肾虚未复之征。苔薄腻，脉细。前法继进之。上方去地龙，加楮实子15 g。8剂。

四诊（9月24日）：面浮已消，腰部微酸。原方继服8剂。

五诊（10月9日）：诸象趋平，小溲甚畅，自觉精神颇爽，苔薄舌淡红，脉细软。再为善后，上方继服8剂；六味地黄丸500 g，早晚各服9 g，以巩固疗效。

12月15日在附院复查，完全正常，恢复工作，迄今未发。说明已属痊愈。

【案2】杨某，男性，52岁，干部。

初诊（1974年7月24日）：突然腰腹部绞痛、呕吐，自疑为急性胃肠炎去某院急诊，注射阿托品并输液，略见好转，即带药回家，旋又剧痛，并见血尿，又去附院急诊，诊为肾结石引起的肾绞痛，观察1日后，仍阵发性剧痛，不愿手术，自动出院，要求服用中药。发热（38℃），困惫，腰腹部绞痛阵作，作则呻吟呼叫，翻滚不宁，面色苍白，汗出如渗，小便短涩欠利。尿检：红细胞（＋＋＋）。苔黄腻，脉细弦数。湿热蕴结下焦，煎熬尿液，积为砂石，壅塞水道，通降失利，而作绞痛。急予渗泄湿热，理气止血，利水通淋。药用：

金钱草、白花蛇舌草、海金沙藤、小蓟各30 g，苎麻根60 g，冬葵子12 g，生地榆15 g，广地龙、延胡索各12 g，琥珀末3 g（分吞），六一散12 g（包）。2剂。

二诊（7月26日）：药后腰腹绞痛逐步趋缓，已能耐受，尿赤渐清，苔薄腻，脉细弦。前法继进之。上方去苎麻根。3剂。

1976年4月随访，未再发作，一切正常。

【案3】邹某，男性，56岁，干部。

初诊（1973年12月15日）：经常腰腹酸痛，经南通医学院附属医院X线摄片（片号：11793）报告：右侧肾区见1.0 cm×1.2 cm结石影，膀胱区见1.0 cm×0.7 cm 2枚结石影。印象：右肾及膀胱结石。苔薄白，舌微红，脉弦细。湿热蕴结，肾阴为耗，煎液成石，阻于下焦。治宜泄化湿热，养阴益肾，通淋化石。药用：

生地黄24 g，生鳖甲18 g，金钱草60 g，海金沙藤30 g，赤芍、冬葵子各12 g，鱼脑石4.5 g，芒硝4 g（冲），甘草4 g。

二诊（1974年3月22日）：地区精神病医院X线腹部平片报告：两肾及输尿管、膀胱均能清楚见到，右肾见一透光结石（1.2 cm×0.8 cm），位于第2腰椎横突下干，结石呈长尖形，膀胱阳性结石未明显发现。印象：右肾结石。服上药近60剂，腰腹痛已趋消失，无特殊不适，根据X线摄片结果，右肾结石略缩小，苔脉无著变。继进下药：上方加石见穿30 g、鸡内金9 g，20剂；知柏地黄丸500 g，每服6 g，每日2次。

1975年2月随访：未摄片复查，但一切正常。

五、结语

本文对尿石病的病因病机、诊断与辨证分型及立法施治，复习有关文献，结合本人临床实践体会，作了简要的讨论。

中草药治疗尿石症已取得较好的疗效，不仅能促进排石，而且有溶解结石的作用。所附病例 3 则，可作参考。但结石体积超过 0.7 cm 以上者，不易速效。体虚脾弱者必须先予扶正健脾之品，然后再通淋化石。结石排出后，并需滋益肝肾，善后调理。总之要辨证与辨病相结合，因证制宜。倘结石嵌顿，造成尿流梗阻，而发生肾或输尿管积水或尿潴留、尿闭，甚至肾萎缩，保守治疗无效时，就必须即时手术，以免贻误。

在尿石病多发地区，可经常用柳树叶或大麦秆、玉米须、金钱草等煎汤代茶饮用，有预防和治疗作用。

〔1976 年在江苏省中医学术交流会上交流〕

应用培补肾阳法治疗慢性久病

中医所称的慢性久病包括多种病程较长、体气偏虚的疾患。这些疾病在辨证论治上虽涉及的脏腑较多，但在久治不愈，缠绵难复的情况下，有不少患者每多出现肾阳虚衰的征象，经采用"培补肾阳"法后，往往取得较为显著的效果，通过长期临床观察，进一步证实了此法在慢性久病治疗中有着广泛的应用价值。

一、"肾中真阳"是人体生命活动的基本动力

"肾中真阳"就是先天真火，亦即命门之火，它是人身生化之源，也是人体生命活动的基本动力。根据"阳生阴长"的规律，命门真火的盛衰，对机体发病、疗愈及生殖、发育、成长、老衰等过程，都具有重要的作用与密切的关系。"命门学说"在中医理论体系中成为一个重要的组成部分，也就基因于此。

命门之名，始见于《内经》："命门者，目也。"与后世所说之命门，不是同一个概念。其学说始于《难经》，而完善于明代。《难经·三十六难》谓："命门者，谓精水之所舍，元气之所系也；男子以藏精，女子以系胞。"基本上指出命门的作用及其重要性。迨至明代，名医辈出，对命门学说大加阐发，如赵养葵认为命门是"人身真宰"；张景岳以斯"为元阳、元阴所自出"；孙一奎指为"造化之枢纽"，都以命门作为十二经之经主，其作用是十分重要的。清陈士铎《石室秘录》更具体指出："命门者，先天之火也。心得命门而神有主，始可应物；肝得命门而谋虑；胆得命门而决断；胃得命门而能受纳；脾得命门而能转输；肺得命门而治节；大肠得命门而传导；小肠得命门而布化；肾得命门而作强；三焦得命门而决渎；膀胱得命门而收藏；无不借命门之火以温养之。"由此可以看出命门的真阳，是人体一切功能活动的动力，五脏六腑的功能得以正常运转，都有赖于命门真阳的温养煦灼。倘若命门火衰，真阳不振，不仅将出现一系列阳虚征象，而且还会影响整体病变。因此，"肾中真阳"是人身生化之源，机体生命的根本动力，对生命和健康的维护是非常重要的。现代研究初步表明，它与现代医学的肾上腺、性腺、肾脏和其他一些内分泌器官等的功能有关。对于肾阳虚的病人，采用培补肾阳的药物，不仅有调整肾上腺皮质代谢的作用，同时也有调整能量代谢的作用，从而一方面说明它

是有一定的物质基础的，不是抽象的假设，另一方面也说明中西医学理论是有其内在联系的。特别是近几年来用分子生物学来研究中医的阴阳，对它又有了进一步的阐明。通过大量实验证明，阳虚者 cGMP 多显著地升高，而阴虚者则 cAMP 普遍升高，从而使肾阴虚、肾阳虚更有了客观指标。

但同时应该强调，人之所以生，生命之所以能持续，健康之所以得维护，实基源于水火之相济，阴阳之合和。倘若真阳没有真阴，就失去了物质基础；真阴没有真阳，就消亡了一切动力。所谓"孤阴不生，独阳不长"，"阴阳互根"乃是生命发展变化的客观规律。脏腑百骸的生化之源，正是由于肾脏中的真阴（水）、真阳（火）矛盾运动而产生的。这两种力量，是相互制约、相互依存，既对立又统一的保持着相对的平衡状态，健康才能维护。倘若某一方面出现了偏盛、偏衰的现象，疾病就会立即发生，甚至某一方面遭到完全破坏，生命也就随之终结。因此在重视"肾中真阳"的同时，也不能忽视"肾生真阴"的另一方面，这是辩证的统一，也才符合于辨证论治整体观念的原则精神。

二、"培补肾阳"在慢性久病治疗上的作用

肾为先天之本，受五脏六腑之精而藏之，所以它是调节各个脏器功能的中心，平衡维系机体矛盾统一的主宰；而肾中真阳，更是生命活动的生化之源，它能温养脏腑，煦缩百骸，肾阳振，肾气足，则精力充沛，百病不生。倘肾阳衰，肾气虚，就必然神气衰惫，倦怠无力，百病丛生。同时慢性久病，体气亏虚，传变及肾，也必然耗损肾之阴阳，所谓"穷必及肾"、"久必及肾"。因此，许多慢性久病在治疗上，都与肾阴阳的亏损有关，而培补肾之阴阳，往往能起到比较显著的作用，这是事实。但后人片面地理解了朱丹溪"阳常有余，阴常不足"的学说，以致顾阴者多，补阳者少。其实，丹溪所说的"阳常有余"，是妄动之相火，实际上是病理的火，即邪火，并不是指的人体的阳气。张景岳在《景岳全书·传忠录·阳不足再辩》已言之甚明。他还更进一步强调说："夫胃为五脏六腑之海，而关则在肾，关之为义，操北门锁钥之柄，凡一身之气消长约束攸赖。故许知可云：'补脾不如补肾，谓救本之义莫先乎此也'，诚万古不易之良法。"（《类经》）综上所述，结合临床体会，在许多慢性久病处理上，如果"从肾论治"，特别是肾阳不振，使用"培补肾阳"这一法则，往往可以收到满意的效果，就是这个道理。在临床上我们遇到不少劳倦内伤之症，从辨证上来说有阴虚的一面，如专事滋阴补肾，则恢复甚慢；倘以培补肾阳为主，佐以滋肾，则阳生阴长，奏效殊速。所以"培补肾阳"法在某些疾病的治疗上，是有其比较显著的作用的。

三、"肾阳不振"的辨证论治

肾中真阳，命门之火，是机体一切功能活动的动力。火能生土，脾土赖火以温煦而运化转输，命门火衰，则食少腹胀，甚则大便溏泄，完谷不化；肾主纳气，肾阳虚则不能纳气归元，而发为喘逆气促；肾主水，肾阳虚则水气泛滥而为肿为胀；水邪上泛，水气凌心则心悸怔仲；水气凌肺则喘咳；肾司二便，肾阳虚则小便频数、清长、遗溺、失禁，大便溏泄；肾阳虚，肾气失于固摄，而为滑精、早泄，甚至精清、阳痿，或为带下绵注，或为经行量多，淋漓不净，或为滑胎不孕；肾主骨，腰为肾之府，肾阳衰惫，精气不充，故腰背酸冷而痛，两腿痿软无力；肾者作强之官，伎巧出焉，肾阳虚，则思考力、活动力即显著减退，稍劳即疲不能兴，同时性欲减退，性情淡漠；命火衰微，则真阳不能温煦周身，因之怯寒、肢冷，其畏冷倍于常

人，冬季尤感不支；肾主骨，骨生髓，脑为髓海，肾阳虚，脑海亏损，则头眩欲仆，耳鸣耳聋；命火衰微，脏寒之极，则发展为寒证，进一步则转为厥逆。

从以上所述，可以清楚地看到，肾阳不振，命火式微，它表现的症状是多种多样的，当然是以"肾阳不振"的本病变为主；但也可以脾肾阳虚或肺肾阳虚的证型出现。此外，还由于肾是水火之脏，既抱肾阳，又涵真阴，而阴阳互根，阳损往往及阴，所以肾阳虚的患者不少是兼见肾阴虚及肝肾俱虚的综合征象的，因此在"肾阳不振"辨证的同时，也相应地要照顾到肝肾阴亏的方面。

肾阴虚与肾阳虚的症状，张景岳在《景岳新方》和林曦桐在《类证治裁》里都叙述得比较明晰。兹结合临床见症，列表对照如下：

症状	肾阴不足	肾阳不足
面色	颧红面热	㿠白无华
头昏目眩	眩晕有胀感	眩晕欲仆，自觉不支
脑力	健忘	集中分析能力减弱
耳鸣耳聋	鸣响如蝉，或有冲跳感，听力减退	耳鸣闭气，有气室感，听力下降
四肢	五心烦热，午后为甚	肢冷，晨暮为甚
冷热	恶热，夏季为甚	怯冷倍于常人，冬季尤甚
神情	虚烦不宁，易于急躁冲动	气短语怯，懒于活动，神情淡漠，沉郁
头发	发秃枯槁	发稀易落
汗	盗汗	自汗
月经	经行先期，色鲜淋漓	量少色淡，或经闭
咳喘	咯血，鼻衄，痰少	喘促，痰稀量多
口渴	口干少津，日晡更甚	口淡不渴
饮食	火嘈易饥	食少脘痞
血压	阴虚阳亢，水不涵木者，血压多见升高	血压多数较低，少数因阴不摄阳，虚阳上越而有升高者
睡眠	失眠，多梦纷纭	嗜睡
遗精	梦遗	滑泄
腰痛	腰膝酸痛	腰脊冷痛，并有麻木感
腿膝	胫酸跟痛	腿重而冷
性欲	亢进，早泄	减退，阳痿
白带	有腥味，质稠	量多绵注，无腥味，质稀
小便	正常或干燥	溏泄，甚则完谷不化
大便	短赤或有刺痛	清长频数，夜尿尤多
脉象	虚弦而细，或细数无力，左尺尤甚	沉迟无力或虚大，右尺尤弱，重按即杳
舌苔	苔薄舌红，甚则剥裂	苔白滑，舌淡润而胖嫩，边有齿痕

从上表可以清楚地区别两者在见症上的不同，但有时患者症状不是完全悉具，或兼见肺脾阳虚者，有时又大多是肾阴阳俱虚，或以阳虚为主，或以阴虚为主，在此等情况下，就必须辨晰清楚，才能作出恰当的处理，获得满意的疗效。

在具体辨证上，我认为脉象、舌苔、冷热感和精神情绪等几点最是辨证上的关键。

关于论治的问题，由于人是一个矛盾统一的有机总和，各个器官各个组织之间相互制约、相互联系而构成一个整体，特别是由于"阴阳互根"。阳损可以及阴，阴损亦可及阳的相互关系，所以在治疗上必须强调绾照阴阳，水火并济，始可收到事半功倍之效。

张景岳说："善补阳者，必于阴中求阳，则阳得阴助而生化无穷；善补阴者，当于阳中求阴，则阴得阳升而源泉不竭。"他还说："善治精者，能使精中生气；善治气者，能使气中生精。"讲得十分精辟。我很同意他的左归、右归二方之设，正如王旭高评注此二方时所说："左归是育阴以涵阳，不是壮水以制火；右归是扶阳以配阴，不是益火以消水。与古方知柏八味、附桂八味，盖有间矣。虽壮水益火所用相同，而绾照阴阳，尤为熨帖。"（《王旭高医书六种》）因此，我拟订了一张基本处方，定名为"培补肾阳汤"，药用：

仙灵脾 15 g，仙茅 10 g，怀山药 30 g，枸杞子 10 g，紫河车 6 g，甘草 5 g。

【方解】

▶ 仙灵脾：味辛，性温，入肝、肾及命门，含淫羊藿苷，尚有挥发油、甾醇等。《本经》言其"主阴痿绝伤，茎中痛，利小便，益气力，强志"，说明它补肾壮阳、祛风除湿之功甚著。近世证实它有改善肾功能，促进肾上腺皮质激素的分泌和促性腺功能的作用，增加精液的生成和分泌，能强壮性功能；还能增加胸腺依赖细胞（T 淋巴细胞）的数值，能使抗体形成提前，可以纠正因虚证所造成的免疫功能缺陷；对脊髓灰质炎病毒及肠道病毒，尚有抑制作用；对白色葡萄球菌、金黄色葡萄球菌也有显著抑制作用；还有镇咳、祛痰、平喘和降压的作用。

▶ 仙茅：味辛性温，有小毒，入肝、肾及命门，含鞣质、脂肪及树脂、淀粉等。《海药本草》言其"主风，补暖腰脚，清安五脏，强壮筋骨，消食"。本品温肾阳、壮筋骨之效甚佳，善治阳痿精冷，小便失禁，崩漏，心腹冷痛，腰脚冷痹，并能开胃消食。

仙灵脾、仙茅通过临床实践观察，并无任何不良副作用，凡属肾阳不振者，服后精神振爽，食欲增加，与附子、肉桂等温热药，易引起燥亢现象者，截然不同。或有人认为仙茅辛温有毒，久服殊非所宜。事实上，仙茅虽温，而无发扬之气，长于闭精，而短于动火，用中小量对机体毫无影响，一般用 20 g 以内的，从未见任何毒性反应。

▶ 山药，甘平，入肺、脾、肾三经，含皂苷、黏液质、淀粉、糖蛋白、自由氨基酸、多酚氧化酶、维生素 C 等。《本草纲目》称其"益肾气，健脾胃，止泄痢，化痰涎，润皮毛"。所以山药补肺、健脾、固肾、益精之功，是很全面的，为理虚要药，治慢性久病历代医家多用之。诚如王履濂所说："山药虽入手太阴，然肺为肾之上源，源既能滋，流岂无益。"

▶ 枸杞子：甘平，入肝、肾二经，兼入肺经。含胡萝卜素、维生素 B_1、维生素 B_2、烟酸、维生素 C、β-谷甾醇、亚油酸等。有抑制脂肪在肝细胞内沉积，促进肝细胞新生的作用。《本草经疏》云："枸杞子润而滋补，兼能退热，而专于补肾、润肺、生津、益气，为肝肾真阴不足，劳乏内热补益之要药。"所以肺、脾、肾阴虚者均适用之。

山药、枸杞子两者同用，有育阴以涵阳之妙，故无须虑二仙温壮助阳之力峻。首都医院内科气管炎组（内部资料，1977 年，未发表）对老慢支肾虚型用补肾药（枸杞子、仙灵脾、知母各 9 g 为一日量，制成片剂服用）观察疗效，测定患者血浆内 cAMP 含量变化，根据统计，服药后血浆内 cAMP 含量均有增长趋势，咳喘症状缓解。赵伟康报道（《中医杂志》1982 年 9 月）用温补肾阳药（仙茅、仙灵脾、苁蓉）治疗甲状腺功能减退（甲减）的动物，能提高甲减大鼠降低的肝组织耗氧量，使之恢复到正常水平。这一作用与其增强交感-肾上腺髓质活动，提高体内 CA（可能主要是 E）及 cAMP 的水平有关，而非通过提高垂体-肾上腺皮质活动来补偿甲状腺激素的不足。认为温肾药加强 CA 对能量代谢的促进作用，可能是临床上改善甲减患者畏寒肢冷等阳虚症状及提高基础代谢率的主要原因之一。这些对"培补肾阳汤"的组合和药理机制，是一个旁证，有一定参考价值。

▶ 紫河车：甘咸温，入心、脾、肾三经，其成分较复杂，胎盘蛋白制品中，含有多种抗体及垂体激素，在临床上常作为被动免疫。还含有干扰素，有抑制多种病毒对人体细胞的作用。并含有多种有应用价值的酶。所以《本草经疏》称其"乃补阴阳两虚之药，有返本还元之功"。性虽温而不燥，对虚损羸瘦，劳热骨蒸，咯血，盗汗，遗精，阳痿，妇女血气不足等症，均有显效。

▶ 甘草：不仅有补益调味之功，且善解毒。综观全方，以温肾壮阳、培补命门为主，助以滋养真阴之品，使阳强阴充，合和缩照，则诸虚百损，自可揆复。

【随证加味】

▶ 肾阴不足较严重者，加生、熟地黄各15 g，女贞子10 g，川百合12 g。

▶ 肝肾阴虚者，加生白芍、生地、熟地各15 g，枸杞子、潼沙苑各10 g。

▶ 脾肾阳虚而大便溏泄或久利不止者，加破故纸、益智仁、鹿角霜、炒白术各10 g。

▶ 肝脾肾俱虚而见慢性泄泻者，加炒白术15 g，乌梅炭3 g。

▶ 肾阴阳俱虚而带下绵注或经行量多者，加乌贼骨20 g、茜草炭10 g、炙龟板24 g。

▶ 腰痛剧者，加炙蜂房、炙地鳖虫、炙乌梢蛇各10 g。

▶ 浮肿者，加熟附片、炒白术、茯苓各10 g。

▶ 哮喘者，加核桃肉4枚、补骨脂10 g、黄荆子15 g、五味子5 g；严重者加人参6 g、蛤蚧1.5 g，两味共研，分2次冲。

▶ 遗精或小便频数者，加山萸肉、菟丝子各10 g。

▶ 阳痿早泄者，加巴戟天、露蜂房、淡苁蓉各10 g。

▶ 心脾两虚，心悸怔忡，失眠者，加潞党参、炒白术各10 g，炒枣仁20 g，龙眼肉、当归身各10 g。

▶ 虚阳上扰，血压升高者，加生牡蛎30 g、紫贝齿15 g、玄武板20 g。

▶ 围绝经期综合征（即更年期综合征），加知母、黄柏、当归、巴戟天各10 g。

以上是辨证用药的一般常法，在具体处理时，仍需细加审察，辨证定方，始能收到预期的效果。

四、"培补肾阳"法临床应用举例

从20世纪70年代所治200余例"肾阳不振"之患者的病种来看，计有高血压、慢性泄泻、顽固头痛、劳倦虚损、月经不调、慢性肝炎、顽固失眠、神经症、阳痿、腰痛、浮肿、哮喘、慢性肾炎等疾患。从疗效来看，基本上是令人满意的。从病程来看，大多在1年以上，部分是3～5年，甚至达10余年者。因此，"培补肾阳汤"在临床上应用广泛，疗效较好。兹列举病例数则于下。

【案1】张某，男，58岁，行政干部。

血压偏高已3年有余，迭治未瘥，今乃益剧。头眩胀，健忘，左目视眊（检查确诊为中心性视网膜炎），神疲困倦，心悸失眠，腰酸早泄，怯冷便溏，苔薄舌淡红而胖，脉虚弦而细数，两尺弱。此肾阴阳俱虚之咎。良以命火式微，火不生土，阳损及阴，阴不摄阳，而致诸象丛生。治宜培补脾肾，燮理阴阳，徐图效机。查BP190/115 mmHg。

基本方加潼沙苑、生白芍、菟丝子各10 g，炒枣仁18 g（打），5剂。

二诊：药后自觉颇舒，周身有温暖感，胸闷心悸较平，腰酸亦减，便溏转实，尺脉略起。此佳象也，进治之。上方去菟丝子、生白芍，加熟地黄12 g（砂仁3 g同拌），肥玉竹12 g，5剂。

三诊：血压显降，腰酸续减，唯头眩胀未已，视眄如故，夜寐欠实，间或胸闷，苔薄舌淡红，脉虚弦，右尺仍沉弱，左尺稍振。前法损益。BP 150/100 mmHg。基本方加潼沙苑、夜明砂、密蒙花各10 g，炒枣仁18 g，15剂。

四诊：血压下降在122～118/88～78 mmHg之间，怯冷已除，腰酸早泄见复；唯头眩胀、目糊未已，口干，夜寐不熟，便难溲黄，苔白黄舌质红，脉弦。此肾阳渐振，而阴伤未复，以致阴阳失衡。兹当侧重滋水涵木，毓阴潜阳，而培补肾阳之品则不宜再续与之也。

大生地15 g，生白芍12 g，枸杞子9 g，鲜首乌15 g，女贞子12 g，龟板18 g，川石斛9 g，夏枯草12 g，炒决明子12 g，粉草3 g。5～10剂。

〔按〕患者于三诊后返乡休养，在服药至八九剂时，诸象均见瘥复，血压平降，颇感舒适，乃续服之；由于阳衰已振，而阴损未复，未能及时审证换方，药随证变，以致阴虚益甚，水不涵木，故症情一转而为一派阴虚阳亢之局，呈现头眩而胀，视糊眼燥，口干不适，夜寐欠实，大便燥结，小溲色黄，舌质转红，脉弦有力等象。审斯必须立即改方，培补肾阳之品不宜再予，而应侧重滋水涵木，育阴潜阳。服此以后，即趋平复，而获临床治愈。从这一病例来看，在临证之际，必须细心体察，中病即止，过犹不及，均非其治也。

【案2】王某，女，36岁，纺织工人。

因肠套叠曾两度手术，嗣后遗留腹痛便溏，迭治未瘥，曩在上海第一医学院附属医院请姜春华教授诊治，用温补脾肾之品而好转，回厂疗养，逐步向愈。但近年来又见发作，大便溏秘交替，溏多于秘，腹痛神疲，怯冷腰酸，头眩乏力，长期服用西药，收效不著，苔薄白舌胖，边有白涎，脉细软，右关尺难及。此脾肾阳虚之明证。治宜温补脾肾，益火生土。

基本方加炒白术20 g，益智仁、补骨脂各9 g，乌梅炭6 g，广木香5 g，5剂。

二诊：药后神疲较振，大便溏泄好转，腰酸腹痛亦减。效机初见，再益血肉有情之品进治之。上方加鹿角霜12 g。

三诊：服上药诸象均见瘥复，但嗣以服避孕药片（苦寒剂），又引发腹痛泄泻，服抗生素未见好转，乃续来就诊。苔白舌淡胖，脉细软，尺仍弱，火不足而土为虚，前法仍可中鹄。上方6剂。

四诊：服药后，腹痛泄泻即瘥，精神振作，颇感爽适。选附桂八味丸以善其后。

〔按〕此例主要由于两度大手术，以致体气亏虚，肾阳不振，命火式微，火不生土，脾不健运，肾不固摄，诸象丛生，特别是大便溏泄，迭服抗生素终不见解，颇以为苦，而经改用"培补脾肾"之品，即获效机。

【案3】徐某，女，29岁，干部。

头眩而胀，稍劳即疲不能兴，夜不成寐，即或交睫，亦多梦纷纭，饥嘈不适，得食稍安，冬冷夏热，倍于常人，性情沉郁，有时又易急躁冲动，腰酸带下，经行量多，已起3年，迭治未愈，以致体气更虚，苔薄白，舌有朱点，质微胖，脉虚弦而细，尺弱。此肾阴阳俱虚之候，法宜阴阳并补，师景岳之左、右归意，期育阴以涵阳，扶阳以配阴，得其平则佳。

基本方加生熟地各12 g，肥玉竹12 g，煅乌贼骨18 g，茜草炭6 g，5剂。

二诊：药后能安眠终宵，精神振爽，头眩胀大减，腰酸带下亦较好转，此调补肾阴阳之功也。但停药1周后，兼之工作辛劳，又致头眩不眠，但其势较前为轻，苔脉如前，此乃由于羔延已久，体气亏虚，原非一蹴而成者。前方既效，故不予更张，继进之，5剂。

三诊：进服原方，诸羔悉平，宜续服药，以期巩固，间日服1剂可也，5剂。

〔按〕三诊以后，由于间日连续服药，诸羔未见反复，停药以后，亦较稳定，且月经来潮，其量大减，均向愈之象。嘱注意劳逸结合，起居有节，辅以食养，不难日臻康泰。

【案4】唐某，女，40岁，某疗养院会计。

一年前患肝炎，肝功能一直不正常，肝大3.5 cm，脾大1.5 cm，头眩欲仆，神疲困乏，情绪沉郁，胁痛不寐，心悸怔忡，近数月来体重减轻，纳呆腹胀，大便溏泄，日二三行，镜检脂肪球甚多。苔薄白舌质淡，脉沉细无力，右关尺尤弱。此脾肾阳虚之候。法当温培脾肾，俾火旺生土，脾能健运，饮食能为肌肤，则羔自复矣。

基本方加炒白术12 g，益智仁9 g，太子参12 g，8剂。

二诊：药后精神较振，便溏泄已除，唯仍头眩，纳谷欠香，食后腹胀，有时泛泛欲呕，苔白微腻，脉如前。仍系脾肾阳衰未复之咎，进治之。

上方加姜半夏9 g，砂仁5 g，6剂。

三诊：泛呕已平，复查肝功能也已正常，唯胁痛尚未已，间或腹胀，夜寐多梦，苔薄白，脉细弱较振，继进之。上方去半夏，加炒枣仁15 g（打），6剂。

四诊：服温补脾肾之品以来，精神较前振爽，自觉颇舒，唯停药旬余，又觉睡眠不实，偶有胁痛，余象尚平，苔薄白，脉细软。原方继服，以期巩固。上方续服6剂。

〔按〕患者因染肝炎，肝功能不正常，头眩欲仆，腹胀便溏，疲惫不支而全休疗养，但经半载针药并施，仍未瘥复，颇为焦虑，嗣经诊视为"脾肾阳虚"，乃投予温补脾肾之品，症情显著好转，肝功能已趋正常，出院恢复工作。这说明培补肾阳在慢性疾患疗愈过程中，是具有重要作用的，只要辨证明确，往往效如桴鼓。

五、结语

命门学说是中医学理论体系中的一个重要的组成部分，而"培补肾阳"在许多慢性久病的治疗上，是具有一定意义和作用的。

经对多年来诊治的"肾阳不振"疾患的临床观察，发现不少的慢性疾病，在病情发展到某种阶段的时候，往往出现"肾阳不振"的证候，经辨证采用"培补肾阳汤"随证加味治疗，取得了比较满意的效果。

应当指出，"阴阳互根"、"水火并济"的矛盾统一的相互关系，是非常密切的，因为阴阳的偏盛偏衰，在疾病的发展变化过程中，是会相互转化的，阳损固能及阴，而阴损也可及阳。是以在临证之际，必须详审辨证，药随证变，才能收到预期的疗效。从案1来看，是很突出地说明了这个问题。倘若误认为"培补肾阳"对慢性久病具有佳效，就效不更方，固执一方到底，那就违背了辨证论治的根本原则，将会造成一些不良后果。因为中医处理疾病的措施，是要根据证候的变化而决定的，证变方亦变，并紧紧掌握"持重"和"应机"的两种手段。所谓"持重"，就是辨证既明，用药宜专；所谓"应机"就是证情既变，药亦随易。由于温阳补肾之品，其性多燥，所以特别要注意"勿使过之"的原则，肾阳渐复，即宜将温肾之药减小其剂量；阳既振复，即宜撤去阳药；倘有阴伤之征者，更宜立即增益顾阴之剂。这样才能阴阳合和，水火相济，诸恙悉除，而臻康复。

〔20 世纪 80 年代讲稿〕

失眠用药新识

就以失眠来说，常规大法，众所周知，一般可以获效。如果比较顽固的，可以参合专药，常可提高疗效。

1. 苦参　对肝郁化火或心火偏亢而致失眠者最为合拍，功能清火除烦，宁心安神。方用苦参 15～30 g，黄连 5 g，茯苓 15 g，甘草 4 g（或红枣 7 枚，可以缓和苦参苦寒伤胃之弊），连服 3～5 剂，多获佳效。苦参入心、脾、肾三经，《本经》论其治"心腹结气，癥瘕积聚……补中明目"。似尚有活血化瘀、补养明目作用；《别录》："苦参养肝胆之气，安五脏，定志，益精，利九窍。"徐灵胎称其"专治心经之火，与黄连功用相近"。现代实验研究证实，苦参含苦参碱，有麻痹或抑制中枢神经的作用，则其安眠宁神之功，当可理解。但脾胃气弱者宜慎用之。

2. 乌梅　酸平，入肝、脾、肺经，收敛清热和胃杀虫。《本经》："除热烦满，安心，止肢体痛。"具有养血、柔肝、安神和荣筋舒络止痛之效，对老年、贫血、妊娠、肾衰、糖尿病等肝阴不足、血虚夹瘀的患者，临床常见夜寐下肢酸痛、麻木肿胀（类似不安腿综合征），同时伴有心烦、不寐等症状，最是佳药，可于辨治方中加用之，每收著效。

3. 油松节　有祛风通络、疏利关节之功，多用于痹证，《分类草药性》指出它有"通气和血"之功，说明本品不仅祛风蠲痹，抑且具有强壮补益之功效。我通过长期临床观察，它有提高免疫功能，增强体质之功，对体虚易于感冒或慢性支气管炎久咳、慢性肾炎蛋白尿长期不消失者，或心脾两虚，血不养心而致失眠者，于归脾汤中加油松节 30 g，多能增强宁神安眠之功。取油松节、鸡血藤、牛角腮、仙鹤草各 30 g，能提高红、白细胞及血小板值。与红枣并用，能预防感冒。

4. 小蓟花　小蓟为菊科植物的全草或根，各地均有，头状花序单生于茎顶或枝端，花冠呈紫红色，花期 5～7 月可采。性味甘凉，入肝、脾经，乃凉血、祛瘀、止血药。《别录》："退热、补虚损"。《本草求原》："专以退热去烦，使火清而血归经，是保血在于凉血。"农工民主党中央会议时，有一位干部告知：以小蓟花研末，装 0.25 g 胶囊，每服 4 粒，1 日 2 次，治失眠有佳效，可以观察之。

5. 酸枣仁汤加防风　凡心肝血虚、情志不遂所致之失眠，多用酸枣仁汤，如酌加炒防风 8 g，可提高条达肝气之功，改善睡眠质量。《本经》谓其"主头眩痛……烦满"。《日华子本草》："补中益神……通利五脏关脉，五劳七伤……心烦体重，能安神定志，匀气脉。"说明防风有疏调安养之功。

6. 涌泉穴敷贴　取黄连、肉桂、炒枣仁、琥珀各等份，共研细末，醋调成糊状，睡前敷涌泉如铜钱大，外以胶布固定，至翌晨去掉，每晚 1 次，一般 7～10 次，可获良效。

简谈中医对肿瘤的防治

肿瘤的病因迄今尚不完全清楚。中医认为以内因为主，它的发病与情志内伤有关，过激情绪的变化，或精神压力太大，经常抑郁焦虑，容易导致脏腑功能失调，气血逆乱，气滞血瘀，而成癥积。据现代心理学研究资料表明，约有 70% 肿瘤患者发病前有较长的精神抑郁史。部分也有遗传因素，肝癌、乳腺癌有明显的家族史。此外，生活环境中的有害物质是诱因，如吸烟、环境污染、食物、水源等，多吃腌制及油炸烧烤的食物也易致癌。其中吸烟为害尤烈，肿瘤专家指出，导致患癌的主导危险因素依次为吸烟、乙肝病毒感染、膳食不合理及职业危害等。

癌症的发病率有逐年上升的趋势，世界卫生组织警示：癌症以让人无法躲避的速度，逼近我们的生活。其死亡率已跃居单病种疾病的首位，超过了心脑血管病和感染性疾病。据世界卫生组织统计，每年新发癌症病例有 1000 多万人，死亡 620 万人，平均每 6 秒钟有 1 人死亡，现患病例 2200 万人。我国每年有 180 万～200 万人发病，死亡 140 万～150 万人，十分惊人，究其原因，主要是发现太迟了。我国目前癌症发病谱中位于前 4 位的是肺癌、肝癌、胃癌、食管癌，女性以乳腺癌占第一位。近 10 年结肠癌及乳腺癌的死亡率上升趋势也十分明显。

据世界卫生组织的资料分析，恶性肿瘤有 1/3 是可以预防的。目前加拿大温哥华 Genyous 研究基地，正在对肺癌的预防性服用中药进行观察，并在全世界开展普查与预防服药。有 1/3 的可以早期发现，早期诊断，早期治疗，并得到根治。有 1/3 的患者可以通过有效的治疗而减轻痛苦，延长生命，提高生活质量。因此说，癌症是可防可治的，但关键是要早期发现，及时治疗。日本胃癌的发病率是世界最高的国家，但根治率却远远高于其他国家，关键就在于日本的普查工作做得到位，在早期就发现和治疗了。目前我国就诊患者中，早期病例却不足 10%，因此，积极预防癌症，远离致癌的危险因素就非常重要了。戒烟、接种乙肝病毒疫苗、消除职业危害是有力的措施之一，而情志和饮食调节也不可忽视。人类癌症中约有 1/3 与膳食不合理有关，如肥胖与乳腺癌和结肠、直肠癌有关；蔬菜和水果摄入不足与结肠、直肠癌和胃癌、乳腺癌、食管癌有关。硒的缺乏与食管癌发病密切相关。饮食习惯也很重要，如少吃辛辣、腌制、油炸等食物是有益的。

一、中医药防治癌症的优势

世界卫生组织曾预言："癌症最终会被中国的中医所征服。"虽然中医药在消瘤方面作用较弱，但在肿瘤的防治中具有独到的功效。

（一）预防作用

正常人或高危人群经常服用有关中医方药，有扶正祛邪，提高免疫功能，控制癌的发生等作用。因为中药能补益气血，调和阴阳，达到"阴平阳秘，精神乃治"的目的。

（二）控制复发、转移作用

中药对早期癌症根治术及进行放、化疗的患者，可以抗转移、复发，因为中药对扶持正气，提高免疫功能有确切疗效。有资料认为，体内 10^6 以下的癌细胞是放疗、化疗和手术无法清除的，这些癌细胞在 5 年之内有转移的可能。但癌细胞在这种水平时，人体自身的免疫系统，就有能力将其杀灭。中药的合理应用在控制肿瘤的复发、转移方面有很好的效果。

（三）延长生存期，提高生存质量

中药对中、晚期癌症可延长生存期，提高生存质量。对放、化疗较为敏感的癌症，配合中药可以增效减毒；对于体质虚弱，不能放、化疗者，服用中药，可延长生存期，提高生存质量，带瘤生存。中药一般没有毒副作用，所以在术后就服用中药，可以提高免疫力，防止复发，但需坚持服用 3～5 年以上始妥。

二、中医药治疗癌症的法则和方药

肿瘤的治疗，不外扶正与祛邪两方面，早期祛邪为主，中期攻补兼施，晚期则以扶正为主，佐以祛邪。由于肿瘤发现时，多为中晚期，必须攻不伤正，时刻注意阴阳气血之调燮，尤应侧重补脾益肾，方可缓解症情，延长生存期。

（一）祛邪

"内有有形之积"，多有癥瘕癖块存在，癌细胞不断分裂增殖，肿块压迫周围血管、神经，而出现疼痛、梗阻，甚则腐烂、坏死，而见发热、出血、昏谵等症象。根据症情，可采用下列三法以祛邪抗癌：

1. **清泄热毒** 凡见发热，局部红肿热痛，口干，便难，苔黄或糙，质红，脉弦数之"热证"者，均宜清泄热毒，常用药为野菊花、蚤休、白花蛇舌草、半枝莲、金银花、地龙、甘中黄、山豆根、山慈姑、生大黄等。如伴见胸脘胀满，泛呕纳呆，乃兼夹湿浊之象，需加藿香、佩兰、川朴、郁金、姜半夏等芳香宣化之品。如发热加剧，烦躁不安，或有出血倾向，舌质红绛，脉洪数的"血热证"者，应加犀角、鲜生地、丹皮、赤芍、生地榆、鲜石斛等凉血养阴之品。"血热证"多见于病情加剧或晚期癌症患者，凡见舌红绛无苔，脉弦急的，都是病情恶化的先兆，预后多不良。

2. **涤痰散结** 朱丹溪曰："凡人身上中下有块者多是痰"。《类证治裁》："结核经年，不红不肿，坚而难移，久而肿痛者为痰核，多生耳、项、肘、腋等处。"符合恶性淋巴瘤症状的描述。痰是多数肿瘤的致病因素，因此涤痰散结是治疗肿瘤的大法之一，常用药物为生天南星、生半夏、守宫、僵蚕、蜂房、川贝、海藻、昆布、紫背天葵、白芥子等。

3. **化瘀软坚** 肿瘤质坚，推之不移，高低不平，肿痛，舌质紫暗，脉坚涩，呈"瘀积癥瘕症"者，皆可用此法，常用药物为三棱、莪术、水蛭、虻虫、地鳖虫、桃仁、红花、丹参、赤芍等，可以改善病灶周围的血液循环，促使抗癌药物的渗透，使肿瘤变软，有所缩小，减轻疼痛，缓解症状，控制发展。

（二）扶正

相似于现在的"免疫疗法"，在祛邪的同时，必须根据患者阴阳气血的偏虚，予以调补，才能提高机体的免疫力，改善症状，稳定病情。

1. **滋养阴血** 肿瘤在中晚期由于阴血耗损，多见头眩、心悸，口渴咽干，烦热不安，舌边尖红，或舌绛无苔，脉弦细而数的"阴虚内热"之证，治当滋阴养血，药如生地黄、川石斛、天麦冬、女贞子、旱莲草、白芍、阿胶、北沙参、西洋参、杞子等。如舌质红绛转淡，渐生薄苔，说明症情好转，预后较好。

2. **温阳益气** 由于长期使用清热解毒药，或放、化疗后，体气大虚，而出现疲乏困怠，恶寒肢冷，口淡不渴，二便清利，苔白，质淡胖，边有齿痕，脉细弱无力，一派"阳虚气弱"之象，治宜温阳益气，药如黄芪、党参、附子、肉桂、白术、干姜、萸肉等，可以提高机体免疫力，改善症状，抑制肿瘤的发展。

3. **补脾健中** 长期使用清热解毒，或活血化瘀，攻坚消癥之品，脾胃大伤，脾阳不振，形瘦，纳呆，腹胀便溏，舌质淡胖，脉细软之"脾胃虚馁"之证，治宜补脾健中，药如香砂六君汤加山药、薏苡仁、鸡内金、红枣等，以增强体质，改善症状。

三、抗癌验方简介

癌症的治疗，比较复杂，定期体检，一旦发现，应及早手术，并配服中药调治。中晚期可用中药配合放疗、化疗和介入；不能放疗、化疗、介入者，可以服用中药调治。兹再介绍几则有效方药，供参考：

（一）抗癌单刀剑方

这是友人常敏毅研究员创订的一则治癌效方，我应用后，证实效果不错，有应用价值。

〔处方组成〕仙鹤草50～90 g，白毛藤30 g，龙葵25 g，槟榔片15 g，制半夏10 g，甘草5 g。

〔制备方法〕仙鹤草要单独煎煮，煎取汁备用；其他药物一同煎取汁，和仙鹤草煎汁混合，1次顿服，每日1次即可。若饮药有困难，可分次服，1日饮完。

〔抗癌药理〕有明显的镇静、镇痛和抗癌作用，动物实验证明，给药组其癌细胞核分裂相减少，退变坏死严重，无任何毒副作用。

〔临床应用〕胃癌、食管癌、肺癌、肝癌、乳腺癌均可使用。加减原则为：胃癌加党参15 g、白术10 g、茯苓15 g；食管癌加急性子30 g，六神丸每次10粒含化，1日2～3次；肺癌加白茅根30 g、黄芪25 g、瓜蒌20 g；肝癌加莪术、三棱各15 g；乳腺癌加蒲公英、紫花地丁各30 g；鼻咽癌加金银花30 g、细辛3g、大枣5枚；肠癌加皂角刺25 g、地榆30 g、酒军10 g；胰腺癌加郁金15 g、锁阳10 g。

不用加味，使用本方也有效果。需连服15剂。若15剂后无任何改善，则药不对证，可改用其他方药。若15剂后自我感觉有效果，可长期服用，不必更方。服至1年后可每2日1剂，2年后可每周1剂。

一般服15日后有一定的自我感觉，30～90日可明显出现疗效，所以预计存活1个月的极晚期患者就不必服用本方。对预计可存活半年左右的患者，可使病情好转、抑制癌细胞的增殖，延长生命；早期病人常常有灭除肿瘤的效果，使患者完全康复。此外服药一定时间，疼痛几乎完全消失。

（二）食管癌经验方

在病理上有鳞癌、腺癌之不同，在辨证上有虚实之区分：早中期多表现为气滞、痰聚、血瘀、毒踞的实证；在治疗上必须审证求因，从因论治。

（1）藻蛭散：用于痰瘀互结而苔腻，舌质紫，边有瘀斑，脉细涩或细滑者为宜。如合并溃疡，而吐出黏涎中夹有血液者，即需慎用，或加参三七粉为妥。其他为肝郁气滞、热毒伤阴及气阴两虚者，均不宜用。海藻 30 g，水蛭 8 g，共研细末，每服 6 g，日 2 次，黄酒冲服（或温水亦可）。4～5 日后如自觉咽部松适，逐渐咽物困难减轻，可以继续服用。如无效，即改用他法。

（2）壁虎：与米同炒至黄，去米，将其研细粉，每服 1～2 条，以少量黄酒或温水送下，1 日 2 次。各型均可用，如服后有口干、便秘现象，可用麦冬、决明子各 10 g，泡茶饮之。

（三）胃癌经验方

胃癌的发病，多为气滞、血瘀、痰凝、毒壅相互胶结，因此，在治疗上也要针对病因而立法用药。

（1）胃癌散：蜣螂虫、硇砂、西月石、火硝、地鳖虫各 30 g，蜈蚣、壁虎各 30 条，冰片、绿萼梅各 15 g，共研细末，每服 2 g，1 日 3 次。有出血倾向者，慎用；体虚甚者，亦勿用。

（2）九香虫 9 g，藤梨根 90 g（先煎 2 小时），龙葵、铁刺铃各 60 g，石见穿、乌不宿、鬼箭羽、无花果各 30 g；便秘加全瓜蒌 30 g；呕吐加姜半夏 15 g；疼痛加苏啰子 15 g。药后可改善症状，控制病情进展。

（3）胃癌、幽门梗阻，不能进食者，用蜂房、全蝎、蜣螂虫各 8 g，代赭石 20 g，陈皮 3 g，甘草 2 g，共研细末，分作 10 包，每服 1 包，1 日 2 次，温开水送下。有缓解梗阻作用。然后再接服（1）方或（2）方。

（四）外敷止痛方

（1）肝癌膏[1]：对肝癌疼痛有较好疗效，并能消除腹胀、腹憋，疲乏无力，增加食欲，缩小瘤体，增加免疫功能，改善肝功能，延长生存时间。

〔组成〕蟾蜍、丹参各 30 g，大黄 60 g，石膏 80 g，明矾、青黛各 40 g，黄丹 30 g，冰片 60 g，马钱子 30 g，黑矾 20 g，全蝎、蜈蚣各 30 g，二丑、甘遂各 100 g，水蛭 20 g，乳香 50 g，没药 20 g。

〔制法〕用食醋 1000 mL 文火熬至 1/4 为度；或将上药研极细末，用醋调匀为厚糊状，涂敷于肝区或疼痛部位，以胶布固定，3 日换 1 次。

（2）冰片 10 g，浸于 50％乙醇 200 mL 中，以药棉蘸搽疼痛部，有一定止痛作用。

（五）化瘤丸治肝癌

〔组成〕人参 18 g，桂枝、姜黄各 6 g，丁香 18 g，虻虫 6 g，苏木、桃仁各 18 g，苏子、五灵脂、绛香各 6 g，当归 12 g，香附 6 g，吴茱萸 2 g，延胡索、水蛭、阿魏、艾叶、川芎各 6 g。

〔制法〕上述诸药共为细末，加米醋 250 mL 浓煎，晒干，再加醋熬，如此三次，晒干，另用麝香 6 g（可用人工麝香代）、大黄、益母草各 24 g，鳖甲 50 g，研细末，与之调匀，无菌环境下装 0.3 g 胶囊。

〔用法〕每日服 4 次，每次 5 粒，黄酒 1 小杯为引，温开水送服。

〔按〕此方是高允旺院长 1971 年跟随休县祖传三代名医孔二交老中医学习时传授所得。亲眼看到孔老治疗的效果，名不虚传。孔老认为本具有行气活血、消癥散结、补益扶正作用，治疗癥结久不消散，血痹，右胁痛，或痛经、外伤跌仆。经临床观察，对肝硬化、肝脾大、肝癌均有一定效果。特别是对子宫肌瘤、卵

---

[1] 此方为道友高允旺主任医师在民间征集之验方。

巢囊肿有确切疗效。

（六）"金龙胶囊"治肿瘤、抗复发

本品是学友李建生教授研制，由鲜壁虎，鲜金钱白花蛇，鲜蕲蛇等组成，采用超低温冷冻现代生化分离提取技术工艺制成，基本提取其全部有效成分，保存其最大生物活性，含有大量的氨基酸、核苷酸、肽、蛋白，多种活性酶及维生素、矿物质、微量元素等分子，有助于改善机体的物质代谢和能量代谢，加速受损组织的修复和促使病态细胞恢复正常生理功能。经实验和临床验证，本品有抑制多种肿瘤生长和抗复发、抗转移的作用，对机体免疫功能有双相调节作用，配合放、化疗能减毒增效，改善临床症状，提高生活质量，延长生存时间。它集营养、代谢、免疫、肿瘤坏死因子等作用于一体，调节机体的平衡，符合现代肿瘤免疫学 BRM 理论及生物治疗模式，可视为"生物反应调节剂"类的抗癌药物。

本品由于采用鲜活动物药，保存其生物活性，故扶正、攻坚、散结、解毒之功效较著，且无毒副作用。对于肝癌、胃癌、食管癌、子宫颈癌、肺癌、肠癌、非淋巴癌等，总有效率均达到 70% 左右，有的可达到 80% 以上，癌灶缓解率都达到 20% 左右，有的可达到 40% 以上。其他如红斑狼疮、风湿病、天疱疮等免疫性疾病，也取得明显效果。我对结缔组织病之严重者，经常在辨证方剂外加用本品，多能提高疗效。每服 3～4 粒，1 日 3 次。

阅徐凯主任《治验 3 例及提问》书后

徐凯同志乃广东省中医院肿瘤科主任医师、硕士生导师。2001 年该院举办"拜名师，带高徒"活动，彼与陈达灿副院长拜愚为师，每年定期讲座、带教，或通信、电话交流、切磋研讨，教学相长，甚感融洽。兹将其《治验 3 例及提问》仅作如下简复。

从所治 3 案全过程的辨证用药来看，法度严谨，层次不乱，故收效满意，说明徐凯同志能灵活运用整体观念的辨证论治原则，祛邪不忘扶正，辨证结合辨病，充分发挥中医药的优势，赢得病人的好评，这是可喜的。兹就此谈一点个人看法。

一案：辨证治疗肝血管瘤栓塞治疗后并发多发性肝脓肿

肝脓肿相似于"肝痈"，既是化脓性疾患，当清热解毒，排脓消肿。但患者久病体虚，邪毒深陷，法当扶正祛邪，是为正治。舌质淡紫，有齿痕，苔白，脉沉无力，一派虚象，故以八珍为主，重用黄芪，甚佳，因为它既可"补虚弱"，又擅"排疮脓"，一举两得。浙贝、半夏化痰消肿，鳖甲养正软坚。二诊体虚有所恢复，故去四物，加皂角、南星以助排脓，皂角可能是皂角刺，因皂角主要是化顽痰、导滞垢，对痰浊壅盛于肺经者，排痰作用显著，而皂角刺搜风、拔毒、消肿、排脓之功较强，对痈肿、疮毒有较佳作用。《医鉴初集》载有"治痈肿疽毒，外发内发，欲破未破，在四肢肩背肚腹之外者，则痛极大肿；在胸膈腰胁肚腹肠胃之内者，则痛极大胀：皂角刺一两，乳香、没药、当归、川芎、甘草各二钱，白芷、花粉、金银花各五钱，水酒各二碗，煎一碗半。毒在上，食后服；毒在中，半饱服；毒在下，空腹服。未成可消，已成即溃"之方，可以参证。四诊时，舌淡、脉弱，故加重黄芪用量；五诊时苔干黄，恐

有内热渐生，肝痛不止时，已加用乳没、天葵、海藻等清热解毒、散瘀止痛之品，如再加入鱼腥草、败酱草以解毒排脓，山甲、三七消肿定痛，或可提高疗效。

顽症痼疾，难以速效，如药既奏效，需守方继进，所谓"有方有守"，"效不更方"，水到渠成，始收佳效。作者已意识到不可急于求成，而朝更夕移，甚是。慢性病的治疗，要掌握"持重"和"应机"两种手段，所谓"持重"就是辨证既明，用药宜专；所谓"应机"，就是症情既变，药亦随易。本例主诊者已注意到这方面，是在实践中自我提高的表现，殊堪嘉尚。

二案：中药治疗发热 1 例

病人患肠癌肝转移已 2 年，体气虚弱可知，易染感冒，今恶寒发热，多汗，胃脘胀痛，呃逆，故以桂枝汤和调营卫，以祛外邪；吴茱萸汤以温胃散寒，下气止痛。辨证明晰，用药得当，故收效甚捷。阳虚感冒，不仅治证，还要治人，这是很重要的。常规多用参苏饮、再造散，此处用党参，亦此意也。方中五味子重用至 15 g，因有生姜相伍，不致有敛邪之虞，既能温肺定咳，又有降冲逆、敛汗之功，对胃胀、呃逆、多汗亦有助力，是主诊者用药巧妙之处。

三案：治胃脘痛、呛咳 1 例

肝癌介入后胃脘痛，伴有恶心欲呕、呛咳，深夜及小溲时胃痛加重，喜按喜热，纳呆神疲，苔薄白，质淡红，脉沉无力，诊为脾胃虚弱，中焦虚寒，寒凝气滞而致之胃痛，予附子理中加味，以温中散寒，健脾安胃，药证合拍，故 3 剂胃痛即定，但未顾及呛咳，因而呛咳不止，乃改予温肺、降逆、平咳之品。3 剂后咳未止，而胃痛复作，遂仍服附子理中加味，胃痛即止，咳亦减轻。我认为首诊中首乌、柴胡可去之，加用款冬、白前，因款冬温而不热，辛而不燥，有邪可散，无邪可润，一切咳嗽不论寒热虚实，皆可用之；白前善降气定咳，不论属寒属热，皆可用之，所以《唐本草》称其为"嗽药"。如此当可胃痛、呛咳同时缓解。二诊之方，如不用芥子、桔梗，并加善治胃痛、兼能止咳之徐长卿，则呛咳可定，而胃痛亦不致复作，因芥子味辛辣，桔梗含桔梗皂苷元，对胃有一定刺激作用，且患者无痰，可以不用。

以上三案，理法方药，均合法度，仅第三例略有周折，但疗效仍较显著，充分反映主诊者在实践中探求，在体验中提高，希循此以往，不断前进，诸多疑难杂症，当可迎刃而解，为人类健康作更多贡献也！

至于所提"学习《伤寒论》有感于'同证可多病一方；病同而证不同，可一病多方'，临床如何掌握、理解"? 简复如下：

证同可多病一方，即"异病同治"，也就是"同证同治"：病同而证不同，一病多方，即"同病异治"，也就是"异证异治"，这是中医学辨证论治、因证制宜优越性之所在，也是中医处理疾病的技巧和原则。例如桂枝汤功能和调营卫，只要是营卫不和，无里热，苔薄白，脉缓者，诸如杂病的汗出异常（包括多汗、自汗，或某处多汗、某处汗闭），以及冻疮、低热、荨麻疹、冬季皮炎、皮肤瘙痒症、过敏性鼻炎等，均可使用桂枝汤，这就是异病同治、同证同治。又如乙脑、流脑、流行性出血热、大叶性肺炎、败血症等，凡是气分热炽，弥漫上中二焦，呈现四大征象者均可用清热、透邪、生津的白虎汤；也可用于治疗过敏性紫癜、肾炎、口腔炎、牙龈炎、糖尿病、活动性风湿关节炎等表现为热实证者，也是异病同治。至于同病异治，则为同是一个病，但证型不同，根据辨证论治的原则，就要同病异治。例如胃脘痛，其痛喜温、喜按，得食即缓，苔薄质淡，脉沉细弱之虚寒型胃脘痛（溃疡病），宜用益气建中、和胃缓急之黄芪建中汤；如胃脘痛呈发热、口渴，苔黄燥，脉弦大的急性胃炎，则宜清胃安中，应予白虎汤以清胃生津，而安中宫；如胃脘胀，痞满，嗳噫，形瘦神疲，腹中雷鸣，苔腻，脉细弦之慢性胃炎，则宜和胃降逆、散水消痞之生姜泻心汤；同是一种胃病，因见证不同，立法用药也就不同，这就是同病异治，异证异治。方随证出，药随证变，有斯证，用斯药。总而言之，《伤寒论》是中医辨证论治理论体系的奠基之作，其内容十分丰富，具有很高的科学价值，其科学价值又来源于其实事求是的科学作风。他运用了个别与一般、局部与整体、现象与本质联系的逻辑方法，以六经、气血、八纲、八法为骨干的辨证论治体系，从而创造性地诞生了"综合辨证法"，这也是仲景学说理论体系形成与发展的最主要的思维方式，一种医学推理体系，诚如马堪温教授所说："这一体系的理论价值和实用价值不仅是空前的，而且成为后世中医学发展的楷模。"因此，我们对《伤寒论》必须下功夫，认真仔细地深入学习、思索，向纵深进行阐释和挖掘，才能得到更多的收获，解决诸多难题，才能使《伤寒论》源于临床，回归临床，进而创立新方，攻克顽症痼疾，使《伤寒论》的学术研究进入一个新的境界，为弘扬中医药学，振兴岐黄事业作出有益的贡献。

痰注（结节病）的辨治

中医学痰注即结节病，是一种原因不明的、可累及全身多种器官的非干酪性上皮样慢性肉芽肿病变，可发生在淋巴结、肺、皮肤、眼、肝、脾、指骨等处。多见于 30～40 岁的女性。本病发展缓慢，虽属良性，但少数可后遗呼吸功能不全或其他器官的不可逆病变。目前对结节病的治疗，成熟的经验较少。个人在临证过程中，曾诊治数例结节病患者，收效尚可，爰简介如下。

【案 1】李某，女，46 岁，友谊服装厂工人。

初诊（1978 年 2 月 25 日）：近年来，周身出现皮下结节，有时呈对称、串珠状，逐步增多，已达 100 多枚，推之可移，按之坚硬，皮色不变，无特殊疼痛，病理切片证实病变属于肉芽肿性质的病损，诊断为"结节病"。（1977 年 10 月 19 日病理切片，南通医学院附属医院病理科，片号：765044）已服中药 100 余剂周效。苔薄，脉缓。综合症情，属痰注无疑，予化痰软坚之品以消息之。处方：

炒白芥子 10 g，生半夏 6 g，炙僵蚕 12 g，制海藻、昆布各 12 g，生姜 3 片，紫背天葵 12 g，生牡蛎 30 g（先煎），夏枯草 12 g，红枣 5 枚。6 剂。

二诊（3 月 6 日）：药后自觉乏力，有时口干，苔薄白少津，脉象细软，有气阴两伤之征。上方加入益气养阴之品。上方加炙黄芪 15 g，潞党参、麦冬各 10 g。10 剂。

三诊（3 月 16 日）：痰核稍有缩小，仍感神疲乏力，口微干。苔薄质微红，脉象细软。效不更方，继进之。上方加炙蜂房、炙地鳖虫、川石斛各 10 g，5 剂。

四诊（4 月 24 日）：腿上结节缩小，其质已软，余未续见增多。右肩关节酸痛，活动欠利，曾诊为"冻结肩"。舌质衬紫，脉细弦带滑。此乃痰瘀凝聚，而成结节，导致经脉痹阻，关节不利。仍宗前法，以丸剂继进之。

1. 汤方同上，加赤芍、片姜黄、黄精各 10 g，10 剂。

2. 丸方：生半夏 60 g，炒白芥子、紫背天葵、炙僵蚕、炙蜂房、炙地鳖虫各 120 g，京三棱 60 g，仙灵脾、全当归、川石斛各 100 g，陈皮 60 g，炮山甲 100 g，鹿角霜 80 g，生黄芪 120 g，甘草 30 g。上药共研极细末，另用制海藻、昆布各 240 g，煎取浓汁，加蜂蜜为丸，如梧桐子大。每日早晚各服 8 g，餐后服。

五诊（5月3日）：服药未停。两腿结节消失，腰部结节逐步缩小。苔薄舌微红，脉象细弦。因丸药配制尚需时日，继予汤剂（3月16日方，10剂。）进服，俟丸剂制成，即连续服用。

8月12日随访：全身结节消失，病已获愈。

【案 2】周某，女，34 岁，市图书馆干部。

初诊（1962年5月25日）：周身关节疼痛，肢困乏力，继而发现自髂嵴连线向下沿大腿后侧散在分布皮下结节 60 余枚，手背部亦见 3 枚，每枚约弹子大小，推之可移，质地较硬，但无触痛。其症已起半年，曾用肾上腺皮质激素治疗无效。类风湿因子试验（＋），血沉 30 mm/h，胸部 X 线检查见肺门淋巴结肿大。苔薄腻，舌质衬紫，脉小弦。辨为痰瘀交凝，脉络痹阻。拟予化痰软坚，散瘀消结。处方：

生半夏（先煎）、白芥子各 10 g，青、陈皮各 6 g，生牡蛎 30 g，生薏苡仁 15 g，制海藻、昆布各 10 g，紫背天葵 12 g，炙僵蚕 10 g，生姜 3 片，炙地鳖虫 10 g，炮山甲 8 g。7 剂。

二诊（6月2日）：药后痰核已消其半，所余结节亦趋缩小。苔脉同前。药既奏效，毋庸更张。原方 7 剂。

三诊（6月8日）：结节已基本消失，唯手背部尚留有半粒弹子大小 1 枚结节，质软。原方续服 4 剂，以巩固之。

1980年6月10日随访：至今已历 18 年，一直未复发。

【案 3】余某，女，46 岁，市公安局干部。

初诊（1973年2月5日）：因工作繁忙，自觉疲惫乏力，体重下降，时有低热盗汗，胸痛干咳，周身淋巴结肿大，且出现皮下结节达 70 多枚，边缘清楚，并无触痛。结核菌素试验（－），血沉 25 mm/h，胸部 X 线检查提示两侧肺门淋巴结肿大，诊断为"结节病"。苔薄腻，脉细滑。此乃痰核之证，拟方化痰消核，兼益气阴。处方：

太子参、川百合、功劳叶各 12 g，葎草 20 g，生半夏（先煎）、炒白芥子各 10 g，生牡蛎（先煎）20 g，紫背天葵 12 g，炙僵蚕 10 g，甘草 5 g。10 剂。

二诊（2月15日）：痰核绝大部分已消弭于无形，仅余数枚尚可触及，唯气阴两虚，尚未悉复，苔脉如前。前法既效，率由旧章。上方加制黄精 15 g，20 剂。

1980年6月9日随访：向其爱人了解，自 1973 年至今无任何不适，仅在劳累后尚可扪及结节数枚。因此未再服药。

〔按〕以上 3 例确诊为"结节病"（限于当时条件，结节病皮试未做）。根据其临床症状表现，虽有挟瘀或气阴两亏之兼证，但其共同点都有"痰"证，而见周身皮下结节数十枚，乃至百余枚，故应属于中医学中"痰注"、"痰核"之范畴。《丹溪心法》："百病多有挟痰者，世所不知。人身中有结核，不痛不红，不作脓，痰注也。"与临床所见符合。前人认为百病多由痰作祟，患者皮下坚核，推之可移，按之质硬，皮色不变，又无疼痛，故可确诊为"痰注"或"痰核"。而以化痰软坚为主，在使用药物方面，除选用海藻、昆布、夏枯草、生牡蛎取其消核软坚之功外，临床屡用白芥子、生半夏、紫背天葵、炙僵蚕而获效。因为白芥子、生半夏祛有形之痰核效果最佳。《本草正》曾曰："白芥子，消痰癖疟痞，除胀满极速，因其味厚气轻，故开导虽速，而不甚耗气，既能除胁肋皮膜之痰，则其近处者不言可知。"半夏长于燥湿化痰，降逆散结，其生者，用治痰核，其效甚著。《药性论》谓其"消痰涎……能除瘿瘤"。《主治秘要》亦赞其"消肿散结"之功。配合白芥子擅治痰核，个人临床用量最大曾达 18 g，未见任何毒性反应，为减少物议，常加生姜 3 片以解其毒。僵蚕善于化痰散结，《本草纲目》谓其"散风痰结核"。紫背天葵系毛茛科植物天葵的全草，块根名"天葵子"，种子名"千年耗子屎种子"，与紫背天葵草（为菊科植物紫背千里光的全草，有祛瘀、活血、调经作用）是两种药，不能混同。紫背天葵功能消肿、解毒、利水，对瘰疬结核有著效。方中生姜、大枣以调和诸药，缓和某些药物的毒性。

对这 3 例患者除采用化痰消核之品为主药外，还要视其兼证之不同，辨证用药。如案 1 在服药后，患者自述神疲乏力，口干少津，分析是因芥子、半夏性燥耗伤气阴之故，故加补益气血之党参、黄芪，养阴之麦冬，使其气运血活，痰消津还。10 剂后痰核缩小，又加炙蜂房祛风、化痰、攻毒，炙地鳖虫活血化瘀。又服 35 剂，两腿结节明显缩小，质地转软。药既获效，仍守前法出入制成丸剂。原方加赤芍、当归、山甲以加重活血化瘀之功；再用姜黄、陈皮、黄精、黄芪补气行气，乃遵严用和所说："人之气道贵乎顺，顺则津液流通，决无痰饮之患。"根据《国外医学参考资料》报道："在结节病早期急性发作患者的血清中发现循环免疫复合物，也提示体液免疫机制与肉芽肿的发生有关。"且在临床有用肾上腺皮质激素治疗获效者，故考虑采用提高机体免疫功能的药物，因此处方中选用仙灵脾、鹿角霜大补肾阳，提高细胞、体液免疫功能，以振脾阳，运化水湿，而阻生痰之源。药证合拍，服药 2 月余，全身结节均趋消失，而获痊愈。又如案 2 患者辨为挟瘀之证，故加地鳖虫、炮山甲以活血化瘀，消核散结。我认为："治痰要治血，血活则痰化。"根据国外报道用抗凝剂治疗结节病有效，而活血化瘀药物有抗凝作用，因此加用此类药物，必然可以提高疗效，这是值得今后进一步探索的问题。再如案 3 患者兼见低热、盗汗等气阴两虚之证，则加川百合、功劳叶、制黄精补益气阴；葎草养阴而清虚热，又可化痰消结，诸药配合，而获佳效。

关于生半夏的使用问题，因其有毒，历代均有争议。个人实践证实，生半夏既经煎煮而成熟半夏，毒性大减，并未见中毒之弊，妊娠恶阻亦多用之。经云"有故无殒，亦无殒也"，是实践有得之言。

参考文献略。

〔写于 1980 年〕

慢性粒细胞性白血病 1 例浅析

章某，男，42 岁，教师。
体质素健，无特殊病史，1976 年 6 月份感到头昏乏力，以后体重逐有减轻，当时并未引起重视，直至 9 月上旬，始行就医。经血常规检查，血红蛋白下降，白细胞升高，并见到幼稚细胞，拟诊为"白血病"，即赴苏州医学院附属医院血液组诊治。

1976 年 9 月 13 日：消瘦乏力，无出血，不发热，病情已起 3 个月，浅在淋巴结不肿大，贫血貌，心、肺（一），肝肋下 2 指，脾脐下 2 指，血红蛋白 6 g%，白细胞 24 万/mm³，血小板 5.5 万/mm³，见到幼稚细胞。提示："慢粒"。嘱服马利兰 2 mg，1 日 3 次，见效后渐减量，至白细胞降至 1 万/mm³ 以下时停药。

髓象分析：原始粒细胞 1.5%，早幼粒细胞 1%，嗜中性中幼粒细胞 6.5%，嗜中性晚幼粒细胞 27.5%，嗜中性带状粒细胞 18.5%，嗜中性分叶核粒细胞 27%，淋巴细胞 1%，单核细胞 2%，网状细胞 0.5%，嗜酸性粒细胞 9%，嗜碱性粒细胞 4.5%，中幼红细胞 0.5%，晚幼红细胞 0.5%。粒细胞增生极活跃，以晚杆及分叶核细胞为主，易见到嗜酸和嗜碱粒细胞，单核细胞和网状细胞可见，淋巴细胞和红系受抑，红细胞易见。结论：髓象提示"慢性粒细胞性白血病"。

因服马利兰后反应较大，头眩、脱发，乃于 10 月 14 日来诊：症如上述，苔薄舌淡，脉弦细，重按无力。综合症情，属之邪实正虚，气血津液结聚，形成癥积。治当攻邪为主，扶正为辅，以诱导缓解。处方：

生地黄、党参各 30 g，丹皮 9 g，玄参、蚤休、天冬、黄芪各 15 g，甘中黄 6 g，另用板蓝根、白花蛇舌草、龙葵、生鳖甲各 30 g 煎汤代水煎药。

上药每日 1 剂。患者白细胞逐步下降，10 月 22 日查血常规已降至 5500/mm³，即停服马利兰，但头眩、脱发仍未已。后继服中药，以扶正为主，攻邪为辅，头眩、脱发停止，精神渐振，食欲颇好。11 月 30 日测体重增加 6 kg，复查白细胞为 7100/mm³，脾大能触及，原方损益，继续服用。12 月 27 日体重又增加 0.5 kg，精神食欲均好，几如常人，步行数里无疲乏之感。

1977 年 2 月 23 日来诊：面色微见红润，形体较实，无任何不适，苔薄白质淡红，脉虚弦，重按无力，是邪毒挫而未清，正气偏虚之征，续当培益气血，佐以清解余毒：

炙黄芪、党参各 30 g，生熟地、天麦冬各 15 g，白花蛇舌草、龙葵、炙鳖甲各 30 g，炙草 6 g，15 剂，每日 1 剂。

1977 年 3 月 12 日来信谓：一切正常，上方仍在间日服 1 剂以巩固之。

嗣后患者因精神甚好，即自动停药，并上半班。由于患者放松警惕，麻痹大意，以致在 1978 年底突然"急变"，抢救无效而死亡。

〔按〕慢性粒细胞性白血病（慢粒）一般多发生于 20～40 岁的中年人，以白细胞数特殊升高、中晚幼粒细胞增高、肝脾大等为特征，与中医之癥积、虚损相似。对其病因病机的认识，虽经各地通过大量探索，但至今尚有分歧，焦点在于对白血病的本质是虚证，还是实证；是因病致虚，还是因虚致病，迄未取得统一的意见。通过实践，个人认为白血病既不是一个单纯的虚证，也不是一个绝对的实证；它的发生和发展，始终存在着正邪互争，虚实偏胜的现象，是虚实夹杂，正虚邪实的证候；其病"本"是邪毒内蕴，所以应把清热解毒，杀灭白血病细胞作为矛盾的主要方面，主要矛盾解决了，骨髓功能才能得到恢复。所以，我对于白血病的治疗，多以清热解毒为主，佐以扶正固本为辅，辨证地处理其标、本、虚、实、缓、急、先、后的复杂关系，初步取得了一定的疗效，治疗慢粒也不例外。

因为慢粒多呈现头晕目眩、发热口苦、有时鼻衄、神烦不宁、大便秘结之象，在辨证上基本属于"肝实热型"，所以中国医学科学院分院用当归龙荟丸（刘河间方）治疗慢粒取得了肯定的疗效。并在此基础上，又反复筛选，找出当归龙荟丸的主要成分是青黛，遂单独使用青黛治疗慢粒 15 例，也获得不同程度的疗效，平均于服药后 36.3 日白细胞开始下降和肝脏缩小，随之症状改善。此外，牛黄解毒片由牛黄、雄黄、大黄组成，也是清热解毒、泻火通便之剂，近人用治慢粒缓解率可达 86%，每服 4 片，每日 2 次，部分病例服 5～13 日白细胞即开始下降，平均 3 周左右显著下降。这两种药治疗慢粒效果虽是显著的，但两者均为苦寒泄热、解毒通下之品，体质偏虚者，只可暂用，或间断使用，而不宜久服。当归龙荟丸是清热泻肝、攻下行滞的方剂，每服 6～9 g，每日 2～3 次，对头目眩晕，面红耳赤，两肋痛引少腹，心烦，大便秘结，小便黄赤，脉弦劲有力者宜之，有效率可达 80%。倘大便溏泄而脉软弱者，则不宜用之。青黛用胶囊装盛，每服 2～4 g，每日 3 次，服后往往有轻度腹部隐痛，大便次数增多，但远较当归龙荟丸为缓。至于牛黄解毒片，因其中雄黄含有砷，长期（6 个月以上）服用可在体内蓄积而引起单纯性红细胞性的"再生障碍性贫血"，所以不能连续使用半年以上。而我拟订的诱导缓解方，是以攻邪为主，扶正为辅，可以久服，虚人亦宜。本例即是在服用马利兰产生副作用后继服本方而使病情逐渐稳定的，脾脏缩小，红细胞、血小板上升，白细胞下降至正常值，体重增加 6.5 kg 多，缓解 2 年余。由于患者放松警惕，未能继续服药，同时也因为直至现在为止，彻底治愈的病例还很少，仅是中位存活时间的长短而已，大多数均难免死于"急变"。不管放疗、化疗，都未能防止急变。国产的"合 520"其缓解率可达 93%，作用较马利兰快，可作为首选药物。但仍不能控制"急变"，据对 446 例慢粒死亡病例统计，有 77% 死于急变；瑞金医院的慢粒急变率为 56.7%。对慢粒用联合化疗和免疫疗法（B. C. G 与粒细胞疫苗），生存期可以延长，部分病例中药合并化疗，其生存期可达 7 年，这对过去的中位存活时间 40 个月左右的界限有所突破，是值得注意的一个方面，充分反映中西医结合的优越性。

通过这一例演变经过来看，坚持服药，是很重要的，绝不能为暂时缓解的现象所迷惑，要吸取教训，告诫病人，遵守医嘱，争取战胜白血病。

〔写于 1979 年〕

控涎丹的方义与应用

控涎丹出于南宋陈无择《三因极一病证方论》，又名妙应丸，至清王洪绪则称之为子龙丸。后世方书，多赞其效。它和同出一书的十枣丸，均由仲景十枣汤演变而来。陈氏一以十枣汤改为丸，一以芫花易白芥子为丸（即本方），各有所主，颇具深意。由于本方是一个药价甚廉而疗效卓著的成方，值得研究和发扬。兹谨整理有关资料，作简要的介绍。

一、方义主治

1. 方药

〔处方〕甘遂（去心制）、大戟（煮透去骨晒干）、白芥子（炒）各等份。

〔制法〕共研细末，面糊或炼蜜或滴水为丸，如梧子大，晒干。

〔服法〕每服 5～10 丸，或 15～20 丸，临卧时以生姜汤或热汤送下，以知为度。

2. 方义 李梴曰："控，引也。涎，痰涎也。"王晋三曰："控，引也。涎读作羡，洆涎也，水流貌。引三焦之水，洆涎出于水道也。芥子色白入肺而达上焦，甘遂色黄入脾而行中焦，大戟色黑入肾而走下焦。故曰白芥子走皮里膜外之水饮，甘遂决经隧之水饮，大戟逐脏腑之水饮，三者引经各异，洆涎于水道则同，故复之为方，而名控涎也。"说明了甘遂、大戟、白芥子三者同用，可以发挥高度的排除痰水作用，因此定名为控涎丹，是名实相符的。

3. 主治　一切痰证，如癫疾，胁痛，颈项、腰背、筋骨牵引钓痛，流注不定，手足冷木，气脉不通；或喉中结气，似若梅核，时有时无，冲喉闷绝；偏身或起筋块，如瘤如栗，皮色不变，不疼不痛，但觉发麻；或自溃串烂，流水如涎，经年不愈有若瘘管；并治疗瘰疬贴骨，鱼口便毒，一切阴疽。

上述主治范围，虽然相当广泛，但却都是实践经验的积累记载，可以作为临证指导。我个人在临床上多将其用于下列疾患：①慢性淋巴腺炎（包括颈淋巴结核）；②湿性胸膜炎；③急慢性关节炎；④骨结核；⑤湿性脚气；⑥气管炎或肺炎而痰涎涌盛者；⑦腹水而兼胸水者。

不过控涎丹用于上列病证时，必须依据中医辨证论治，确定系痰水蓄积而致病的实证，始能应手奏效。徐大椿说："本方乃下痰之方，人实证实者用之。"是非常恰当的垂示。

二、古人对本方的评价

《赤水玄珠》和《东医宝鉴》同引《世医得效方》："凡人忽胸背手脚颈项腰膝隐痛不可忍，连筋骨牵引钓痛，坐卧不宁，时时走易不定，俗医不晓，谓之走注，便用风药及针灸皆无益。又疑风毒结聚，欲为痈疽，乱以药贴，亦非也。此乃痰涎伏在膈上下，变为此疾，或令人头痛不可举，或神思昏倦多睡，或欲食无味，痰唾稠黏，夜间喉中如拽锯声，口流唾涎，手脚冷痹，气脉不通，误认瘫痪，亦非也。凡有此疾，只服控涎丹，其疾若失。"

李时珍《本草纲目》："痰涎之为物，随气升降，无处不到，入于心则迷窍而癫痫，妄见妄言；入于肺则闭窍而成咳唾稠黏，喘急背冷；入于肝则留伏蓄聚而成胁痛干呕，寒热往来；入于经络则麻痹疼痛；入于筋骨则颈项胸背腰膝手足牵引钓痛。陈无择《三因方》并以控涎丹主之，殊有奇功。"

上述记载说明对"痰涎"所造成的各种疾患，控涎丹能收立竿见影之效，古人对本方的辨治是很明确精当的。清代医家在临床应用上亦颇推重之，张石顽氏谓其主治胁下痰积作痛，在《医通》痰饮门中说："湿痰积于胁下，隐隐作痛，天阴更甚，轻则二陈汤加白芥子，重则控涎丹缓攻之。"又说："痰挟死血，随气攻注，流走刺痛，有时得热则止，有时得热转剧，此本寒痰阻塞，亦以本方为主。"并介绍了李士材以控涎丹治愈遍身如螯的痰饮沉疴一案，由知张氏对本方亦甚重视。此外最赏用本方的则为王洪绪氏。王氏是清代有名的外科专家，在他的名著——《外科证治全生集》里，对于本方治疗瘰疬、贴骨疽等疾患，大为推崇，他说："瘰疬生于项间，初起一块，不觉疼痒，在皮里膜外，渐大如桃核，旁增不一，皮色不异者，以子龙丸每服三分，淡姜汤送服，每日3次，至消乃止。"在他的医案中，述及枫镇闵姓瘰疬之疾，溃烂成串，虽以多方治疗，九十日收功，因未服子龙[1]、小金二丸，其毒根未除，后腋生恶核，仍以子龙丸消之杜患。这充分反映了王氏在临床上对本方是具有深刻体会的，并积累了丰富的经验。所以魏玉璜氏也认为本方乃治疗瘰疬恶核流注之专药，绝非过誉之辞。从这些介绍就可看出古人对本方评价之高了。

三、药理作用和临床治验

甘遂含有一种无水酸，据日本猪子氏实验，能刺激肠管，引起肠蠕动亢进，产生峻下作用，兼有利尿之功。大戟根具有刺激性有毒成分的大戟素及一种赝碱，与甘遂之作用类似。两

---

[1] 子龙丸即控涎丹.

者均能泻下及排除水毒，因而对于腹水、湿性脚气、渗出性胸膜炎、慢性胃炎、淋巴腺炎等症，均有泻下利导之作用。白芥子含有脂肪油及白芥子苷、杏仁酶等成分，除作为祛痰平喘咳之剂外，对组织中不正常的渗出物之吸收，尤有殊功。甘遂、大戟伍以白芥子，实为促使控涎丹发挥更广泛疗效的关键。

再从古人对本方三种药物功效的说明来看，就更能体会到本方组织的缜密。《本经》论甘遂曰："主大腹疝瘕，腹满面目浮肿，留饮宿食，破癥瘕积聚，利水谷道。"黄宫绣《本草求真》谓："甘遂能于肾经或隧道水结之处奔涌直决，使之尽从谷道而出，为下水湿之第一要药。"《本经》论大戟曰："主蛊毒十二水，腹满急痛积聚，中风吐逆。"《外科证治全生集》谓："消颈腋痰块症结，下痞堕胎，治鼓胀，利二便。"由此推知甘遂去经隧脉络之水湿力强，大戟去腹膜胃肠间之水力猛，甘遂得大戟而力显，大戟得甘遂而其用著，散布于肌腠关节脏腑之间的水湿，自可排泄净尽。而白芥子一味，在本方的作用，根据朱丹溪说："痰在胁下及皮里膜外者，非白芥子不能达。"王洪绪曰："皮里膜外阴寒痰，非此不消。"《本草经疏》谓其"能搜剔内外痰结，及胸膈寒痰冷涎壅塞者殊效"。这和现代药理学研究证明本品能吸收组织中不正常渗出物的结论，是完全一致的。

本方临床应用疗效是卓著的，近人也有不少治验报道。例如聂云台氏所著《结核辅生疗法》中举出很多证例，介绍了朱少波用治肋膜积水、推拿医陆泉源施治于鹤膝风及瘰疬，以及聂先生本人治愈足关节炎肿与内痔出血、腹水的治验，都是很生动的事例。江西章菊生氏治愈痰核流注数例，收效甚捷，已发表于《江西中医药》1952年2月号月刊。我在临床上也曾使用多例，均能获得满意的效果。兹择近年来所治湿性胸膜炎2例，作简要的介绍。

【案1】李某，女性，51岁。1955年5月11日初诊。病历号：47416。

病历摘要：4月底始觉恶寒发热，头痛肢楚，继则咳呛痰黏，两肋引痛，延医服药，效果不著，截至5月上旬，咳逆增剧，呼吸不利，不能右侧卧，来本院门诊治疗。检查：体温37.8℃，脉搏104次/min，脉象沉弦而数，舌苔满布白腻，听诊左肺呼吸音消失，叩诊自第4肋下呈浊音，右肺呼吸音粗糙，并有湿啰音。印象为湿性胸膜炎。

治疗经过：第1日处方：子龙丸2.2g，同量3包，每晨餐后服1包，并予祛痰镇咳利湿汤剂。第3日来诊，主诉服丸药后，畅泻6次，纯为稀水，气促较平，已能右侧卧。听诊左肺呼吸音在上中部已能闻及，叩诊浊音界下移。续予子龙丸2.5g，给同量2包，嘱间日服1包。服后并未泻下，咳逆全平，肋痛逐渐轻减。续以肃肺、祛痰、通络、蠲饮之剂，调理10余日而愈。

【案2】陈某，男性，29岁。1955年9月22日初诊。病历号：52844。

病历摘要：发热胸痛，咳逆不平，已经两旬。在苏北医学院附属医院透视证明为左侧胸膜炎，已经注射链霉素5g。检查：体温38.2℃，脉搏100次/min，脉象弦数，舌苔薄白，听诊左肺中野以下呼吸音减弱，有湿啰音，叩诊呈浊音。印象为湿性胸膜炎。

治疗经过：给子龙丸9g，分为3包，每间日服1包。服后泄泻数行，热势即渐挫降，咳逆已平，胸痛亦减。至27日来诊，体温37.2℃，脉搏90次/min，听诊左肺呼吸音较前清晰，仍有湿性啰音，叩诊已呈清音，但有头昏自汗之虚弱现象，改用肃肺化痰，参以益气培元之剂，调理旬日而安。

四、结论

控涎丹对痰水的排除有卓越疗效，而且药价低廉，可以广泛应用。

使用控涎丹在辨证和剂量上要掌握得当，始能获得满意的效果，否则易致偾事，此点必须注意。具体说，在辨证上，体气虚弱者应慎用。在剂量方面，慢性疾患如瘰疬、流注、痰核等，宜小量持续服之，一般每服 0.9 g，1 日 3 次。肺炎痰多气促、湿性胸膜炎、腹水等症，宜每次服 2.5～3.8 g，每日或间日服 1 次。如服后隔半日仍未泄下者，可续服 1 次。倘剧泻者，则稍减其量。总之，必须凭脉辨证，相体论治，权衡活变，始获佳效。

本方用量小而奏效快，主要是药物经研为极细后制丸，便于胃肠溶解吸收，充分发挥效能，因而提高疗效。陈无择氏所以将十枣汤演变而为十枣丸和控涎丹两方，是通过实践体会而获得的经验创造，这在今后剂型改革上值得参考。

考《圣济总录》脚气门载有趁痛丸，方药与此完全相同。《圣济总录》成书于公元 1118年，较陈氏为早，本方是否由趁痛丸易名而扩大了应用范围，还是陈氏自创，尚有待于进一步的研究和考证。

〔原载于《上海中医杂志》1956 年 8 月号〕

中药用量与作用之关系

中药的用量，主要根据患者的体质、症状、居住的地域、气候和选用的方剂、药物等进行考虑。由于使用目的的不同，用量也就有所不同。同一药物，因用量不同，就会出现不同的效果或产生新的功能，从而发挥更大的作用。所以中药用量与作用的关系值得我们注意，正如日人渡边熙氏所说："汉药之秘不告人者，即在药量。"这是很有见地的话。兹就近人及笔者实践所及举例说明。

一、益母草

本品辛苦微寒，主要作用是活血调经，因此一般多用于月经不调，产后血胀及打仆内损瘀血等症。虽然《本经》曾提及"除水气"的效用，但后世应用者甚少，或认为"消水之功，并不显著"，这是没有掌握其用量的缘故。事实上，《本经》所言，是确切可信的，至于以之用治高血压、白喉等疾患，则前贤并未论及，而是近世医家在钻研实践中的发展，其所以能产生这些新的作用，都与增加用量有关。

1. 水肿 本品用作"调经活血"时，其用量一般为 9～15 g。倘作"利水消肿"之用，则需大量，始能奏效，因为"矢虽中的"而"力不及彀"，也就是说"药虽对症"而"用量不足"，往往不见效果。益母草之利尿作用，笔者在临床观察，每日用 30～45 g 尚不见效，嗣加至 60～75 g，始奏明显之效；90～120 g 其效更佳。尝用治急性肾炎之尿少、浮肿之候，恒一剂知，二剂已。处方：

益母草 60 g，泽兰叶、白槿花各 12 g，甘草 3 g。

随证加味：风水型者加麻黄 2～4.5 g；实热型者加大黄 4.5 g、生黄柏 9 g、气血虚弱者加当归 6 g、黄芪皮 12 g。此外，对于单腹胀（肝硬化腹水）或其他水肿，均可用本品 60g 加入辨证论治方中，以增强"利水消肿"之作用。

2. 高血压 本品对于高血压症，特别是产后高血压症，有显著清肝降逆作用。因其辛苦微寒，入心、肝二经，《别录》曾谓其"子（指茺蔚子）疗血逆，大热，头痛，心烦。"引申之以治高血压症是可以理解的。原苏联学者研究，证明其有效成分茺蔚素在 1∶50000～1∶100000 的浓度，对动物血管有显著的扩张作用而使血压下降，并有镇静中枢神经系统及拮抗肾上腺素的作用，这就得到具体的证明了。但用量也必须增至 60g，始获显效。处方：

益母草 60 g，杜仲、桑寄生各 9 g，甘草 3 g。

随证加减：肝旺头痛者加夏枯草 15 g、嫩钩藤 12 g、生白芍 9 g，阴虚者加女贞子、川石斛、大生地各 9 g。连服 2 剂后，血压即见下降，续服 5～7 剂，可获稳定。

3. 白喉 有报道用单方益母草汁外涂治疗白喉[1]，效果显著。其用治 50 余例，除 1 例并发肺炎外（住院 1 小时即死），其余均获痊愈。轻症只涂抹二三次即愈，重症住院 40 多例，只有 2 例结合注射白喉抗毒素，其余全部都单用本品涂抹咽喉，其黏液和腐败白膜甚易唾出，一般在 2～5 日，即行痊愈。益母草液制法：用鲜益母草叶捣汁，纱布滤过，挤出液汁，再加 20％的食醋，调和备用。用时以棉签蘸涂患部，1～2 小时 1 次，若见呼吸困难，呈阻塞状者，应深入喉部涂抹，使黏液容易唾出。推其所以奏效，因为用鲜汁而加强了破血、消痈、解毒等作用。

二、荠菜

这是一味食用药物，茎叶多作蔬食，子、花入药，其实全草均有医疗作用。甘温无毒，诸家本草均谓其能利肝明目，益胃和中，调补五脏。其主要作用有二，一为止血，用于咯血、崩漏；二为止痢。原苏联对荠菜的药理作用有较多的研究，并已被列为药典中的法定药物[2]，江西医学院药理教研组也曾对其药理作用作了实验研究[3]，认为荠菜煎剂与流浸膏均有直接兴奋子宫等平滑肌及缩短动物凝血时间，降低血压等作用。子、花入药，其用量一般均在 6～12 g。但民间单方用大剂量治尿潴留及乳糜尿频有著效，也是加大剂量而发挥更大作用的结果。

1. 尿潴留 这是热性病，特别是肠炎、灰髓炎初步好转后常常出现的一种后遗症，导尿仅能一时缓和症情，不一定解决问题。但本品服后却能于 6～24 小时内恢复自动排尿，迅速痊愈。其治疗根据，在文献中也可找到一些线索，如唐《药性本草》："补五脏不足……治腹胀。"《大明诸家本草》："利五脏"。因此对病后排尿障碍有调整恢复的作用。现代药理研究证明它有直接兴奋子宫等平滑肌的作用，当然属于平滑肌组织的膀胱，必然也同时会得到兴奋、收缩而排尿的效果。每日约取新鲜荠菜 250 g，轻者减半，煎汤，每三四小时服 1 次，连续服之，直至奏效为度。

2. 乳糜尿 此症在中医学相当于"膏淋"之候，其病因约之有二：一属湿热下注，一为

[1] 福安专区中研所编委会. 福安专区中医药学术经验交流会资料汇编，1959.9.
[2] 阿尼奇科夫，等. 药理学. 北京：人民卫生出版社，1956.
[3] 滕汝犀，徐叔云. 荠菜的药理研究. 上海中医药杂志，1957.

"中气不足，溲便为之变"，清气不升，下元亏损，精微不能固摄。前者易治，后者恒为顽固。笔者尝用景岳举元煎加味或张锡纯氏膏淋汤，收效尚属满意，但部分疗效不显时，一经加用荠菜花45～90 g后，即能提高疗效，逐步向愈。处方：

潞党参9 g，生黄芪15 g，炙升麻3 g，怀山药24 g，生白芍、菟丝子各9 g，芡实15 g，荠菜花45 g。水煎，分2次服，每日1剂。

连服四五剂后，即见效机，持续服15～20剂，可以向愈。由丝虫病引起者，应加炮山甲3 g、制昆布9 g、萆薢12 g。

三、半夏

因生半夏辛温而燥有毒，所以一般多以姜制，并减小其用量。在临床上用于和胃降逆、燥湿化痰，虽有一定的效果，但对半夏的全面医疗作用来说，则是大大受到削弱的。关于生半夏的有毒、无毒问题，我同意姜春华学兄的意见，生者固然有毒，但一经煎煮，则生者已熟，毒性大减，何害之有？余迭用生半夏9～18 g治疗妊娠恶阻，恒一剂即平，历试不爽，从未见中毒及堕胎之事例。而治疗痰核及支气管扩张、疟疾等症，非生用较大量不为功，如片面畏其辛燥而不用，则将有负半夏之殊效，而不克尽其全功，是令人惋惜的。

1. **妊娠恶阻**　这在治疗上是比较顽固的一种反应现象，半夏对此确有殊功。汉代张仲景《金匮要略》里就用干姜人参半夏丸治疗妊娠恶阻，并不碍胎；但后人因《别录》载有"堕胎"之说，遂畏而不用，致使良药之功，湮没不彰。余用半夏为主药治疗恶阻，无一例失败。从前均径用生半夏，嗣以部分患者有所疑惧，乃改用制半夏，效亦差强人意，但顽固者则非生者不愈。处方：

半夏9～18 g（先用小量，不效再加；制者无效，则改用生者，并伍以生姜2片），决明子12 g（炒打），生赭石15 g，旋覆花9 g（包），陈皮3 g。

水煎取1碗，缓缓服下；如系生半夏，则每次仅饮一口，缓缓咽下，每隔15分钟，再服一口，约半日服完，不宜一饮而尽。恒一剂即平，剧者续服之，无有不瘥。

2. **痰核**　痰之为病，其变化最多，诚如李时珍在《纲目》中所言："痰涎之为物，随气升降，无处不到。"倘入于筋膜或皮里膜外者，则将遍身起筋块，如瘤如栗，皮色不变，不痒不痛，或微觉酸麻。一般药治，收效多不满意。笔者除部分用控涎丹治疗外，部分体质较虚者，则以生半夏为主药，辨证施治，随症加味，奏效甚速，一般2～4周，可以逐步消失。处方：

生半夏6 g，白芥子4.5 g（炒研包），生牡蛎24 g，制海藻、制昆布、大贝母各9 g，炙僵蚕12 g，生姜2片。每日或间日1剂，水煎分2次服。痰多者加陈京胆4.5 g、海浮石12 g。

3. **支气管扩张症**　这也是一种顽固疾患，一般药物，效均不著。但凡经确诊为支气管扩张症，而咳呛痰多者，用姜春华教授拟方加味，连续服之，有一定效果。其方为：

生半夏、炙款冬、前胡各9 g，南天竺6 g，川贝母3 g，生姜3片。

余在上方基础上增加黄荆子12 g，金荞麦20 g，红枣3枚。奏效更著，有降逆定咳、温肺化痰之功。咯血时加大小蓟各18 g、血余炭12 g、煅花蕊石15 g。

4. **疟疾**　俗谓"无痰不作疟"，而生半夏有燥湿化痰之功，所以对疟疾亦有佳效。余曩以生半夏为主药的"绝疟丸"（验方）治各种疟疾，不论久暂，均奏显效。处方：

生半夏、炮干姜各150 g，绿矾、五谷虫各60 g。

共研细末，水泛为丸，每服 2 g，儿童按减，需于疟前四五小时以开水送下。每日疟及间日疟均一服即愈，其重者需再服始止。曾应用多年，除恶性疟需多服数次外，不论轻重新久，1～2 服，无不愈者。

四、槟榔

本品是破滞杀虫的名药，一般多配合其他杀虫或消积之品同用，如单味作为驱除钩虫或绦虫用者，必须用生者大量始效。曾观察其治钩虫病之剂量，每次 30 g，固属无效，45 g 也是无效，直增至 75～90 g，大便中虫卵始阴转。嗣径用大量，一次即瘥。这反映了用量与效用的关系是非常密切的。但一次服用 75 g 以上时，在 30 分钟至 1 小时左右时，有头眩怔忡、中气下陷、面色㿠白、脉细弱等心力衰竭的反应现象，约经 2 小时许始解，也证明了"药不瞑眩，厥疾不瘳"的道理。用槟榔（整者打碎，其饮片因水浸关系，效力大减）75～90 g，水浸一宿，翌晨煎汤，空腹温服。如贫血严重，体质虚弱者，需先服培补气血之品调理，然后再服此方，不可孟浪。

五、金樱子

性味酸涩而平，酸则能敛，涩可固脱，一般多用治遗精、久泻、带下、尿频等症，移治"阴脱"之子宫脱垂症，理固能通，但非一般常用量所能奏效，而必须增至 1 日 120 g 始行。根据瑞安县仙降公社除害灭病工作队报道[1] 用金樱子治疗 203 例子宫脱垂，内服 1～2 个疗程后，近期追访有效率为 76%，我们观察了部分病例，其效亦同。但以患者年在 35 岁以下，脱垂程度较轻而白带较少者，疗效为著。部分服后有二便欠利、少腹胀痛等反应，停药即行消失。处方及其制作：

> 金樱子 5 kg，加水 10 kg，冷浸 1 日，次日放锅内用武火煎煮半小时取头汁；再以原药渣加水 5 kg，煎煮 1 小时后取二汁，去渣，混合头二汁，入锅内以文火浓缩成 5000 mL，过滤后收储待用。如能每 1000 mL 加入红糖 500 g，利于服用，并能防腐。该药汁每 500 mL 相当于生药 500 g，每日服 125 mL，相当于生药 125 g。早晚 2 次用温开水冲服，连服 3 日为 1 个疗程，间隔 3 日，再连服 3 日为第 2 个疗程。

六、夏枯草

性味辛苦而寒，善清肝火、散郁结。临床配合养阴柔肝药治阴虚肝旺之高血压症；配软坚消瘿之品治瘰疬，效果令人满意。但以大剂量治疗痢疾及肝炎，则是在前人实践基础上有所发展了。

1. 痢疾 有报道[2]，用夏枯草每日 30～60g 治疗菌痢共 30 余例，全部痊愈。其中以退热为最快，平均 3.1 日；住院日数最长为 8 日，最短为 3 日，平均 5.2 日；大便培养均阴转。近人研究，证明夏枯草有利尿作用，可使血压下降；并有抑制霍乱、伤寒，痢疾、大肠埃希菌等细菌的生长作用，宜其见效敏捷。每日用夏枯草 60 g 水浸 1 小时，文火煎 2 小时左右，分 4 次口服，每 7 日为 1 个疗程。或取夏枯草制成 100% 流浸膏，成人每次服 20～30 mL，小儿每

[1] 瑞安县仙降分社除害灭病工作队. 金樱子治疗 203 例子宫脱垂的疗效观察. 浙江中医药，1960，3.
[2] 邢维耕，徐一鸣，毛应骧，等. 夏枯草治疗菌痢. 浙江中医药，1960，6.

次每岁 1～2 mL，1 日 3 次，或隔 6 小时 1 次。

2. 肝炎 以夏枯草煎或流浸膏（可酌加糖），每次服约含生药 30 g，1 日 3 次，开水冲服。对于肝炎而转氨酶升高者，有顿挫调整之效；一般服 5～7 日，即能见效。因为转氨酶升高时，象征肝炎病有所活动，而在中医辨证上，则多属肝热郁结、湿热壅滞之咎。夏枯草苦辛而性寒无毒，专入肝胆二经，能补厥阴肝家之血，又辛能散结，苦寒则能下泄以除湿热，所以能收到满意之效果。以上两点，中西结合，相互启示，对进一步发展提高，是有一定帮助的。

七、刘寄奴

味苦性温，功擅活血行瘀，通经止痛，一般用量为 4.5～9 g。全草均入药，但用其鲜根每日 120 g，水煎（需煎熬 2～3 小时）早晚分 2 次服，连用 15 日为 1 个疗程，对于丝虫病、象皮肿具有捷效，其腿围缩小、组织松软，均有明显改变。有报道[1] 药后腿围缩小者占 93.3%，患腿肌肉组织软化、皮肤松弛者占 73.3%。服药时间最长者 15 日，最短者 10 日。在服药期间除有个别病例在服药 3 天时出现上腹部胀痛，水样便日 4～5 次，或中途喉头潮红肿胀，或呈感冒样，但经分别对症处理而消失，并未停药，其余患者均无特殊反应或不适。这也是在前人实践经验的基础上有了发展。其所以见效之理，个人认为有 3 点：一是因本品苦能降泄，温能通行，善于破血除胀；二是专用生根，长于消肿；三是加大剂量，增强效能，所以在短期内获得好转或痊愈。但也要注意患者体质，不能孟浪滥用。

八、紫草

甘咸气寒，专入血分，功擅凉血解毒，对于血热毒盛的痧痘斑疹、丹毒风疹等症，有清泄解毒之作用，并能预防麻疹；通常用量为 3～9g。《别录》虽载有"通水道，疗肿胀满痛"之说，但用大量治疗绒毛膜上皮癌，则是近几年的事，也是中西医结合的创获。有关这方面的资料，各方面报道甚多，不能一一列举，仅以姚津生氏报道的三例[2] 来说，一例葡萄胎后发现绒毛膜上皮癌，虽即行子宫全切除术，仍继续发现左肺上部转移性癌肿，遂用紫草每日 60 g，水煎分 2 次服，先后共服 1800 g，经摄片证实病变已吸收，健康恢复，从事工作。1 例病情与上相同，服药 20 日，则显著好转；余 1 例为卵巢绒毛膜上皮癌，因年龄较大、发病时间较长，虽服用近 6000 g，并无效机。但总的说，仍令人满意，在应用上有了发展。在这里应提一下的就是紫草有滑肠通便的副作用，凡服后有腹痛泄泻的，可伍以炒白术 12 g、广木香 6 g。

九、枸杞子

性味甘平，功专润肺养肝，滋肾益气，对于肝肾阴亏、虚劳不足最为适合，一般用量为 6～12 g，但用量增至每日 60 g，则有止血之作用，凡齿宣、鼻衄及皮下出血（如血小板减少性紫癜病等）之久治不愈，症情顽缠者，服之均验；每日用本品 60 g，水煎分服，连服 3～5 日可以获效。如用量小于 45 g，效即不显，这也反映了用量与作用的关系。

---

[1] 中共修水县委除害灭病指挥部科研工作组. 中药刘寄奴治疗丝虫病橡皮肿 15 例的初步规定. 江西中医药，1960，1.

[2] 姚津生. 紫草根治疗绒毛膜上皮癌三例，福建中医药，1960，3.

十、苍耳草

性味苦辛而温，能祛风化湿，一般多用于头风鼻渊、风湿痹痛及疮肿癣疥，常用量为 6～12 g，但增大其剂量，则能治疗麻风及结核性脓胸，其治麻风的剂量，曾有分为每日 120 g，一次煎服；每日 360 g，两次分服；每日 960 g，三次分服等三种，而其疗效亦随剂量之加大而提高。至于治疗结核性脓胸，根据叶如馨氏报道[1]，也需每日用 210 g 左右，奏效始著，服后能使脓液减少、变稀，血沉率降低，连服 3 个月，疮口即逐步愈合。如果只用常用量，是不会收效的。

以上仅是举例而已，类似者不胜枚举，如用大剂量的防风解砒毒、桂枝治慢性肝炎与肝硬化、木鳖子治癌、青木香治高血压、鱼腥草治大叶性肺炎、合欢皮治肺脓疡、大蓟根治经闭、枳壳治脱肛等，但就本文所列述者而言，已充分地说明中药用量与作用的关系是非常密切并重要的。

中药用量的决定，是要从多方面来考虑，但要它发挥新的作用或起到特定的疗效时，就必须突破常用剂量，打破顾虑，才能达到目的；正如孙台石在《简明医彀》所说："凡治法用药有奇险骇俗者，只要见得病真，便可施用，不必顾忌。"例如益母草用小量是活血调经，用大量就能利水消肿与平逆降压；夏枯草用小量仅有清肝火、散郁结之作用，但用大量则能治菌痢及调整肝功能。因此，中药用量是使用中药值得注意的一个方面。

为什么增大剂量能加强或产生新的作用呢？原因当然很多、很复杂。但总的一个方面，是否可以说是符合"量变质变"的法则呢？从这一法则的推演，可能会发现更多的药理机制，发挥药物的更大作用。不过，加大剂量必须在一定条件下，在一定限度内确定，才能由合理的数量的变化，引起良性的质量的变化，否则缺少一定的条件，超过一定的限度，这种量变转化的质变，就会由好事变为坏事，产生不良的副作用或严重的后果。例如槟榔用 75～90g 是起驱虫作用的，但如再增大剂量，患者的机体适应能力将不堪忍受，而出现休克或严重的后果等。明张景岳在其《景岳全书》中曾说："治病用药，本贵精专，尤宜勇敢……但用一味为君，二三味为佐使，大剂进之，多多益善。夫用多之道何在？在乎必赖其力，而料无害者，即放胆用之。"是可以作为我们参考的。

增大剂量，不是盲目的、胡乱肯定的，而是根据古今文献资料线索的引申，或是民间实践经验的事实，通过临床实践、系统观察才提出的。例如用大量荠菜之治尿潴留，一方面民间流传有此经验，一方面现代药理分析，证实它有直接兴奋子宫、膀胱等平滑肌的作用，所以使用它治疗尿潴留是完全合理可靠的，便能推广应用。又如夏枯草之治肝炎的转氨酶升高，是从它善于清泄肝胆湿热、散郁结、补肝血之功能而推演，并经临床实践，才提出应用的。所以加大用量，不是凭空臆测，而是有线索依据，引申演绎，经过实践观察，方始确定和推广的。戴复庵在《证治要诀》中提到："药病须要适当，假使病大而汤小，则邪气少屈，而药力已乏，欲不复治，其可得乎？犹以一杯水，救一车薪，竟不得灭，是谓不及。"就是这个意思。

中药加重用量，产生新的功能，发挥它更大的作用，是值得我们重视的，但在具体应用时，还必须辨证论治，因证选方，随证加味，不能简单草率，以免偾事：例如用大量刘寄奴治丝虫病象皮肿，具有捷效，但其专入血分，走散破血，凡气血较虚，或脾胃虚弱，易于泄泻

---

[1] 叶如馨. 苍耳草治疗结核性脓胸疗效初步观察. 江西中医药，1960，4.

者，即宜慎用。益母草之治肾炎水肿，亦宜随证加味，奏效始佳。这是使用中药的一个最重要的关键，如果忽视了这一点，将是最大的损失、原则性的错误。

最后还要说明一下的，就是增大药物用量，使之发挥更大作用，要有选择性、目的性地进行，不是所有药物加大了剂量，都会加强和产生新的作用；同时，也不能因为增大剂量，可以加强药效，就忽视了小剂量的作用，形成滥用大剂量的偏向，既浪费药材，增加病人的负担，更对机体有损，这是必须防止的一个倾向。因为疗效的高低与否，决定于药证是否切合，所谓"药贵中病"，合则奏效，小剂量亦能愈病。"轻可去实"，"四两拨千斤"，就是这个意思。所以戴复庵又说："二者之论（指太过、不及），唯中而已；过与不及，皆为偏废"，是辨证的持平之论，值得深思。

〔本文作于 20 世纪 60 年代，但今日读之，仍有实用价值，故收入本集〕

虫类药治疗疑难杂症的经验体会

临床疗效是迄今为止一切医学的核心问题，也是中医学强大生命力之所在。而在辨证论治基础上参用虫类药治疗疑难杂症，颇能提高疗效，值得深入探索，兹就此简述实践体会之一二，以就正于同道。

一、疑难病诊治之技巧

所谓疑难病，是指目前医者在临床上辨治感到棘手的疾病，问题在于辨证之"疑"，论治之"难"。事实上大部分还是可辨可治的，关键是我们如何加强基础理论的熟练掌握，临床实践的灵活运用，不断探索总结，找到"证"的本质，明析客观规律，辨"疑"不惑，治"难"不乱，自可得心应手，化解疑难病为可辨可治，发挥中医药的卓越作用。特别是在辨治基础上参用虫类药，每可收到意想不到的殊效。所以我总认为"世上只有'不知'之症，没有'不治'之症"。如果不能治，那是我们尚未认识客观存在的许多确有疗效的"未知方药"的缘故。《内经·灵枢》："未可治者，未得其术也。"

"怪病多由痰作祟，顽疾必兼痰和瘀"；"久病多虚，久病多瘀，久痛入络，久必及肾"；"上下不一应从下，表里不一当从里"。这是我对疑难病在辨治遇到困难时的一种思路和钥匙，经常由此而消除困惑，得到解决。而须涤痰、化瘀、蠲痹、通络、熄风、定惊时，如能在辨治原则下，参用虫类药，多可提高疗效，这是个人 60 多年岐黄生涯的实践体验，屡试不爽的。

二、虫类药的独特医疗作用

虫类药是动物药组成的一部分，形体较小，多数属昆虫类。由于它是"血肉有情"、"虫蚁飞走"之品，具有独特的生物活性，所以历代医家都较重视。从文献记载来说，始于《山海经》、《内经》。张仲景之《伤寒杂病论》，其中运用虫类药的方剂，法度严谨，寓意良深，如下瘀血汤、抵当汤（丸）、大黄䗪虫丸、鳖甲煎丸等方，对后世应用虫类药起着示范、推动的作用。成于汉初的《神农本草经》是总结虫类药医疗作用最早的书籍，其中列载虫类药 28 种，占全书所载药物的 8％ 强，占所收动物药（65 味）的 43％ 强。这说明在汉代对虫类药的使用就已取得宝贵的经验。此后，代有发展，东晋葛洪《肘后方》，唐代孙思邈《千金方》，王焘《外台秘要》，将虫类药更广泛应用于内、外、妇、儿各科，所用品种，有所增加。宋代许叔微的《本事方》，也较多地应用虫类药，创订"麝香圆"，对类风湿关节炎、风湿性关节炎、坐骨神经痛之疼痛剧烈者，颇有缓痛之效，后世多引用之。迨至明代，李时珍全面总结药物治疗经验，在《本草纲目》中收载虫类药达 107 种，占动物药（444 种）的 24％，使虫类药得到很大的扩展。随后清代温热学家如叶天士、杨栗山、王孟英、吴鞠通以及善于应用活血化瘀方药的王清任等，他们敢于革新，广泛应用虫类药治疗各种疾病，给后世留下不少珍贵的经验。近代善用虫类药的医家主要有张锡纯、恽铁樵、章次公诸先辈。1949 年新中国成立后，中医药界非常重视虫类药的应用和研究，不仅广泛应用于内外各科的常见病、多发病，而且还用于恶性肿瘤、血液病、心脑血管病、结缔组织疾病、肝肾疾病、神经精神疾病、内分泌系统疾病等诸多疑难杂症、沉疴痼疾，使虫类药别开生面，大大地发展了它的应用范围和经验，取得了令人瞩目的成就。

我在 1963～1964 年于《中医杂志》发表了《虫类药应用之研究》的连续报道，1981 年出版了《虫类药的应用》，1994 年增订重版，受到同道们的赞许。日本奈良县罗曼医师，原来是西医，后学习汉方医，在临床实践中，他感到常规用药有时疗效不够满意，经参用虫类药后，疗效即显著提高，出现了意想不到的奇迹，为之欣喜不眠者再。他近两年曾先后三次专程来南通访问，研修虫类药的有关问题，由衷地赞赏中国医药学的博大精深，决心要继续认真地学习和运用。

虫类药的功用主治，因其配伍不同而异，一般可概括为如下 10 个方面：

1. **攻坚破积** 机体的脏器发生病理变化，形成坚痞肿块，如内脏肿瘤、肝脾大等，宜用此法治疗，如大黄䗪虫丸治慢性肝炎、宫颈癌、子宫肌瘤等；近人用全蝎、蜈蚣、壁虎（守宫）治疗癌肿等。

2. **活血祛瘀** 机体的循环瘀滞或代谢障碍，出现血瘀征象，使用此法推陈致新，如抵当汤（丸）治疗热性病瘀热在里、其人如狂（精神错乱）的蓄血症；下瘀血汤治产后干血内结、腹痛或有瘀块、血瘀经闭。

3. **熄风定惊** 肝风内动，出现昏倒、抽搐等一系列的神经系统症状，常用此法治疗，如止惊散治疗乙脑、流脑的昏迷抽搐等。

4. **宣风泄热** 热性病早期，邪热郁于肌表，症见发热、疹发不透等，宜用此法清热、化毒、透邪，如升降散治疗温热病；消风散治风热隐疹。

5. **搜风解毒** 所谓大风、历节诸证，即麻风病、类风湿关节炎之类，可用此法治疗，如苦参丸、搜风散治疗麻风病；麝香圆治疗白虎历节等。

6. **行气和血** 气郁血滞，出现脘腹胀痛诸证，可用此法治疗，如乌龙丸治疗肝胃气痛；王孟英用蛴螬虫治吐粪症。

7. **壮阳益肾** 肾阳虚衰症见怯冷、阳痿不举、遗尿、小便失禁等，宜用此法治疗，如蜘蛛丸治阳痿；海马健肾丸治慢性肾炎等。

8. **消痈散肿** 毒邪壅结，导致痈肿、恶疽顽疮等，多用此法治疗，如《救急方》用蛴螬治足胫烂疮；壁虎治淋巴结核；海马生肌拔毒散治顽疮久不收口等。

9. 收敛生肌 痈疽溃疡，久而不愈，需用收敛生肌之品，如《普济方》治一切诸疮，屡用五倍子等；各种金疮或跌仆外伤出血，常用虫百蜡，朱丹溪盛赞其为"外科圣药"。

10. 补益培本 肺肾两虚之虚喘，宜用"参蛤散"以温肾纳气，而治其本。肾阳虚衰之阳痿、遗尿或小便失禁，尝用桑螵蛸、海马；肾功能不全之用冬虫夏草等。

上述 10 个方面的主治功用不是虫类药所独有，其他有关中药也同样具备，不过虫类药在这方面的效用比较佳良而可靠，参用以后，往往效果更为显著，得心应手。

在此应该指出的，使用虫类药时，应辨证明确，选药精当，注意配伍、剂量、疗程，特别是对毒性较大的斑蝥、蟾酥等，使用应当谨慎，掌握"邪去而不伤正，效捷而不猛悍"的原则，以免产生不必要的副作用。

虫类药以其含有较多的动物异体蛋白质，少数过敏体质者，有时服后有过敏现象，如皮肤瘙痒、红疹，甚则头痛、呕吐时，应立即停服，并用徐长卿 15 g，地肤子、白鲜皮各 30 g，煎汤内服，多数均可缓解，极个别严重者，则需中西药结合以缓解之。

虫类药其性多为辛平或甘温，但熄风搜风之药，其性多燥，宜配伍养血滋阴之品，如以地黄或石斛同用；攻坚破积之药多为咸寒，应伍以辛温养血之品，如当归、桂枝等，这样才能制其偏而增强疗效。

虫类药应尽可能制成丸、散、片及针剂使用，如此既节省药材，提高疗效，又可减少病人不必要的恐惧心理，而便于服用。因此，剂型改革也是今后应该注意的一个方面。

三、治疗疑难病应用虫类药的具体方药

(一) 神经系统疾病

1. 脑震荡后遗症 该症多呈现头胀而痛，健忘，神疲，视力减退，周身酸痛，天气变化时则更甚。有时食欲减退，睡眠欠宁，急躁易怒。因气血瘀滞脑府，灵窍欠慧，面色常见黧晦，舌有瘀斑，脉多沉涩或细涩。在辨证上属于"虚中夹实"之候，因其虚，必须培补气血，滋养肝肾；因其实，气血瘀滞，必须活血化瘀。据此，拟订"健脑散"一方，临床观察，疗效满意，并可兼用于老年痴呆症、中风后遗症、严重神经衰弱症。处方：

红人参、制马钱子、川芎各 15 g，地鳖虫、当归、杞子各 21 g，地龙、制乳没、琥珀、全蝎各 12 g，紫河车、鸡内金各 24 g，血竭、甘草各 9 g。

上药共研极细末，每早晚各服 4.5 g，温开水送下，可连续服 2～3 个月。一般服 1 周后，即见明显食欲增加，睡眠较安，头昏神疲好转，随着服用时间的延续，症情可逐步向愈。

【案 1】李某，男，42 岁，军人。

在检查施工过程中，突为从上落下之铁棍击于头部而昏倒；当时颅骨凹陷，继即出现血肿，神志不清达 20 余小时，经抢救始苏。半年后曾去北京检查：脑组织萎缩 1/4。目前头昏痛，健忘殊甚，欲取某物，转身即忘；记不得老战友的姓名，不能作系统发言；有时急躁易怒，失眠神疲。苔薄腻，边有瘀斑，脉细涩。此瘀阻脑府，灵窍欠慧，气血亏虚之候。予健脑散消息之。

服后 1 周，头昏痛即见轻减，夜寐较安，精神略振，自觉爽适。坚持服用 2 个月，症情平稳，已能写信，讲话层次不乱；续予调补肝肾，养益心气之品善后。

2. 脑血管意外后遗症 常呈现半身不遂，口眼歪斜，口角流涎，言语不利等征象，属于气虚血瘀、络脉痹阻之候。补阳还五汤，功能补气活血，化瘀通络，促使痿废恢复，用之颇合病机。

生黄芪30 g，地龙15 g，当归尾、川芎、赤芍、桃仁各9 g，红花6 g，加水蛭4 g，收效更佳。

口眼歪斜者，加全蝎粉2 g（分吞）、僵蚕10 g、制白附子6 g；舌强语謇者，加石菖蒲、女贞子各10 g；肢体痿软者，加桑寄生、制首乌15 g，乌梢蛇10 g；血压偏高者，加紫贝齿30 g、怀牛膝12 g。或用地龙、蜈蚣、水蛭、川芎各等分，研末，装0号胶囊，每服4粒，1日3次，对中风后遗症亦有佳效。并需配合肢体功能锻炼，怡性悦情，恢复较快。

3. 乙脑后遗症 凡乙脑高热昏迷，惊厥已平，而出现智力丧失、健忘、不语、失眠、手足拘挛、搐搦不能自主、瘫痪、流涎等后遗症者，用健脑开窍、祛风通络、泄化痰瘀之品，内服、吹喉，并配合针灸、推拿，始可奏效。

（1）煎剂：赤芍、丹参、红花、地龙、乌梢蛇、僵蚕各6 g，生自然铜、豨莶草、鸡血藤、伸筋草各9 g，制没药、甘草各3 g，水煎服，连服5剂后，接服散剂。

（2）散剂：炙乌梢蛇30 g，炙僵蚕24 g，炙蜈蚣、当归、化橘红、天竺黄、广地龙、红花各18 g，共研极细末，每服2 g，1日3次，温开水送服。

（3）吹喉散：炙乌梢蛇5 g，制白附子、炮附子、陈胆星、白芷各4 g，麝香1.2 g，先将前5味药研极细末，然后加入麝香再研匀，小瓶分装密储。每取少许，以喷粉器喷布于两侧扁桃体部，1日3～4次。经使用上药治疗，多于4～5日后开始发音，1周后能爽利言语，1个月后可以行走。唯肢体拘挛重者，需继续服用散剂，并活动锻炼，配合针灸、推拿，始可渐复。

【案2】 李某，女，5岁。

1973年7月中旬，高热惊厥，神志昏迷，经当地医院西医抢救10余天，体温下降，神识渐清，但不能言语，口角流涎，四肢瘫痪，时有抽搐，40余天尚未恢复。8月29日来诊，确属"乙脑后遗症"。苔薄腻，质衬紫，脉细涩。证属痰瘀交阻、筋脉失养、络道痹阻，治宜化痰瘀、通痹闭、畅络脉，徐图效机。

（1）煎剂：蕲蛇、丹参、红花、广地龙、赤芍、僵蚕、川芎各6 g，生自然铜、豨莶草、鸡血藤、伸筋草各9 g，制乳没、甘草各2 g。连服5剂后，接服散剂。

（2）散剂：蕲蛇30 g，炙僵蚕24 g，炙蜈蚣、炙全蝎、当归、化橘红、天竺黄、广地龙、红花各18 g，共研细末，每服2 g，1日3次，开水送服。

（3）吹药：蕲蛇2.5 g，制白附子、炮附子、陈胆星、石菖蒲、白芷各2 g，麝香0.6 g，上药研细末，后加入麝香再研匀，瓶密储。每取少许吹两侧扁桃体部，1日3～4次。经上药治疗4日后，开始发音，1周后能爽利讲话，1个月后能行走，唯左侧手足尚感欠利，嘱继服散剂，并活动锻炼，配合针灸，经随访已完全恢复。

4. 乙脑极期，痰壅惊搐 乙脑极期，痰浊阻塞气机，蒙蔽心窍，高热昏迷，惊厥频作，痰涎壅盛，声如拽锯，苔厚腻，有内闭外脱之趋势；吸痰时易引起气管痉挛而窒息，颇感棘手，经用验方"夺痰定惊散"，收效甚佳。

炙全蝎 30 只，巴豆霜 0.5 g，犀牛黄 1 g，飞朱砂 1.5 g，飞雄精 2 g，陈胆星 6 g，川贝、天竺黄各 3 g，麝香 0.3 g（后入）。

共研极细末，瓶密储。每服 0.6 g，幼儿 0.3 g，每日 1～2 次。鼻饲后 3～4 小时，排出黑色而杂有黄白色黏液的大便，即痰消神苏（未排便者，可续用 1 次）。此散熄风化痰、通腑泄浊之作用颇为显著，对于中风、肺炎、中毒性菌痢、百日咳脑病、脊髓灰质炎等痰浊交阻、痰鸣如嘶之症，亦可泄化痰浊，防止窒息。

5. 偏头痛　本病之原因甚多，但均与肝阳偏亢、肝风上扰攸关，每于气交之变或辛劳，情志波动之际发作，作则头痛眩晕，畏光怕烦，呕吐，疲不能支，不仅发时不能工作，久延屡发，并且影响脑力及视力，某些患者极为顽固，用一般药物殊无效果，余拟订之"钩蝎散"，经 40 多年的实践观察，疗效比较满意。因为全蝎长于祛风平肝、解惊定痛，故取为主药；钩藤善于清心热、平肝风以为佐；"久痛多虚"，乃伍以补气血、养肝肾之紫河车，以标本兼顾。后增入平降镇静之地龙，疗效更好。处方取 4 药各等份，共研细末，每服 3 g，1 日 2 次。一般当日可以奏效，待痛定后，每日服 1 次，或间日服 1 次，以巩固疗效。

【案3】吴某，女，36 岁，工人。

右侧偏头痛已历 3 年，经常发作，作则剧痛呕吐，疲不能兴。经外院诊断为"血管神经性头痛"，迭服中西药物，均未能根治。顷诊：面色少华，疲乏殊甚，右侧头痛，时时泛呕。苔薄腻，质微红，脉细弦。证属肝肾不足，风阳上扰，治宜熄风阳，益肝肾。予钩蝎散 10 包，每服 1 包，日 2 次，另以石斛、杞子各 10 g 泡茶送服。

药后头痛即趋缓解，次日痛定。以后每日服 1 包，服完后再以杞菊地黄丸巩固之。

6. 重伤晕厥　验方"回生第一仙丹"，有活血化瘀、疗伤定痛、通窍回苏之功，擅治跌伤、压伤、打伤、刀伤、枪伤、割喉，以及因吊、惊、溺而昏迷，屡奏殊效。过去在地震及战伤曾发挥卓越作用。处方：

活地鳖虫（取雄性活虫，洗净，去足，放瓦上小火焙黄，研细末）15 g，自然铜（放瓦上木炭火烧红，入好醋淬，片刻取出，再烧再淬，连制九次，研细末）9 g，乳香（每 30 g 用灯心 7.5 g 同炒枯，共研细，次去灯心，净末），陈血竭（飞净）、飞朱砂、巴豆（去壳研，用纸包压数次，去净油，用净末）各 6 g，麝香 0.7 g（后入）。

以上各药共研极细末，瓶储密封。成人每服 0.5 g，幼儿 0.2 g，黄酒冲服。牙关不开者，鼻饲之。严重者可连服 2 次。服后，大便下紫血块者，则效更著。若苏后转心腹痛者，此瘀血未净，急取白糖 60 g，热黄酒或开水化服，自愈。曩昔上海雷允上药店有成药出售。

7. 癫痫惊搐　全蝎、蜈蚣等份研细末，名为"止惊散"，有熄风定惊之功。每服 1～3 g（按年龄、病情增减用量），1 日 2 次。经动物实验，二药对中枢神经兴奋剂引起的惊厥，具有明显的对抗作用；对癫痫经常发作者，持续用之，可减少或制止其发作。对小儿高热惊搐，于辨治方中参用此二药，有止搐缓惊之功。加用僵蚕、地龙、钩藤，则奏效更佳。

【案4】沈某，女，29 岁，工人。

患癫痫已 10 余年，迭治未愈，近年来发作频繁，每 1～2 周即作 1 次，作则昏仆不省人事，口吐白沫，手足抽搐，甚则小溲失禁，历时 5～10 分钟渐苏。苔薄腻，脉细滑。此痫症也，多由惊恐伤及肝肾，脏气不平，而致风动火升，痰火上扰神明，癫痫以作。治宜熄风定惊，化痰降火，以复方止惊散缓图之。药后颇安。连服 2 个月，未再发作，改为每日服 1 次以巩固之。

8. **小儿惊风**　"惊风退热散"处方：

蝉衣 60 g，鸡内金、天竺黄、钩藤各 12 g，陈皮 9 g。

研细末，一般 2 岁左右每服 1 g（或每千克体重 0.1 g），日 3 次，能解热定惊，化痰和中，对小儿惊风、发热、消化不良有效。

9. **面瘫**　周围型面瘫病程在 1 个月以内者，用防风、赤白芍、僵蚕各 10 g，制白附子 8 g，煎汤送服善于祛风通络的蜈蚣粉 1.5 g，每日 2 次，收效甚速。

10. **痉挛性瘫痪**　外伤性截瘫而呈现痉挛性瘫痪者，应调补肝肾，祛风舒筋，疏通经络，上海市中医研究所截瘫组的经验与我们的体会基本是一致的。处方：

蕲蛇、全当归、地鳖虫、熟地黄、金狗脊、川牛膝各 15 g，鸡血藤、生白芍、生地龙各 30 g，鹿角片、锁阳、仙灵脾、续断各 10 g，甘草 6 g。水煎服，每日 1 剂，另用全蝎、蜈蚣等份研末，每服 1.5 g，1 日 2 次吞服。

11. **脑囊虫病**　囊虫病是由链状绦虫的幼虫（囊尾蚴）寄生于人体某一组织而引起的病变，其中脑囊虫病发病率最高，约占本病的 80% 以上，而其包囊多位于皮质运动区，所以癫痫发作最为常见，伴有头痛、眩晕、呕吐、耳鸣、面麻等症，验方"消囊定痫散"具有熄风定痫、杀虫消囊之功，对此有较佳疗效。

蝉蜕 25 g，全蝎 50 g，琥珀 20 g，飞朱砂 10 g，冰片 5 g（后入）。共研极细末，每服 3.5～5 g，日服 2～3 次。

一般连服 1 个月后，皮下囊虫结节逐渐缩小，癫痫发作控制，继续服用 3 个月可以根治。或用祛风定惊、解毒杀虫的蛇蜕研细末，每服 5 g，日 2 次，开水送下，另用槟榔 60 g、大戟 3 g、木瓜 18 g、钩藤 12 g 煎服，连服 1 个月，收效亦佳。如合并肝炎者，去槟榔加雷丸 15 g。

12. **高血压脑病**　是指高血压患者，血压突然骤升而致的一过性神经系统症状，头胀痛剧烈，目赤，视物模糊，抽搐，呕吐，烦躁，甚则神志不清，舌质红苔黄，脉弦劲，当予熄风平肝、降逆通络之品，急重者，应中西医结合救治之。处方：

杞菊、石斛、天麻、僵蚕、地龙各 15 g，钩藤、怀牛膝各 20 g，当归、白芍各 10 g，全蝎、蜈蚣各 3 g（研末分 2 次吞），生牡蛎、代赭石、生石膏各 30 g，甘草 5 g。水煎 2 次汁混合，分 2 次服。

13. **帕金森病**　属中医风症、颤证范畴，乃锥体外系统慢性退行性疾病，以静止性震颤、肌强直、运动缓慢、姿势反射减少为特征，伴见流涎、言语欠利、咳痰、气喘等症象。治宜平肝熄风、化痰通络。药用：

珍珠母、生白芍、桑枝各 30 g，钩藤、丹参各 20 g，地龙、天麻、菊花、石菖蒲、茯苓、竹茹、僵蚕各 10 g，全蝎末 3 g（分吞）；甘草 4 g。

每日 1 剂，严重者加用羚羊粉 0.6 g（分吞），制白附子 8 g，并可配合针灸。

14. **神经衰弱**　多呈头眩、失眠多梦、健忘、心悸、神疲、舌红、脉细弦等征象，责之肝肾两亏，心肾不交，治宜滋养肝肾，宁心安神，药用：

杞菊、女贞子、百合各 15 g，僵蚕 12 g，炙远志 8 g，枣柏仁各 30 g，炙草 6 g。失眠严重，心烦者加苦参片 30 g，水煎服。

15. 三叉神经痛　属中医面痛、偏头痛范畴，面侧抽搐样剧痛，接触或进食时则更甚，乃内风上扰面络之咎，治宜熄风止痛，活血和络，药用：

地龙、炙僵蚕、川芎、白芷各 100 g，炙全蝎 75 g，制白附子 50 g。

共研细末，每服 3～5 g（逐步递加），1 日 2 次，温开水送服，5～7 日可以见效，坚持服用，多可缓解。

16. 老年性痴呆　中医谓之"老年呆病"。髓海空虚，肝肾不足，气血亏损，心神失养，脑窍欠慧，为病之本；血瘀痰阻，脉道不利，气机失畅为病之标；治宜补养肝肾，涤痰化瘀，以慧脑窍，曾拟益肾化瘀方：

生熟地黄、杞菊、天麻、仙灵脾、党参、生黄芪、地龙、水蛭、胆南星、远志、石菖蒲、枣柏仁、制首乌、甘草。

每日 1 剂，坚持服用，对眩晕、健忘、失眠、痴呆、昏沉、行走欠利等可获逐步改善，生活自理。其中天麻尤不可少，因《本经》谓其"久服益气力，长阴肥健"。《甄权》称其能治"瘫痪不随，语多恍惚，善惊失志。"《开宝》更指出它"利腰膝，强筋力，久服益神"。对老年痴呆是既治标又治本的一味佳药。

（二）循环系统疾病

1. 冠心病心绞痛　概括于真心痛、厥心痛、胸痹之内，多由气滞不畅，血脉瘀阻，或心阳失展，心脉痹闭而致，活血化瘀，理气通阳是其大法，而参用善于化瘀通脉、降脂解凝之水蛭，解惊通络之蝉衣，每可提高疗效。

（1）太子参、制黄精各 15 g，麦冬、丹参、蝉衣、泽泻各 10 g，檀香 6 g，水蛭 2 g（研分 2 次吞），炙草 6 g，水煎服，连服半月后，如症情稳定，舌唇之瘀暗渐化，可改为丸剂巩固之。

（2）丸剂：党参、制黄精、丹参、生山楂、广郁金各 90 g，蝉蜕（洗净）60 g，水蛭 30 g，檀香 20 g，共研极细末，水泛丸如绿豆大，每服 4 g，每日 2 次，开水送服。

2. 风心病　相似于"心痹"之候，多因风、寒、湿之邪内舍于心，致使心体残损，心脉痹闭而出现的一种病症。《素问·痹论》："心痹者，脉不通，烦则心下鼓，暴上气而喘，嗌干善噫，厥气上则恐。"是风心病而出现心力衰竭的生动描述。舌有瘀斑，脉细结代。凡瘀血征象明显而体气不太亏虚者，应侧重活血化瘀，佐以温阳利水，益气宁心。可予心痹汤：

生黄芪、潞党参、炒白术、茯苓各 20 g，当归尾、丹参、桃仁、红花各 10 g，水蛭粉 2 g（分吞），炙草 5 g。每日 1 剂。

如体气亏虚较重者，当先予温阳益气以扶正，而后再参用活血化瘀之品。扶正可用炙甘草汤加味：红参粉 3 g（分吞），熟地黄 20 g，炙黄芪 30 g，肉桂末 2 g（分吞），阿胶、麦冬、炙草各 10 g，五味子 4 g，炒枣仁 15 g，红枣 10 枚，生姜 3 片。此外，在风湿性心脏炎阶段，尚未形成风心病时，如及早采用"银翘白虎汤"以清热解毒，利痹通络，多可控制其风湿活动而获得痊愈，免除风心病之产生。处方：连翘 20 g，银花、防己、木瓜、知母、粳米各 24 g，蛇舌草 30 g，生石膏 60 g，甘草 6 g。随证加味：湿重加苍术 20 g，薏苡仁 30 g，厚朴 10 g；热重加栀子、黄柏各 12 g，黄连 5 g；心前区闷痛者加丹参 20 g，参三七末 3 g（分吞）；心悸者加枣柏仁各 30 g，琥珀末 3 g（分吞）。

3. 预防顽固性心绞痛溶栓后复发　顽固性心绞痛静脉溶栓有效的患者，用芪蛭散能对溶栓后预防复发，经观察可明显降低患者血小板聚集率、全血比黏度及血浆比黏度，延长凝血酶原时间，从而防止血栓形成。患者舌质紫暗或瘀斑，脉涩或结代，呈气虚血瘀征象，治宜益气、活血、通络。芪蛭散处方：

黄芪、水蛭、川芎各90 g，桂枝30 g，共研细末，每服5 g，每日2次，温开水送下。服药至溶栓后6个月。

4. 脑血栓形成、脑梗死　脑血栓、脑梗死均为动脉硬化而引起，仅是程度之轻重而已。中医谓之属于中风范畴，多责之肾虚痰瘀内生，阻于脑窍而发㖞僻不遂或猝然昏仆，所以治疗大法是补肝肾、化痰瘀、慧脑窍，方用：

生黄芪30 g，钩藤、杞子、制首乌、女贞子、地龙、仙灵脾、丹参各15 g，石菖蒲、广玉金、陈胆星、川芎各10 g，水蛭3 g（研分2次吞），甘草4 g。每日1剂。

或用川芎100 g、地龙60 g、水蛭40 g，共研细末，0号胶囊装盛，每服4粒，每日2次，亦效。

河南中医学院附属第一医院用脑苏灵冲剂（泽泻、水蛭、大黄、黄芪），每次10 g，4小时1次，用温水溶化，昏迷者发病48小时内用其高位灌肠，48小时后鼻饲。1周后减为每日4次，第2周后改为每日3次，直到21日为止。对痰热腑实、风痰上扰型及气虚血瘀型疗效较佳。能通过消除脑水肿而奏降低颅内压之效。

5. 高脂血症　常见头目眩晕、胸闷、肢麻等征象，中医属之眩晕、痰证、瘀证范畴。可用活血化瘀，健脾涤痰之品，如炒白术、薏苡仁、茯苓、僵蚕、水蛭、生山楂、泽泻、石菖蒲等。或用黄芪200 g，水蛭40 g，研细末，装0号胶囊，每服5粒，1日3次，降低胆固醇、甘油三酯、LDL-C，有佳效。

6. 脾切除后血小板增多症　因门静脉高压行脾切除术后而致血小板增多者，常呈发热、舌红、脉弦数等营血瘀热征象，故应凉血化瘀治之，上海仁济医院秦亮甫教授创用生地黄30 g，生蒲黄、五灵脂各15 g，丹皮、赤芍、地鳖虫各10 g，虻虫6 g，水蛭3 g（研分吞），甘草4 g，每日1剂，连服3剂，血小板数即见下降。如未下降至300×10^9/L以下者，需续服之。方中虻虫有时易引起腹泻，性峻利，虚人可去之。

7. 心力衰竭　北京西苑医院以蟾酥1份，茯苓9份组成的"强心散"，治疗各种心力衰竭，有较显著的疗效，每服100 mg，1日2～3次，药后2～48小时症状、体征皆有改善，表现在脉率减慢，尿量增加，水肿消退或减轻，肝肿缩小。蟾酥的强心作用，与它能显著增加心肌蛋白激酶活性有关，而对其他内脏蛋白激酶活性几乎没有影响，因此它没有类似心得安（普萘洛尔）一类的副作用。但蟾酥有毒，用量应严格掌握，每日量为15～30 mg，不可过量。又以其能引起子宫收缩，孕妇忌服。

8. 急性白血病　此乃病程短、死亡率高的一种血液病，化疗疗效虽较好，但均有较强的毒副作用。为此，积极在中医药方面寻找治疗方药，是一个重要的途径。中国中医研究院中药研究所肿瘤组用"安露散"治疗急性白血病（包括急淋、急粒、急单、红白血病等）有一定疗效。安露散一号由全蝎、蜈蚣、僵蚕、地鳖虫等量焙干研末，每服0.7 g，1日3次；慢性粒末急变者，以每服0.3 g，每日3次为好，和入鸡蛋蒸食。对合并感染高热者，可配合使用金银花、黄芪各30 g，当归、甘草各15 g，以补益气血、活血祛瘀，清热解毒。共观察29例，其总缓解率为48.3%，同时有45%～80%的患者有食欲、临床一般状况和血常规的改善，值得进一步探索。

9. 荨麻疹 古称"瘔瘤",多为风热客于营分而致,治宜祛风泄热,凉血活血;少数病例属脾虚风湿蕴于肌腠不化,则宜补脾祛风化湿为主;如反复发作,久治未愈,而气血亏虚者,又宜益气养血,兼去风湿。因僵蚕长于散风泄热,对风热型荨麻疹,用之多能奏效。处方:

(1) 僵蚕 60 g,蛇蜕 40 g,生大黄 90 g,广姜黄 40 g,共研细末,每取 6 g,以白糖开水送服,服后得微汗即愈,未愈者可续服数次,每日 1 次。

(2) 僵蚕、姜黄、蝉衣、乌梢蛇各等份为末,每服 5 g,每日 2 次。

此两方功能祛风散热,活血祛瘀,对顽固性风疹块有佳效。但(1)方对体质壮实者最合,如体气偏虚而风热仍盛者,则以(2)方为宜。

(3) 蚕砂饮(蚕砂、丹参各 30 g,蚤休、地肤子各 15 g,蝉衣 8 g)治荨麻疹,连服 3 剂即愈。对皮肤瘙痒症、药疹、玫瑰糠疹、手部急性湿疹、日光性湿疹等均有一定疗效。

(三) 呼吸系统疾病

1. 慢性支气管炎 多反复发作,缠绵不已,下列单方,收效满意。

(1) 露蜂房拣净,研末,每取 1.5～3 g,鸡蛋 1 枚(去壳),混合,不放油盐,置锅内炒熟,于餐后一次食用,每日 1～2 次。多可于 3 日内控制主要症状,不仅疗效高,且见效快。本方除具有止咳化痰、平喘降逆的效能外,还有催眠、增加食欲及止血之作用。但有较少数患者,服后有头晕、恶心之感,不需停药。蜂房过去主要用于祛风定惊、解毒疗疮、散肿定痛,近代观察,并有兴阳起痹、抗癌消瘤之功;小量常服,能强壮益肾,故于慢性支气管炎,不仅治标,并且治本。

(2) 蛤鲗散(蛤蚧 1 对,乌贼骨 150 g,共研极细末,加白糖 500 g,混匀,每服 4 g,1 日 2 次)治疗慢性咳喘不已,而体质偏虚者,最为适合。一般 1～2 周见效,3～4 周稳定。因为蛤蚧能补肺润肾,止咳定喘,而乌贼骨孟诜谓其"久服益精",《叶氏摘玄方》用其治小儿痰齁,因此,也是一味治慢性支气管炎、哮喘的有效药。

2. 哮喘 有寒、热、虚、实之分,宜辨证论治。

(1) 支气管哮喘,久而不愈,或伴有肺气肿,而面浮肢肿,表现为虚寒型哮喘(肾不纳气)者,宜用参蛤散(红人参、北沙参各 15 g,蛤蚧 1 对,麦冬、化橘红、川贝母、五味子各 10 g,紫河车 24 g,共研极细末),每服 4 g,1 日 2 次。因为蛤蚧辛微温,能补肺润肾,止咳定喘;人参、紫河车、北沙参、麦冬补益气阴,以治其本;化橘红、川贝母化痰止咳;五味子敛肺止喘,合之组方,对虚寒型哮喘最为合适。如合并感染,宜先用清肺降逆之品调治,然后再服本方。喘定后,仍宜每日或间日服 1 次,以资巩固。

(2) 哮喘之偏热、偏实者,可用"玉蜓丹"(蜓蚰 100 条,冷开水洗去泥垢,加象贝母粉,同捣如泥,捻丸如绿豆大),每服 1.5 g,早晚各 1 次。多数病例服后喘促减缓,咳痰爽利,症状改善,连续服用,辅以培本之品,可以逐步治愈。我们临床观察,玉蜓丹对各型发作性哮喘(除肾不纳气者外),均有助益。因蜓蚰具有清热解毒、消肿平喘之功,善于缓解支气管痉挛,使呼吸道通畅,分泌物大量排出。佐以象贝化痰定喘,疗效较佳。或取蛞蝓 10 条,洗净后加白糖 2 匙拌和,约 1 小时即化为黏液状,于临睡时顿服,连服 7～10 日后,可适当减量至喘息停止为度。一般服后,痰量排出增多,咽头有紧缩感,约数日后,痰量减少,咽头紧迫感即消失,随之喘息停止发作,且较少复发,无副作用,是其优点。

(3) 地龙性寒,有舒张支气管、宽胸、化痰、平喘之功。常用方:地龙 150 g,海螵蛸、天竺黄、紫河车各 100 g,川贝母 60 g,共研极细末,装胶囊,每服 3 g,1 日 2 次。连服 6 个月为1个疗程。对慢性支气管哮喘不能平卧者，能增强机体功能，促使康复。对发育期前的儿童哮喘，收效甚佳。

3. **肺气肿** 多继发于慢性支气管炎、哮喘等症。古籍称之为"肺胀"，是很确切的，在治疗上并创订"皱肺丸"，甚具良效。《百一选方》、《圣济总录》、《世医得效方》、《普济方》均载有此丸，治久嗽、喘咳、痰红，其中《普济方》之皱肺丸明确指出："治咳嗽肺胀，动则短气"，是完全符合肺气肿的表现的。该丸由五灵脂二两（60g），柏子仁半两（15g），胡桃八枚（去壳）组成，共研成膏，滴水为丸，如小豆大，甘草汤下，每服15粒，1日2次，有和瘀、化痰、皱肺、纳肾之功，对肺气肿之轻者，有较好之疗效，重者可用参蛤散。

4. **慢性肺心病** 本病多由慢性肺胸疾病或肺血管慢性病变逐渐引起肺动脉高压，进而导致右心室肥大的一类心脏病，最后多出现呼吸衰竭和心力衰竭。由于患者多是中老年人，体气偏虚，易于感受外邪而发此病，咳呛痰多，喘促，面浮肢肿，胸闷心悸，纳呆，苔腻，质紫暗，脉滑数。其轻者用本方有效：金荞麦、鱼腥草各30g，地龙15g，葶苈子15g，杏仁、紫菀、黛蛤散各10g，甘草4g，每日1剂。有清热、化痰、消瘀、平喘之功。葶苈子（隔纸微焙）研末，每服3～5g，每日2次，泻肺利水、消肿、祛痰定喘之功较著，并有增强心肌收缩，减慢心率等强心作用。如肺气壅塞，痰浊内阻，黏稠而不易咳出者，可用"夺痰定惊散"0.6g，每日1～2次有良效。症情偏重者，可酌加万年青根（干品）10～20g，红参6～10g，制附片、麦冬各10g，五味子6g，温阳、益气、敛阴。症势严重者，则需中西医结合为宜。

5. **百日咳** 俗称"顿咳"，以阵发性、痉挛性咳嗽为特征，下列两方，收效满意。

（1）蜈蚣、甘草各等份，研细末，每次1～2岁用1.5g，3～4岁用2g，1日3次，连服5～7日。

（2）蝉衣、僵蚕、前胡各6g，生石膏、杏仁、川贝、海浮石各4.5g，六轴子、北细辛、陈京胆星各1.5g，研细末，每次1岁服0.3g，1日可服4～6次（间隔3小时），白糖开水送下。一般连服2日后可见缓解，5～6日可渐向愈。二方均有解痉定咳、化痰下气之功，痰多或伴有发热者以（2）方更合。

【案1】钱孩，4岁。

患百日咳已20余日，其咳阵作，作则面红气窒，咳声连连不断，必呕吐痰涎始已。苔薄腻，脉滑数。予蜈蚣甘草散9包，3日分服。药后第2日即见咳势减缓，3日大定，续服2日而愈。

6. **肺结核** 慢性纤维空洞型肺结核久不闭合，浸润型肺结核久不吸收者，可用"保肺丸"治之。地鳖虫120g，制首乌、白及各400g，蒸百部、紫河车各150g，共研极细末，另用生地榆、葎草、黄精各200g，煎取浓汁泛丸，如绿豆大，每服9g，每日2次，地鳖虫活血散瘀，推陈致新，促使病灶吸收，空洞闭合。白及补肺泄热，敛肺止血。首乌、河车滋养肺肾，补益气血，增强体质，加速恢复。百部、地榆、葎草、黄精均有抗结核及清热滋阴之功，合之为丸，收效满意，坚持服用，多在3～6个月痊愈。

【案2】魏某，女，49岁，农民。

患慢性纤维空洞型肺结核已八载，迭经中西药物治疗，迄未奏效。面色晦滞，形体羸瘦，咳呛气促，痰多而浊，偶或带血，胸痛隐隐，盗汗失眠，纳呆不馨。苔腻质紫，脉弦细而数。证属肺痨重候，乃肺体久损，痰瘀凝滞，邪稽不去，正虚难复之征。治宜开瘀解凝，培正补肺并进，予抗痨保肺丸一料，冀能应手。

药后精神较振，咳呛、咳痰均减，活动已不气促，盗汗、失眠亦见好转，纳呆渐香。胸透复查：病灶明显吸收，空洞略见缩小。上方续服两料，诸象悉除，体重增加。摄片：空洞闭合，炎症吸收。已能从事一般轻工作。

（四）消化系统疾病

1. 慢性肝炎、早期肝硬化　根据"久病多瘀、久病多虚"及肝郁气滞，血瘀癥积的机制，拟订"复肝丸"治疗慢性肝炎及早期肝硬化，因其寓攻于补，攻不伤正，补不壅中，可使虚弱、胁痛、肝脾大、肝功能异常逐渐减轻或消失，并能升高血浆蛋白总量，调整清、球蛋白比例的倒置。自1963年在《中医杂志》报道后，各地采用，均称收效满意，处方：

地鳖虫，太子参（或红参须）各30 g，紫河车24 g，广姜黄、炮山甲、广郁金、参三七、鸡内金各18 g，共研极细末。另用糯稻根、石见穿、虎杖、蒲公英各120 g，煎取浓汁泛丸如绿豆大，每服3 g，每日3次。

【案例】陈某，女，34岁，农民。

宿患血吸虫病，近年来，形体消瘦，食欲不佳，腹部逐渐胀大，某医院确诊为肝硬化腹水，经中西药物治疗效果不显。顷诊肝区刺痛，亢热体倦，腹大如鼓，小溲不多，大便尚调，月经虽行而量少，其色紫黑，舌质偏红、苔薄黄，脉弦数。肝功能检查：ALT 60 U，TTT 13 U，白、球蛋白倒置。证属鼓胀。缘肝脾两伤，癥块癖积，疏泄失职，血瘀水停所致。当予调养肝脾、化癥消瘀、舒络行水为治。处方：

北沙参、丹参、泽兰、泽泻各15 g，制黄精、石见穿各20 g，生牡蛎（先煎）30 g，路路通、炙地鳖虫各10 g。

连进5剂，未见显效。仍予原方，每日1剂，另嘱每日觅鲤鱼一尾，去鳞甲、内脏，加赤小豆60 g，不放盐，煮服。第2日尿量显增，半月后腹水退净。续予原方去泽泻，加生黄芪30 g，嘱隔日服1剂，共进20余剂，此间未饮鲤鱼汤，但小便一直正常，后予复肝丸善后巩固，半年后复查，肝功能正常，基本治愈。

2. 肝硬化腹水　肝经疫毒已久，肝脾两伤，导致血瘀癖积，水湿停潴，而致肝腹水萌生，治宜疏肝解郁，化瘀软坚，渗湿利水。久病体虚者，还应兼顾培补脾肾。陈士铎《石室秘录》所载之"消胀除湿汤"（蜣螂虫、木瓜、通草、延胡索、佛手、郁金、丝瓜络各8 g，红花、茜草、远志各4 g，路路通10枚，生薏苡仁24 g，香橼皮半个）有活血散瘀、疏肝理气、消胀除湿之功，对肝腹水有较佳之效。或用"庵闾子18 g，水蛭6 g，生牡蛎、白茅根、车前子各30 g，海藻、茯苓各15 g，肉桂1.5 g，沉香末、琥珀末各2 g，分吞）亦佳。

3. 肝炎胁痛　慢性肝炎之胁痛，多由肝郁血滞而引起，较为顽固，为患者精神上一大威胁。如仅以胁痛为主者，可径予"宁痛丸"（九香虫150 g，参三七200 g，炙全蝎100 g，共研极细末，水泛为丸如绿豆大），每服1.5 g，早晚各服1次，一般1～2日后，疼痛即见减轻，痛减后，可改为每晨服1次，痛定即可停服。如症情复杂者，即以九香虫4 g加于辨证论治的处方中，亦有较好之疗效。

4. 胆结石 湿热郁于胆经，结而为石，在三金汤（金钱草、鸡内金、广玉金）中加用善于疏肝郁、散滞气、促使排石的九香虫 6 g，长于溶石的芒硝 4 g（分 2 次冲），每收佳效。

5. 萎缩性胃炎 相似于中医之胃痞，病因病机，错综复杂，既有胃失和降、脾胃湿热、胃阴不足之征象，又有脾胃虚寒、脾失健运，或脾不升清、肝气郁滞的证候；但病位在胃，其病理改变则一，根据"久病多虚，久病多瘀"之机制，组方坚守"补而不滞，滋而不腻，温而不燥，攻而不峻，行不耗阴"之原则，基本方：生黄芪 20 g，党参、蒲公英、徐长卿各 15 g，刺猬皮、五灵脂各 10 g，莪术、凤凰衣、玉蝴蝶各 6 g，绿萼梅 8 g，砂仁 3 g，甘草 5 g，水煎服，每日 1 剂。偏阴虚者加北沙参、杞子各 10 g；偏阳虚者加高良姜、炒白术各 10 g。伴见肠上皮化生或不典型增生者，要加重刺猬皮至 15 g，蜂房、炮山甲各 10 g（或山甲粉 3 g 分吞），以软坚散结，消息肉，化瘀滞；白花蛇舌草 30 g，解毒散结，从而促使肠化生和增生性病变的转化和吸收。党参、川朴、延胡、黄连能杀灭幽门螺杆菌，可参用之。

6. 消化性溃疡 胃或十二指肠溃疡，乌风散（乌贼骨 60 g，凤凰衣、玉蝴蝶各 50 g，象贝母 40 g，共研极细末，每餐前半小时服 4 g（每日 3 次）。对溃疡有止痛、制酸、护膜生肌之功，善于促进溃疡之愈合，一般连服 2～3 个月，多可趋愈。

7. 慢性腹泻 包括过敏性结肠炎、溃疡性结肠炎。腹痛，泄泻稀便，杂有黏液或脓血，时轻时剧，缠绵不已，呈反复发作。泄泻初期，属实属热，宜清宜导；久泻则多属虚属寒，故宜止宜敛。五倍子其性不仅收敛止泻，且有抗菌作用，对慢性泄泻甚合。《纲目》以之治泄泻之附方达 6 首之多，可知其效果。五倍子、炒白术各 60 g，补骨脂、赤石脂各 40 g，公丁香 30 g，共研极细末，每服 3 g，1 日 2 次，连服 3～7 日多收良效。

8. 小儿消化不良 验方"蜈蚣儿茶散"治小儿消化不良之呕吐、泄泻，小便减少者甚效，脱水显著者，应予补液。蜈蚣（文火烘干）62 g、儿茶 38 g，共研极细末。6 个月以下，每次服 0.33 g；6～12 个月每服 0.65 g；1～2 岁每服 0.85 g，1 日 3 次，多于 1～2 日临床治愈。《别录》曾提到蜈蚣"疗心腹寒热积聚"，说明蜈蚣对胃肠功能有调整作用，今伍以收敛止泻之儿茶，一温一寒，一开一收，共奏和调中州之功。脾虚者，应加白术、木香之属。

9. 不全性肠梗阻 古人称之为"吐粪症"。因蜣螂虫有破结攻窜之功，能使肠之梗阻松解，故多以之为主药，但以不全性肠梗阻初期为宜，如梗阻时间已长，形成肠道局部坏死者，则应手术治疗为是。蜣螂虫、生枳实、炒槟榔、橘荔核各 10 g，代赭石 30 g，川连、干姜各 2 g，每日 2 剂，分 4 次服用，多于次日松解。或用蜣螂虫 7 只，黑白丑、石菖蒲各 9 g，治疗麻痹性肠梗阻亦有效。

10. 糖尿病

（1）蚕茧含丝纤维蛋白、丝胶素，有拟胆碱作用，并含铁、氟、锰、锌等微量元素，能降糖解渴，治小便过多。已出蛾的桑蚕茧 10 g，水煎，每日 1 剂，对消渴病之口渴、多食易饥、小便频数者，有生津止渴、降糖之功。

（2）炙僵蚕研细末，用 0 号胶囊装盛，每服 8 粒，1 日 3 次，并取鲜萹蓄洗净，切碎捣烂取汁约 50 mL，温饮之，可提高疗效，一般 1～2 周即见症状改善，坚持服用，血糖、尿糖均可控制。因僵蚕具有化痰消坚、活络通经之功，殆具有调节糖代谢紊乱之作用。

（3）卫茅科的鬼箭羽，性苦寒，本是行血通经、活络止痛治妇女闭经、风湿痹痛之品，近代实验证明，它还能刺激胰岛素细胞，调整不正常的代谢，加强胰岛素分泌，从而降低血糖。

由于它具活血化瘀功能，对糖尿病并发症如心脑血管、肾脏、眼底及神经系统等病变亦有帮助，每日 20～30 g 加于辨治方中。

11. 口疳 即复发性口疮，常于劳累、失眠、焦虑后出现，进食或说话时疼痛加剧，治法甚多，而以蜈蚣研粉，加少许梅片同研匀，用鸡蛋清调搽患处，1 日 3～4 次，收效较速。

（五）泌尿、生殖系统疾病

1. 急慢性肾炎

（1）多以浮肿、蛋白尿、纳呆、腰酸、神疲及肌酐、尿素氮升高为主症，有效方药甚多，单方蜈蚣蛋疗效较好。蜈蚣 1 条，去头足，焙干为末，纳入鸡蛋内搅匀，外用湿纸及黄泥土糊住，放火上煨熟，剥去外壳取鸡蛋吃，每日吃 1 枚，7 日为 1 个疗程。病未愈，隔 3 日再进行下 1 个疗程。在治疗中患者应休息、低盐饮食，不配合其他药物，一般 2～3 个疗程好转，少数 4～6 个疗程始稳定。如仍不愈者，应改用辨治方药为是。此法对消退浮肿，控制尿蛋白，有较好疗效，肾功能亦有改善。但如服后有肤痒不适者，乃过敏反应，应予停服。

（2）慢性肾炎时肿时消，肾功能损害，尿蛋白持续不消，日久不愈者，用"海马健肾丸"（海马、砂仁、茯苓、山萸肉、党参各 30 g，熟地黄 90 g，怀山药 60 g，薄荷叶 15 g，共研细末，蜜丸如绿豆大，每服 7 g，每日 2 次）有较佳疗效，能补益脾肾，温阳利水，固摄精微，一般服 2 周后，尿蛋白即逐步控制，1～2 个月后，精神振奋，体重增加，肾功能正常。继后阴虚以六味地黄丸，阳虚用金匮肾气丸巩固之。

2. 肾病综合征 在常规治疗前提下，加用活血散瘀、涤痰泄浊的"蛭锦胶囊"（水蛭 100 g，生大黄 50 g，共研细末，装 0 号胶囊，每服 5～8 粒，1 日 2 次），能显著提高疗效，对改善患者的血液流变学紊乱及脂质代谢异常，消退水肿，阻止病情进一步发展，改善肾功能，颇有帮助。

3. 阳痿 导致之原因甚多，扼其要可分之为二：一为劳倦思虑伤神，性欲过度，精血暗耗，下元亏损，而致肾虚阳痿不举，并有阴虚、阳虚之分；二为肝经湿热遏注下泄，致宗筋为之痿而不举，此类患者多为青年体质壮实者，用龙胆泻肝汤清其肝火，泻其湿热，甚易瘳复。肝肾虚而致之阳痿；偏阳虚者当温肾壮阳，以振其痿；偏阴虚者，又宜补养肝肾，以复其损。下列数方，可选用之。

（1）蜘蜂丸（花蜘蛛 30 只，炙蜂房、紫河车、仙灵脾、淡苁蓉各 60 g，熟地黄 90 g，黄狗肾 2 具，共研细末，蜜丸如绿豆大，每服 6 g，每日 2 次），宜于体虚较甚者。目前花蜘蛛难觅，可以蛤蚧 1 只代之。

（2）温肾起痿汤（仙灵脾、熟地黄各 15 g，炙蟋蟀 1 对，锁阳、淡苁蓉各 10 g，紫河车 6 g，甘草 4 g，水煎），每日 1 剂，连服 1～2 个月。

（3）阳痿汤（蜈蚣 3 g，全当归、生白芍各 15 g，甘草 6 g）水煎，每日 1 剂，或作散剂（蜈蚣 30 g，当归、白芍各 60 g，甘草 40 g，共研细末，每服 3 g，1 日 2 次）亦可，有温养肝肾、开瘀通络而治阳痿之功。

（4）补肾丸（蛤蚧 1 对，熟地黄、菟丝子、金樱子、巴戟天、淡苁蓉各 45 g，紫河车 30 g，共研极细末，水泛为丸如绿豆大，每服 6 g，1 日 2 次）对肾阳不振、下元不固之阳痿、早泄有效，因蛤蚧温肾助阳，兴阳起废，余药固摄下元，温养肝肾，故奏效较好。但苔黄舌质红，下焦有湿热或相火炽盛者，不宜使用。

（5）对肾阳虚衰较甚者，面色㿠白，形瘦，怯冷倍于常人，舌质淡，脉沉细之阳虚患者，可用蛤茸散（蛤蚧、鹿茸各等份，研极细末，每晚服 2 g）以温壮肾阳，如有口干、舌红即应停服，勿使过之。

4. 不射精症 性交不射精症属"精闭"范畴，多责之肝郁气滞，疏泄失职，而致精窍不通，故应疏肝解郁，通络排精，药用柴胡、白芍、当归各 10 g，以疏养肝木，而解郁结；蜈蚣 3 g（研分吞），路路通、威灵仙各 15 g，开启精窍，通络排精，甘草 5 g 以协和诸药。每日 1 剂，2 周为 1 个疗程，一般多在 2～3 个疗程治愈。同时辅以心理疏导，收效更好。

5. 前列腺增生 多为湿热挟瘀，阻于下焦，致膀胱气化不利，小溲不爽，余沥不尽，甚则癃闭（尿潴留），伴有结石者，常合并尿血。治当化湿热、消瘀结，取蛭蝉散（水蛭 4 g，蟋蟀 1 对，共研细末，分 2 次吞）、用当归尾、赤芍、桃仁、红花各 10 g，刘寄奴、王不留行各 15 g，败酱草 30 g，生地黄、鸡内金各 15 g，甘草 6 g，煎汤送服，每日 1 剂，连用 7～14 剂，多收佳效。

6. 附睾炎 相似于"子痈"之疾，症见附睾硬结，阴囊下坠、胀痛，小腹有拘急感，多由瘀凝寒结所致，治当化瘀理疝，温经散寒。验方"蜈蝎白椒散"（蜈蚣、全蝎各 10 g，白胡椒 2 g，共研细末），每服 2.4 g，黄酒送下，轻者 1 次见效，重者每隔 2 日服 1 次，多在 3～5 次治愈。

7. 术后尿潴留 腹部手术后膀胱麻痹引起的尿潴留，用蝼蛄（去头、足、翼）15 只煎汁约 100 mL 顿服，1 小时后即可排尿。因蝼蛄含有硫胺素和碱性胺盐，故善于利尿，对其他水肿之实证者，亦可应用。

【案例】谢某，男，28 岁，工人。

患者在腰麻下施行阑尾切除术，术后 3 小时少腹胀痛欲尿，历 4 小时仍不能排出，呻吟不已。给蝼蛄（去头、足、翼）20 只煎汤 1 小碗服，1 小时后排尿甚畅，腹胀痛随之缓解。

8. 肾阳虚馁，夜尿频繁 肾阳虚衰，而致膵气不固，夜尿频繁，常见于老人、虚人，用熟地黄 15 g，桑螵蛸、金樱子各 10 g，煎汁送服海马 1.5 g（研末，分 2 次吞服），一般多在 3～5 剂见效。海马温肾助阳，滋补强壮；地黄、桑螵蛸、金樱子补肾收敛，缩尿固下，故收效较佳。

9. 预防子宫绒毛膜上皮癌 凡葡萄胎经过刮宫 1～3 次后，尿妊娠试验，仍为阳性者，需预防子宫绒毛膜上皮癌之萌生，可用复方蜂房汤（蜂房、当归、泽兰、炮山甲各 9 g，丹参、生山楂各 15 g，茯苓 12 g）每日 1 剂，连服 5 剂为 1 个疗程，并做尿妊娠试验，如已转为阴性，即可停服，倘仍为阳性，可服第 2 个疗程，并加入半枝莲 20 g。一般药后会出现不规则阴道流血，若数量不多，无须停药，亦不需止血。如停药期间，阴道又见不规则出血，而尿妊娠试验仍为阴性者，可按月经不调辨治之。

10. 产后癃闭（尿潴留） 产后因尿道括约肌痉挛而致潴留者，用验方"宣癃汤"（蝉衣 30 g，生黄芪 20 g，当归、麦冬、王不留行各 10 g，肉桂 3 g，另用益母草 60 g 煎汤代水煎药），一般多在服药 4 小时后自动排尿。蝉衣本为散风热、定惊搐之佳品，但重用之则利小便之功甚著，《纲目》有"退阴肿"之记述，张锡纯更明确指出有利小便之功。故认为是"开上泄下"、"提壶揭盖"的作用，经动物实验证实，蝉衣能降低横纹肌紧张度，增强肌张力，因而促进排尿。我曾用蝉金散（蝉衣、鸡内金、车前子等份为末）每服 6 g，1 日 2 次，对风水及其他水肿，均有利水消肿作用。

11. 女子宫冷不孕　患者多为肾阳不振，冲任亏虚，怯冷倍于常人，少腹有冷感，性欲减退，苔薄质淡，脉细软弱，结婚数年而不孕者，用善于温壮肾阳、暖宫调经之"海马温肾散"（海马 4 对，炙研极细末，每服 1.5 g，1 日 2 次），连服 1～2 个月，多能收效。

12. 痛经　痛经应辨证论治，寒者宜温经散寒；气血虚弱者宜调补气血；气滞血瘀者，当活血行气、祛瘀止痛。用失笑散加九香虫、当归、川芎、丹参、桃仁、生白芍、香附效佳。

13. 宫外孕　属于少腹血瘀之实证，除休克型因阴血暴脱而导致阳气欲竭的危重证候，需中西医结合，积极抢救外，其余不论未破损型或已破损型中之不稳型或包块型，均可采用化瘀消癥之品，如用失笑散（五灵脂、蒲黄）合胶艾汤（四物加阿胶、艾叶），或失笑散合活络效灵丹（当归、丹参、乳香、没药），并加服水蛭胶囊 1.5 g，每日 2 次，收效更佳。

14. 宫颈糜烂　多见于慢性子宫颈炎患者，宫颈呈糜烂状，可用倍矾散（五倍子、枯矾等份为末），以纱布蘸药末贴塞于宫颈部，每日换药 1 次，有消炎止带、收敛生肌之功，连用 3 日带下显见减少，继用 1 周，带即净，糜烂可趋敛愈。

15. 输卵管阻塞　婚后不孕，排除男方不育因素，经碘油造影证实为输卵管不通或不畅病变者，可用活血化瘀、散结通络之品如乌贼骨、茜草、当归、赤芍、三棱、莪术、穿山甲、路路通、水蛭粉，一般连服 1～2 月多能奏效。经期暂停服用。

16. 子宫肌瘤　属癥瘕范畴，多由"恶血当泻不泻，衃以留止，日以益大"而致。治当活血化瘀，消癥散结，药用水蛭、鬼箭羽、蒲黄活血散瘀；棱术破瘀结；山甲、鳖甲、牡蛎，软坚消癥；参、芪补气，使瘀血去而新血生。一般连服 1～2 个月，多能明显改善患者的临床症状，肌瘤逐步缩小，乃至消失。

17. 卵巢囊肿　用活血、化瘀、利水之水蛭粉，每服 3 g，早晚各 1 次，经期暂停服用。一般连服 2～6 个月，包块可缩小或消失。

（六）骨与关节疾病

1. 重型风湿性关节炎　重型风湿性关节炎反复发作，久治未愈而寒湿偏盛者，宜温经散寒，祛风通络，可用验方"五虎汤"（炙僵蚕 10 g，炙全蝎、蜈蚣各 3 g，研末分吞，制川、草乌各 6～9 g）每日 1 剂，连续服之，多能收效。血虚体弱者，制川、草乌用半量，并加生熟地各 15 g，生白芍、全当归各 10 g。本方加天麻、白芷、归身、牛膝，可治小儿麻痹症，剂量酌减，制川、草乌用 1/3 量；加蒲公英、紫花地丁、九里明（功能清泄热毒，明目消翳，生肌去腐，治痈疔疮疡）可治痈疽。

2. 类风湿关节炎（类风关）　类风关、慢性风关炎、增生性脊柱炎等均属"痹证"范畴，凡症情较重、迁治缠绵不愈者，即非单纯祛风、散寒、逐湿之剂所能奏效。正如王肯堂对其病因所说的："有风，有寒，有湿，有热，有挫闪，有瘀血，有滞气，有痰积，皆标也；肾虚，其本也。"风、寒、湿仅是外在诱因，而肾虚才是内在的本质。此类"顽痹"之候，具有"久痛多瘀、久痛入络、久痛多虚、久必及肾"的特点，同时患者多有阳气先虚的因素，病邪遂乘虚袭踞经隧，气血为邪所阻，壅滞经脉，深入骨骱，胶着不去，痰瘀交阻，凝涩不通，邪正混淆，如油入面，肿痛以作。而骨为肾所主，故我提出"从肾论治"的观点，创制"益肾蠲痹丸"，经过中国中医研究院基础理论研究所的实验研究证实，动物病理模型出现骨质损害后，给予该丸喂饲，能使滑膜组织炎性细胞及纤维素渗出减少，胶原纤维减少，软骨细胞增生修复，脂酶阳性细胞下降，使实验性类风湿关节炎增生修复，得到显著改善，乃至治愈。从而提示了温阳补肾、搜风剔邪法对实验性类风湿关节炎有较好的疗效。在临床上我们得到同样的效果。过去认为该病骨质破坏是不可逆性的，但通过病理模型实验和临床观察证实，中药"益肾壮督"治本，"蠲痹通络"治标，确能阻止骨质破坏与进展，并使大部分患者得到修复。该丸由熟地黄、仙灵脾、鹿衔草、淡苁蓉、全当归、鸡血藤、蜂房、蕲蛇、地鳖虫、僵蚕、蜣螂虫、炮山甲、全蝎、蜈蚣、地龙、甘草等组成，已由清江和华南两制药厂生产供应，该丸需坚持服用，方可收效，病情复杂者，应结合辨治之汤药为是。

3. 关节肿痛　肿痛是骨与关节疾病共有的主症，辅以外治，将收相得益彰之效。"蜂生搽剂"除红肿热痛者外，均可外搽。取蜂房（洗净，扯碎，晒干）180 g，生川乌、生草乌、生南星、生半夏各60 g，以60％乙醇1500 mL浸泡2周，去渣，用200 mL之瓶分装。以药棉蘸药液搽擦关节肿痛处，每日3～4次，有消肿止痛之效。

4. 颈椎病　从病理角度有神经根型、椎动脉型、交感神经型之分；从辨证有气滞血瘀型、风寒湿痹型、肾督亏虚型、痰湿互阻型之别，其实质是颈椎椎间盘组织退行性改变及其继发病理改变，累及周围组织结构而出现有关症状，故在治疗上应予活血化瘀，益肾壮督，祛风散寒，蠲痹通络。药取乌梢蛇、地鳖虫、川芎、补骨脂、当归各100 g，生白芍、鹿衔草各150 g，研极细末，以葛根、威灵仙、干地黄各200 g煎取浓汁泛丸如绿豆大，每服5 g，每日2次。一般服用10日左右即见症状改善，连服2～3个月，可以临床治愈。

5. 强直性脊柱炎　相似于"肾痹"，《内经》："肾痹者，尻以代踵，脊以代头"。X线摄片及 HLA-B$_{27}$ 可以确诊。本病以肾督亏虚为本，邪侵络痹为标，所以在治疗上应侧重益肾壮督，补益气血，辅以蠲痹通络，散瘀止痛，用地黄、仙灵脾、蜂房、补骨脂、苁蓉、葛根补肾壮督；黄芪、党参、当归、白芍补益气血；附片、桂枝、鸡血藤、鹿角片温经通痹；全蝎、地鳖虫、地龙、延胡索、山甲活血定痛，甘草协和诸药，坚持服用，可以健复。

6. 脊髓外伤性早期瘫痪　截瘫的病情比较复杂，有部分性横断、完全性横断之分，后者治疗尤为棘手。一般早期如有手术指征者，应及早施行手术。中医辨治，灵活掌握，骨折瘫痪者，应予活血化瘀，疏通督脉，续筋接骨；如为弛缓型瘫痪者，可以补肾健脾，温经通络；如瘫痪呈痉挛性者，又宜滋补肝肾，祛风通络；同时结合针灸、功能锻炼，可以逐步好转。北京市中医院介绍的早期瘫痪方，适用于脊髓损伤在3个月以内，损伤平面以下感觉运动功能丧失，二便不能控制，损伤部位疼痛，药用：地龙、地鳖虫、骨碎补、自然铜、狗脊、红花、桃仁、当归、丹参、制乳没、三七粉（分冲）各6 g，煎服。加减法：体虚气弱者加人参、麦冬、五味子各9 g，去自然铜、桃仁；颈椎损伤者加葛根15 g；疼痛剧烈者加延胡索9 g；食欲减退者加砂仁5 g，焦神曲12 g；便秘数日不解者加郁李仁、火麻仁各30 g，去骨碎补、制乳没。1976年秋，我参加唐山震区来通的截瘫伤员的治疗工作，对弛缓型者，用温壮肾督的乌梢蛇、蜂房、仙灵脾等；痉挛型者用祛风定惊的全蝎、蜈蚣、地龙等。后来为了便利服用，又拟订了"龙马起废片"（制马钱子0.1 g，乌梢蛇2 g，鹿角片0.8 g，地鳖虫2 g，地龙2 g，蜂房2 g，如法制片），每片0.5 g，上为一日量，分3次服，能益肾壮督，振颓起废，有一定的疗效。

（七）肿瘤

肿瘤早期发现，及时手术最为彻底，但临床发现时，多已中、晚期，则以中西医结合治疗，或纯中药治疗为是。

1. 颅内肿瘤　包括胶质瘤、垂体瘤、髓母细胞瘤、胆质瘤、颅咽管瘤、脑膜瘤、桥小脑蛛网膜囊肿、蝶窦肿瘤、转移瘤等，山东医科院科苑医院创制"脑瘤消"方（水蛭、银花、连翘、蒲公英、地丁、夏枯草、半枝莲、白花蛇舌草、瓦楞子、牡蛎各 15 g，茯苓 40 g，礞石、瓜蒌各 20 g，三棱、莪术各 12 g，蜈蚣 3 条，水煎，每日 1 剂）共治疗 36 例，治愈 6 例，显效 15 例，稳定 11 例，无效 1 例，说明疗效是比较满意的。脑瘤的形成，主要为痰阻经络，气机郁塞，久而气血循环不畅，加之情志拂逆，气郁化火上逆头部而致，故治疗以化痰软坚，活血通络为主，清热解毒为辅。方中莪术、水蛭、蜈蚣、半枝莲、白花蛇舌草、茯苓等均有抗肿瘤作用，尤其是莪术，可用于多种肿瘤，不仅能直接破坏肿瘤细胞，而且还可增强细胞的免疫活性，从而促进机体对肿瘤的免疫作用。

2. 喉癌、鼻咽癌、淋巴转移癌 以验方"消瘤丸"（全蝎 100 g，壁虎、蜂房、僵蚕各 200 g，共研极细末，水泛为丸如绿豆大）每服 5 g，1 日 3 次，有软坚消瘤、扶正解毒之功，坚持服用 3～6 个月，多能见效。

3. 鼻咽癌早期 宜清热解毒、软坚散结，方用苍耳子、炮山甲各 9 g，干蟾皮 6 g，夏枯草、蜀羊泉、海藻各 15 g，蜂房、昆布各 12 g，蛇六谷、石见穿各 30 g，水煎服，每日 1 剂，连服 2～3 个月，多可获效。

4. 恶性淋巴瘤 包括霍奇金病、淋巴肉瘤，可用全蝎、蜈蚣、生水蛭、明雄黄、枯矾、血竭各 30 g，乳没、天花粉各 60 g，飞朱砂、炉甘石、白硇砂、苏合香油、硼砂、白及各 15 g，轻粉 2 g，共研极细末，水泛丸如绿豆大，按病人耐受情况，每服 2～10 丸，每日 3 次。其副作用稍有恶心，但无肝肾、血常规等异常变化。据天津市红桥区第一防治院观察，认为本方有肯定疗效，起效时间 20～30 日，至少口服 3 个月才能收到效果，连服 6 个月未见毒性反应。此药缓解期较长，对恶性淋巴瘤效果显著。

5. 癌肿疼痛 癌肿由于肿块浸润、压迫每引起剧痛，蝎蛇散（全蝎 15 g，金钱白花蛇 1 条，六轴子 4.5 g，炙蜈蚣 10 条，钩藤 30 g，共研极细末，分作 10 包，每服 1 包，第 1 日服 2 次，以后每晚服 1 包，服完 10 包为 1 个疗程）有较强的镇痛、解痉、化瘀消癥的作用，既能止痛，又有抗癌之功。并对类风湿关节炎、坐骨神经痛等亦有镇痛的作用。

6. 恶性肿瘤 上海市普陀区中心医院用二白胶囊（白僵蚕、白附子、鳖甲、中国蝮蛇毒复合酶，胶囊装，每服 3 粒，1 日 3 次）治疗多种恶性肿瘤（包括胃癌、食管癌、肝癌、肺癌等），具有养阴清热、软坚散结作用，经 38 例观察，对肿瘤病灶治疗后缓解率为 10.53%，稳定率 42.11%，生活状态评分有所提高；镇痛率达 90%，并起效时间早，缓解时间长，血检三项指标降低（$P < 0.05 \sim 0.01$）。因此，本药不失为一种较有效的抗癌中药制剂。

7. 晚期肺癌 用清肺解毒、抗癌散结之品如壁虎、蜈蚣、地鳖虫、干蟾皮各 2 g（研细分 2 次吞），北沙参、天麦冬、夏枯草、蒸百部、炙僵蚕各 12 g，七叶一枝花、金荞麦、生薏苡仁、川百合、山海螺、白花蛇舌草各 30 g，甘草 6 g，水煎服，每日 1 剂。体虚者加参、芪以扶正，可以缓解症情，延长存活期。

8. 乳癌 《验方新编》所载"乳癌散"（炙蜂房、苦楝子、雄鼠粪各等份，研极细末），每次服 9 g，水送下，间日服 1 次，治乳癌初起，服本方 1 个月可使坚核趋向缩小。连服 2～3 个月，轻者即愈，稍重者则需连续服用，并加用山羊角，制成丸剂，每服 9 g，1 日 2 次，收效更佳。又壁虎研末，每服 2 g，1 日 2 次；或海马 5 g，蜈蚣 30 g，穿山甲 22 g，研细末，每服 1.5 g，1 日 2 次；或蛇蜕、蜂房、全蝎等份，研细末，每服 3 g，1 日 3 次，均有解毒、软坚、消瘤之功。

9. 食管癌 相似于古之"噎膈"，在病理上有鳞癌、腺癌之不同；在辨证上有虚实之区分。早中期多表现为气滞、痰聚、血瘀、毒踞的实证；晚期则因病程缠延日久，进食困难，而致气阴两亏，虚实夹杂，在治疗时必须审证求因，从因论治。

(1) 藻蛭散（海藻 30 g，生水蛭 6 g，研极细末，每服 6 g，1 日 2 次，黄酒、温水各半冲服）有软坚、化瘀、消痰、散结之功，服 5 日即自觉咽部松软，10 日咽部已无阻碍，1～2 个月可以渐复。本散适用于痰瘀互结，而苔腻，舌质衬紫，边有瘀斑，脉细滑或细涩者最合。

(2) 用解毒消坚、通络起废的守宫粉（与米双倍量，炒至微黄研细，每次 4 g，1 日 2 次，黄酒调服），坚持使用，1～2 周即见吞咽困难改善，随后食量及体重增加，病灶缩小或消失。

(3) 斑蝥蛋结合化疗治晚期食管癌有一定疗效。斑蝥 1 只（去头、足、翅、绒毛，此绒毛必须刷净，否则易引起呕吐），鸡蛋 1 枚，将蛋壳敲一小孔，纳入斑蝥粉，以湿纸贴盖，于锅中蒸约半小时，取出斑蝥，分 3 次吞服，鸡蛋也可切成小块同服。对晚期患者，因食管狭窄，吞咽困难，只能进流质的病人，可将斑蝥与糯米同炒（以糯米炒黄为准），然后将斑蝥研粉，每次 1 只，每日 1 次，用蜜水吞服。一般 7 日后即可吃粥，20 日左右可吃干饭。无锡市第二人民医院用此法治疗了 38 例，治愈 29 例，9 例因癌细胞转移而死亡，此 9 例在接受治疗前已是晚期，但服斑蝥蛋后都能进食，有的能吃干饭、粽子、汤团，无一例是饿死、痛死的。38 例经 X 线检查，无一例癌灶恶化。服斑蝥蛋后，多数病人先出现小便刺痛和血尿，加服利尿解毒之品（车前子、木通、泽泻、滑石、大小蓟、败酱草、甘草梢）之后，症情大为缓和，以至可以耐受。同时结合化疗，注射环磷酰胺 100 mg，或争光霉素 15 mg，或氟尿嘧啶 250 mg，1 日 1 次，一般用 15～80 针，并用维生素 C、维生素 E 作为辅助治疗。如白细胞降低即停用化疗，单用斑蝥蛋。

(4) 复方乌蛇苡仁散：方用乌梢蛇、瓜蒌各 250 g，蜈蚣、全蝎各 60 g。生薏苡仁 500 g，硇砂 7.5 g，皂角刺 125 g 组成，共研极细末，每服 3 g，1 日 3 次，温水送下。有化瘀消癥、解毒通利之功，对食管癌有较好的疗效。

(5) 利膈散（壁虎、全蝎、僵蚕、蜂房、代赭石各 30 g，共研细末，每服 4 g，1 日 2～3 次。

【案例】张某，男，54 岁，农民。

进食时食管有梗阻感已 3 个月余，近日加甚，进食困难，有时泛呕饮食及痰涎；经当地医院钡检：食管中下段肿瘤，约 1.5 cm×3 cm，食管明显狭窄，诊为食管癌，嘱其手术治疗，患者惧而不愿接受，由其子陪同前来诊治。面色晦滞，形体消瘦，苔白腻，脉细弦。痰瘀交阻，噎膈已深，勉方图之。予利膈散一料，嘱其试服之。药服 2 日后，即感泛呕痰涎减少，已能进稀粥，自觉较为爽利；继续服 1 周，续有好转，能进软食，精神较振，其子前来述症索方，嘱其仍将原方配服。1 个月后，患者精神渐复，饮食基本正常。钡餐复查癌块缩小，但未完全消失。3 年后因肺部感染而死亡。

10. 胃癌 多有暴饮暴食、过食辛辣、情志抑郁史，或在萎缩性胃炎伴肠上皮化生、增生的基础上发病，早、中期手术治疗最为彻底，晚期或不能手术者，可用中药治疗。

(1) 消癌丸（僵蚕 120 g，蜈蚣、炮山甲各 48 g，制马钱子 24 g，浸润去皮，切片，麻油炸黄，砂土炒去油，硫黄 9 g，共研极细末，以炼蜜为丸如桂圆核大，每日服 1 粒）服用 10 日后痛减而呕止，连服 2～3 个月，可获趋愈。

（2）胃癌散（蜣螂虫、硇砂、西月石、火硝、地鳖虫各 30 g，蜈蚣、壁虎各 30 条，绿萼梅 15 g，冰片 5%，共研极细末每服 1.5 g，1 日 3 次）功能理气止痛，攻毒制癌，破血祛瘀。体虚者以（1）方为宜，体较实者以（2）方为合。

11. 肝癌 原发性肝癌为常见的恶性肿瘤之一，进展甚速，需早期发现，及时治疗，临床就诊者多为中晚期，失去手术机会，实为可惜。

（1）蟾龙散（蟾酥 5 g，蜈蚣、儿茶各 25 g，参三七、丹参、白英、龙葵、山豆根各 250 g，共研极细末，每服 4 g，1 日 3 次）有活血化瘀、散结消癥、清热解毒之功，并能镇痛。

（2）壁虎 100 条，低温烘干，研极细末，每服 2 g，1 日 3 次，有解毒消坚、通络定痛，并有强壮作用。少数病例服后有咽干、便秘现象，可取麦冬、决明子各 10 g 水泡代茶饮之。

（3）蜣蛭散（蜣螂、全蝎、蜈蚣、水蛭、僵蚕、壁虎、五灵脂等份，研极细末，每服 4 g，1 日 2 次）有解毒消癥、化瘀止痛之功，抗癌药效较强。

12. 宫颈癌 宫颈癌延至中晚期而失去手术时机者，可用泄浊解毒、破坚化瘀、调理冲任之品，有一定疗效。

（1）山西医学院附院对此症之经验值得参用。

1）宫颈癌汤：蜈蚣 2 条，全蝎 3 g，昆布、海藻、香附、白术、茯苓各 5 g，白芍 9 g，柴胡 3 g，当归 6 g，每日服 1～2 剂，并应随症稍作加减。

2）外用药粉：蜈蚣 2 条，轻粉 3 g，冰片 0.3 g，麝香 0.15 g，黄柏 15 g，或加雄黄 15 g，共研极细末。用法：以大棉球蘸药粉送入穹隆部，紧贴宫颈，开始每日上药 1 次（经期暂停），以后根据病情逐步减少次数，直至活检转为阴性。效果：治疗 10 例，均健在，最长者已达 9 年。本方对宫颈糜烂亦有效。

（2）外用方：本方对宫颈癌、阴道癌、直肠癌之晚期患者有一定疗效。蟾酥 0.6 g，三仙丹、雄黄各 6 g，儿茶 5.5 g，乳没、血竭各 4.5 g，冰片 7.5 g，蛇床子 2 g，轻粉 3 g，白矾 270 g，将上药各研极细末，先将白矾用开水溶化，和入药粉，最后加蛇床子、蟾酥、血竭，拌匀，制成 1 分钱币大小的药片。用法：每次 1 片放癌组织处，隔 2～3 天换 1 次。有抗癌消瘤，收敛愈疮之功。

（八）外科疾病

外科大型手术乃现代医学之所长，此处所列均为表浅之疾。

1. 带状疱疹 俗称"蛇丹"、"缠腰火丹"，好发于背肋腰腹部，疼痛甚剧，多由肝经郁毒而致，应清热解毒，祛风止痛，外用"蕲冰散"：蕲蛇 30 g，冰片 3 g，研极细末，用麻油或菜油调为糊状，以棉球涂擦患处，1 日 2～3 次，一般 2～4 日可愈。

2. 丹毒 俗称"流火"，多发于小腿部，恒由肝火湿热郁遏肌肤所致，每以辛劳、受寒而引发，殊为顽缠，不易根除。"蝎甲散"（炙全蝎 30 g，炮山甲 45 g，共研极细末），每服 4.5 g，1 日 1 次，儿童、妇女或体弱者酌减其量，孕妇忌服。一般服药一次后寒热可趋缓解，随后局部肿痛及鼠蹊部之燃核，亦渐消退，多于 3 日左右缓解乃至痊愈。或辅以活蚯蚓加白糖之溶液外搽，收效更佳。

3. 白癜风 乃皮肤（多见于面、上肢部）出现色素脱失斑之候，无痛苦，但影响美观。蛇蜕 50 g，用水 150 mL 煎汁，瓶储，以棉球蘸药汁外搽白斑部，1 日 3～4 次，坚持搽涂 2～

3 个月可以见效，因蛇蜕有祛风、通络、解毒之功。

4. 银屑病 俗称"牛皮癣"，多因风热之邪结聚于皮肤肌腠，而致气血运行不畅，郁而生热化燥，耗伤津血，肌肤失荣，鳞屑不断产生，故治疗多以祛风清热、凉血解毒、活血散瘀为主，久病则参用养血之品。

(1) 验方"四白散"（白僵蚕、白花蛇、制白附子、白蒺藜各等份，研细末），每服 6 g，1 日 3 次。并用"黄升膏"（黄升 20%，和蜂蜡、麻油调为糊状）外搽，1 日 2 次（少数患者有局部过敏现象者即停用）。多数病人均有效果。

(2) 白花蛇研粉，每服 3 g，1 日 2 次，开水送下，连服 1 周，瘙痒即减，半月后脱屑亦少，连续服用 2~3 个月，可获趋愈。

5. 血栓闭塞性脉管炎 多发于四肢末梢，肤色紫暗，发凉疼痛，日轻夜重，甚则坏死溃烂，中医称为"脱疽"，治宜活血通脉。

(1) 单方：活蜗牛 30 g，洗净，连壳捣为泥状，平敷于患处，以纱布包扎，1~2 日换药 1 次，有活血通脉、消肿解毒、生肌敛疮之功。

(2) 蜂房炙研细末，以醋调搽，每日 1 换，并内服《石室秘录》之驱湿保脱汤（薏苡仁 90 g，茯苓 60 g，桂心 3 g，白术 30 g，车前子 15 g），每日 1 剂，连服 10 剂，可提高疗效。

6. 淋巴结核 古称瘰疬，验方甚多，其中以消疬散之效最著。炙全蝎 20 只，炙蜈蚣 10 条，穿山甲 20 片（壁土炒），火硝 1 g，僵蚕、壁虎各 15 g，制白附子 10 g，共研细末，0 号胶囊装，每服 2~3 粒，1 日 3 次，幼儿、体弱者酌减，黄酒送下。连服 2 周为 1 个疗程。不论瘰疬病已溃末溃均能见效。一般 1 个疗程即可见效，以后改为间日服，直至痊愈。以上诸药均有消肿、散瘀、抗结核之功。

7. 骨与关节结核 下列数种虫类药，均有消肿、散瘀、排脓、敛疮及抗结核之功，故骨结核、关节结核均有著效。

(1) 蝎蚣鳖散（全蝎、蜈蚣各 40 g，地鳖虫 60 g，共研细末），每服 3 g，1 日 2 次，服时以药末混入鸡蛋内，蒸熟食之。儿童每日用 1 枚鸡蛋，分 2 次食之。

(2) 壁虎研末，每服 1.5 g，1 日 3 次，坚持服用，多可收效。

(3) 四味解毒丸（蜂房、地鳖虫、全蝎、蜈蚣各等份，研极细末，水泛为丸如绿豆大，每服 3 g，1 日 2 次）对骨结核、骨髓炎有解毒疗疮、散肿定痛及抗结核之功，故收效满意。

8. 慢性骨髓炎 发热、局部红肿、疼痛，久则溃破流脓，形成瘘管，久治不愈者，治宜化瘀解毒、祛腐生肌。

(1) 蜈蚣参花散（蜈蚣 80 g，参三七 40 g，金银花 60 g，共研细末），一般每服 3.5 g，1 日 2 次。

(2) 复方守宫散（壁虎 60 g，丹参、丹皮、蒲公英、紫花地丁各 30 g，人工牛黄 1.5 g，共研细末，装入 0.3 g 胶囊）每服 4~6 粒，1 日 2 次。

9. 腮腺炎 即"痄腮"，多责之风毒外侵所致，治当祛风、解毒、消肿。

(1) 蛇蜕 6 g，洗净扯碎，鸡蛋 1 枚，打破放入碗内调匀，置锅内，稍加香油炒熟，睡前食之，每日 1 次，连服 3~4 日可愈。

(2) 全蝎 30 g，洗净，晒干，用香油 60 g，放锅内炸至焦黄取出，研细末，每服 3 g，幼儿酌减，早晚各服 1 次。一般 2~5 次即可治愈。

10. 腱鞘囊肿 多发生于关节或肌腱附近，以腕关节为多见，压之酸胀、疼痛，单方：蛇蚬 6 g，洗净，切成细丝，取鸡蛋 1 枚搅匀，用油料炒熟食之，每早晚各食 1 次，有止痛消肿作用，坚持服之，可以消散。

11. 固定性红斑型药疹 固定性红斑型药疹，特别是唇部和外生殖器等处出现疱疹溃疡者，用下方疗效显著：鲜地龙 50 条，以冷开水洗净，加白糖 60 g 捣烂，静置 2 小时后，将地龙渣弃去，取净液瓶储，存放冰箱内，以纱布蘸地龙液贴于溃疡部，如纱布稍干，即滴药液于纱布上，使之保持湿润，每日换纱布 1 次，一般多在 2～4 次痊愈。

拓开动物药临床应用之新径

我国第一部药物专著《神农本草经》共收载药物 365 种，其中动物药 67 种。随后，东汉张仲景在《伤寒杂病论》中应用动物药达 38 种，并创制了以动物药为主的抵当汤（丸）、鳖甲煎丸、大黄䗪虫丸等著名方剂。迨至明代，李时珍编著《本草纲目》，搜载药物 1892 种，其中动物药达 444 种，加之清代赵学敏《本草纲目拾遗》又增加的 160 种，动物药总数已超过 600 种。但现在实际被使用的动物药品种和数量却很少，而且许多都只是一般应用，并没有发挥其潜在的特殊功效。为此，拓开动物药临床应用之新径，具有重要的现实意义。

首先，动物药具有以下特殊的优势：

1. 资源丰富 我国幅员辽阔，各地天然的动物药资源丰富，可以充分采集。如蛇类，目前全世界有近 3000 种蛇，其中毒蛇约 600 种，而我国就有近 170 种蛇，其中毒蛇 46 种。因此，利用蛇作为防病治病的药物，是颇有研究前途的。

2. 疗效卓著 由于动物药具有较强的生物活性，故临床运用疗效显著，非草木药所能比拟。但应注意与植物药合理配伍，才能相辅相成，提高疗效。如蜈蚣治疗阳痿确有效验，若与当归、白芍、甘草配伍运用，则其效更彰。

3. 功效广泛 动物药之功效极为广泛，概括起来主要有以下 10 个方面：①攻坚破积；②活血化瘀；③熄风定痉；④宣风泄热；⑤搜风解毒；⑥行气和血；⑦壮阳益肾；⑧消痈散肿；⑨收敛生肌；⑩补益培本。但在使用动物药时，要辨证明确，选药精当，注意配伍、剂量、疗程，特别是对有毒的斑蝥、蟾酥等，应当谨慎使用，以防产生毒副作用。

现介绍如下拓开动物药的应用途径，供同道参考：

1. 古为今用，引申发展 前辈医家由于时代的限制，对许多药物的功用，未能详尽阐发，尚有不少潜在的功效，留待我们去发掘。故根据古籍文献之线索，加以引申发展，是拓开动物药应用的途径之一。如蜈蚣，古籍主要述其功用为熄风定痉、解毒消痈，仅《名医别录》提及其能"堕胎，去恶血"，我们就将其用于宫外孕孕卵未终绝者，以宫外孕方（丹参 15 g，赤芍、桃仁各 9 g，乳、没各 6 g）加蜈蚣 3 条（研吞）、三棱、莪术、怀牛膝各 6 g，能使孕卵终绝而康复。而蜈蚣治阳痿，古籍未见记载，是在用之治疗肺结核、骨结核过程中，发现患者性功能有增强之现象，故以之治阳痿，疗效颇佳。蜂房是一味祛风定惊、攻毒疗疮、散肿止痛的佳药，但温阳益肾治阳痿之功用，仅《唐本草》有记载，在临床实践中，部分患者反映，服蜂房治慢性支气管炎时似有温肾壮阳作用，随后侧重用其治阳痿，确有疗效。曾创制"蜘蜂丸"（花蜘蛛、蜂房、熟地、紫河车、仙灵脾、淡苁蓉）用于劳倦伤神、思虑过度、精血暗耗、下元亏损之阳痿不举者，疗效显著。

2. 实践探索，发掘新药　有很多动物的药效作用，有待我们通过实践去探索，去发掘。如鱼鳞制成鱼鳞胶，就具有较强的补血、养阴作用，用于治疗结核病及血小板减少症，疗效很好。蚕蛹的蛋白质含量比肉类高 2～3 倍，且含多种人体必需的氨基酸，不仅是治疗小儿疳积病的佳品，而且也是治慢性疾病的滋补良药。蛇类入药，《本经》即有记载，随后诸多本草均有论述，但仅用其躯体、胆、蜕皮，未及蛇毒，而蛇毒是很好的抗凝血药和镇痛药，它含有多种酶类的蛋白质、多肽类物质。国外从蝮蛇蛇毒中分离提取的凝血酶样酶，作为一类新型抗凝血药用于治疗静脉血栓栓塞的疾病，比其他抗凝血药为优。我国从蝮蛇蛇毒中提取精氨酸酯酶组分与稀释剂、冷冻干燥制成"蝮蛇抗栓酶"，经动物实验与临床应用证明，它是治疗闭塞性脑血管病和心血管病的佳药，还可用于结缔组织疾病和断肢再植中的抗凝。此外，我国还提取眼镜蛇毒制成"克痛宁"注射液，镇痛效果比吗啡还要强，且作用持久。斑蝥本为逐瘀破积、蚀肌攻毒之品，近人实践，发现其对乙型肝炎及肿瘤也有较好的疗效，如白求恩医科大学第二附属医院李学中教授等与长春制药厂合作，以斑蝥等制成"乙肝宁"丸剂治疗乙型肝炎，总有效率达 89.5%，同时该丸还具有显著的阻滞乙肝癌变作用。实验研究发现，苍蝇的体内有一种"抗菌活性蛋白"，具有强大的杀灭病原菌能力，只要达到 1/10000 的浓度，就可以杀灭各种细菌、病毒。且苍蝇身上的蛋白质、脂肪含量很高，蛆体内还含有丰富的钙、镁、磷等微量元素，是一味颇有前途的广谱抗生素动物源。

3. 改革剂型，便利使用　动物药多有一定腥味，且因其形体怪异，不易为人们所接受，患者易产生厌恶或恐惧心理，往往不敢服用，甚至勉强服下后，也易引起呕吐和不适。因此，改革其剂型是十分必要的。对动物药进行提炼与精制，制成丸、片、胶囊或针剂等均可，既节约药材，提高疗效，又方便服用，便于储运。目前国内已制成地龙、全蝎、蟾酥、蜈蚣、壁虎等之注射液及斑蝥素片等。如北京五棵松中医门诊部李建生院长研制出鲜动物药，经基础生化、药效学和毒理学实验，结果表明，其活性物质、微量元素、氨基酸等含量均高于传统中药的干品，有的超过数倍。他创制的"扶正荡邪合剂"治疗晚期恶性肿瘤危重病人 197 例，总有效率达 95.94%；治疗系统性红斑狼疮，总有效率达 96.42%。这种既保持了传统中药特色，又吸收了现代科学技术成果的新制剂，是一个创新和突破，值得我们借鉴和推广运用。（现已制成为新药"金龙胶囊"及"金水鲜胶囊"大量生产，治疗多种肿瘤）

4. 人工培养，保证药源　为了保证药源，有些紧缺动物药如麝香、鹿茸、蛤蚧等均可人工培养；地鳖虫、全蝎、蜈蚣、蛇等，全国已有许多地区进行人工繁殖，可以满足供应。一些特别稀少和昂贵的动物药也可用代用品，如以水牛角代犀牛角，山羊角代羚羊角等，但用量需大于原动物药。

〔原载于《中医药时代》1992 年 2 期〕

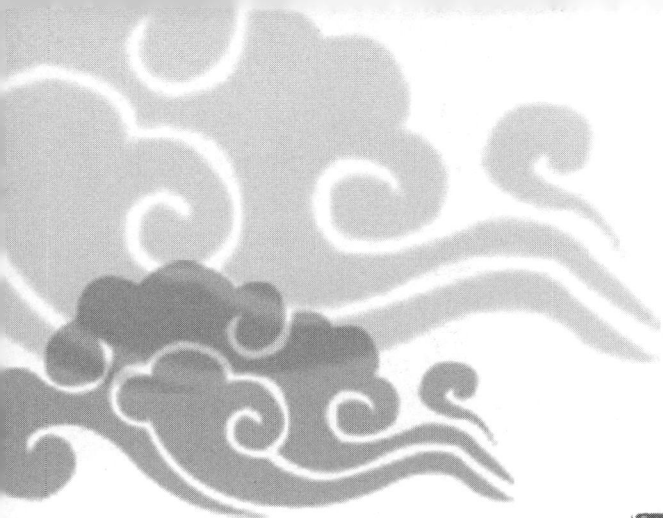

用药心悟篇

中医的生命在于疗效，而疗效则来自明确的辨证和精当的用药。因此，在明确辨证的前提下，只有熟谙药物的性能，掌握药物的特点，灵活地加以配伍应用，才能提高临床疗效。现谨就个人「考之于古，验之于今」之用药体会，以「经验用药」和「经验药对」予以简介。

经验用药

药物性能，诸家本草均有明确论述，众所周知。但中药之潜在作用，未被发现者不知凡几，在读书、临证之际，时有所悟，经过验证，稍有所获。过去曾由门人及子女整理，刊行问世，受到欢迎，今精选其中一部分，略加补正，并新增多篇，与同道交流。

一、外感病证药

一枝黄花 | 清热解毒，疏风达表

一枝黄花为菊科植物一枝黄花之全草，又名金锁匙、大叶七星剑、蛇头王、大败毒、黄花一枝香。味辛苦，性凉，是外感热病及感染性疾病初起较为理想的一味药。此药既能清热解毒，又可疏风达表，其效在常用的桑菊、银翘诸药之上。

朱老经验：时感高热，无论风热型、风寒型，均可于辨证方中加入一枝黄花20g。盖此药苦能泻火，凉以清热，辛可达表，有清热解毒之功，而无寒凉遏邪之弊也。凡症见恶寒、无汗、头痛、身痛者，常以此品与荆芥、防风、羌活、苏叶、生姜配伍；若恶寒轻、发热重、头痛、鼻塞、咽痒咳嗽者，则以此品与苍耳子、牛蒡子、僵蚕、前胡、桔梗配合。在一二剂内可使热势顿挫。

一枝黄花还常用于肺炎，朱老经验方：

一枝黄花、鱼腥草各20g，生大黄8～15g，黄芩、桔梗、僵蚕各10g，生甘草4g。

痰多气促加金荞麦30g，甜葶苈15g，白前10g；咳剧加杏仁、浙贝、天竹子各10g；喘加炙麻黄6g；高热、烦渴加生石膏30g。朱老在实践中体会到，本品尚有祛痰、止咳、定喘作用，故对于支气管肺炎、间质性肺炎，证属痰热壅肺者，相当合拍。

扁桃体炎、咽喉炎、急性淋巴管炎、乳腺炎等，也可在清热解毒方中加入一枝黄花。

本品无毒副作用，常用量10～20g。用时宜后下，不可久煎。

〔何绍奇整理〕

苍耳子 | 通督升阳，祛风疗湿

苍耳子味甘苦，性温，善发汗，祛风湿，通鼻窍，以擅治鼻渊、风疹、痹痛著称。朱老对此品的应用另有会心，约之有三：

一曰通督升阳，以解项背挛急。此病多系素禀不足，风寒湿之邪袭于背俞，筋脉痹阻而

致。若缠绵不解，病邪深入经隧骨骱，每每胶着难愈，朱老治此症，常以苍耳子与葛根相伍，邪在筋脉则更配当归、威灵仙、蚕砂之类；邪已深入骨骱则更佐熟地、鹿衔草、仙灵脾、乌梢蛇、露蜂房之类；疗效历历可稽。朱老云："《得配本草》称苍耳子能'走督脉'，项背挛急乃督脉主病，用之既有引经作用，又有祛邪之功。"且《本经》言其主"恶肉死肌"，盖风湿去而气血流畅，瘀去新生。

二曰祛风解毒，配一枝黄花治流感发热，外邪袭表，肺卫首当其冲，鼻塞、咳嗽、寒热纷至沓来。苍耳子能抗病毒，一枝黄花凉而能散，能疏风、清热、解毒，凡风热流感，朱老常用此两味相伍，随症佐药，以祛风解毒，透窍发汗。患者服后，往往头痛、咽痒、鼻塞、咳嗽缓解，身热顿挫，且药价低廉，值得推广。

三曰一味苍耳子疗湿胜濡泄。用风药治泻，古法早有先例，盖风能胜湿，清气上行，浊邪下趋，脾胃功能恢复，泄泻自瘥。夏秋之季，湿邪浸淫，濡泄多见，一味苍耳即胜其任，若加入辨证论治方药中，奏效更佳。

【案例】胡某，女，36 岁，教师。

感冒 3 日，恶寒轻，发热重（38.8℃），头痛鼻塞，咽痒咳呛，周身酸楚。苔薄白，脉浮数。外邪袭表，肺卫不宣，治宜疏宣达邪。

苍耳子、一枝黄花各 15 g，牛蒡子、信前胡、僵蚕各 10 g，桔梗 8 g，甘草 6 g。2 剂。

药后热即挫解，余象亦平，休息 1 日即复。

〔朱步先整理〕

僵蚕配蝉衣 ｜ 疗疮疡痈肿，除温热疫毒

余师愚《疫病篇》云："疫毒发疮，毒之聚者也。初起之时，恶寒发热，红肿硬痛，此毒之发扬者……总是疮证。"又陈平伯《外感温病篇》曰："风温毒邪，始得之，便身热口渴，目赤肿痛，卧起不安，手足厥冷，泄泻，脉伏者，热毒内壅，络气阻遏，当用升麻、黄芩……之属，升散热毒。"对疮疡痈肿、温热疫毒之病症作了具体论述，并指出其病因，乃是外感风湿、湿热，内有蕴毒凝聚肌肤、侵及脏腑而成。因此，清热毒，化湿浊，乃其治疗大法。朱老临床常选僵蚕配蝉衣治疗此类疾患，每获佳效。朱老谓："僵蚕其功能散风降火，化痰软坚，解毒疗疮，故于风热痰火为患之喉痹喉肿、风疹瘙痒、结核瘰疬等症均适用之，且对温邪感染最为适宜，是故杨栗山之《寒温条辨》首推本品为'时行温病之要药'。蝉衣体气轻虚而性微凉，擅解外感风热，并有定惊解痉作用，为温病初起之要药。清代温热学家杨栗山称其'轻清灵透，为治血病圣药'，有祛风胜湿、涤热解毒之功，故《寒温条辨》治温热病的主要方剂中，有十二首均用之"。其所以奏效之理，诚如邹澍在《本经疏证》中所说：以其疏泄，故"阴中之清阳既达，裹缠之秽浊自消"。《本草纲目》曾述蝉衣，主疗一切风热之证。朱老认为，两药气味俱薄，浮而升，阳也。可拔邪外出，发散诸热。且僵蚕有化顽痰之功，对于长年痼疾，挟有痰瘀者甚效。朱老临床应用，甚为广泛，常配伍银花、紫地丁、赤芍、野菊花等施治。临床观察，两者配伍还有抗病毒之作用，常配伍银翘、豆豉、苍耳子、羌活治疗病毒性感冒；配伍芩、连、石膏、银花治疗病毒性腮腺炎；配伍炙蜂房、豨莶草可使乙型肝炎病毒表面抗原转阴。

【案例1】 钱某，男，42岁，农民。

恶寒发热，体温38.5℃。小腿皮肤嫩热肿胀，疼痛较剧，色如丹涂。舌红苔微腻，脉象弦数。此乃热毒炽盛，发为丹毒。拟方清热解毒。

炙僵蚕12 g，蝉衣、黄柏各6 g，黄芩、银花各10 g，草薢15 g，土茯苓20 g，生甘草5 g。药服5剂而愈。

【案例2】 王某，男，28岁，工人。

神疲肢乏，肝区隐痛，纳谷不馨，大便时溏，症历月余。舌苔白腻，舌质偏红，脉象濡滑。体检：肝脾未及。肝功能：SGPT（即ALT）96U，HBsAg阳性。此乃脾虚湿盛，肝郁气滞。治宜健脾化湿，疏肝解郁。处方：

白僵蚕、炒白术、川楝子、车前子（包）、炙蜂房各10 g，软柴胡6 g，怀山药、生麦芽各20 g，蝉衣、生草各5 g，豨莶草30 g。

10剂药后ALT正常，唯HBsAg仍阳性，上方去川楝子、车前子。继服45剂后，复查两次HBsAg均转阴。

〔张肖敏整理〕

僵蚕 散风定痉，化痰软坚

僵蚕乃家蚕感染白僵菌而致死的干燥虫体，又名"天虫"，味咸辛而性平，入心、肺、肝、脾四经。本品对温邪感染最为适用，是故杨栗山之《寒温条辨》首推本品为时行温病之要药。因其功能散风降火，化痰软坚，解毒疗疮，故于风热痰火为患之喉痹咽肿、风疹瘙痒、结核瘰疬等症均适用之。一般与大贝母、玄参等同用，对喉风、痄腮、瘰疬等有佳效。配白及治空洞型肺结核亦有一定效果。与蝉衣（2:1）同研粉，每服4 g，1日3次，治流感发热及风热型伤风感冒效佳；兼治风疹瘙痒。配紫苏子、牛蒡子、朱砂、生姜等能治癫痫。单用僵蚕研末吞服，可治头风作痛。与全蝎相伍，善于熄风定惊，适用于小儿惊搐。配白附子、全蝎，擅治口眼歪斜。由于本品具有轻宣表散之功，对风热壅遏而痘疹不能透达者，最能表而达之。

僵蚕主要含脂肪及蛋白质，白僵菌还含甾体11α羟基化酶系，用于合成类皮质激素。是否因其能增强机体防御能力和调节功能，而达到愈病之目的，尚待进一步探索。其醇水浸出液对小鼠和兔有催眠作用，煎剂有对抗士的宁所致的小鼠惊厥作用，可以与熄风定惊作用相印证。

其主要功效，朱老归纳为三点：

▶ **散风泄热**

僵蚕散风泄热之功甚著，朱老认为，热病初起常证兼表里，倘表里同治，内外并调，多能收事半功倍之效，有截断、扭转之功。早年即采用聂云台创制之"表里和解丹"（处方见临证治验篇"通下疗法"）治疗多种热病初起而见有表里证者，或病起已三五日尚有表证存在者，服后常一泻而脉静身凉，或显见顿挫，续服数次可瘥。盖其功能疏表泄热，清肠解毒，可表里两解，缩短疗程，不论成人、小儿，除正气亏虚或脾虚便溏，或发热极轻而恶寒较甚者外，均可服之。

【案例】荣某，女，43岁，工人。

恶寒发热，体温38.9℃，周身酸楚，已起3日。曾服成药，得汗未解，口黏不爽，胸脘痞胀不适，2日未更衣。苔白中黄腻，脉浮数。此风热外袭、湿滞中阻之候，治宜两顾，予表里和解丹10g，分2次服，每日1次。药后5小时许得畅便一行，当晚热即下挫至37.7℃，自觉困惫缓释。翌日续服1次，热退至正常，诸象若失。

荨麻疹古称痦瘤，多为风热客于营分而致，应予祛风泄热，凉血活血；僵蚕长于散风泄热，对风热型荨麻疹，甚有佳效。常用僵蚕、姜黄、蝉衣、乌梢蛇、生大黄等份，共研细末，每服5g，日2次。如久治未愈，而气血亏虚者，宜佐以益气养血之品；脾虚者又应参用补脾渗湿之剂。

▶ 解毒定惊

《本经》以僵蚕为治"小儿惊痫夜啼"之品，后世以之组成治小儿惊风搐搦之处方甚多。朱老曩年取《保婴集》治惊风方（青蒿虫若干，捣和朱砂、轻粉，制丸如粟粒大，一岁一丸，其效"十不失一"）加僵蚕、全蝎两味，治小儿高热、惊搐，效甚验捷，因而定名为"解热定痉丸"。处方：僵蚕20条，全蝎12只，飞朱砂10g，轻粉12g，共研极细末，加青蒿虫（青蒿节间有小虫，须在秋分前后剥取，否则即羽化飞去）若干捣和为丸，如绿豆大。每服2～4粒，日2～3次，待热挫搐止即停服。

【案例】汪某，男，5岁。

发热3日，服药未解，入暮为甚，高达39.7℃，烦躁不安，惊搐时作，龂齿谵妄。苔黄腻质红，脉数。此温热之邪袭踞气分，热极动风之候。予解热定痉丸24粒，每服4粒，1日3次。药后4小时许，热即挫降，惊搐略缓；次日神烦已安，热挫降至37.3℃，善后而愈。

此外，单味僵蚕粉，每服3～5g，日2次，对哮喘之轻者有缓解作用，可解痉定喘，化痰止咳，散风泄热。但虚喘、寒喘勿用。

▶ 化痰软坚

《本草纲目》赞其善于"散风痰结核，瘰疬……"本品长于化痰软坚，诸凡痰核、瘰疬、喉痹，均有佳效。

乳腺小叶增生症，属之"乳癖"范畴，多因肝气不舒、痰气交凝、冲任失调而致，治宜疏肝解郁，化痰软坚，调协冲任。以僵蚕为主组成之"消核汤"（僵蚕12g，蜂房、当归、赤芍、香附、橘核各9g，陈皮6g，甘草3g），具有佳效，一般连服5～10剂，即可奏效；如未全消者，可续服之。

【案例】仇某，女，29岁，工人。

左侧乳房有核两枚，逐步增大，一枚如核桃大，一枚如银杏大，月经期或情绪激动之后较甚，已经3年余，迭药未消。苔薄白，脉弦细。此肝郁痰气交凝之乳癖也，可予消核汤。

服上方 5 剂后，肿核明显缩小，续服 5 剂而愈。并嘱晨服逍遥丸，晚进归脾丸巩固之。

"瘰疬"多由肝肾两亏，痰火内郁，结而为核，其核肿硬未化脓者，可用僵蚕、大贝母各 2 份，全蝎 1 份，研为细末，另用玄参、夏枯草各 1 份煎取浓汁泛丸如绿豆大，每餐后服 4 g，1 日 2 次。能软坚散结，化痰消核，坚持服用，能取得良效。

"慢性咽炎"相似于中医之阴虚喉痹，多由痰热蕴结日久，耗伤肺肾之阴，而致虚火上烁咽关使然。患者咽部焮红灼痛，咽壁有颗粒小泡突起，梗然欠利；讲话较多则咽部不适，发音欠扬，常有口干咽燥之感。苔薄质红，脉弦细或带数。治宜养阴清热、化痰利咽。验方"咽痛散"：炙僵蚕、炙全蝎、黄连各 8 g，炙蜂房、金银花、代赭石、生牡蛎各 10 g，共研细末，分作 20 包。每服 1 包，1 日 2 次，餐后 2 小时用生地、麦冬、北沙参各 6 g 泡茶送服。连服 3～5 日咽部即感爽适，继服之即可痊复。

【案例】华某，男，48 岁，教师。

患慢性咽炎已近五载，咽部干燥，梗然不适，讲课较多，其势更甚，发音嘶哑。苔薄质偏红，脉弦细而数。阴虚之体，痰热阻于咽关，治宜泄化痰热，养阴利咽。

予咽痛散一料，药未尽剂，症即趋平。

此外，僵蚕还具降糖之效，可用于糖尿病，研粉吞服，每次 4 g，1 日 3 次。又善消息肉，对声带、直肠、宫颈之息肉，可取本品加乌梅各 15 g 煎服，或加于辨治方中，收效更佳。

〔朱建华整理〕

牛蒡子｜疏散宣透，止咳利咽

牛蒡子味辛苦、性凉，入肺、胃经，具有疏散风热、宣肺透疹之功；又能消肿解毒，擅治风热咳嗽、咽喉肿痛、风疹瘙痒、痈肿疮毒诸疾。牛蒡子的诸种作用，可从其性味及归经中获得理解，味辛能散，味苦能降，性凉解热，故对风热客于上焦，痰热阻于肺胃者甚为适用。此品甚为坚硬，不炒则药性不发，故习惯上炒香捣碎用之。其性滑利，能通大便，风热痰浊阻于上焦而肠腑不通者，用之尤宜。

《本草正义》对牛蒡子的作用颇有妙解："凡肺邪之宜于透达，而不宜于抑降者，如麻疹初起犹未发泄，早投清降，则恒有遏抑气机，反致内陷之虞。唯牛蒡子则清泄之中，自通透发。且温热之病，大便自通，亦可稍杀其势，故牛蒡子最为麻疹之专药。余如血热发斑，湿热发痦，皆以此物外透其毒，内泄其热，表里兼顾，亦无疑忌，非其他之寒凉清降可比。""外透其毒，内泄其热"二语，可谓扼牛蒡子功用之要。正因为其善通大便，所以该书又指出："苟非热盛或脾气不坚实者，投之辄有泄泻，则辛泄苦降，下行之力为多。"热病而望其外透内泄者宜之，但虚寒或脾阳素虚者不可妄投。

▶ **止嗽止痢**

近代医家张锡纯对牛蒡子的应用颇有发明，不仅用于外感咳嗽，亦用于内伤咳嗽。如"醴泉饮""治虚劳发热，或喘或嗽，脉数而弱"，药用：生山药、大生地、人参、玄参、生赭石、牛蒡子、天冬、甘草。并谓："牛蒡子与山药并用，最善止嗽。"盖山药"能补肺补肾兼补脾胃"，"牛蒡子体滑气香，能润肺又能利肺"，并能"降肺气之逆"，两味同用，补散相济，则肺脏自安。正因为牛蒡子体滑，能通大便，张氏用其治痢，可谓特识。如治病已数日，下痢赤白，腹疼，里急后重之"燮理汤"（生山药、金银花、生杭芍、牛蒡子、甘草、黄连、肉桂）方中即用此味。张氏取其"能通大便，自大便以泻寒火之凝结"，即可缓后重之苦，其旨微矣。

▶ 用于风热外感初起

朱老之用牛蒡子，于风热外感初起，表气未疏，寒热头痛，咽痒咳嗽之证，恒喜用之。尝与桑叶、杏仁、连翘、薄荷、豆豉、桔梗、荆芥等味同用。临床所见，凡咳嗽咽痒、咳痰不爽者，用牛蒡子后往往咳痰爽利，足证其有滑痰之功。风热邪毒上壅，恒易引起扁桃体发炎，甚或红肿疼痛，汤水难以下咽，斯时牛蒡子颇堪选用，取其能疏风散肿。常用方药如：桔梗、甘草、牛蒡子、僵蚕、薄荷、玄参、山豆根；痰多加川贝母、瓜蒌皮、橘红。又，风热引起之牙龈肿痛，多与胃经有关，以足阳明胃经循上齿龈，手阳明大肠经循下齿龈之故。牛蒡子在疏解中有苦泄之功，是以在辨证论治方药中用之有效。此外，牛蒡子还有降糖作用，对糖尿病肾病尤为合拍，不仅降血糖，还可消除蛋白尿。

〔朱步先整理〕

柴胡 | 能升能降

柴胡主升，前人书中屡言之，如张洁古《医学启源》云："柴胡，少阳、厥阴引经药也……引胃气上升，以发散表热"，自其高足李东垣有补中益气汤之制，借柴胡生发之气，与参、芪、术同用，振清阳而举下陷，故后世强调柴胡为升药者多，对于柴胡又为降药则论者甚鲜。

《神农本草经》谓柴胡"主心腹肠胃中结气，饮食积聚，寒热邪气，推陈致新"。知其有疏通肠胃的功能，虽未明指其可以通便，亦可于言外得其旨矣。柴胡的通便作用，可从小柴胡汤的适应证中受到启发，《伤寒论》谓："阳明病，胁下硬满，不大便而呕，舌上白苔者，可与小柴胡汤。上焦得通，津液得下，胃气因和，身濈然汗出而解。"成无己为本条作了下列的注解："阳明病，腹满不大便，舌上苔黄者，为邪热入腑，可下；若胁下硬满，虽不大便而呕，舌上白苔者，为邪未入腑，在表里之间，与小柴胡汤以和解之。"方有执释本方之机制谓："上焦通，硬满开也；津液下，大便行也……胃和则身和汗出而病解。"要之，小柴胡汤所主之便秘，绝非燥屎内结，乃三焦气机不行，津液无以下输所致之"不大便"，小柴胡汤能枢转少阳，疏通三焦，俾气机调畅，津液得下，而大便自通矣。若用柴胡剂以通热结津干之燥屎，殊非所宜。

柴胡能升能降，李东垣早已有说："欲上升则用根，酒浸；欲中及下降，则生用梢。"根升梢降，这是药物效用的一般规律。朱老认为，柴胡的能升能降作用，并不在东垣所说的生用、制用或用根、用梢上（何况现时药房已无根梢之分），唯在其用量之大小上。用于升提，一般用量为3～10 g；用于下降，一般用量为20～30 g，以上均指汤剂用量。

据朱老经验，大量柴胡的应用，一是外感热病（感冒、疟疾、肺炎、肠伤寒等）过程中，既非表证之可汗而发之，又非里证之可清可下，而见寒热往来，或发热持续不退，胸胁苦满，大便不通，用之清热通便；二是杂病中常见之肝气郁结，胁肋胀满，便下不爽，或有便意而不能排出者，用之助其疏泄，即前人所谓"于顽土中疏理滞气"之意。以上证候，虽有外感、内伤之别，但其舌上必有白苔，且多较垢腻，方可任柴胡之疏达，此为辨证之眼目，不可忽之。但血压偏高，而舌质红绛者，不宜应用。

【案例】孙某，男，38岁，工人。

5日前饮食不节，复感外邪，头痛肢楚，恶寒发热，得汗寒解，而发热不挫，体温39.2℃，朝轻暮重，胸胁苦满，大便不解已3日。苔白黄而垢腻，脉弦数。可予和解导滞法。

柴胡、青蒿子、晚蚕砂、一枝黄花各15g，全瓜蒌20g，炒黄芩、鸡苏散、莱菔子各10g。2剂。

药后得畅便，热即挫解，休息2日而复。

此外，对心动过缓、变态反应性皮肤病（湿疹、荨麻疹、过敏性皮炎、玫瑰糠疹）、特发性浮肿，在辨治方中加用柴胡，多能提高疗效。

〔何绍奇整理〕

鱼腥草 | 泄热解毒，清上利下

鱼腥草古名蕺菜，因其新鲜茎叶中有一股强烈的鱼腥气而得名。世俗每虑此药气腥味劣，难以下咽。其实，此药阴干后，不但没有腥气，而且微有芳香，在加水煎汁时，能发出一种类似肉桂的香气，它煎出的药汁如淡淡的红茶，仔细品尝，也有类似红茶的味道，芳香而稍有涩味，并无苦味及腥臭，对胃也无刺激。

鱼腥草性微寒，入肺经，有良好的清热解毒、利尿消肿的作用，故前人用之为治疗肺痈要药。近年来，临床应用本品有所发展，常用于肺脓肿、大叶性肺炎、急性支气管炎及肠炎、痢疾、尿路感染等疾患，兹将朱老临证中配伍使用鱼腥草治疗其他疾患的经验介绍如下。

▶ **病毒性肺炎**

鱼腥草有清热解毒作用，多用于治疗肺部炎性病变，朱老临证除辨证用药外，亦注重辨病用药，他结合现代药理分析，根据鱼腥草抗病毒、止咳力强，有明显抑制流感杆菌、肺炎球菌作用的特点，配伍轻宣药物治疗病毒性肺炎，每有创获。

病毒性肺炎一般来势较猛，难以速愈，单用抗菌消炎之品不易应手。朱老如遇此症，无论证属寒热均加用鱼腥草30g（后下），因鱼腥草虽有清热解毒作用，但不是大寒之品，故只要配伍得当，即可使邪祛正复。不过数剂，就能见功。

【案例】张某，女，31岁，工人。

初诊（1986年4月24日会诊）：病毒性肺炎并发休克，正在抢救中，邀约会诊：始见形寒，继则高热，头痛咳嗽，胸痛，吐黄稠痰，有时带血，心悸气急，发绀，汗多，脉弱滑数，舌尖红、苔薄根黄腻。证属痰热壅肺，正虚邪恋。先予清肺化痰，佐以扶正，逐邪外出。处方：

　　鱼腥草 30 g（后下），西洋参 8 g（另煎兑服），淡子芩、杏仁、前胡各 9 g，全瓜蒌、连翘、郁金各 12 g，桔梗、生甘草各 6 g，鲜芦根 35 cm。3 剂。

　　二诊：身热渐退，心悸气急渐复，咳嗽痰多，色灰白，已易咳出，胃纳差，脉细滑，苔微黄、舌尖红。余热未消，继当清化痰热，肃肺止咳。前方获效，原法出入。上方去鲜芦根、西洋参，加建曲 9 g（包煎），续服 7 剂。药后症状消失，痊愈出院。

▶ **小儿尿布皮炎**

　　尿布皮炎俗称"红屁股"，由尿布潮湿、粗糙、不洁引起。小儿皮肤娇嫩，湿毒乘虚袭入，发于臀部肌表，而见焮红、粗糙，重则有丘疹，甚则脓疱形成，小儿因之啼哭不已。朱老取鱼腥草功具清热解毒、利尿消肿之理，配伍他药，灵活用于治疗小儿尿布皮炎，屡用获效。此疾虽位于臀部肌表，"肺合皮毛"，皮疹焮红，甚则有脓疱，均为湿热之象。而鱼腥草有较强的清热解毒作用，正如《岭南采药》所言："叶敷恶毒大疮，能消毒。煎服能祛湿热，治痢疾。"现代药理也证实了该药的抗菌作用，特别是对金黄色葡萄球菌、酵母菌、真菌都有较强的抑制作用，故临证中常用鱼腥草 30 g 煎汤，于每次换尿布时洗一次（不宜久煎）。后用滑石、青黛按 5：1 比例研细和匀，扑于患处，1 周左右即见痊愈。曾治一潘女，2 个月。出生近 20 天时，臀部皮肤焮红，其上有粟粒状丘疹，致小儿终日啼哭不已。经用鱼腥草煎汤外洗，滑黛散外扑，治疗 1 周后症状消失。此法不仅可用于小儿尿布皮炎，对单纯性疱疹、疖痈初起者取单味鱼腥草 500 g 煎取 700 mL 左右药液（不可久煎），局部外敷、熨洗，重症病例可加煎剂内服，多能获效。

▶ **湿热带下**

　　带下病因甚多，其带下色黄稠、腥臭者，恒需参用清泄胞宫湿热之品，方可奏效。朱老多用鱼腥草、土茯苓这一对药。鱼腥草清热解毒见长，土茯苓利湿解毒功胜，两药合用，热毒可清，湿有去路，对带下秽臭异常者加墓头回 12 g，治疗湿热型带下，确属效佳。

【案例】洪某，女，48 岁，工人。

　　初诊：几月来黄白带下，连绵不断，腰酸神疲，纳呆。最近带下增多，质黏，色微黄，有腥味。脉细而小数，舌质淡，苔薄白。此乃脾虚肾亏、湿热内蕴。姑予补脾肾、清湿热为法。处方：

　　鱼腥草（后下）、土茯苓各 30 g，炒白术 15 g，菟丝子、墓头回各 12 g，泽泻、炙蜂房各 10 g，生甘草 6 g。7 剂。

　　复诊：服上药 3 剂后，带下已见好转，不仅量渐减少，且气味亦减，纳谷渐增。唯仍有腰酸肢软，久带后脾肾两亏，非调补两脏，清泄余邪，不能收功。处方以培补先后两天，兼清带脉余邪为旨，复进 10 余剂，症除告安。

〔朱建平整理〕

二、心脑病证药

附子 | 温五脏之阳，要善用，不可滥用

附子，是中药四大主药（人参、石膏、大黄、附子）之一，四大主药又称之为"药中四雄"，可见其重要。附子之功，在于温五脏之阳。

古今善用附子者，首推张仲景。仅以《伤寒论》六经病中用附子者而言，在太阳篇者有桂枝加附子汤、桂枝去芍加附子汤、甘草附子汤、桂枝附子汤、麻黄细辛附子汤、麻黄附子甘草汤、附子泻心汤、芍药甘草附子汤；在太阴篇有理中汤（丸）；在少阴篇有四逆汤、四逆加人参汤、通脉四逆汤、通脉四逆加猪胆汁汤、干姜附子汤、附子汤、白通汤、白通加猪胆汁汤、真武汤、茯苓四逆汤；在厥阴篇有乌梅丸。几近 20 方之多，竟占全书 112 方的六分之一强。

▶ 强心救逆

在使用附子的处方中，最为重要的，乃在于其强心作用的四逆汤诸方，盖热病死于热者不多，而死于心力衰竭者众。昔章次公先生独具慧眼地指出："仲景是发明热病心力衰竭的第一人"，而抢救热病心衰，也就是"救逆"的首选药物，即为附子。20 世纪 30 年代。祝味菊先生以善用附子称誉于上海，时人称为"祝附子"。虽高热神昏，唇焦色蔽，息促脉数，仍力主用附子，就是抓住了热病耗伤心力这个要害，使许多重笃病人转危为安。章先生曾在陈苏生编《伤寒质难》一书的序中说，他非常佩服祝味菊用药的"心狠手辣"。章先生亦善用附子者，他对热病中、后期，邪势方衰而体力不支，有厥脱之危者，赏用《冯氏锦囊》之全真一气汤，此方人参、附子与地黄、麦冬同用，强心救逆，养阴益气，在热病治疗中可谓别开生面。但是，祝、章两先生这样的经验和见解，却是空谷足音，庸浅者且毁谤之，直至近 30 年，始重现辉煌。以四逆汤（及其改进剂型）治疗感染性休克、心源性休克，广泛用于内科临床，其强心升压，改善微循环的作用非常突出。

【使用标准】 朱老指出，热病用附子，要见微知著，如果出现四肢厥冷、冷汗大出、脉微欲绝、口鼻气冷而后用之，即置患者于姜附桶中，亦往往不救。他曾提出以下标准：舌淡润嫩胖，口渴不欲饮，或但饮热汤；面色苍白；汗出，四肢欠温；小便色清。虽同时兼见高热、神昏、烦躁、脉数，亦当用附子，以振奋衰颓之阳气，避免亡阳厥脱之变。

30 多年前，在朱老的指导下，我曾把附子用于许多例重危病人，特别是小儿中毒型菌痢、麻疹合并肺炎，虽高热脉数，亦在所不忌，有效地挽救了许多重危症的生命。前些年，我曾在北京安贞医院儿科会诊一朱姓肺炎患者，高热持续 8 日不退，昏睡，烦躁不安，呼吸迫促，脉搏 150 次/min，而面色苍白、有汗、舌淡、溲清，我当即用了红人参、附片、龙骨、煅牡蛎、白芍、炙甘草、紫苏子、葶苈子、枳壳、桔梗等。病区主任看了处方，问：人参大补，附子大热，现在孩子体温 39℃以上，照你们中医的说法是，邪热方炽，合适吗？笔者反问她："如果心衰，你们用不用抗心衰药？这就是中医的抗心衰药。"结果连续 3 天用了 3 剂药，病情日见好转，体温显著下降到低热，脉搏也降到 100 次/min 以下。现在这个小孩已经上中学了。

附子强心的有效成分为去甲基乌头碱，现代研究证实其强心作用可靠，有改善外周及冠脉

血循环，增加心肌收缩力，提高心排血量，扩张周围血管，降低外周阻力的作用。近20年来，已有参附注射液肌内注射或静脉滴注，更有效地发挥了附子急救的作用。急性热病如此，慢性病过程中出现的充血性的心力衰竭，用附子亦有著效。盖心衰以阳气虚衰为本，血瘀水停为标，对心衰而见心悸怔忡、自汗短气、神疲乏力，甚至身寒肢冷、浮肿尿少、夜尿多、舌淡苔白、脉弱或结代者，朱老常用附子为主药，振奋心肾之阳，伍以人参、茯苓、白术、生姜、赤白芍、桂枝、葶苈子、仙鹤草、丹参、益母草等，每收捷效。照仲景用法，附子用于厥脱之急救，挽阳气之亡失于顷刻，须用生者，其力始宏。但生附子应用不当，常致中毒。朱老认为用熟附子效果亦可，似不必拘泥。

▶ **温五脏之阳**

　　附子温肾阳，既用于肾阳虚惫不能化气行水、尿少所致之水肿（如人参汤、真武汤），又用于虚劳之夜尿频多、腰痛神疲之证（如金匮肾气丸）。泌尿系结石方中稍佐附子3～5 g，有增强排石之功。

　　附子温脾阳，对脾阳虚水谷运化失职之久泻、水泻，或暴泻损及脾阳者，附子合炮姜、焦白术、茯苓、炙甘草、人参、伏龙肝，少佐乌梅、黄连，取效亦捷。

　　附子亦温肺阳及肝阳，中医术语中习惯上不称肺阳虚、肝阳虚，实际上肺气虚而有寒象者即为肺阳虚（如咳喘、咳痰清稀、背冷、形寒）；肝为刚脏，内寄相火，肝阴肝血为本，肝阳肝气为用，肝阴肝血虽多不足之证，肝阳肝气亦有用怯之时。其症疲惫乏力，悒悒不乐，颠顶冷痛，胁肋、少腹隐痛，阴器冷感，脉弦缓。故肺阳虚可用附子合干姜、炙甘草；肝阳虚可用附子合桂枝、黄芪。

▶ **痹证要药**

　　附子又为痹证要药，痹证含义很广，包括风湿、类风湿关节炎和坐骨神经痛、强直性脊柱炎、肩关节周围炎等20多种疾病。在痹证的研究上，朱老积有数十年之功，有益肾蠲痹丸一方，早已享誉海内外。他对病情顽缠，疼痛剧烈者，亦常配合汤药，以期迅速地控制病情，减轻患者的痛苦。其中，风寒湿相兼为痹，症情偏寒者，朱老常用附子为主药，配合桂枝、赤芍、白术、甘草、制川乌、细辛、穿山龙、生姜。风湿热痹，亦有用附子之时，常用附子配苍白术、黄柏、蚕沙、忍冬藤、萆薢、薏苡仁、萆草。此际用附子，一方面是因为本有湿邪存在，湿为阴邪，湿盛则阳微；另一方面，因湿热蕴结，阳气被遏，故借附子之大辛大热通阳。虽同用附子，但配伍不同，用量亦不同，风寒湿痹须用大剂量（15～30 g），此则仅须小剂量（3～6 g）。肩关节周围炎亦常用附子，患者常诉肩部冷感，怕风，喜暖，晚上睡觉盖不着肩部疼痛便加剧。朱老经验以附子为主药，配合桂枝、蜂房、羌活、防风、姜黄、海桐皮、赤芍、当归、淫羊藿、细辛、灵仙、黄芪、白术之类，15剂为1个疗程，常可获效。类风湿脊柱炎，现称强直性脊柱炎，常须大剂附子配合益肾壮督活血之品，如老鹿角、淫羊藿、熟地、补骨脂、蜂房、蕲蛇、巴戟天、地鳖虫、赤芍、红花，兼吞服益肾蠲痹丸。唯此病颇为顽缠，必须坚持服药，非短时期所可见功。

▶ **抗炎作用**

　　不唯痹证，诸多慢性炎症，亦多用附子，如慢性阑尾炎、慢性肾炎、慢性盆腔炎、慢性支气管炎等。朱老认为，不能因为有一个"炎"字，就不敢用附子，附子其实也有较好的抗炎作用。当然总的还是以辨证论治为指归。同时，附子也可与清热解毒、活血化瘀药配伍，仲景治肠痈之薏苡附子败酱散，即已开先例。汪昂《本草备要》对附子之功用说得很全面精辟："其性浮而不沉，其用走而不守，通行十二经，无所不至。能引补气药以复散失之阳；引补血药以滋不足之真阴；引发散药开腠理，以逐在表之风寒；引温暖药达下焦，以祛在里之寒湿。"可以参证。

总之，附子在临床应用广泛，用之得当，效果卓著。但也不可滥用附子。某些医生，因其温阳振颓有速效，往往滥用附子，曾有人统计过某名医一段时间的处方，无一方不用附子，无一人不用附子；还有人撰文说什么方药里都可加附子，就像做菜放味精提鲜一样，这都背弃了辨证论治精神，是欠妥的。所有药物，都有利有弊，必当用始用之。

▶ 用药经验

关于附子的用量及用法，朱老曾多次向吾辈指出，一是不同的人对附子有不同的耐受性，有人用 30～60 g 没有问题，有人仅几克就会出现中毒反应。因此，除危急情况之外，应当慎重，不妨先从小剂量（3～6 g）开始，如无反应，可以逐渐加大，采取递增的方式，大致以 30 g 为度。得效后就不必再用大量，亦可同样采取递减的方式，慢慢减下来。二是熟附子的加工，是用卤水浸泡后再在笼屉里蒸熟，其有毒的成分会受到破坏，而有效成分不变。但其蒸制过程目前仍是经验性的，建议研究单位做一些测试，为加工者提供最佳加工方案。日本的加工方法是高温高压，以破坏其乌头碱内酯，这样入汤剂就安全多了，也无须先煎、久煎（当然日本汉方医附子的用量很小）。以目前状况而言，如附子用量较大，仍以制者入药为妥。且必须先煎半小时，煎时最好加生姜三五片，或再加入蜂蜜一匙同煎更好。四川医生的经验是，以口尝不麻为度。如果感觉口舌发麻，就应再煎。另外煎附子之水要一次放足，不能中途再添加水。

近年来，朱老与山西著名老中医李可先生交往，对其善于使用附子救治危急重症之经验，甚为赞赏。其使用之剂量，一般为 30 g，视病情而增至 50～200 g 以上者，一则是配伍精当，二则是煎服法适宜，久煎、分次服用，未闻有偾事者，值得学习。

附子中毒最先出现的症状是头晕，心慌，口、舌、唇、四肢发麻，说话不爽利。此际可用淘米水一大碗即服，有缓解中毒症状的作用，然后可用甘草 60 g 水煎服。严重者除上述症状外，兼见恶心呕吐，皮肤冷湿，胸闷，心率慢而弱，血压下降，期前收缩，心律不齐，体温下降，或突然抽搐，则应及时送医院急救。

〔何绍奇整理〕

川桂枝 ｜ 平降冲逆，温复心阳效捷

桂枝味辛甘，性温，入心、肺、膀胱经，有发汗解表、温通经脉、通阳化气之功。清代邹润安指出它的主要作用有六："和营，通阳，利水，下气，行瘀，补中。"朱老对桂枝的应用功夫娴熟。他遵仲景大法，用桂枝配麻黄以解表散寒，配白芍以调和营卫，配人参以益气解表，配茯苓以通阳行水，配防己以温行水气，配黄连以平调寒热，配石膏以解表清里，配大黄以温

下寒实，配丹皮以和营祛瘀，配龙骨、牡蛎以养心安神等。他认为桂枝加桂汤治"奔豚"其效确实；并据桂枝温阳通脉的作用引用于治疗心动过缓之证，屡屡建功，指出："欲温通心脉，桂枝用一般剂量即可；欲复心阳，常须用大量其效始著，多与甘草相伍。"兹将此两点分述如次。

▶ **疗奔豚**

奔豚究为何病？仲景描述其"从少腹起，上冲咽喉，发作欲死，复还止。"其状若江豚之上窜，发则有形，止则不见，可见是一种发作性的冲逆病。朱老认为："奔豚气之'气'字，殊堪玩味，盖其病乃气体循冲脉上下攻筑，多无实质可据。"从仲景说，"从惊发得之"，则其为情志发病，殆无疑义。此证的治疗，仲景主用桂枝加桂汤和奔豚汤，前者侧重伐肾邪，后者侧重折肝火。奔豚汤本文不加讨论，奔豚用桂枝，是取其温肾制肝、平降冲逆的作用。即使肾邪所致奔豚，亦往往挟肝邪为患，诚如朱丹溪所云："上升之气，自肝而出，中夹相火"，若无肝邪，恐不至如斯之冲逆。桂枝加桂汤治气体冲逆有效，但方中无一味理气之药，据此可以推断桂枝有疏理肝郁作用，证之临床，亦信而可证。再配合敛降肝火之芍药，则肾邪得伐，肝邪得制，冲逆自平。至于桂枝加桂汤所加之桂，是为桂枝，抑为肉桂，后世医家意见不一，其实桂枝味薄质轻，肉桂味厚质重，欲兼宣通心肺之阳，则宜桂枝；欲散下焦沉寒痼冷，则宜肉桂；当据证而酌用。

【案例】曩年朱老治一许姓妇女，腹中攻筑，有气自脐下上冲至咽，窒塞难受，经常举发，迭经多方图治罔效，诊为奔豚病。处方：

> 桂枝、大枣各15 g，杭白芍、旋覆花（布包）各10 g，生甘草、生姜各5 g，代赭石30 g（先煎），橘、荔核各12 g。

> 连进2剂，自觉气自咽降至胸部；再进3剂，冲逆已平，诸恙均瘥。

▶ **治心动过缓**

桂枝善于温通心阳，与甘草同用，治阳虚心悸有良效，适用于心阳不振、心脉痹闭之证。朱老经验，凡冠心病、病态窦房结综合征引起之心动过缓，引用之有提高心率的作用，常以桂枝、黄芪、丹参、炙甘草为基本方，随症佐药。盖心阳虚者心气必虚，故用黄芪以补气；心阳虚则营运不畅，故用丹参以养血活血；阳以阴为基，心阳虚者必兼见心血虚，故用甘草以柔养。此四味共奏益心气、复心阳、通心脉之功。而其中关键，桂枝的用量须打破常规。朱老用桂枝，一般从10 g开始，逐步递增，最多加至30 g，服至口干舌燥时，则将已用剂量略减2～3 g，续服以资巩固。若囿于常法，虽药已对症，但量小力弱，焉能收效。

【案例】李某，女，49岁，干部。

初诊（1980年7月10日）：自1971年起患心动过缓，心率一般在60次/min左右，多方求治，收效不著。今年6月间，突然头晕目眩，心悸心慌，昏仆于地。往某医院就诊，经心电图检查：心室率41～43次/min，阿托品试验，即刻心率56次/min，8分钟后心率递降至43次/min。诊为病态窦房结综合征，使用复方丹参片及益气活血、温阳通脉的中药无效。顷诊面浮肢肿，胸闷心悸，神疲乏力，心率43次/min，血压148/90 mmHg，苔白腻、质衬紫，脉细缓无力。心阳失展，瘀阻水停，治宜温阳通脉。处方：

太子参、炙黄芪各 20 g，降香 8 g，川桂枝（后下）、川芎、当归各 10 g，炒白术 15 g，炙甘草 5 g。8 剂。

二诊：药后症情如故，此非矢不中的，乃力不及彀也，重其制进治之。上方桂枝改为 12 g，加丹参 15 g、苏罗子 12 g，续服 8 剂。

三诊：进温阳通脉之品，心阳略振，心动过缓之象稍有改善，心率上升至 45～47 次/min，苔薄质淡，脉细缓，前法既合，当进治之。上方桂枝改为 15 g，续服 8 剂。

服此方后，心率上升至 50～54 次/min，面浮肢肿消退。又将桂枝加至 18 g，以上方再服 8 剂，活动后心率 64 次/min，静息仍在 50～54 次/min。续予温阳通脉，佐以养阴和络，毋使过之。处方：

太子参 30 g，川桂枝 20 g，丹参、炙黄芪各 15 g，川芎、降香、玉竹各 10 g，麦冬 8 g，炙甘草 5 g。

连进 20 余剂后，心率维持在 61 次/min，精神振作。更以上方 20 剂量，配合蜂蜜 1000 g，熬制成膏，以巩固之。

此外，桂枝以其有温通之功，所有痹症，不论风寒湿热诸证，参用之多有良效。苔白厚、质淡者，用量宜 15～20 g，病轻或苔黄，或质微红者，用量宜 6～10 g 为是。以其善于解肌，凡面瘫偏于风寒者，用桂枝、黄芪各 20 g，防风 15 g，甘草 6 g，煎服，收效较佳。慢性盆腔炎少腹隐痛，得温较舒，舌质淡者，多为瘀阻冲任，寒凝胞脉，不宜用清热解毒之品，应予温经化瘀之桂枝、吴萸、小茴香、当归、艾叶、红花等，始可奏效。

〔朱步先整理〕

黄芪配磁石 | 温补镇摄治失眠症

不寐一症，原因甚多。清林珮琴云："阳气自动而之静，则寐；阴气自静而之动，则寤；不寐者，病在阳不交阴也。"证诸临床，不寐确以阴分亏虚、心火偏亢、阳不交阴居多，而养阴敛阳一法，较为常用。但由于禀赋的差异、病程的久暂以及施治的失当，阴阳的偏胜偏衰常相互移易，遂有徒执此法无效者，不得不为之通变。朱老指出：卫气行阳则寤，行阴则寐，言生理之常；但阴阳互根，若卫阳偏衰，失于燮理，又当予温补镇摄之法。然而无论养阴敛阳，或者益阳和阴，无非使阴阳归于相对平衡而已。

参用温阳药治失眠，先圣近贤，名论迭出。如章次公先生云："有些失眠患者，单纯用养阴、安神、镇静药物效果不佳时，适当加入桂、附一类兴奋药，每收佳效。"历代治失眠的名方，着眼两调阴阳者不乏其例，比如交泰丸，黄连泻心火之偏亢，降阳和阴；肉桂温肾化气，蒸腾津液，终成水火既济之功，而擅治心肾不交的失眠症。从此意扩充，不少具有燮理阴阳作用的方剂均有安寐之功。例如《金匮》桂枝龙骨牡蛎汤，原为虚劳病"男子失精、女子梦交"而设，但桂枝与芍药、龙牡相配，兴奋与抑制结合，故能调节神经功能的紊乱，朱老引用以治疗失眠症，确有交恋阴阳、安神定志之功。若偏于阴虚者，适当加入百合、生地等，获效亦佳。

凡失眠久治不愈，迭进养阴镇静之品无效者，朱老恒用温补镇摄法以补偏救弊。常以黄芪、仙灵脾、五味子、灵磁石为主药，补气、温阳、益精、潜镇，动静结合，益气而不失于升浮，温阳而不失于燥烈，随症化裁，屡获佳效。同时对长期失眠引起的神经衰弱症，亦有使其脑力渐复之功。

【案例】王某，男，45岁，干部。

患失眠症已近一载，经常彻夜难以交睫，记忆力减退，头晕神疲，周身乏力，心悸阵作，夜有盗汗。曾间断使用西药谷维素、利眠宁等，并长期服用天王补心丹、朱砂安神丸等乏效。脉虚大，舌边有齿印，苔薄。精气亏虚，阳气浮越，当予温补镇摄。处方：

炙黄芪20 g，仙灵脾、枸杞子、丹参各12 g，五味子、炙远志、炙甘草各6 g，灵磁石15 g（先煎），茯神10 g，淮小麦30 g。

服上方3剂，夜间即能入寐。连服10剂，夜能酣寐。后嘱其常服归脾丸以善后。

〔朱步先整理〕

延胡索配徐长卿 | 治顽固性失眠

延胡索辛、苦、温，归心、肝、脾三经。有活血、行气、止痛等功效，临床上多用于"气血瘀滞痛证"，如胃炎和急、慢性扭挫伤，以及痛经、心律失常、冠心病（急性心肌梗死、心绞痛）等疾病。徐长卿性味辛、温，归肝、肾两经，有祛风通络、止痒、解毒、消肿之功效。临床上多用于脘腹胀、风湿关节疼痛、湿疹、顽癣、风疹瘙痒等疾病。朱老常用此两味配伍治疗顽固性失眠，屡获佳效。

【案例】王某，女，49岁。

2005年3月28日来诊：患者近1年来因家中琐事，心中懊恼，多虑乱想，倦怠，彻夜难眠，长期服"安定"，每晚2～3片仍不能入睡，半年来，未能工作。舌质偏红，脉细弦。其症情顽缠，气阴两耗，郁热内蕴，扰乱心神。治宜益气阴，泄郁热，宁心神，复方图治。

生地黄15 g，珠儿参10 g，延胡索、徐长卿、炒枣仁、珍珠母各30 g，焦山栀10 g，淡豆豉15 g，炙甘草6 g。

服7剂后，患者每晚能睡3～4小时，"安定"逐渐减量，但自感有胃热，大便干燥，上方加全瓜蒌30g，续服7剂，已不服"安定"片，症情续有好转，已能入睡六七小时，并恢复工作。随访半年未复发。

〔按〕失眠属中医学"不得眠"、"不得卧"、"目不瞑"范畴，其病因病机有"思虑劳倦太过，伤及心脾；阳不交阴，心肾不交；阴虚火旺，肝阳扰动；心虚胆怯，心神不安；胃气不和，夜卧不安"等之区分。综上所述，失眠与心、肝、脾、肾及阴血不足有关。病理变化总属阳盛阴衰，阴阳失交。辨证论治，多能收效，但顽固者，则常法恒难奏效。朱师对此等症，常于辨治方中加用延胡索、徐长卿两味，每获佳效。因延胡索含有生物碱20余种，其中延胡索乙素具有显著的镇痛、催眠、镇静作用，甲素和丑素的镇痛作用也较为明显，并有一定的催眠、镇静作用。而徐长卿经动物实验证明具有镇静、镇痛作用。在辨治方中加此两味起协同加强作用而增强疗效。

〔薛梅红整理〕

小麦 | 善养心气，擅敛虚汗

小麦为心之谷，善养心气，本草家多谓本品"面热、皮凉"。今临床所用系小麦之陈者，则其性之平和可知。

▶ 甘麦大枣汤妙用

张仲景《金匮要略·妇人杂病篇》之甘麦大枣汤，主治"妇人脏躁，悲伤欲哭，像如神灵所作，数欠伸。"相似于今之癔病。即用小麦，配合甘草、大枣，以益气润燥，宁神除烦。历代医家相当重视此方，许叔微《本事方》、陈自明《妇人良方》都载有使用本方之验案。叶天士对本方的应用尤具独到之功，屡起大证。仔细分析脏躁之临床表现，皆系精神方面的疾病，"躁"，则是烦乱不安的意思，据此，脏躁之"脏"，指心脏也，小麦善养心气，润燥除烦为主药。本方除治脏躁外，又可用于小儿夜啼、自汗盗汗、惊悸怔忡等症。临床凡"神经症"见头眩健忘、心悸怔忡、心神烦乱、夜寐不实、多梦纷纭者，以此汤为主，随症加味，多收殊效。有人以此汤制成糖浆剂，定名为"脑乐"，治疗脑神经衰弱，甚受病者欢迎。甘麦大枣汤尚可治疗百合病。考百合病多系心肺阴虚、余热逗留所致。然也有不少患者表现为心肺气虚者，虽为气虚，却不任参、芪之温补，此方甘平，用之最为熨贴。其小麦用量一般为 30～60 g，少则效微。

▶ 敛汗作用

汗为心液，心气虚则汗外越，故小麦又有补心气、敛汗之效能。一般治汗多用浮小麦，即干瘪之小麦，淘之浮于水面者，小麦"面热、皮凉"，浮麦有皮无肉，故其性甘凉，尤擅敛虚汗，朱老喜常以浮麦与玉米茎心（即玉米茎剥去粗皮）配伍，治疗虚汗烦热，极有功效。单用浮麦炒焦为末，每服 6 g，1 日 2 次，连服 1 周，亦效。如无浮麦，陈小麦亦可。唯煎煮时以小麦完整不烂为佳。

小麦之麸皮也有敛汗作用，可用治盗汗自汗，近人更用于糖尿病，其法用麦麸与面粉按 6∶4 的比例，加适量食油、鸡蛋、蔬菜拌和蒸熟代饮食，在 1～3 个月内可使尿糖、血糖下降，体重增加，全身情况显著好转。又，麦麸或浮小麦炒香，研细，每用 6～10 g，开水冲服，对于尿血、血淋也有一定效果，可供参考。

▶ 缓急治黄

"甘能缓急"，小麦也有缓解急迫的作用，《金匮要略·肺痿肺痈咳嗽上气篇》载："咳而脉浮者，厚朴麻黄汤主之。"方中之小麦，即取其能缓急镇咳。后人用小麦治阵咳、痉咳有一定效果，即受仲景此方用小麦之启迪也。

小麦之苗也供药用。张锡纯《医学衷中参西录》盛赞麦苗有治黄疸之功。然以麦苗绞汁治黄疸，实早见于《千金方》。陈藏器《本草拾遗》亦谓麦苗"主酒疸目黄"，并可"消酒食暴热"。这是值得认真研究的。

太子参配合欢皮 | 功擅调畅心脉、益气和阴

"萱草忘忧，合欢蠲忿"。合欢皮，性味平甘，功擅宁心悦志，解郁安神。《本经》谓能"安五脏，和心志，令人欢乐无忧"。盖心为君主之官，心安则五脏自趋安和。太子参，其用介于党参之补、沙参之润之间，其性不温不凉，不壅不滑，确系补气生津之妙品。两味相伍，治疗心气不足、肝郁不达的情志病，确有调肝解郁、两和气阴之功，而无"四逆"、"四七"辛香升散、耗气劫阴之弊；疏补两济，平正中庸，实有相须相使、相辅相成之妙。

情志、血脉同受心肝两脏所主宰和调节，而心脏疾患的心悸心痛、胸闷乏力等见症，除本脏致病外，恒与木失疏泄攸关，盖气滞则血瘀，心脉失畅，怔忡、惊悸作矣。因此，在治疗心脏疾患时，朱老指出：须注重心肝同治，特别是气机郁结、气阴两耗的冠心病、心肌炎、心律失常等病症，心肝同治尤多，用药首选太子参、合欢皮，随症施方，每每应手取效。用此两味，意在益气和阴、舒畅心脉，令心气旷达，木气疏和，则胸痹心痛即可蠲除。

▶ 用于胸痹

【案1】范某，女，68岁，城镇居民。

胸膺作痛，板滞不舒，气短如窒，夜寐欠安，苔薄腻，脉弦代。心电图示：房性期前收缩，部分未下传，左室肥厚，心肌损害。此气机失畅、心脉痹阻之候。治宜益心气，通心脉，宣痹散结，调气宽胸。予：

太子参20 g，合欢皮、全瓜蒌、紫丹参各15 g，薤白、郁金、降香、苏罗子、火麻仁各10 g，炙甘草12 g。

服药5剂，心气复展，胸痹渐开，胸痛气窒减轻。再服5剂，胸痛消失。

【案2】吴某，女，50岁，干部。

宿有冠心病、乙型肝炎病史。近日胸闷殊甚，神疲乏力，纳谷欠香，舌质衬紫，苔薄腻，脉细。证系久病痰瘀互阻心脉，心气失展，治予调畅心脉，豁痰化瘀：

太子参、合欢皮各15 g，全瓜蒌20 g，三七末2 g（分2次冲服），薤白、法半夏、川芎各10 g，生山楂12 g，甘草5 g。加减共服15剂，胸膺宽舒，纳谷知香，体力渐复。

〔按〕上述两例，均有心气不足、胸阳失旷之见症，故均用太子参配合欢皮，以益心气，畅心脉。范案兼见气机失畅，故选苏罗子、降香、郁金调气通络；吴案瘀滞之症明显，以用三七、山楂活血化瘀。此同中之异也。

▶ 用于心悸

【案例】陈某，男，23岁，工人。

心悸怔忡，不能自持，伴有头晕胸闷，舌红苔少。心率106次/min，期前收缩4次/min。此症肝失调畅，气阴两亏。法当调畅肝脉，益气养阴：

生地、生白芍、合欢皮、太子参、麦冬、玉竹各15 g，生牡蛎20 g（先煎），功劳叶12 g，炙甘草10 g。

服药 5 剂，心悸、头晕、胸闷悉减，心率降至 92 次/min，期前收缩偶见。原方去功劳叶，加珍珠母 20 g（先煎）继续服用。

〔按〕此证心阴不足，阴不敛阳，故心率增速。方中太子参合炙甘草、麦冬、生地、玉竹，益气养阴；牡蛎潜阳，合欢皮宽胸畅脉，故获效机。

▶ 用于眩晕
【案例】陆某，女，38 岁，工人。

头晕、心慌、胸闷、喉梗塞，舌偏红，脉细，四末欠温，血压 90/60mmHg。证属气机失调，阴阳失燮。当予益气阴，畅肝木：

太子参、黄芪、黄精各 15 g，合欢皮、丹参各 12 g，川芎、仙灵脾各 10 g，甘草 6 g。

加减服用 12 剂，眩晕止，症悉退。

〔按〕此证舌质偏红，阴虚也；四末欠温，阳不足也。阴阳失调，脑失涵养，此眩晕之由来。方以甘平为主，配合仙灵脾柔润和阳，合欢皮系对胸闷喉塞而设。

▶ 用于喘息
【案例】张某，女，60 岁，城镇居民。

病始干咳，近日情怀不舒，喘息不平，喉间痰鸣，两胁作胀，口干，苔中剥，脉细弦。经住某医院检查，诊为神经官能症。证为肺气失肃，肝失条达。治宜肺肝兼顾：

太子参、杏仁各 12 g，合欢皮、百合、黄荆子各 15 g，怀山药 20 g，麦冬、绿萼梅、炙僵蚕各 10 g，甘草 5 g。

加减服 23 剂，喘平症安而愈。

〔按〕证系肝气犯肺而喘逆，方取太子参、合欢皮益气调肝，百合、黄荆子、杏仁肃肺。

▶ 用于脏躁
【案例】邵某，女，35 岁，教师。

无悲自哭，涕泪交流，举发无常，胸闷太息，每于情绪激动而加重。证乃脏躁。治当和缓心气，解郁柔肝：

太子参、朱茯苓各 15 g，夜交藤、淮小麦各 30 g，合欢皮、石菖蒲、仙灵脾各 12 g，甘草 3 g，大枣 12 枚。服 12 剂后，因他病就诊时云：已 2 个月未发。

〔按〕脏躁证用甘麦大枣汤为常法，加太子参、合欢皮益气调肝，更为合辙。

▶ 用于不寐
【案例】张某，女，43 岁，干部。

夜不安寐已延 2 个月之久。心慌胆怯，虚烦忧郁，头晕善忘，脉细软数，苔薄白。此心气不和、虚热内扰之候。拟除烦降火，舒郁安神为治：

太子参、合欢皮、柏子仁、酸枣仁各 15 g，夜交藤、秫米各 20 g，知母 12 g，川芎、甘草各 6 g。加减共服 13 剂，夜卧安，虚烦宁。

〔按〕太子参配合欢皮，与酸枣仁汤合用，方随症立，疗效自见。

〔戴坚整理〕

二四七

石菖蒲 | 功擅治痰

石菖蒲辛温芳香，为开窍要药，常用于治疗健忘、多寐、神昏、癫狂、惊痫、中风失语等神志方面的疾患，而究其主要作用，乃在于入心涤痰，痰浊去，气血通，神明自复矣。

▶ 用于急性热病或杂病之痰蒙清窍

石菖蒲涤痰开窍的卓越作用，被广泛用于治疗急性热病及杂病之痰蒙清窍症。急性热病之神昏，多系热邪内陷所致。邪热鸱张，极易熏灼津液，炼而为痰，痰热蒙蔽心窍，则谵妄神昏作矣！雷丰《时病论》的"祛热宣窍法"即为此而设，"治温热、湿温、冬温之邪，窜入心包，神昏谵语或不语，舌苔焦黑，或笑或痉"等，方中既用犀角、连翘配牛黄至宝丹以清心泻火，而雷氏又特别指出："凡邪入心包者，非特一火，且有痰随火升，蒙其清窍"，故复以川贝母化痰，鲜石菖蒲开窍，以"救急扶危于俄顷"。此方之重点，侧重于祛热，涤痰宣窍为其次；盖痰由热生，若不重点治热，则本末倒置，徒治痰无功。此方配伍洗练，不失为热病神昏之效方，临床屡用有效。痰火盛者，随症加入天竺黄、郁金、竹沥之类收效尤著。至若湿温证，痰浊蒙蔽心包，症见身热不甚，神识呆钝，表情淡漠，时明时昧，喉间痰鸣，舌苔白而厚腻者，非菖蒲之化浊辟秽、涤痰开窍不为功，可选《温病全书》菖蒲郁金汤（鲜石菖蒲、郁金、炒山栀、连翘、菊花、滑石、竹叶、丹皮、牛蒡子、竹沥、姜汁、玉枢丹）。痰湿盛者，可配苏合香丸以"温开"；痰热盛者，宜配至宝丹以"凉开"。此证必俟痰浊去、机窍开，神识始得渐苏。《随息居霍乱论》之菖阳泻心汤（菖蒲、黄芩、半夏、黄连、紫苏、厚朴、竹茹、枇杷叶、芦根），系从仲景泻心汤法脱化而来，治痰浊壅闭、神识昏迷、胸膈痞塞之症甚效，盖以菖蒲之涤痰化浊，配合芩、连之苦降，夏、朴之辛开，而奏通闭开痞之功。诚如清代周岩云："王孟英菖阳泻心汤，以菖蒲偶竹茹、枇杷叶等味亦妙。内用仲圣泻心汤三物，以菖蒲代生姜，盖义各有当也。"大能启人慧思。

▶ 用于神志疾病之痰浊

用石菖蒲治疗杂病有关神志方面疾病的方剂甚多，常用的有《千金方》之孔圣枕中丹（龟板、龙骨、远志、石菖蒲），此方可用于治疗健忘。考健忘多由思虑伤及心脾，或房事不节，耗损真阴，以致神明不安、脑力不济所致。然多挟痰浊，故安神益志、宁心化痰并重，在补益中寓宣通之意，枕中丹之意甚妙。此外，《千金方》之定志小丸（人参、茯苓、菖蒲、远志），开心散（药物同上方，唯用量与剂型不同）等方皆用石菖蒲，均为心气不足兼挟痰浊者而设。王秉衡《重庆堂随笔》云："石菖蒲舒心气，畅心脉，怡心情，益心志，妙药也。"认为其功乃在于"祛痰秽之浊而卫宫城"，"宣心思之结而通神明"，可谓一语破的。

▶ 用于冠心病之心气虚挟痰者

从前贤心法扩充，在治冠心病之心气虚而挟痰者，症见胸闷短气，精神抑郁，多寐健忘，舌质淡、苔白腻，脉弦滑，恒用人参、酸枣仁合甘麦大枣汤以补其心气，温胆汤加远志、石菖蒲以化痰开窍，契合冠心病本虚标实之病机，故屡奏效机。朱老近年来对心肌炎或冠心病而见心律不齐、心悸怔忡、挟有痰浊、苔白腻者，恒以石菖蒲、炙远志各 3 g，泡汤送服"刺五加片"，每服 4 片，1 日 3 次，颇收佳效。盖取菖蒲、远志宁心化痰，调畅心气；刺五加增强机体抵抗力，调节心脏功能，三者合用，相得益彰，宜其效著也。又梅核气一病，多由情怀抑郁、痰气交阻所致。石菖蒲既长于治痰，又兼有理气之功，故用之甚为合拍。临床上常在半夏厚朴汤等方剂中加用此药，可以提高疗效。常见慢性气管炎患者服石菖蒲后，可使痰量锐减，其专于治痰之功，于兹可见矣！

〔何绍奇整理〕

夏枯草 | 安神解毒，止血除痹

夏枯草味辛苦、性寒，入足厥阴、足少阳经，为清肝火、散郁结之药，常用于治疗肝火上炎的目赤肿痛、头痛、头晕，也用于治疗瘰疬、痰核等病证。朱老以为该药下列之作用，有其独到之处。

▶ 安神宁志

不寐虽病因复杂，但究其发病之关键乃"阴阳违和，二气不交"，脏腑气血失和。根据朱震亨"夏枯草能补养厥阴血脉"之说，朱老认为夏枯草能散郁火之蕴结，安神以定魄。常选夏枯草与半夏合用治不寐。正如《医学秘旨》云："盖半夏得阴而生，夏枯草得阳而长，是阴阳配合之妙也。"两药合用，使"阴阳已通，其卧立至"。又《重庆堂随笔》云其"散结之中兼有和阳养阴之功，失血后不寐者服之即寐"。故朱老认为夏枯草治疗失血性不寐，尤其对阴虚火旺、肝阴不足者更为适宜。

〔案例〕徐某，女，38 岁，患不寐症已 3 年，屡进养心镇静安神中药治疗，疗效甚微，需依赖镇静安眠西药，且治疗量渐增方有效。就诊时精神疲惫，夜难入寐，服安定 2 片，只能睡 1～2 小时，心烦易怒，舌质红，脉细小弦。证属郁火内扰，阳不交阴。治宜散郁火，和阴阳。处方：

夏枯草 15 g，制半夏 12 g，黄连 3 g，肉桂 1.5 g，甘草 6 g。连服 7 剂，夜寐明显改善。续服 7 剂，不适感相继消失，巩固治疗 1 个月，后随访病未再发。

▶ 清泄热毒

夏枯草因其苦寒能清热，味辛能散结的作用，朱老广泛用于治疗热毒郁结之病症，如用单味药 10～30 g 煎汁代茶饮，治疗慢性咽炎、扁桃体炎；加车前草、凤尾草治疗尿路感染；加败酱草、鸭跖草、赤芍、丹参治疗盆腔炎（浓煎成 150 mL，保留灌肠，每晚 1 次，经期停用）；加橘核、荔枝核、川楝子、蒲公英治疗睾丸炎；加谷精草、密蒙花治疗葡萄膜炎；加牛蒡子、大枣、鱼腥草治疗渗出性胸膜炎；加芍药汤治疗痢疾。现代药理研究证实，夏枯草煎剂于体外对金黄色葡萄球菌、志贺菌属、伤寒沙门菌、大肠埃希菌、铜绿假单胞菌、乙型溶血性链球菌、肺炎链球菌、百日咳杆菌皆有较强的抗菌作用，可以说明其清泄热毒之功。

▶ **止血宁络**

"夏枯草有补养厥阴血脉之功",李时珍《本草纲目》云其治疗血崩。临床实践证明夏枯草对肺结核、支气管扩张之顽固性出血有明显疗效,为肺科一良药。处方:

夏枯草 15～30 g,百部 20 g,黄芩 10 g,代赭石 30 g,煅花蕊石 30 g。煎服。

《本草经疏》中云夏枯草治疗鼠瘘,民间还移用于治疗痔疮肿大出血属热毒者,用该药加槐花、皂角刺、败酱草、生地榆、苦参、熟大黄、赤芍、丹皮等,往往肿消痛定血止。

▶ **清热除痹**

《本经》云夏枯草"主寒热……脚肿湿痹",《滇南本草》有夏枯草"祛肝风,行经络……行肝气,开肝郁,止筋骨疼痛、目珠痛,散瘰疬周身结核"的记载。该药治痹古有记载,今人用之较少,朱老认为该药不失为治疗热痹的一味佳药,具清火热,散郁结,通经络之功。现代药理研究示夏枯草具有明显的抗炎消肿作用。

夏枯草因其能散结,还可用治冠心病动脉硬化者,动物实验证实该药有延缓主动脉中粥样斑块的形成,具防止动脉粥样硬化的作用。朱老还认为,夏枯草尤善通心气,用治胸膈之痞满,每获良效,因其苦能泄降,其辛能疏化,其寒能胜热,故可宣泄胸膈之郁窒,疏利气血之运行,用量宜 15～30 g。

该药有少数患者服后胃脘有不适感,可减少用量或辅以护胃的玉蝴蝶、凤凰衣等,即可消失。

〔潘峰整理〕

三、肺系病证药

北细辛 | 治咳逆、水肿、痹痛,善愈口疮

北细辛大辛纯阳,为药中猛悍之品,以温散燥烈为能事,用之得当,则其效立见。兹略举临床运用之数端于下:

▶ **降逆止咳**

朱老指出,前人曾形象地把肺喻为钟,所谓"肺如钟,撞则鸣"。外而风寒燥热,内而七情致损,皆可以影响于肺,使肺气失宣散肃降之常,发为咳嗽。细辛所治之咳嗽气逆,乃为外有寒邪,内伏水饮,中外皆寒之证,小青龙汤便是代表方。此方之结构,大率分为三组,一组药是用麻桂解表散寒(《伤寒论》原文为"伤寒表不解");第二组药是用干姜、半夏蠲除水饮(《伤寒论》原文为"心下有水气");第三组药是白芍、五味子,甘缓酸敛,缓和药性之猛暴,使之成为有制之师。而细辛一味,在方中独有深意,一层意思是助麻桂解表;一层意思是助姜夏化饮;而五味子酸敛,与细辛之辛散相伍,一合一开,意在使肺之宣降复常,而咳逆自止,则是第三层意思了。仲景用药之妙,在此方得到了最充分的体现。医生治咳嗽的通病多出在两方面,一是用通套的止咳方药,见咳止咳;二是宁可用清热化痰之药,也不轻用辛温燥烈之品。目前市售成药,如蛇胆川贝液、川贝枇杷膏之类,也以凉药居多,是以热咳或可以有效,

寒咳则雪上加霜矣。这两者都错在失去了辨证论治的精神。

【案例】董某，27岁，工人。

病咳嗽3个月余，遍服中西药不效，喉痒，痰多，清稀如水，夹有风泡，舌脉均无热象，他无所苦，姑拟小青龙汤原方投之：

麻黄6 g，桂枝10 g，法半夏15 g，细辛3 g，五味子6 g，白芍、干姜各10 g，炙甘草6 g。

1剂咳减，3剂即完全告愈。

▶ 利水消肿

肾炎初起，有类风水，但有夹寒夹热之异，其症头面浮肿、畏风、苔薄白、脉浮。夹热者，口渴、舌红、苔黄、脉数，朱老经验，用加减越婢加术方（麻黄、石膏、苍白术、蝉衣、白花蛇舌草、连翘、银花、车前草、野菊花、泽兰、益母草）；夹寒者，舌淡、苔白、脉不数、口不渴、畏寒，则取仲师治少阴反热之麻黄附子细辛汤（麻黄、制附片、细辛）合五皮饮（桑白皮、大腹皮、生姜皮、陈皮、茯苓皮），其效甚捷，盖细辛既温少阴之经，又兼有行水气之长，往往三五剂即可消肿。肾炎虽多见血压增高，而麻、附均有升压作用，朱老认为，有斯证即用斯药，不必避忌。事实上患者服上述处方后并无血压上升的弊端。

▶ 宣痹止痛

细辛有较好的止痛作用，风火牙痛，症见牙龈肿痛，喜吸凉风，口渴，舌红，脉滑数，常用细辛与石膏、荆芥、防风、薄荷、川芎、赤芍、蜂房、白芷、黄芩、升麻、甘草配伍，既是"火"，用石膏、黄芩正为的当，何以还用细辛？这是因为细辛有发散之长，取"火郁发之"的意思。此方加川乌、花椒，对龋齿疼痛也极有效。

细辛也常用于痹证疼痛，《神农本草经》谓其主"百节拘挛，风湿痹痛"。无论风寒湿痹、风热湿痹均可用之，但寒证用量可加大（朱老常用量为8～15 g），后者则仅取其宣通经隧、冲开蕴结之湿热，用量则不宜重，一般3～5 g即可。

细辛也为头痛要药，寇宗奭说其"治少阴头痛如神"。实际上风寒、风热头痛也常用之，《局方》川芎茶调散以及菊花茶调散即是其例。

▶ 口腔溃疡

口疮多属于火，但有虚火、实火之异，实火宜清宜下，虚火可补可敛。朱老治实火口疮，常以黄连配细辛，一寒一热，一直折，一发越，合奏消炎止痛之效，除内服外，也可以黄连3份，细辛1份，共研细末，蜜调外搽。对虚火口疮，则常于辨证汤药之外，用细辛15 g，研细末，水蜜各半调匀如糊状，放置纱布中，贴在脐部，用胶布密封，2日一换，一般3日左右，口腔溃疡即可获愈合。

此外，由于本品味辛走窜，善于通阳散结，对某些顽症痼疾如红斑狼疮、湿疹、肿瘤、帕金森病、心动过缓等，在辨治方中加用细辛，多可提高疗效。唯阴虚火旺、舌质红者忌用。

▶ 用量探讨

关于细辛的用量，历来多有限定，如张璐说："细辛，辛之极者，用不过五分"；顾松园说："以其性最燥烈，不过五分而止"；《本草别论》说："多（用）则气闷塞不通者死"。朱老积多年经验认为，不可拘泥于前人旧说，头痛、腹痛、咳嗽、牙痛、口腔溃疡、肾炎，一般用3～6 g，类风湿关节炎、肥大性脊性炎，则可用 10～20 g，以上均为汤剂用量。为求稳当计，也可先煎半小时。但若研末吞服，则需特别慎重，以小剂量为宜。顺便提及，笔者所在的医院，凡细辛超过 3 g 者，处方都得退回来，要由医生签字后才能取药。经笔者了解，是因为该院有一药工，患头痛鼻塞，医生在汤剂中用了 6 g 细辛。该药工欲求速愈，便在煎药时把鼻子凑上去熏，几分钟后便晕倒了，经一番抢救始清醒。院方查找原因，老专家认为是细辛用量超过了古圣垂戒的五分（1.6 g）之故，所以才有此严格规定。笔者认为，此错错在直接去熏，而不在细辛用量大小，此不成文的规定，实为因噎废食。

〔何绍奇整理〕

葎草 | 除蒸散结，通络利水

葎草味甘苦，性寒，能清热解毒，利水通淋，并可退虚热。除内服外，煎水外洗可治皮肤湿疹，鲜草捣敷可疗蛇虫咬伤，焙干研末外掺可医湿疹破溃，诚为价廉易得之良药。朱老经过多年临床实践，扩大了葎草的应用范围，兹举数端，约述于后。

▶ 除蒸散结，擅退虚热

前人经验，葎草擅退虚热。《新修本草》载其"除疟，虚热渴"；寇宗奭亦指出，用本品"生汁一合服，治伤寒汗后虚热"。均属信而可证。朱老经验，本品对湿热大病后的虚热有良效。如治湿温病后期余邪未清，营卫未和，因而低热缠绵，自汗恶风者，常以本品伍白薇，配合小剂量之桂枝汤，参以清化除邪之品，多能中鹄，恒历验而不爽。

本品除清热除蒸外，《别录》载其"主瘀血"，知其兼可化瘀散结。民间经验，以本品作丸，可治愈瘰疬，朱老因而将本品移用于治疗肺结核之低热，效佳。临床以本品配合养阴清肺之沙参、天冬、麦冬、百合、黄精、十大功劳叶，多能使痨热迅速挫降；若配合西药抗痨，建功尤捷。

根据本品散结、除蒸、利水多种功用，朱老常用其治疗渗出性胸膜炎。此证与"悬饮"相类，多因饮、热阻于胸胁，以致三焦不利，而呈现寒热、胸痛、气促等见症。在辨证论治方中加用葎草（干品 30～60 g，鲜品加倍），确有助于渗出液的吸收，使身热尽快下挫。朱老曾以本品独用，治愈数例包裹性胸膜炎，足见此药之奇效。

【案例】王某，男，18 岁，学生。

1978 年 5 月前来就诊。其病起于 1976 年 3 月，始则恶寒发热，咳嗽胸痛，左侧尤甚，饮食不振。经某医院胸透检查，诊断为左下包裹性胸膜炎，有少量积液。经使用青、链霉素注射，配合服用异烟肼、维生素 B$_6$ 等，治疗 1 个月余，症状有所改善，但胸透检查，结果仍为"左侧包裹性胸膜炎"。继用前法间断治疗 2 年余，数次胸透结论同前。形体日渐赢瘦，手心如烙，胸胁作痛，纳谷不馨。朱老嘱其用鲜葎草 120 g 煎汤代茶饮，连服 1 个月，诸症次第减轻。胸透复查为：左下胸膜肥厚。遂告基本治愈。

▶ **治疗痹证**

萆草大剂量使用，可以驱逐停潴于胸胁之饮邪；使用一般剂量，可以祛除经络之湿热，具通邪止痛之功，可用于治疗痹证。痹证证候各异，究其成因，总缘正气亏虚，风、寒、湿、热之邪入侵，留着经隧骨骱，阻遏气血运行所致。一般说来，风寒痹证以温经散寒、祛风通络为常法，而湿热痹证则当以燥湿泄热、宣通痹着为主。朱老对热痹的治疗，常以本品配合虎杖、寒水石为主，随症选用其他药物，奏效殊捷。而热痹之血沉增速、抗"O"增高者，亦多能较快地降至正常。

【案例】张某，女，48岁，工人。

起病1周，始则恶寒发热，周身关节走注作痛，继则两下肢出现多个蚕豆大小之结节，色红且痛，经使用西药保泰松等治疗，收效不著。顷诊身热未清（37.8℃），口苦而干，舌质红、苔薄黄少津，脉浮数。此热痹也，良由风湿热邪搏于血分所致。当予化瘀通络、泄热宣痹为治。

萆草、青风藤、忍冬藤、桑枝各30g，虎杖20g，寒水石、赤芍各15g，丹皮、地龙各10g。

连进5剂，体温正常，痹痛大减，结节基本消失。续予上方加桃仁10g、红花6g，又服10剂，诸恙若失。

此外，朱老治疗久痹之虚热，常用本品配合银柴胡、白薇、秦艽等，加养营和络之品，收效亦佳。

▶ **治急慢性肾炎**

具有利水泄热之功的萆草，不仅是热淋之效药，而且可以用于肾炎的治疗。急性肾炎相类于"风水"，乃风水相搏，致使肺失宣肃，不能通调水道，下输膀胱，水邪泛溢肌肤而成。在疏风宣肺剂中加用萆草，能促使浮肿尽快消退，有助于肾功能之恢复。

朱老治疗慢性肾炎选用萆草，必具备肾阴亏虚、湿热逗留之见症。斯时尿蛋白长期不消失，既有肾虚不足之"本"，又见湿热逗留之"标"。治本固为要务，而祛邪亦不可忽；盖湿热留恋，必然伤阴，病之淹缠，良有以也。

【案例】曹某，女，45岁，技术员。

患慢性肾炎已2年余，面浮足肿，时轻时剧，尿蛋白长期在＋～＋＋之间，红、白细胞少许，腰酸肢楚，烘热头眩，舌质偏红、苔薄黄，脉细微数。迭进补肾摄精之品乏效。肾阴亏虚，湿热久踞，治宜养阴化邪。处方：

生地黄、石韦、龙葵、菝葜、熟女贞各15g，萆草、马料豆、怀山药各30g。

连进10剂，浮肿逐渐消退。仍以上方出入化裁，共进40余剂，浮肿未再作，尿检正常，病情稳定。

〔朱步先整理〕

葶苈子 | 泻肺强心之佳药

葶苈子叶辛苦，性寒，入肺、膀胱经。长于下气行水，对于痰浊内阻、壅阻气道、气逆喘咳者，或水肿胀满、而体气不虚者，用之多收佳效。然葶苈子有甜苦之分，《纲目》云："葶苈甘苦二种，正如牵牛黑白二色，急缓不同……大抵甜者下泄之性缓……；苦者下泄之性急。"朱老认为，肺热咳喘多选甜葶苈，而泻水消肿则以苦葶苈为胜。

▶ 泻肺除饮

葶苈子苦降辛散，其性寒冷，故能泻肺止喘，利水消肿。朱老凡遇咳喘气阻，痰涎壅盛，而舌苔腻者，均于辨证方中加用葶苈子 10～15 g，服用一二剂后，恒奏显效。因其苦寒善泄，"通利邪气之有余，不能补益正气之不足"，故虚人须慎用，或与山药、白术等品同用始妥。

【案例】张某，男，81岁，干部。

宿有慢性支气管炎史，经常咳喘，痰多气促，行走或活动后更甚，近日又发作较剧，面目浮肿，痰多如涌，气逆咳喘，难于平卧，苔微黄腻，脉弦滑。此痰浊阻肺，气失肃降之候，治宜泄化痰浊，降逆定喘。处方：

葶苈子、杏仁泥、黄荆子各 15 g，竹沥夏、白苏子、黛蛤散（包）各 10 g，化橘红、甘草各 6 g。4 剂。

复诊：药后痰量大减，咳喘渐平，苔腻亦渐化，效不更方。原方葶苈子减为 10 g。续服 3 剂。

药后即趋平复，以参蛤散加味（自制方：红参须 20 g，蛤蚧 1 对，麦冬、五味子、紫河车各 30 g，化橘红 20 g。研末，每服 3 g，1 日 2 次。对慢性支气管炎、哮喘、肺气肿、肺心病均获佳效）善后巩固之。

葶苈子泻肺定喘，师法前贤：仲景之葶苈大枣泻肺汤治悬饮；己椒苈黄丸治饮留肠间，与热互结而腹满、口干舌燥之痰饮病，均以葶苈子为主药。章次公先生对痰饮咳喘者，常取葶苈子 30 g、鹅管石 40 g、肉桂 10 g，共研细末，每服 6 g，1 日 2 次，既能温化饮邪，又可涤痰定咳，收效甚佳。朱老常谓："痰饮病概括了现代医学之慢性支气管炎、支气管哮喘、渗出性胸膜炎、胃肠功能紊乱及幽门梗阻等病，以上诸病凡见面目浮肿、咳喘气逆、痰涎壅盛、呕吐痰水而肺气不虚者，均可参用葶苈子，颇能提高疗效，缩短疗程。"

▶ 抗御心衰

心衰的病理以虚为本，总属五脏俱虚，因虚致实，产生水饮、血瘀，上凌心肺则悸、喘。由于葶苈子有强心苷的作用，能使心收缩加强，心率减慢，对衰竭的心脏，可增加输出量，降低静脉压，因此风心病及肺心病并发心力衰竭者均可用之。多年来，朱老对心衰患者善用扶正祛邪法取效。常以葶苈大枣泻肺汤为主，随症加味，能使临床症状和心衰较快地缓解或消失；多数患者不仅稳定病情，而且可以恢复工作能力。凡见心慌气短、动则加剧，自汗，困倦乏力，苔白质淡，脉沉弱者，乃心脾气虚之证，宜加用炙黄芪、党参、白术、炙甘草，以益气健脾；两颧及口唇发绀，时时咯血，脉结代，舌质紫瘀者，系心体残损、肺络瘀阻之证，应加用化瘀和络之品，如丹参、苏木、花蕊石、桃仁、杏仁、炙草等；如阳虚较甚，怯冷，四肢不温，足肿，舌质淡胖苔白，脉沉细而结代者，需加用附片、仙灵脾、鹿角片、炙草等品以温肾助阳。

【案例】周某，男，54 岁，工人。

患风心病已七载，迭治未瘥。近旬来，咳喘气促，伴见咯血，面浮足肿，数用抗感染、强心、止血等西药，咯血仍未止，胸痛气急，心悸怔忡。舌边瘀斑甚多，苔薄，脉弦。心体残损，宿瘀内停，瘀血乘肺，肺络受损，诸象以作。治宜益气培本，消瘀宁络。处方：

太子参 30 g，葶苈子 15 g，苏木、煅花蕊石（研分吞）、麦冬、炙甘草各 10 g，参三七末 2 g（分吞），大枣 10 枚。

药服 2 剂，咯血减少，咳喘趋缓，续服 3 剂，血止喘定，调理而安。

对于慢性肺源性心脏病并发心力衰竭者，朱老除辨证用药外，多加用葶苈子末，每次 4 g，1 日 3 次，餐后服，奏效甚佳。一般在服药后三四日，尿量增加，浮肿渐退，服药至 2 周时，心力衰竭显著减轻或消失，且无任何副作用。

〔朱又春整理〕

紫菀｜辛润宣肺、二便滞塞俱效

紫菀为祛痰止咳药，《神农本草经》谓其"主咳逆上气，胸中寒热结气"，是其用于咳喘痰嗽的最早记录。而其利尿通便之特殊作用，方书所载不多见。最早用紫菀利尿，见于唐代孙思邈《千金要方》："治妇人卒不得小便，紫菀末，井华水服三指撮。"其后，宋《太平圣惠方》以紫菀配黄连、甘草治小儿尿血，水道中涩通，用意均颇奇特。用紫菀通大便，则始于宋人史载之，据云蔡京病大便秘结，太医治之不得通。史当时初至京城，无医名，闻之，则上门施伎，却为守门者所阻，待其后诊过蔡京之脉，即云："请求二十钱。"蔡惊问："何为?"史云：用来买药，即用紫菀研末送服，须臾大便即通，史于是名满开封。朱老指出，紫菀所以能通利二便，是因其体润而微辛微苦，观其药材，须根皆可编成辫状，故紫菀又有"女辫"之别名，其性润可知。润则能通，辛则能行，苦可泻火，故用于二便之滞塞有效。且肺为水之上源，肺气为痰火所壅，则治节不行，不能通调水道，于是小便不利；肺与大肠相表里，肺气不利，大肠失于传导，则大便亦不得通。由斯观之，紫菀所治之二便不利，必有肺气不宣之见症，非一切二便不利皆可治之也。推之凡清金润肺、消痰降气药，皆具有通利二便之功用，如瓜蒌、紫苏子、马兜铃、杏仁、桑白皮皆然。此说颇能开人悟境，记之以供同道参考。

〔何绍奇整理〕

白芥子 | 利气豁痰，搜剔内外

白芥子辛温，味厚气锐，内而逐寒痰水饮，宽利胸膈，用于咳嗽气喘，痰多不利，胸胁咳唾引痛；外而走经络，消痰结，止痹痛，除麻木。诚如《本草经疏》说："搜剔内外痰结及胸膈寒痰、冷涎壅塞者殊效。"朱老指出："白芥子含有脂肪油、白芥子苷、杏仁酶等成分，除作为祛痰平喘咳之剂（如三子养亲汤）外，对机体组织中不正常的渗出物之吸收，尤有殊功。"早年，朱老用白芥子、甘遂、大戟组成的古方控涎丹（又名子龙丸）治疗慢性淋巴结炎、湿性胸膜炎、胸水、腹水、气管炎或肺炎痰涎壅盛者，以及瘰疬、流注等，有较好疗效，曾撰文刊载于《上海中医杂志》1956年第8期，近20余年，又用白芥子为主药，治疗各种结节病，取得成功。足证吾师对白芥子一药，知之甚深，此即前人所谓"屡用达药"也。

▶ **用于渗出性胸膜炎**

渗出性胸膜炎多为结核性，也有由风湿病、红斑狼疮等其他疾病引起者。以胸腔积液，伴见发热、胸胁胀闷、咳嗽、气急、咳唾引痛等症状为主要表现。与中医文献中的"悬饮"近似。朱老对此病常用控涎丹配合对症汤剂，每收捷效。其方用甘遂（去心制）、大戟（煮透去骨晒干）、白芥子（炒）各等份，研极细末，面糊为丸如梧子大，每服2～3 g，每日1次。服后当畅泻稀水，如服后隔半日仍未泄下者，可加服1次。剧泻者，则下次服药可酌减其量。但此法虚弱者慎用，孕妇禁用。

【案例】徐某，男，32岁，工人。

发热，胸痛，咳逆气促，已历2周，经X线透视确诊为左侧渗出性胸膜炎，经用抗生素尚未控制。体温38.5℃，脉弦数（102次/min）。听诊左肺中野以下呼吸音减弱，叩诊呈浊音，此悬饮也。当予肃肺蠲饮，以平咳逆。

①控涎丹3 g×3包，每日服1包。

②桑白皮、炙僵蚕、车前子各10 g，甜葶苈12 g，杏仁、薏苡仁各15 g，鱼腥草、金荞麦各30 g，甘草4 g。3剂，每日1剂。

药后每日泄泻二三次，气逆显减，胸痛亦缓，热势顿挫，此佳象也，控涎丹2 g，每间日服1包，汤方续服3剂。

三诊：症情平稳，B超检查已无胸水。调理而安。

控涎丹为十枣汤之变方，方中甘遂、大戟为逐水峻剂，而白芥子有搜剔停痰伏饮之长，如朱丹溪说："痰在胁下及皮里膜外，非白芥子莫能达，古方控涎丹用白芥子，正此义也。"张介宾说："白芥子消痰癖疟痞，除胀满极速。"本方不及十枣汤之猛峻，用量又较小，而其功用不在十枣汤之下，故临床运用的机会较之十枣汤为多。应当指出，控涎丹对促进湿性胸膜炎的吸收虽有捷效，但不能以之代替中西药物的抗结核治疗，请予注意。

▶ **结节病**

　　结节病是一种原因不明、可累及全身多个器官的非干酪性上皮样慢性肉芽肿病变，可发生在淋巴结、肺、肝、脾、眼、皮肤等处。朱老在实践中体会到，此当属中医学中的"痰核"、"痰注"范畴，如朱丹溪说："人身中有结核，不痛不红，不作脓，痰注也。"故其治疗，当以化痰软坚散结为主，常用白芥子、生半夏、紫背天葵、僵蚕、薏苡仁、海藻、昆布、夏枯草、生牡蛎、荜草等；挟瘀者加赤芍、炮山甲、当归、地鳖虫、蜂房；挟气滞者加青陈皮、姜黄；阴虚者加麦冬、天冬、百合、功劳叶；肾阳虚者加鹿角、仙灵脾、熟地、巴戟。此病病程较长，非短时期内所能见功，故医者患者，均须识"坚持"二字。案例详见临证治验篇结节病经验。

▶ **用于痹证**

　　《开宝本草》谓白芥子主"湿痹不仁……骨节疼痛"，《本草纲目》亦谓白芥子可治"痹木脚气，筋骨腰节诸痛"。朱老认为，久痹疼痛，未有不因停痰留瘀阻于经隧者，因此所谓治"骨节疼痛"、"不仁"云云，皆指其辛散温通，入经络，搜剔痰结之功。故常在痹证方中加用白芥子一药。如与姜黄、制南星、桂枝、蜂房、赤芍、海桐皮、淫羊藿、鹿角、制附片、当归相伍，治疗肩关节周围炎；与生熟地、淫羊藿、鹿角、麻黄、桂枝、制川草乌、乌梢蛇、炮山甲、骨碎补、续断、灵仙、木瓜等相伍，配服益肾蠲痹丸，治疗类风湿关节炎、骨质增生、慢性腰腿痛，疗效均较为满意。

　　朱老用白芥子，一般为 10～15 g（汤剂），最大量用至 18 g，无任何不良反应。但阴虚火旺或无痰湿水饮者忌用。

〔何绍奇整理〕

白及 | 妙用三则

　　白及性味苦、甘、涩、微寒，具有收敛止血、消肿生肌之功，主要用于肺胃出血等病症。对肺结核咯血、支气管扩张咯血、上消化道出血等疗效显著，实为内服外用的止血良药。朱老擅用除出血证外，对下列诸种疾患，别有经验体会。

▶ **恶心呕吐**

　　食管肿瘤放射治疗和肝癌等介入手术后，恶心呕吐是常见的并发症之一，而恶心呕吐、呃逆咽痛、吞咽困难等难以忍受的痛苦，往往使治疗被迫中断。常用的降逆和胃剂（如旋覆代赭、橘皮竹茹之类），收效甚微。对放疗介入术，朱老认为系热毒之邪内遏，灼伤胃络，胃气不和，升降失调而致呕恶。《别条》记载，白及"主胃中邪气者，则苦寒之品，能除胃热耳"。《本草经疏》谓"入血分以清热，散结逐腐"。白及苦降清热，甘缓和中，虽属胶黏之质，但涩中有散，具有吸附、收敛、止血、生肌、清热、护膜、消肿、散瘀等一物数效的作用。正是因为白及能保护食管、胃肠黏膜，减轻其充血水肿，修补受损组织，促进愈合，因此在辨证方中加用白及，或单用白及粉，此还可广泛地用于胃和十二指肠溃疡、糜烂性胃炎、溃疡性结肠炎等病患。

【案例】何某，男，66岁，工程师。

肝癌接受介入治疗术出现胃部不适，不能进食，稍进食物即恶心呕吐，而被迫停止治疗。舌红苔薄，脉虚弱，气阴不足，胃络受损之征。予白及粉15g、蒲公英30g煎汁调成糊状，分次徐徐咽下，每日1剂。

三天后症状明显缓解，进食顺利，未再出现恶心呕吐。

▶ 咳嗽

白及对咯血有独特的功效，对痨咳、阴虚咳嗽、百日咳的止咳效果显著。朱老指出，白及治咳，缘于其"涩中有散，补中有收"的双向特性，涩则敛肺，散则逐瘀，顽咳久咳尤为适宜。并拟白及、百部、黄精、葎草等组成基础方和"保肺丸"（朱老经验方）治疗肺结核病，其中白及补肺清热、敛肺止咳，逐瘀生新，消肿生肌，与诸药相伍，可修复结核病灶，提高西药的抗痨效果。对慢性支气管炎、咳嗽反复不愈者，随症加入白及，往往疗效明显。

【案例】罗某，女，55岁，营业员。

有高血压病史，服用波依定后咳嗽不止，停药半年多，咳嗽依然。曾使用多种抗生素、镇咳、抗过敏药物及中成药未效。阵咳痰少，咽干而痒，昼轻夜重，舌质红、苔薄微黄，脉小弦。肺阴耗损，肃降失司，遂予：

百合15g，北沙参10g，蒸百部15g，天冬10g，天竺子15g，桑白皮10g，佛耳草12g，广地龙10g，甘草5g，炙枇杷叶10g。

连进5剂，咽干减轻，咳嗽依旧，将上方加白及15g，5剂，咳嗽大减，夜寐安然。

▶ 尿浊、带下

临床常见的小便浑浊不清，形如米泔水的乳糜尿，或带下绵绵不断，有清稀如水，有黏稠如膏的带下病。多因病久由实转虚，脾肾亏损，固涩无权，精微下注所致。辨证属气虚者，白及配伍山药、白术、莲肉；阴虚者配伍山药、女贞、旱莲草；夹有郁热者，配伍射干、萆薢，常获殊效。

由于其性黏腻而收敛，凡湿热较盛，而苔黄腻者，暂勿用之。

〔蒋熙、蒋恬整理〕

射干 | 利咽定喘除湿

射干，形如乌羽、乌扇，而为其别名。苦、寒，归肺经。《金匮要略》之咳嗽上气用射干麻黄，治疟母用鳖甲煎丸用乌扇。《千金》治喉痹用乌扇膏，治便毒用射干同生姜煎服，皆取其善降之性和降火解毒、祛痰利咽之功。朱老痹除喉痹外，如梅核气、支气管哮喘、乳糜尿等，亦多用射干。

▶ 梅核气

《金匮要略》论"妇人咽中如有炙脔，半夏厚朴汤主之"之症，《医宗金鉴·诸气治法》称之为梅核气。痰凝气郁，阻滞胸咽，舌苔白腻，脉弦小滑，是半夏厚朴汤的适应证，多见情志抑郁而病的初始阶段。若情绪波动反复不愈，痰郁化热，苔黄舌红者，用泄化痰热、清肝达郁为宜，朱老用射干与夏枯草、蒲公英、郁金、绿萼梅、海蛤壳等相伍；若咽部暗红有瘀血征象者加牛角腮，咽中梗阻往往随之如失。朱老用射干清降痰火，不直折其火势，而取其引经报使，引肺热移至大肠，痰热从大便而外泄。

【案例】葛某，女，47 岁，教师。

因家庭不和，情怀素郁不畅，近半年来，自觉咽中如物堵，胸肋不舒，口苦多梦。先后服用消炎利咽西药，半夏厚朴、丹栀逍遥丸等汤药未能取效。诊见形体较瘦，眼眶发青，情志易躁，舌红苔薄黄，脉小弦，显系肝郁化火，痰气互结。治宜清肝火，散郁结，涤痰气。

射干、夏枯草各 10 g，蒲公英、广玉金各 15 g，绿梅花 8 g，黛蛤粉 10 g，合欢皮、功劳叶各 15 g，生白芍 12 g，炙草 6 g，决明子 5 g。

服药 14 剂，大便通畅，诸症消失。

▶ 支气管炎

射干对多种呼吸道急性感染者有良好疗效，其代表方剂如射干麻黄汤等。支气管哮喘是一种发作性的变态反应性疾病，发作期以气促、哮鸣、咳嗽、痰多等症状尤为明显。"风"、"痰"、"气"与其发作密切相关。每于外邪袭肺（包括过敏原吸入、食入或接触），痰壅气道，肺失宣肃而致病。朱老从发时治标着手，用善降苦散的射干，配合祛风化痰的地龙、蜂房、僵蚕等虫类药，以及百部、桃仁、槟榔为基础方。喘促咳嗽能明显改善，病情迅速控制。从现代药理来看，诸药相伍，具有抑制变态反应，活血利水，改善呼吸道通气功能，预防继发感染等功能。

【案例】朱某，女，23 岁，学生。

患支气管哮喘 10 年，发作时经常服用博利康尼、酮替芬及抗生素。近胸闷、气短 5 天，每夜半喘鸣，喉间痰多不能平卧。常规用药，仅能临床缓解。诊见眼睑虚浮，胸膺不畅，稍咳痰白，肺部所诊：两肺闻及哮鸣音，痰浊壅肺，肺气失降。治宜化痰浊，肃肺气。

射干 10 g，广地龙 12 g，炙蜂房 10 g，蒸百部 5 g，甜葶苈子 15 g，桃仁、槟榔、苏子叶各 10 g，淡干姜 5 g，五味子 8 g，甘草 5 g。5 剂。

3 剂服完，大便增多，半夜喘鸣渐平。肺与大肠相表里，邪从下泄也。5 剂后诸症已瘥。

▶ 乳糜尿

足厥阴经络阴器、司二便，小便混浊，成乳糜状，病初多属湿滞郁热。射干治厥阴湿气下流，可配萆薢、白及，夹有出血加仙鹤草。

〔蒋熙、蒋恬整理〕

四、胃肠病证药

苦参 | 性苦寒沉降，调心律，抗菌止痢

苦参，大苦大寒，纯阴沉降之品也。前人曾经指出，苦参"退热泄降，荡涤湿火，其功效与黄连、龙胆皆相近"，而"其苦愈甚，其燥尤烈"，"较为黄连，力量益烈，近人乃不敢以入煎剂，盖不特畏其苦味难服，亦嫌其峻厉而避之也。"（张寿颐《本草正义》）朱老指出，张氏此说诚是，但善用药者，当用其长而避其短，与领导者"知人善任"同一道理，否则良药之功竟遭泯灭，不亦惜哉！朱老用苦参，主要在以下几个方面：

▶ 用于痢疾、伤寒

苦参对痢疾有卓效。急性菌痢，症见痢下赤白、发热腹痛、里急后重者，皆由湿热壅滞所致。苦参兼燥湿清热之长，故单用亦有效，常用量 6 g，研末冲服，1 日 3 次，连用 3～5 日，不仅症状消失快，大便镜检恢复正常也快。加木香粉（两者比例为 3∶1），其效益佳。如嫌散剂难服，可依上述比例配成苦参木香丸，研细水泛为丸，每服 6 g，赤痢加红糖，白痢加白糖，开水送下。对肠伤寒带菌者，再加黄连，是为"苦参香连丸"，可使伤寒沙门菌培养阳性者转阴。在肠伤寒的治疗上，朱老常用通下疗法，常采用聂云台的表里和解丹（详见 133 页）及葛苦三黄丹，一般服前方 3 日后热势未挫者，即改用后方，连用 5～7 日多可奏效。而后方即以苦参与大黄、黄连等配伍。

▶ 用于心律失常

心律失常属中医惊悸、怔忡等症范畴，对于异位搏动及快速性心律失常，过去多依"脉结代，心动悸，炙甘草汤主之"径用炙甘草汤，有效者，有不效者。近 20 余年，研究者发现苦参对多种快速性心律失常有效，实验结果表明，苦参有降低心肌收缩力、减慢心搏、延缓房性传导以及降低自律性等作用。朱老采用这一成果，在辨证用药的同时，加用苦参，经长期实践证明，确有较好效果。

【案例】程某，男，28 岁，职员。

素日工作劳累，兼之睡眠不足，经常头眩、耳鸣、心悸怔忡，近日心悸加剧，心率达 150 次/min，口干，心烦，掌烷，夜眠不宁。心电图：室上性心动过速。苔薄、质红，脉细疾数。此肝肾阴虚，水不济火，君火妄动，上扰心神。治宜滋阴降火，宁心安神。药用：

苦参、生地黄各 20 g，黄连 5 g，丹参、功劳叶各 15 g，玉竹 12 g，生牡蛎、炒枣仁各 30 g，麦冬 10 g，炙甘草 8 g。5 剂。

药后，诸象均见好转，心悸显缓，自觉安适。苔薄、质略淡，脉细数（94 次/min）。此佳象也，效不更方，继进 5 剂，心率已降至 80 次/min。嘱注意劳逸结合，继以杞菊地黄丸善后之。

▶ **用于湿疹**

  苦参为皮肤病要药，对湿疹的功效尤其显著。常以苦参配白鲜皮、徐长卿、紫草、丹皮、蝉衣、黄柏、赤芍、土茯苓、甘草治疗急性、亚急性湿疹。痒者加夜交藤；渗出物多，甚至黄水淋漓者，加苍白术、薏苡仁；脾运不健加山楂、枳壳、槟榔；食鱼虾海鲜而发作者加紫苏叶、芦根；无渗出物、干燥者，加生地。苦参还可单味外用，渗出物多者，可以干粉撒布，或配合白鲜皮、马齿苋、徐长卿、蛇床子、荆芥、防风等作外洗剂，或将煎出液冷却后以棉纱布浸药液外敷患处，待干即换之，效果不错。

▶ **用于外阴湿痒**

  苦参在传统用药上一向认为有杀虫之功，如李时珍云："热生风，湿生虫，故能治风杀虫。"现代研究证实苦参对多种皮肤真菌有抑制作用，也有报道单用苦参治疗滴虫性阴道炎及宫颈糜烂获效者。朱老常用苦参为主药配黄柏、紫草、白芷、蛇床子、威灵仙、白矾、花椒、防风、生艾叶、雄黄作浸洗剂，1 日 1 次，每次 10 分钟，对外阴湿痒有明显疗效。

▶ **用于梦遗**

  一般而论，无梦而遗，责之肾失封藏；有梦而遗，多系湿热相火。朱老指出，前人有歌云："见痰休治痰，见血勿止血，有汗莫发汗，精遗勿止涩……明得个中趣，方为医中杰。"奈何医者治遗精，率多以补涩为其能事哉！湿热相火，上扰心君，则心君不宁，下扰精室，则精关难固，故有选于苦参也。

  【案例】边某，山东人，借住北京八一中学。

    患梦遗，来京求医半载余，以其久病体虚，处方率多补肾、固涩、补气之品。熟知愈补愈虚，每日梦遗不止，神色憔悴，而脉数，舌红、苔黄腻，明为湿热相火之证，遂遵朱老法，拟方如下：

    苦参、黄柏各 9 g，远志 6 g，茯苓、车前子（包）、草薢各 15 g，生白术、泽泻各 10 g，生薏苡仁 30 g，生甘草 3 g。

    4 剂后梦遗顿愈，乃易方调理之。半年后复来京做生意，相逢于途，欣喜相告，病已痊愈，体健一如昔日云。

  此外，苦参尚可用于泌尿系感染，小便淋沥涩痛，妇女赤、白带下，高尿酸血症及痛风性关节炎（能碱化尿液）等疾病。

  苦参用量，除心律不齐需用较大量（15～20 g）外，其他疾病，以 6～9 g 为宜。外用不限。处方有苦参的汤剂，均宜在餐后半小时服药，空腹服之易于引起呕吐。

▶ **用于乳糜尿**

  乳糜尿，系小便混浊，白如米汤，而溲时无痛感的一种疾病，与中医学的"膏淋"近似，多为脾肾不足、湿热下流所致。朱老常用苦参为乳糜尿之主药，盖其清热、燥湿、杀虫，其功专在下焦，较之黄柏、栀子尤胜一筹也。初起用苦参配煅白螺蛳壳、牡蛎、半夏、葛根、柴胡、黄柏，即孙一奎《赤水玄珠医案》之"端本丸"。病久脾肾两亏者，用苦参配芡实、金樱子、石菖蒲、萆薢、益智仁、山药、熟地、山萸肉等，亦有显效。

▶ **用于失眠**

对肝郁化火或心火偏亢而致失眠者最为合拍，历能清火除烦，宁心安神。方用苦参15～20 g、黄连5 g、茯苓15 g、甘草6 g，连服3～5剂，多获佳效。

〔何绍奇整理〕

生栀子 | 治疗胰腺炎有特效

生栀子为常用清热泻火解毒药，有栀子配方的名方亦甚多，如《外台秘要》黄连解毒汤，治三焦热毒壅滞、高热、烦躁、疮痈、目赤；仲景茵陈蒿汤治湿热黄疸，栀子豉汤治心烦懊恼不眠；《十药神书》十灰散治各种热证出血；丹溪越鞠丸治气郁化火，等等。朱老在长期临床实践中，体会到生栀子治疗急性胰腺炎尤为擅长。

急性胰腺炎属中医学"胃脘痛"、"心脾痛"、"胁腹痛"、"结胸膈痛"等病症范畴，其病起病急骤，脘胁部剧痛拒按，疼痛可波及全腹，伴见恶心呕吐，发热（低热、潮热或高热），腹胀便秘，小便黄赤，部分病人可见黄疸。多由暴饮暴食（饮酒过多或过食油腻），脾胃骤伤，湿热结聚，波及胆胰而致。朱老认为，脾胃湿热，蕴蒸化火，乃本病发生之关键。生栀子泻三焦火，既能入气分，清热泻火，又能入血分，凉血行血，故为首选之药。辅以生大黄、蒲公英、郁金、败酱草、生薏苡仁、桃仁等通腑泄热之品，其效益彰。痛甚者可加延胡索、赤白芍；胀甚者加广木香、枳壳、厚朴；呕吐甚者，加半夏、生姜，并可改为少量多次分服，必要时可先做胃肠减压，然后再加胃管注入；其病势严重、出血坏死型、禁食禁水者，则可做点滴灌肠。轻者1日1剂，2次分服；重者可1日2剂，分2次灌肠，常收佳效。

【案例】诸某，男，76岁，干部。

原有胆汁反流之疾，经常脘嘈不适，近月来因连续参与宴会，频进膏粱厚味，突然上腹胀痛、呕吐、汗出肢冷，乃去医院检查，B超显像见胰腺肿大，伴有渗液；血常规：白细胞15×10^9/L（15000/mm³），中性0.86（86%）；血淀粉酶950 U，尿淀粉酶460 U；热势逐步上升。上腹胀痛经胃肠减压后已有缓和，但腹肌有明显压痛，因年事已高，又有冠心病史，故外科暂作保守治疗，禁食禁水，静脉滴注福达欣5 g。翌日热度上升达39.9℃，巩膜见黄染，白细胞上升至23.5×10^9/L（23500 mm³），中性达0.95（95%），血淀粉酶高达2000 U。又CT检查为胰头水肿、坏死出血，腹腔有渗液2处，病势仍在进展。继续使用福达欣6日后，白细胞总数及中性百分比丝毫未降，腹部压痛明显，渗液3处。院方发给病危通知。家属要求朱老会诊：湿热壅阻，中焦气滞，毒邪凝结，大便5日未行，邪无出路，病即难解。苔黄垢焦腻，少津，唇燥，脉弦数。治宜清泄解毒、通腑导滞，冀能应手则吉。

生山栀、生大黄、广玉金各20 g，赤芍15 g，蒲公英、败酱草、茵陈各30 g，生薏苡仁40 g，炒枳壳4 g。2剂，每剂煎取汁200 mL，点滴灌肠，上下午各1次。

灌肠后1.5小时排出焦黑如糊状大便较多，二次灌肠后亦排出糊状便，患者自觉腹部舒适，次日热势下挫，白细胞总数及中性开始下降，灌肠改为每日 1 次；第 3 日热即退净，白细胞降为 $8.5×10^9/L$（$8500/mm^3$），中性 0.78（78%）。第 4 日大黄减为 10 g，继续每日灌肠 1 次。第 7 日生化指标均趋正常，外科已同意进流质，灌肠改为间日 1 次；腹部积液，其中 2 处已吸收，但胰头部为包裹性积液，仅稍有缩小，外科认为不可能完全吸收，嘱 3 个月后手术摘除。患者仍坚持间日灌肠 1 次，结果 40 天后 B 超复查，包裹性积液已吸收，仅见一痕迹而已。患者注意饮食控制，少进肥甘之品，少吃多餐，迄今已 10 余年，未见复发。

朱老采用灌肠法治疗出血性坏死性胰腺炎之经验，引起外科专家之重视，并提出建立科研课题，进一步实践总结，以期推广。（该课题已列为江苏省省级科研计划，业于 2005 年进行鉴定并获科技奖）

近据大连医科大学贾玉杰教授等研究证实，生栀子对急性出血性坏死性胰腺炎具有明显的治疗作用，可减轻胰腺的病理损害，纠正胰腺水肿、充血等病理障碍，促进代谢，改善血流，有助于胰腺的功能恢复。此与朱老之实践，不谋而合。

此外，有一民间验方"栀子辣蓼汤"（栀子 10 g，辣蓼 20 g，甘草 6 g）加味治卵巢囊肿甚效。气虚者加黄芪 30 g，合并盆腔炎者加薏苡仁、败酱草各 30 g，腹痛者加香附、川楝子各 15 g。水煎分 4 次服，2 个月为 1 个疗程，月经期不需停药。2 个月后做 B 超复查，80 例中治愈 57 例，显效 23 例，总有效率 100%（见《中国民族民间医药杂志》2003，3：145），值得参用。

〔何绍奇整理〕

人参、五灵脂 │ 同用效佳而无弊

人参、五灵脂，为中药"十九畏"中的一对药，向来在配伍禁忌之列。两者为何相畏？同用后会出现哪些不良反应？均无一个明确的说法。章次公先生早在 20 世纪 30 年代编写的《药物学》中即指出，两者完全可以同用，希望医药界同仁勿为成说束缚。朱老认为，久病多虚亦多瘀，胃脘久痛者，恒多气虚挟瘀之证，由于脾胃气虚，故症见乏力，面苍，空腹时则痛、得食可暂安；由于瘀血阻络，故疼痛较剧，患者痛如针扎、痛点固定，舌见瘀斑，大便隐血多是阳性。此与单一的脾胃虚寒，多见其痛绵绵，喜热喜按者明显有异，其治须以益气化瘀为主，故人参、五灵脂同用，一以益气，一以化瘀，乃症情之的对。经长期应用观察，并未发现两药同用后有任何不良反应。如朱老治疗十二指肠溃疡、慢性萎缩性胃炎的胃安散：

莪术 50 g，红参 45 g（或用党参 90 g），生黄芪、怀山药、蒲公英、枸杞子各 90 g，鸡内金、炮刺猬皮、生蒲黄、五灵脂、徐长卿各 60 g，炮山甲、玉蝴蝶、凤凰衣各 45 g，甘草 30 g。共研极细末，每服 4 g，日 3 次，餐前服。

此即以人参（党参）与五灵脂同用，有止痛、消胀、愈疡、开胃进食之功。对萎缩性胃炎病理切片报告有肠上皮化生或不典型增生者亦有显著作用，坚持服用，并视具体病情适当调整药物（如阴虚加生地、麦冬、白芍，阳虚加炒白术、荜茇、良姜之类），可获根治。

【案例】胡某，男，26岁。

患十二指肠球部溃疡，曾有多次便血（柏油样便）。最近因情绪紧张，工作劳累，又见黑便、胃痛，痛处固定拒按，痛时如针刺状。乏力，头昏，面色苍白，舌淡，脉细弱。病属气虚血瘀。处方：

红人参9g，当归、炒白术、赤白芍各10g，茯苓15g，炮姜炭、炙甘草各6g，生地榆、五灵脂各12g，伏龙肝50g（先用水4碗，搅和，澄清后去渣及浮沫，代水煎药）。

4剂后痛止，已无明显黑便，精神转佳。易方以胃安散，加乌贼骨90g、浙贝60g、甘松30g，1日3次，每次5g，调理2月余，诸症悉除，复查壁龛已愈合。

〔何绍奇整理〕

甘松 | 醒脾，解郁安神

甘松，又名甘松香，味甘微辛，性温，为脾胃病之要药。在宋人脾胃病方中较为常见，如《和剂局方》大、小七香丸，大沉香丸，木香饼子，木香分气丸诸方皆用之。上述诸方，用药亦大同小异，大旨不外行滞（配香附、台乌药、丁香、砂仁、藿香、莪术等），温中（配肉桂、干姜等）。

▶ 温中醒脾

甘松温而不热，甘而不壅，香而不燥，微辛能通，故兼温中理气之长。且以其芳香之气，大可醒脾，如李时珍说："甘松芳香能开脾郁，少加入脾胃药中，甚醒脾气。"从《局方》诸方所列"主治"来看，诸如"脾胃气冷"、"不思饮食"、"心膈痞塞"、"气滞气注"、"脾胀脾疼"、"口淡"等，皆因脾胃气滞寒凝所致，温中行滞，自为正着。不过《局方》脾胃诸方有一个偏向，即香燥药用得太多，往往是集数味甚至十几味辛温香燥药于一方（其中有一个方子就以"集香丸"名之）。脾喜燥而恶润，设是虚寒而湿困之证，用之确有捷效；若是胃阴不足，舌红、口干之人，则无异于抱薪救火。何况辛温香燥之品，也不宜久服、常服，否则便难免伤阴之弊。是以金元医家，皆对《局方》有所指责，以朱丹溪为代表，后人未能深察，遂误以全部《局方》皆为辛温香燥剂，这是不公正的。甘松这一良药，亦因此而鲜为人识，观《本草纲目》甘松条下，竟只寥寥数行而已，"主治"条下，也只是抄录《开宝本草》的"恶气、卒心腹痛满，下气"几个字，无多发明。张路玉《本经逢原》、黄宫绣《本草求真》诸书亦然。朱老治疗气滞胃痛、胸满腹胀、不思饮食、脉弦细、苔白腻者，常用甘松配香附、陈皮、香橼皮、麦芽、紫苏梗、焦楂曲、大腹皮、生姜等，取效甚捷。

【案例】汪某，男，37岁，商人。

素日工作较为劳累，不能按时进食，有时又常暴饮暴食，致胃脘经常胀痛，得噫稍舒。偶遇情绪拂逆，则其胀痛更甚，纳谷欠香，苔白腻，脉细弦。劳倦伤脾，肝胃不和，气机郁滞，治宜疏肝调胃，而和中州。

紫苏梗、甘松各10g，广玉金12g，徐长卿、生麦芽各15g，佛手片、陈皮各8g，甘草 4 g。5 剂。

二诊：药后脘胀显减，知饥思食，苔薄腻，脉细。原方损益，以善其后。

▶ **解郁安神**

甘松的另一作用，是解郁安神，此则人所鲜知者。朱老对胸襟拂逆，肝失条达，自觉腹内有气冲逆，胸闷如窒；或妇女经期乳胀，喜太息，无端悲伤流泪者，常用甘松，视其虚实，或与疏肝理气药伍用，或与养心安神药配合，每收佳效。

【案例】李某，女，34 岁。

头眩神疲，夜寐多梦纷纭，经前乳胀较甚，胸闷欠畅，太息始舒，苔薄质微红，脉弦。此肝郁气滞、气机失畅之咎。治宜疏肝解郁，而畅气机。药用：

甘松、广玉金、丹参各 12 g，合欢皮、功劳叶各 15 g，淮小麦、夜交藤各 30 g，大枣5 枚，甘草 5 g。5 剂。

药后诸象均见好转，原方继服 5 剂而安。甘松的用量，一般为 6～12 g（汤剂），又以其含芳香性挥发油，故入汤剂不宜久煎，后下效佳。

〔何绍奇整理〕

黄芪配莪术 | 治慢性胃疾，消癥瘕积聚

慢性胃疾和癥瘕积聚有其共性：由于久病耗气损精，而致气衰无力，血必因之瘀阻，因之常呈气虚血瘀之候。朱老认为此类病症应选益气活血、化瘀生新之品，方能奏养正消积之功。《本草汇言》谓："黄芪补肺健脾、实卫敛汗、祛风运毒之药也。"王执中《资生经》曾载："执中久患心脾疼，服醒脾药反胀。用蓬莪术面裹炮熟研末，以水与酒醋煎服立愈。"张锡纯《医学衷中参西录》治女科方又有理冲汤用黄芪、党参配三棱、莪术之例，彼指出："参、芪能补气，得三棱、莪术以流通之，则补而不滞，而元气愈旺。元气既旺，愈能鼓舞三棱、莪术之力以消癥瘕，此其所以效也。"朱老对此颇为赞赏，并加发挥，他常用生黄芪 20～30 g，莪术6～10 g 为主，治疗慢性萎缩性胃炎、消化性溃疡、肝脾大及肝或胰癌肿患者，颇能改善病灶的血液循环和新陈代谢，以使某些溃疡、炎性病灶消失，肝脾缩小，甚至使癌症患者病情好转，延长存活期。朱老临床具体运用这两味药物时，根据辨证论治原则，灵活掌握其剂量、配伍，如以益气为主，黄芪可用 30～60 g，再佐以潞党参或太子参；如以化痰为主，莪术可用至15 g，也可加入当归、桃仁、红花、地鳖虫等；解毒消癥常伍参三七、虎杖、蛇舌草、蜈蚣。临床实践证实，凡胃气虚衰、瘀阻作痛者，以两味为主，随症制宜，胃痛多趋缓解或消失，食欲显著增进，病理变化随之改善或恢复正常，可见其大有健脾开胃、扶正祛邪之功。朱老指出："黄芪能补五脏之虚，莪术善于行气、破瘀、消积。莪术与黄芪同用，可奏益气化瘀之功，病变往往可以消弭于无形。因为黄芪得莪术补气而不壅中，攻破并不伤正，两药相伍，行中有补，补中有行，相得益彰。再细深究，《本经》首言生黄芪善医痈疽久败，能排脓止痛；次言大风癞疾，五痔鼠瘘，皆可用之。性虽温补，而能疏调血脉，通行经络，祛风运毒，生肌长肉，以其伍蓬莪术，恒收祛瘀生新之功。故临床运用可使器质性病变之病理性变化获得逆转。"

【案例1】高某，女，60岁，退休工人。

胃疾20余载，经治而愈。去年因连续食用党参煨桂圆而致口干咽燥，乃至胃疾又作。近5个月来，食欲显减，胃脘胀痛不适，形体消瘦，便干如栗，三日一行。苔白腻，边有白涎，质衬紫，脉细小弦。证属气血亏虚，痰瘀互阻，中运失健。姑予益气血，化痰瘀，运中土，徐图效机（1981年10月胃镜检查：浅表萎缩性胃炎、胃溃疡）。处方：

生黄芪20 g，太子参、全当归、桃仁、杏仁各10 g，制半夏2 g（分2次冲），蓬莪术、鸡内金各6 g，生麦芽15 g，绿萼梅8 g。

进药5剂，食欲增进，脘痛已缓。仍以上方出入加减，共服药62剂，诸恙均除，胃镜复查未见任何异常。

【案例2】姚某，女，53岁，工人。

右上腹疼痛已数月，全身乏力，口干欲饮，纳可，苔薄白，质淡红，脉细。〔某医院检查：巩膜无黄染，眼球血管弯曲显著。心肺正常，腹部稍隆起，肝肋下8 cm，质Ⅱ度，脾未触及。肝功能：SGPT（ALT）正常。ZnTT19U，TTT6U，γ-GT47U。超声波：肝大8 cm，肝区波型活跃度差，较密-密集中小波〕。肝经疫毒已久，气血凝聚，结而为癥；但恙延既久，正气亏虚，宜软坚扶正并进。处方：

生黄芪、虎杖、生麦芽各20 g，莪术6 g，太子参、紫丹参各15 g，参三七末（分吞）2 g，鸡内金8 g，川石斛10 g，甘草5 g。

进药6剂，腹胀已除，唯夜寐不实。苔薄，脉细弦。今日复查：肝明显缩小，肝下界于右肋下5 cm处扪及，超声波波型明显改善，此佳象也。效不更方，原方继进之。又服中药10剂，肝肋下3 cm处可扪及，自觉已无所苦，嘱服原方20剂。目前，症情稳定，精神颇爽，调理善后之。

〔张肖敏整理〕

茅苍术 | 升清气，除癖囊

茅苍术辛苦、性温，入脾、胃二经，为燥湿健脾、解郁辟秽之要药。朱老受许叔微用苍术丸治"膈中停饮……已成癖囊"之启示，遂用苍术饮治胃下垂，竟效如桴鼓。朱老认为，《本事方》所云：脾土也，恶湿，而水则流湿，莫若燥脾以胜湿，崇土以填科臼，则疾当去矣。于是悉屏诸药，一味服苍术，三月而疾除"，确有至理。盖脾虚之证，运化失健，势必挟湿，湿浊不得泄化，清气岂能上升。而胃下垂多属脾虚中气下陷之候，故恒嘱患者每日以苍术20 g泡茶饮服。服后并无伤阴化燥之弊，盖以其能助脾散精也。

【案例1】孙某，男，33岁，干部。

1979年1月25日来诊。宿有胃疾，形体瘦长，肢乏神疲，得食脘痛，且感坠胀，辘辘有声，平卧稍舒。消化道钡餐透视：胃下垂，胃小弯在髂嵴连线下11 cm。苔薄舌淡，脉象细软。证属脾气虚弱，中气下陷。治宜健脾益气，升阳举陷。处方：

（1）苍术20 g，10包，每日1包，泡茶饮服。

（2）炙黄芪 20 g，怀山药 30 g，炒白术 15 g，陈皮 6 g，炙升麻、柴胡各 5 g，茯苓、
炒白芍各 12 g，炙草 5 g。7 剂。

二诊（2月1日）：药后自觉脘部稍舒，精神亦振，纳谷渐馨，余无特殊，苔薄脉细。
药既获效，率由旧章。上方继服 10 剂，嗣即单服苍术 50 剂后，诸恙均除，消化道钡餐透
视：胃小弯在髂嵴连线下 3 cm。

【案例2】秦某，女，62 岁，家庭妇女。

1980 年 8 月 2 日诊：恙延半载，脘腹坠胀，纳减便难。消化道钡餐透视：胃下垂在
髂嵴连线下 7 cm。苔薄舌红，脉象细弦。证属中虚气滞，胃阴不足。治宜补中行气，兼
益胃阴。处方：

（1）苍术 20 g，10 包，每日 1 包，泡茶饮服。

（2）炙黄芪 15 g，怀山药 30 g，川石斛、火麻仁各 12 g，炙鸡金、刺猬皮各 10 g，甘草
5 g。10 剂。

共服药 45 剂，症情平复。消化道钡餐透视：胃小弯在髂嵴连线下 2 cm。

此外，本品乃湿证圣药。善于"泄水开郁"，对顽固性水肿，予辨治方中参用之，颇收佳
效，唯热甚者不宜用。由于其具"敛脾精，止漏浊"之功，与玄参合用，一燥一润，善降血
糖，可加于糖尿病的辨治方中。

〔朱琬华整理〕

白头翁 | 功效探析

白头翁，味苦性寒，入大肠、肝、胃经。具有清热、凉血、解毒作用，为治疗热毒血痢之
要药。方书载其能治疗齿痛、血痔，均与其能清泄胃肠邪热攸关。但若齿痛系虚火为患，或痔
疮出血已久，症见气不摄血者，此品即不相宜。

▶ 苦泄升散治热毒痢疾

以白头翁为主组成的方剂，最著名的当推白头翁汤（白头翁、黄连、黄柏、秦皮），此方
用治热毒痢疾，确有奇功，历代延用不衰。《金匮要略》治"产后下利虚极"，立"白头翁加甘
草阿胶汤"，实为治疗阴虚热痢之滥觞。苦能坚肠，寒可清热，为热痢所必需；但苦味有化燥
之嫌；草、胶甘润，能养血润燥，以缓痢下之艰涩，为虚证所当投，但有留邪之弊；苦甘化
合，润燥得宜，相须为用，方意美善，对后人启迪良多。

《伤寒论》云：白头翁汤治"热利下重"，治疗热利，其义甚明，而治下重之理，则引起历
代医家探索之兴味，此汤列入《伤寒论》"厥阴篇"，寓意良深。痢之病位虽然在肠道，但与肝
火下迫有关，唯使肝火戢敛，郁勃之性得以升达，斯下重方除。张山雷《本草正义》论白头
翁："向来说者皆谓苦泄导滞，专以下行为天职，且有苦能坚骨、寒能凉骨之语，唯今何廉臣
著《实验药物学》，独谓其气质轻清，为升散肠胃郁火之良药……味苦又薄，合于经文轻清发
散为阳之旨，其主热毒滞下，虽曰苦固能泄，而升举脾胃清气，使不陷下，则里急后重皆除，

确是此药之实在真谛。何翁此论，洵有特别见解。"此论清新，耐人寻味。考白头翁"升散肠胃郁火"之说，唐容川亦有阐发，其在《本草问答》中云："白头翁，无风独摇，有风不动，色白有毛，凡毛皆得风气，又采于秋月，得金木交合之气，故能熄风。从肺金以达风木之气，使木不侮土是也，故功在升举后重，而止痢疾。"又谓："白头翁所以治下痢后重者，升散郁结故也。"唐、何二贤之论，竟相仿佛，白头翁在苦泄之中寓有升散之意，是其不同于其他苦寒沉降之品之处。本草中有载其味苦辛者，其"辛"只能从其有升散之功来理解，不少本草学专著还载其能治"瘰疬"，并有"明目"之功，可从其有清肝达郁的作用来理解，若拘于苦寒清热解毒，其义殆不可通。但此物毕竟以苦泄为主，所以张山雷又说：白头翁"但终是苦泄宣通一路，不能竟以升散郁火四字简直言之，与升麻、柴胡作一例看耳。"

▶ 清肠化滞疗慢性泻痢

根据朱老经验，白头翁不仅可用于急性热痢，也可用于慢性痢疾及慢性肠炎。如脾气亏虚，肠间湿热未清，症见下痢缠绵不愈，泻下夹有黄色黏冻，腹中隐痛，倦怠乏力，纳谷不馨，食后脘闷腹胀，舌边有齿印，苔薄腻，脉濡滑，常予太子参、山药、扁豆、茯苓补脾益气；白头翁、白槿花、山楂清肠化滞；白芍、木香、青皮抑木镇痛；桔梗、枳壳调理升降；再随症加减，常服可获根治。

▶ 清热燥湿治滞下

凡肝火下迫、湿热下注之带下，可选用白头翁，取其既能清热燥湿，又有升散郁火之功。其见症以带下黄白，连绵不断，质稠黏，有腥味，小溲短赤为特征，伴见性急易怒，腰际酸楚，少腹隐痛，妇检多为宫颈炎。朱老常以白头翁汤去黄连，加薏苡仁、山药、莲子肉、樗白皮等益脾固带；牡蛎、白芍平肝潜阳，效果较佳。

〔朱步先整理〕

蒲公英 | 应用琐谈

蒲公英遍地皆有，寻常易得，而其功用颇为神奇。本品味甘苦、性寒，能化热毒，擅疗疔疮、恶肿、结核，又能疗喉痹肿痛，并可利尿通淋，种种治效，难以尽述。朱老对本品的应用另具手眼，择其数端，简介于后。

▶ 清胃定痛

前辈医家对蒲公英能治胃脘作痛早有认识，如清代王洪绪《外科证治全生集》载：本品"炙脆存性，火酒送服，疗胃脘痛"，其效甚佳，当是实践经验之总结。从蒲公英之性味分析，其所主之胃痛，当属热痛之类，而王氏之应用，既炙脆存性，又送服以火酒，则其寒性已去，只存其定痛之用了，王氏可谓善用蒲公英者矣！近贤章次公先生治胃溃疡病，具小建中汤证者，恒以此汤加入蒲公英 30 g，疗效甚高。这一配伍方法，乍看拟属温凉杂凑，不知章先生既重视整体，又针对此病之胃黏膜充血、水肿、溃疡之局部病灶，而拟定辨证与辨病相结合的处方也。其立法制方之妙，匪夷所思矣。朱老总结了前人的经验，根据切身的体会，认为："蒲公英的镇痛作用不仅在于它能清胃，还在于它能消瘀，凡胃脘因瘀热作痛，用其最为相宜。而胃溃疡之疼痛，配合养胃之品，又可奏养胃消瘀、镇痛医疡之功。如能选用其根，晒干研末吞服，效尤佳良。"

【案例】王某，女，37 岁，教师。

宿患胃脘痛，此次发作已 3 日，自觉痛如火灼，嘈杂易饥，口干口苦，大便干结，小溲近黄，前医误予辛香止痛之品，药后疼痛有增无减；苔薄黄，脉弦。此火热作痛也，当予清胃定痛之剂。药用：

蒲公英 30 g，赤芍 12 g，生甘草 5 g，清宁丸 4 g（吞）。

药后大便畅行，脘痛顿挫，善后调治而愈。

▶ 消痈散肿

蒲公英为治疗痈疡之佳品，尤擅治乳痈。乳痈一证，妇女在哺乳期易于罹患，多系情怀不适，胃热熏蒸，乳汁排泄不畅、郁结而成。由于乳头属肝，乳房属胃，而蒲公英专入肝、胃二经，具有消肿散结之能，故治此证效著。朱老经验，使用蒲公英治乳痈，宜辅以理气散结之品，可以提高疗效。常用蒲公英（30～60 g），配合陈皮（10～15 g）、生甘草（5～10 g）为基本方，红肿焮痛加漏芦、天花粉；乳汁排泄不畅加王不留行、白蒺藜；局部硬结较甚加炮甲片、皂角刺。均以黄酒为引，其效历历可稽。

▶ 排脓治痢

痢疾一症，好发于夏秋之交，多因湿热积滞蕴结肠中，阻遏气血之运气，化为脓血下注所致。故清化湿热、行气导滞之法最为常用。朱老用蒲公英治湿热痢初起有良效，其义有二：一者本品具清热解毒作用，能清解肠中血分之毒热；二者本品有缓下作用，能解除下痢之后重。约言之，功擅解毒排脓故也。凡湿热邪毒交阻，痢下红白如脓，后重不爽者，在清肠治痢方中，加用蒲公英（一般用 30 g，鲜者其功尤胜，但需用至 60 g），可以顿挫病势，进而缩短疗程。

【案例】王某，男，27 岁，工人。

先染时邪，继又恣啖荤腥，遂寒热交作，身痛无汗，下痢红白黏冻，日十余行，腹中疼痛，里急后重，脉浮滑，舌苔薄黄根腻。病甫两日，当疏肌达邪，清肠解毒兼进。处方：

葛根 12 g，荆芥、防风各 6 g，苦桔梗、炒枳壳、生甘草各 5 g，杭白芍、焦楂肉各 15 g，蒲公英 30 g。

二服而热退身和，下痢日仅三四行，仍予原方出入，调理而安。

▶ 清肝达郁

蒲公英除有清肝泻火作用外，并能"达肝郁"。证诸前贤，朱丹溪《本草衍义补遗》指出，本品能"散滞气"，已陷然有达郁之意矣！盖蒲公英花发甚早，得春初少阳之气，所以饶有生发之性，与苦寒沉降之品有间。清肝兼可达郁，此蒲公英之长也。朱老进而指出："凡肝寒而郁者，宜用桂枝；肝热而郁者，宜用蒲公英，临证不可误也。"各种肝炎患者，症见肝经郁热征象，可随症选加蒲公英。本品除清肝外，又能利胆，故朱老常用其治疗胆囊炎。胆囊炎急性发作，以"胆胀"而痛为主症，尽管临床表现不一，究其病机，总缘气滞、郁火、湿痰、瘀血互阻，以致胆失通降也。恒以化痰行瘀、利胆散结为治疗大法，此所以宜选用蒲公英也。

【案例】苏某，女，39岁，工人。

宿患胆囊炎，1周来右胁胀痛甚剧，牵及右肩亦痛，午后低热，口干口苦，胸闷嗳气，纳少神疲，间有黏痰上泛，大便干结，恒三四日始行，舌尖红、苔薄黄，脉弦滑。此痰热挟瘀互阻，胆失通降。其午后低热，亦痰热久郁伤阴之故。遂予：

蒲公英20 g，茵陈、川石斛各15 g，决明子、黛蛤散（布包）、丹参各12 g，黄郁金、茜草根各10 g。

连进5剂，胁痛大减，低热亦退，纳谷渐增，仍予原方调理20余剂而安。

〔朱步先整理〕

莱菔子｜功用三辨

▶ 辨莱菔子非冲墙倒壁之品

莱菔子，即萝卜子，为下气、消痰、消食药。韩懋《韩氏医通》用莱菔子配伍紫苏子、芥子组方，名三子养亲汤，治老人咳嗽多痰；朱丹溪《丹溪心法》用莱菔子配伍山楂、神曲、半夏、茯苓、陈皮、连翘，名保和丸，治食积，皆为名方。唯丹溪指出："莱菔子治痰，有推墙倒壁之功。"朱老认为未免过甚其辞，不足为训。盖莱菔为寻常菜蔬，其子虽辛味过于根，只不过下气之功用稍强而已，何得以"推墙倒壁"目之！附会者则以气虚人不可用，良药之功，几为其所泯，不亦冤哉？朱老指出，善识莱菔子者，当推张锡纯。《医学衷中参西录》云其"乃化气之品，非破气之品"；"盖凡理气之药，单服久服，未有不伤气者，而莱菔子炒熟为末，每饭后移时服钱许，借以消食顺气，反不伤气"。转思《韩氏医通》三子养亲汤也用三子微炒，击碎，谓代茶水啜用。"推墙倒壁"云乎哉！朱老治痰喘，如急、慢性支气管炎和肺炎、百日咳等，常用此味，一方面是依据传统用法，莱菔子善行气，气顺则痰降，咳喘自安；另一方面是据现代药理研究，证明莱菔子含抗菌物质——莱菔素，对肺炎球菌、葡萄球菌、大肠埃希菌、链球菌等均有一定抑制作用。临床用之，颇能应手。此亦吾师融新旧学理于一炉，以追求疗效的学术思想之一斑。

▶ 辨莱菔子生升熟降之不确

前人又谓莱菔子生用性升，炒用性降。朱老认为，此说又确又不确。生莱菔子味辛较甚，故生捣之水吞服后探吐，可吐风痰、毒物、饮食，此谓之升犹可。而治肺炎、气管炎、痢疾里急后重、腹胀、食积等，也屡用生者入汤剂之中而效，岂可谓之升乎？至于何以用生者不用熟者？以莱菔素即含在莱菔子油中，经炒焙之后，其作用即削弱故也。

▶ **辨人参与莱菔子并用无妨**

又有谓人参补气，莱菔子破气，故服人参不宜同时服食萝卜及莱菔子者。朱老指出，此庸浅之见，不可从。人参补气，而补益药何止人参；莱菔子善消，而消伐药又何止此一味！即两者同用，也无非补消兼施之理，仲景之枳术汤，就以枳实、白术同用；厚朴生姜半夏甘草人参汤即以人参、甘草与厚朴、半夏同用，同一理也。《本草新编》说得好："或问萝卜子专解人参，一用萝卜子则人参无益矣，此不知萝卜子而并不知人参者也。人参得萝卜子，其功更神，盖人参补气，骤服气必难受，得萝卜子以行其气，则气平而易受。"张锡纯也说服莱菔子"能多进饮食，气分自得其养"。若用以行气开郁，正需要"参、芪、术诸药佐之"。可见两者不能同用之说不能成立。

〔何绍奇整理〕

马齿苋 | 清热解毒，凉血活血

马齿苋酸寒无毒，以其叶绿、梗赤、花黄、根白、子黑，故又有"五行草"之称。早在唐宋时期，即用以治疗小儿疳痢（《食疗本草》）、赤痢（《太平圣惠方》），近人用马齿苋预防和治疗细菌性痢疾、肠炎以及小儿单纯性腹泻，疗效颇佳，而其所以有效之故，却少见论述。朱老认为，马齿苋除擅解毒外，兼具清热活血之长，菌痢、肠炎，属于中医湿热痢的范畴，湿热之邪，聚于肠道，气血壅遏不通，故症见腹痛、里急后重、便下赤白。马齿苋既能清热解毒，又能凉血活血，且其性滑利，滑则能通，以缓滞下之苦，正与湿热痢病机相契合，故用之往往有效。反之，脾胃虚寒之泄泻、久痢，用之则其效不佳。

马齿苋之功，并不专在治湿热痢一隅，举凡实热便秘、热淋、血淋（急性肾盂肾炎）、肠痈（急性阑尾炎及腹腔脓肿）、丹毒、疮肿、瘰疬、妇女湿热带下以及消化系恶性肿瘤等疾病，均可用之。此药内服、外治咸宜，外科之丹毒、疮疡、湿疹、肛周脓肿、急性乳腺炎、暑令疮疖等，用鲜药一握，洗净，捣烂外敷，干则易之（1日6~8次），可收捷效。如同时以马齿苋为主药，作汤剂内服，其效更佳。

【案例】车某，女，32岁，工人。

患右小腿丹毒，局部皮肤焮红、灼热、疼痛，手不可近。舌红，脉数。亟宜清热解毒，凉血散血。处方：

马齿苋90 g，生地黄25 g，丹皮10 g，赤芍12 g，小蓟、金银花、连翘各15 g；生甘草6 g。5剂，1日1剂。

外用马齿苋洗净捣烂，如泥状，敷于患处，用纱布固定，一日五六次换药，一周后即获痊愈。

朱老治疗急性肾盂肾炎，常以马齿苋为主药，伍入石韦、白花蛇舌草、滑石、生地榆、黄柏等；肠痈多用马齿苋伍入红藤、忍冬藤、赤芍、败酱草、制乳香、酒炒大黄、桃仁；急性乳腺炎常用鲜马齿苋与鲜蒲公英相伍，名之"二鲜汤"，其疗效较单用鲜蒲公英为高。此外，马齿苋配鱼醒草、赤小豆治盆腔炎，伍王不留行、泽兰治前列腺炎；合清胃和中之品治湿热中阻型之萎缩性胃炎、幽门螺杆菌阳性者均有良效。

马齿苋入药，用量宜大，一般干者用 30～60 g，鲜者可用至 200 g。此药可作一般菜蔬食用，且春夏季于亭园中极易大量采集，实热便秘患者，常用马齿苋做菜，大便即通畅，并且还可防治痔疮和肛裂之疼痛出血。

〔何绍奇整理〕

生大黄 | 推陈致新，延缓衰老

众所周知，大黄是一味攻下结毒、通利湿热之品，故《本草正义》谓其"迅速善走，直达下焦，深入血分，无坚不破，荡涤积垢，有犁庭扫雪之功"。因之世人咸目之为峻厉之剂，而不轻用之。实则大黄不仅能攻病驱邪，而且有"调中化食，安和五脏"（《本经》）之功。朱老以其亲身之体验，认为大黄确有推陈致新，延缓衰老，降低胆固醇、甘油三酯及利胆消石之功。朱老过去一度血脂偏高，同时伴有冠心病及慢性胆囊炎、胆结石症，由于经常交替服用脾约麻仁丸和青宁丸，保持大便通畅，所以血脂一直正常，冠心病稳定，同时，精力充沛，看不出是耄耋之人，机体衰老现象，似乎有所延缓。临床以之施治有关患者，确收推陈致新、延缓衰老之功。兹举其应用大黄之经验数则如下：

▶ 利胆消石

朱老治疗急、慢性胆囊炎及胆结石症在辨证论治原则下，始终坚持加用大黄，其剂量视症情缓急而酌定轻重，急、实者重用 20～40 g，缓、虚者则用 5～10 g，或用青宁丸，每次 3～5 g，每日 1 次。以保持大便通畅为度，有泄化湿热、利胆消石之功。恒与柴胡、郁金、蒲公英、黄芩等伍用。

【案例】孙某，女，42 岁，干部。

宿有慢性胆囊炎合并胆石症，经常发作，作则寒战高热，右胁放射至肩背部疼痛，呕吐，汗多。苔黄腻，质红，脉数。此湿热蕴于胆经，郁遏不泄之证，亟予清泄利胆之品。

生大黄 20 g，柴胡、姜半夏各 10 g，炒黄芩 15 g，广郁金、蒲公英、金钱草各 30 g，芒硝（分冲）4 克，甘草 6 g。2 剂。

二诊：药后得畅泄数行，寒热、疼痛显著缓解，自觉较适，前法损益。上方大黄改用 10 g，柴胡改为 4 g，黄芩减为 5 g，余同前。续服 4 剂而临床痊愈。

继以青宁丸，每次 2 g，1 日 2 次以巩固之。迄今观察半年余，未见发作，B 超复查，结石影已见缩小，胆囊毛波已由＋＋＋减为＋。

▶ 延缓衰老

人体衰老与动脉粥样硬化有密切关系，动脉硬化又与血脂水平高低相关：因为引起动脉粥样硬化病变的胆固醇主要来源于血脂，降血脂有助于动脉粥样硬化斑块逆转。所以降低血脂水平也就成为延缓衰老的措施之一。其次，人到老年阶段，由于细胞衰老，器官功能减退，脂褐质在脑细胞中的积累，随年龄的增长而增加，脂褐质在细胞中阻碍细胞的正常生理功能，遏制细胞的正常活动，进而促进细胞死亡，促使人体衰老，直至加速死亡。因此，具有推陈致新、活血降脂作用的大黄，便是一味延缓衰老很有前途的药物。朱老通过亲身体验，证明它确实具有此作用，临床应用，获效亦同。习用青宁丸每次2g，日1～2次；或生大黄研极细末，以胶囊装盛，1次2粒，每日1～2次。一般1个月后，胆固醇、甘油三酯均有明显下降；持续服用，精神振爽，思维敏捷，步履轻健，大有延缓衰老之功。但体秉脾虚者，可减小剂量。

▶ 定乱致治

朱老盛赞杨栗山评价大黄之功："人但知建良将之大勋，而不知有良相之硕德"；"苦能泻火，苦能补虚"。可谓大黄之知音矣。大黄善于推陈致新，降阴中之浊阴，邪去正安，定乱致治。大黄对多种原因所致之急、慢性肾衰竭或尿毒症，均有良效，因大黄善于降低血中尿素氮及肌酐，既可内服，又可灌肠，屡用得效。

【案例】谢某，男，38岁，工人。

患慢性肾炎已年余，迭治未愈；近2个月来，头昏困愈，纳呆，泛泛欲呕，晨起面浮，入暮足肿，溲少。经某院检查：尿素氮 61.4 mmol/L（86 mg%），肌酐 814.2 μmol/L（9.2 mg%）；肾图提示：两肾无功能。诊为慢性肾炎、尿毒症。苔白腻质淡，脉虚弦。肾气衰竭，浊阴内凝，颇虑逆而上，昏厥萌生。姑予益肾气，降浊阴。

(1) 汤方：熟附片、姜半夏、泽兰、泽泻各15g，生黄芪、丹参、炒白术、六月雪、扦扦活各30g。另用益母草90g煎汤代水煎药。每日1剂，连服3剂。

(2) 灌肠方：生大黄15g，制附片10g，蛇舌草30g，丹参20g，加水煎至150 mL，待温点滴灌肠，每日1次，连用5日，如尿素氮、肌酐下降，可休息一二日再用5日。

二诊：药后得畅便，自觉较适，尿量亦增，此佳象也，原法继进之。5剂。

三诊：症情平稳，停用灌肠，继用汤方去半夏，续服8剂。

复查尿素氮降为 20.0 mmol/L（20 mg%），肌酐降为 366.8 mmol/L（3.4 mg%），改予金匮肾气丸，每晨晚各服6g；冬虫夏草研细末，每服1.5g，日2次，以巩固之。

肾功能不全、尿毒症患者，肌酐、尿素氮久久不降，病情危重，又无条件血透者，朱老每于辨治方中加用生大黄15～30g内服，灌肠方调整为生大黄、生牡蛎、蒲公英、六月雪各30g，制附片10g，丹参20g。煎取汁200 mL，点滴灌肠每日1次，直至好转。有一患者，每日内服及灌肠之大黄达85g，也未见泄泻之象，患者甚感舒适，可供参考。

此外，慢性乙型肝炎，ALT、AST及总胆红素升高者，于辨治方法加用制大黄15～30g，如便次超过日2次以上者，酌减其量，有泄化疫毒、恢复肝功之效。对于急性中风，不论是出血性或缺血性，只要大便不稀者，均可加于辨治方中鼻饲或灌肠，有泄化秽浊、调畅气机、促使病情稳定之效。湿热阻络之痹证，有红肿热痛之象者，每于辨治方中加用之，多收显效。

〔朱胜华整理〕

八月札 | 理气通淋

八月札，又名八月瓜、八月炸，为木通科植物木通之果实。性味甘寒微辛，无毒，功擅理气和胃，故常用于肝郁气滞所致之胃痛、腹胀、肋胀、疝气疼痛、痛经诸证。且此物无香燥之弊，理气而不伤气，反有开胃进食之功，洵为妙品。

八月札又有通淋之效，为五淋（气淋、血淋、劳淋、膏淋、石淋）之要药。用治尿路结石，效果优于木通，朱老常以其配金钱草、海金沙、牛膝、滑石、王不留行、车前草用之。用于结石，八月札用量可以增大，汤剂一般可用 15～30 g。

〔何绍奇整理〕

五、肝系病证药

桑寄生 | 祛风湿，降压平肝，兼疗胸痹

桑寄生是桑树上寄生植物的带叶茎枝，古人认为"桑为木之精"，桑寄生"得桑之余气而生"（《本经逢原》）；详其主治，"一本于桑，抽其精英，故功用比桑尤胜"（《本草经疏》）。但寄生对于桑树有害，桑农见则剔除之，故"真者难得"，"如无，可以续断代之"，著名的"三痹汤"即独活寄生汤去桑寄生，加黄芪、续断，便是例证。近几十年国内养蚕区普遍推广良种桑，树矮，干细，枝多，叶大，欲得桑寄生更为不易矣。是以目前市售桑寄生药材，多为槲寄生，其中又有白果槲寄生，有色果（红、黄）槲寄生之分，商品名统称"杂寄生"，处方名均作"桑寄生"。其传统用法有：

▶ 治痹痛痿证

桑寄生为祛风湿、补肝肾良药。朱老指出，其祛风湿的作用，略同于桑枝，但桑枝多用于四肢痹痛，桑寄生则多用于腰腿痛。唯其性味平和，故常与独活、当归、赤芍、桂枝、细辛、牛膝、杜仲、秦艽、防风、蜂房、豨莶草等同用；湿盛加苍白术、薏苡仁、萆薢、木瓜；寒盛加制川乌、制附片、生姜；血瘀加丹参、没药、红花、地鳖虫。其补肝肾的作用，一方面是指强筋骨而言，因肝主筋，肾主骨也。所以桑寄生不仅用于虚人久痹，亦用于痿证，两足痿软无力，或腰膝酸痛，常与续断、赤白芍、豨莶草、鹿衔草、熟地、萆薢、山萸肉、肉苁蓉、淫羊藿、骨碎补、石斛、甘草同用。

▶ 安胎圣药

古称桑寄生"安胎"之说，早见于《神农本草经》，张锡纯《衷中参西录》有"寿胎丸"（菟丝子、桑寄生、续断、阿胶），用于习惯性流产之预防与治疗。胎动不安，腰酸痛见红者，用桑寄生配阿胶、杜仲、续断、醋炒艾叶、白芍，亦有良效。

以上均为桑寄生的传统用法。朱老用桑寄生，还注意汲取现代研究的成果，在临床上加以证实，主要用于以下几个方面：

▶ 治高血压病

据现代中药药理研究，桑寄生有显著的降压作用，其原理，初步认为与桑寄生有中枢镇静作用和降低交感神经及血管运动中枢的兴奋性有关。朱老对原发性高血压，无论最为多见的阴虚阳亢、肝风内动证，还是肝肾两亏、冲任失调证，恒以桑寄生 30 g 为主药，前者常配合钩藤、赭石、夏枯草、牛膝、广地龙、豨莶草、野菊花、山楂、黄芩、臭梧桐、决明子等清降药物；后者常伍用淫羊藿、杜仲、首乌、黄柏、生地、杞子等滋养之品，屡获良效，实为其"辨病论治与辨证论治相结合论"的产物。笔者在国外工作时，每师其意，以桑寄生、生杜仲、葛根、野菊花、夏枯草等组成降压饮料方，研为细末装入纱布袋中，每日用 30～50 g 滚开水浸泡后代茶饮（也可加入绿茶或苦丁茶一起浸泡），因外国人不善煮药，又畏煎药时散发出的气味，使用饮料方，既方便、有效、省钱，饮时用吸管吸取，又可避免直接饮服中药的苦味。

▶ 治冠心病

桑寄生含黄酮类物质，有扩张冠状动脉血管，提高冠脉血流量的作用。古人也有桑寄生"通调血脉"的说法（《本经逢原》），因此朱老认为桑寄生当是治疗冠心病的重要药物，新旧学理，甚相吻合，故对冠心病心绞痛、心肌梗死，也常以桑寄生为主要药物，常配伍葛根、丹参、川芎、桃仁、红花、郁金、全瓜蒌、赤芍、玉竹、麦冬、山楂、徐长卿、黄芪等使用，对心绞痛、胸部憋闷、期前收缩、心律不齐均有较好疗效。家兄 9 年前患心肌梗死住院抢救，笔者赶回四川，即以上述方药随症加减变化，不到 1 个月即获痊愈，桑寄生即为每方必用之药。

▶ 治多种病毒性疾患

早在唐代《千金要方》中，即有用桑寄生治疗血痢的处方，现代研究证实，桑寄生对多种肠道病毒及脊髓灰质炎病毒有明显的抑制作用。朱老近年来常采用本品治疗病毒性肝炎或仅单项 HBsAg 阳性而无明显症状的患者，常配用僵蚕、山药、茯苓、板蓝根、蜂房、白花蛇舌草、豨莶草、生麦芽、柴胡、甘草等。对病毒性心肌炎，则常配合太子参、合欢皮、麦冬、甘草、丹参、黄芪、生地、玉竹、苦参、玄参使用，初步观察，均有一定疗效，仅供同道参用。

〔何绍奇整理〕

生槐角 ｜ 润肝燥以定风眩

槐角为槐树所结之实，苦酸咸寒，能凉大肠而止痔疮出血，泄湿热而愈淋带滞下。槐角之清利湿热，有别于龙胆草、知母、黄柏之类的苦寒沉降，胃气弱者亦可施用。朱老认为："生槐角能入肝经血分，泄血分湿热是其所长；又能润肝燥、熄肝风。"夫肝主藏血，主疏泄，其经脉环阴器、抵小腹，故便血、带下、热淋往往与之相关，而长于清肝、泻肝之槐角，均可建功。此外古人有"折嫩房角，作汤代茗，主头风、明目、补脑"之说，验之临床，信而可证。故此药除善泄下焦湿热外，不可遗其凉肝定风之功。凡肝经血热、风阳鼓动之眩晕，悉可选用。此味与川楝子相较，两者均能疏泄厥阴，但川楝入肝经气分，槐实入肝经血分；肝气郁结不疏，川楝宜之；肝郁血热风动，槐实宜之；临证不可不辨。

【案例】周某，女，38岁，教师。

有眩晕宿疾，近因操持烦劳，旧恙复作，面时烘热，肢麻口干，心下漾漾欲吐，带下频仍。舌质红、苔薄黄、脉弦劲。肝阴不足，风阳上扰。拟养阴清肝，以定风眩。处方：

生槐角、川石斛各15 g，决明子、生白芍、夏枯草各12 g，杭菊花、穭豆衣、车前子各10 g，生牡蛎30 g（先煎）。

连进5剂，眩晕已除，诸恙均减，嘱常服杞菊地黄丸善后。

〔朱步先整理〕

鲤鱼 | 独擅消水有殊功

鲤鱼为寻常服食之品，但独擅消水之功。晋代葛洪即用鲤鱼消水，唐代孙思邈亦倡之，宋代《太平圣惠方》、《圣济总录》均收载了不少以鲤鱼为主药的消水方剂，内容精湛，足资效法。由是可知用鲤鱼消水，渊源有自。

历代鲤鱼方消水记载，首考葛洪《肘后备急方》，用鲤鱼的处方数处见之。如卷四"治卒大腹水病方第二十五"之"鲤鱼赤豆汤"，卷三"治卒身面肿满方第二十四"之"鲤鱼醇酒汤"，卷三还载有用鲤鱼、泽漆、茯苓、泽泻、桑根白皮组成的消水方剂，以其配合泻肺行水之品，复方图治，立意甚超。

唐代《千金要方》用鲤鱼治疗妇人诸种水气病颇具特色。如该书《妇人方》之"鲤鱼汤"，"由鲤鱼一头重二斤，白术五两，生姜、芍药、当归各三两，茯苓四两组成，主治妊娠肿大，胎间有水气"。此证近似于今之妊娠期羊水增多症，此方系从仲景真武汤化裁而出，即以仲景原方去附子，加当归、鲤鱼，变温肾行水之方为调营安胎、崇土消水之剂。朱老多年来以此方治疗此病及子肿之头面、遍身浮肿，多获佳效。有服一二剂即愈者，其效之捷，令人惊叹！患者服此方后，不久即腹内鸣响，旋即小便增多，肿热渐消，且无副作用，亦不碍胎气。我们在实践中体会到，上方如不用鲤鱼，疗效即差；如仅用鲤鱼煎汤或以鲤鱼少加陈皮、生姜、赤豆之类煎服，亦同样有效；如易以鲫鱼或其他鱼类，疗效即明显降低。是知鲤鱼之消水，确有殊功。

至宋代，《太平圣惠方·食治水肿诸方》载："治水气，腹大脐肿腰痛，不能转动"，用赤小豆五合，桑根白皮三两，白术三两，鲤鱼（一头）三斤，以水一斗，放一处煮，候鱼熟，取出鱼，尽意食之。并告诫："勿食盐"。又"治水肿，利小便，鲤鱼粥方"，用鲤鱼一头，商陆二两，赤小豆三合，紫苏茎叶二两。两方配伍奇巧，其中鲤鱼粥方取紫苏茎叶之理气发汗，商陆之逐水，鲤鱼、赤小豆之和中消水，兼扶正气，开鬼门，洁净府，竭尽治水之能事。从前人用方之意扩充，以鲤鱼为主，结合辨证用药，广泛用于肝硬化腹水、血吸虫病腹水、肾炎水肿，疗效历历可稽。

▶ 鲤鱼安胎方

鲤鱼不仅消水，且安胎气，《太平圣惠方·食治妊娠诸方》载有用鲤鱼为主的两则安胎方剂，构思甚为精巧。其一，"治妊娠，因伤动，腹里疠痛，宜服安胎鲤鱼粥方"，由"鲤鱼一斤、苎麻根二两、糯米五合"组成。以方测证，此方殆适用于妊娠早期因劳累损伤胎气，以致胎漏行红，欲作小产者。其二，"治妊娠，胎脏壅热，不能下食，心神躁闷，鲤鱼汤方"，用"鲤鱼长一尺、生姜一两、豆豉一合、葱白一握"。推究此方，殆适用于妊娠之外感高热证，其邪热有伤胎之势，诸药相伍，具扶正达邪、安胎解热之功，可供临床参用。

鲤鱼具有扶正、补土、消水、安胎之多种作用，而随症化裁之妙，又在善用者变通之。

【案例】陈某，女，34岁，农民。

宿患血吸虫病，近年来，形体消瘦，食欲欠佳，腹部逐渐胀大，某医院确诊为肝硬化腹水，经中西药物治疗效果不显。顷诊肝区刺痛，亢热体倦，腹大如鼓，小溲不多，大便尚调，月经虽行而量少，其色紫黑，舌质偏红、苔薄黄，脉弦数。肝功能检查：SGPT（即 ALT）60 U，TTT 13 U，白、球蛋白倒置。证属鼓胀。缘肝脾两伤，癥块癖积，疏泄失职，血瘀水停所致。当予调养肝脾，化癥消癖，疏络行水为治。处方：

北沙参、丹参、泽兰、泽泻各15 g，制黄精、石见穿各20 g，生牡蛎（先煎）30 g，路路通、炙䗪虫各10 g。

连进5剂，未见显效。仍予原方，每日1剂，另嘱每日觅鲤鱼1尾，去鳞甲、内脏，加赤小豆60 g，不放盐，煮服。第二日尿量显增，半月后腹水退净。续予原方去泽泻，加生黄芪30 g，嘱隔日服1剂，共进20余剂，此间未饮鲤鱼汤，但小便一直正常，后予复肝散，善后巩固，半年后复查，肝功能正常，基本治愈。

〔何绍奇整理〕

生麦芽 ｜ 疏肝妙品

麦芽系大麦发芽而成，为临床习用的消食和中药，一般用于伤于米面饮食，症见胃脘胀满、纳呆、腹泻的患者。大麦芽与神曲、山楂等份，炒微焦，研细末，拌匀，为"焦三仙"；再加焦槟榔，则为"焦四仙"，大能开胃进食、和中止泻。小儿伤乳、吐奶、腹泻，单用大麦芽亦效。此外，炒麦芽大剂量120 g煎汤用于回乳，1日1剂，每次饮1大碗，不出两三日即收著效。此皆医家尽知者。

朱老指出，大麦芽又为疏肝妙药。诚如张锡纯所说："虽为脾胃之药，而实善疏肝气。"盖七情之病，多从肝起，即王孟英所谓肝主一身之里也。肝气易郁，郁则疏泄失职。疏与泄，均有"通达"之意，而扶苏条达，木之象也，故肝郁之用药，疏泄以复其条达之常而已。常用药如柴胡、香附、川芎、薄荷梗之类，一般多用柴胡疏肝散，朱丹溪用越鞠丸，叶天士《临证指南医案》则常用逍遥散去白术、甘草之壅，加郁金。但疏肝之药，率皆辛温香燥升散，故只可暂用，不可久用；且宜用小量，不宜大量。尤其是肝病日久，肝阴不足，又兼肝郁气滞者，不疏肝则无以行滞，疏肝则香燥之药难免伤阴。昔魏玉璜有见于此，而拟一贯煎一方，于甘润之中，加川楝子一味，川楝子虽能泻肝行气，细究之犹不免苦寒伤中之弊。唯大麦芽疏肝而无温燥劫阴之弊，虽久用、重用亦无碍，而且味甘入脾，其性微温，不仅不败胃，而且能助胃进食，大得"见肝之病，知肝传脾，当先实脾"之妙。朱老治慢性肝炎，肝阴不足，症见爪甲少华，口燥咽干，烘热肢软，纳谷不馨，食后胀闷不适，大便干结，两胁胀痛，舌红苔少，脉细数者，也常用一贯煎加减，但多以生麦芽易川楝子，药如杞子、北沙参、麦冬、首乌、木瓜、蒲公英、生麦芽、生地、黄精、鸡血藤等。如肝火炽盛之目赤、烦躁不安、胁肋胀痛，当用川楝子以泻肝止痛者，亦必加大量生麦芽以为辅佐。生麦芽用量以每剂 30 g 为宜。

〔何绍奇整理〕

庵闾子配楮实 | 消鼓胀腹水

肝硬化腹水昔称鼓胀，以肝、脾、肾三脏为病变中心。初则气机郁结、血脉壅塞，继则癖散为鼓，病邪日进，正气不支，变端蜂起。其腹水的出现，往往是病症晚期之征兆。消退腹水，减轻临床症状，实为施治的关键。一般说来，其正气之虚衰不出伤阴、伤阳两途，而温阳尚易，育阴最难。盖养阴则碍水，利水则伤阴，故用药掣肘。朱老经过多年探索，抓住肝硬化腹水本虚标实，瘀积为水的特点，运用庵闾子配楮实子为主的治疗方法，收到一定的效果。

庵闾子一味，《本经》称其"味苦微寒，主五脏瘀血，腹中水气，胪胀留热"。能活血行瘀，化浊宣窍，清热利水，故用于此证很为合拍。朱老指出："'主五脏瘀血'一句最堪玩味，须知肝硬化腹水不仅瘀滞肝脏，其他脏器亦多伴见瘀血，只有着眼整体，才能改善局部。"

楮实子甘寒，入肝、脾、肾三经，养阴清肝，又能利水气。两味合用，养阴兼有化瘀之功，利水而无伤阴之弊。凡阴虚水停，很为合辙；阳虚者酌加温阳之品，亦可应用。庵闾子每日用 15 g 左右，楮实子每日用 30 g 左右。补脾益气加黄芪、太子参、炒白术、山药；养阴加北沙参、川石斛、珠儿参；温阳加仙灵脾、肉桂、制附子；解毒消癥加白花蛇舌草、龙葵、半边莲；化瘀通络加蜣螂虫、䗪虫、路路通、丝瓜络；活血利尿加益母草、泽兰、泽泻等，随症制宜。

【案例】张某，男，48 岁，农民。

宿患肝硬化，近 2 个月来腹部逐渐膨大，下肢浮肿，形瘦神疲，纳谷不馨，溲短色黄，确诊为肝硬化腹水。肝功能：麝浊 10 U，麝絮（＋），锌浊 18 U，丙氨酸氨基转移酶（ALT）80 U。舌质红、苔薄白、边有瘀斑，脉弦细微数。此鼓胀重症也。缘肝脾久损，气阴两伤，血瘀癖积，水湿停聚所致。拟扶正达邪、消癥行水为治。

庵闾子、泽兰、泽泻各 15 g，楮实子、赤小豆、白花蛇舌草、生黄芪各 30 g，莪术 10 g，木防己 12 g。

连进 5 剂，尿量渐增，腹水渐消，纳谷较馨。原方续进 15 剂，腹膨足肿全消，唯肝功能尚未完全正常，续予复肝散，以巩固善后。

〔朱步先整理〕

女贞子 | 补虚延寿之上品

女贞子为木犀科常绿乔木植物女贞的成熟果实，甘、苦、凉，以补肾之阴见长。一般用于肝肾阴虚，目暗不明，视力减退，须发早白，腰酸耳鸣及阴虚内热等症。朱老据其特性和长期临证实践，认为女贞子是一味长寿之果，天然绿色之品，对当今人们膳食结构失衡和环境污染引发的现代病，以及自身免疫紊乱导致的风湿病，女贞子的功效应赋予新的内涵和扩大应用。

▶ **降压、减肥**

《神农本草经》女贞子："主补中……久服肥健，轻身不老"。高脂血症、肥胖症、糖尿病、高血压，同属代谢紊乱所致的疾病，对心脑血管构成严重的威胁，因而与心脑血管疾病的产生密切相关。"女贞子久服肥健，轻身不老"，"肥健"指强壮健体，而非增肥增胖。"轻身"即减肥身轻也。因此朱老形容女贞子是清除体内垃圾、延缓衰老的延寿之品。现代药理研究证实，女贞子富含亚油酸、亚麻仁油酸，能降低血脂，改善心肌供血。朱老拟定"泄浊轻身茶方"，其组成有：女贞子、荷叶、紫丹参、普洱茶、枸杞子、生黄芪各 5 g，泡饮代茶，坚持长期饮用，对降低血脂、血糖和减肥、预防关节病有效。曾治一赵某，男，57 岁，干部。高脂血症病史 7 年，因服用舒降之、力脂平、脂必妥等出现肝功能异常，而不敢使用任何降脂药物。一度采取低脂饮食，但不能坚持，血脂始终不降。查胆固醇 8.2 mmol/L，甘油三酯 4.9 mmol/L，低密度脂蛋白 5.3 mmol/L，形体丰腴，大便偏干，舌苔薄微腻，脉小弦。浊瘀内阻，脾肾失调，即予泄浊轻身方，泡饮代茶。并嘱清淡饮食，适当运动。服用 3 个月后，血脂基本正常，体重减轻 8 斤。

▶ **清热蠲痹**

女贞子用于补阴，然而清热之功必尽人重视。《本草正》："养阴气，平阴火，解烦热骨蒸"。女贞的补阴，与生地不同的是补而不腻；女贞的清热，与黄连不同的是清中带润。朱老从长期临床实践中观察到，女贞子既能除骨蒸劳热，又能清络中之郁热。对证中热邪炽，或阴热伏出现的关节红肿疼痛，皮肤烘热或隐现红斑，或口干潮热，大便干燥等，女贞子有清热蠲痹之功，非苦寒之品所能及。常配伍生地、忍冬藤、寒水石、萆薢、秦艽等，病情能得到有效的控制。

【案例】黄某，女，62 岁，职员。

类风湿关节炎 1 年多，先后使用泼尼松及中药治疗均未效。手足小关节肿胀，屈伸不利，周身疼痛，活动困难，身烘掌烷，口干咽痛，大便干燥。舌红少苔，脉象细数。RF145VU/L，ESR 95 mm/h。郁热伤阴，络脉痹闭。治宜清热养阴，宣痹通络。

女贞子、生地黄、忍冬衣各 30 g，秦艽、玄参各 12 g，青风藤 30 g，穿山龙 40 g，赤白芍各 15 g，甘草 6 g。

连服 14 剂，身烘掌烷、口干咽痛明显好转，但关节仍疼痛、僵硬，上方加蜂房、地鳖虫各 10 g，女贞子改为 45 g，再进 10 剂。

后以上方略作调整，连服 2 个月后，关节肿痛消失，舌面生苔，脉亦平和，ESR 28 mm/h，继续巩固治疗。

▶ **扶正升白**

女贞子对体质虚弱者有明显的扶正功效，易患感冒者朱老用女贞子、炙黄芪，对预防呼吸道感染，增强体质，疗效确切。用于白细胞减少症，常与制首乌、油松节、鸡血藤加入辨证方中，收效满意。现代药理证实女贞子能调节免疫，升高白细胞，促进造血功能。

▶ **润肠通便**

女贞子30 g，生首乌15 g，煎汤代茶饮服，是老年性便秘保健方。老年便秘多系虚秘，一般因肝肾亏虚，津液耗伤，女贞子甘润而滑，有补肾阴、生津液、润肠道之效。

此外，女贞子还用于抗肿瘤、调整内分泌、降血糖、保肝等方面，值得进一步研究和应用。

〔蒋熙、朱琬华整理〕

藏红花 | 善活血化瘀，兼利胆退黄

藏红花又叫番红花或西红花，原产西班牙，在伊朗、沙特阿拉伯等国家也有栽培，我国仅西藏有移植栽培，故名藏红花，为珍稀名贵中药材。具有活血通络、化瘀止痛、散郁开结、凉血解毒之功。常用来治疗血瘀引起的闭经、胸腹胁肋等疼痛，也可治疗跌仆损伤、抑郁痞闷、温病发斑等。《品汇精要》谓其"主散郁调血，宽胸膈、开胃进饮食，久服滋下元、悦颜色，及治伤寒发狂"，特别是它的养血之功能早已闻名于世。早在明朝藏红花就传入我国，在《本草纲目》中已将它列入药物之类。藏药中很多传统方剂以它为主。

朱师在临床上常有肝硬化长期残留小黄疸不退，使用一般利胆退黄药物无效者前来就诊。他在辨证处方时再给予藏红花0.5～1.0 g，每日晨起泡茶，徐徐饮之，坚持月余，往往能收到良好的效果。经B超检查发现此类病人经治疗后的门脉血流速度较治疗前有明显提高。这与藏红花兼有活血利胆双重功效密切相关。

【案例】李某，男，52岁，工人。肝炎病史10余年，病程迁延，肤、目黄染，面颈部见赤缕、蜘蛛痣，朱砂掌阳性，苔薄、舌红，脉细弦。B超提示肝硬化，门脉高压（门静脉直径14 mm），门脉血流速度减慢（14 mm/s），肝功能检查ALT、AST轻度异常，TBIL（总胆红素）波动于35～60 μmol/L。曾使用茵栀黄、苦黄、亮菌甲素等多种治疗，效均不佳。嘱其用藏红花每日1g，泡茶徐饮，佐以养阴清热之剂，坚持一月。复查肝功TBIL下降，因藏红花价格昂贵，改为每日0.5 g继服。TBIL下降至30 μmol/L，B超门脉血流速度16.5 mm/s。

现代药理研究也证明，藏红花酸钠盐及藏红花酸酯具有利胆作用，通过改善微循环，促进胆汁的分泌和排泄，从而降低异常增高的球蛋白和总胆红素，可用于肝炎后肝硬化的治疗，并可以提高细胞中TAD（还原型谷胱苷肽）的浓度，有利于肝脏的解毒功能。

〔陈淑范　朱彤整理〕

六、肾系病证药

萆薢 | 功效阐析

　　萆薢苦平，入肝、胃、膀胱经。《本草纲目》云："长于去风湿，所以能治缓弱顽痹、遗泄、恶疮诸病之属风湿者……能治阳明之湿而固下焦，故能去浊分清。"这段论述，从其祛风湿之主要作用，联系其归经来作分析，析理精当，要言不烦。

　　由于其具有泄浊分清之功，所以高脂血症用之有降脂作用，且疗效持久，而无任何副作用。以之研细末，每服 5 g，1 日 3 次，连服 2～3 个月，多收佳效。

　　用本品祛浊分清的方剂，最著名的要数"萆薢分清饮"（萆薢、益智仁、石菖蒲、乌药），此方所以能治尿浊（乳糜尿），端赖萆薢祛胃家湿热之功。由此也可反证此方主治胃家湿热之证候，肾虚尿浊用之无效。

▶ **善治风湿顽痹**

　　萆薢能祛风湿，因此善治风湿顽痹，腰膝疼痛。许叔微《普济本事方》"续断丸"，"治风湿四肢浮肿、肌肉麻痹，甚则手足无力，筋脉缓急"之症，药用：续断、萆薢、当归、附子、防风、天麻、乳香、没药、川芎。方中续断益肝肾，附子温经，防风、天麻祛风，归、芎、乳、没活血定痛，萆薢祛风湿。立方面面俱到，值得效法。著名的"史国公药酒"中也用萆薢，取其祛风湿之功。一般而论，萆薢所治之痹证，当系风湿或湿热为患者，而寒湿痹痛不堪用。续断丸以萆薢与附子同用，当可用于风湿偏寒之证。若舍附子等温热药，则寒湿痹痛不可妄投。

　　朱老对风湿痹痛及痛风也常用萆薢，尤其是下肢重着，筋脉掣痛，伴口苦溲黄者，取萆薢与薏苡仁相伍，配合黄柏、威灵仙、牛膝、地龙、当归、徐长卿等，每每应手。此法也适用于坐骨神经痛属风湿者，可供临床验证。

▶ **用于痿证**

　　萆薢又可用治痿证，刘河间《素问病机气宜保命集》"金刚丸"，用萆薢、杜仲、肉苁蓉、菟丝子各等份，为细末，酒煮猪腰子，同捣为丸，梧桐子大，每服 50～70 丸，以治"骨痿"。骨痿的治疗大法，当补肾益精，何以要用萆薢？以其兼夹湿热之故。盖肾之阴阳不足，骨弱而髓减，则筋脉空虚，湿热得以乘隙而入，徒知补虚，不知祛邪，焉能收效？所以《日华子本草》称其能"坚筋骨"，非益肝肾强筋壮骨之谓，乃邪去正自安之意耳。陈无择《三因极一病证方论》制"立安丸""治五种腰痛"，用萆薢配合补骨脂、续断、木瓜、杜仲，并云："常服补肾，强腰脚，治脚气。"观其配伍，与金刚丸有异曲同工之妙。

　　用萆薢的方剂难以索解者，有《泉州本草》治"阴痿失溺"的一则验方，用萆薢 6 g，附子 4.5 g，煎服。"阴痿"阳虚居多，故用附子，"失溺"何以堪萆薢之利湿乎？盖阳虚而阴痿失溺，故用附子温阳以摄下元，而阳虚气不化，每多湿浊阻滞，是以用萆薢兼以祛邪，殆取"通以济塞"之义。

▶ 治尿浊及泌尿系感染

　　萆薢分清饮所治之尿浊，以小便混浊，色白如浆，中夹脂块或夹血，舌苔黄腻，脉濡数等为主症。朱老用此方，萆薢恒用至 30 g，往往奏效较速。此证缠绵时日，每见尿浊时作时止，或朝轻暮重，小腹气坠，面色少华，神疲乏力，一派脾虚清气不升之象，斯时论治，当以益中气、升清阳为主，如补中益气汤，但每有用此汤难以应手者，则因证多兼夹之故，必须权衡主次，适当兼顾，始能中的。兼夹湿浊，可以用此汤加萆薢、车前子及生、煅牡蛎；若热象明显，再加黄柏；兼见湿热伤阴之象，可再纳入生地；兼夹瘀热，可用此汤加丹皮、小蓟；若伴见肾虚腰痛，则宜用此汤加杜仲、菟丝子、芡实。务期与病症相应。

　　朱老经验，萆薢不仅可用于尿浊，尚可用于泌尿系感染，其证候以湿热邪毒，客于膀胱，以致小便频数而痛，尿色黄赤，口中黏腻不爽，舌苔根部微腻为特点，用萆薢宜伍入石韦、萹草、滑石、通草等，以清泄渗利下焦湿热，有较好疗效。

▶ 治妇女带下

　　妇女带下病因不一，审其系阳明湿热下注，以致带脉失固者，用萆薢去浊分清，甚是合拍。所以朱老治此类带下喜遣此药。其配伍规律，即以萆薢、薏苡仁、车前子利湿；当归、白芍、丹皮养血凉营；牡蛎、乌贼骨收敛固带。随症佐药，可以奏功。

　　【案1】汪某，女，25 岁，工人。

　　湿热下注膀胱，4 日来小溲频数，灼热刺痛，颇为痛苦；口苦纳呆，腰酸痛；苔黄腻、质红，脉数。尿检：红细胞（＋＋＋），脓细胞（＋＋）。治宜清泄渗化，以利下焦。

　　萆薢、生地榆各 30 g，白槿花 10 g，萹草 20 g，石韦、滑石各 15 g，通草 8 g，甘草梢 6 g。4 剂。

　　二诊：药后小溲频数刺痛大减，口苦、腰痛也见好转。苔黄腻渐化，脉数已缓。尿检正常。乃湿热渐化之征，前方可继进之。上方去生地榆，续服 4 剂。

　　药尽即瘥，继以六味地黄丸善后之。

　　【案2】殷某，男，56 岁，农民。

　　初诊（1986 年 4 月 15 日）：左足跗趾肿痛已 3 个月有余，经检查血尿酸达 21 mg％，（当时正常值为 5 mg％，现＞430 μmol/L 为异常），诊断为痛风。近日右手食指关节也红肿疼痛，口苦，溲黄，苔黄腻、质衬紫，脉滑数。此湿热夹浊瘀阻于经隧之候。治宜化湿热，泄浊瘀，蠲痹着。处方：

　　萆薢、生薏苡仁各 30 g，土茯苓 45 g，黄柏 10 g，威灵仙、徐长卿各 15 g，广地龙 12 g，生甘草 8 g。10 剂。

　　二诊（4 月 26 日）：药后指趾肿痛稍缓，口苦已释，溲黄也淡。苔腻稍化，脉数较平。此湿热浊瘀有泄化之机，守法继进。上方续服 10 剂。

　　三诊（5 月 10 日）：症情平顺，血尿酸降至正常值，嘱间日服 1 剂，以巩固善后。

〔朱步先整理〕

黄芪配地龙 | 治慢性肾炎

慢性肾炎在中医属水气病范畴，以耗损精血，伤及肾气为其共性。肾气不足则气化无权，关门不利，水湿潴留，故气病水亦病；气虚则无力鼓动血液运行，络脉瘀滞，血不利亦可病水。气、水、血三者互相影响，而以气为矛盾的主要方面。多年来，朱老致力于"慢性肾炎"治疗的研究，确认益气化瘀为行之有效的法则。在药物的选用上，受王清任补阳还五汤启示，筛选出黄芪与地龙相配伍的方法。黄芪每日用 30～60 g，地龙每日用 10～15 g。朱老常谓："慢性肾炎水肿是标，肾虚是本，益气即是利水消肿，化瘀可以推陈致新。"又谓："肾主藏精，乃真阴真阳之寓所。补肾途径有二：一曰填精以化气，一曰益气以生精。气病及水，益气补肾饶有利水之功，故宜先用此法以消退水肿，促进肾功能之恢复，继则配合填补肾精以巩固疗效。"补气以黄芪为主药，以其能充养大气，调整肺、脾、肾三脏之功能，促进全身血液循环提高机体免疫能力，同时兼有利尿作用。化瘀以地龙为要品，能走窜通络，利尿降压。两药相伍，具有益气开瘀、利尿消肿、降低血压等多种作用。在辨证论治的前提下，以两药为主组成方剂，药后往往可收浮肿消退、血压趋常、尿蛋白转阴的效果。

【案例】顾某，男，22 岁，工人。

8 年前曾患肾炎，经治而愈。近 2 个月来又感不适，头眩腰酸，面浮足肿，尿少色黄，舌尖红，苔薄腻，脉细弦。尿检：蛋白（＋＋），红细胞（＋），白细胞（＋），透明管型少许。血压 136/104 mmHg。肾气亏虚，瘀浊留滞，拟益肾泄浊为治。

生黄芪 30 g，广地龙、泽泻各 12 g，生山药 20 g，漏芦、菝葜、石韦各 15 g，净蝉衣 6 g，仙灵脾、川续断各 10 g。

连进 5 剂，浮肿渐消，精神颇爽。仍以上方出入加减，共进药 24 剂，面浮足肿消退，血压及尿检正常，嘱常服六味地黄丸善后。

〔朱步先整理〕

刘寄奴 | 治瘀阻溺癃

刘寄奴味苦性温，入心脾二经，为活血祛瘀之良药。凡经闭不通、产后瘀阻作痛、跌仆创伤等症，投之咸宜。而外伤后血尿腹胀，用之尤有捷效。

▶ 除癥治痢

《本草从新》载其能"除癥下胀"。所谓"下胀"者，因其味苦能泄，性温能行也。而"除癥"之说，殊堪玩味，经验证明，此物对"血癥"、"食癥"等证均可应用。所谓"血癥"，盖因将息失宜，脏腑气虚，风冷内乘，血气相搏，日久坚结不移者也。在妇女则经水不通，形体日渐羸瘦，可予四物汤加刘寄奴、牛膝、红花、山楂之属。引申之，肝硬化腹水用之亦有佳效。而"食癥"，则因饮食不节，脾胃亏损，邪正相搏，积于腹中而成。此物民间用于治疗食积不消，凡食癥已成，或食积长期不消，以致腹中胀满，两胁刺痛者，以此物配合白术、枳壳、青皮等，见功甚速，大可消食化积，开胃进食。其"消癥"之说，确属信而可证。

刘寄奴也可治痢，《圣济总录》载："用刘寄奴草煎汁服"，治"霍乱成痢"。历代医家沿用之，《如宜方》即以其与乌梅、白姜相伍，治"赤白下痢"。今人用其治疗菌痢颇验，想亦赖其化瘀消积之能也。此外，还以之治疗黄疸型肝炎，不仅可以退黄疸、消肝肿，并能降低转氨酶及麝浊。

▶ 利水之功

朱老对刘寄奴的应用，不仅如上述说，常告我辈曰："刘寄奴的活血祛瘀作用，可谓尽人皆知，而其利水之功则易为人所忽略，良药被弃，惜哉！"《大明本草》虽有其主"水胀、血气"之记载，但后世沿用不广。以此品直接作利水之用者，当推《辨证奇闻》"返汗化水汤"，此汤"治热极，止在心头一块出汗，不啻如雨，四肢他处，又复无汗"，药用：茯苓30g，猪苓、刘寄奴各10g。并云："加入刘寄奴，则能止汗，而又善利水，而其性又甚速，用茯苓、猪苓，从心而直趋膀胱。"这是对刘寄奴功用的另一领悟。朱老认为，刘寄奴由于有良好的化瘀利水作用，因此可用于治疗瘀阻溺癃症，尤适用于前列腺肥大症引起之溺癃或尿闭。所谓溺癃，指小便屡出而短少也，久延可致闭而不通。而前列腺肥大则与瘀阻相关，凡瘀阻而小便不通者，非化瘀小便不能畅行。李中梓治"血瘀小便闭"，推"牛膝、桃仁为要药"。而朱老则用刘寄奴，其药虽殊，其揆一也。

前列腺肥大引起之溺癃，常见于老年患者，其时阴阳俱损，肾气亏虚，气化不行，瘀浊逗留，呈现本虚标实之症。若一见小便不利，即予大剂淡渗利尿，不仅治不中鹄，抑且伤阴伤阳，诚为智者所不取。朱老治此症，抓住肾气不足，气虚瘀阻这一主要病机，采用黄芪与刘寄奴相伍，以益气化瘀；配合熟地、山药、萸肉补肾益精；琥珀化瘀通淋，沉香行下焦气滞，王不留行迅开膀胱气闭，组成基本方剂，灵活化裁；如瘀阻甚者，加肉桂、丹皮和营祛瘀；阳虚加仙灵脾、鹿角霜温补肾阳；下焦湿热加败酱草、赤芍泄化瘀浊，收效较著。

【案例】张某，男，68岁。

患前列腺肥大症已五载余，曾使用有关西药治疗，收效不著，病情时轻时剧。半月前，突然尿闭不通，当即住院治疗，经导尿并注射雌二醇等，病情有所缓解。顷诊面黄少华，腰酸肢楚，小溲频数而不畅，夜间尿次尤频，一般每夜有10～15次，唯量少而涓滴不尽，小腹坠胀，舌上有紫气、苔薄，脉细弦、尺弱。肾气亏虚，失于固摄，故小便频数；瘀滞留阻，水道不畅，故小便量少而涓滴。亟宜益肾化瘀，以展气化。药用：
生黄芪30g，刘寄奴、怀山药各20g，大熟地15g，山萸肉、丹参、丹皮、泽兰叶、王不留行各10g，肉桂5g（后下），沉香片3g（后下），琥珀末2.5g（分吞），甘草6g。

连进5剂，小溲渐爽，尿次减少，诸症大减，续予原方出入，共服30余剂，排尿接近正常，精神转振。嗣后间断服药，一切正常，并以六味地黄丸长期服用以巩固之。

〔朱步先整理〕

白槿花 | 泄下焦瘀浊

白槿花又称木槿花，其性味诸家本草所说不一。李时珍以为甘平、无毒，但尝其药汤有苦味，用之又可清热，似以甘苦、微寒较当。此物以擅治赤白痢著称，《冷庐医话》载："白槿花治赤痢甚效……凡是赤痢者，以花五六朵，置瓦上炙研，调白糖汤，服之皆愈。采花晒干，藏之次年，治痢亦效。"验之临床，信不诬也。其所以能治痢者，盖因其能清热解毒，一也；能入血分，活血排脓，二也；其性滑利，能缓解下痢之后重，三也。唯用于热毒痢较佳，寒湿痢则不相宜。可配合白头翁、秦皮、苦参、白芍、山楂之属，随症治之。此物也可用于湿热泄泻，凡肠间湿热逗留，泻下溏垢臭秽者，即可应用，朱老常以之与蛇莓相伍，收效较彰。若慢性泄泻，脾气亏虚，肠间湿热未清者，则在补脾扶正方中，参用泄化湿热之品。朱老常以仙鹤草、桔梗、白术、山药、白芍等，配合白槿花以治之，曾创订"仙桔汤"，用治慢性痢疾及泄泻，屡奏殊功。

朱老精研本草，他从《本草纲目》关于本品能"利小便，除湿热"的记载中，受到启发，因而广泛应用于下焦湿热证，其中包括淋病、痢疾、泄泻及带下等疾患。先生治疗急性泌尿系统感染，常以此品配合生地榆、生槐角、生地黄、白花蛇舌草等，每收捷效。若肾盂肾炎，先生则以滋肾阴、泄湿热为主要手段，采用知柏地黄配合白槿花、生地榆、生槐角、血余炭等，因症活用。至于此证久延，阴伤及阳，而湿热未清者，先生把握主次，明辨标本，其制方一面用仙灵脾、仙茅、生熟地、山药等培补肾阴肾阳，一面用白槿花、白花蛇舌草、茜草根、乌贼骨等泄化下焦瘀浊，其效可操左券。

基于白槿花能泄化下焦瘀浊这一特定作用，朱老恒用其治疗肾炎，苟辨证确切，应用得当，即可见效。

【案例】一张姓女孩，6岁，患急性肾炎，已延3个月余。长期使用青霉素，并配合益气、养阴、利尿之中药，尿检蛋白长期逗留在＋～＋＋之间，红、白细胞少许，症见周身轻度浮肿、尿色淡黄、脉细、苔薄。揣度病情，乃余邪未清、瘀浊逗留、肾阴亏虚之候，鉴于前曾多次使用培本之剂无效，爰以清泄法徐图之。乃予白槿花、龙葵各30 g，研极细末，每日早晚各服3 g，服药5日后复查，尿检正常，周身浮肿尽消，嘱其将药末服完，遂告痊愈。至今四载余，一切正常。

由此可见清泄法也有降低尿蛋白之功，值得深思。一般说来，尿蛋白的出现，多系脾肾亏虚，不能固摄精微所致。但若湿热瘀浊蕴结，肾气因病而虚者，非泄化瘀浊不为功。但无论或补或清，均应吻合病情，绝不可一见尿蛋白，先存成见，即投补益，而废弃辨证论治的精神。至于白槿花与龙葵并用之意，朱老指出："二物性皆滑利，滑可去着，能祛肾间湿热，排泄瘀浊毒素，邪去则正自安也。"二物祛邪又不伤阴，非淡渗之属所可同日而语。此例用药确当。故建功甚速，是白槿花之功，亦朱老善用白槿花之功也。

〔朱步先整理〕

露蜂房 | 疗带下清稀，阳痿久咳

露蜂房不仅有祛风攻毒作用，而且有益肾温阳之功，治清稀之带下为朱老之创获。凡带下清稀如水，绵绵如注，用固涩药乏效者，朱老于辨证方中加用蜂房，屡奏良效。朱老认为："带下清稀，乃肾气不足，累及奇经，带脉失束，任脉不固，湿浊下注所致。利湿泄浊之品，仅能治标；而温煦肾阳，升固奇经，才是治本之图。"朱老用蜂房，每伍以鹿角霜、小茴香等通补奇经之品，即是此意。若带下因湿热下注，又有肾阳不足见症者，也可在清泄湿热方中加用蜂房，全在临证时化裁变通。

【案1】张某，女，53岁，工人。

腰痛如折，带下频多，质如稀水，面黄形瘦，体倦乏力，脉细、尺弱，苔薄白、舌质淡。曾服补脾化湿及固涩束带之品，多剂罔效。此肾阳不足，累及奇经之候也。治予通补奇经，固任束带：

露蜂房、全当归、云茯苓、巴戟天各10g，鹿角霜、绵杜仲、菟丝子各12g，小茴香6g，怀山药15g。

连进5剂，带下即止。嘱再服5剂，以巩固疗效。

此外蜂房尚有两种功效，世人多忽之，朱老特为指出：

一是用治阳痿不举及遗尿，具有佳效。因其温肾助阳之功。殊为稳捷。治遗尿单味研末，每服4g（年幼者酌减），1日2次，开水送服即可，一般4～7日奏效。至于阳痿者，除肝经湿热遏注不泄，致宗筋痿而不举者外，凡精血亏损、下元不足而致之阳痿，创订"蜘蜂丸"（花蜘蛛30只，炙蜂房、紫河车、仙灵脾、淡苁蓉各60g，熟地黄90g，共研细末，蜜丸绿豆大，每服6g，早晚各1次，开水送下）治疗此症，收效甚佳。现花蜘蛛难觅，改用锁阳90g亦效。

【案2】岳某，男，34岁，干部。

由于工作过度，紧张劳累，体气日见虚弱。近3年来，阳事痿而不举，神疲腰酸。苔薄质淡，脉细尺弱。此肝肾亏损，宗筋失养，故痿而不举，可予蜘蜂丸一料消息之。药服1周即见效机，继服而愈。

二是治慢性支气管炎，久咳不已，不仅高效而且速效，真是一味价廉物美的止咳化痰佳药。蜂房治咳，仅《本草述》提到"治积痰久嗽"，余则甚少见之。但民间也相传其有治咳定喘之功，乃验之临床，信不诬也，殆亦温肺肾、纳逆气之功。每取蜂房末3g（小儿酌减），鸡蛋1枚（去壳），放锅内混合，不用油盐炒熟，于餐后一次服，每日1～2次，连服5～7日可获满意之效果。

〔朱步先整理〕

仙灵脾 │ 燮理阴阳之妙品

仙灵脾亦名淫羊藿。味辛甘,性温,入肝、肾二经,功擅补肾壮阳,祛风除湿。凡肾阳亏虚所致之阳事不举,小便淋沥,经脉挛急,风湿痹痛,老人昏眊,中年健忘诸症,用之恒有佳效。朱老擅用此品,常谓:"仙灵脾温而不燥,为燮理阴阳之佳品。"其用大剂仙灵脾(20~30 g)配合熟地、仙茅、鹿衔草,起顽痹之大症,取其温肾阳、逐风湿之功;用仙灵脾配合丹参、合欢皮、炙甘草,治阳虚之心悸、怔忡,取心阳根于肾阳之意;用仙灵脾配合高良姜、荔枝核,治多年之胃寒痛,取益火生土之意。至于配合紫石英治妇女宫寒痛经、闭经、不孕;配合黄荆子、五味子、茯苓治水寒射肺之咳喘;配合吴茱萸、川芎治寒厥头痛;均能应手收效。爰举验案三则,借见随症应用之一斑。

【案 1】武某,女,46 岁,教师。

子宫全切除术后半年,怯冷烘热阵作,四肢及眼睑肿胀,入暮尤甚,夜间躁扰不宁,难以入睡,全身乏力,二便尚调。舌质淡衬紫、苔薄白,脉细。揣度脉症,乃手术后损伤冲任,阴阳失燮之候也。治宜补益气血,燮理阴阳:

仙灵脾、潞党参、紫丹参各 15 g,仙茅、茯苓、炒白术各 10 g,炙黄芪、淮小麦各 30 g,生地黄 12 g,生牡蛎(打碎)20 g,甘草 5 g,大枣 6 枚。10 剂。

二诊:夜寐较实,怯冷已除,唯烘热、肢肿未已,苔薄白,脉弦细。上方加泽兰、泽泻各 10 g,10 剂。

药后神疲好转,烘热退,肿胀消,能操持家务。原方间服,10 余剂后遂能上班工作。

〔按〕冲任二脉起于胞中,根于先天。冲为精血钟聚之所,任为阴经之承任。奇脉之精血,阴中涵阳,浑然一体,一有亏损,则阴阳失却动态平衡,是以怯冷烘热诸症蜂起。患者因行子宫全切除术,损伤冲任,故见症如斯。朱老取仙灵脾、仙茅温润和阳,生地养阴,牡蛎潜降,庶几阴平阳秘,余药为补气养血之品。此方先后天并调,意在互相资生,阴阳相燮,气血兼补,故诸恙悉退矣。

【案 2】潘某,女,40 岁,会计。

初诊(1982 年 7 月 21 日):经事淋沥,将及半载,迭进清营摄血之剂未效。诊得形体丰腴,头眩神疲,怯冷倍于常人,稍事活动,即感疲乏,腰酸气坠,漏下色红,时多时少,苔薄质胖,脉细、重按无力。此形盛气衰、气不摄血之候。治宜益气温阳,以固冲任:

仙灵脾、炙蜂房、潞党参、补骨脂各 12 g,炙黄芪、煅乌贼骨各 15 g,仙鹤草、怀山药各 20 g,茜草炭 10 g,甘草 5 g。5~10 剂。

二诊(8 月 6 日):服上方 13 剂后,神疲较振,腰酸腹坠亦释,经事淋沥之量显著减少,每次数滴,日行数阵。苔薄腻、质淡胖衬紫,脉细。前法既合,毋庸更张。上方加炮姜炭 3 g,10 剂,漏下遂断。

〔按〕一般而论,崩证势急,漏下则连绵不断而势缓。但崩证不愈,可致漏下,漏下不愈,亦可崩败。凡暴崩宜补宜固,漏下宜清宜通,此为常法。此证因漏下半载,阴伤及阳,医者囿于常法,见血投凉，故尔无效。朱老见其形体丰腴，但怯冷乏力，断为形盛气衰之候，遂予益气温阳，固摄冲任，确是治本之图。其中仙灵脾配合炙蜂房益肾调冲，是朱老独到之经验；茜草根配合乌贼骨，能行能止，无兜涩留瘀之弊。阴阳得以燮理，残瘀得以潜消，漏下自已。

【案3】李某，男，46岁，工人。

3年前罹黄疸之疾，经治已愈。近半年来因将息失宜，遂觉神疲异常，周身乏力，食欲不振，大便时溏。经某医院确诊为早期肝硬化，肝功能不正常，肝大肋下3 cm，质Ⅲ度，并予活血化瘀之剂，药如归尾、赤芍、三棱、莪术、丹参、生山楂等，连服30余剂，更觉神疲不支。顷诊诸恙如前，面黄少华，舌质淡衬紫、苔薄白，脉弦细尺弱。此肝肾阳虚、精血亏损之症。宜益肾温阳，以治其本。

仙灵脾、仙茅、炙黄芪各15 g，大熟地20 g，山萸肉、云茯苓、紫河车各10 g，怀山药30 g，炙甘草6 g，鹿角霜12 g。10剂。

药后诸恙均减，精神渐振，仍予上方续进30余剂。嗣经复查肝功能已恢复，肝在肋下1 cm，肝质Ⅱ度，续予师订之"复肝丸"，调治而愈。

〔按〕对早期肝硬化的治疗，当区别虚实，不可妄行攻逐。证有"瘀"之表现，近世流行活血化瘀之治法，但若不审瘀之由来，拘守化瘀一法，未有不偾事者。盖乙癸同源，肾精亏虚，肾阳不足，必然导致肝之气阳亦虚；肝气不足，则疏泄无力，气虚则血涩不利，因而瘀阻；肝木不能疏土，势必影响中焦运化。这一恶性循环，均基因于下焦之虚乏。朱老治慢性肝炎、早期肝硬化等，凡证属肾阳不足者，均以温肾培本为主，选用仙灵脾配合仙茅、熟地、山药、鹿角霜、紫河车等温润不燥，以填下焦，疗效历历可稽。

〔朱琬华整理〕

楮实子 | 补阴妙品

楮实子，为桑科植物楮树或构树之果实。楮与构两者同属同类，唯楮为小乔木，构为灌木，上部之叶不分裂，其他完全相同，入药之功效亦同（见叶橘泉《本草推陈续编》）。甘寒无毒，入肝、脾、肾三经，为"补阴妙品，益髓神膏"（《药性通考》）。功能补肝肾，壮腰膝，疗盗汗，退骨蒸，起阳痿，通二便，又能清肝热，退目翳。为虚劳及老弱之要药，乃利水而不伤阴之妙品，杨氏还少丹（地黄、山药、肉苁蓉、杜仲、牛膝、枸杞子、山萸肉、远志、小茴香、巴戟天、五味子、楮实、茯苓、石菖蒲）用之。此方加续断、茯神，去茯苓，则为"打老儿丸"。此二方均为朱老治虚劳常用之方，谓其阴阳兼调，温润和平，而无偏胜之弊。

▶ 良药不可弃

自宋以后至今，用楮实者颇少。朱老指出："如此良药，且处处有之者，竟尔废用，实属可惜。"而究其废用之理，一云"久服滑肠"。楮实确含大量之油质，据文献记载，含油量达30%左右。但正因其富含油脂，足以润沃枯朽，且老弱多阴虚肠燥，大便艰涩，用楮实正合"燥者润之"之理，为何不可用之？二云"久服令人成骨软"。此李时珍之言，李氏又引《济生秘览》，以楮实煎汤可治骨鲠，便以为软骨之明证。此道听途说之言，不足为训。黄宫绣《本草求真》竟尔谓楮实乃纯阴之品，其所以久服令人骨痿者，乃其性属阴寒，虚则受其益，过者增其害，云云。纯属"纸上妙语"，益阴之药多多，何独楮实一味服之为害乎？任何药物，贵在实践中加以体会，以明其性味、效用，切忌人云亦云，或凭空推理，否则良药之功，竟遭泯灭，实属憾事。

〔何绍奇整理〕

地榆｜护胃抗痨，蠲痹通淋

地榆性微寒，因味苦酸涩，又名酸赭或涩地榆，具解毒医疮之功，故俗呼之为"流注草"，入肺、肝、肾和手足阳明经，是一味常用的凉血止血、清热解毒良品。擅治诸般血证及痔漏、痈肿、湿疹、金疮等，为外敷治疗烧烫伤的著名单方。现代研究证明，本品有较强的收敛止血作用和广谱抗菌作用，故其实际医疗作用，远非上述数点。朱老对本品研究精深，别具匠心：在应用上，治病范围广泛，疗效历历可稽；在炮制上，发现该药生用止血作用较炒炭为优，主张一概生用，不必炒炭；在剂量上，突破常规，一般用10～20 g，大量用至30～60 g，未见不良反应，而建功尤捷。兹择数端，略述于次。

▶ 护膜治胃

地榆外用治水火烫伤效果卓著，为众所皆知，它能控制创面渗出，起到预防和控制感染，消除疼痛，促进新皮生长，创面迅速愈合等作用。朱老于斯触类旁通，巧将本品移用于内科消化性溃疡之胃痛及上消化道出血之呕血黑便。谓地榆不但长于清热凉血、收敛止血，而且对溃疡病的壁龛有护膜疗疡之功，非仅出血时服，尚可作为溃疡病常规治疗药物。治溃疡病他常以之与温中补虚或疏肝和胃之剂并用；治上消化道出血，每随症加入温运脾阳、养血摄血之黄土汤中，或用本品单味即"单方地榆汤"清泄郁热、凉血止血，屡获佳效。

【案例】赵某，男，42岁，干部。

胃脘痛已8年余，经常胃痛吞酸，食后两小时许痛作，冬春较剧，便难不爽。3年前经钡餐检查确诊为胃小弯溃疡，去年曾吐血。今又发作，量多盈盂，色紫成块，口干欲饮，苔黄质红，脉弦。证属胃有郁热，迫血妄行，予地榆汤以凉血止血：

生地榆45 g，水煎服，2剂。

二诊：药后胃部颇适，吐血渐止，苔黄稍化，质红略淡，脉小弦。前法既合，继进2剂，并用生地榆60 g，延胡索、乌贼骨各30 g，共研细末，每服3 g，每日3次，餐前服，以善其后。4个月后钡餐检查，壁龛已愈合。

▶ 抗痨散结

痨乃结核病之通称，发于肺者称肺痨，生于颈部为瘰疬，此两者临床最为常见。概因体质虚弱，痨虫传染所致，皆有阴虚火旺之潮热、盗汗征象，前者尚见咳嗽、咯血等肺失清肃、阳络灼伤之症；后者恒呈颈部坚块，破溃成瘘等肝经郁火、痰瘀互结之征。朱老习以生地榆抗痨散结治疗肺痨、瘰疬，乃取其清热解毒、疗疮除瘘之功。他认为本品对上述证候具有较好疗效，《本经》："止汗"、"除恶肉"；《别录》："除消渴，补绝伤"，"止脓血，诸瘘、恶疮"；《药品化义》："解诸热毒痈"；《大明本草》："吐血鼻衄"等记载，均是有力佐证。现代实验也证明，本品煎剂对人型结核分枝杆菌有完全抑制作用。朱老在实践中体会到，该药味苦性寒对结核潮热尤具卓效。一陈姓肺痨患者，连续发热4个月，迭治未愈，经用生地榆30 g，青蒿子、葎草各20 g，百部15 g，甘草5 g，一药而热挫，再药而平。

对于浸润型或空洞型肺结核，朱老常采用以地榆为主药的"愈肺丸"（生地榆150 g，小蓟、石韦、制黄精各90 g，研极细末，另取生地榆300 g煎取浓汁泛丸如绿豆大，每服6 g，1日2次），可取得一定疗效。对于颈淋巴结结核，亦每以地榆为主，配合疏肝理气，化痰软坚，散瘀解凝之品而组成的"消瘰汤"[生地榆20 g，柴胡4 g，赤芍、白芍、炙僵蚕、紫背天葵各12 g，小青皮6 g，炙蜈蚣（研吞）2 g，生牡蛎30 g，甘草5 g]，收效较为满意。

▶ **蠲痹清热**

地榆治痹，医林鲜见，其实《本经》早有"止痛"，《纲目》也有浸酒"治风痹"之记载。朱老擅治痹证，对痹痛化热或湿热之痹，因瘀热内阻而见发热缠绵，关节热痛者，恒投生地榆于辨证论治方药中，多配伍葎草、知母、青蒿子、秦艽、虎杖等清热除蒸、蠲痹通络之品，每可应手，并能使血沉、抗"O"得到较快下降。乃用其敛戢邪热，除痹止通之功也。或有虑曰地榆性寒味涩，恐于痹无益？殊不知本品微寒而不凝，性涩而不滞，止血尚能行血，敛热又可化瘀，《本草选旨》有"以之行血"、"以之治血中之痹"之说，况临床治痹每加入大队活血祛风、蠲痹通络剂中，何弊之有？

【案例】周某，女，23岁，教师。

低热缠绵，两腿酸楚，关节疼痛，五心烦热，腰腿怕冷，已5个月，抗"O"88 U，血沉40 mm/h，诊为风湿性关节炎。曾用青霉素治疗罔效，血沉、抗"O"仍未下降，遂来就诊。苔薄腻、质微红，脉细弦。乃湿热流注经隧，痹闭不利。治宜化湿热，通痹着。

生地榆30 g，生地黄、葎草、寒水石、徐长卿、生石膏（先煎）各15 g，全当归12 g，酒炒桑枝30 g，肥知母、仙灵脾各10 g，桂枝（后下）6 g，甘草5 g。5剂。

二诊：药后症情好转，腿已温，药既奏效，原方续服10剂。

三诊：精神渐复，低热已平，手心仍烘热，复查血沉18 mm/h，抗"O"500 U。舌苔微腻，脉细弦。病情逐渐缓解，温热亦趋泄化，痹闭已获疏通，阴损尚未悉复，原方损益，以善其后。上方加银柴胡12 g，连服25剂而获痊愈。

▶ **清利通淋**

淋证乃湿热毒邪，注于下焦，膀胱不利使然，依临床表现之不同，主要有热淋、血淋及劳淋之分，与现代医学的泌尿系感染相似。朱老治淋常用生地榆，并视为常规要品，他将这味善治下焦血分湿热之药，扩用于治疗下焦气分淋证，实为一大创获。生地榆所以能治淋者，盖缘其能解毒抗菌消炎，一也；擅入下焦除疾，二也；性涩可缓尿频，三也。本品通中寓涩，祛邪而无伤肾耗阴之弊，诚非其他淡渗清利之品所可比拟。凡遇急性或慢性泌尿系感染急性发作，皆相适宜。热淋者，可配合八正散；血淋者，可配合小蓟饮子；劳淋者，可配合知柏地黄汤等，随症活用。朱老通过长期实践，以本品为主制订的"清淋合剂"疗效明显，具有抑制多种杆菌、球菌的广谱抗菌作用，对常用抗生素治疗无效的病例仍然有效，无任何不良反应，曾系统观察 100 例，总结成文发表。

【案例】沈某，女，39 岁，工人。

旬前突发小溲频数刺痛，口干腰酸，尿检：红细胞（＋＋＋），白细胞（＋＋），蛋白（＋），脓球（＋）。尿培养：大肠埃希菌＞10 万，苔中黄、边尖红，脉滑数。此湿热蕴注下焦，而肾阴有耗损之征者，径予清淋汤治之。

生地榆、生地黄、生槐角、蛇舌草各 30 g，白槿花 12 g，甘草 5 g。4 剂。

二诊：药后尿频急刺痛已缓，尿检亦好转，药既奏效，守方不变，原方 6 剂。

三诊：症情稳定，上方地榆、蛇舌草、生槐角、生地用量减为 15 g，继进 8 剂以巩固之。

四诊：尿培养已转阴，以知柏地黄丸善后之。

以上仅举大概，朱老应用远不止此。总之，地榆是一味很有前途的止血、清热、抗菌、消炎药物，值得探索，以尽其用。

〔姚祖培整理〕

肉苁蓉 ┃ 平补之良药

肉苁蓉味甘，咸，性温，归肾、大肠经，有补肾益精，润肠通便之功效。其功效特点是益肾填精，治虚损，暖下元，利腰膝。故常用于治年老肾虚腰痛、头昏、发白、耳鸣、记忆力减退及阳痿、遗精、白浊等症。在《本经》中记载："主五劳七伤，补中，除茎中寒热痛，养五脏，强阴，益精气，妇女癥瘕。"《别录》云其："除膀胱邪气，腰痛，止痢"。《日华子诸家本草》谓其："治男子绝阳不兴，女绝阴不产，润五脏，长肌肉，暖腰膝，男子泄精，尿血遗沥，带下阴痛。"

朱老长于用益肾壮督法治疗顽痹、老年病及疑难杂证。肉苁蓉益精养血助阳，具有阴阳双补之效，温而不热，暖而不燥，补而不峻，滑而不泄，为平补之良药。作用与何首乌相似，但肉苁蓉性较之略温一些，何首乌苦涩微温，为滋补良药。朱老常用之与巴戟天相伍，肉苁蓉温补肾阳中兼有润燥的作用，而巴戟天温阳助火之力较强。再配伍熟地黄、补骨脂、怀山药，用于肾阳虚衰之腰膝足冷，酸软乏力，头昏耳鸣，阳痿，遗精等症，并能用于年老体弱，肢寒不温，神疲等症。配伍金狗脊、补骨脂、鹿角霜、鹿衔草、穿山龙等治疗肾虚型强直性脊柱炎。配党参、白术、芡实、金樱子等治慢性肾炎蛋白尿。治痤疮配生山楂、生薏苡仁、蒲公英等常获佳效。配威灵仙、骨碎补、地鳖虫、蜂房等治疗腰椎退变、膝关节骨性关节炎等。高血压病、失眠、更年期综合征等病，往往责之机体阴阳失衡，治疗不可一味平肝潜阳，滋阴降火，而应注重燮理阴阳。肉苁蓉用于滋补阴精之方剂中，更能使阳生阴长，阴阳平衡。

朱老还从其润五脏，长肌肉中悟出其道，用于治疗肌营养不良，肌萎缩等症，常用肉苁蓉配仙灵脾、炙黄芪、炒白术、当归、党参等，此乃先、后天互补，精血互生，以使肌肉得以濡养。

肉苁蓉也可用于治疗妇科病证，如经前期紧张综合征，以肉苁蓉配淫羊藿、仙茅、远志、石菖蒲、佛手、夜交藤、生白芍、煅龙牡等药。对于乳腺囊性增生，可用肉苁蓉配锁阳、巴戟天、当归、山萸肉、夏枯草、紫背天葵、枸橘李、鳖甲、地鳖虫、白芥子、桃仁、海藻、牡蛎等药。需要注意的是，炮制方法的不同，对其作用亦有影响。如肉苁蓉采收后晒干或埋在沙土中使其干燥，则长于补肾益精，阴阳双补；而盐苁蓉，长于补肾壮阳，主治肾虚腰痛，并有润肠通便作用；酒苁蓉，则长于温通肾阳，强筋健骨，主治下元虚冷，腰膝酸软，阳痿，阴冷，宫寒不孕。

【案例】赵某，男，66岁，干部。

因反复腰膝疼痛3个月就诊，患者3个月来时感腰膝疼痛，行走稍久尤显，腰膝乏力，头晕，夜寐欠妥，舌质红，苔薄白，脉细弦。有高血压病史3年，Bp130/88 mmHg。摄腰椎片示腰椎退变。辨属肾虚，关节络脉瘀阻，治宜益肾壮腰，蠲痹通络。处方：

肉苁蓉10 g，补骨脂、骨碎补各20 g，威灵仙30 g，独活20 g，地鳖虫、露蜂房、全当归各10 g，鸡血藤30 g，甘草6 g。7剂，水煎服。

药后，腰膝疼痛减轻，再以前方加减，配合益肾蠲痹丸调治月余，病情消失，行走自如。

【按】朱老指出，本品性温而质润，故阴虚火旺、大便溏薄或实热便秘者忌用。用量一般8～15 g为宜。

〔吴坚整理〕

七、痹证药

马钱子 | 健胃，宣痹疗瘫

马钱子一药向为医家所畏用，以其有剧毒（含番木鳖碱，即士的宁），如因误用，或服用过量，或炮制不得法，可引起呼吸麻痹而致死。然马钱子之药效卓著，用之得当，可以起重病，疗沉疴，往往非他药所能替代。朱老常云马钱子是中药里的一个"异数"：其味极苦，却大能开胃进食；其性至寒，却大能宣通经脉，振颓起废。谨述朱老使用马钱子的经验于后，供同道参考。

▶ 开胃进食

马钱子味极苦，小量内服后可刺激味觉感受器反射性增加胃液分泌，促进食欲和消化功能。朱老常用于慢性胃炎、胃肠神经症、厌食症而见毫无食欲，稍进食胃脘部即胀满难忍的患者，常以制马钱子粉配白术、鸡内金、陈皮、怀山药等健脾助运之品作散剂，1日2次冲服。制马钱子粉的用量，以每次0.03 g，每日总量不超过0.1 g为度（以下同）。

▶ 宣痹止痛

马钱子善通经络，而止痹痛，常用于慢性腰腿痛、风湿性肌炎、慢性肌肉劳损、坐骨神经痛、陈旧性外伤性关节炎以及风湿、类风湿关节炎等病症。以上病症，皆可归属于中医学"痹证"的范畴，临床上大致可分为风寒湿痹（性质偏寒）、风湿热痹（性质偏热，包括风寒湿痹郁久化热者）、顽痹、虚痹四个大类，前两者大率以祛邪为主，顽痹往往需正邪兼顾；虚人久痹，大法以扶正为方。马钱子原则上可用于其中任何一类痹证，因其有宣通经隧、止痛消肿之长，而其用量又极小，不致损伤正气。类风湿关节炎晚期活动严重受限者，即张子和所谓"即遇智者，亦难善图"，如能在补益气血、补肾壮督、活血通络、虫蚁搜剔的基础上加马钱子，往往也可收到意想不到的效果。

【案例】夏某，女，43岁，工人。

四肢关节肿痛，时轻时剧，已半年余，曾服雷公藤片、蚂蚁粉等乏效。近月来加剧，晨僵明显，不能握拳，手指关节畸形，腕、踝肿胀疼痛，午夜后为剧，自汗淋漓，纳谷不香，神疲乏力。血沉64 mm/h，类风湿因子（RF）1：80，免疫球蛋白均增高，血色素0.08（8%）。苔薄腻、边有瘀斑，脉细涩。此顽痹之候，症情正处于活动期，需积极治疗，始可控制其进展。予益肾蠲痹法。

生黄芪、油松节、鸡血藤、泽兰、泽泻各30 g，当归、蜂房、地鳖虫、乌梢蛇各10 g，仙灵脾15 g，甘草4 g。7剂。另服益肾蠲痹丸（浓缩型），每次4 g，1日3次，餐后吞服。

二诊：药后症情如故，此非矢不中的，乃力不及鹄，重其制而进之。上方加制川乌12 g、制马钱子2 g。7剂。益肾蠲痹丸继服。

三诊：服上药后，肿痛显减，此温经宣痹之功也，效不更方，续进之。7剂。

四诊：症情有缓解之势，上方加熟地黄15 g，继服10剂，益肾蠲痹丸需坚持服3～6个月，始可巩固其疗效，而免复发。

▶ **振颓疗瘫**

瘫痪为肌肉收缩能力降低或丧失的统称。有截瘫（双下肢瘫痪）、偏瘫（一侧上下肢瘫痪）、单瘫（四肢之一出现瘫痪）和四肢瘫（全瘫）之异。其原因极其复杂，治疗颇为不易。在朱老70年的经验中，马钱子配合化瘀通络药对其中部分病人有效。

（1）中风后偏瘫：脑出血或脑血栓形成，脑栓塞后遗症，以偏瘫为主要表现者，大致可分为气虚、阴虚二类，前者以补阳还五汤为基本方，后者以地黄饮子为基本方，皆可加吞制马钱子粉，有助于偏瘫的恢复。

（2）外伤性截瘫：1976年秋，朱老曾参加唐山震区来南通的截瘫伤员的治疗工作，曾拟定"龙马起废丹"一方（制马钱子0.15 g，鹿角片0.4 g，乌梢蛇、炙地鳖虫各1 g，地龙、蜂房各1.5 g，如法制片，每片0.25 g），上为1日量，分3次服。此方对于脊髓损伤，损伤平面以下感觉运动功能丧失，大小便不能控制，损伤部位疼痛者，均有一定疗效。

（3）格林-巴利综合征：即急性感染性多发性神经炎，表现为突发的四肢瘫软、麻木，且可迅速向近端或向上发展和加重。属中医学"痿证"范畴，早中期多为湿热壅滞于经络，以清热燥湿利湿为基本治法。朱老经验，常用苍白术、土茯苓、萆薢、薏苡仁、黄柏、牛膝、豨莶草、益母草、车前草、葎草、路路通、丹参、红花、赤芍等，加吞制马钱子粉0.1 g，1日2次。有较好疗效。

（4）面瘫：临床颇常见，发病后如能得到及时有效的治疗，见效甚快，若迁延失治，病程长达半年以上者，疗效则欠佳。朱老曾拟"平肝祛风汤"（全蝎、僵蚕、荆芥、菊花、钩藤、石决明、竹茹、制白附子）内服。配合外治法，即以马钱子、白附子按 2∶1 比例研为细粉，均匀撒布于半张伤湿止痛膏上，贴于地仓穴（嘴角外五分，左歪贴右，右歪贴左，24 小时一换）。每在 1 周左右可获痊愈。

▶ **行瘀疗伤**

马钱子又为伤科要药。如《正骨心法要旨》散瘀和伤汤，即以马钱子与红花、生半夏、骨碎补、甘草、葱白须同用。《上海中成药》治伤消瘀丸用马钱子配麻黄、地鳖虫、自然铜、没药、红花、骨碎补、泽兰、五灵脂、蒲黄、赤芍。二方均治跌仆碰撞损伤、瘀血结聚、骨折。

外伤所致的脑震荡后遗症，也可用马钱子。其症多见面色黧黑、头昏痛、神疲健忘、视力减退、周身酸痛、食欲减退、睡眠欠佳，天气变化时则更甚。朱老经验，上述症状为瘀阻脑府，灵窍失慧，虚中夹实之候。因其虚必须大补气血，滋养肝肾；因其实，必须化瘀活血，据此而拟定"健脑散"一方，以制马钱子与红参、地鳖虫、当归、杞子、川芎、地龙、制乳香、制没药、炙全蝎、紫河车、鸡内金、血竭、甘草同用。

【案例】李某，男，42 岁，军人。

在检查工程中，被从上落下的铁棍击于头部而昏倒，当时颅骨凹陷，继则出现血肿，神志不清达 20 小时，经抢救始苏。半年后曾去北京检查，脑组织萎缩 1/4，头昏痛，健忘，欲取某物，转身即忘，记不清老战友的姓名，有时烦躁失眠。苔薄腻、边有瘀斑，脉细涩。予健脑散方：

红参、制马钱子、川芎各 15 g，地鳖虫、当归、杞子各 20 g，地龙、制乳没、炙全蝎各 12 g，紫河车、鸡内金各 24 g，血竭、甘草各 9 g。共研极细末，每早晚各服 4.5 g，开水送下。

服后 1 周，头昏痛即觉减轻，夜寐较安，精神略振，自觉爽适。坚持服用 2 个月，已能写信，讲话层次清楚，续予调补肝肾气血之品善后。

▶ **炮制方法**

马钱子的炮制，至关重要。诚如张锡纯所说："制之有法，则有毒者，可至无毒。"制马钱子之法有：

（1）张锡纯法：将马钱子先去净毛，水煮两三沸而捞出，用刀将外皮皆刮净，浸热汤中，日、暮各换汤 1 次，浸足 3 昼夜取出，再用香油煎至纯黑色，擘开视其中心微有黄意，火候即到。将马钱子捞出，用温水洗数次，以油气尽净为度（《医学衷中参西录》）。

（2）赵心波法：马钱子先用砂锅煮，内放一把绿豆，至开花时，剥去马钱子外衣，用刀切成薄片，晒两三天后，再用沙土炒至黄色，研末备用（《赵心波儿科临床经验选》）。

（3）朱良春法：马钱子水浸去毛，晒干，置麻油中炸。火小则中心呈白色，服后易引起呕吐等中毒反应；火大则发黑而炭化，以致失效。在炮制过程中，可取一枚用刀切开，以里面呈紫红色最为合度（《虫类药的应用》）。

〔朱琬华、何绍奇整理〕

天南星 | 透骨走络、涤痰化瘀，善止骨痛

天南星苦辛温，其性燥烈，专走经路，为开结闭、散风痰之良药。临床每用以治湿痰、寒痰、风痰、咳嗽、中风、癫痫、痰涎壅盛和破伤风抽搐、口噤、风痰眩晕。若配川草乌、地龙、乳香、没药，即《局方》小活络丹，为痹症常用成药之一，专治痰瘀阻于经络之肢体关节疼痛、麻木。朱老在痹证研究的实践中体会到，天南星功能燥湿化痰，祛风定惊，消肿散结，尤善止骨痛，对包括类风湿关节炎在内的各种骨痛均具有良效。盖久痛多瘀，亦多痰，凡顽痹久治乏效，关节肿痛，活动受限，多是病邪与痰瘀凝聚经隧，胶结难解，故常规用药，恒难奏效。必须采用透骨走络、涤痰化瘀之品，如蜈蚣、全蝎、水蛭、僵蚕、白芥子、蜂房、天南星之属，始能搜剔深入经隧骨骱之痰瘀，痰去瘀消，则肿痛可止。证之现代药理研究，天南星确有明显的镇痛、镇静作用，故用之多效。

近年来，朱老对癌症骨转移的疼痛，于辨治方中加用之，颇收著效。广东省中医院肿瘤科参用之，明显减少了麻醉药的使用量，值得推广应用。

【炮制与用法】天南星有毒，内服必须经过炮制方可使用。一种方法是用生姜、明矾浸泡至透，再晒干，是为"制南星"；另一种是用牛胆汁拌和制成，名"胆南星"或"陈胆星"。凡风痰、湿痰、骨痛，均用制南星；如为惊痰、搐搦、热郁生痰，宜用"胆南星"。汤剂用量20～30 g，如效不著，可逐步增加至50～60 g，止痛，消肿甚佳。

〔何绍奇整理〕

威灵仙 | 疗痛风、黄疸、骨刺，功在通利

威灵仙，祛风湿，通络止痛，治骨鲠喉（食管骨性异物），尽人所知。朱老经验，此药之功尚不仅此，爰举数端，以供同道参考。

▶ 治痛风

现代医学的痛风是一组嘌呤代谢紊乱，以高尿酸血症为特征，伴痛风性急性关节炎反复发作的疾病。欧美、东南亚各国以及港、台地区发病率甚高，近20年来，在国内也有明显升高的趋势。朱老指出，此病早、中期以关节炎为主要临床表现者，当属广义痹证范畴，又因发作时好发于下肢关节，疼痛、红、肿，近于痹证中的风湿热痹。但是，此病又自有其特殊性，即其本在脾肾，脾虚则运化无权、升降失调，肾虚则气化失常、清浊不分；其标在筋骨关节，缘于瘀浊湿痰结聚流注，气血痹阻。基于以上认识和大量临床实践，朱老拟定了痛风汤：土茯苓、萆薢、威灵仙、桃仁、红花、泽兰、泽泻、薏苡仁、车前子、苍术、山慈姑等。以土茯苓、萆薢、威灵仙三味为主药，三药合用，有显著的排尿酸作用。其中，威灵仙辛散宣导，走而不守，"宣通十二经络"（《药品化义》），"积湿停痰，血凝气滞，诸实宜之"（《本草正义》），对改善关节肿痛确有殊功。汤剂用量一般为30 g，少则乏效。

【案例】赵某，男，40岁，供销员。

左足踝及跖趾侧经常灼热、肿痛，以夜间为剧，已起病3年，近年来发作较频，痛势亦剧。曾服秋水仙碱、别嘌呤醇等药，能顿挫病势，但胃肠道反应较剧，不能坚持服用；又因工作关系，频频饮酒，常食膏粱厚味，而致经常发作，颇以为苦，乃来求治。查血尿酸高达942 μmol/L，确系"痛风"无疑。苔白腻，脉弦滑。此病多由脏腑功能失调，升清降浊无权，痰湿滞阻于血脉之中，难以泄化，与血相结而为浊瘀，闭留于经隧，则关节肿痛作矣。治宜泄化浊瘀，蠲痹通络，并需戒酒慎食，庶可根治。

土茯苓60 g，威灵仙、虎杖、生薏苡仁各30 g，萆薢、泽兰、泽泻各20 g，桃仁、山慈姑、苍术各12 g，甘草4 g。5剂。

二诊：药后肿痛显减，已能行走，效不更方，继进5剂。

后以"痛风冲剂"（南通市良春中医药临床研究所制剂）每服1包，1日3次善后，3周后复查血尿酸已趋正常，基本痊愈。

▶ 湿热黄疸

黄疸（阳黄）为湿热之邪，熏蒸于肝胆，氤氲难化，气血不得通利，使胆汁不循常道，溢于肌肤所致。朱老治湿热黄疸，常用茵陈蒿汤加味，药如大黄、茵陈、生山栀、蒲公英、决明子、郁金等，又常借威灵仙之走窜通利（常用量20～30 g），以收迅速退黄之功。

▶ 治无精子症

无精子症或精子数量少、活力低，是男科常见病之一。多数患者伴见性欲减退、阳痿、早泄，也有无特殊不适，性生活正常，而婚后多年不育者。据有关研究单位统计，500例男性不育中少精、无精112例，占42.4%；精子活动率下降112例，占22.4%。朱老指出，对无精子、少精子症或精子活力低的治疗，大法以补肾填精、振奋肾阳为主，湿热则兼以清利，肝郁则兼以调达，血瘀则兼以疏化，而威灵仙宣导经络，瘀者能开，郁者能疏，壅者能通，故恒以之为主药，配合仙茅、淫羊藿、山萸肉、枸杞子、当归、菟丝子、淡苁蓉、续断、韭菜子、鹿角胶、海马、黄狗肾等温肾填精之品，连服1～2个月，常收佳效。笔者循师所教，曾在荷兰鹿特丹市治一精子数少于2000万/mL、活动度低于30%的患者（此人系海牙市政府工程师），用红参、鹿角胶、枸杞子、肉苁蓉、韭菜子、淫羊藿、蜂房、当归、巴戟、肉桂、威灵仙，仅服7剂，便去医院复查，报告精子量增至6000万/mL，活动度达90%，据说当时医院检验人员连呼"不可能！不可能！"患者则欣喜若狂。笔者对于如此短时间而有如此之结果，亦始料之不及，可能系浊瘀壅滞之故，赖有威灵仙之宣疏通导，配以大剂补肾之品，而建殊功。如纯属虚证，恐难速效。

▶ 治骨刺

近20年来，随着人口老龄化的出现，颈椎、腰椎、跟骨骨质增生患者来诊者日益增多。朱老根据中医学"肾主骨"的理论，对骨刺的治疗，皆以补肾壮骨治其本，活血调气、化痰、温经、泄浊治其标，常用熟地、淫羊藿、鹿角胶、山甲、山萸肉、赤白芍、地鳖虫、骨碎补、续断、制川乌、没药、丹参、红花、鹿衔草、蜂房、威灵仙、自然铜，病在颈椎加葛根、川芎，病在腰椎加杜仲、桑寄生，病在膝盖、跟骨者加牛膝。但威灵仙为必用之品，因为威灵仙不仅能通利关节、宣痹止痛，而且从其能治鱼骨鲠喉推论，它可能有使病变关节周围紧张挛缩的肌肉松弛作用。

【案例】凌某，女，48岁，清华附中体育教师。

患腰椎骨质增生，疼痛不可俯仰转侧，已3年余，近数月加重。脉舌无异常。拟补肾壮骨、活血宣痹法：

威灵仙30 g，熟地、续断、骨碎补各12 g，淫羊藿、丹参、豨莶草、赤芍、白芍各15 g，地鳖虫（研粉吞）、制川乌、炙甘草、山萸肉、山甲珠、路路通各10 g，没药、红花、细辛各6 g。7剂。

患者服药5剂后，即觉疼痛明显减轻，遂再取12剂，痛竟止，可带领学生打腰鼓。继予壮骨关节丸10瓶，以善其后。

▶ 用于血丝虫病感染早期

血丝虫病是由蚊虫叮咬传播，微丝蚴寄生于人体淋巴系统的一种寄生虫病，较为顽固，不易速愈。应早期发现，及时治疗。凡普查发现的阳性病人，可采用鲜威灵仙根500 g（切碎），水煎半小时去渣取汁，再加红糖500 g、白酒20 mL，搅和煎熬15分钟即成，罐储，夏季应放置冰箱内。分10次服，早晚各1次，加开水或炖温服。服用1个疗程后，复查微丝蚴，多可转阴。未转阴者需继服1～2个疗程，始可根除。这是威灵仙祛风湿、通络脉的引申应用。

由于本品辛温疏利，走而不守，所以朱老指出："凡患者无风湿，而体气又虚弱者，只可暂用，不可久服。"

由于其通散宣泄、调理气机作用较强，故还可用于胆及泌尿系结石、肢体麻木、子宫肌瘤、输卵管阻塞，以及放疗和化疗引起之恶心、呕吐等症，加于辨治方中，颇能提高疗效，但用量均需用至40～60 g始佳。注意不宜久用，中病而止。

此药之功，尚有发挥，兹举数例：

▶ 治胆囊炎、胆石症

胆道疾患常以右上腹胀痛或绞痛为临床表现，剧者伴有呕恶、寒热、黄疸等，中医多从肝胆郁滞、湿热蕴结论治。朱老从威灵仙有"推腹中新旧之滞"（《增补雷公药性赋》）得到启示，常用威灵仙、金钱草、刺猬皮、柴胡、广玉金、鸡内金、虎杖、酒大黄等，治疗慢性胆囊炎、胆石症有相当的疗效。威灵仙能松弛奥迪括约肌，使胆汁分泌增加，以利于胆石的排出。配伍诸药，理气解郁，通下泄热，能抑制胆囊炎症、排石和减少新胆石的生成。

【案例】徐某，女，68岁，退休教师。

右上腹疼痛3天，牵及右腰部不适，腹胀，嗳气，大便不畅，因多种西药过敏，遂服中药治疗。B超提示胆囊壁毛糙。血白细胞$9.2×10^9$/L，中性0.76，舌苔薄腻、质偏红，脉细弦。拟从肝胆郁热、气机阻滞论治。

柴胡10 g，广玉金15 g，金钱草30 g，威灵仙20 g，刺猬皮10 g，赤芍15 g，酒大黄、炒枳壳各10 g，徐长卿15 g，甘草6 g。5剂。

2 剂药后，腹痛已不明显，服完 5 剂症状消失。

▶ 支气管哮喘

本病发作期以呼吸气促，喉间痰鸣，呛咳有痰，不能平卧等为主要症状。朱老指出，凡咳喘一证，属本虚标实。发作期以标实为主，须识寒热；缓解期以正虚为主，宜分阴阳，辨脏腑。病理因素以痰为主，故急性发作期从痰论治。威灵仙其性可升可降，能"消胸中痰唾之痞"（《增补雷公药性赋》）。利气道以缓胸闷喘促，蠲痰积以除咳喘宿根，威灵仙屡建奇功。朱老常在宣肺化痰降气平喘的方中加用威灵仙一味，往往疗效大增。

【案例】祁某，女，14 岁，学生。

患支气管哮喘 3 年，每秋凉季节，发作不断，经常半夜或鸡鸣时分喉间痰鸣，咳痰清稀，胸闷息促，舌苔薄腻，脉细滑略数。寒痰伏肺，肺失宣降。治宜温肺散寒，化痰平喘。

麻黄 6 g，细辛 4 g，杏仁 8 g，紫苏子 10 g，葶苈子 15 g，佛耳草 12 g，桑白皮 10 g，射干 8 g，制半夏 10 g，茯苓 12 g，银杏 10 枚，甘草 5 g。3 剂。

二诊：药后痰稀转厚，气逆稍减，仍守原法进治之。上方加威灵仙 12 g。

三诊：再进 3 剂，自觉气道顺畅，喉间痰鸣、咳逆气短霍然而去，改用咳喘胶囊，善后巩固。

▶ 治肢体麻木症

肢体麻木是疾病中的一个症状，多见于血管神经营养传导障碍引起的疾病。病因虽多，但不外寒、热、虚、实、风、湿、痰、瘀所致。朱老在辨证的基础上习用威灵仙，发挥其通行十二经络，引领诸药，直达病所的作用，每收佳效。

【案例】顾某，女，50 岁，工人。

小腿沉紧、麻木作胀，昼轻夜重，当地医院诊断为不安腿综合征，曾使用维生素 B_1、通塞脉片与中药益气养血、柔肝和络剂等，以及按摩治疗，经治月余不效。症见面色欠华，月经紊乱，夜间小腿感觉异常，不能入寐，舌苔薄，脉虚弦。肝肾不足，血不荣筋。观前医辨证用药并无不当。仍以原方加威灵仙、乌梅调治。

黄芪 30 g，熟地黄 20 g，当归 10 g，生白芍 30 g，炙草 8 g，鸡血藤 30 g，仙灵脾 15 g，木瓜 12 g，威灵仙 20 g，乌梅 8 g。

服药 5 剂症状大减，再服 5 剂病愈。

▶ 呃逆

呃逆多由膈肌痉挛而致，虽属小恙，烦恼无穷。朱老用威灵仙、白及、蜂蜜各 30g，水煎服，用之多验。如季某，男，63 岁，退休职员。呃逆 3 天，昼夜不休。中药，针灸，注射利他林等多种方法不效。予威灵仙、白及、蜂蜜，水煎服。半小时后即瘥。

此外，朱老用威灵仙研末，醋调外敷，治疗淋巴结肿大、乳腺炎、腮腺炎也有较好的疗效。

〔蒋熙、蒋恬整理〕

豨莶草 | 具解毒活血之妙

豨莶草味苦性寒，入肝、肾二经，能祛风湿、平肝阳、强筋骨，临床习惯用于风湿痹痛、中风瘫痪诸疾。中风瘫痪颇多湿热蕴结、络脉瘀滞之候，豨莶草能直入至阴，导其湿热；平肝化瘀，通其络脉，故能治之。所谓"强筋骨"，乃邪去则正自安之意也。朱老对此品的应用颇多发挥，常云："考之于古，验之于今，豨莶草有解毒活血之功，勿以平易而忽之。"《外科正宗》"七星剑汤"用之，该方治疗疔疮、痈疡甚验，足证其有解毒之功；《本草经疏》誉其为"祛风湿，兼活血之要药"，可见古人早认识其有活血作用。朱老经验，豨莶草重用至 100 g，配合当归 30 g，治风湿性、类风湿关节炎效果很好，大能减轻症状，消肿止痛；随着风湿活动迅速控制，抗"O"、血沉每见下降。又用此品治疗黄疸型肝炎，屡屡应手。此证多系湿热抟于血分所致，若迁延时日，瘀热胶结难解，一般利湿退黄之剂，殊难中的，必须凉血活血、解毒护肝始为合拍。凡黄疸缠绵不退，湿热疫毒稽留，朱老每从血分取法，以此品 30～45 g 配合紫丹参、田基黄、石见穿等，多能应验，值得学习。

【案例】陈某，女，48 岁，干部。

患黄疸型肝炎已 2 年余，时轻时剧，缠绵不愈；近日黄染加深，目肤暗黄晦滞，神疲纳呆，胁痛腹胀，便溏溺赤。苔白腻、舌边有瘀斑，脉细濡。一派寒湿挟瘀内阻之征，阳气不宣，土壅木郁，胆府疏泄不利，致黄疸久久不退。治宜温化寒湿，疏肝运脾，和瘀利胆。

制附子 10 g，炒白术 20 g，豨莶草 30 g，茯苓 15 g，干姜、甘草各 6 g。5 剂。

药后，黄疸减退，精神较振，纳呆渐香，此佳象也。原方续服 5 剂，诸象趋平，调理而安。

〔朱步先整理〕

土茯苓 | 治头痛，疗痛风

土茯苓甘淡性平，入肝、胃二经，功可解毒、除湿、利关节。古籍谓其擅治梅毒、淋浊、筋骨挛痛、脚气、疔疮、痈肿、瘰疬诸疾。近代又有用于防治钩端螺旋体病的报道。朱老经过实践验证，证明其为治疗湿浊上蒙清窍所致之头痛及痛风之要药，或可补前人之未逮也！

头痛病因纷繁。土茯苓所主之头痛，乃湿热蕴结、浊邪扰清、清窍不利而作痛。若延之日久，经脉痹闭，则痛势甚烈。斯时祛风通络之剂难缓其苦，唯有利湿泄热，祛其主因，配合祛风通络之品，始克奏功。而朱老独到之经验，在用量上突破常规，一般每日用 60～120 g，随症配伍多可获效。

至于痛风疾患，朱老云："此乃嘌呤代谢紊乱所引起，中医认为系湿浊瘀阻、停着经隧而致骨节肿痛、时流脂膏之证，应予搜剔湿热蕴毒，故取土茯苓健胃、祛风湿之功。脾胃健则营卫从，风湿去则筋骨利。"此证确以湿毒为主因，但往往兼夹风痰、死血为患。朱老治此证，恒以土茯苓为主药，参用虫蚁搜剔、化痰消瘀之品，屡收佳效。

【案1】孙某，女，40岁，工人。

1981年5月6日就诊，头痛宿疾已历六载，痛无定时，痛剧如裂，常觉口干，苔薄黄腻，舌质衬紫，脉象细弦，此乃湿热瘀阻，清窍不利。治宜清热化湿，祛瘀通窍。处方：

土茯苓60 g，蔓荆子、川芎、菊花各10 g，甘草5 g。

药服10剂，头痛未作。乃继予10剂，间日服1剂以巩固之，迄今未复发。

【案2】周某，男，28岁，工人。

1979年8月9日就诊诉：10年前右足趾因不慎扭伤之后，两足趾关节呈对称性肿痛；尔后约5年，两手指及膝关节呈对称性游走性肿痛。诊为类风湿关节炎。是年7月下旬发现右手拇、示指有多个结节，且液化溃出白色凝块及淡黄色液体［后查血尿酸952 μmol/L（16 mg％），病理活检确诊为"痛风石"。X线片提示双足趾、跖关节第5跖骨头外缘有半圆形掌齿状小透亮区。诊断为"痛风"］。嗣后两上肢、指关节和髋、膝、踝关节疼痛，每气交之变增剧。平素怯冷，面㿠无华，形瘦神疲。曾服西药"别嘌呤醇片"，因胃肠道反应停药。苔薄舌淡，脉象细数（体温37.5℃，血沉32 mm/h，尿检：蛋白＋）。乃湿浊留滞经脉，痹闭不利之咎。治宜化湿浊，通经络，蠲痹着。处方：

土茯苓60 g，全当归、萆薢、汉防己、桃仁泥、炙僵蚕各10 g，玉米须20 g，甘草5 g。20剂。

1979年10月25日：60剂后，复查血尿酸714 μmol/L（12 mg％），血沉12 mm/h，尿检正常。患者手足之结节、肿痛渐趋消退。药既获效，嘱继服。1979年11月25日，又服药30剂，唯感关节微痛，肿胀、结节已除，复查血尿酸357 μmol/L（6 mm％），嘱再服10～20剂，以善其后。

〔朱琬华整理〕

片姜黄配海桐皮 | 效专行气活血、通络定痛

肩关节周围炎属于"痹证"的范畴，多见于中年以后的患者，故有"五十肩"之称。由于此际气血渐衰、肝肾渐亏，气血衰则关节失于濡养，肝肾亏则其所合之筋骨松懈，故虽见肩周疼痛，屈伸不便，若依寻常痹证治法，漫投祛风散寒逐湿之剂，往往无效。朱老经验，此病必须以补肝肾、培气血为主，辅以蠲痹通络之品，补中有通，始能开痹闭。扶正常用熟地、当归、桂枝、鹿角胶、仙灵脾、黄芪、白术等；开痹常用防风、赤芍、羌活、威灵仙、红花、炒白芥子等祛风、活血、化痰药，尤喜加用姜黄配海桐皮这一"对药"。

片姜黄，又名片子姜黄，功擅理气散结，古人谓其"兼理血中之气"，"能入手臂止痛"。陈藏器云："此药辛少苦多，性气过于郁金，破血立通，下气最速，凡一切结气积气、癥瘕瘀血痈疽，并皆有效，以其气血皆理也。"（转引自《本草求真》）是以严用和《济生方》蠲痹汤、孙一奎治臂背痛方皆用之。饶有兴味的是，严氏蠲痹汤中有黄芪、当归益气养血，孙氏治臂背痛方中有白术补脾扶正，是皆宣痹不忘扶正之意。姜黄横行肢节，行气活血，蠲痹通络，是治疗肩臂痹痛之要药。海桐皮祛风湿，通经络，达病所，疗伤折，有止痛、消肿、散瘀之功，古方用以治百节拘挛、跌仆伤折。据朱老多年经验，姜黄与海桐皮同用，其效益显，虽两

者皆耗气耗血，但用于大队养肝肾、补气血药中，即无此弊。如上述常用的配伍方法，补中有通，主次分明，契合此病病机，故屡用屡验。如能配合针灸、推拿，更可收事半功倍之效。

【案例】宣某，男，56岁，工人。

近数月来左侧肩臂酸楚，其势逐步加剧，不能高举、后伸；夜卧时难于左侧睡，否则即疼痛加剧，苔薄，脉细。此肝肾、气血亏损，经脉痹闭不利之证。治宜养肝肾，益气血，通络脉。

熟地黄、炙黄芪、海桐皮各15 g，片姜黄、当归各12 g，桂枝、甘草各6 g，红花、赤芍各10 g。5剂。

药后左肩臂酸楚疼痛显减，已能高举后伸，嘱其以原方继服5剂巩固之，并适当锻炼，慎避风寒。

〔何绍奇整理〕

木瓜 | 既酸收又宣通

木瓜味酸性温，入肝、脾二经，具有利筋骨、祛湿热、消水肿等多种作用。以其味酸，故能生津止渴，似属收涩之品；然其又具宣通之性，能入脾消胀，入胃宣化湿热，是在宣通中寓有生津之功，作用可谓特殊。木瓜之酸涩作用，古代有一段传奇性的记述，《本草备要》引郑奠一曰："木瓜乃酸涩之品，世用治水肿腹胀，误矣。有大僚舟过金陵，爱其芳馥，购数百颗置之舟中，举舟人皆病溺不得出，医以通利药罔效，迎予视之，闻四面皆木瓜香，笑谓诸人曰：撤去此物，溺即出矣，不必药也。于是尽投江中，顷之，溺皆如旧。"其收涩之性，竟有如此者，殆难置信。

木瓜之应用，或取其酸涩，或取其宣通，与配伍用药很有关系，殊堪重视。宋代陈无择《三因极一病证方论》"茱萸丸"，"治脚气入腹，腹胀不仁，喘闷欲死"，用吴茱萸、木瓜二味相伍，立意精深。盖足络蕴伏之湿浊上冲，是以腹胀、喘闷诸恙以作，取吴萸下气散寒，木瓜宣通湿浊（借吴萸之辛味以行之），故可奏功。若以木瓜之酸涩以解之，此方之义，必不可通。清代医家王孟英用木瓜很有巧思，如治"范廉居之室人，患恙，苔腻，口酸，耳鸣，不寐，不饥，神惫，脘痛，头摇，脉至虚弦，按之涩弱"。用当归、白芍、枸杞、木瓜、楝实、半夏、石斛、茯神、竹茹、兰叶、白豆蔻组合成方，王氏谓此方为"养营调气、和胃柔肝"之法。其用木瓜，在于配合白芍、枸杞等以柔肝，又如王氏治"时疫霍乱"，立"蚕矢汤"一方（蚕砂、薏苡仁、豆卷、通草、黄芩、黄连、山栀、半夏、吴萸、木瓜），方中亦用木瓜，此证乃感受暑湿疫疠之邪，内郁化火，清浊相混，上吐下泻，导致阴津耗矣，筋脉失养，转筋挛急，证情危重。其用木瓜，殆取柔肝舒筋，缓解挛急，和胃化浊之功。

朱老擅治痹症，对于湿痹与热痹用木瓜之处颇多，如湿浊留于关节，下肢重着，酸楚疼痛，或下肢浮肿，舌苔白腻，脉濡者，用木瓜必配以温经镇痛之品，药如附子、苍术、独活、木瓜、牛膝、威灵仙、当归等味。若系湿邪化热，湿热痹着，则用苍术、黄柏、威灵仙、木瓜、豨莶草、牛膝、草薢等味。至于痹证久延，肝阴受损，筋脉失柔，以至周身掣痛，午后低热，舌红少苔，脉细数者，必须大剂滋填，养血柔肝，方可图治，切忌祛风套剂，常选首乌、豨莶草、干地黄、石斛、络石藤、白芍、木瓜、炙甘草、当归、阿胶等味，方中用木瓜，取其柔肝舒筋之用也。

〔朱步先整理〕

葛根 | 解痉通脉，升举元气

早在《本经》中对葛根的功效就有这样的记载："气味甘辛平，无毒，主消渴、身大热、呕吐、诸痹、起阴气、解诸毒。"《别录》又指出："疗伤寒中风头痛，解肌发表出汗，开腠理，疗金疮止痛、胁风痛。"汉代张仲景尤善用葛根，《伤寒论》中或用其清热解痉，或用其升清止利，配伍精密，独具匠心。后世更有所发展，如《千金方》载张文仲用其治疗中风等，颇有特色。朱老临证经常使用葛根配伍他药，治疗各种疾病，收效显著。如用葛根与升麻相伍，疗小儿麻疹透发不畅，取其药性轻扬升发，方可透热助疹外出。风药多燥，独葛根能止渴，故对热病津伤者可用生葛根配麦冬、花粉同用，以复津伤等。兹举其几例配伍用药之经验简介如下：

▶ 医虚泻，升清降浊

泄泻一证，临证中常分为急、慢性两大类。急性者多以湿胜合并风、寒、热邪所致；慢性者多以湿邪久留，伴见脾胃虚寒、清气在下为多见，治疗常用运脾化湿之法。张景岳说："泄泻之本，无不由脾胃。"朱老则认为："久患泄泻，胃土已虚，清气在下，厥阴肝风振动。"故在清肠疏垢中以不伤本元为前提，创'仙桔汤"一方，用于慢性过敏性结肠炎及慢性痢疾经常发作者，屡获佳效。方中力持清肠必兼苏胃，养阴当避滋腻，培土不用温燥，剔垢仅取轻疏的观点，取其甘以理中，酸以制肝，苦以燥湿，温以散寒之意。方虽平淡，实胜于大剂补敛或疏导之品，符合"轻可去实"之意。对顽固性久泻者，必重用葛根，临证中每用即效。究其实质，是因其有升发清阳，鼓舞胃气上行之功。

【案例】钟某，女，52岁。

初诊（1984年10月26日）：慢性结肠炎已历2年余，体重减轻10余斤，溏泄日3～5次，夹有不消化食物、黏液，脘腹胀闷，时有嗳气，服土霉素之后腹泻次数略有减少，但停药诸症复见，苔薄白、根微腻，脉细弦。肝脾不调，湿热蕴阻肠间。治宜疏肝调脾，清肠止泻。药用：

仙鹤草、煨葛根各30g，桔梗、煨木香各9g（后下），生白芍、炒白术、白槿花各15g，徐长卿12g，甘草6g。5剂。

二诊（11月3日）：药后便溏次数显减，大便渐见成形。前方合拍，效不更方，续以上方进之。连进10余剂，腹泻已止，大便也转正常，唯稍有饮食失宜，则便溏又作，久泻脾虚，湿滞易停，续进上方10剂，嘱其隔日1剂以资巩固，治疗后观察半年，腹泻一直未发。

▶ 疗骨痹，解痉通脉

增生性关节炎是关节退行性变性，继而引起骨质增生的一种进行性关节病变，其中以颈椎增生引起的颈椎综合征较为常见。此病属"骨痹"之范畴，患者以项强、肢麻、眩晕、胸痛等症为苦。朱老对顽固性骨痹，以益肾壮督治其本，蠲痹通络治其标为大法。认为葛根善治项强，能扩张脑血管及心血管，并有较强的缓解肌肉痉挛的作用，故对颈椎增生者除辨证用药外，必加葛根一药，其用量可加大至30～45 g，无任何毒副作用。

【案例】何某，男，58岁，教师。

宿有颈椎增生病史，颈臂掣痛，左臂手指酸麻不适，口渴欲饮，舌红苔薄少津，脉细弦。此乃骨痹之阴虚者。治宜养阴和络，益肾蠲痹。药用：

葛根30 g，川石斛10 g，生地黄、骨碎补、鹿衔草、赤芍、白芍各15 g，炙全蝎末（分吞）3 g，炙僵蚕12 g，鸡血藤20 g，炙甘草6 g。10剂。

药后颈臂麻痛显释，自觉较舒，舌质红已不甚，脉细，前法续服10剂，间日1剂，药未尽剂而瘥。

▶ **治消渴，升举元气**

消渴是以多饮、多食、多尿，形体消瘦，尿有甜味为特征的病证，其病理变化主要是阴虚燥热。朱老认为，消渴一证，初起先宜养肺清心，久则滋肾养脾，升举元气。盖肾为本、肺为标，而中气的盛衰则始终贯穿于全病程。临证常以黄芪为主药，得葛根能升元气，而佐以山药、山萸肉、知母、花粉，大滋真阴，使阳升而阴应，自有云行雨施之妙；用鸡内金、茯苓助肾强脾而生津；用五味、山萸肉取其酸收之性，封固肾关，不使水饮急于下趋，此消渴立法用药之大要也。然临证中须辨证明确，不可执著，因其证之寒热，与其资禀之虚实不同耳。

【案例】徐某，女，46岁，工人。

初诊（1982年1月6日）：多饮多尿、多食善饥10余年。腰酸乏力，脘腹作痛，脉弦细，苔薄腻。尿糖（＋＋＋），空腹血糖15.68 mmol/L（280 mg％）。证属消渴，治宜滋肾养胃，益气生津。处方：

生黄芪、天花粉各20 g，葛根30 g，山萸肉、白术各15 g，知母、鸡内金各10 g，蚕茧6 g，茯苓12 g。7剂。嘱控制饮食，每日主食量在300 g（6两）以内。

二诊（1月14日）：药后尿糖（＋＋），腰酸乏力、脘腹痛诸症减轻，大便干燥，小溲量多，饮一溲一，脉细弦，苔白腻。肾虚摄纳不固，约束无权，当滋阴固肾。处方：

制黄精、山萸肉各15 g，葛根、天花粉各30 g，知母、鸡内金各10 g，金樱子12 g，蚕茧、麻仁丸（分吞）各6 g。14剂。医嘱同前。

三诊（1月29日）：尿糖微量，空腹血糖10.4 mmol/L（186 mg％），溲量有所减少，头昏乏力，夜寐欠安，偶有心悸，脘腹痛已消失，脉细弦带数，苔薄尖红。此乃心肾失调，治宜兼顾。处方：

制黄精12 g，葛根、天花粉各30 g，山萸肉15 g，知母10 g，蚕茧6 g，川连1 g，肉桂0.3 g，五味子、酸枣仁各10 g。14剂。

饮食仍控制如前，服药后尿糖阴性，空腹血糖正常，余症均有明显改善，基本稳定。

此外，对β受体功能亢进症，重用葛根（30～50 g）配龙骨30 g，党参、麦冬、酸枣仁各20 g，五味子15 g，随症加味，一般服药1个月后，症状、心电图等均有明显改善。对抽动-秽语综合征（TS）在辨治方中加用本品，颇能提高疗效。用葛根50 g煎汤于饮酒前服，可防醉酒，有痛风发作史者，每日煎汤代茶饮，有效防复发之功。

〔朱建平整理〕

川乌、草乌 | 生用治痹效佳

川乌、草乌辛热，有毒，功擅搜风定痛，两者尤以生草乌力锐效捷。《神农本草经》谓其"除寒湿痹"；《别录》谓其主"历节，掣引腰痛，不能行步"；《药性论》说乌头"其气锋锐，通经络，利关节，寻蹊达径而直达病所"；《本草述》亦谓"寒湿之所结聚，顽痰死血，非是不可以开道路，令流气破积之药得以奏绩"。朱老对于风寒湿痹，常用川乌、草乌配桂枝、细辛、独活、仙灵脾之类。他认为川乌温经定痛之力量较强，寒邪重者用生川乌，寒邪较轻而体弱者用制川乌。对于寒湿痹重证，则取生川乌、生草乌同用之，盖草乌开痹止痛之功较川乌尤著也。痹痛之难忍者，朱老推崇许叔微之"麝香丸"（生川乌、全蝎、黑豆、地龙、麝香），如法制成，多在数日以内迅收痛止肿消之效，慢性顽固性痹痛，坚持服用，也有一定效果，方中生川乌也可改用生草乌。川乌、草乌均有毒，尤其是用生者为丸内服，是否有中毒之虞？朱老认为，许氏方中生川乌用量很小，不会中毒，经多年使用观察，尚未见有中毒者。不过一定不要过量。如改用制川乌，则镇痛之作用大为减弱。朱老还指出，许氏用生川乌、生草乌之方，还有川乌粥，即以生川乌（去皮尖）研末，同香熟白米作粥半碗，文火熬熟，再下姜汁与蜜，搅匀服之，治风寒湿痹，麻木不仁，痛重不举；又有黑龙丸，用生草乌配五灵脂，治一切瘫痪风，都是很有研究价值的。

至于川乌、草乌的用量，朱老认为，由于地有南北，时有寒暑，人有强弱，故其用量，一般从小剂量（3～5 g）开始，逐步加至 10～15 g 为宜。在配伍上，川乌、草乌与甘草、蜂蜜、防风等同用，既不妨碍其镇痛的作用，又有解毒之功。在用法上，生川乌、草乌均需文火先煎40分钟，再下余药，以策安全。

【案例】陈某，男，56 岁，工人。

1974 年 9 月 4 日初诊。周身关节疼痛已历 4 年余，在他院诊为风湿性关节炎。平素畏寒怯冷，疼痛游走不定，每遇寒冷则疼痛加剧，两腿可见红斑结节，血沉 70 mm/h，抗"O"正常，舌苔薄腻、舌质偏淡，脉细。证属风寒湿痹，治宜温经通络。处方：

制川乌（先煎）、全当归各10 g，仙灵脾、徐长卿各15 g，桂枝8 g，寻骨风、鹿衔草各20 g，生甘草5 g。8 剂。

二诊：药后关节疼痛较平，仍觉疼痛游走不定，红斑结节明显减少，舌苔白腻，脉细。上方加炙蜂房10 g，炙全蝎（研末分吞）2 g。6 剂。

三诊：血沉已降为 21 mm/h，关节疼痛趋定，腿部红斑结节消失，为巩固疗效，嘱原方再服 10 剂。1976 年 6 月 5 日随访，患者已痊愈，并已正常上班。

生川乌、生草乌外用也有镇痛作用，朱老曾拟"止痛搽剂"（生川乌、生草乌、生南星、生半夏各30 g，用50%酒精300 mL 浸泡 7 天，以棉花蘸搽患处，1 日 2～3 次），对痹证疼痛及各种神经痛均有明显的缓解作用。吴师机《理瀹骈文》说："外治之理即内治之理，所异者法耳。"朱老治病，也主张内服外治结合以提高疗效，此即一端。

〔何绍奇整理〕

羌活 | 长于搜风通痹、通利关节

羌活性温、味辛苦，通行全身，走肌表，长于搜风通痹，通利关节，祛湿止痛。常用于治疗外感风寒、风湿所致的头痛、身痛，无汗，关节肌肉疼痛，项强筋急，风水浮肿，痈疽疮毒。历代使用羌活的方子很多，早在《千金要方》中就有羌活汤，以羌活、桂枝、白芍、葛根、麻黄、生地黄、甘草、生姜，治疗血虚外感风寒，身体疼痛，四肢缓弱不遂及产后外感风寒。《日华子诸家本草》云羌活："治一切风并气，筋骨拳挛，四肢羸劣，头旋眼目赤痛及伏梁水气，五劳七伤，虚损冷气，骨节酸痛，通利五脏。"朱老研究历代所用羌活良方，分析后认为羌活善走窜、走表，为祛风寒、化湿、通利关节之良药，尤善治疗上肢及头面诸病。他指出，张元素对本药论述尤其周详。《主治秘诀》言其五大作用：手足太阳引经，一也；风湿相兼，二也；去肢节痛，三也；除痈疽败血，四也；治风湿头痛，五也。朱老尤擅用于治疗风湿痹证，取《内外伤辨惑论》之羌活胜湿汤、《景岳全书》之活络饮意化裁。现将朱老临床应用羌活之经验归纳如下。

▶ 治风湿痹证

朱老强调羌活可列属"风药"范畴，能通畅血脉，发散风寒风湿，气清而不浊，味辛而能散，上行于头，下行于足，通达肢体。用治风湿痹证、头痛尤宜，常配独活、防风、当归、川芎、白术、豨莶草、海风藤、薏苡仁、苍术、生姜等，兼有发热加柴胡、葎草；阳虚加制附片、补骨脂；郁热加子芩；湿盛加泽泻、茯苓。

【案例】张某，女，36岁，农民。

近半月来，四肢关节、肌肉酸痛，以肩关节为甚，疼痛游走不定，周身困重，乏力嗜睡，纳呆欠振，大便调，舌质淡红，苔薄白腻，脉濡。查抗"O"、RF、ESR均正常。乃风寒湿痹，经络气血不畅，治宜祛风散寒，化湿通络。处方：

羌活10g，独活20g，穿山龙45g，川桂枝10g，生薏苡仁30g，徐长卿15g，片姜黄、蜂房各10g，豨莶草30g，炙甘草6g。7剂，水煎服。

药后病情显减，关节肌肉疼痛大为好转，继以前法为主调治半月，再以益肾蠲痹丸巩固半月而愈。

▶ 治外感风寒头痛

外感风寒，上犯头部，络脉痹阻，可见头痛。常用羌活配白芷、防风、蔓荆子、杏仁、茯苓、川芎等药，头痛剧烈，加细辛3～5g。

【案例】夏某，男，45岁，职员。

感冒2天，头痛，恶寒，微发热，鼻流清涕，稍咳，舌质微红，苔薄白，脉浮紧。证属风寒袭表，治宜祛风散寒。处方：

羌活12 g，藁本、白芷、紫苏叶、法半夏各10 g，徐长卿15 g，前胡10 g，生草6 g。
3剂，水煎服。

药后头痛尽释。

　　朱老指出，羌活与独活为一对药，风湿痹证治疗中常用之品，然羌活发散力胜，善走气分治头面、上肢风寒湿邪。独活发散力缓，善走血分搜除肌肉筋骨间之风寒湿邪，治下肢痹证。如内伤头痛，常多不用。血虚之人，应配当归、熟地、白芍养血之品，以防发散耗血。而风热之头痛，咽喉肿痛，配大青叶、蒲公英、牛蒡子、薄荷、子芩等多有佳效，因其发散力强，祛邪甚速。而《杂病源流犀烛》之羌麻汤，治疗破伤风，可供参用。对于病毒性疹病，朱老常用之配牛蒡子、蝉蜕、僵蚕、荆芥、连翘等，也有良效。

　　此外，脾虚泄泻，久治不愈，而肠鸣不已者，可与辨治方中加羌活、白芷各10 g，多能于3～7剂收效。因羌活、白芷均为祛风药，久泻多为脾虚湿盛，风药多燥，风能胜湿，湿化阳升，泄泻自已也。

　　朱老指出，因羌活辛，苦温，凡阴虚、血虚、表虚之人，均应慎用。剂量亦应掌握，一般6～10 g，超过15 g，易引起恶心呕吐，不可轻忽。

〔吴坚整理〕

穿山龙 ｜ 活血，通络，止嗽

　　为薯蓣科植物穿龙薯蓣的根茎，多产于东北等地。苦、微寒。归肝、肺二经。具祛风除湿、活血通络、清肺化痰之功。擅治风湿痹痛、热痰咳嗽及疮痈等。朱老对本品研究精深，别具匠心，配伍灵活，得心应手。因其为草药，剂量以30～60 g为宜，未见不良反应。笔者归纳主要用于4个方面。

▶ 治顽痹

　　顽痹（类风湿关节炎、强直性脊柱炎等）一证，多指骨节疾患中病情顽缠、反复不愈的病证，常规治疗，不易奏效，关节疼痛、肿胀、变形是治疗的难点。朱老提出的顽痹从肾论治，从临床到实验研究中均得到证实，是切实有效的治疗方法。穿山龙用于痹证的各期和各种证型中，是朱老用药的一大特色。该品药性微寒，热痹为宜，但经巧妙配伍，寒痹、虚痹也皆可用之。朱老认为，穿山龙刚性纯厚，力专功捷，是一味吸收了大自然灵气和精华的祛风湿良药。临证验之，确实用与不用，有所差异。穿山龙用于辨证的各型中，往往能改善症状，提高疗效。临床实践也证明了穿山龙在体内有类似甾体激素样的作用，但无激素的副作用。

▶ 治慢性肾炎

　　穿山龙治疗肾炎，《东北药用植物志》未见记载。朱老在反复实践中发掘了药物的潜能，触类旁通地应用于临床，证明穿山龙同时也是一味治疗肾病的良药。祛风利湿有利于尿蛋白、水肿的消退，活血通络能改善肾血流量和肾梗阻。实验证实，穿山龙有抑制过敏介质释放作用和类激素作用。朱老经验，穿山龙合益气化瘀补肾汤（黄芪、当归、川芎、红花、丹参、仙灵脾，续断、怀牛膝、石韦、益母草）治疗慢性肾炎；穿山龙、大黄、制附子、六月雪、扦扦活、丹参、鬼箭羽、蛇舌草、土茯苓、益母草、徐长卿等温肾解毒、化瘀泄浊之品，治疗慢性肾病、尿毒症，疗效历历可稽。

▶ 治顽固性咳嗽

朱老善于从患者反馈中，抓住信息，得到启迪。不少患者反映，在风湿病治疗缓解的同时，多年的慢性咳嗽竟也好了，或每年必发的老慢支居然未发。朱老从实践中证实穿山龙有显著的镇咳、平喘、祛痰作用。2004 年 9 月，曾治 1 例张某，女性，间质性肺炎患者，病已 3 年，长期激素治疗，四处求医（中西药、外治方法都用过），阵咳、咳痰、活动气短、肺部炎症病灶均未能改善。朱老处方：

穿山龙 50 g，水蛭 8 g，僵蚕 15 g，蝉衣 10 g，地龙 15 g，猫爪草 20 g，金荞麦 30 g，桑白皮 10 g，葶苈子 30 g，射干 10 g，蒸百部 15 g，鬼箭羽 30 g，佛耳草 10 g，脐带 2 条，黛蛤粉 10 g。

以此方稍作调整，治疗 4 个月，症状基本消失，炎症吸收，春节以后停用激素，至今一切如同常人。

▶ 治胸痹

朱老取其活血通络之功效，穿山龙配丹参、降香、川芎、合欢皮、功劳叶等治疗冠心病心绞痛；配徐长卿、玉竹、桂枝、茯苓、鬼箭羽等治疗风湿性心脏病。现代实验证实，穿山龙等能增加冠脉血流量，改善心肌代谢，减少心脏负荷，并有消炎镇痛、降脂的作用。

〔蒋熙、蒋恬整理〕

石斛 | 除痹奏佳效

石斛甘淡微咸，性寒，入胃、肺、肾经，为清养肺胃之阴之要药。《本经》言其"除痹"。此意颇为难解。盖痹者闭也，其治以宣通开闭为要义，清养滋补之石斛何能开闭？实为一大疑团。清代周岩《本草思辨录》对石斛有一段论述，颇能发人深思。其曰："石斛得金水之专精，《本经》强阴二字，足赅全量。所谓阴者，非寒亦非温，用于温而温者寒，用于寒而寒者温。《别录》逐皮肤邪热痹气，是温者寒也。疗脚膝疼冷痹弱，是寒者温也。要不出《本经》除痹、补虚两端。痹何以除？运清虚之气，而使肾阴上济，肺阴下输也。虚何以补？布黏腻之汁，而使撼者遂定，豁者遂弥也……大凡证之恰合夫斛者，必两收除痹、补虚之益。若专以之除痹，专以之补虚，则当弃短取长，而制剂之有道可矣。"如斯观之，则石斛之除痹，必与《本经》"补五脏虚劳羸瘦"之说联系而论，方能得其真谛。

许叔微《普济本事方·风寒湿痹历节走注诸病》"增损续断圆"，"治荣卫涩少，寒湿从之痹滞，关节不利而痛者"，由续断、薏苡仁、丹皮、山药、桂心、白茯苓、黄芪、山茱萸、石斛、麦冬、干地黄、人参、防风、白术、鹿角胶组合成方，"荣卫涩少"，是方证之着眼点。此必是荣卫两虚，肝肾不足，而寒湿逗留者，即虚痹之类，徒事搜风、散寒、化湿无益。盖祛风蠲痹套药，有伤津耗液之弊。气虚津涸，脉为之不利，痹闭难以宣通。增损续断丸方，以益气养荣、补益肝肾为主，佐以祛风通络之品，实为治本之图。方中用石斛，诚如周岩所云，殆取除痹、补虚两义。

朱老对石斛除痹的应用，以痹证久延，肝肾阴伤，呈现筋脉拘挛作痛，形体消瘦，或午后低热，舌红少苔，脉细数者，用之为多。恒以石斛配首乌、白芍、地黄、鸡血藤滋养肝肾阴液，钩藤、天麻、豨莶草、秦艽、桑寄虫、木瓜祛风通络，桃仁、红花活血定痛，有较好的效果。其中石斛的用量，一般在 15～30 g 之间，少则效差。先生的经验，此类痹症，当根据中医肝主筋、肾主骨的理论，注重滋养肝肾，俾源头得畅，则脉涩者方可转为流利，而祛风通络之药，又当避开辛燥，以防伤津耗液。又阴虚脉涩不利，易致血瘀，故又当适当选用活血化瘀之品，如桃仁、红花之属，此类痹证，不宜急切图功，当守方常服，多进自可获益。

〔朱步先整理〕

肿节风 | 散瘀除痹，清热解毒

为金粟兰科植物金粟兰全株。辛、苦、平。归肝、大肠经。有祛风除湿、活血散瘀、清热解毒之效。常用于肺炎咳嗽、口腔炎症、菌痢肠炎等。现有成药"肿节风片"、"肿节风注射液"，以肿瘤辅助治疗为其适应证，有抑制肿瘤、抗癌增效的作用。朱老在长期临证观察中，发现肿节风因其剂量的不同，功效也有区别。小剂量（15g 以下）有扶正的作用；大剂量（30 g 以上）则以清热解毒、散结化瘀为其所长，而多用于免疫性疾病活动期，如系统性红斑狼疮、皮肌炎、类风湿关节炎、混合性结缔组织病等。肿节风的用量为 30～60g，配伍忍冬藤、鬼箭羽、生地、水牛角等，起到免疫抑制作用。例如葛某，女，26 岁，2004 年 5 月就诊。系统性红斑狼疮 1 年多，长期激素治疗，仍持续发热，血沉增快，关节疼痛。遂予上药加味，治疗 3 个月，体温、血沉恢复正常，关节疼痛明显好转，目前继续中药治疗，小剂量激素维持，病情相对稳定。朱老曾用肿节风配伍大青叶、桃仁、生石膏、野菊花、蚤休、金荞麦等，治疗 1 例败血症肺炎高热患者，已用药 10 多天，多种抗生素治疗乏效，而且病情危重，服用朱老上述的 3 剂药后，体温和血常规中白细胞数呈阶梯式下降，病情转危为安。肿节风小剂量的使用，有增强免疫功能的作用，单味治疗血小板减少性紫癜有效。朱老常用来伍以仙鹤草、油松节、枸杞子、仙灵脾、紫草等，效果显著。朱老指出，无论是免疫性疾病的活动期，还是感染性疾病的急性期，往往呈现出热毒壅盛之证候，热毒内遏，可以熬血成瘀。瘀血与热毒相互抟结，故瘀热瘀毒是导致疾病发生发展的主要因素和特异性病机。而肿节风正具有清瘀、解毒、散结的功效，即使阴虚火旺，只要配伍恰当，可以照常使用。

〔蒋熙、蒋恬整理〕

八、痛证药

白附子 | 祛风定痛，兼疗室性期前收缩

白附子系毛茛科植物黄花乌头的块根，关白附、竹节白附乃其别名。其味辛甘，性热，入肝、胃二经，有小毒，应炮制入药，生者内服宜慎之。白附子是祛风痰寒湿，散头面风痛的要药，治中风（外风）口眼歪斜的牵正散（白附子、白僵蚕、全蝎），治痰厥头痛的三生丸（白

附子、半夏、天南星），治破伤风牙关紧急、角弓反张的玉真散（白附子、南星、防风、白芷、天麻、羌活）等著名方剂均用之。因其性燥而升，乃风药中之阳草，能引药势上行，故善治面瘫之口眼歪斜、偏正头风及破伤风诸疾。但其功效远不止此，朱老还常用于下列疾患：

▶ 治病毒性心肌炎引发的室性期前收缩

此种室性期前收缩（也称室早）是心肌炎并发症中比较难以恢复的一种，朱老每于辨治方中加用白附子 5～8 g，常收佳效。因《别录》称其"主治心痛心痹"，所以朱老认为它的功效虽主要是祛风化痰，但亦有通血脉、缓心痛、调节心律之功。再伍以党参、黄芪益气培本，桂枝（剂量要小，一般用 3 g）、丹参温心阳、通心脉，枣仁、柏子仁宁心安神，僵蚕解毒镇惊，琥珀安神化瘀，炙甘草养心定悸，合之而成治疗病毒性心肌炎室性期前收缩的妙方。阴虚者加麦冬、玉竹，汗多者加煅牡蛎、浮小麦，随症加减，可以获效。

▶ 治三叉神经痛

此症极为顽缠，一般药物均难奏效。白附子善去头面之风，不仅对偏头痛有效，而且对三叉神经痛亦有佳效。朱老取白附子、白芍、全蝎、蜈蚣、僵蚕等份研为细末，每服 6 g，1 日 2 次，收效较著。如治周某，男，79 岁，干部。宿有高血压、脑血栓之疾，近月来，左侧头面掣痛如触电，说话或进食时更甚，选用多种镇痛药及局部封闭，仍然未能控制，乃延请朱老会诊，给予上方，服后 2 小时即感轻松，次日疼痛基本缓解。嘱其再每间日服 1 次，以资巩固。观察半年，迄未复发。

▶ 治银屑病

俗称牛皮癣，是十分顽固的一种皮肤病，因其多由风湿热毒、蕴郁肌肤，或血虚风燥、肌肤失养，或情感抑郁、化热生风而发病，在治疗方面除怡性悦情外，需集中祛风解毒、泄热散结之品，始可收效。朱老选用白附子、白花蛇各 20 g，白蒺藜、白芍药、白僵蚕各 40 g，共研细末，制成"五白散"，每服 6 g，1 日 2 次，坚持服用 3 个月，常可获效。服药期间，忌饮酒，少食海鲜，避免情绪紧张或抑郁，保证足够的睡眠，是有助于痊愈的。

此外，本品因其具有祛风定惊作用，癫痫亦常参用之。

【注意事项】另有"禹白附"，与关白附功用相近，而不尽相同，不可混用。禹白附为天南星科植物独角莲的块根，是另一植物，既善祛风痰、定惊痫、止疼痛，又能治跌打损伤、金疮出血、毒蛇咬伤、瘰疬等症。炮制后其镇痛作用增强，生者内服宜慎，孕妇忌服。

〔朱又春、朱建平整理〕

路路通 │ 行气活血，利水消肿

路路通为枫香树[1] 之球形果实，以其多孔穴如蜂巢状，故又名"九空子"。

---

[1] 枫香树之树脂即是白胶香，有止血、止痛、活血、生肌、消肿的作用，白胶香与草乌、五灵脂、地龙、木鳖子、乳香、没药、当归、京墨、麝香作丸，即外科有名的"小金丹"。

朱老认为,路路通才薄不堪重用。也就是说,不能用它去独挡一面,但如能知其所长,用作辅佐,亦自有其功效在焉。

路路通之作用在于通利,故无论滞气、瘀血、停痰、积水,均可用之以为开路先锋。气滞胃痛,症见脘腹胀闷,走窜作痛,嗳气,大便不爽,舌暗,脉弦涩,常用辛香行气法,药如香附、木香、枳壳、槟榔、台乌药、青陈皮、川楝子之类,加入路路通,则其效更捷;滞气窜入经络,周身痹痛,或在四肢,或在腰背,走窜不定,其人郁郁不乐,嗳气频频,常法用羌独活、桑枝、秦艽、防风、细辛、川芎、赤芍、姜黄、海桐皮、威灵仙之类有效。若有效不显者,加入路路通,其效立见。产后乳汁不通,虚者,当补益气血;实证,则宜通利,实证必见乳房胀痛,乳汁涓滴难下,此际用路路通,其效不在王不留行、穿山甲、木通之下。妇女痛经,多见气滞瘀血之证,常用当归、川芎、赤芍、柴胡、香附、泽兰、益母草之类,路路通既能行气,又能活血,以之加盟,颇为合拍。水肿亦可用路路通,赵学敏《本草纲目拾遗》说它"能搜逐伏水",水伏之处,必有瘀血、滞气,此物兼有行气、活血、利尿之长,宜乎其效也。然通利之物,不可重用、久用,庶免耗气伤阴,孕妇、虚人亦当慎用之。

〔朱琬华整理〕

台乌药 | 解痉排石,又疗清稀涕涎

乌药味辛性温,是一味理气、解郁、散寒、止痛的佳品,浙江天台产者称台乌药。本品对于胸腹胀满、气逆不顺之疼痛,用之最合。所以《本草求真》认为本品对"逆邪横胸,无处不达,故用以为胸腹逆邪要药耳。"《本草述》更盛赞其"实有理其气之元,致其气之用者……于达阳之中而有和阴之妙"。朱老指出:"乌药性温气雄,对于客寒冷痛,气滞血瘀,胸腹胀满,或四肢胀麻,或肾经虚寒、小便滑数者,用之最为合拍。但属气虚或阴虚内热者,均不宜用。本品有顺气之功,但对孕妇体虚而胎气不顺者,亦在禁用之列,否则祸不旋踵,切切不可猛浪。由于它'上入脾肺,下通膀胱与肾'(《本草从新》)。"朱老用此治疗肾及膀胱结石所致之绞痛,取乌药30 g、金钱草90 g煎服,有解痉排石之功,屡收显效。乌药常用量为10 g左右,但治肾绞痛需用至30 g始佳,轻则无效。此乃朱老经验之谈。

【案例】徐某,男,38岁,干部。

一年前突发肾绞痛,经检查为右侧输尿管结石引起,对症治疗而缓解。因工作较忙,未作根治,顷又发作,右侧腰腹部绞痛甚剧,汗出肢冷,尿赤不爽,苔白腻,脉细弦。此输尿管结石引发之肾绞痛也。急予乌药30 g、金钱草90 g煎服,药后半小时腰腹部绞痛即渐缓,4小时后又续服二煎,绞痛即定。次日排出如绿豆大的结石2枚。继以金钱草60 g、海金沙20 g、芒硝4 g(分冲)、鸡内金9 g、甘草梢5 g,服20剂,又排出结石3枚,经B超复查,已无结石。如湿热偏盛,则需加用生地榆、生槐角、小蓟、萆薢等品始妥。

乌药与香附合用名"香附散"(《慎斋遗书》),对浑身胀痛,气血凝滞者有佳效,因乌药能气中和血,香附善血中行气,相辅更彰。乌药配川芎治妇人气厥头痛及产后头痛(《本草纲目》)甚效。乌药伍益智仁、山药为"缩泉丸"(《妇人良方》),乃治肾经虚寒、小便滑数之名方;对老人尿频、小儿遗尿而偏阳虚者，有温肾祛寒、固涩小便之功。因其具温阳固摄之效，以之移治肺寒或肾阳虚之涕多如稀水，或咽际时渗清涎者，取此三味加于辨治方中，大可提高疗效，此则异病同治之理也。

【案例】王某，女，54岁，工人。

体禀素虚，稍受风寒，即喷嚏频频，流清稀涕如水液状，绵绵不绝，头昏神疲，颇以为苦。苔薄质淡，脉细软。此乃肺肾阳虚，乏于固摄。治宜温肺益肾，摄敛止涕。

炙黄芪20g，炒白术、怀山药、台乌药、益智仁、苍耳子、辛夷、茯苓各10g，甘草4g。4剂。

药后清涕即显著减少，再剂而敛。随后嘱服"玉屏风口服液"，1次2支，每日3次，连服1个月，即获根治。

此外，久治不愈之胃脘痛，不论寒热虚实，均可于辨治方中加乌药、百合两味，多能提高疗效。乌药具有行气散结之功，对人体水液代谢具有双向调节作用，故对于肾积水、肝硬化腹水均有佳效。肾积水可用乌药30g、泽泻20g，煎2次药汁合并，在上午9时顿服，20日为1个疗程，一般2～3个疗程可愈。肝硬化腹水可用乌药、制鳖甲各30g煎汁分服，一般服5～10剂后尿量增加，连用2～3个疗程，腹水消失，再用复肝丸（或胶囊）巩固。但注意阴虚内热者忌用。

〔朱琬华、蒋熙整理〕

六轴子 | 疗顽咳、疼痛

六轴子为杜鹃花科植物羊踯躅（又名闹羊花）的果实，于9～10月果实成熟而未裂开时采收，备药用。六轴子苦温有毒，功擅行血止痛，散瘀消肿。朱老经验，对于风寒湿痹，历节疼痛，以及跌打损伤、痈疽疔毒有著效，尤长于定痛，故对于风湿性关节炎、类风湿关节炎、坐骨神经痛等有剧痛者，常采用之。此外，又常以之作为镇咳药，曾拟五子定咳汤（天竹子、白苏子各6g，六轴子1g，黄荆子、车前子各10g。此小儿剂量，成人酌增），治疗百日咳及慢性气管炎久咳不已而痰少者，有较显著的疗效。

白芷 | 擅于止痛消肿

白芷辛温芳香，入肺、胃、大肠三经，《本草汇言》称"白芷上行头目，下抵肠胃，中达肢体，遍通肌肤以至毛窍，而利泄邪气"。说明其功效之广泛，具有祛风、散寒、除湿、通窍、消肿、止痛之功，能行能散，长与宣通，止痛消肿之功尤为卓著，朱师盛赞而广为应用。

▶ **善治头痛**

对头痛患者，以前额及眉棱骨痛为主者，尤为适合。单用一味（15～20g）或加于辨治方中，均奏佳效。顽固性偏头痛，可取 30 g 单味煎汤，分 2 次服，或用 20 g 加于辨治方中，效多良好。对于腰椎麻醉后头痛，以及硬膜外麻醉所致之头痛、头晕，用 30 g 煎汤，分 2 次服，收效亦佳。以其善于祛风、温散、宣通也。

▶ **通治诸痛**

凡周身疼痛，偏于风寒、风湿、气滞血瘀者，均可参用，如寒湿痹痛、胁痛（肋间神经痛、肋软骨炎）等，均可于辨治方中加用 20 g，疗效满意。

▶ **消囊散肿**

白芷具有辛香、走窜、温通、利水、消肿之功，对于关节滑囊炎、卵巢囊肿，恒奏显效。《外科证治全生集》曾用白芷内服、外敷治鹤膝风，此证包括膝关节结核、类风湿关节炎及膝关节滑囊炎，前两者较顽固，需综合治疗，后者单用白芷研末，每服 5 g，1 日 2 次，黄酒送服（开水亦可）。并取末用白酒（皮肤过敏者用温水）调成糊状敷贴肿胀处，2 日 1 换，对肘、膝、踝关节滑囊炎之肿痛甚效。《本经》称其"治女子，漏下赤白，血闭阴肿"，故对卵巢囊肿及赤白带下，清阳下陷，寒湿伤于中下者，重用白芷 30 g，加于辨治方中，收效亦好。

【案例】李某，女，35 岁，工人。

近年来时感左下腹胀痛不适，掣及左侧腰际酸胀，月经常淋漓多日始净，带下绵绵，神疲乏力，服药无效，经 B 超检查提示：子宫左侧卵巢处可见一 4.8 cm×3.9 cm 囊性暗区，诊为卵巢囊肿，要求服用中药。面色少华，舌苔薄腻，脉细滑。此清阳下陷，水湿潴积于胞脉之咎，治宜升阳散结，泄化水湿。

香白芷 30 g，泽兰泻各 20 g，生薏苡仁 30 g，象贝母 12 g，败酱草 20 g，艾叶 6 g，车前子 10 g，甘草 4 g。14 剂。

二诊：药后少腹胀痛显减，带下亦少，自觉较适，苔脉无著变，原法继服 14 剂。

三诊：精神显振，无任何不适，B 超复查囊肿已消失，续予调理巩固。

此外，白芷宣通鼻窍，配辛夷、苍耳子、鹅不食草等治鼻流涕之鼻渊；对疮疡初起，能消肿散结，特别是乳腺炎肿胀结块，配大贝母、蒲公英、青陈皮、天花粉等甚效；对皮肤瘙痒，配伍用地肤子、白鲜皮、蝉衣、蛇床子有祛风止痒之功。但其味辛性温，凡阴虚、燥热及妊娠者忌用。

〔朱建平整理〕

九、血证药

油松节 | 固卫生血，亦治痹嗽不眠

油松节乃松树枝干之结节，苦温无毒，善于祛风通络，疏利关节，故习俗多视为痹证及伤科之良药，凡历节肿痛、挛急不舒，或跌仆损伤所致之关节疼痛、肿胀不适，多有效验。

朱老揣摩前贤论述，采用民间秘验，长期研索，发现本品有补虚固本之长，对诸般赢损沉疴，大有恢复之功。

陶弘景谓本品"主脚弱"，李时珍阐发其义曰："松节，松之骨也，质坚气劲，久亦不朽，故筋骨间……诸病宜之。"《分类草药性》指出它有"通气和血"之功，说明本品不仅祛风蠲痹，抑且具有强壮补益之功效。

朱老经验认为，油松节能提高免疫功能，对体气虚弱，易于感冒，屡屡感染者，每日取油松节30 g，红枣7枚煎服，连用1个月，有提高固卫御邪之功，能预防感冒之侵袭，赞之为"中药丙种球蛋白"，验之临床，信不诬也。

对慢性支气管炎咳嗽，久久不愈，痰涎稀薄，舌质不红者，加用本品20～30 g于辨治方中，有增强宁嗽止咳之功。

慢性肾炎尿蛋白长期不消，而体气偏阳虚者，用本品30 g，配合生黄芪30～60 g（黄芪久用，宜逐步加量，否则效不著），党参、菝葜各15 g，菟丝子、金樱子各12 g，扦扦活30 g，制附片8 g，甘草6 g，坚持服用，多能逐步恢复。

凡贫血患者，三系减少，或仅血小板减少者，朱老每以油松节、鸡血藤、牛角腮、仙鹤草各30 g，补骨脂15 g，加于辨治方中，有升高红、白细胞及血小板之功。曾治一张姓患者，女，54岁，工人。患血小板减少性紫癜已5年余，迭经中西药物治疗，终未瘥复，血小板常逗留在2.5万～4万之间，牙龈渗血，四肢紫癜，此伏彼起，关节酸痛，头昏肢软，纳谷欠香，怯冷便溏，苔薄质淡，脉细软。新病多属实属热，久病则多为虚为寒，朱老辨为脾肾阳虚、气不摄血所致，治当培益脾肾，补气摄血。用上五味加益气血的党参、黄芪，温补脾肾之阳的仙灵脾、炮姜炭、炒白术。连服10剂，血小板升至9万，精神较振。紫癜逐步减少，已不续透。嘱继服8剂，症情稳定，紫癜未续见，乃以丸剂巩固善后。晨服人参养荣丸，晚服归脾丸，每次6 g。随访半年，紫癜迄未再作。

此外，对心脾两虚、血不养心而致失眠者，于归脾汤中加用油松节30 g，多可增强宁神安眠之功。

〔汤叔良、朱建华整理〕

鬼箭羽 | 活血降糖，蠲痹通络

鬼箭羽以干有直羽如持箭矛自卫之状，故又名卫矛。其味苦性寒，向以破瘀行血、活络通经之功，验于临床。清代杨时泰在《本草述钩元》中谓本品"大抵其功精专于血分"，朱老探其理致，发其余蕴，在长期实践中，引而申之，认为卫矛味苦善于坚阴，性寒入血，又擅清解阴分之燥热，对糖尿病之阴虚燥热者，每于辨治方中加用本品30 g，能止渴清火，降低血糖、尿糖，屡收佳效。因其具活血化瘀之功，对糖尿病并发心、脑血管和肾脏及眼底及神经系统等病变，有改善血液循环，增强机体代谢功能等作用，既能治疗，又可预防，实为糖尿病之上选药品。据药理分析也证实其所含之草酰乙酸钠能刺激胰岛细胞，调整不正常的代谢过程，加强胰岛素的分泌，从而降低血糖，并有根治功效。中虚气弱者，可配合大剂人参、黄芪、白术用；气阴两虚者，可配合生地、黄精、天冬、麦冬用。

以其性专破血活血，对妇女经闭腹痛，配合五灵脂、红花、延胡、当归、川芎等有良效。

凡湿热挟瘀之痹证，用20～30 g加于辨治方中，能提高活血化瘀、蠲痹通络之功。寒湿痹或体虚气弱者忌用。

用量一般为10～15 g，消渴、痹证可用至20～30 g，孕妇禁用。

〔朱又春整理〕

五灵脂 | 降浊气而和阴阳

五灵脂乃寒号虫之所遗，味甘气温，气味俱厚，能入足厥阴、手少阴经。其与蒲黄相伍（失笑散），治恶露不行、脘胁刺痛、死血腹痛甚验，故一般均认为其系活血散血之要药，但尚未窥其全貌。朱老云："五灵脂能入血分以行营气，能降浊气而和阴阳，它的多种作用即可据此引申和参悟。"言简意深，发人深思。上溯古意，《普济本事方》以此药配合乳香、没药组成"铁弹丸"，配合草乌组成"黑神丸"，"治一切瘫痪风"，殆取其运行血中之气、通经活络之功；《严氏济生方》以此配合延胡索、蓬莪术、良姜、当归，"治急心痛，胃痛"，殆取其行营气、消瘀止痛之功。其降浊气的作用是从《内经》治"鼓胀"用"鸡矢醴"推衍而来；"来复丹"引用之，颇有深意。章次公先生曾创制"灵丑散"（五灵脂、黑丑等份为末，每服3～6 g），对痢疾、泄泻初起，胃肠积滞未消者，屡奏佳效，是为善用五灵脂者。朱老经验：凡痰瘀交阻、宿食不消、浊气膜塞，而致腹痛撑胀，此药悉可选用，往往可奏浊气下趋、阴阳调和、胀消痛定之效。

【案例】王某，男，44岁，工人。

痢下白多赤少，日八九行，腹中切痛，里急后重，已3日。胸脘痞闷，不思饮食，舌苔白腻罩黄，脉滑数。湿热食滞，交阻阳明，倾刮脂液，化为脓血，病在初期，驱邪为急。拟予宣清导浊，化滞和中。处方：

桔梗、五灵脂、地枯萝各10 g，炒枳壳6 g，生白芍15 g，黑丑4 g，青皮、陈皮、生甘草各5 g。

连进3剂，腹痛大减，后重已除，下痢减为日二行，无赤白黏冻。原方去灵、丑，加山药20 g，续服3剂，调理而瘥。

此外，朱老还以之治疗肿胀（肺气肿），取得佳效。本病多继发于慢性支气管炎、哮喘等疾病，由于肺脏膨胀，先贤根据症状推理而定名为"肺胀"，是十分确切的；同时在治疗上有"皱肺法"，创制"皱肺丸"治疗本病，具有良效。《百一选方》、《圣济总录》、《世医得效方》、《普济方》均载有皱肺丸，治久嗽、喘咳、痰红，其中《普济方》之皱肺丸，明确指出："治咳嗽肺胀，动则短气"，是完全符合肺气肿的证治的。该丸由五灵脂60 g、柏子仁15 g、胡桃8枚（去壳）组成，共研成膏，滴水为丸，如小豆大，甘草汤过口，每服15粒，1日2次。有祛瘀化痰、敛肺纳肾之功，对肺气肿之轻者有较好的疗效。曾治一方某患者，女，61岁，农民。宿有慢性支气管炎，冬春为甚，近年来发作较频，咳逆气短，活动后更甚，胸闷欠畅。胸透：两肺透亮度增强。苔薄腻、质衬紫，脉细。此肺肾两虚，痰瘀阻滞之肺胀也，予敛肺纳肾法。皱肺丸两料，1次15粒，每日2次。服药2周后，咳呛显减，胸闷、短气改善，每晨继服该丸，晚服河车大造丸 6 g，逐步痊复。

〔朱步先整理〕

夜交藤 | 催眠止痒

夜交藤即何首乌之藤茎或带叶的藤茎。味甘微苦，性平。朱老认为，在诸多安神药中，以夜交藤催眠作用最佳。盖阳入阴则寐，夜交藤入心肝二经血分，功擅引阳入阴故也。此品善于养血，故用于血虚所致的失眠，最为适宜。因其性平和，其他各种原因所致的失眠，也可作为佐使药用之。唯其用量宜大，少则不效。朱老处方一般恒用 30 g，重症失眠则用至 60 g，每每应手。

【案例】章某，男，48 岁，教师。

患失眠 2 年余，屡服人参归脾丸、安神补脑液不应，每晚需依赖服安定片，始能维持2～3 小时睡眠。心烦不安，胁胀口苦，面红，舌边尖红，脉细数。缘由情志失畅，肝郁化火，劫灼阴血，血不荣心，故彻夜不寐。治宜养心肝之阴，清浮越之热。方用：

细生地、桑葚子各 15 g，玄参、知母各 10 g，川黄连 6 g，白芍、茯神、酸枣仁、麦冬各 12 g，生甘草 3 g，夜交藤 30 g。7 剂。

药后，能在不用安定片的情况下睡 3 小时。药既奏效，毋庸更张。原方夜交藤加至60 g，续服 12 剂。

三诊时患者欣喜来告，每晚已可熟睡五六小时，嘱用上方 10 剂，蜜丸，每丸重 10 g，日 1 丸，夜 2 丸，以巩固疗效。

夜交藤又有活血、通经、止痒之功。《本草从新》谓其"行经络，通血脉"，《本草纲目》谓其主治"风疮疥癣作痒，煎汤洗浴"。临床上常以之治疗老人身痒，盖高年阴血多虚，血虚生风故痒，夜交藤有养血活血之功，洵为当选之佳品。内服常配生地、红花、徐长卿、银花藤、丹皮等。沐浴时用夜交藤 200 g 煎汤擦身，其效尤佳。

〔何绍奇整理〕

黄明胶 | 止血养血，消瘀散痈

黄明胶为黄牛皮所熬之胶，又称牛胶、水胶、明胶。此药从晋唐就有记载，《千金方》用干胶（即黄明胶）为末，酒和之，温服，治虚劳尿精；《食疗本草》用其治疗久咳不愈，吐血咯血；《肘后方》则用以治疗妊娠下血不止。明代李时珍《本草纲目》谓其"治吐血、衄血、下血、血淋、妊妇胎动血下。"《本草汇言》更说它是"止诸般失血之药"，"与阿胶仿佛通用，但其性平补"，更"宜于虚热者"。《医林纂要》也谓黄明胶"补肺清金，滋阴养血"。朱老根据上述记载，在过去阿胶紧缺的情况下，径用黄明胶代替阿胶，用于诸般血证，及阴虚内热，阴虚咳嗽，其效不逊阿胶。其用法用量也同阿胶，汤剂须开水或药汤乘热烊化，或火上炙黄，然后研末分次吞服。唯一般药房多不备此味，须于杂货店或建材购买，以黄明胶多为木工熬化作黏合剂用也。

黄明胶还有一些特殊功用，则为阿胶所不及者：

（1）治风湿疼痛：黄明胶烊化，入生川乌、生草乌、生南星、白芷、冰片、赤芍末、姜汁适量，搅拌至匀，作膏药贴痛处。也可只用黄明胶、姜汁两味作膏药用，1日1换。对疼痛、麻木均有较好疗效。

（2）治跌打损伤：用黄明胶焙烤后研末，温黄酒送下，成人每次服12 g，1日2次。

（3）治疮疖初起：用黄明胶烊化，和入食醋，敷于患处，疮疖初起，即可消散。如此观之，黄明胶又有活血散痈之功矣。

〔何绍奇整理〕

仙鹤草 | 能行能止

仙鹤草为止血要药，常用于咯血、吐血、衄血、便血及妇产科崩漏、月经过多等出血性疾患。但此药止中有行，兼擅活血之长，则为人所鲜知。朱老认为，仙鹤草味苦辛而涩，涩则能止，辛则能行，是以止涩中寓宣通之意。考诸文献，《百草镜》中有本品"下血活血"、治"跌仆吐血"的记载，《生草药性备要》谓其"理跌打伤，止血，散疮毒"，均可为证。《百草镜》曰治乳痈初起，即用仙鹤草30 g酒煎，并云"初起者消，成脓者溃"。《闽东本草》用仙鹤草治痈疽结毒，亦可证本品之活血作用。盖乳痈与痈疽结毒，皆因邪毒结聚、气血壅遏所致，设其无活血之功，何能消之溃之？因此，本品不得以收涩止血视之，止血而不留瘀，瘀血去则新血生，故为血证要药焉。因其能治痈疽结毒，所以在肿瘤辨治方法，重加仙鹤草，也奏佳效，有镇痛、抗癌之作用。

仙鹤草别名脱力草，江浙民间，用此品治脱力劳伤有效，足证其有强壮之功。单用本品，治疗气血虚弱之眩晕，有一定效果，即从其强壮作用引申而来。朱老常以仙鹤草配黄芪、油松节、大枣为基本方，治疗血小板减少性紫癜、过敏性紫癜，其效颇佳。曾治一气虚紫癜患者，用仙鹤草、黄芪、油松节各30 g，大枣15枚，服20剂紫癜即消失。证属阴虚者则去黄芪，酌加生地、白芍、枸杞子、龟板、旱莲草，疗效历历可稽。治慢性痢疾与结肠炎又拟有"仙桔汤"。方中仙鹤草，取其活血排脓、止泻之功，故用之多验。此外，朱老还擅用仙鹤草治疗某些癌症和其他杂症，如《本草纲目拾遗》引葛祖方：仙鹤草"消宿食，散中满，下气，疗……翻胃噎膈"。朱老常用仙鹤草100～150 g煎汤代水，加入辨证的处方中，临床用于食管癌、胃癌、肺癌、胰腺癌、乳腺癌等，有消癌抗瘤之效。日人左藤明彦科研证实，仙鹤草对人体的癌细胞有强大的杀灭作用，而对正常细胞秋毫无犯，甚则100％还能促进正常细胞生长发育。赵浦良三在《药学杂志》报告：仙鹤草含多种抗癌成分，仅从根部就分离出了多达11种具有抗癌作用的成分。具有稳定而显著的抗肿瘤作用，电镜下可见肿瘤细胞核分裂相减少、退化、坏死。

此外，朱老还擅用仙鹤草配葎草、红枣治盗汗、自汗；配天浆壳治久咳无痰；配僵蚕治消渴症、糖尿病等，多应手收效。

仙鹤草尚有强心及调节心律之作用，叶橘泉先生著《现代实用中药》一书，曾提及之。此为一新发现，为过去文献所未载。近年有用仙鹤草提取物（仙鹤草素）治疗克山病所致之完全性房室传导阻滞，用后心率增快，而迅速地改善症状。同时对反复发作的阵发性心动过速、房颤，加于辨治方中，奏效甚佳，共用量 40～60 g。朱老认为此一新功用值得重视，而其机制，从中医学的观点看，殆与仙鹤草的活血、强壮作用有关。

仙鹤草还善治盗汗及腰椎间盘突出症，于辨治方中加用之，可提高疗效。同时从"仙桔汤"治疗溃疡性结肠炎的临床观察中证实，仙鹤草对浅表萎缩性胃炎伴肠化生也有非常明显的疗效，表明仙鹤草既有抗菌抗炎、杀灭幽门螺杆菌，又有修复黏膜促进再生的双重作用。

〔何绍奇、蒋熙、蒋恬整理〕

牛角腮 | 经验发微

牛角腮为黄牛或水牛角中的骨质角髓，其药用记载最早见于《神农本草经》。古人论其功多局限于止下焦出血，用法亦多为烧炭存性。如《药性论》曰："黄牛角腮灰，能止妇人血脉不止，赤白带下，止冷痢水泻。"《本草拾遗》言其"烧为黑灰，末服，主赤白痢。"《日华子本草》："烧焦，治肠风泻血，水泻。"《纲目》亦曰："牛角腮……烧之则性涩，止血痢，崩中诸症。"诸方书记载也无出此范围：如《圣惠方》牛角腮散以其烧灰治妇人崩中，下血不止；《塞上方》以其灰治鼠痔；《肘后方》用之烧灰疗寒湿痢及蜂虿螫疮；《近效方》用之烧灰治卒下血。

先师祖章次公先生喜用牛角腮，虽仅用于各类血证，然于用法上已有发展。据《章次公学术经验集》记载，其用于迭进止血重剂而血不止的徐女咯血案，将生牛角腮同生血余、化龙骨共研细末吞服，取其生用兼有潜润之功，治朱女鼻出血，洪男胃出血症，均煅炭配以仙鹤草、藕节加强固摄止血之效；疗翟女月经先期及周女漏下案中，均以生品入煎，取其兼有化瘀之力，因久漏多瘀也；用于姚女、李女之血崩则用煅炭，取其止血之力宏也；朱女胎漏案用牛角腮，因其能补肝肾而安胎也；汤女产后恶露不尽不宜祛瘀，则用煅炭。

吾师朱良春承章公用牛角腮经验，于临床尤多发挥，现阐述如下。

▶ 软坚散结，止血祛瘀两兼长

牛角腮用于止血，前文之述备矣，然其祛瘀之功未必尽人皆知，《本经》即言其："主下闭血，瘀血疼痛，女人带下血。"《本草经疏》亦曰："牛角腮乃角中嫩骨也，苦能泄，温能通行，故主妇人带下及闭血，瘀血疼痛也。"朱师认为，牛角腮生用或沙炙、醋淬用，确有化瘀之功，对各种有瘀象之出血症，具止血而不留瘀之妙。而沙炙醋淬后有效成分煎出率大为提高，而化瘀止血之功效亦明显提高，故其临床喜用炙品。但又告诫我们，须注意要炙到酥黄而不焦为最佳。今贤曹向平教授消风宁络饮用本品治疗过敏性紫癜，即取其化瘀止血之功。朱师还言："牛角腮有类似鳖甲的软坚散结之效用，"虽力不及鳖甲，但配合其自拟的复肝丸用治慢性肝硬化所致出血症，疗效颇佳。牛角腮本非止痛药，《本经》及《本草经疏》言其"止瘀血疼痛"，实际上是瘀血去经络通，而疼痛自止也。

据朱师经验，常用的化瘀止血药如三七、蒲黄、茜草等，生品之化瘀力强于止血，炒制后化瘀与止血之效力大致相等或止血之力更强（视炒制程度而定），而牛角腮炙后性微涩，止血之力强于化瘀，不可不察也。故其用于瘀血较重之症宜配活血药同用，以增强疗效。

▶ **可走奇经，善修冲任之损伤**

朱师认为："牛角腮性温，获牛生发之气，生于阳地与鹿角相类而通督脉；又位于牛角壳内，为阳中之阴。且为血肉有情之品，其气腥，与乌贼骨相类而善走冲任"，《纲目》言："乃厥阴、少阴之血分药"。不仅如此，且为交通冲、任、督脉之奇品，尤善修补冲任之伤。朱师常用牛角腮配棕榈炭为对药，治疗更年期迭治不愈的宫血症。朱师常道，宫血久治不愈，补血摄血、固涩收敛之品已早备尝，何以延久不愈，必是虚中夹实，有残瘀逗留，以致瘀血不去，则新血难守，故应以化瘀止血之牛角腮，配以敛涩止血之棕榈炭为主药，则化瘀不峻，行中有止；收敛不滞，止中有行，瘀去血止矣。此症多见经色紫暗有血块，伴有小腹痛而拒按，舌质衬紫或有瘀点，乃其特征。

【案例】吴女，36岁，市轮船公司职员。

1999年10月12日来诊。分娩后经量多，夹血块，伴腹部胀痛两年不愈，迭治未效。平素畏寒，腰背酸痛，口干欲饮，并有慢性胃炎史。大便时溏时秘，进油易腹泻。舌质红，苔薄白衬紫，脉细小弦。此脾肾阳虚，冲任受损，治宜益脾肾，补冲任：

炙牛角腮、怀山药、仙鹤草各30g，棕榈炭、煅乌贼骨各20g，枸杞子、炒白术、仙灵脾各15g，茜草炭、鹿角霜、川续断各10g，甘草6g。

7剂后，经行血量减少已无块，腹痛亦缓，唯纳差、寐不安、苔少、舌紫红。加炒枣仁30g、木香6g。14剂，随访已愈。

▶ **养血益气，疗三系减少有佳效**

朱师经验，牛角腮身兼养血与益气之效，能于养血中益气，善从补气中生血。补肝肾之气力似山萸肉而更绵缓，养肝肾之血功同阿胶而不滋腻，效类首乌而有情。《医林纂要》明言其"长筋力。"朱师喜用之为主药，配伍油松节、仙鹤草、鸡血藤、虎杖组成炙牛角腮汤。方中炙牛角腮配伍强壮止血的仙鹤草，不仅能升高血小板计数，而且能增强血小板的功能，两者相须为君，一则止血之效大增，二则强壮之功加倍，伍固卫生血之油松节，一润一燥，一补血中之气，一祛血中之风，对于血虚兼风湿侵犯者极为合拍；合鸡血藤增强活血通络之功，并暗寓瘀去新生之意，两药共用为臣。佐苦寒解毒、活血祛瘀之虎杖，因其可制前药之温，且虎杖所含蒽醌可明显升高白细胞及血小板数目。对于热毒存留而致血三系减少者尤为必用之品。诸药合用有化瘀止血、益气补血、通络解毒之功，对各种类型的血三系减少症出现的贫血、出血、神疲乏力、易于感染等症，适当配伍加减，有屡试不爽之佳效。今人亦有试用于再生障碍性贫血而获效者。

【案例】李某，女，54岁，工人。

1999年12月1日来诊。患血小板减少性紫癜已5年余，迭经中西药物治疗，终未瘥复，血小板常逗留在2.5万～4万之间，WBC 2.0×10^9/L，RBC 2.5×10^{12}/L，牙龈渗血，面色苍白，四肢紫癜，此伏彼起，关节酸痛，头昏肢软，纳谷欠香，怯冷便溏，苔薄质淡，脉细软。新病多属实热，久病则多虚寒，故朱老辨为脾肾阳虚，气不摄血所致，治当培益脾肾，补气摄血。

炙牛角腮、油松节、鸡血藤、仙鹤草各30g，党参、黄芪各20g，仙灵脾、炮姜炭、炒白术各 10 g。

连服 10 剂，血小板升至 9 万，RBC 4.2×10^{12}/L，WBC 2.65×10^9/L，精神较振，紫癜逐步减少，已不续透发。嘱续服 8 剂，症情稳定，紫癜全消。乃以复方扶芳藤口服液善后。随访半年，一切正常。

▶ 填精生髓，温补虚性水肿宜

牛角腮乃厥阴、少阴血分药，兼入阳明（《本草经疏》）。故其能补肝肾之气血，肝肾气血足则阳明之气血自旺，任督之精血自充，冲脉自盛也。故大凡补肝肾阴血之药（如熟地、杞子、萸肉、制首乌等）均有填精益髓之功用。且牛角腮富含蛋白胶质，性状、质地又与龟板相似，能直入任、督而填精益髓，血肉有情之品，较之其他填精益髓之品更胜一筹。《纲目》曰："牛角腮，筋之粹，骨之余，而腮又角之精也……"即说明其可作益肾壮督之品。时珍言其"治水肿"，盖其富含蛋白胶质，能增加血中总蛋白的含量，调整血浆胶体渗透压，能治由贫血或丢失蛋白所致的虚性水肿，此皆得之于补养精血之功也。然其获效慢，有别于利水消肿之品，故用于水肿者宜与利水药同用，一消其标，一固其本，方能有远功而兼速效。

【案例】王某，女，43 岁，观音山镇农民。

1999 年 6 月 4 日来诊。肢浮伴腰痛一周，入夜身烘、汗多、夜寐不实，口舌生疮，缠绵不愈，溲热，舌偏红，苔薄腻，脉细弦。查尿蛋白＋，白细胞少许，此气血两亏，阴阳失燮，治宜益气血，和阴阳，消水肿。

炙牛角腮、夜交藤、浮小麦各 30 g，连皮苓、赤白芍、泽兰泻、生槐角、生地榆、枣柏仁各 15 g，白槿花、杜仲、白薇各 10 g，甘草 4 g。7 剂，并嘱低盐饮食。

随访已愈，一年未复发。

▶ 安神定志，心悸、失眠有殊效

朱师指出，牛角腮有温养作用，可入少阴，故能养心血而安神除怔忡；又可祛瘀入厥阴，故能消除心包络之痹阻而定惊心悸；性涩入厥阴、少阴，功类龙牡能敛梦安神志；质重能镇，滋阴善潜，不仅能平肝潜阳而安魂神，对精血亏虚之肝阳上亢，与生白芍相须为用亦常奏佳效。朱老经验，用于心气、心血不足，心失所养而致心悸、怔忡、失眠者，宜配伍归脾汤、酸枣仁汤；用于心肾不交之失眠、多梦，宜配伍交泰丸、桂枝龙牡汤；对于肝火，痰热扰心之魂神不安，烦躁易怒，宜伍栀豉汤、黄连温胆汤等。

【案例】陈某，女，33 岁，工人。

1999 年 3 月 23 日来诊。失眠 8 年，多梦易醒，形寒祛冷倍于常人，头昏耳鸣，腰酸带多。舌淡红，苔薄白，脉细弦。此心肾两亏，神志不安，治宜益心肾、安神志。

炙牛角腮、柏子仁、酸枣仁、夜交藤各 30 g，熟地、仙灵脾、露蜂房各 15 g，炙远志、龙眼肉、茯苓、生白芍、炙甘草各 10 g。7 剂。

药后诸症减而未已，带下仍多，舌淡苔薄，能睡唯寐不实，上方加怀山药 30 g，续服 14 剂。随访已愈。

朱良春老师从医七十载，善于发掘前人用药之精髓，结合临床实践而阐发奥义，时有创新之见。他取牛角腮烧炭后性涩，善收敛止血、止带、止遗、止痢，敛正气而不敛邪；取其沙炙后善补，养肝肾之血，填肾督之精，补冲任之虚，修管络之损；取其生用性味苦温，化瘀血而不伤新血，出血诸症有残瘀者多用之。入散剂擅治水肿诸症，牛角腮一药可以尽其所用矣。

〔马继松整理〕

水牛角 ｜ 功擅凉血解毒

水牛角味苦，咸寒。有清热、凉血、解毒之效，在急性热病、热入营血证时用之良效。朱老言其功效与犀角相似，亦能清心、肝、胃三经大热，尤善清解血分热毒及心经热邪。可用于邪入心营之高热神昏、惊厥抽搐等气血两燔之证及热毒内陷血分之发斑、发黄；邪热迫血妄行之衄血、吐血、下血之症。用于流脑、乙脑、猩红热等病，取效亦好。如《名医别录》谓之："疗时气寒热头痛"。《陆川本草》谓："凉血解毒，止衄。治热病昏迷，麻痘斑疹、吐血、衄血、血热、溺赤。"《日华子诸家本草》言其："治热毒风壮热。"朱老指出，以前由于烈性传染病、出疹性疾病较多，用之亦多。而现在随着疾病谱的变化，传染病得到控制，发病率明显降低，使用随之减少。水牛角常用于治疗病毒性出疹性疾病及血小板减少性紫癜、过敏性紫癜等。如病毒性高热，常以之配伍石膏、知母、板蓝根、柴胡；热入营血之发斑，配生地、赤芍、丹皮、紫草等。热甚迫血妄行之呕血，常用之配地榆、三七、丹皮炭、焦山栀等；血小板减少性紫癜，常用于配生地黄、紫草、赤白芍、墨旱莲等。过敏性紫癜，常用于配蝉衣、僵蚕、徐长卿、仙鹤草、牛角腮、丹皮、赤芍、煅花蕊石等。另外，对于结缔组织病之高热不退、身发斑疹，如系统性红斑狼疮等，朱老也用水牛角、羚羊角粉、人工牛黄配伍使用，效果颇佳。水牛角的使用可内服，亦可入散剂，烧灰使用。《圣济总录》中记载："牛角烧灰，酒服方寸匕，日五服，治石淋，破血。"本品质坚，用量轻剂乏效，以30～50g为宜，并应先煎。

【案例】陈某，妇，34岁，工人。

有过敏性紫癜2年，反复发作，每次持续2～3周方消退。此次因两下肢又见针尖及火柴头大小皮下紫斑而来就诊，无腰痛，口微干，舌质偏红，苔薄黄，脉细弦。查尿常规：蛋白±。辨属血热郁结肌肤，治宜清热凉血退斑。处方：

水牛角（先）30g，赤芍10g，丹皮、紫草各15g，墨旱莲30g，女贞子12g，炙牛角腮、仙鹤草各30g，小蓟15g，生地黄12g，甘草6g。7剂，水煎服。

药后，下肢紫癜显减，未见新的紫斑，膝关节隐痛，上方加补骨脂、桑寄生各20g，7剂，症情缓解。

〔吴坚整理〕

十、气血水病证药

泽泻 | 利大小便，轻身减肥

泽泻甘淡性寒，其功长于利水，人皆知之，且经现代药理研究证实。但其用量若大于 30 g（汤剂），也可通大便，此则朱老在长期临床中观察所得。然他认为泽泻之功，尚不止此二端，常重用泽泻治疗单纯性肥胖、高胆固醇血症、脂肪肝、糖尿病及原发性高血压。并谓：此即所谓"发皇古义，融会新知"。"古义"云何？早在《神农本草经》中便已指出："久服耳目聪明，不饥，延年，轻身，面生光，能行水上。""能行水上"云云，前人曾斥为无稽之谈，说从古至今，有谁见过吃了泽泻、菖蒲能行水上者？并谓《本经》成书于汉代，不免沾染上当时的迷信色彩，或为无知妄人所加者。朱老谓："能行水上"，似可作为"轻身"的一个形象的解释，盖轻身，即身轻也。"新知"云何？早在 20 世纪 30 年代中叶，国内学者经利彬等即报告泽泻有使血糖下降的作用，以及减轻血胆固醇在血液内滞留的作用和持续降低血压的作用。20 世纪 60 年代日本学者小林忠之又两次报告：泽泻有抗脂肪肝的作用，降低血中胆固醇含量及缓和粥样硬化的作用。

▶ 降脂减肥汤

朱老结合古今认识，对高脂血症及单纯性肥胖、脂肪肝曾拟一方，名"降脂减肥汤"：

制苍术 10 g，黄芪 15 g，泽泻 20 g，淫羊藿 18 g，生薏苡仁 30 g，冬瓜皮 20 g，冬瓜仁 15 g，干荷叶 6 g，草决明、丹参各 15 g，半夏 5 g，生山楂 20 g，枳壳 6 g。水煎服，或改作丸剂亦可。

此方收载在笔者主编的《中老年祛病养生长寿良方》一书中（1993 年，学苑出版社），可供读者参考酌用。患者如能坚持服药，适当节食（均衡饮食，八分饱）并适当增加运动量，效果不错。

此外，善治梅尼埃病，仲景早有泽泻汤治冒眩，但用量要大，一般用泽泻 50 g，配白术 20 g，呕吐甚者加姜半夏 15 g，多奏佳效。配合大蓟、小蓟，地榆炭、蒲黄炭治血尿效好。对肾结石配伍金钱草、猪苓、芒硝等有化石作用。

〔何绍奇整理〕

牵牛子 | 泻水逐痰，消积通便

牵牛子，又名丑牛、二丑（黑丑、白丑），其性苦寒沉降，用治喘满肿胀、食滞痰结、二便不利属于实证者，有良效。兹将朱老应用此药的经验介绍如下：

▶ 治小儿肺炎

痰热壅肺，胸高气促，面赤，痰鸣，鼻扇，便闭。指纹色紫，舌红、苔黄。朱老常用牵牛子配大黄、黄芩、桑白皮、连翘、鱼腥草、僵蚕、瓜蒌等，服后大便畅通（泻下 3～4 次），喘促痰鸣即平。盖牵牛子苦寒滑利、逐痰泻水之功甚著，合大黄、黄芩等，清热解毒，化痰通腑，用之得当，往往可收"一剂知，二剂已"之效。

【案例】朱某，男，2 岁，住某医院儿科病房。

患肺炎已 3 日，高热不退（体温 40℃），神昏谵语，面赤，手足时见抽搐，喘促痰鸣，小便少，大便干结。此痰热壅盛之候，亟拟泄热逐痰，上病下取之法，处方：

牵牛子、生大黄、僵蚕、桔梗、法半夏各 6 g，全瓜蒌 12 g，黄连 4 g，钩藤 15 g（后下），石膏 25 g，桑白皮、鱼腥草各 10 g（后下）。2 剂，1 日 1 剂，水煎 4 次分服。

药后，大便溏泻日 4 次，喘促痰鸣即止，体温下降到 37.8℃；原方去丑牛、大黄，加石菖蒲、远志各 3 g，黄芩 6 g，连翘 10 g，又 2 剂，体温已恢复正常，神清。易方以二陈汤加山楂、神曲、通草等调肺胃、化痰湿，以善其后。

▶ 治水肿腹水

牵牛子既善利大便，又能利小便。其作用较大戟、芫花、甘遂略弱，但相对副作用亦较轻，较之寻常利水药如五皮饮以及茯苓、泽泻、猪苓、木通为强。所以张子和说："病水之人，如长川泛溢，非杯杓可取。"《儒门事亲》禹功散（黑牵牛子末、茴香、姜汁）、导水丸（大黄、黑牵牛、黄芩、滑石）、神芎丸（即导水丸加黄连、薄荷、川芎），三方皆用牵牛，是真识牵牛者也。以上三方，皆朱老赏用之方（上述肺炎案牵牛配大黄、黄芩即取导水丸意），用于胸水、腹水、水肿体实、病实者，屡奏佳效。20 世纪 60 年代，贵阳有卢老太太者，即用牵牛子末配生姜汁、红糖蒸饼治疗肾炎水肿，退肿之效甚捷，当时中医界几无人不知卢老太太验方者，可见牵牛子逐水消肿之功甚为确实。

▶ 治便秘腹胀

牵牛子气味雄烈，有破气散壅、通利三焦的作用，故亦常用于饮食积滞、腹胀腹痛、便闭或泻下不爽之症。章次公先生曾拟"灵丑散"一方（黑牵牛、五灵脂等份研末，每服 3～6 g，日 2 次），朱老用之多年，其效甚佳。此方也用于痢疾少腹胀硬或坠痛，排便不爽，常以牵牛子、五灵脂与大黄、槟榔、薤白、白槿花、苦参、石榴皮、川楝子、香连丸等相伍而用。

▶ 治老年癃闭

老年癃闭，多由前列腺肥大引起，其症排尿困难、涓滴难下，甚至小便闭塞不通，小腹胀满，伴见面白㿠、乏力、神怯、腰酸、膝软。朱老对此证常用东垣天真丹加减。此方原注甚简略，仅"治下焦阳虚"数字，细绎其立方之意，乃以巴戟、肉桂、葫芦巴、补骨脂（即破故纸）、杜仲调补肾命，佐以牵牛子、琥珀、萆薢通利水道；沉香、茴香疏理气机，俾气行则水行，用此治疗老年前列腺肥大所致之癃闭，以及慢性肾炎之水肿，甚为合拍，堪称标本兼顾、补泻兼施之良方。

不过东垣在论及牵牛子时，却误以牵牛为辛热之药，后世虽明达如张路玉者亦沿袭其说。又以牵牛有黑白之异，前人或谓黑者其力较白者为胜，或谓白者入肺，专于上焦气分除其湿热，黑者其性兼入右肾，能于下焦通其遏郁，其实两者功用一致，不必强为区分。又，牵牛子入药，以入丸散为宜，每次用量1～1.5 g，入汤剂则其效大减，每剂用量6～15 g。注意此药不可久用，且体虚者及孕妇忌用之。

〔何绍奇整理〕

马鞭草 | 祛瘀消积、清热解毒功奇

马鞭草味苦辛，性微寒，入肝、脾、膀胱三经，具有活血、通经、利水、截疟、消积、治痢、清热解毒等多种功能。《千金方》有马鞭草鲜品治疟的记载。民间载疟一般取鲜草一握（干品30～60 g）作煎剂于疟作前2小时服下。因它有很好的活血作用，可应用于跌仆损伤之症；又能通经，凡瘀阻冲任、经讯不行者，可与益母草、生山楂、丹参、泽兰、牛膝之属相伍应用。根据其入肝、脾及活血消癥、利水退肿双重作用，似吻合于肝硬化腹水"瘀结化水"之病机，故凡此病癥块癖积、水湿蕴阻、腹大如箕之实证，可以选用。体虚者可与扶正之品同用，以消补兼行，往往既可见尿量增多，腹水渐消，又可见血活瘀行、癥块软缩之效。它擅消积化滞，治泻治痢，《医方摘要》以其与茶叶相伍，治疗痢疾，确有妙思，两味均能清肠，均含鞣质，通中寓塞，凡痢泻早期，证属湿热者咸宜。又具有清热解毒作用，可用于外症痈肿、喉痹等。《卫生易简方》治乳痈肿痛，以其与生姜加酒捣汁服。实践证明，凡乳痈初起，服此方盖被取汗，可建消散之功，此乃解毒、散结、消瘀多种综合作用使然。若乳痈行将化脓或脓已成，则无效。另外，夏秋间之暑湿流注，可重用本品配合金银花、连翘、僵蚕、白芥子、土贝母、木香等，对杜绝流窜、降低高热有效。以上仅举其应用之大概，而随症活用，存乎其人。

【案例】张某，男，31岁，工人。

恙起2日，寒热身痛（39.1℃），有汗不畅，鼻塞流涕，食欲大减，大便溏泄，日二三行，舌苔黄腻，脉浮滑。外邪袭于卫表，湿热阻于中焦，所谓胃肠型感冒是也。当予疏肌达邪，化湿和中。处方：

马鞭草20 g，连翘、清水豆卷各12 g，飞滑石15 g（布包），薄荷尖（后下）、桔梗各5 g，六神曲、晚蚕砂各10 g（包）。

连进2剂，身热降至正常，诸恙均释。

〔朱步先整理〕

十一、痰结病证药

黄药子 | 降火消瘤，止咳止血

黄药子为薯蓣科植物黄独的地下块茎。李时珍《本草纲目》对其功用有八个字的说明："凉血降火，消瘿解毒"，颇为扼要。朱老指出，解毒，是指黄药子"主诸恶肿疮瘘、喉痹、蛇犬咬毒"（《开宝本草》）的作用；消瘿，是指其对甲状腺肿瘤有消散之功；降火，是指其可用于"心肺热疾"（《大明本草》）；凉血则指其清热止血的功效。

朱老经验认为，黄药子确为甲状腺肿瘤、甲状腺功能亢进（简称甲亢）的卓效药。苏颂谓有关记载见孙思邈《千金月令》，用黄药子酒治瘿，"时时饮一杯，不令绝酒气"，在服药过程中，"常把镜自照，觉消即停饮，不尔便令人颈细也"；并谓刘禹锡《传信方》"亦著其效"。说明早在唐代便用它治疗甲状腺瘤（可能也包括地方性甲状腺肿）。朱老临床常用黄药子为主药，配夏枯草、生半夏、僵蚕、橘络、海藻、昆布、牡蛎、青陈皮、桃仁、红花、丹参、赤芍、土茯苓等软坚散结、活血化瘀之品，治疗甲状腺肿大、甲状腺瘤，需2～3个月，多可恢复正常。但对甲亢患者，不可用海藻、昆布、海带之类含碘多的药物，因为碘虽可暂时抑制甲状腺激素的释放，使甲亢症状减轻。但当这种抑制作用减退或消失，甲状腺激素大量合成或释放，可致使病情反复并加重，缠绵难愈。更重要的是，甲亢病人虽多合并甲状腺肿大，但其病机多为阴虚阳亢，或气郁化火，与单纯性甲状腺肿不同，故甲亢虽以黄药子为主药，必伍以大剂滋阴降火药，如生地、玄参、麦冬、黄连、丹皮、夏枯草、牡蛎（此药不含碘，故仍可用），再加赤白芍、桃仁、红花、浙贝、僵蚕、香附、蒺藜、珍珠母等活血化瘀、理气舒郁之品，始克奏功。

【案例】居某，女，31岁。

心悸，烦躁易怒，多汗畏热，多食易饥，手颤，乏力，月经闭止近半年。眼球略有外突，甲状腺中度弥漫性肿大，脉弦滑数，舌红、苔薄黄。实验室检查：碘吸收率升高，高峰提前（3小时＞30％，24小时＞50％），T_3抑制试验阳性，血清T_3、T_4超出正常值。证属气阴两虚，虚火内燔。拟滋阴、泻火，兼用益气化瘀，处方：

赤芍、白芍、玄参各12 g，麦冬20 g，生地、生牡蛎（先煎）、夏枯草各30 g，黄连、香附各6 g，丹皮、桃仁各10 g，黄药子、太子参各15 g，生黄芪、丹参、益母草各18 g。

20剂后，症状减轻，原方加僵蚕、浙贝、连翘、蒺藜、土茯苓，又20剂，月事已通，继续用上方，略事加减，坚持服药至60剂，诸恙悉减，体重增加，实验室检查指标均已正常。目前仍在巩固观察中。

黄药子有凉血止血之功，用于吐血、咯血、衄血诸血证，可单味用，也可配伍凉血止血药如侧柏叶、旱莲草、小蓟等同用。亦可用治咳嗽，有止咳平喘的作用。朱老指出，上述功用，主要在于黄药子凉血降火之力，如用以治疗甲亢、甲状腺肿大及肿瘤，是因为其病乃阴虚阳亢或气郁化火，平其火热则其肿自消，不同于海藻、昆布、牡蛎辈之咸寒、软坚、散结；用以治疗咳喘，亦必因热而肺失清肃者，不同于贝母、杏仁、瓜蒌之止咳化痰。至若血证，若非血热妄行，黄药子亦不可轻投也。本品诸家本草有谓有小毒，或云无毒，古人并未发现其毒副作用，朱老使用数十年亦未见到。但近年来则时有报道，连续使用而出现肝损害者，不可不慎也。朱老指出，一则需控制剂量在10～15 g之间为妥，二则不宜长期使用，因其有蓄积作用，可导致肝损害。笔者在国外工作时，曾治一女性甲状腺瘤，每剂用黄药子10 g，服至第9剂时，患者突然出现身目俱黄，停药后两三周，其黄始退。说明使用中仍宜慎重，剂量亦需掌握。无火热，或脾胃虚寒者慎用。此外，目前市售黄药子品种较为混乱，也是一个问题，如叶橘泉先生《现代实用中药》记载的黄药子为毛茛科植物，谢宗万先生在1960年8卷2期《药学通报》上的文章更报道有蓼科植物朱砂七及蓼科植物荞麦七，虎耳草科植物老蛇盘及薯蓣科植物黄独 4 种。朱老认为当以黄独为正品。

〔何绍奇整理〕

半夏 | 应用新探

半夏味辛性温，体滑而燥，其除湿化痰，和胃健脾，发表开郁，降逆止呕之功人所尽知。但其作用远不止此。朱老经过多年临床实践，对半夏的功用别有领悟，约述如次。

▶ 消瘀止血

《素问·厥论》曰："阳明厥逆，喘咳身热，善惊，衄、呕血。"诚以阳明为多气多血之经，冲为血海，隶属于此。若胃气逆行，冲气上干，气逆则血逆，而吐衄之疾作矣，是以吐衄多从伤胃论治，以降胃消瘀为第一要义。推降胃气之品，以半夏最捷，故历代医家治吐衄恒喜用此品。近代张锡纯尤为推崇，曾制"寒降汤"，以半夏、赭石配合蒌仁、白芍、竹茹、牛蒡子、甘草，治吐衄"因热而胃气不降"者；"温降汤"，以半夏、赭石配合白术、山药、干姜、白芍、厚朴、生姜，治吐衄"因凉而胃气不降"者。随症制宜，泛应曲当，张氏可谓善用半夏者矣。然而朱老认为："半夏用治吐衄诸证，不仅仅在于能降胃气，其本身即有良好的消瘀止血作用。"这就道破了血证用半夏的真谛。朱老指出，《直指方》治"失血喘急，吐血下血，崩中带下，喘急痰呕，中满宿瘀，用半夏捶扁，以姜汁和面包煨黄，研末，米糊丸梧子大，每服三十丸，白汤下"，即取其消瘀止血作用。清代吴仪洛认为，半夏"能散血"，"破伤仆打皆主之"，可谓极有见地。而以生半夏研极细末，多种外伤出血外揽之，恒立能止血，且无局部感染现象。本于先贤，证诸实际，则朱老关于半夏有"消瘀止血"作用之说，信不诬也。唯其性燥，阴虚咯血，当在禁用之列。

【案例】一女病人，34 岁，宿患胃溃疡，胃痛经常发作，作则呕吐酸涎，甚则夹有血液。此番发作一如前状，苔薄黄，脉弦细。此肝邪犯胃，胃气上逆，络脉受损之咎。半夏既能降逆，又能止血，并可制酸，亟宜选用。遂予：

法半夏、杏仁泥、生杭芍、赤石脂各 12 g，代赭石 18 g（先煎），马勃、木蝴蝶各 5 g，作煎剂。

一服痛定、呕平、血止。续服 5 剂以巩固之，追访半年，旧恙未作。

▶ 和解寒热

《本经》称半夏主"伤寒寒热"，由此可窥"柴胡汤中用之，虽云止呕，亦助柴胡、黄芩主往来寒热"（《纲目》引王好古言）之说，确属高见。朱老认为，半夏所主之寒热，当出现"心下坚"（《本经》之见症），始为恰当，非漫指一切寒热而言，从《本经》之义引申，凡寒热不解，如出现心下坚满，或气逆不降，或胸脘痞闷，均为选用半夏之指征。盖此类证候，无非浊气不降，阴阳不交所致。半夏味辛，能开结降逆，交通阴阳，和解寒热，故可治之。由于半夏有和解寒热作用，前人恒用治疟疾、痰浊甚者尤验，如《通俗伤寒论》除疟胜金丹即用之。曩年朱老以生半夏为主药的绝疟丸（验方）治各种疟疾，不论久暂，均奏显效（处方：生半夏、炮干姜各 150 g，绿矾、五谷虫各 60 g，共研细末，水泛为丸，每服 2 g，儿童酌减，需于疟发前四五小时以开水送下）。每日疟及间日疟恒一服即愈，其重者需再服始止。朱老经验，凡寒热往来，休作无时，痰浊内阻之热性病，用之常收意外之效。

【案例】去岁夏间，一张姓男子，53 岁，寒热发作无规律性，其热或作于清晨，或作于日暮，或作于夜间，热高时可达 39.5℃，低时仅有 37.5℃，热前略有寒栗。血常规检查无明显异常，也未查见疟原虫。曾经西药治疗乏效，缠绵 10 余日之久，转求师诊。其时身热 39℃，有汗不畅，心下痞闷，不思饮食，口不苦，溲微黄，舌苔薄黄而腻，脉弦滑。证属湿浊阻滞，枢机不利。邪不在表，非汗可达；热未入里，亦非清解下夺可为。唯有宣其湿浊，和其胃气，松其邪机，令卫气运行无碍，则邪自解矣。处方：

法半夏、青蒿、清水豆卷各 12 g，大贝母、晚蚕沙（包）、大腹皮、黄郁金、佩兰各 10 g。

连进 3 剂，热即下挫至正常。续予清理余蕴，调和胃气之方善后。

▶ 交通阴阳

朱老运用半夏治不寐，是受到《灵枢·邪客篇》用半夏汤治"目不瞑"的启示。凡胃中有邪，阳跷脉盛，卫气行于阳而不交于阴者，此汤诚有佳效，是其有交通阴阳之功的明验。后世医家演绎经旨，治不寐用半夏汤化裁，因而奏效者不知凡几，如《医学秘旨》载一不寐患者，心肾兼补之药遍尝无效，后诊其为"阴阳违和，二气不交"，以半夏、夏枯草各 10 g 浓煎服之，即得安睡。"盖半夏得阴而生，夏枯草得阳而长，是阴阳配合之妙也。"夏枯草既能补养厥阴血脉，又能清泄郁火，则《医学秘旨》此方之适应证，当是郁火内扰、阳不交阴之候也。朱老盛赞此方配伍之佳，并谓："若加珍珠母 30 g 入肝安魂，则立意更为周匝，并可引用之治疗多种肝病所致之顽固失眠。"

【案例】潘某，男，42 岁，工人。

慢性肝火已延三载，肝功能不正常，经常通宵难以交睫，眠亦多梦纷纭，周身乏力，焦躁不安，右胁隐痛，口苦而干，小溲色黄，舌尖红、苔薄黄，脉弦微数，迭进养血安神之品乏效。此厥阴郁热深藏，肝阴受戕，魂不守舍使然也。亟宜清肝宁神，交通阴阳。遂予：

法半夏、夏枯草、柏子仁、丹参各 12 g，珍珠母 30 g（先煎），琥珀末 2.5 g（吞），川百合 20 g。

连进 5 剂，夜能入寐，口苦、胁痛诸羔均减。仍予原方出入，共服 20 余剂，夜能酣寐，诸羔均释，复查肝功能已正常。

▶ 消肿散结

痰之为病，变幻甚多，倘留着于皮里膜外，则结为痰核，其状如瘤如栗，皮色不变，多无疼痛感，或微觉酸麻。半夏长于化痰破坚，消肿散结，故为治疗痰核之要药。朱老经验，凡痰核症之顽缠者，恒非生半夏不为功。盖生者性味浑全，药效始宏。至于生用之毒性问题，先生认为，生者固然有毒，但一经煎煮，则生者已熟，毒性大减，何害之有！多年来，朱老治疗痰核，以生半夏为主药，因证制方，奏效迅捷。如软坚消核选加海藻、昆布、生牡蛎、夏枯草等；化痰通络选加白芥子、大贝母、僵蚕等；活血消肿选加当归、丹参、紫背天葵等；补益气阴选加太子参、川百合、十大功劳叶等。

【案例】一女士，42岁，干部。

周身出现皮下结节，逐渐增多至80余枚，已达年余，不痛不痒，推之能移，经某医院确诊为结节病。平昔经汛尚调，常觉胁痛脘痞，苔薄，脉细缓。恙由气结痰凝所致，治予活血散瘀，软坚消核。处方：

生半夏7g，白芥子10g，制海藻、制昆布、夏枯草、芜蔚子、紫背天葵、炙僵蚕各12g，生牡蛎30g（生煎），川芎5g，红枣5枚。

连进5剂，未见动静。将上方生半夏改为10g，又进10剂，痰核逐步减少。服至30余剂，痰核基本消失，转予益气养阴、软坚消核之品善后。

▶ **半夏生用探析**

半夏是可以生用的，而且生用半夏止呕，疗效优于法半夏。朱老之用生半夏，是得之章次公先生的亲传，而章先生之用生半夏，又得之江阴曹拙巢（颖甫）先生。曹氏指出，仲景书中，半夏只注一"洗"字，洗者洗去泥沙耳，故仲景所用半夏，皆生半夏（详见《金匮发微》）。朱老在实践中进而体会到：生半夏久煮，则生者变熟，何害之有！传统的半夏加工方法，先用清水浸泡十数日，先后加白矾、石灰、甘草再泡，不唯费时费功，而且久经浸泡，其镇吐之有效成分大量散失，药效势必大减，用于轻病，尚可有效，用于重病，则难以建功。

妊娠恶阻，其呕吐剧烈者，治疗较为棘手。朱老治妊娠恶阻，恶心呕吐不止，胸闷不舒，不能进食者，常用于半夏为主药，配茯苓、生姜、赭石、陈皮、旋覆花、决明子，作汤剂，煎成后每用少量频服。若脾虚者，去决明子，加焦白术、砂仁健脾助运；胃热者，加芦根、黄连清胃泄热，疗效卓著。

用生半夏入汤剂需注意煎法，一般用单味先煎30分钟，至口尝无辣麻感后，再下余药。若与生姜同捣，然后入煎效更好。半夏古有动胎、堕胎之说，大约始于金代张元素，但仲景《金匮要略》治妊娠呕吐不止，即用干姜人参半夏丸。后世方书《千金要方》、《外台秘要》，妇科专书如《妇人良方》、《女科准绳》治妊娠呕吐亦皆用半夏，可见其动胎、堕胎之说不能成立。笔者循朱老之教，30余年来，用生半夏治愈妊娠恶阻甚多，从未偾事。

半夏所治之呕，多为水湿、痰饮阻于中焦，以致胃失和降所致。以其为主药，偏寒加生姜、吴萸；偏热加黄芩、黄连，亦为临证处理之常规。此味为止呕要药，为人所共知，兼擅下气散结，则人所鲜知。何以能下气散结？以其味辛，辛者能散，生者其辛味足，故下气散结其功尤擅。朱老尝以生半夏为主的煎剂，治疗心下痞，即自觉胃脘部如有物堵塞，而按之无物，且无疼痛的症状，即取其下气散结之长。又如幽门梗阻，其病既因梗阻使食物通过有碍而呕吐反胃，又因饮食物不得下，停聚为湿为痰，正因为半夏能燥湿化痰，又能下气散结，故用之有效。

【案例】陈某，男，17岁，中学生。

患者15岁时患胃和十二指肠球部溃疡，近因考试劳碌，而病反胃，经某医院钡餐透视，确诊为幽门梗阻，遂来就诊。症见食后反胃，吐出物为未消化食物残渣及少许水液，舌淡、有齿痕，脉弱。此系痰瘀互阻、胃失和降所致。亟宜和胃降逆、行瘀散结为治。药用：

> 生半夏（生姜 10 g 同打烂，先煎 30 分钟）、旋覆花、党参、丹参、桃仁泥各 10 g，茯苓 15 g，干姜、砂仁（后下）各 6 g，代赭石 20 g（打）。
>
> 服 3 剂，呕吐即止，改用香砂六君子汤加丹参、煅瓦楞子调理，至今数年未见复发。

〔何绍奇整理〕

猫爪草 ｜ 化痰散结，解毒消肿

为毛茛科植物小毛茛的块根。甘、辛、微温。归肝、肺经。有化痰散结、解毒消肿之效。一般应用于瘰疬痰核、疔疮、蛇虫咬伤。朱老认为，该品味辛以散，能化痰浊，消郁结，凡因痰（痰火、痰气、痰瘀、痰浊）所致的病证，皆可用之。爰举数端，以供参考。

▶ 用于腮腺肿瘤

腮腺癌属古典医籍"腮疮"、"流痰"等范畴，多因痰浊凝滞、毒犯腮腺所致。朱老以化痰解毒、软坚消肿为法，猫爪草与牡蛎、夏枯草、守宫、僵蚕、紫背天葵、赤芍、大贝母、山慈姑、石见穿相伍，肿痛明显加蜈蚣。曾治周某，女，58 岁，南通市先锋镇农民。左腮区有一 4 cm×4 cm 大小肿块，固定质硬，左下颌淋巴结 1.5 cm×1.5 cm，病理切片诊断为左腮腺圆柱形腺癌Ⅱ级。因家境贫困，不愿手术，经用上药治疗而愈，随访 3 年无复发。

▶ 用于结节性红斑

又称皮肤变应性结节性血管炎，好发于女性，大多损害小腿，也可累及臀部大腿。皮损呈结节状，略高出皮面，由淡红渐变紫红色，伴有烧灼性疼痛，并以病程延绵，反复发病为特征。若治疗不当难以奏效。朱老从痰热瘀滞、阻塞经脉论治，常用猫爪草与山慈姑、连翘、桂枝、桃仁、赤芍、丹皮、茯苓相配，每多应手收效。若热重者加水牛角、生地。但朱老告诫，切不可过用苦寒凉药，以免抑遏阳气，结节难消。方中少佐桂枝，意在通阳走表，化气散结。

▶ 用于急、慢性支气管炎

急、慢性支气管炎由气道炎症、黏膜水肿、分泌物增多导致气道狭窄、平滑肌痉挛，而引起咳嗽、咳痰、哮喘等症状。朱老认为，本病虽不独缘于痰，但又不离乎痰。务求辨证准确，莫把炎症皆当热。在分清寒热虚实的同时，勿忘祛痰。曾拟订猫爪草、金荞麦、紫苏子、佛耳草、蒸百部、黄荆子为基本方，偏热者加鱼腥草、黄芩；偏寒者加细辛、干姜；阴虚者加百合、沙参；阳虚者加蛤蚧、补骨脂等，随症加减，效果相得益彰。

〔蒋熙、蒋恬整理〕

十二、虚证药

天花粉｜临床五用举要

天花粉，即瓜蒌之根，故古书中也有径作"瓜蒌根"者，其性寒，味甘苦。一般药书皆将其列入清热泻火药中。李时珍《本草纲目》则说它"味甘，微苦酸"，"酸能生津，故能止渴润枯，微苦降火，甘不伤胃"。因其性寒，对脾胃虚弱者需慎用。现将天花粉的主要功效简介如下，以资参考：

一以生津止渴见长。证之临床，天花粉确以生津止渴见长，热病伤津，责之肺胃，而花粉入肺胃经，清热生津，两擅其长，宜乎其效。杂病中也有以口渴为主诉者，或嗜食肥甘厚味、或烟酒过量、或肝郁化火，伤及肺胃之津者，常以天花粉配玄参、麦冬、生甘草，或作汤剂，或作药茶代饮料，取效甚捷。诚如前人所说："瓜蒌根纯阴，解烦渴，行津液，心中枯涸者，非此不能除。"

二能化热痰。《本经逢原》说天花粉"降膈上热痰"，燥热伤肺，痰黏稠、不易咳出，口渴、面赤、舌红、脉细数者，可用天花粉配瓜蒌仁皮、光杏仁、川贝母、桑白皮、生甘草、鱼腥草（需用 20～30 g）、枇杷叶。

三为清暑解毒妙品。用于痱子（夏季皮炎）、疮疖（暑疖）、湿疹，兼见口渴、心烦、尿短赤者，内服常与银花、连翘、淡竹叶、滑石、生甘草、蒲公英、绿豆衣配伍。外用可单用天花粉或配半量滑石粉，少许冰片，研极细末作皮肤撒布剂。

四治糖尿病。糖尿病也常重用天花粉（30 g），可以缓解三多（饮水多、饮食多、小便多）的症状，张锡纯《衷中参西录》有玉液汤（黄芪、山药、天花粉、知母、葛根、五味子、鸡内金），可资参考。

五可疗疮痈。天花粉治疮痈也有卓效，《大明本草》说天花粉"消肿毒、乳痈、发背、痔漏疮疖，排脓生肌长肉，消扑损瘀血"。著名的仙方活命汤（银花、防风、白芷、当归、天花粉、陈皮、赤芍、甘草、浙贝母、山甲珠、皂角刺、乳香、没药）即用它，此方有"是疮不是疮，仙方活命汤"之誉，而且不限于皮肤疮疡，对内痈（如肠痈，即急性阑尾炎）及深部脓肿也极有效。清代张秉成《成方便读》在该方方解中还专门提到天花粉在其中的作用，他指出："痈肿之处，必有伏阳"，花粉既有清热泻火之用，又有消瘀排脓之长，故十分合拍。

此外，由于本品善于消痈、散瘀，取 10 g（配黛蛤散 3 g），加于辨治方中煎服，治萎缩性胃炎伴肠上皮化生者，连服 1～2 个月，多能逆转消失。

▶ "碍胎"的现代研究

饶有兴味的是，前人在著作中提到天花粉"碍胎"，是由天花粉有排脓、消瘀、下乳、疗扑伤肿痛、产后吹乳（乳痈初起）的作用推导而来？还是直接的经验？难以究诘。现代药理研究证实，天花粉蛋白质能致流产及抗早孕，妇科临床也有用天花粉做人工流产者：从天花粉中提取的一种有较强抗原性的植物蛋白制成的注射剂，用后引起胎盘滋养叶细胞急性凝固性坏死，而导致胎盘功能丧失，并在羊膜、绒毛膜板及胎膜形成化学性炎症，刺激子宫壁产生激烈宫缩，促死胚胎排出。但内服天花粉尚未发现这样的作用，值得进一步研究。

〔何绍奇整理〕

十大功劳 | 善清虚热，补而不腻

十大功劳之叶及果实，入药统称功劳叶。十大功劳属小檗科，有 3 种：一为阔叶十大功劳，又名大叶黄柏；二为细叶十大功劳，又名狭叶十大功劳；三为华南十大功劳，三者之叶均入药。阔叶十大功劳及华南十大功劳之根名茨黄连，细叶十大功劳之根名刺黄柏。其茎名功劳木，果实名功劳子，亦均入药用。性味均属苦寒，功效亦相近，均有清热、解毒、健胃（小剂量）作用，常用于黄疸、肝炎、胆囊炎、疮痈、目赤、风火牙痛、急性肠炎、痢疾等疾病。早在 40 多年前，作为中医药专家、江苏省卫生厅副厅长的叶橘泉先生就曾呼吁：上述植物之根可用为黄连、黄柏的代用品，而且说日本、朝鲜早就以之作代用品了，其中小檗在日本称作"目木"，就取义于可用它煎汤作为眼科洗涤剂。

功劳叶多用于肺肾阴虚之骨蒸劳热（包括结核病潮热），朱老经验，功劳叶配地骨皮、葎草、女贞子、北沙参、天冬、麦冬、黄精、百合、川贝母、桃仁等，不唯对肺结核潮热有显著退热之效，且可止咳、止血，促进病灶钙化，增强患者体质。对诸多慢性病过程中出现的低热、烦热，审是阴虚火旺者，常与生地、麦冬、玄参、地骨皮、白芍、女贞子、旱莲草等滋阴之品配合，收效亦佳。当然，阴虚之证非朝夕可复，因此治疗上常需时日，功劳叶长服、久服，亦无伤胃之弊，不少患者用后反能增进食欲。一般用量以 10～15 g 为宜。

功劳叶和黄连、黄柏、黄芩不同之点，在于其兼有一定滋养作用；和天冬、麦冬、地黄等滋阴药不同之点，在于其补乃是清补而非腻补，故绝不会滋腻助邪。在这一点上，其作用又近于女贞子，但和女贞子不同者又在于它还有清热退蒸之长。

〔朱琬华整理〕

枸杞子 | 治肝病齿衄、阴虚胃痛

枸杞子甘平，滑润多脂，为滋肾养肝、益精生津之妙品。其止血作用，方书记载甚少，仅《本草述》提及"诸见血证，咳嗽血"。朱老通过大量的临床实践，认为此品具有止血之功，对慢性肝病所见牙齿出血尤为适合，每日用 30 g 煎汤代茶，连服数日，齿衄常获控制，临床症状亦随之改善。朱老常谓："血证病因，千头万绪，约言之，缘阴阳不相维系，若阴虚阳搏，宜损阳和阴；若阳离阴走，宜扶阳固阴。但肝肾精血交损所致之失血，非偏寒偏热所宜，枸杞则为当选之佳品。"不仅齿衄，举凡鼻出血、咯血、崩漏等症见精血内夺、肝不藏血者，在辨证论治方药中加用枸杞，可以提高疗效。

此外，枸杞子不仅入肝、肾二经，《要药分析》指出，还兼入肺、胃二经，同时，王好古说它："主心病嗌干、心痛。"此处之心痛，多指胃痛而言，这是枸杞子治胃痛之滥觞。因为本品善于滋肾补肝，润肺养胃，所以对胃阴不足或肝气横逆犯胃之胃痛，用之有益。朱老对溃疡病及慢性萎缩性胃炎而见口干、苔少舌红，脉弦细者，均加重枸杞子之用量，恒收佳效。有时单用本品，每次 10 g，嚼服或烘干研末吞服，1 日 2 次，餐前服，对萎缩性胃炎伴肠化生者也有佳效。对高脂血症，银屑病参用之，俱有助益。

【案例】孙某，男，36 岁，工人。

患慢性迁延型肝炎已 4 年余，迭治未愈，经常头眩，神疲，牙龈渗血、时多时少，心悸胁痛，夜寐不实，多梦纷纭，苔薄质红，脉弦细。此肝阴亏损、虚火上炎、疫毒未靖之征。治宜养肝阴，戢浮火，解疫毒。

川石斛、金铃子各 10 g，旱莲草、制黄精、川百合各 15 g，枸杞子、蛇舌草各 20 g，夜交藤 30 g，甘草 6 g。10 剂，每日 1 剂。

二诊：药后诸象均见好转，牙龈渗血亦止。苔薄，脉小弦。再予原方 5 剂以善后之。

〔朱步先整理〕

白薇 | 轻清虚火，透泄血热

白薇味苦咸，性寒，入肺、胃、肾经。其有清虚火、除血热等多种作用，为治疗阴虚内热，肺热咯血，大出血后虚烦血厥，热淋、血淋之要药，并可治风温灼热多眠、温疟等。

▶ 治妇人产后血虚烦乱

最早用白薇的方剂见于《金匮要略》，该书"妇人产后病脉证治"篇治"妇人乳中虚，烦乱，呕逆"之"竹皮大丸"（生竹茹、石膏、桂枝、甘草、白薇），有"安中益气"之功，方中即用此药。尤在泾对此方颇有中肯的分析："乳子之时，气虚火胜，内乱而上逆也。竹茹、石膏甘寒清胃；桂枝、甘草辛甘化气；白薇性寒入阳明，治狂惑邪气，故曰安中益气。"此方殆用白薇治疗血虚烦乱，以其能利阴气、清血热也。后世"白薇汤"，擅治妇人"郁冒血厥"，方由白薇、当归、人参、甘草组成，其用白薇至为精当，盖血虚则阳热上冒，阴阳之气不相顺接，所以致厥。方中人参益气，当归养血，以补不足，尤堪咸寒之白薇，清热安中而抑阳亢，斯郁冒可除，血厥可愈。

【案例】卫某，女，34 岁，教师。

流产后体气未复，即行工作，经常头眩神疲，口干心烦，低热掌烘，夜寐不实，多梦纷纭，腰酸腿软，带下绵注，经行量多，苔薄质微红，脉弦细带数。此冲任伤残、肝肾亏损、虚热逗留之征。治宜养肝肾，益冲任，清虚热。

白薇、仙灵脾各 12 g，生地黄 20 g，枸杞子 10 g，夜交藤 30 g，生白芍、女贞子、制龟板各 15 g，甘草 6 g。6 剂。

二诊：低热渐清，口干心烦趋平，腰酸带下轻减。苔薄脉细。肝肾之阴稍充，冲任亏损渐复，宗前法继进之。

上方生地黄改为熟地黄 15 g，加紫河车 8 g。6 剂。

三诊：精神渐振，自觉爽适，苔薄脉细，再予养肝益肾，以善其后：

枸杞子、女贞子各 12 g，生白芍、炙黄精各 15 g，紫河车、仙灵脾、当归身各 10 g，甘草 6 g。6 剂。

▶ **治阴虚热病**

白薇不仅可用于杂病，也可用治热病，盖以其在清热中寓有透解之意。《通俗伤寒论》之"加减葳蕤汤"（玉竹、生葱白、桔梗、白薇、豆豉、薄荷、炙甘草、红枣），为治疗素体阴虚、感受外邪而致头痛身热、微恶风寒、无汗或汗不多、咳嗽心烦、口渴咽干、舌赤、脉数之良方，方用玉竹、炙草、红枣滋养营阴，以益汗源；葱、豉、薄荷达表透邪；白薇轻清凉解，确属轻灵有效。白薇能入血分，按照温病卫气营血辨证之层次，用药或表或清之次第，凡病在卫气阶段，似不宜早用。经验所及，用白薇的着眼点有：①肺热较重。白薇能清肺金，凡以肺热咳嗽（特别是久咳）或咳嗽痰中带血为主症者可以用之；②热病后余热未清可以用之；③阴虚外感证早期亦可用之，但必与养阴、透解之药同用。

《别录》载白薇"疗伤中淋露"，《本草经疏》释曰："《别录》疗伤中淋露者，女子荣气不足则血热，血热则伤中，淋露之候显矣。除热益阴，则血自凉，荣气调和而前症自瘳矣。"此药能入冲任，以清血海伏热，故对月经先期及漏下等症，凡属胞宫伏热者，均可酌用。近代名医程门雪先生治不明原因之发热，用白薇与鹿角相伍，配伍巧妙。从白薇入冲任，鹿角通督脉，两味并用，能燮理阴阳的角度来理解，觉得别有悟境。朱老治低热证，腰酸肢楚，头晕神疲，妇女可见月经不调，带下颇仍，属肾虚为主者，恒以白薇与生地、巴戟天同用，随症加用不同的药物，其意亦在于燮理阴阳。而对于妇女更年期综合征，当戢敛虚火，平调阴阳，从调理冲任着手，以白薇、白芍、牡蛎、仙灵脾、女贞子、盐水炒知柏等，组合成方，多能收较佳之效。

朱老擅治痹证，无论是风湿性或类风湿关节炎，凡属热证或寒热错杂证，见低热缠绵、午后较甚、舌尖红、舌苔薄黄、脉来较数者，每于辨证论治方中，加用白薇、秦艽、萆草，其退热较速，痹痛亦随之缓解。夏秋间湿热为患者多，有运用苦泄、辛开、淡渗、芳化诸法后，诸羔均退，唯后期低热缠绵，周身困倦，纳谷不香，示湿热伤阴，余邪留恋，朱老每取白薇、石斛、豆卷同用，对于摒退低热，促进消化功能之恢复，有所助益。

【案例】秦某，女，42 岁，工人。

3 年前四肢小关节肿痛，时轻时剧，继则低热缠绵，逗留在 37.5 ℃～38 ℃ 之间，血沉 98 mm/h，类风湿因子阳性，确诊为类风湿关节炎，迭进中西药物，尚未控制其活动。目前低热未已，口干，晨僵明显，小关节对称性肿胀变形，艰于活动，颇以为苦。苔薄腻、质红，脉弦细。寒湿袭踞经脉，痹闭不利，蕴久化热。治宜蠲痹通络，养阴泄热。

生地黄 45 g，白薇、川石斛各 15 g，秦艽、乌梢蛇、地鳖虫各 10 g，炙僵蚕、广地龙各 12 g，青风藤 30 g，甘草 6 g。6 剂。

二诊：药后低热挫降，关节僵肿稍退，此佳象也。苔薄尖红，脉弦细。药既奏效，毋庸更张，进治之。上方继服 6 剂。

三诊：阴损见复，低热已清，关节肿痛续见减轻，改予益肾蠲痹丸治之。餐后每服 6 g，日 2 次。

2 个月后复查血沉为 16 mm/h，类风湿因子已转阴，嘱其继服上丸 4 个月以巩固之。半年后随访，已临床治愈，恢复工作。

〔朱步先整理〕

桑葚子 | 滋补肝肾，养血熄风

桑葚子即桑树之果实，桑树在我国大部分地区均产，而以南方各省为多。《神农本草经》载有桑上寄生、桑根白皮、桑叶、桑耳，而独遗桑葚。张路玉《本经逢原》说：《本经》桑根白皮条下之"主伤中，五劳六极赢瘦，崩中，脉绝，补虚益气"，皆言桑葚之功。李时珍《本草纲目》亦沿旧例，将桑葚之功，误列于根皮之下，"所以世鲜采用"。如此良药，且采集又易，却不为人所注目，殊为可惜。

桑葚子色紫红，老熟则墨，入肝、肾经，性味甘酸而寒，为滋补肝肾、养阴熄风之要药，朱老指出：举凡肝肾阴虚所致之糖尿病、高血压病以及老人精亏血少之耳鸣、怔忡、不寐、腰酸脚弱、便秘，悉为妙品。诚如《本草经疏》说："桑葚，甘寒益血而除热，为凉血补血益阴之药。消渴由于内热津液不足，生津故止渴；五脏皆属阴，益阴故利五脏。阴不足则关节之血气不通，血生津满，阴气长盛，则不饥而血气自通；热退阴生，则肝心无火，故魂安而神自清宁。"入药水浸洗净晒干用，汤剂一般用量以 15～30 g 为宜，但脾虚泄泻者忌之。鲜者可作水果食用。桑葚子熬膏便于久服，对肝肾阴虚者尤为适宜。

【制法】在桑葚子成熟季节，采集颜色紫黑、颗粒饱满、干净之果实，清水洗净，然后用纱布作袋，挤取其汁，置砂锅或搪瓷锅中，文火慢熬，加冰糖、蜂蜜收膏，置冰箱中保存，每服一二匙，1 日 3 次，殊有佳效。

〔何绍奇整理〕

知母 | 清热养阴，除烦止渴

知母味苦甘寒，归肺、胃、肾经，临床应用广泛。朱老云其上、中、下焦诸多病变皆能治疗，其清热养阴润燥，生津除烦止渴之功效，鲜有药物能比。外感、内伤杂病用之多获良效。现将常用配伍归纳如下。

1. 石膏、知母相配治气分实热 石膏、知母相配为清解气分实热常用对药之一，源于《伤寒论》中用于治疗阳明经气分大热之白虎汤。石膏辛寒，清泻肺胃实热，而知母苦寒，清泻实火又能润燥，两药配伍，清解气分实热之力增强，而无伤脾胃之虑。配合黄连、山栀、芦根、银花、生甘草，治疗热病高热不退，面红目赤，烦渴欲饮，舌红，脉洪大等。

2. 知母、地骨皮相配退虚热 罗天益所著《卫生宝鉴》中秦艽鳖甲散与黄芪鳖甲散，两方皆用本品，朱老喜用知母、地骨皮配伍治疗各种虚劳烦热，午后潮热，手足心热及盗汗、咳嗽、咽干、倦怠乏力、纳食不振、舌淡红、少苔、脉细数等。并伍以白薇、天冬、白芍、料豆衣等；如咳嗽少痰，常配贝母、桑白皮、紫菀、百部；气阴两虚，伍以太子参、怀山药。

3. 知母、百合相配治疗妇女脏躁病 妇女脏躁病，往往表现为心神恍惚，悲伤欲哭，夜寐不宁，心悸欠安，临床常以甘麦大枣汤为之调治，朱老有时喜用知母、百合配伍使用，再加用合欢皮、夜交藤、绿萼梅、生白芍等，养阴清热，除烦止渴，安神疏肝，奏效甚捷。

4. 知母、人中白配伍治疗牙痛、口疮 牙痛、口疮的发生，多属胃火上炎，有时见有舌红、口干、便干等症，朱老常以知母、人中白相伍，加用银花、牛膝、麦冬、丹皮、升麻、黄连等，效果显著。

【案例】 陈某，女，45 岁。

因复发性口疮反复发作 3 年，复发 2 天来诊。现口疮疼痛，口干，心烦易怒，大便偏干，舌红少苔，脉细。证属心胃火旺，上炎于口。治宜清心胃，泄实热。处方：

知母、人中白、黄连、山栀、合欢皮、石斛各 10 g，全瓜蒌 15 g，甘草梢 6 g。3 剂，水煎服。

药后口疮明显缩小好转，疼痛减轻，大便通畅，再予 3 剂巩固。

5. 知母、贝母配伍治燥热咳嗽 知母并不能像贝母那样有直接止咳化痰之功能。重要是由于知母能清肺中之实热、虚热，使肺之肃降功能正常。李时珍《本草纲目》中云其："下则润肾燥而滋阴，上则清肺金而泻火"。朱老指出："知母用于治疗咳嗽，无论痰黄痰白，干咳少痰、无痰，皆可应用。但最宜于热痰、燥痰，见痰少质黏，痰黄稠黏，咳吐不易，可伍以金荞麦、杏仁、鱼腥草、瓜蒌等；而干咳少痰或无痰，伍以麦冬、北沙参、紫菀、百部等。

【案例】 王某，女，55 岁。

近 1 周来咳嗽，干咳少痰，咽干咽痒，咳甚胸痛，不发热，舌质偏红，苔薄白，脉细弦。此为燥邪伤肺，肺失清润。治宜养阴清肺，润燥止咳。处方：

知母、川贝母、北沙参、百部、麦冬、桑白皮各 10 g，玉蝴蝶 8 g，杏仁 10 g，甘草 6 g。5 剂，水煎服。

药后，咳嗽基本告愈。

6. 知母、生地黄相伍治疗消渴 朱老在治疗消渴病时，亦喜用知母、生地黄相伍。两者甘苦寒，养阴生津，除烦止渴，适用于各型消渴病。现代研究也证明，两者均有明显的降血糖作用。

7. 知母、寒水石配伍，用于热痹症 痹证如见关节红肿、热痛，局部皮肤色红，伴发热或汗出头痛，舌红，苔黄，脉弦为热痹之象。朱老常以知母伍寒水石，以桂枝、生白芍、赤芍、萆草、虎杖等参入其中。如疼痛较剧，亦可配少量附片或川乌，取热痹佐用热药，加大开痹通络之力，以使邪去络通，疼痛减轻。配伍白芍、甘草养阴和里，可防温药伤阴之弊。知母伍寒水石不仅能清络热，并善止痛，使抗"O"、血沉趋于下降。

【案例】 姚某，女，34 岁，农民。

有类风湿关节炎病史 4 年，近周余来，右膝关节疼痛加重，局部肿胀，皮色微红，皮肤微热，舌红，苔薄黄，脉弦数。乃寒湿郁久化热，络脉痹阻。治宜清解郁热，蠲痹通络。处方：

川桂枝、生白芍各 10 g，知母 20 g，怀牛膝 10 g，桑寄生 15 g，寒水石 30 g，萆草 30 g，虎杖 15 g，生甘草 6 g。7 剂，水煎服。另用芙黄膏外敷关节。

药后，关节疼痛减轻，再以前法为主调治半月，右膝关节肿痛逐步缓解趋愈。

知母与黄柏相配还可用于下元虚损,相火妄动,见骨蒸潮热、遗精盗汗、失眠等症。另外,知母性寒滑润,脾胃虚寒便溏者忌用。

〔吴坚整理〕

十三、口咽病证药

芦荟 | 泻脾泄热治实火口疳

口疳俗称口疮。由于口为脾之窍,舌为心之苗,故口疳常与心脾两脏相关。若心脾之火熏蒸,则口疳作矣。但火有虚实之分,病有常变之异,临证岂能一例衡之?属心经邪热者当泻心导赤;属脾经积热者当泻脾泄热,此实火论治之大略。若虚火论治,又当随症立法:思虑劳倦,损伤脾气,症见运化无权、虚火内生者,当补土伏火;劳心过度,阴液暗耗,症见口干口苦、心烦不寐者,当泻南补北,交通心肾;长期反复发作,阴伤及阳,虚阳浮越者,则温养下焦,引火归元。

朱老治疗脾经积热之口疳,以苦泄为重点,参用解毒、护膜、生肌之品,常应手收效。可用芦荟,配合决明子、马勃、木蝴蝶、甘中黄等。芦荟苦寒,入心、肝、脾三经,除善折肝火外,亦擅泻脾经积热,《儒门事亲》曾以其配合使君子治疗小儿脾疳。决明子能清肝、和胃、通便,朱老历验其为治疗消化性溃疡之效药,并引申于治疗口腔溃疡,它与芦荟相伍,诱导下行,使淫热从下而泄,遂不致炎上为患。马勃、木蝴蝶同用,清泄郁热,保护溃疡面,加速其愈合。甘中黄有良好的清热解毒作用。一般服此类方药后,大便每日恒增多1~2次,此积热下泄之证也,无须过虑。

【案例】王某,男,38岁,工人。

口疳已起10余年,时轻时剧,迭经中西药物治疗未见显效。口唇内及舌侧可见3枚黄豆大小溃疡,痛楚较甚,咽喉干燥,口中有秽气,夜间烦懊难寐,二便尚调,舌质偏红、苔薄黄,脉弦滑。脾经积热熏蒸,虽为患已久,仍当先夺其实。处方:

芦荟3g,木蝴蝶6g,决明子、生薏苡仁各15g,马勃5g,甘中黄8g,玄参10g,生麦芽20g。

服上药5剂,口疳明显好转,口中秽气亦减。停药10余日,口疳又作,足见邪热未除,继进上方5剂,口疳渐愈。转予养阴泄热,护膜生肌,予决明子、玉泉散、川石斛、生地黄、北沙参、炙僵蚕、木蝴蝶等。连服5剂,多年宿疾遂告痊愈。

〔朱步先整理〕

蛇床子 | 疗效独特,内外俱可

蛇床子味苦性温,入肾经,既能温肾壮阳,又善祛风、燥湿、杀虫,常用于治疗男子阳痿、阴囊湿痒,女子带下阴痒、子宫寒冷不孕,风湿痹痛,疥癣湿疹等。朱老认为,蛇床子功用颇奇，内外俱可施治，在一些疑难杂症的治疗中常可出奇制胜。

▶ 治外阴白色病变

外阴白色病变，又称"外阴白斑"。是外阴皮肤黏膜营养障碍所致组织变性及色素减退的疾病。临床以外阴奇痒为主症，伴有外阴糜烂、皲裂、溃疡或粗糙、萎缩，皮肤黏膜变白变薄，失去弹性，病人非常痛苦。因"肾司二阴"，"肝脉绕阴器"，故朱老认为该病责之于肝肾亏损，外阴失养，复受风邪侵袭，湿浊下注所致。蛇床子是治疗该病的首选药物，因其入肾经，内服能温肾壮阳，外用燥湿杀虫止痒，量可用至 30 g 以上，再配入补肾精的何首乌、菟丝子，养肝血的熟地、当归、白芍，祛风止痒的僵蚕、地肤子，可达滋肾益精，养肝润燥，止痒消斑之效。

【案例】王某，女，29 岁。

外阴白斑 1 年余，外阴干燥瘙痒，局部起疱，干燥结痂，时有皲裂，痒痛难忍。曾用西药内服外搽，效果不佳。舌质暗红，脉涩。治宜滋养肝肾，益精润燥，止痒消斑。处方：

蛇床子、何首乌各 30 g，菟丝子、黑芝麻各 20 g，当归 15 g，地肤子 20 g，僵蚕、川牛膝各 15 g，补骨脂 30 g。

每日 1 剂，水煎内服，每日 2 次，三煎入盆熏洗坐浴 20 分钟，每日 1 次。

上药连用两月，自觉症状渐趋消失，妇科检查原发白部位色泽已恢复正常。随访半年，未见复发。

▶ 治脉管炎

脉管炎属脱疽范畴，因元气不足，脏腑功能失调，痰瘀凝聚，阻滞经脉，肢端失养所致。临床可见下肢麻木、冷痛、漫肿，皮肤呈紫或灰黑色，局部可溃烂如败絮状，见大量渗出物。朱老认为在常规大法乏效时，可重用蛇床子 30～40 g，每能取得逆转之功。《日华子本草》称蛇床子"治暴冷，暖丈夫阳气，补损瘀血"。《本经》又云："除痹气，利关节。"朱老重用蛇床子治疗虚寒性脱疽，不仅取其温阳燥湿之性，更在于宣痹，托旧生新，活血祛瘀，使旧血去而新血生。此药实乃治脱疽不可多得的一味良药。

▶ 疗咽止咳治喘

1. 咽喉炎 咽喉炎见咽喉部不适，常咽痒即咳，甚者咳声频频，憋得面红耳赤。朱老认为咽喉痒是风邪侵袭咽喉所致，受蛇床子具祛风止痒功效启示，朱老常在辨证治疗的基础方中加入蛇床子一味，往往取得满意的疗效。故凡见喉痒甚而咳者，无论新病久病，均可加上蛇床子 10 g。

2. 哮喘 蛇床子具止咳平喘功效，历代医书鲜有记载。朱老根据蛇床子辛温入肾经，具有温肾壮阳作用，故用于固肾纳气治哮喘。对哮喘每至秋冬季节即发作加重者，常加蛇床子 15～20 g，能使哮喘明显减轻，且能减少复发。

此外，根据现代药理研究，蛇床子具有类激素作用，对卵泡发育不良或无排卵性不孕症患者，在辨治方中加入蛇床子10～15g，坚持服用2个月，具明显的促排卵作用，为治不孕症之必用药。因蛇床子既能温肾壮阳，扶正固本，又能燥湿解毒，也为治疗慢性前列腺炎的佳品。

该药有部分患者服用后有恶心、头晕现象，停药后即可消失，未发现其他不良反应。

〔朱建华　潘峰整理〕

十四、妇科病证药

茜草 | 止血活血，兼能利水

《黄帝内经·素问》一书记载的少量方药之中，即有茜草一味："帝曰：有病胸胁支满者，妨于食，病至则先闻腥臊臭，出清液，先唾血，四肢清，目眩，时时前后血，病名为何？何以得之？岐伯曰：病名血枯，此得之年少时有所大脱血，若醉入房中，气竭肝伤，故月事衰少不来也。帝曰：治之奈何？复以何术？岐伯曰：以四乌贼骨一芦茹二物并合之，丸以雀卵，大如小豆，以五丸为后饭，饮以鲍鱼汁，利肠中及伤肝也。"这里的芦茹，即茜草。李时珍《本草纲目》作"茹芦"。茜草苦寒，入肝经，药用其根部。此药既能行血，又能止血，故有"血见愁"之别名。前人经验，多谓炒炭止血，生用行血。朱老指出，茜草生用也有显著止血的作用，不必炒炭，唯止血当用小剂量（常用6g左右）；行血则须大剂量（20～30g）耳。

茜草止血，范围较广，无论吐血、衄血、尿血、便血、皮下出血、月经量多、子宫出血，凡因血热妄行引起，量多色鲜，舌红脉数者，皆可投以茜草，而收迅速止血之效。常配伍生地黄、大黄、白芍、炒丹皮、炒栀子、侧柏叶同用。茜草本可行血，配合大黄等应用，尤有止血而不留瘀之妙。晚清张锡纯善用茜草，其妇科方中有清带汤（生山药、生龙骨、生牡蛎、海螵蛸、茜草，治妇女赤白带下，所谓赤带，即子宫的少量出血）和固冲汤（黄芪、白术、龙骨、牡蛎、山萸肉、白芍、海螵蛸、棕炭、五倍子、茜草，治妇女血崩、宫血）。

【案例】徐某，女，32岁，教师。

经常头眩失眠，掌烦口干，月事先期而行，且量多如崩，恒七八日始净，顷方行二日，苔薄质红，脉弦细而数。此肝肾阴虚，血热妄行之候。治宜滋养肝肾，凉血调经。

生地黄、炒枣仁、煅乌贼骨各20g，枸杞子、旱莲草、女贞子各15g，生白芍12g，苎麻根30g，茜草6g，甘草5g。5剂。

二诊：药后经量显见减少，5日而净，自觉头眩掌烦好转，夜寐渐安。苔薄，脉细弦，续守前方损益，服5剂后，精神振爽，即以杞菊地黄丸、归脾丸早晚分服，每次6g，善后而愈。

茜草行血，其效最著者为妇女血滞经闭，单用此味30g，黄酒与水各半煎服，1日1剂，2次分服，一般数剂即可收通经之效。月经困难，经水中夹有血块，腹疗痛者，也可使用。还可配伍当归、川芎（佛手散）、桃仁、赤芍、益母草、泽兰、香附、延胡索、青木香、茯苓、威灵仙、丹参，用于血瘀气滞之痛经。另有胁痛一症，胁肋属肝，有气分、血分之别，初病在经在气，久则入络入血，仲景《金匮要略·五脏风寒积聚病脉证并治》称为"肝着"。以"其人常欲蹈其胸上"为其特征，主以旋覆花汤。此方三味药，旋覆花、青葱之外，尚有新绛，新绛即绯帛，乃取茜草根汁染丝帛而成，故茜草又名"倩染"、"绯草"。今人已不用新绛，而迳以茜草代之。对于此方证，历来注家多有疑义。《医宗金鉴》以为方证不符，丹波元简、陆渊雷等亦谓方证不合。但叶天士治肝着，常用此方，谓"肝着之病乃由经脉，继及络脉，久病在络，气血皆窒"，并指出"此际不可用辛香刚燥……新绛一方，乃络方耳"，药用新绛配旋覆花、桃仁、柏子仁、归须、泽兰之类，可证《金鉴》之说不确。而新绛一药，自清以后即废用，茜草入络行血，瘀去则络脉宣通，故可取效于久病胁痛者。朱老认为"新绛"之作用，乃在茜草，不妨选用茜草可也。

茜草尚可利水，用于水肿、黄疸等疾，《千金》治风水，即有"活其血气"之说，仲景《金匮要略·水气病脉证并治》曾论及"血不利则为水"，可惜历来注家多泥于字面，在妇女经水问题上做文章。朱老认为，仲景之精神乃在于阐发瘀血导致水肿，临证对于水肿之仅用通行利水剂无效者，常改从血瘀治疗，选用茜草合益母草、鬼箭羽、丹参、泽兰、牛膝、车前、猪苓、茯苓皮、桂枝等，每收捷效。茜草、益母草、泽兰辈，既能活血，又能利水，故用于血瘀水肿证，非常合拍。

〔何绍奇整理〕

益母草 | 消风平肝利水

益母草味辛微苦，性微寒，入心、肝二经，长于活血祛瘀，为妇女经事不调、产后瘀阻腹痛诸疾之要药。其子名茺蔚子，又名小胡麻、三角胡麻，主治略同，尤擅解郁平肝、活血祛风之长。至于两者区别，李东垣谓"根茎花叶专于行，子则行中有补也。"朱老则认为："两味活血祛瘀之功近似，若论利水，则益母草为胜。"

▶ 消风止痒

《本经》早有"隐疹痒，可作浴汤"的记载，内服之功亦相近似。朱老认为："益母草的消风止痒作用，全在其能入血行血，盖血活风自散也。"风疹之疾，初起当侧重宣肺，盖肺主皮毛，肺气开，风气去，痒遂止耳。若久发营虚，风热相搏，郁结不解，则痒疹此起彼伏。顽固者痞瘤硬结难消，令人奇痒难忍，甚或心烦不寐。此时当宗"久病多虚"、"久病多瘀"之旨，以营虚为本，以瘀热不散，风气不去为标，采用养营、活血、清风之品，方可奏功。朱老恒以四物汤为主方（重用生地至30 g），伍入益母草、紫草、红花、白鲜皮、白蒺藜、徐长卿等，奏效较捷。

【案例】王某，女，34岁。

痒疹已起两月余，曾经泼尼松、扑尔敏等治疗，尚可控制，但停药复作，又服祛风止痒之中药多剂，收效不著。就诊时痞瘤布于周身，其色或白或赤，并可见多处搔破之指痕，每逢外出吹风则疹出尤多，脉浮弦，苔薄。此因久发体虚，卫外不固，兼之营中郁热未清，风邪留着。亟宜益气固表，活血消风。乃予：

生黄芪20 g，防风6 g，生地30 g，当归、赤芍各10 g，川芎5 g，益母草、豨莶草、徐长卿各15 g。

连进 5 剂，瘙痒锐减，疹块渐消。继服 10 剂，顽疾得瘥。

▶ **平肝降压**

益母草之降压作用，已为现代药理实验所证实，但决非泛泛使用，它主要适用于肝阳偏亢之高血压症。《杂病证治新义》之"天麻钩藤饮"（天麻、钩藤、生石决明、山栀、黄芩、川牛膝、杜仲、益母草、桑寄生、夜交藤、朱茯神）有平肝阳、降血压之作用。分析此方，除用潜阳、泻火、平肝诸品外，尤妙用牛膝、益母草之活血和血、降逆下行，使肝木柔顺，妄动之风阳得以戢敛，其"新义"殆在于斯。朱老指出："益母草有显著的清肝降逆作用，对产后高血压症尤验，但用量必须增至 60 g，药效始宏。"当肝阳肆虐、化风上翔，出现血压增高、头晕肢麻时，或久病挟有痰湿、瘀血，伴见面浮肢肿、身痛拘急者，均可适用。朱老曾制"益母降压汤"，药用益母草 60 g、杜仲 12 g、桑寄生 20 g、甘草 5 g。头痛甚者加夏枯草、生白芍各 12 g，钩藤 20 g，生牡蛎 30 g；阴伤较著者加女贞子 12 g，川石斛、大生地各 15 g。

【案例】周某，女，93 岁。

宿患高血压，长期服用降压片。今测血压为 178/106mmHg，经常头晕且胀，肢麻身痛。近半月来，又增腹中隐痛，腹泻、日三四行，更觉疲乏难支，脉弦劲，苔薄。缘风阳偏亢，脾土受戕。治予潜阳熄风，抑木安中。药用：

益母草、生牡蛎（先煎）各 30 g，桑寄生、钩藤各 20 g（后下），白芍 12 g，乌梅肉 6 g，木瓜 10 g，甘草 5 g。

连进 8 剂。血压下降至 150/88 mmHg，腹泻已止。仍从原方出入，调理而安。

▶ **利水消肿**

用益母草利水消肿，必须大剂量。曾验证：若每日用 30～45 g 时，利尿作用尚不明显，用至 60～120 g 时（儿童酌减），始见佳效。鉴于其具有活血、利水之双重作用，故对于水、血同病，或血瘀水阻所致之肿胀，堪称之对之佳品。应用概况是：

（1）用于肝硬化腹水：此症与肝脾肾关系最为密切，乃气血水相因为患，其病位在肝，恒多"瘀积化水"之候。朱老治疗腹大如鼓、腹壁青筋显露之鼓胀，在辨证论治的前提下，恒以益母草 120 g（煎汤代水煎药）加入辨证方药中，常可减缓胀势，消退腹水。

（2）用于急、慢性肾炎：急性肾炎多系外感风邪水湿，或疮疡湿毒内攻等，致使肺脾肾三脏功能失调，水湿泛溢肌肤而成。益母草除能利水外，尚可清热解毒，《新修本草》载："能消恶毒疔肿、乳痈丹游等毒"，不失为治疗急性肾炎之要药。常用处方：益母草 90 g，泽兰叶、白槿花各 15 g，生甘草 5 g。风邪未罢，肺气不宣加生麻黄 5 g；内热较甚加生大黄 5 g、生黄柏 10 g；气血虚弱加当归 10 g、生黄芪 15 g。至于慢性肾炎，则要从久病肾气亏虚，络脉瘀滞，以致气化不行，水湿潴留着眼，补肾、活血兼进，借以扩张肾脏血管，提高肾脏血流量和增强肾小管排泄功能。常在组方时选加益母草。

（3）用于其他原因之水肿。临床可见一种浮肿，尿常规检查无异常发现，一般肿势不剧，以面部和下肢较为明显，常伴见面色少华、头晕乏力等症状。朱老认为，此种浮肿基因于气血亏虚，肝脾失和。盖气虚则鼓荡无力，血涩运迟，络脉瘀滞，以致水湿留着。故此类浮肿，乃虚中挟瘀之候也。朱老习用生黄芪（30 g）与益母草（60 g）相伍，以扶正气、化瘀滞、行水湿。配合茯苓、白术健脾，当归、白芍养肝，天仙藤、木瓜舒筋化湿，收效较著。

此外，益母草还善治血尿，急性者配小蓟、白茅根、苎麻根，慢性者配仙灵脾、血余炭、枸杞子有效。

〔朱步先整理〕

紫石英 | 效专温摄

紫石英甘温，入心、肝经，有降逆气、暖子宫、镇心安神之功。早在《金匮要略》中，即载有"风引汤"（紫石英、寒水石、石膏、滑石、白石脂、赤石脂、大黄、干姜、龙骨、桂枝、甘草、牡蛎），以"除热瘫痫"，方中即用紫石英，历代医家，通过不断的实践，不断扩大了此药的应用范围。

▶ 治宫寒不孕

一般说来，石药之性偏于燥，而紫石英温润，此点颇堪注意。质重而润，又能深入血分，故可通奇脉，为温养奇经、镇逆安冲之要药。早在《本经》即记载其治"女子风寒在子宫，绝孕十年无子。"其治宫寒不孕之作用，为历代医家所赞许，可见经得起实践之检验。朱老治宫寒不孕症，亦喜用此药，多以其配合仙灵脾、鹿角霜、淡苁蓉、沙苑子等，随症辅以其他药物，有较佳效果。

▶ 治胃痛嗳气

冲脉为血海，起于胞中，夹脐上行，至胸中而散，若寒客胞中，则冲气因之上逆。逆于胃，则脘痛嗳气；逆于肺，则喘逆迫促。冲脉隶于阳明，若胃气虚馁，冲气更易上干。朱老经验，胃痛之因冲气上干者，多见于血虚挟寒之患者，其见症为面色萎黄或少华，脘嘈心悸，胃痛阵作，嗳气频仍，也有见脐下动悸者，舌淡苔薄，脉弦细。若从肝气犯胃论治，往往乏效，盖理气之品，多易伤津耗液故也。常用六君子汤，以山药易白术，加当归、紫石英、川楝子、小茴香、沉香，每应手收效。其所以以山药易白术者，盖因白术升脾阳，不利于冲气平降之故。山药既可健脾，又能养胃安中，用之较为合理。

▶ 疗喘逆之要药

紫石英功擅降冲纳气，故为治疗喘逆之要药。一般而论，咳喘在肺为实，在肾为虚，发时治肺，平时治肾。但见症往往虚实夹杂，呈现咳喘痰多，动则喘促尤甚，气短乏力，心悸不宁等见症，则宜虚实兼顾，标本同治，肺脾肾三脏并调，可用紫苏子、杏仁、旋覆花下气豁痰；党参、山药、茯苓、甘草益气补脾；紫石英、补骨脂、五味子补肾纳气。执此法而化裁之，每可获效。对于肺肾两虚，咳喘乏力，或喘而易汗之虚喘，应梦散（人参、胡桃肉）不失为对症之良方，而朱老用此方，恒伍入紫石英，或再加紫河车之填补，自较原方疗效为优。

▶ 治心悸

紫石英能镇心安神，所以常用于心悸怔忡之候。昔张文仲治"虚劳惊悸"，用"紫石英五两，打如豆大，水淘一遍，以水一斗，煮取三升，细细服，或煮粥食"。是单用此药而收效者。此药常用于阳虚之心悸，桂枝甘草汤加黄芪、紫石英，是朱老治疗心阳虚之心悸常用方。若心之气阴两虚，呈现舌红苔少，夜寐不宁，心动过速，脉细数而弱者，则予益气养阴宁心方中加用之，以收安奠心君之效。药如太子参、麦冬、五味子、玉竹、生地、枸杞子、炙甘草、柏子仁、紫石英等。

▶ 治崩漏

崩漏之成因甚多，然则冲任不固，乃是共性，络伤血溢，取药固摄下元，调理冲任，以堵缝隙，实为要着。震灵丹（禹余粮、赤石脂、紫石英、代赭石、乳香、没药、朱砂、五灵脂）是治疗崩漏下血量多，或纯下瘀血，以致头目昏晕、四肢厥冷之良方。观其方义，是在堵截中寓有化瘀，深得通塞互用之理，凡崩漏数日未已，漏下夹有瘀块，可仿震灵丹之意，取紫石英、赤石脂、乌贼骨收摄冲任，丹参、茜草养血化瘀，川断、杜仲补益肾气。在此基础上随症加减，历验不爽。

【案例】谢某，女，34岁，工人。

体气素虚，经常头眩神疲，心悸气短，怯冷倍于常人，纳谷欠香，腰酸腿软，经行量多，有时淋沥多日始净，带下绵注，质稀，苔薄质淡，脉细软。此肾元亏虚、冲任不固、带脉失约之候。治宜温肾阳，摄下元，调冲任，束带脉。

紫石英20g，仙灵脾、赤石脂、炒白术各15g，煅乌贼骨12g，茜草炭、鹿角霜、炙蜂房各10g，甘草6g。5剂。

药后神疲较振，漏下已止，白带亦少，原方续进10剂而安。

〔朱步先整理〕

五倍子 | 敛肺涩肠，解毒医疮

五倍子为角倍蚜寄生在盐肤木上所形成之虫瘿，性平，味酸咸涩，无毒，入肺、胃、大肠三经。效广用宏，其效能可概括为：①敛肺止咳；②涩肠止泻；③固络止血；④止汗固精；⑤收提脱坠；⑥解毒医疮。既可内服，又能外敷。因其收敛作用较强，故凡新起之咳嗽、痢疾或便秘者，则不宜使用。朱老在临床之际，善于发挥本品之特长，屡奏佳效，兹举其要，简介于下。

▶ 肺虚久咳

久咳不已，肺气虚散，需补敛兼施，宜五倍、五味并用。朱老盛赞丹溪所言："五倍子属金与火，嚼之善收顽痰、解热毒，佐他药尤良。黄昏咳嗽，乃火气浮入肺中，不宜用凉药，宜五倍、五味敛而降之。"乃善用五倍子之经验之谈。此等久咳，朱老认为多属慢性支气管炎而体质偏虚者，新感暴咳不宜也。

【案例】杨某，女，62岁，工人。

旧有慢性支气管炎，经常举发，咳呛频仍，气逆痰少，苔薄质淡，脉细。肺气虚散，气失降纳之候，治宜敛肺定咳。

五倍子、核桃肉各150g，共研细，蜜丸如绿豆大，每早晚各服6g，开水送下。

连服5日，咳呛略稀，继服旬日而平。嗣后虽仍偶见发作，继服上丸仍效。

▶ 各种出血

本品含有丰富之鞣质，能加速血凝而达到止血之效，内服外敷均可。对于鼻出血、牙宣、咯血、吐血、崩漏、便血、尿血，无实火者，均可内服或外敷。一般单用五倍子或伍以半量之枯矾，共研细末，米粉糊为丸，如梧子大，每服10～20粒，米汤送下，一日二三次，餐后服，有良好的止血之效。鼻出血、牙宣可取末外搽。

【案例】谢某，男，38岁，工人。

经常便血，或多或少，顷又发作，此肠风下血也，乃疏下方：

五倍子、枯矾各15g，研细。水泛丸，如梧子大，每服12粒，日2次，餐后服。

药后便血渐少，4日而止。逾半载又发作，仍服该丸而愈。

▶ 慢性泻痢

泻痢初起，属实、属热，宜清、宜导；而久泻久痢，则宜止、宜敛。五倍子其性不仅收敛，且有抗菌作用，故于慢性泻痢甚合。《本草纲目》以之治泄痢之附方，即有六首之多，其中脾泄久痢方，配伍精当，临床应用，颇收佳效。对于非特异性结肠炎，也有一定效果。

【案例】胡某，男，48岁，干部。

有痢疾史，饮食不节或受寒即发作，作则腹痛隐隐，肠鸣便泄，日四五行，质稀，间杂黏液，苔薄白，脉细软。此脾虚久痢也，可予脾泄久痢方观察之。

五倍子（炒）60g，仓米（炒）90g，白丁香、细辛、木香各9g，花椒12g。为末。

每服3g，蜜汤下，日2服。

连服3日，腹痛痢下次数有所减轻，继服5日，已基本正常，后以香砂六君丸善后之。

▶ 宫颈糜烂

主症为带下绵绵，甚则腥臭，多见于慢性子宫颈炎患者，宫颈呈糜烂状，如以五倍子、枯矾等份为末，取消毒纱布一块，蘸药末贴塞于宫颈部，每日换药1次，有消炎止带、收敛生肌之功，奏效较速。曾治一戚某，女，39岁，工人。患慢性宫颈炎已2年余，近数月带下绵注，色黄而腥臭，少腹微感坠痛。苔薄黄，脉小弦。经妇科检查为宫颈糜烂Ⅱ度。此体虚而湿热下注者，乃予倍矾散外用之。连用3日，带下显见减少，继用1周，带下已净，少腹也不坠痛；经妇科检查，宫颈糜烂已趋敛愈。

〔朱胜华整理〕

菟丝子 | 擅治不育、经带胎产

　　菟丝子性味甘辛，有补肾益精、养肝明目之功。常用于治疗腰膝酸痛、遗精、消渴、尿有余沥、目暗等症。朱老认为该药在男科及妇科病的治疗中均有著效。

▶ 治不育症

　　精子数稀少为男性不育症中最常见的原因之一。精子数稀少为肾气不足所致。患者可自感乏力，头晕耳鸣，腰膝酸软，毛发不荣，有的可见阳痿、早泄、遗精等肾气不足的表现。有些医者常滥用温肾壮阳之品，往往欲速而不达。朱老认为，肾藏精，主生长发育、生殖，为先天之本，充盛的肾精是精子数充足的物质基础，故求子必先充实肾精。菟丝子是一味阴阳并补之品，它擅长补肾益精，助阴而不腻，温阳而不燥。《本草正义》谓："其味微辛，则阴中有阳，守而能走。"《药性论》谓："治男女虚冷，添精益髓，去腰痛膝冷。"菟丝子出土缠绕豆类等植物吸其精质而成，故《本经》列为上品："主续绝伤，补不足，益气力，肥健。"临床实践证明，大剂量单味菟丝子治疗精子稀少效佳，为不育症必用之品。朱老常用菟丝子、仙灵脾、熟地、黄芪、枸杞子、覆盆子、车前子、王不留行等施治。

　　【案例】杨某，男，32岁。

　　　　结婚3年未育。其妻月经正常，妇科检查和B超检查，性激素水平测定均无异常。精液常规检查：精液量2.5 mL，活动度差，精子数极少，液化时间延长，诊断为不育症。患者平素腰膝酸冷，舌质淡红，脉沉细，此属肾阳虚衰之证，曾服壮阳中药半年终未育，求助于朱师。处方：

　　　　菟丝子30 g，仙灵脾、熟地各15 g，黄芪30 g，枸杞子、五味子、覆盆子、车前子、王不留行子各10 g。

　　　　服此方加减药3个月后，复查精液常规，报告为精子黏稠，量约5 mL，精子活动能力好，成活率约80%，液化时间约为半小时。镜检：精子计数1.1亿/mL，继服药1个月后来诊，述其妻已停经。经早孕检测其妻已怀孕，足月后产一女婴。

▶ 治妇科经带胎产

　　1. 治闭经　《本草正义》云："菟丝子养阴通络上品……皆有宣通百脉，温运阳和之意。"朱老常重用菟丝子20～30 g治疗闭经，取其宣通百脉之功，促使月经来潮。常用方：菟丝子20 g加四物汤、仙灵脾、制香附、川牛膝。

　　2. 治子宫发育不良　菟丝子能补肝肾、益精气，现代药理研究证实，菟丝子能加强性腺功能，增加子宫重量，具有雌激素样活性，对下丘脑-垂体-性腺（卵巢）轴功能有兴奋作用。朱老在辨证的基础上重用菟丝子治愈多例子宫发育不良而不孕的患者。

　　3. 治黄带　黄带多因经脉亏虚，带脉失约，湿热之邪乘虚而入所致，"补任脉之虚，兼清肾中之火"乃常规大法，然对缠绵难愈的黄带往往难于取效。朱老则重用菟丝子30 g以上，疗效大增。朱老认为菟丝子善入奇经，能峻补任脉之虚，而达固束带脉之功。

4. 治乳汁缺乏 对此，文献中鲜于记载，但朱老认为经、乳同源，皆为肾精所化生，对产后缺乳症，除用补气血通乳汁药外，应加入补肾精药菟丝子，可使乳汁大增。

所以，菟丝子一药对于妇女来说胎前有利于调经受孕，妊娠期可以安胎，产后可治缺乳，实为妇科不可缺少的圣药。

此外，因菟丝子具补髓添精，强筋健骨之功，朱老常重用菟丝子，配鹿角胶、骨碎补、鸡血藤等壮骨药物，治疗再生障碍性贫血等血液病，使之深入直达骨髓，刺激骨髓，外周血可见网织红细胞计数上升，血红蛋白亦随之上升。朱老还用于治疗类风湿关节炎，临床观察，在常规辨证治疗基础上，加菟丝子30～50 g，能明显地消肿止痛，对类风湿因子的转阴也有明显的促进作用。该药用大剂量还能润肠通便，对老年习惯性便秘有效。

朱老告之菟丝子性味较平，具温而不燥、补而不滞之优势，故能重用、久用。但亦发现，对个别患者有轻微致呕作用，减少用量或辅以和胃止呕之品，如半夏、陈皮等，即可消失。

〔朱建华　潘峰整理〕

十五、其他病证药

当用则用 ｜ 为"十八反"平反

药有相反，其说始见于《神农本草经·序例》（原书早佚，现行本为后世从历代本草书中所辑出者）。五代时韩保升《蜀本草》指出："相反者十八种"，当为"十八反"说的蓝本。迨至金代，张元素《珍珠囊补遗药性赋》将"十八反"以及"十九畏"编成歌诀广为流传，相沿至今。千百年来，父以传子，师以授徒，药房见有"反药"，则拒绝配药；若干有"反药"的良方，被束之高阁；至于医生因用"反药"而负屈含冤者，古往今来，更不知凡几！尤有甚焉，"十八反"之外，还有"株连"：笔者一次处方中半夏与附子同用，病人去市内药店配药，药工一看，面露鄙夷地说："医生连半夏反附子都不知道么？这应该是常识。"附子乃附生于川乌者，半夏反附子，便是因母而牵连到子了，这不是"株连"、"扩大化"是什么？

对此，我们先不妨看一看前人的论述。

▶ 历代应用与论述简介

处方中用反药者，首推**汉代**"医圣"张仲景，《金匮要略·痰饮篇》之"甘遂半夏汤（甘遂、半夏、芍药、甘草、蜜）"，甘遂和甘草同用；同书腹满寒疝宿食病篇之"赤丸（茯苓、细辛、乌头、半夏）"，乌头与半夏同用。

唐代有"药王"之称的孙思邈，在其两部《千金方》中，用反药的处方乃多达数十方，如《千金要方》卷七之"风缓汤"，乌头与半夏同用；"大八风散"，乌头与白蔹同用；卷十"茯苓丸"，大戟与甘草同用；卷十八"大五饮丸"既有人参、苦参与藜芦同用，又有甘遂、大戟、芫花与甘草同用，皆其例也。

宋代官方颁布推行的《局方》，其"润体丸"、"乌犀丸"二方皆川乌与半夏同用。陈无择《三因极一病证方论·卷十四》"大豆汤"，甘草与甘遂同用。许叔微《本事方》"星附散"、"趁痛丸"二方皆半夏与川乌同用。

金代李东垣"散肿溃坚汤"，海藻与甘草同用。

元代朱丹溪《脉因证治》"莲心散"芫花与甘草同用。

明代吴昆《医方考》卷一"通顶散"，人参、细辛与藜芦同用。陈实功《外科正宗》海藻玉壶汤海藻与甘草同用（此方后来载人吴谦等编《医宗金鉴》中）。

清代余听鸿《外证医案汇编》辑录名家方案，其中瘰疬门也有用海藻甘草者。

以上例子，不过信手拈来，汉唐宋金元明清皆有了，可见所谓反药也者，"古人立方，每每有之"（余听鸿语）。那么，前人于此持什么态度呢？一种意见是：既有成说，不如不用为好。如陶宏景说："凡于旧方用药，亦有相恶相反者，如仙方甘草丸，有防己、细辛；俗方玉石散，用瓜蒌、干姜之类，服之乃不为害，或有将制者也，譬如寇贾辅汉，程周佐吴，大体既正，不得以私情为害。虽尔，不如不用尤良。"（原书佚，转引自《本草纲目》）。另一种意见是：贤者用得，昧者用不得。如虞抟说："其为性相反者，各怀酷毒，如两军相敌，决不与之同队也。虽然，外有大毒之疾，必用大毒之药以攻之，又不可以常理论也。如古方感应丸用巴豆、牵牛同剂，以为攻坚积药，四物汤加人参、五灵脂辈，以治血块。丹溪治尸瘵二十四味莲心散，以甘草、芫花同剂，而谓好处在此。是盖贤者真知灼见方可用之，昧者固不可妄试以杀人也。夫用药如用兵，善用者置之死地而后成，若韩信行背水阵也；不善者徒取灭亡之祸耳，可不慎哉。"再一种是李时珍的意见，他说："古方多有用相恶相反者。盖相须相使用同者，帝道也；相畏相杀同用者，王道也。（注：这里的"相畏"，是依《本经名例》："有毒者宜制，可用相畏相杀者"与后世"十九畏"之"畏"完全不同）；相恶相反同用者，霸道也。有经有权，在用者识悟耳。"他还指出："胡洽居士治痰澼，以十枣汤加甘草、大黄，乃是痰在膈上，欲令通泄以拔去病根也。东垣李杲治颈下结核，海藻溃坚汤，加海藻；丹溪朱震亨治劳瘵莲心饮，用芫花，二方皆有甘草，皆本胡居士之意也。故陶弘景言古方亦有相恶相反，并乃不为害。非妙达精微者，不能知此理。"他的意思是说，用者能够"妙达精微"，有所"识悟"，还是可以用的，不过需要特别慎重而已。以上这三种意见，应该是有一定的代表性的。

▶ **朱老看法**

对于十八反的问题，朱老曾多次向吾侪道及：

（1）我从来都是有斯证用斯药，当用则用，不受"十八反"、"十九畏"之类成说的约束。临床 70 年来，海藻与甘草同用治颈淋巴结核、单纯性及地方性甲状腺肿大、肿瘤；人参（党参）与五灵脂同用治慢性萎缩性胃炎、胃及十二指肠溃疡；海藻、甘遂与甘草同用治疗胸水、渗出性胸膜炎，皆效果甚佳而未见任何毒副作用。

（2）十八反之说，本身就有很多可商之处。如人参、苦参、丹参、沙参等反藜芦，四种药虽皆以"参"为名，而众所周知，其功能性味主治各异，岂有一沾上"参"之名，便皆反藜芦之理？又，海藻与昆布性味主治皆相同，常常两者同用，为何甘草只反海藻不反昆布？

（3）"十八反"为何相反？即其相反的道理是什么？古今皆没有一个说法。只能说是古人的实践经验，很可能是古人在实践中把偶然当作了必然。要说实践经验，那么，前述从汉代张仲景，唐代孙思邈，宋代陈无择、许叔微，金元李东垣、朱丹溪，明代陈实功，清代余听鸿等记载的又是不是实践经验？

（4）"十八反"的三组药中，芫花、大戟、甘遂、乌头（川草乌）、藜芦皆有毒的剧药，即芫花、大戟、甘遂不与甘草配伍，藜芦不与诸参、辛、芍等配伍，乌头不与半、蒌、贝、蔹、及配伍，都会因用量太大，煎煮不当，服药太多，或患者体弱不支而出现中毒，甚至可致死亡。因此，古人"十八反"之说，很可能是在这种情况下作出来的错误判断。

（5）如果拘于"十八反"之说，一方面，许多古人包括张仲景的名方都得不到运用（当然也有人用），势必使许多古人的好经验被废弃不用；另一方面，中药配伍中很可能存在真正相反的药，即绝对不能配合使用，误用后会有中毒、死亡危险的中药，"十八反"反而会使人们对这些可能存在的真正相反的药物进一步认识和探索带来负面影响。

朱老最后指出："十八反"之说不能成立，"十九畏"更属无谓。对于古人的东西，应予批评地吸收，不是凡是古人说的就一定对，古人有大量好经验，但限于时代条件，也有不少不可取的，如《神农本草经》说丹砂（朱砂）"可久服"，李时珍《本草纲目》说马钱子（番木鳖）"无毒"等皆是。现在应该是为"十八反"平反的时候了！不知医界贤达以为然否？

〔何绍奇整理〕

阿魏 | 消积破癥，内服外治皆咸宜

阿魏系伞形科植物阿魏的树脂干燥而成，味苦辛，性温，有特异之臭气。早在唐代，阿魏即开始用于临床，如《唐本草》载："阿魏，味辛平，无毒，主杀诸小虫，去臭气，破癥积，下恶气"（《千金翼方》所载与此相同）。宋、明以降，更以之作为心腹冷痛、痞积、腹胀、疟疾、痢疾要药。如《济生方》"阿魏丸"，即以阿魏（醋化开）、木香、槟榔、胡椒为丸，生姜皮煎汤送下，治气积、肉积、脘腹胀满作疼，或引胁肋疼痛，或痛连背脊，不思饮食。另一同名方以阿魏（酒浸化）配官桂、炮莪术、炒麦芽、炒神曲、青皮、莱菔子、巴豆霜，主治略同。分析二方，皆以阿魏为主药，配合理气、温通、散结之品，以奏消积破癥之功。而《痧胀玉衡》所载一方，由阿魏、延胡索、苏木、五灵脂、天仙子、莪术、陈皮、枳实、三棱、厚朴、槟榔、姜黄、芍药、降香、沉香、香附、莱菔子、砂仁组成，治食积壅阻痧毒，气滞血凝，疼痛难忍，头面黑色，手足俱肿，胸腹胀满之症，其用阿魏，殆在于"下恶气"。

朱老所用之"阿魏丸"，系近人聂云台所拟，方用：阿魏30 g，水飞雄黄10 g，黄蜡60 g。制法：先将黄蜡烊化，加入阿魏及雄黄粉搅匀，然后放入石臼中捣极融，捻为丸，如梧子大，成人每服3～5粒，幼儿1～2粒（切碎吞），1日2次，食前开水送下。对于腹部胀气、冷痛、伤食、顽固性泄泻经年累月不瘥（包括肠结核）、急慢性痢疾（包括阿米巴痢）、小儿疳积膨胀或腹有肿块，以及肠寄生虫等症，均可应用。疫病流行期间，每晨服1～2粒，有预防感染之作用。如伤面食者用面汤下；伤肉食者用山楂汤下；伤于瓜果者用丁香汤下；痢疾、泄泻用木香、黄连汤下；疟疾用草果（去壳）、乌梅汤下，其效更佳。

朱老曾治一张姓患者，男，54岁。慢性痢疾，经常发作，作则腹痛便下黏液，迭药未已，苔、脉无著变，乃径予阿魏丸，每服3粒，1日2次；3日见效，5日而愈，迄未再发。

整理者曾在朱老指导下，治疗一阿米巴痢患者，用阿魏丸1日3次，每次4粒，1周即获痊愈。

朱老指出："大凡阿魏所治之病，为有形之积滞，虽其味甚劣，但不损胃气。对胃肠积滞所致恙，其效尤捷。"缪仲淳《本草经疏》认为："辛则走而不守，温则通而能行"，可谓一语破的。能知此义，则用阿魏之道，思过半矣。对病久气虚而兼积滞者，使用阿魏丸，应与四君

子汤、异功散一类顾护脾胃之方配合应用。消补兼行。类此配伍者，有《张氏医通》"阿魏麝香散"（阿魏、肉桂、麝香、人参、白术、神曲、水红花子）为先例。

阿魏既可内服，又可外治，对痞块癥瘕，当内服外治结合，以提高疗效。内服以阿魏为主药，配合白术、白芥子、三棱、莪术、鸡内金、川芎、红花、丹参等，为丸缓消之。另以阿魏、山甲珠、三棱、莪术、生川草乌、蜣螂、芦荟、血竭、官桂、乳香、没药、木鳖子、雄黄等熬膏（用黄丹收膏），用时加冰片、麝香少许，贴于患处，止痛、消癥之力甚著。朱老经验，此膏外贴，治腹部癥块（包括肝脾大，良性肿块），确有殊功，一般连续使用2～4周，可以奏效。朱老对肠炎腹痛泄泻，或消化不良、便溏者，均取阿魏1粒如黄豆大，切碎，置脐上，以暖脐膏一张贴之，颇为奏效。

〔朱步先整理〕

徐长卿 | 配伍琐谈

徐长卿辛温无毒，《本经》称其主"疫疾、邪恶气、温疟"，有辟秽作用，故古人用其辟瘟疫。《肘后方》载其能治"注车注船"之候："凡人登车船烦闷头痛欲吐者，宜用徐长卿、石长生、车前子、车下李根皮各等份，捣碎以布囊系半合于衣带上，则免此患。"今人用此品煎服治登山呕吐、晕车晕船，即受其启迪。由此推勘本品有镇静作用。归纳后世的实践，本品的主要作用还有：理气镇痛，用于脘腹疼痛，风湿痹痛；解毒消肿，治疗毒蛇咬伤；祛风止痒，用于风疹瘙痒不已。朱老运用此品，配伍他药，治疗多种疾病，疗效甚佳，兹介绍如下：

▶ 徐长卿配白鲜皮祛风止痒

隐疹（又称风疹块）一症，多系风热搏于营分所致，严重者痞瘰遍体，瘙痒不已。辨证治疗，以消风止痒为大法。久发不已者，恒需参用和络消瘀之品；若卫气已虚，又当益气固卫。徐长卿不仅能祛风，又能镇静止痒，故为治此症之佳品。临床实践证明，本品有抗过敏作用，既可入煎剂，又可作外洗剂。内服常与白鲜皮为伍，加用于辨证论治之方药中。外治常用徐长卿、白鲜皮、苍耳草、蛇床子各30 g，煎成后俟温时熏洗之，止痒效果较为明显。婴儿湿疹多起于6个月之后，严重者由周身及于面部，瘙痒难熬，搔破后脂水淋漓，此症顽缠，不易速愈。朱老拟一方：徐长卿、生地黄各12 g，赤芍9 g，紫草、炒枳壳各5 g，白鲜皮、焦山楂各10 g。随症加减，收效较著。如丁某，男，一岁半，患婴儿湿疹已起两月余，疹瘰此起彼伏，面部搔破。曾用扑尔敏等西药治疗罔效。经予上方服8剂而瘥。

▶ 徐长卿配姜黄宣痹定痛

痹痛一症，多因风、寒、湿、热邪之侵袭，着于经脉所致。尽管其见症各异，施治有温凉之殊，而宣通痹着实为要务。根据朱老之经验，徐长卿与姜黄相伍，行气活血，有利于痹着之宣通，有明显的驱邪镇痛作用。风湿痹痛，加用虎杖、鹿衔草等，有较好的疗效。至于顽痹，因病邪深伏经隧，急切难解，应以益肾蠲痹为主，在对症方药中加用徐长卿，可以缓解疼痛之苦。

1978年朱老去广州讲学，曾在解放军一五七医院为一尿酸盐沉积引起的"痛风"患者会诊。斯时患者左足踇趾第二关节肿痛，痛楚不堪，经西药治疗半年未愈，朱老诊为湿毒蕴结，经脉痹闭，予泄化湿毒、宣痹定痛方。药用：

土茯苓、生薏苡仁、怀山药各 30 g，生黄芪、木防己、泽泻、怀牛膝各 12 g，徐长卿 15 g，片姜黄 9 g。

1981 年该病友函述，此方连服 30 余剂，肿痛尽消而出院，3 年未复发。

▶ 徐长卿配乌梅治不服水土之泄泻

腹泻多因脾胃运化不健，水谷不分，并入大肠所致，故前人有"泄泻之本，无不由于脾胃"之说。但也有因不服水土而致泄泻者。对此，朱老喜用徐长卿配乌梅，伍以补脾药治之，以调整机体的适应性，促进肠胃的消化吸收，尽快改善临床症状。

【案例】王某，女，48 岁，东北人。

来南通工作月余，腹泻日二三行，迭经胃苓汤出入治疗，10 余剂罔效。细询其无饮食不洁史，亦不恣食厚味，腹时隐痛，脉细弦，舌苔薄腻。乃予：

四君子汤加徐长卿、炙乌梅肉、青陈皮。

连服 3 剂，腹泻即瘥。续予原方 5 剂以巩固之。

〔朱步先整理〕

七叶一枝花与拳参 | 不可混用

▶ 七叶一枝花清肺泄热，主治热毒疮疡

七叶一枝花又名蚤休、重楼、草河车，为百合科七叶一枝花及同属阔瓣蚤休、金线重楼、毛脉蚤休等的根茎。其味苦微辛、性寒，《神农本草经》谓其"主惊痫，摇头弄舌，热气在腹中，癫疾，痈疮，阴蚀，下三虫，去蛇毒"。后世本草书根据这些记载和实际运用经验，总其功用为清热解毒、熄风定惊，主治热毒疮疡等。

七叶一枝花尚有通便作用，此点鲜为人知，近贤章次公先生指出："蚤休所以能定惊厥，无非通便而已。"这一从实践中得来的经验，值得珍视。正因为其能清热、解毒、通便，故用于热病所致之风动惊厥有效，以热去则风熄惊平故也。有些本草书记载，本品一茎直上，有风不动，无风反摇，故有定风作用。从直观推理，而不是从药物固有的性能作解，不可从。

热甚所致之"惊痫"、"摇头弄舌"、"癫疾"（癫疾，泛指头部疾病），均为七叶一枝花所主。其治"热气在腹中"，即证明其清里热之作用。近贤恽铁樵先生制"一粒金丹"，用治小儿多种热病有良效，此方即七叶一枝花一味也。恽先生可谓善用此品的了。

朱老常用本品 10～15 g 配伍银花、连翘、射干、牛蒡子、薄荷、大青叶、蒲公英等，治疗上呼吸道感染、流感、急性扁桃体炎、急性乳腺炎等，每获捷效。又据近代研究，七叶一枝花尚有止咳平喘之功，故呼吸道感染者，用之尤为适宜。至于疔疮、痈疡及急性阑尾炎初起未化脓者，朱老经验，常配伍紫花地丁、赤芍、白芷、天花粉、金银花、连翘等内服，另用七叶一枝花研末，醋调后，敷患处（阑尾炎患者加芒硝，敷于回盲部），其效亦佳。李时珍《本草纲目》蚤休条下引民谚云："七叶一枝花，深山是我家，痈疽如遇着，一似手拈拿。"即言其效。

▶ **拳参清理热，疗痢疾肠炎**

　　拳参，商品名称也有称为"重楼"或"草河车"者，两者经常混用。拳参系蓼科植物，其与七叶一枝花虽性味相近，而且也有清热解毒作用，但拳参尤以治疗里热所致之痢疾、肠炎为其特长，七叶一枝花则长于清肺泄热，疗痈疽疔疮，毕竟有所区别，故希望今后两者不要混用。又，现时一般皆谓七叶一枝花有毒，应慎用，其实其毒性甚微，不必畏忌。唯苦寒之品易伤中阳，故脾胃虚寒者用之宜慎而已。

〔何绍奇整理〕

经验药对

（附小品方）

　　药物根据性味功能有机组合而产生协同加强或相反相成作用的谓之药对，前人早有《桐君》及《雷公》两部药对，后人亦多有撰述。吾在实践中深有体会，掌握经验药对及3～5味的小品方，是临证论治执简驭繁的捷径。为便于临床参考应用，兹就得心应手之经验药对及小品方，分作16类，计228条，由门人姜兴俊主任医师整理简介于下。

一、外感病证药对

▶ 桂枝　白芍 ◀

【用量】桂枝8g，生白芍15g。

【功效】调和营卫。

【主治】①表虚外感，症见恶风、汗出者。②风邪滞表，肌肤络阻之证，如过敏性鼻炎、荨麻疹、冻疮等。③营卫不和之自汗、盗汗、少汗、无汗和局部汗出等。

【按语】桂枝温通肌表，与白芍相伍则调和营卫。

▶ 一枝黄花　苍耳子 ◀

【用量】一枝黄花18g，苍耳子12g。

【功效】疏散风热，清解表毒。

【主治】时邪外感发热。

【按语】一枝黄花疏风达表，清热解毒；苍耳子行走上下肌肤，有疏散宣通之功。两药合用，既可疏散风热，又可清解表毒，治疗时邪外感之发热，无论风寒、风热所致，均可用之。风寒者加荆芥、防风、苏叶各8g，生姜2片；风热者加牛蒡子、僵蚕、前胡、桑叶各9g，轻证往往1～2剂即解。

▶ 蝉衣　僵蚕 ◀

【用量】蝉衣8g，僵蚕12g。

【功效】疏风散热，化痰利咽，解毒抗过敏。

【主治】①风热喉痹，症见咽痒、咳嗽、咳痰等。②外感温热邪毒所致发热、咽喉肿痛、声嘶目赤、腮腺肿大等。③慢性肾炎或肾病综合征因外感风热而急性复发。

【按语】两药配伍银花、连翘、淡豆豉、苍耳子、羌活等，可治疗病毒性感冒；配伍黄芩、黄连、石膏、银花等，可治疗病毒性腮腺炎；配伍炙蜂房、豨莶草，可使乙型肝炎病毒表面抗原转阴。

▶ 板蓝根　大青叶 ◀

【用量】板蓝根 20 g，大青叶 15 g。

【功效】清热解毒。

【主治】上感、流感、流脑、乙脑、腮腺炎、急性扁桃体炎、急性传染性肝炎等证属热毒壅盛者。

【按语】板蓝根与大青叶善于清热解毒，用于热毒壅盛性疾病效果颇好，加之现代实验研究证明其有抗病毒作用，所以临床应用十分广泛，以至于有不顾辨证而滥用的现象发生，两药乃苦寒之品，注意非热毒性疾病不宜使用。

▶ 羚羊角　生石膏 ◀

【用量】羚羊角粉（0.6 g，分 2 次吞），生石膏 40 g。

【功效】清热降火，熄风定惊。

【主治】外感高热，烦躁不安，甚至引动肝风，肢体痉挛抽搐，或角弓反张者；肝火炽盛，上窜清窍，头痛如裂，眼目红赤者。

【按语】羚羊角清肝熄风，生石膏清热降火，合用治疗火热动风之证效果颇佳。

▶ 大黄　生石膏 ◀

【用量】生大黄 10～15 g，生石膏 30～60 g。

【功效】峻下清热。

【主治】外感时邪，卫气同病，肺胃壅热，症见高热、烦渴、大便秘结，甚则神昏谵语者。

【按语】生大黄峻下，生石膏清热，两药合用，可直泄经腑实热，从而顿挫热势，存阴保津，缩短疗程。

▶ 生地黄　淡豆豉 ◀

【用量】生地黄 15～30 g，淡豆豉 10 g。

【功效】滋阴透邪。

【主治】热入营分，表证未罢，身热夜甚，微恶风寒者。

【按语】生地凉血养阴，淡豆豉透邪外出，用于温邪入营，可奏养阴祛邪之效。

▶ 苍耳子　葛根 ◀

【用量】苍耳子 15 g，葛根 30 g。

【功效】通督脉，疏经气，祛风湿。

【主治】项背挛急。

【按语】项背挛急多系禀赋不足，风寒湿邪袭于背腧，筋脉痹阻所致。此乃督脉之病，苍耳子祛风寒，"走督脉"（《得配本草》），用之既有引经作用，又有祛邪之功；葛根善解肌表，且走肩背，合治项背挛急，效果良好。

▶ 油松节　红枣 ◀

【用量】油松节 30 g，红枣 7 枚。

【功效】补虚固本。

【主治】预防感冒。

【用法】每日 1 剂，水煎服，连用 1 个月。

【按语】油松节乃松树枝干之结节，善于祛风通络，疏利关节，多用于治疗历节肿痛，挛急不舒，或跌打损伤所致关节肿痛、肿胀不适等证，但根据前贤所述，以及民间所用，经长期观察，发现本品有补虚固本之长，对诸般赢损沉疴，有恢复之功。也就是说，油松节能提高免疫功能，对体气虚弱，易于感冒，屡屡染疾者，服之有提高固卫御邪之功，能预防感冒之侵袭，堪称中药"丙种球蛋白"。余常用此两药为汤，名松节大枣汤，用于预防感冒效果良好。

二、心脑病证药对

▶ 大黄　三七　花蕊石 ◀

【用量】大黄 10～30 g，三七粉 3 g，花蕊石 20 g。

【功效】通腑泄热，化瘀止血。

【主治】急性中风大便秘结者。

【按语】用大黄、三七和花蕊石治疗急性中风，不论其出血性或缺血性，均以大便秘结为应用指征，直至大便稀软时停用。三药联用，通腑泄下、化瘀止血，可起到降压、止血、改善颅内压以及退热的作用。

▶ 丁香　郁金 ◀

【用量】丁香 4 g，郁金 20 g。

【功效】行气通络，开窍醒脑。

【主治】①中风后半身不遂、言语謇涩。②顽固性头痛头晕。

【按语】丁香气味辛香，辛能行散，香能开窍，具有"开九窍，舒郁气"（《本草再新》）的作用；郁金行气解郁，活血通络，两药合用，可行气通络、开窍醒脑，用于治疗中风后半身不遂、言语謇涩，以及顽固性头痛头晕方中，可增强疗效。两药合用虽为"十九畏"配伍禁忌之一，但临床应用并无不良反应。

▶ 黄芪　川芎 ◀

【用量】黄芪 30 g，川芎 12 g。
【功效】益气活血。
【主治】中风后遗症，肢体偏瘫，证属气虚血瘀者。
【按语】黄芪、川芎与地龙 15 g、桑寄生 30 g 配伍，亦可治疗气虚血瘀性高血压。但非气虚血瘀者慎用。

▶ 麻黄　熟地黄 ◀

两药温通血络，消散阴凝，可治阴寒内凝、瘀血阻络之中风后遗症。详见"皮肤病证药对·麻黄-熟地黄"条。

▶ 苦丁茶　槐米 ◀

【用量】苦丁茶 10 g，槐米 15 g。
【功效】清肝、凉血、止血。
【主治】肝经血热，风阳鼓动之头晕、头痛、头胀和目赤等。
【按语】苦丁茶味苦性寒，归肝、肺、胃之经，能散风清热，明目生津，对风阳头痛效好。槐米即槐花之花蕾，苦微寒，能凉血止血，清肝明目，善治肝热头痛。合用之，收效更佳。

▶ 白术　泽泻 ◀

【用量】白术 12 g，泽泻 30 g。
【功效】健脾利湿，除饮定眩。
【主治】梅尼埃病和高血压疾病之眩晕，证属湿浊上逆者。
【按语】白术、泽泻相伍为仲景泽泻汤。白术健脾燥湿以升清阳，泽泻利湿除饮以降浊阴，两者合用，共奏升清降浊、利湿除饮、以止眩晕之效。

▶ 半夏　乌头 ◀

【用量】法半夏 12 g，制乌头 5 g。
【功效】搜风通络。
【主治】①先天性或外伤性癫痫久治不愈者。②脊髓空洞症而有风痰者。
【按语】治疗顽固性面瘫，加此两药可激荡药力，增强祛风化痰之功。

▶胆南星　石菖蒲◀

【用量】胆南星 10 g，石菖蒲 8 g。

【功效】化痰通窍。

【主治】痰湿阻窍之癫痫、眩晕、失眠、偏瘫、震颤麻痹、脑外伤等。

【按语】胆南星善祛脑窍风痰，石菖蒲能"开心孔，利九窍"（《本草从新》），两药合用，可治疗痰湿与风邪交阻脑窍之证。

▶全蝎　蜈蚣　僵蚕　地龙◀

【处方】炙全蝎、炙蜈蚣、炙僵蚕、地龙各等份。

【功效】熄风定惊，控制抽搐。

【主治】①癫痫。②乙脑高热抽搐。

【用法】共研细末，每服 1～3 g，日 2～3 次。

【按语】对癫痫反复发作者，坚持服此药，可以减少发作次数或减缓发作程度。乙脑高热而见风动抽搐者，用之可缓搐定惊，但须配合辨证汤剂服用。

▶僵蚕　全蝎◀

【用量】僵蚕 10 g，全蝎末 0.6 g。

【功效】熄风定惊。

【主治】小儿惊搐。

【按语】僵蚕、全蝎再配白附子，擅治口眼歪斜。

▶附子　全蝎◀

【用量】附子 6 g，全蝎 3 g（研吞）。

【功效】温阳熄风止惊，散寒通络止痛。

【主治】顽固性抽搐及阳虚寒凝之痹痛、麻木、偏头痛等。

【按语】《证治准绳》蝎附散以此两味为主药。附子温阳祛寒除湿，全蝎通络搜风解惊，两药相伍，攻克顽固性寒凝痹痛、头痛、抽搐等症每有殊功。

▶鱼枕骨　潼木通　路路通◀

【用量】鱼枕骨 4 g，潼木通 6 g，路路通 10 g。

【功效】通利脑窍，消除水湿。

【主治】脑积水。

【按语】治脑积水若加用地鳖虫、红花、鸡血藤，可促进侧支循环形成，改善血管的通透性，促使脑积水排出。

▶人参　苏木◀

【用量】人参 6 g，苏木 15 g。

【功效】补益心肺，祛瘀通经。

【主治】肺心病、风心病属心肺气虚血瘀，症见胸闷、咳喘、唇绀、浮肿者。

【按语】风心病合并咯血者，用两药加花蕊石 30 g 有较好疗效。

▶人参　附子◀

【用量】红人参 10 g，制附子 8 g。

【功效】益气强心。

【主治】心力衰竭。

【按语】人参与附子相伍乃著名的参附汤，原用于治疗气阳暴脱之厥逆自汗、气促喘息病证。实验研究证明，人参主要含人参皂苷，具有强心抗休克作用，可治心源性休克；附子主要含乌头碱，具有明显的强心作用，合用则强心作用增强。近现代临床也证实其强心作用，以至成为世所公认的治疗心力衰竭的佳品。若系重症患者，人参、附子用量须加大。

▶人参　三七　琥珀◀

【用量】人参 6 g，三七 3 g，琥珀 4 g。

【用法】共为细末，分 2 次吞服。

【功效】益心气，活心血，通心络，安心神。

【主治】冠心病心绞痛。

【按语】人参大补心气而推动心血运行；三七活心血、通心络；琥珀安神宁心。实验证明，人参能使心脏收缩力加强，三七能增加冠状动脉的血流量，减低冠状动脉的阻力。三药合治冠心病，有缓解心绞痛、改善心电图等作用，对辨证属于气虚血瘀者最为合适。

▶三七　丹参◀

【用量】参三七 3 g（研末，分次吞服），丹参 15 g。

【功效】活血化瘀，止痛定悸。

【主治】冠心病心绞痛。

【按语】《本草求真》："三七，世人仅知功能止血定痛，殊不知痛因血瘀则疼作，血因敷散则血止。三七气味苦温，能于血分化其血瘀。"实验证明，三七能增加冠状动脉的血流量、减低冠状动脉的阻力，并能减少心肌耗氧量，故为治疗血瘀性心绞痛的主药。《本草正义》："丹参专入血分，其功在于活血行血，内之达脏腑而化瘀滞……外之利关节而通脉络。"实验证明，丹参亦有扩张冠状动脉的作用，并可减慢心率，缩短心肌缺血的持续时间。两药合用，化瘀通脉，有相辅相成之妙。用于治疗冠心病心绞痛，无论急性期或缓解期，均可使用。

此外，两药合用，尚可治疗肝脾大。

▶ 太子参　合欢皮 ◀

【用量】太子参、合欢皮各 15 g。

【功效】益气养阴，解郁安神。

【主治】①冠心病、心肌炎后期，因气阴两伤，气机郁结，症见心悸、虚烦不寐者。②心气不足，肝郁不达之情志病。

【按语】太子参益气养阴，合欢皮解郁安神，两味相伍，治疗心气不足、肝郁不达的情志病，确有调肝解郁、两和气阴之功，而无"四逆"、"四七"辛香开散、耗气劫阴之弊。

▶ 生地黄　附子 ◀

【用量】生地黄 20 g，制附子 8～12 g。

【功效】养阴温阳，滋阴化阳。

【主治】各种心脏疾患，如冠心病、风心病、心律不齐、房室传导阻滞等，证属心阴、心阳两虚或心阳不足者。

【按语】生地黄凉血滋阴，润养心脉；附子温热走窜，温通心脉，两药合用，刚柔相济，有利于心脏功能的恢复。若心律失常属寒热夹杂、阴阳互损之证，加麦冬效果更好。

《医学衷中参西录》："生地能逐血痹……附子大辛大热，又能温通血脉，与地黄之寒凉相济，乃成逐血痹之功。"类风湿关节炎偏热者，可重用生地黄 60～90 g、制附子 10 g，两药刚柔相济，收效亦好。

▶ 瓜蒌　薤白 ◀

【用量】瓜蒌、薤白各 15 g。

【功效】宣通胸阳，散结下气。

【主治】阳微阴盛之冠心病心绞痛，以及非冠心病之胸痹、胸痛。

【按语】两药乃《金匮要略》"栝蒌薤白白酒汤"之主药，历来均用作治疗胸阳不振之胸痹、胸痛。临床实践证明，两药通阳散结，理气宽胸，兼以化痰润肠，用治冠心病心绞痛有显著疗效。

两药尚能健胃快膈，用治胃脘胀而苔腻者。

▶ 沉香　三七 ◀

【用量】沉香 6 g，三七 3 g（研末，分次吞服）。

【功效】降气活血，散瘀止痛。

【主治】冠心病心绞痛属气滞血瘀者。

【主治】沉香行气降逆，三七活血止痛，用治冠心病心绞痛，当以症见胸痛和胸中闷胀者为宜。

▶ 桑寄生　丹参 ◀

【用量】桑寄生 20 g，丹参 9 g。

【功效】活血通脉。

【主治】冠心病。

【按语】桑寄生含黄酮类物质，有扩张冠状动脉血管，提高冠状动脉血流量的作用，《本经逢原》也有"通调血脉"的说法，故为治疗冠心病的重要药物。同丹参配伍，可缓解冠心病心绞痛和胸部憋闷现象。此外，尚有降压作用。

▶ 苦参　远志 ◀

【用量】苦参 20～30 g，远志 10 g。

【功效】清心止悸。

【主治】快速性心律失常。

【按语】实验研究表明，苦参有降低心肌收缩力、减慢心搏、延缓房性传导以及降低自律性等作用。临床研究也证明，苦参对多种快速性心律失常均有效。

▶ 苦参　茶树根 ◀

【用量】苦参、茶树根各 15 g。

【功效】清心定悸。

【主治】病毒性心肌炎之心律失常。

【按语】若病情需要，苦参量可加至 20～30 g，餐后半小时服。

▶ 桂枝　甘草 ◀

【用量】桂枝 10 g，炙甘草 6 g。

【功效】温通心阳。

【主治】心阳不振、心脉痹阻之心动过缓。

【按语】心动过缓总因心阳不足，心脉不通所致，阳以阴为基，阴非阳不化，桂枝和营通阳，炙甘草养阴补虚，宣通经脉，两药并用，刚柔相济，心阳渐复，故治心动过缓有效。桂枝用治心动过缓，可提高心率，其用量宜逐步递增，直至心率接近正常或＞60 次/min 为度，最多可加至 30 g。如口干舌燥时，可略减量，或加麦冬、玉竹各 10 g。

治疗冠心病、病窦综合征之心动过缓，可以本药对与黄芪 30 g、丹参 15 g 组成基本方，并随证加味。

▶丹参 酸枣仁◀

【用量】丹参 15 g，酸枣仁 30 g。

【功效】清养心肝，安神除烦。

【主治】虚烦不眠。

【按语】丹参味苦微寒，可清心凉血，除烦安神；酸枣仁养肝除烦，宁心安神，两药合用，乃治疗虚烦不眠之良药。

▶百合 丹参◀

【用量】百合 30 g，丹参 15 g。

【功效】清养心神。

【主治】阴虚郁热，心神不宁，虚烦不眠者。

【按语】若配合甘麦大枣汤和生地、麦冬、知母则效果更好。

▶百合 生地黄◀

【用量】百合 30 g，生地黄 20 g。

【功效】养心安神。

【主治】①妇人阴血不足，心悸不安，甚则神志异常者。②温热病后期，余热未尽，阴津耗伤，虚烦不寐者。③病毒性心肌炎恢复期。

【按语】两药合用，即仲景百合地黄汤，用治百合病。

▶百合 知母◀

【用量】百合 30 g，知母 10 g。

【功效】清虚热，养心神。

【主治】阴虚内热之心烦、不寐、惊悸、口渴，或夜热等。

【按语】两药合用，即仲景百合知母汤，用治百合病误汗伤津、烦热口渴者。

▶龟板 龙骨 石菖蒲◀

【用量】龟板 10～15 g，龙骨 20～30 g，石菖蒲 6～10 g。

【功效】补心肾，宁心神。

【主治】心肾阴虚，精神恍惚，健忘，失眠，如神经症之候。

【按语】上三药加远志，即为《千金要方》孔圣枕中方。

▶ 龙骨　牡蛎 ◀

【用量】龙骨 15 g，牡蛎 30 g。

【功效】重镇潜纳，收敛固涩。

【主治】①虚阳上扰，心神不宁之惊悸、不寐、多梦、虚烦等。②遗精、遗尿、汗多、白崩等精津外泄之证。③肝肾不足，肝阳化风之眩晕、震颤、肉瞤、耳鸣等。④吐衄、崩漏等血证。

【按语】重镇潜纳用生龙骨和生牡蛎，收敛固涩用煅龙骨和煅牡蛎。

▶ 附子　磁石 ◀

【用量】制附子 8～12 g，磁石 20～30 g。

【功效】温阳潜镇，安神定惊。

【主治】虚阳上浮，扰及心神之心悸、不寐、耳鸣、眩晕等。

【按语】附子温补心肾，磁石潜镇浮阳，一兴奋，一抑制，动静结合，可温阳而不浮躁，潜镇但不沉遏，共奏温阳潜镇之效。

失眠久治不愈，迭进养阴镇静药无效时，亦可用淫羊藿配磁石温补镇摄。

▶ 石菖蒲　远志 ◀

【用量】石菖蒲 10 g，远志 8 g。

【功效】化痰湿，开心窍。

【主治】①痰湿蒙蔽心神之痴呆、神昏、多寐、癫痫、健忘、心悸。②慢性支气管炎、肺心病咳喘痰多、胸闷心悸者。

【按语】《千金方》中治好忘的孔子大圣智枕中方、开心散、菖蒲益智丸，以及治心气不定的定志小丸，俱以石菖蒲、远志为主药之一。

用石菖蒲、远志各 3 g，泡水代茶饮，送服刺五加片，1 次 4 片，每日 3 次，可治心肌炎或冠心病见心律不齐，心悸怔忡，夹有痰浊，苔白腻者。

三、肺系病证药对

▶ 牛蒡子　山药 ◀

【用量】牛蒡子 10 g，山药 30 g。

【功效】滑痰益肺。

【主治】外感咳嗽已久，咳痰不畅，肺虚体弱者。

【按语】近代医家张锡纯谓："牛蒡子与山药并用，最善止嗽。"因山药"能补肺补肾兼补脾胃"，"牛蒡子体滑气香，能润肺又能利肺"，并能"降肺气之逆"，两味同用，补散相济，肺脏自安。

▶ 地龙　僵蚕 ◀

【用量】地龙 15 g，僵蚕 10 g。

【功效】化痰，通络，平喘。

【主治】痰热咳嗽，过敏性哮喘。

【按语】地龙味咸性寒，泄热定惊，平喘通络；僵蚕散风泄热，化痰消坚，活络通经，并有抗过敏作用。故两者合用，对于痰热咳嗽、过敏性哮喘，具有佳效。对风痰阻络之偏头痛、三叉神经痛、口眼歪斜、肢体麻木者亦效。

▶ 地龙　海螵蛸 ◀

【用量】地龙、海螵蛸各 15 g。

【功效】化痰通络平喘，制酸止痛。

【主治】①支气管哮喘日久不愈者。②胃溃疡脘痛泛酸，日久不愈者。

【按语】地龙清络化痰平喘，海螵蛸止血敛酸止痛，两药合用，通敛并施，对消化性溃疡具有良效，但虚寒性溃疡者忌用。

▶ 地龙　地鳖虫 ◀

【用量】地龙 15 g，地鳖虫 10 g。

【功效】化痰祛瘀通络。

【主治】①咳喘日久，顽固不愈者，如肺心病、风心病、慢性支气管炎、支气管哮喘等；②顽痹日久，关节畸形。

【按语】地龙化痰平喘，地鳖虫活血逐瘀，一化痰，一活血，且皆能通利经络，故用于上述痰瘀交阻之证。

▶ 地龙　露蜂房 ◀

【用量】地龙 15 g，露蜂房 10 g。

【功效】镇咳平喘，通络止痛。

【主治】①慢性咳喘较剧者。②顽痹肿痛，关节变形者。

【按语】地龙平喘，蜂房镇咳，故用于慢性咳喘较剧者。两药亦可化痰消肿，通络止痛，故又可用于治疗类风湿关节炎，余所研制的益肾蠲痹丸即配有地龙、蜂房。

▶ 金荞麦　鱼腥草 ◀

【用量】金荞麦、鱼腥草各 30 g。

【功效】清肺、化痰、定咳。

【主治】肺热咳嗽、痰多、发热，苔微黄，脉数者。

【按语】金荞麦又称天荞麦、野荞麦，该药虽见载于《本草拾遗》，但在临床开拓应用却是近 40 多年的事。金荞麦清热解毒，祛风利湿，实验研究证明无直接抗菌作用，但临床治疗肺脓肿、肺炎等肺部感染性疾病及肠道炎症有较好的疗效。余治疗上呼吸道与肠道感染，喜以本品与功能清热解毒、利尿消肿的鱼腥草相伍，加入辨证方中，常能获得较为满意的疗效。

▶ 麻黄　石膏 ◀

【用量】麻黄 6 g，生石膏 30 g。

【功效】清宣肺热，平喘止咳。

【主治】肺热咳喘。

【按语】两药为《伤寒论》麻杏石甘汤之主药，是治疗肺热咳喘的首选药物。

▶ 麻黄　杏仁 ◀

【用量】麻黄 3～6 g，杏仁 12 g。

【功效】宣降肺气，止咳平喘。

【主治】咳喘。

【按语】用两药随证加味，既可以用治外感咳嗽，又可用治慢支炎咳喘。

▶ 麻黄　附子 ◀

【用量】麻黄 4～8 g，附子 10～15 g。

【功效】温阳散寒，化饮平喘。

【主治】①心肾阳虚之痰饮咳喘。②心肾阳虚之迟脉症。③肾炎之阳虚水肿。④寒凝痹痛。

【按语】此两药为《伤寒论》麻黄附子细辛汤的主药，为温经扶阳散寒之品，现演绎为治疗心、肺、肾寒凝阳虚及痹痛诸疾的有效药对。

▶ 麻黄　射干 ◀

【用量】麻黄 6 g，射干 10 g。

【功效】宣肺利咽，止咳平喘。

【主治】咳喘伴有咽喉紧束不适者。

【按语】《金匮》射干麻黄汤采用此两药，治疗"咳而上气，喉中水鸡声"者。

▶ 细辛　干姜　五味子 ◀

【用量】细辛 6 g，干姜 4 g，五味子 5 g。

【功效】温肺散寒，化饮止咳。

【主治】寒饮咳喘，症见咳喘，痰多稀薄，呈泡沫状，舌质淡，苔滑润。

【按语】仲景苓甘五味姜辛汤、小青龙汤、小青龙加石膏汤、厚朴麻黄汤中均用有细辛、干姜和五味子。

▶ 葶苈子　大枣 ◀

【用量】葶苈子 15～30 g，大枣 10 枚。

【功效】泻肺除饮，下气平喘，抗御心衰。

【主治】慢性支气管炎、支气管哮喘、渗出性胸膜炎、充血性心力衰竭等属痰浊水饮壅滞胸肺，症见面目浮肿、咳喘气逆、痰涎壅盛、咳吐痰水，而肺气不虚者。

【按语】两药配伍乃《金匮》葶苈大枣泻肺汤，原治"肺痈，喘不得卧"，今引申治疗上述诸病证，效果较好。

葶苈子含强心苷，可使心缩加强，心率减慢，对衰竭的心脏，可增加心排血量，降低静脉压，用于治疗风心病、肺心病之心力衰竭疗效较好。心衰者正气多虚，不耐葶苈子强力祛邪，故佐大枣和缓药性。多年来，余常以葶苈大枣泻肺汤加味治疗心衰，能使临床症状较快地缓解或消失，心衰得以控制，多数患者不仅病情稳定，而且可以恢复工作能力。凡心慌气短，动则加剧，自汗，困倦乏力，苔白质淡，脉沉弱者，乃心脾气虚之证，宜加用炙黄芪、党参、白术、炙甘草，以益气健脾；两颧及口唇发绀，时时咯血，脉结代，舌质紫瘀者，系心体残损、肺络瘀阻之证，应加用化瘀和络之品，如丹参、苏木、花蕊石、桃仁、杏仁、炙甘草等；如阳虚较甚，怯冷，四肢不温，足肿，舌质淡胖苔白，脉沉细而结代者，需加用附片、仙灵脾、鹿角片、炙甘草等品以温肾助阳。

▶ 葶苈子　鹅管石　肉桂 ◀

【用量】葶苈子 30 g，鹅管石 40 g，肉桂 9 g。共研细末，每服 6 g，每日 2 次。

【功效】温肺化饮，涤痰定咳。

【主治】痰饮咳喘。

【按语】此药对乃章次公先生常用。

▶ 丹参　黄芩　百部 ◀

【用量】丹参 12 g，黄芩 10 g，百部 15 g。

【功效】活血清肺，抗痨杀虫。

【主治】肺结核或肺外结核。

【按语】丹参活血化瘀；黄芩善清肺火；百部润肺止咳、抗痨杀虫，实验研究证明，对人型结核分枝杆菌有完全的抑制作用。三药配伍，可作为肺结核或肺外结核的专病用药，对服西药已产生耐药性者尤宜，药后可减轻症状，改善血液循环，促进病灶吸收等。

四、胃肠病证药对

▶青皮 陈皮◀

【用量】青皮 6 g，陈皮 8 g。

【功效】疏肝和胃，消积止泻。

【主治】肝胃气滞之脘胁胀满，小儿饮食积滞，经前乳胀。

【按语】青皮与陈皮，一为橘之幼果，一为橘之成熟果皮，其果实质沉力强，主入肝与胃经，善于行肝气、消食积；果皮质轻力弱，主入胃与肺经，长于行胃气、化痰湿，故两药合用，可治疗肝胃气滞之脘胁胀满、小儿饮食积滞和经前乳胀。

▶乌药 百合◀

【用量】乌药 10 g，百合 15 g。

【功效】顺气，养胃，止痛。

【主治】日久不愈之胃脘痛。

【按语】百合治胃痛，古已有之，如《神农本草经》谓其治"心痛……补中益气"，《药性论》谓其"除心下急满痛"，究其机制，当为养胃止痛。日久不愈之胃脘痛，多有胃虚络滞之病机，乌药顺气止痛，百合养胃止痛，用之乃的对之药，故而效好。

▶当归 桃仁 杏仁◀

【用量】当归、桃仁各 10 g，杏仁 15 g。

【功效】活血行滞，生肌愈疮，缓解胃痛。

【主治】胃脘痛、溃疡病。

【按语】此乃先师章次公先生经验用药，对胃脘痛、溃疡病确有良效，既可止痛，又可促进溃疡病灶的修复。三药中杏仁用量可酌情加至 20～30 g，能提高止痛作用。

▶黄芪 知母◀

【用量】黄芪 18 g，知母 24 g。

【功效】补气滋阴。

【主治】阴虚胃痛。

【按语】黄芪甘温补气，知母甘寒滋阴，两药并用，乃受张锡纯经验之启示，大具阳升阴应，云行雨施之妙，凡阴虚胃痛加用，多奏佳效。

▶人参 黄芪 三七◀

【用量】红人参15 g，生黄芪、田三七各30 g。
【用法】共研细末，每服3 g，每日3次，餐前1小时温开水送服。
【功效】补气化瘀止痛。
【主治】消化性溃疡及慢性胃炎，症见胃脘胀痛，有出血征象，辨证属于脾虚气弱者。
【按语】服用3～5日，即能增加体气，止血止痛。连服1～2个月，每可临床治愈。

▶地龙 海螵蛸◀

两药清络化痰、敛酸止痛，治疗消化性溃疡具有良效。内容见"肺系病证对药·地龙-海螵蛸"条。

▶人参 半夏◀

【用量】人参6 g，制半夏8 g。
【功效】补益元气，和胃止呕。
【主治】妊娠恶阻以及尿毒症等顽固性呕吐属元气虚损、胃气上逆者。
【按语】呕吐甚者用生半夏9～12 g，先煎，或加生姜2片亦可。尿毒症体虚甚者须配合香砂六君子汤，或再加大黄适量，可减轻症状，延长寿命。

▶旋覆花 代赭石◀

【用量】旋覆花10 g，代赭石30 g。
【功效】降气镇逆。
【主治】①胃神经症、胃溃疡、胆汁反流性胃炎、膈肌痉挛等病症，因胃气上逆，症见嗳气、呃逆者。②气血逆上之吐血、衄血、倒经等。③梅尼埃病、高血压、脑动脉硬化之眩晕、呕吐，因痰浊上逆，清阳不升、浊阴不降者。
【按语】两味为《伤寒论》旋覆代赭汤的主药，取其消痰下气，重镇降逆，大凡胃气上逆之胃病，肝气上逆之妇科病，痰气上逆之眩晕证，均可随证选用。气顺痰亦消，一切痰气交阻而有上逆之证者，均为要药。

▶藿香 佩兰◀

【用量】藿香、佩兰各10 g。
【功效】解暑和胃，化湿醒脾。
【主治】夏伤暑湿、内伤饮食所致湿浊中阻，症见胸闷脘痞，恶心呕吐，纳呆食少，口中甜腻，口气臭秽，舌苔白腻等。

【按语】两药芳香化湿，为治疗中焦湿浊之要药。

▶ 黄连　紫苏叶 ◀

【用量】黄连5g，紫苏叶2g。

【功效】清化湿热，行气和胃。

【主治】湿热滞胃，脘闷不舒，恶心呕吐者。

【按语】两药相配，乃《湿热病篇》黄连苏叶汤，其治湿热呕吐，效果颇好。

▶ 黄连　吴萸 ◀

【用量】黄连5g，吴萸1.5g。

【功效】清肝和胃。

【主治】慢性胃炎属肝经火郁，症见恶心，呕吐，吞酸，嘈杂，嗳气者。

【按语】《丹溪心法》左金丸由此两药组成，两者用量为6∶1。用治肝胃不和之胃病，热甚者，重用黄连，轻用吴萸；胃寒者，重用吴萸，轻用黄连。

▶ 黄连　干姜 ◀

【用量】黄连2～6g，干姜1～3g。

【功效】辛开苦降，消痞散结。

【主治】①慢性胃炎、胃与十二指肠溃疡之寒热互结，症见胃脘痞满、嘈杂、吞酸者。②寒火结滞之口舌生疮，顽固难愈者。

【按语】《伤寒论》三泻心汤均用此两药治疗寒热错杂证。两药用量尚可根据寒热之轻重确定，如热重寒轻，重用黄连，轻用干姜；寒重热轻，重用干姜，轻用黄连。

▶ 白术　鸡内金 ◀

【用量】生白术15g，鸡内金10g。

【功效】补脾健胃，消食化积。

【主治】慢性萎缩性胃炎伴肠上皮化生者。

【按语】若病变较重，尚需配伍刺猬皮和炮山甲软坚消结、化散郁积。

▶ 党参　五灵脂 ◀

【用量】党参10g，五灵脂8g。

【功效】益气化瘀，消胀止痛。

【主治】慢性萎缩性胃炎、胃及十二指肠溃疡之胃脘痛胀。

【按语】两药虽属"十九畏"之属，但实践用之无任何毒副作用，且疗效较好。

▶ 黄芪 莪术 ◀

【用量】生黄芪 20～30 g，莪术 6～10 g。

【功效】益气化瘀，扶正消积。

【主治】慢性萎缩性胃炎、消化性溃疡、肝脾肿大及肝或胰腺癌肿，证属气虚血瘀者。

【按语】慢性胃炎和癥瘕积聚多由久病耗气损精，致气虚无力，血因之瘀，而成气虚血瘀之候。黄芪益气补虚，得莪术而补不壅中；莪术行气、破瘀、消积，遇黄芪而攻不伤正。两药合用，正可益气化瘀，扶正消积。用于治疗慢性萎缩性胃炎、消化性溃疡、肝脾肿大及肝或胰癌肿患者，颇能改善病灶的血液循环和新陈代谢，以使某些溃疡、炎性病灶消失，肝脾缩小，甚至使癌症患者病情好转，延长存活期。临床运用时，尚须根据辨证施治原则，灵活掌握其用量和配伍，如以益气为主，黄芪可用 30～60 g，再佐以潞党参或太子参；如以化瘀为主，莪术可用至 15 g，加入当归、桃仁、红花、地鳖虫等；解毒消癥常伍参三七、虎杖、白花蛇舌草、蜈蚣。

▶ 升麻 苍术 ◀

【用量】升麻 6 g，苍术 10 g。

【功效】升清运脾。

【主治】①内脏下垂。②白细胞减少。③血小板减少。

【按语】升麻升举清阳，苍术运脾散精，两药合用，可振奋气化，有起痿、振颓之功。此外，治疗血液病常用质黏补益之品，配苍术有疏运作用，不致碍胃。

▶ 蜈蚣 儿茶 ◀

【用量】蜈蚣（文火烘干）62 g，儿茶 38 g。共研极细末，6 个月以下，每次服 0.33 g；6～12 个月，每次服 0.65 g；1～2 岁，1 次服 0.85 g，每日 3 次。

【功效】调和胃肠。

【主治】小儿消化不良之呕吐、腹泻、小便减少者。

【按语】《别录》曾曰蜈蚣可"疗心腹寒热积聚"，说明蜈蚣对胃肠功能有调整作用，今伍以收敛止泻之儿茶，一温一寒，一开一收，共奏和调中州之功。如脾虚者，又宜参用健脾运中之品，如白术、木香、砂仁之类。若脱水者当予补液。

▶ 徐长卿 乌梅 ◀

【用量】徐长卿 15 g，乌梅 10 g。

【功效】和肠止泻。

【主治】不服水土之泄泻。

【按语】徐长卿祛风除湿，乌梅涩肠止泻，两药合用，可调节肠胃功能，改善临床症状，再伍以健脾益气药，如四君子汤，可提高机体的适宜性，使不服水土之泄泻得以痊愈。

▶ 儿茶　乌梅　血余炭 ◀

【用量】儿茶 8 g，乌梅 15 g，血余炭 10 g。

【功效】敛肠止泻。

【主治】慢性泄泻以及放疗、化疗后引起的放射性肠炎。

【按语】儿茶收湿敛疮，乌梅涩肠止泻，血余炭止血敛疮，合用则敛肠止泻之功倍增。

▶ 五灵脂　黑丑 ◀

【用量】五灵脂、黑丑各等份。

【功效】消积、化滞、除胀。

【主治】饮食积滞，腹胀或痛，便闭或泻下不爽。

【用法】共为细末，每服 3～6 g，1 日 2 次，开水送下。

【按语】两药合用名"灵丑散"，乃章次公先生所拟订。余用之多年，效果确实，凡痰瘀交阻，宿食不消，浊气膜塞，而致腹痛撑胀，悉可选用。两药亦可用于痢疾腹胀或坠痛，排便不爽，常与大黄、槟榔、薤白、白槿花、苦参、石榴皮、香连丸等伍用。

▶ 决明子　芦荟 ◀

【用量】决明子 20 g，芦荟 2～4 g。

【功效】泄热通便。

【主治】便秘，口疮。

【按语】决明子清肝通便，芦荟清泄积热，两药合用，既可治大便秘结；又对大便秘结、火热上炎之口疮有较好疗效，若加用马勃 4 g、玉蝴蝶 6 g 生肌疗疮，可加速口疮愈合。

▶ 红藤　白头翁 ◀

两药合用，善于清解肠道热毒，用于治疗热毒蕴结之痢疾和溃疡性结肠炎效果较好。详见"妇科病证药对·红藤-白头翁"条。

▶ 苦参　木香 ◀

【用量】苦参 6～15 g，木香 2～6 g。

【功效】清热燥湿，行气止痢。

【主治】痢疾、肠伤寒。

【按语】苦参大苦大寒，治疗湿热痢疾，单用即有效，配行气之木香，可加强疗效。两者可入配方为汤剂；亦可以 3：1 比例为散剂，每次冲服 6 g，1 日 3 次，连用 3～5 日；如嫌散剂难服，可将散剂水泛为丸，每服 6 g，赤痢用红糖，白痢用白糖，和开水送服。

治疗肠伤寒带菌者，可再加黄连，配成"苦参香连丸"，每次 6 g，每日 3 次，连用 5～7 日，可使伤寒沙门菌阳性者阴转。

服用苦参之剂，宜在餐后半小时服用，以免苦寒伤胃。

▶ 黄连 乌梅 ◀

【用量】黄连 4 g，乌梅 8 g。

【功效】清热燥湿，生津止泄。

【主治】痢疾。

【按语】黄连清热燥湿，乌梅生津止泄，两者合用，清热燥湿而不伤阴，生津止泄而不敛邪，故凡痢疾，无论急性、慢性均可使用。《千金方》即用此两药治暴痢。

▶ 水蛭 海藻 ◀

【用量】水蛭 15 g，海藻 30 g。

【用法】共为细末，分作 10 包，每日服 1～2 包，黄酒冲服。

【功效】化瘀，消痰，散结。

【主治】晚期食管癌、直肠癌。

【按语】水蛭化瘀血、消癥块，海藻消痰结、散瘿瘤，两者合用有抗肿瘤作用，用之能改善症状，控制肿瘤发展。但对食管癌伴有溃疡出血者慎用。

五、肝系病证药对

▶ 柴胡 白芍 ◀

【用量】柴胡 10 g，白芍 15 g。

【功效】疏肝解郁。

【主治】肝气郁结不舒或肝气横逆太过之证。

【按语】《伤寒论》四逆散、《和剂局方》逍遥散和《景岳全书》柴胡疏肝散方中，均用柴胡、白芍两药，以其在疏肝解郁之中发挥疏散和调的作用。

▶ 三七 鸡内金 ◀

【用量】三七 3 g（研吞），鸡内金 10 g。

【功效】化瘀消积。

【主治】慢性肝炎、肝硬化。

【按语】三七化瘀和血，善通肝络；鸡内金消积化食，《医学衷中参西录》曰："治疟癖癥瘕，通经闭"。两药合用，治疗慢性肝炎、肝硬化，可改善症状，增进食欲，并改善肝功能。

▶ 升麻　葛根 ◀

【用量】升麻 15 g，葛根 20 g。

【功效】升散解毒。

【主治】①用治肝炎，能降低转氨酶。②慢性鼻炎、鼻窦炎。③阳明郁热所致牙龈肿痛、溃烂，以及头痛、三叉神经痛等。

【按语】《阎氏小儿方论》升麻葛根汤即以此两药为主，原用以透疹解毒，今则开拓其作用，用于转氨酶增高、鼻炎、齿痛、头痛之证。

▶ 虎杖　山楂 ◀

【用量】虎杖 20 g，山楂 15 g。

【功效】清利湿热，化瘀消积。

【主治】急慢性肝炎、肝硬化、脂肪肝属湿热郁滞而症见脘腹痞满、纳差、肝大胁痛、黄疸、肝功能不正常者。

【按语】山楂有降酶作用，虎杖有抑制多种病毒及乙肝表面抗原的作用，故两药用于乙肝表面抗原阳性也有一定疗效。

▶ 枸杞子　龙胆草 ◀

【用量】枸杞子 15 g，龙胆草 8 g。

【功效】养肝阴，清肝热。

【主治】肝炎症见湿热伤阴而转氨酶升高者。

【按语】阴虚甚者重用枸杞子；湿热甚者重用龙胆草，并加虎杖更好。

▶ 枸杞子　旱莲草 ◀

【用量】枸杞子、旱莲草各 15 g。每日泡水代茶饮。

【功效】养肝止血。

【主治】肝病齿衄。

【按语】肝肾阴虚之失血，非偏寒偏热之药所宜。而枸杞子滋养肝肾，且有止血之功，对慢性肝病所见牙龈出血当为首选之药。此外，凡精血内夺，肝不藏血，而见鼻衄、咯血、崩漏等症，亦可于辨治方中加杞子提高疗效。

▶庵闾子　楮实子◀

【用量】庵闾子 15 g，楮实子 30 g。

【功效】养阴化瘀，利水消肿。

【主治】阴虚瘀积水停之证，如肝硬化腹水等。

【按语】庵闾子活血行瘀，化浊宣窍，清热利水；楮实子养阴清肝，又能利水气。肝硬化腹水一旦形成，往往是正虚邪实状态，实则瘀积停水，虚则阴伤阳损，其虚实夹杂，治疗颇为困难，如养阴则碍水，利水则伤阴，用庵闾子配楮实子，则养阴兼有化瘀之功，利水而无伤阴之弊，凡阴虚水停之证，用之颇为合辙，阳虚者酌加温阳之品，亦可应用。

治疗肝硬化腹水，脾虚者可配黄芪、太子参、白术、山药益气健脾；阴虚者可配北沙参、石斛、珠儿参益气养阴；阳虚者可配仙灵脾、肉桂、制附子温补气阳；毒邪盛者可配白花蛇舌草、龙葵、半枝莲解毒消癥；癥癖甚者可配地鳖虫、路路通、丝瓜络化瘀通络；水肿甚者可配益母草、泽兰、泽泻等活血利水。总之，随证制宜。

▶羚羊角　生石膏◀

两药清肝降火，可治头痛、目赤，内容见"外感病对药·羚羊角-生石膏"条。

▶羚羊角　全蝎◀

【用量】羚羊角粉 0.6 g，全蝎粉 3 g（分吞）。

【功效】清肝熄风，定惊止痛。

【主治】肝热阳亢、肝风鸱张之头痛剧烈、肢体抽搐者。

【按语】羚羊角清肝熄风，全蝎定痉止痛，合用于治疗肝热风盛之证。

▶半夏　夏枯草◀

【用量】法半夏、夏枯草各 15 g。

【功效】清泄郁火，交通阴阳。

【主治】肝火内扰，阳不交阴之失眠。

【按语】半夏治不寐，首见于《灵枢·邪客》，篇中有半夏汤治"目不瞑"。此不寐，系指胃中有邪，阳跷脉盛，卫气行于阳而不交于阴者。半夏与夏枯草合治不寐则见于《医学秘旨》，该书载一不寐患者，心肾兼补之药遍尝无效，后诊其为"阴阳违和，二气不交"，以半夏、夏枯草各 10 g 浓煎服之，即得安眠。"盖半夏得阴而生，夏枯草得阳而长，是阴阳配合之妙也"。夏枯草能清泻郁火，半夏能交通阴阳，两药合用，当治郁火内扰，阳不交阴之候。若加珍珠母 30 g 入肝安魂，则立意更为周匝，并可用于治疗各种肝病所致顽固性失眠。凡顽固性失眠，久治不愈而苔垢腻者，半夏宜加重，用量 15～20 g。

▶ 栀子　大黄 ◀

【用量】生栀子 12 g，生大黄 15～20 g。

【功效】清热泻火，通腑解毒。

【主治】急性胰腺炎。

【按语】两药为《金匮》栀子大黄汤的主药，原用治"酒黄疸，心中懊恼或热痛"，实为肝病急黄、急性胰腺炎等急腹症的良药。脾胃湿热，蕴蒸化火，乃急性胰腺炎发病之关键。生栀子泻三焦火，既能入气分清热泻火，又能入血分凉血行血；生大黄通腑泄热，用治急性胰腺炎效果显著。治急性胰腺炎一般应加蒲公英 30 g，郁金 20 g，败酱草 30 g，柴胡、芒硝各 10 g，天花粉 15 g；痛甚者可加延胡索 20 g，赤白芍各 15 g；胀甚者加广木香 6 g，枳壳 10 g，厚朴 15 g；呕吐者加姜半夏 9 g，代赭石 20 g；黄疸甚者加金钱草、茵陈各 30 g，虎杖 15 g。小量频服。病势严重、出血坏死型、禁食禁水者，可以此方保留灌肠，每日 1～2 次，常收佳效。

六、肾系病证药对

▶ 紫苏叶　蝉衣　益母草 ◀

【用量】紫苏叶 15 g，蝉衣 10 g，益母草 30 g。

【功效】疏风解毒，活血利水。

【主治】肾炎，肾病综合征。

【按语】三药合用，有利水消肿，消除蛋白尿，改善肾功能之效。

▶ 附子　仙灵脾　黄芪 ◀

【用量】附子 10 g，仙灵脾 15 g，黄芪 30 g。

【功效】温补脾肾。

【主治】慢性肾炎脾肾阳虚者。

【按语】慢性肾炎呈脾肾阳虚者，温补脾肾是重要法则，附子、仙灵脾、黄芪乃为关键性药物，临证除舌质红绛，湿热炽盛之外，均可以此为主药随证加减。附子、仙灵脾不仅可以温肾，而且还具有肾上腺皮质激素样作用；黄芪益气培本，促进血液循环，兼能利水，有助于肾功能之恢复。

▶ 黄芪　地龙 ◀

【用量】黄芪 30～60 g，地龙 10～15 g。

【功效】益气化瘀。

【主治】慢性肾炎、肾病综合征、中风瘫痪，证属气虚血瘀者。

【按语】慢性肾炎水肿是标，肾虚是本，益气即是利水消肿，化瘀可以推陈致新。补肾有二，一是填精以化气，二乃益气以生精。气病及水，益气补肾则有利水之功，故宜先用此法以消退水肿，促进肾功能之恢复，继则配合填补肾精以巩固疗效。黄芪补气利尿，地龙化瘀通络，合奏益气化瘀、利尿消肿、降低血压等功效。在辨证论治方中加入此两药，往往可收到浮肿消退、血压趋常、蛋白尿阴转的效果。

▶ 黄芪　肉桂　车前子 ◀

【用量】黄芪 30 g，肉桂 8 g，车前子 20 g。

【功效】益气温通，利水消肿。

【主治】肾炎、肾病水肿属阳虚水停者。

【按语】黄芪、肉桂益气温通，车前子利水消肿，三药合用，对肾炎、肾病水肿属阳虚水停者效果较好。

▶ 黄芪　益母草 ◀

【用量】黄芪 30 g，益母草 60 g。

【功效】益气活血行水。

【主治】慢性肾炎、肾病综合征、肝硬化腹水，证属气虚血瘀水停者。

【按语】黄芪补气，益母草利水，两者相伍。可治气虚血瘀水停之证。若消水肿，益母草需用至 90～120 g 效果始佳。

▶ 大黄　大黄炭 ◀

【用量】生大黄 3～6 g，大黄炭 15～30 g。

【功效】泻下排毒。

【主治】慢性肾衰竭。

【按语】大黄泻下浊邪，可降低血尿素氮和肌酐，对多种原因所致的急、慢性肾衰竭尿毒症均有良效。如服后大便次数在 3 次以上者，可酌减生大黄用量，以大便每日 2 次为宜。如加用六月雪、扦扦活、牡蛎各 30 g，石韦 20 g，可提高疗效。

▶ 大黄　人参 ◀

【用量】大黄 10～15 g，人参 5～8 g。

【功效】泄浊排毒，益气扶正。

【主治】①正气衰败，邪毒壅滞之尿毒症。②急性心肌梗死，症见大便秘结，非通下而不能缓解症状者。③各种血液病，正气衰败而又有火气升腾之吐血、衄血者（此时用生晒参）。

【按语】两药配伍，用于邪实而正虚之证，邪实而正不虚者忌用。

▶ 大黄 草果仁 ◀

【用量】制大黄 8 g，草果仁 6 g。

【功效】泄热，化浊，解毒。

【主治】肾功能不全，症见湿浊化热，毒邪内陷，邪毒交阻而上逆者。

【按语】大黄泄浊解毒，草果仁燥湿化浊，两药合用，适用于湿浊毒邪蕴滞之证，如热势较重，或阴伤津亏者忌用。

▶ 附子 大黄 ◀

【用量】附子 6～10 g，大黄 10～20 g。

【功效】温阳活血，泄浊解毒。

【主治】①慢性肾炎尿毒症属阳气虚衰者。②寒疝，睾丸鞘膜积液。

【按语】附子、大黄再加细辛，即为《金匮》大黄附子汤，是温下法的代表方剂。今将附子、大黄用于慢性肾炎尿毒症，乃取附子温阳化气，利水解毒；大黄通腑导下，泄浊排毒之用。但阴虚内热或火毒炽盛者不宜。阳气虚衰较甚，不耐附子温燥、大黄攻下者，可配牡蛎、蒲公英、丹参、扦扦活煎汁保留灌肠为佳。

关于用附子、大黄治疗疝气，《止园医话》有论："中医治疝之药，率用川楝子、小茴香、青木香、橘核、荔枝核、山楂核、炒元胡等，轻证疝气，相当有效，甚则用附子，其效卓著。然以余之经验，最效之方，则为附子与大黄合剂……余实已经过数十年之临床实验，以附子、大黄加入普通治疝气药中（即上列川楝子等药）速收特效"。

▶ 六月雪 绿豆 ◀

【用量】六月雪、绿豆各 30 g。

【功效】清火解毒，活血利水。

【主治】慢性肾功能不全，尿毒症。

【按语】单用六月雪 30～60 g 煎服，治肾炎高血压头痛有效。

▶ 水蛭 生大黄 ◀

【组成】水蛭 100 g，生大黄 50 g。

【功效】活血散瘀、涤痰泄浊。

【主治】肾病综合征。

【用法】共研细末，装 0 号胶囊，每服 5～8 粒，每日 2 次。

【按语】在辨证论治的处方基础上加用两药，可显著提高疗效，改善患者的血液流变学和脂质代谢异常，消退水肿，阻止病情进一步发展，对改善肾功能颇有帮助。

▶ 乌药　金钱草 ◀

【用量】乌药 30 g，金钱草 90 g。

【功效】解痉排石。

【主治】肾及膀胱结石绞痛。

【按语】乌药"上入脾肺，下通膀胱与肾"(《本草从新》)，与金钱草配伍，可解痉排石，用于治疗肾及膀胱结石所致绞痛，屡收显效。

▶ 乌药　益智仁　山药 ◀

【用量】乌药 10 g，益智仁 10 g，山药 15 g。

【功效】温阳固摄。

【主治】①肾经虚寒之尿频。②小儿秉气虚弱，脬气不固之遗尿。③涕多如稀水，或咽多清涎者。

【按语】三药相合为"缩泉丸"(《妇人良方》)，乃治肾经虚寒、小便滑数之名方，对老人尿频、小儿遗尿而偏阳虚者，有温肾祛寒、固摄小便之功。因其具温阳固摄之效，笔者以之移治肺寒或肾阳虚之涕多如稀水，或咽际时渗清涎者，取此三味加于辨证方中，可提高疗效。

小儿遗尿可配合桑螵蛸。成人因肾阳亏虚、下元失固而致遗尿失禁者，亦可配合桑螵蛸、仙灵脾、覆盆子、金樱子、蜂房等。

▶ 黄芪　刘寄奴 ◀

【用量】黄芪 30 g，刘寄奴 20 g。

【功效】益气化瘀利水。

【主治】前列腺肥大之溺癃，证属气虚瘀浊阻遏者。

【按语】黄芪益气，刘寄奴有良好的化瘀利水作用，两者合用，可治疗瘀阻溺癃，尤其适用于前列腺肥大引起的溺癃或尿闭。前列腺肥大引起的小便不利，多为肾气不足，气虚瘀阻所致，治疗除用黄芪、刘寄奴益气化瘀利水之外，尚须配合熟地黄、山萸肉、山药补肾益精，琥珀化瘀通淋，沉香行下焦气滞，王不留行迅开膀胱气闭。在此基础上，尚须酌情加味，如瘀阻甚者，加肉桂、丹皮和营祛瘀；阳虚加仙灵脾、鹿角霜温补肾阳；下焦湿热加败酱草、赤芍泄化瘀浊，如此收效较著。

七、痹证药对

▶ 川乌　草乌 ◀

【用量】生川乌、生草乌各适量。

【功效】祛寒定痛。

【主治】风寒湿痹之疼痛。

【按语】凡风寒湿痹之疼痛，寒邪重者用生川乌，寒邪较轻而体弱者用制川乌。对于寒湿痹痛之重证，则须生川乌和生草乌同用，盖草乌开痹止痛之力较川乌为甚。

至于两者的用量，因地有南北，时有寒暑，人有强弱，故其用量，一般从小剂量（3～5 g）开始，逐步加至 10～15 g 为宜。生川草乌均需文火先煎 40 分钟，再下余药，以策安全。

▶ 川乌　桂枝 ◀

【用量】制川乌 10 g，川桂枝 12 g。

【功效】温通止痛。

【主治】寒湿偏胜之顽痹。

【按语】余治顽痹寒湿偏胜者常用桂枝配川乌，鲜用麻黄配川乌，因麻黄虽可宣痹解凝，但有发越阳气之弊。此外，两药对硬皮病亦有效。

▶ 川乌　当归 ◀

【用量】制川乌 10 g，全当归 12 g。

【功效】祛寒养血止痛。

【主治】久患寒湿痹痛而血虚者。

【按语】久患寒湿痹痛，往往会兼夹血虚，故用制川乌祛寒止痛，当归补血活血。

▶ 川乌　生石膏 ◀

【用量】制川乌 10 g，生石膏 30 g。

【功效】祛寒、除热、止痛。

【主治】热痹和寒热互结之痹痛。

【按语】制川乌祛寒止痛，本用于寒湿痹痛为宜，但与清透郁热的生石膏配伍，则可用于热痹和寒热互结之痹痛，以四肢关节肿痛，扪之微热或灼热为指征。

▶ 川乌　羚羊角 ◀

【用量】制川乌 10 g，羚羊角 0.6 g（或用水牛角 30 g 代）。

【功效】清解温通，祛风蠲痹。

【主治】寒热夹杂之痹痛。

【按语】用羚羊角治痹痛，古已有之，如《千金要方》用羚羊角配栀子、黄芩等治历节肿痛，《本草纲目》又云："经脉挛急，历节掣痛而羚羊角能舒之。"现代实验研究证明，羚羊角有解热、镇痛、抗炎作用。羚羊角清热止痛，制川乌祛寒止痛，故合用于治疗寒热互夹之痹痛。

▶ 桂枝　石膏 ◀

【用量】桂枝 10 g，生石膏 30 g。

【功效】清络止痛。

【主治】热痹或风湿发热，持续不退，四肢疼痛者。

【按语】桂枝温通肌表经络，生石膏清透表里邪热，两药合用，共奏清络止痛之效。

▶ 水牛角　赤芍 ◀

【用量】水牛角 30 g，赤芍 15 g。

【功效】清热凉血，消肿止痛。

【主治】热痹之关节红肿热痛。

【按语】如见环形红斑或皮下结节者，加丹皮 10 g、僵蚕 12 g。

▶ 萆草　虎杖　寒水石 ◀

【用量】萆草 30 g，虎杖 20 g，寒水石 15 g。

【功效】清络止痛。

【主治】热痹或湿热痹。

【按语】萆草可祛除经络之湿热，具祛邪止痛之功，与虎杖、寒水石配伍，可作为治疗热痹、湿热痹证的主药，药后血沉、抗"O"多能较快地降至正常。若久痹之虚热，症见低热缠绵，午后较甚，舌尖红，舌苔薄黄，脉来较数者，又应用萆草与银柴胡、白薇、秦艽等配伍，以清虚热而兼治痹证。

▶ 秦艽　白薇 ◀

【用量】秦艽 10 g，白薇 15 g。

【功效】养阴清热，疏风通络。

【主治】阴虚湿热之痹证。

【按语】秦艽祛风湿而偏清利，且能清阴虚之热；白薇善于清解阴血之热，故两药适用于治疗阴虚湿热之痹证。

▶ 生地黄　黄芪 ◀

【用量】生地黄 30～60 g，生黄芪 15～30 g。

【功效】滋阴凉血，益气扶正。

【主治】风湿热、类风湿关节炎、干燥综合征、红斑狼疮、白塞综合征等免疫性疾病，证属气阴两伤，热入营血者。

【按语】现代药理研究证明，生地有类激素样作用，黄芪能提高和调节免疫功能，用于免疫性疾病确有一定效果。

▶ 生地黄　蒲公英 ◀

【用量】生地黄 40 g，蒲公英 30 g。
【功效】凉血解毒，散热除痹。
【主治】热痹见关节红肿热痛，或伴有风湿结节属血热壅滞者。
【按语】风湿热有侵犯心肌倾向者，生地黄可加至 60～90 g，因生地黄含有营养心肌、保护心肌和强心的多种因子。

▶ 海桐皮　海风藤 ◀

【用量】海桐皮 10 g，海风藤 30 g。
【功效】祛风湿，通经络，止痹痛。
【主治】风湿痹痛。
【按语】海桐皮祛风湿、通经络，善止痹痛；海风藤入经络而祛风湿、止痹痛，故合用治疗风湿痹痛可增加疗效。

▶ 姜黄　海桐皮 ◀

【用量】片姜黄 10 g，海桐皮 15 g。
【功效】蠲痹，通络，止痛。
【主治】肩痹（肩关节周围炎）。
【按语】姜黄横行肢节，行气活血，蠲痹通络，是治疗肩臂痹痛之要药；海桐皮祛风湿，通经络，达病所，疗伤折，有止痛、消肿、散瘀之功。两药合用，其效益显。气血虚者加当归 10 g、黄芪 15 g 益气养血，脾虚者加白术 15 g 补脾扶正。

▶ 骨碎补　鹿衔草 ◀

【用量】骨碎补 15 g，鹿衔草 30 g。
【功效】补肾强骨，祛风湿，除痹痛。
【主治】骨痹（增生性关节炎）。
【按语】增生性关节炎乃退行性病变，用骨碎补、鹿衔草治疗，可延缓关节软骨退行性变性，抑制新骨增生。

▶ 麻黄　白芥子 ◀

【用量】麻黄 5 g，白芥子 15 g。

【功效】通络化痰，消肿止痛。

【主治】痰湿阻滞所致关节肿胀或肿痛，关节腔积液。

【按语】麻黄散寒通痹，白芥子化痰通络，善搜皮间膜外、筋骨经络间痰湿，故两药合用可治疗痰湿阻滞所致关节肿胀或肿痛。

▶ 麻黄 熟地黄 ◀

两药温通血络，消散阴凝，可治阳虚阴寒，痰瘀结滞于筋骨之脉痹、骨痹、顽痹等。详见"皮肤病证药对·麻黄-熟地黄"条。

▶ 地龙 地鳖虫 ◀

两药化痰祛瘀通络，可治疗顽痹日久，关节畸形者。详见"肺系病证药对·地龙—地鳖虫"条。

▶ 地龙 露蜂房 ◀

两药化痰消肿，通络止痛，可治疗顽痹肿痛，关节变形者。详见"肺系病证药对·地龙-露蜂房"条。

▶ 仙灵脾 露蜂房 ◀

两药温阳除痹，可治阳虚风湿痹痛。详见"妇科病证药对·仙灵脾-露蜂房"条。

▶ 露蜂房 地鳖虫 ◀

【用量】露蜂房，地鳖虫各 10 g。

【功效】行瘀通督，祛风攻毒。

【主治】顽痹（类风湿关节炎）。

【按语】两药合治顽痹，寒盛者配制川乌；湿盛者配蚕砂；寒湿化热或热痹者配地龙、萆草、寒水石；挟痰者配僵蚕、白芥子；挟瘀者配桃仁、红花；关节僵硬变形者配僵蚕、蜣螂虫、白芥子、鹿衔草；筋骨拘挛者配穿山甲、白芍。

▶ 鬼箭羽 露蜂房 ◀

【用量】鬼箭羽 15 g，露蜂房 10 g。

【功效】化瘀散肿，除痹止痛。

【主治】类风湿关节炎，关节肿痛、僵直，甚至变形者。

【按语】鬼箭羽化瘀行血，活络通经，善治湿热挟瘀之痹证；露蜂房能入骨祛风，除痹止痛，两药合用治疗类风湿关节肿痛、僵直和变形有一定效果。

▶ 豨莶草　当归 ◀

【用量】豨莶草 100 g，当归 30 g。

【功效】祛风除湿，活血解毒。

【主治】风湿和类风湿关节炎。

【按语】豨莶草有"祛风湿，兼活血"（《本草经疏》）的作用，与当归配伍，用治风湿、类风湿关节炎，大能减轻症状，消肿止痛，随着风湿活动迅速控制，抗"O"、血沉亦可下降。体弱者可先用半量，随后逐渐加量。

▶ 豨莶草　鸡血藤 ◀

【用量】豨莶草、鸡血藤各 30 g。

【功效】祛风除湿，活血通络。

【主治】各种风湿痹痛。

【按语】两药用治风湿痹痛，用量需在 30 g 以上，轻则效微。

▶ 土茯苓　萆薢 ◀

【用量】土茯苓 30～60 g，萆薢 15～30 g。

【功效】泄化浊毒。

【主治】痛风。对膏淋、尿浊、蛋白尿、带下属湿热壅结者亦效。

【按语】痛风乃嘌呤代谢紊乱，系尿酸生成过多、排泄减少所致，在中医乃湿浊瘀阻，停着经隧而致骨节肿痛之证，治宜泄化浊毒。土茯苓善祛湿毒而利关节，萆薢善利湿浊而舒筋络，两药合用，可快速消除症状，降低血尿酸指标，是治疗痛风的要药。土茯苓、萆薢亦可同威灵仙合用，威灵仙宣通十二经络，对改善关节肿痛有效。

八、痛证药对

▶ 白芍　甘草 ◀

【用量】白芍 15～30 g，甘草 6 g。

【功效】缓急止痛。

【主治】挛急或不荣之痛，如头痛、胸痛、胃脘痛、胁痛、腹痛、经痛、四肢痛、小腿转筋等。

【按语】白芍与甘草相伍乃仲景芍药甘草汤，原方芍药与甘草等量，如今两药比例可为 3∶1～5∶1。

▶全蝎　钩藤　紫河车◀

【用量】炙全蝎、钩藤、紫河车各等份。共研细末，每服 3 g，每日 2 次，开水送下。痛定后，每日或间日服 1 次，以巩固疗效。

【功效】祛风解痉，通络止痛，益养脑络。

【主治】偏头痛。每于气交之变或辛劳、情志波动之际发作，作则头痛眩晕，畏光怕烦，呕吐，疲不能支，不仅发时不能工作，久延屡发，且影响脑力及视力。

【方义】偏头痛与肝阳偏亢，肝风上扰，脑络痉挛有关，此方即针对这种病机，以全蝎祛风解痉，通络止痛为主；钩藤熄风止痉，清热平肝为辅；久病多虚，再以紫河车补气血、益肝肾、养脑络为佐。如此标本兼顾，头痛可除。若加入地龙，疗效会更好。

【按语】此方除内服之外，亦可取全蝎末少许，置于痛侧太阳穴，用胶布固定，隔日一换。此法对肿瘤转移脑部之头痛亦有效果。

有用钩蝎散（装入胶囊服用）治疗偏头痛 26 例，药后 12 小时内头痛渐趋缓解，48 小时后头痛明显减轻，继则疼痛消失。1 年后随访 18 例，除 1 例反复发作 2 次（继服原方依然有效）外，余均未复发。此报道被新世纪全国高等中医药院校规划教材 2002 年版《中药学》收录（见"钩藤"条下）。

▶全蝎　蜈蚣◀

【用量】全蝎、蜈蚣各等份。

【用法】共研细末。每服 1～3 g（按年龄、病情增减用量），1 日 2～3 次，开水送服。

【功效】熄风、定痉、止痛。

【主治】偏头痛及各种痹痛、痉挛、抽搐。

【按语】实验研究证明，两药对中枢神经兴奋剂引起的惊厥，有明显的对抗作用。对癫痫经常发作者，持续给药，可减少或制止其发作。临床实践证明，对小儿乙脑或高热惊搐，于辨证方中加用两药，有止搐缓惊作用。

▶人参　五灵脂◀

【用量】人参 6 g，五灵脂 10 g。

【功效】益气活血，行瘀止痛。

【主治】气虚血瘀，虚实互见之证，如冠心病心绞痛之胸痹，溃疡病、萎缩性胃炎之脘痛等。肝脾大属气虚血瘀者。小儿疳积亦可选用。

【按语】两药属传统"十九畏"中配伍禁忌之一。久病多虚亦多瘀，胃脘久痛者，恒多气虚挟瘀之证，脾胃气虚，故症见乏力，面苍，空腹时则痛，得食可暂安；瘀血阻络，故疼痛较剧，或如针刺，痛点固定，舌见瘀斑，大便隐血多为阳性。此与脾胃虚寒，其痛绵绵，喜热喜按者明显有异。故治须益气化瘀为主，人参、五灵脂同用，一以益气，一以化瘀，乃症情的对之药。经长期临床观察，两药同用，无任何不良反应。

▶五灵脂　蒲黄◀

【用量】五灵脂 10 g，蒲黄 25 g。

【功效】活血、散瘀、止痛。

【主治】气血瘀阻之胸胁痛、胃脘痛、腹痛等。

【按语】此两味合用为《局方》失笑散，历代用其治疗瘀血内阻之多种病症，殊多佳效。

慢性萎缩性胃炎伴肠腺化生或不典型增生者宜加此两味，其不仅善于止痛，而且有改善微循环，调节代谢失调和神经血管营养，从而促使肠上皮化生和增生性病变的转化和吸收。

过敏性紫癜腹部剧痛，用此两味有殊效。

子宫内膜异位症、膜样痛经，亦可用为主药，其中蒲黄宜重用至 30 g。

▶瓜蒌　红花　甘草◀

【用量】全瓜蒌 15 g，红花 10 g，甘草 4 g。

【功效】消痰祛瘀，通络止痛。

【主治】痰瘀互结之胸胁痹痛，如冠心病之胸痛，肋间神经痛，非化脓性肋软骨炎之胸肋痛，带状疱疹后胸肋部神经痛等。

▶乳香　没药◀

【用量】乳香、没药各 10 g。

【功效】散瘀止痛。

【主治】血气瘀滞之胸痛、胁痛、脘腹痛、痛经、顽痹疼痛和跌打损伤疼痛。

【按语】两者均能辛香走窜而入血分，唯乳香侧重行气，没药功擅行瘀，两者相伍，散瘀止痛力强，故用于治疗各种血气瘀滞之痛证效果良好。

▶肉桂　鹿角片　小茴香◀

【用量】肉桂 6 g，鹿角片 10 g，小茴香 8 g。

【功效】温经散寒。

【主治】肝肾不足，寒滞肝经之疝气腹痛、睾丸冷痛等。

【按语】三者俱能入肝肾之经，其中肉桂与鹿角片可温阳以散寒，小茴香则善祛肝经寒滞而尤能止痛。

▶血竭　三七◀

【用量】血竭 6 g，三七 3 g（研分 2 次吞）。

【功效】活血化瘀。

【主治】痛经、崩漏属血瘀者，以及冠心病心绞痛、外伤性头痛和胁痛等。

【按语】血竭散瘀止痛，三七活血止血，合用之化瘀而不伤正，止血而不留瘀。

▶ 附子　全蝎 ◀

两药散寒通络止痛，可治阳虚寒凝之痹痛、麻木、偏头痛等。详见"心脑病证药对·附子–全蝎"条。

九、血证药对

▶ 大黄　生地黄 ◀

【用量】大黄 8 g，生地黄 20 g。

【功效】泄热止血，凉血养阴。

【主治】邪热挟瘀热之血证，如吐血、咯血、衄血、崩漏、尿血等。

【按语】两药合用治疗血小板减少性紫癜属血有瘀热者亦效。重用大黄、生地，尚可治肝病血热。

▶ 大黄　代赭石 ◀

【用量】大黄 10 g，代赭石 30 g。

【功效】通腑、降逆止血。

【主治】气火上逆、肝火上冲之血证，如咯血、呕血、鼻衄、齿衄、眼底出血、颅内出血、倒经等。

【按语】大黄泻下通腑，釜底抽薪以止血；代赭石平肝热，重镇降逆以止血。两药合用，上镇下泻，乃针对气火上逆、肝火上冲之血证病势发挥作用。

▶ 大黄　阿胶 ◀

【用量】大黄 6 g，阿胶 10 g。

【功效】通腑泻下，养血止血。

【主治】血虚挟瘀热之血证。

【按语】大黄泻下通腑，阿胶养血止血，用于治疗血虚挟瘀热的各种血证效果较好，如血淋、血尿、吐血、崩漏、月经过多以及肝病血证等。

▶ 三七　大黄　郁金　牛膝 ◀

【用量】三七 3 g（分冲），熟大黄、郁金、怀牛膝各 10 g。

【功效】止血祛瘀，疏肝理气。

【主治】胃中积热、肝火犯胃之胃出血，症见呕血、便血者。

【按语】脾胃虚寒者不宜用之。胃脘痛胀者加木香 4 g、厚朴 3 g；胁痛加金铃子、白芍各 10 g；嗳气加代赭石 15 g；脾胃虚弱加砂仁 3 g；恶心呕吐加姜半夏、竹茹各 6 g；胃阴虚者加麦冬、石斛各 10 g。药后两三天即可大便隐血转阴。

▶ 五倍子　枯矾 ◀

【用法】五倍子 120 g，枯矾 45 g，共研细末，米粉糊为丸，如绿豆大，每服 10～20 粒，米汤送下，1 日 2～3 次，食后服。鼻衄、牙宣可取末外搽。

【功效】收敛止血。

【主治】鼻衄、牙宣、咯血、吐血、崩漏、便血、尿血。凡无实火者俱可用之。

【按语】五倍子含有丰富之鞣质，能加速血凝而达到止血之效，内服、外敷均可。

▶ 鸡血藤　升麻 ◀

【用量】鸡血藤 15～30 g，升麻 10 g。

【功效】补血升提。

【主治】白细胞减少症。

【按语】鸡血藤补血行血，可振奋机体生血功能；升麻升清阳，可提升白细胞数量，故两药合用，治疗白细胞减少症有一定疗效。

▶ 升麻　苍术 ◀

两药合用，可治疗白细胞减少和血小板减少。详见"胃肠病证药对·升麻-苍术"条。

▶ 水蛭　地龙　参三七 ◀

【用量】水蛭、地龙各 2 份，参三七 1 份。

【功效】活血化瘀，化痰通络，消肿定痛，破结通经。

【主治】血瘀痰凝之高脂血症、高黏血症、冠心病、脑梗死、中风后遗症、高血压等。

【按语】余将水蛭、地龙与参三七配伍成方，命名为"通降散"，该散系我治疗心脑血管病的经验方。经临床观察，心脑血管病病情顽缠，且易突变，在中医辨证中，"血瘀"、"痰凝"的病理表现较为突出，若采用植物药治疗，收效较缓，我以虫类药为主的"通降散"，疗效颇为满意。水蛭、地龙除了性善钻透、攻坚破积、无处不到外，现代研究证实，它们自身还含有水蛭素、蚓激酶、蛋白质、多种氨基酸和微量元素；三七含有三七总皂苷等多种成分，配伍后有明显的降血脂、降低血黏度、降血压、抗血栓、抗心律失常、改善微循环、增加血流量等药理作用。三药合用，增强药效，并能防止出血倾向。多年来用于临床，症状及理化指标均明显改善，病人反映较好。唯研末吞服，腥味难以入口，故宜改为胶囊制剂，以利服用。

▶ 泽泻 山楂 ◀

【用量】泽泻 20 g，生山楂 30 g。

【功效】利湿消脂。

【主治】高脂血症。

【按语】实验研究证明，两药均有降血脂、降胆固醇作用。

十、气血水病药对

▶ 桔梗 枳壳 ◀

【用量】桔梗 10 g，枳壳 8 g。

【功效】宣散、升降气机。

【主治】气机不利之胸闷、脘痞。

【按语】桔梗开宣肺气主升，枳壳行气消滞主降，其一升一降，一宣一散，总使气机通畅、升降有序而胸闷、脘痞得以消除。

▶ 三棱 莪术 ◀

【用量】三棱、莪术各 8 g。

【功效】行气活血，散结化积。

【主治】①各种气血郁积证，如闭经、痛经、积聚、瘿瘤、痰核等。②肝脾大、肝硬化。③胃癌、肝癌、宫颈癌、卵巢囊肿、皮肤癌等。

【按语】三棱为血中气药，莪术为气中血药，《医学衷中参西录》："化血之功三棱优于莪术，理气之功莪术优于三棱。"两药合用则行气活血之力颇强，是治疗癥瘕肿瘤的良药。现今引申治疗多种气滞血瘀病证，建功甚速。

▶ 乌药 香附 ◀

【用量】乌药 10 g，香附 12 g。

【功效】行气止痛。

【主治】气血郁滞之浑身胀痛。

【按语】乌药能气中和血，香附善于血中行气，两者配伍，相辅相成。合用名"香附散"（《慎斋遗书》）。

▶ 丹参　泽兰 ◀

【用量】丹参 15 g，泽兰 20 g。

【功效】活血利水。

【主治】肝硬化腹水，经行浮肿，产后浮肿等。

【按语】慢性肾炎水肿属瘀血阻滞者亦宜。

▶ 丹参　益母草 ◀

【用量】丹参 15～30 g，益母草 30～60 g。

【功效】活血化瘀，通络利水。

【主治】各种心脏病、肾脏病、肝脏病证属水瘀交阻者，如冠心病、高血压心脏病、风湿性心脏病、肾炎、肝硬化腹水等。

【按语】丹参活血化瘀，益母草通络利水，两药合用，可广泛地用于血瘀水停之证。

▶ 牛膝　泽兰 ◀

【用量】牛膝 12 g，泽兰 20 g。

【功效】活血利水。

【主治】水瘀阻滞之腰膝疼痛或下肢水肿。

【按语】川牛膝活血通经，泽兰活血行水，合用则活血利水，用于既有瘀血，又有水湿的腰膝疼痛效果较好。

▶ 泽兰　泽泻 ◀

【用量】泽兰、泽泻各 30 g

【功效】活血，利水，消肿。

【主治】四肢水肿、关节肿胀及关节腔积液。

【按语】泽兰活血利水，泽泻渗利水湿，两药合用，有较好的利水消肿作用，其既能使已有之积液得以渗利，又能使经脉通畅，积液难于再生，故有显效。

▶ 益母草　泽兰 ◀

【用量】益母草 30 g，泽兰 20 g。

【功效】活血利水。

【主治】血瘀水停之四肢或大腹水肿、急慢性肾炎等。

【按语】益母草与泽兰均有活血利水作用，故用于血瘀水停之证效果良好。根据病情需要，益母草用量可加至 60～120 g。

▶ 黄芪 防己 ◀

【用量】黄芪 30 g，防己 15 g。

【功效】益气，行水，消肿。

【主治】气虚湿滞之肢体困重、浮肿、关节肿痛。

【按语】两药为《金匮》防己黄芪汤的主药，历来用其治疗表虚风湿身重之证。

十一、痰结病证药对

▶ 水蛭 冰片 ◀

【用量】水蛭、冰片等份。共研细末，调适量凡士林外敷，每日 1 换。如淋巴结核已溃破，可用水蛭研末，加少许冰片外掺于创面，纱布覆盖，每日 1 换。

【功效】活血散瘀，消坚化积。

【主治】颈淋巴结核、流行性腮腺炎。

【按语】若颈淋巴结核患者体质壮实者，可内服水蛭粉，每次 3 g，每日 2 次。已溃、未溃者均可服用。体虚者，需适当减量，并配合补益之品始妥。

▶ 地鳖虫 瓦松 ◀

【用量】鲜地鳖虫、陈瓦松（瓦屋上所生，隔年者佳，采集后置瓦上煅存性）各等份。共捣烂，外敷患处，上贴膏药，2 日 1 换。

【功效】软坚散结。

【主治】瘰疬。

【按语】两药合用，名地鳖瓦松膏。此方为世传经验方，用于瘰疬，无论已溃、未溃，均有佳效。一般 1～2 周即可见效，用至痊愈为止。

▶ 海藻 甘草 ◀

【组成】海藻 10 g，甘草 6 g。

【功效】散痰结，消瘿瘤。

【主治】颈淋巴结核，单纯性及地方性甲状腺肿大，肿瘤。

【按语】两药与甘遂配伍，可治胸水、渗出性胸膜炎。若配活血化瘀之品可治子宫肌瘤、卵巢囊肿。海藻、甘草虽属传统的"十八反"配伍禁忌，但实践用之无碍。

▶ 海藻 昆布 ◀

【用量】海藻、昆布各 10 g。

【功效】化痰，软坚，散结。

【主治】痰结之证，如瘰疬、瘿瘤、痰核、甲状腺肿大、慢性扁桃体肿大、咽壁淋巴滤泡增生、前列腺肥大、睾丸肿硬疼痛、颓疝、结缔组织增生、乳房结块等。

【按语】《肘后方》用海藻、昆布研末蜜丸，治疗"颈下卒结囊，渐大欲成瘿"，后世均以此两味为治疗瘿瘤、瘰疬的要药。近世引申治疗慢性炎症性结块，获效者不乏其例。

▶ 僵蚕 贝母 全蝎 ◀

【组成】僵蚕、大贝母各 2 份，全蝎 1 份。共研为细末，另用玄参、夏枯草各 1 份煎服浓汁，泛丸如绿豆大，每次餐后服 4 g，每日 2 次。

【功效】化痰通络，散结消核。

【主治】瘰疬，核肿硬未化脓者。

【按语】上药合用，名消瘰丸，乃习用经验方。瘰疬多由肝肾两亏，痰火内郁，结而为核，故用僵蚕、贝母、全蝎化痰通络，消核散结，玄参、夏枯草养阴清火为方。

▶ 黄药子 夏枯草 ◀

【用量】黄药子、夏枯草各 10 g。

【功效】软坚消瘿。

【主治】甲状腺肿大。

【按语】黄药子"凉血降火，消瘿解毒"（《本草纲目》）；为治疗甲状腺肿瘤的卓效药物；夏枯草"破癥，散瘿结气"（《神农本草经》），两药合用，治疗甲状腺肿大效果较好。唯黄药子有毒，且有蓄积作用，故用量以 10 g 左右为宜，不宜久服，以免损害肝脏。

▶ 白芥子 生半夏 ◀

【用量】白芥子 10 g，生半夏 6 g（加生姜 2 片同煎）。

【功效】化痰散结。

【主治】皮下结节。

【按语】痰之为病，变幻多端，倘留着于皮里膜外，则结为痰核，其状如瘤如粟，皮色不变，多无痛感，或微觉酸麻。白芥子可"搜剔内外痰结"（《本草经疏》）；半夏长于化痰散结，为治疗痰核之要药，故两药合治皮下结节效果可靠。若痰核之顽缠者，恒非生半夏不为功，盖生者性味浑全，药效始宏。至于生用之毒性问题，生者固然有毒，但一经煎煮，则生者已熟，毒性大减，何害之有？

阴虚火旺或无痰湿水饮者忌用。

▶甘遂　大戟　白芥子◀

【用量】甘遂（去心制）、大戟（煮透去骨晒干）、白芥子（炒）各等份。共研细末，面糊、炼蜜或滴水为丸，如梧子大，晒干。每服 5～10 丸，或 15～20 丸，临卧时以生姜汤或热汤送下，以知为度。

【功效】下痰逐水。

【主治】痰结饮积之证：①慢性淋巴结炎（包括淋巴结核）。②渗出性胸膜炎。③急、慢性关节炎。④骨结核。⑤湿性脚气。⑥气管炎或肺炎而痰涎涌盛者。⑦腹水而兼胸水者。

【按语】三药相伍名控涎丹，方出南宋·陈无择《三因极一病证方论》。甘遂善决经隧之饮邪，大戟能逐脏腑之积水，白芥子可祛皮里膜外之痰结，合以攻逐痰饮，总以实证为宜，且须掌握好剂量，否则易致偾事。

十二、虚证药对

▶人参　升麻◀

【用量】人参 8 g，升麻 10 g。

【功效】补益脾气，升清降浊。

【主治】脾虚下陷证，如内脏下垂、慢性痢疾后重、低血压、眩晕、蛋白尿等。若癃闭、尿毒症、大便不爽、胸腹胀满等气虚而浊气不降者亦可参用。

【按语】《医学启源》："人参，善治短气，非升麻为引用不能补上升之气"。

▶黄芪　升麻◀

【用量】黄芪 30 g，升麻 10 g。

【功效】益气升提，透解邪毒。

【主治】①白细胞减少症。②低血压症。③顽固性口腔溃疡者。

【按语】两药用治低血压症时，其用量为：黄芪 18 g、升麻 9 g。

▶黄芪　当归◀

【用量】黄芪 30 g，当归 10 g。

【功效】补气生血。

【主治】各种气血虚损病证。

【按语】黄芪、当归为常用的气血双补药对，凡辨证属气血虚损者俱可使用。

余受上海华东医院用"硒酵母胶囊"治疗老年病时，发现对类风湿关节炎有显效的启示，选用含硒较丰富的黄芪，与当归配伍用于治疗类风湿关节炎的辨证论治方中，能够提高疗效。

▶ 黄芪　防风 ◀

【用量】黄芪 20 g，防风 8 g。

【功效】益气御风，固表止汗。

【主治】气虚易感，表虚自汗。

【按语】黄芪益气固表，可御外风；防风通行周身，可祛肌腠风邪，两药相配，固表但不留邪，祛风而不伤正，共奏实卫御风、固表止汗之功。

▶ 黄芪　桑叶 ◀

【用量】黄芪、桑叶各 20～30 g。

【功效】益气固表，轻清虚热。

【主治】虚证汗出。

【按语】黄芪益气固表以止汗，桑叶轻清虚热以止汗，故凡虚证汗出俱可选用。
两药再加白芍、三七，为傅青主加减当归补血汤，用治年老血崩不止，效果较好。

▶ 女贞子　旱莲草 ◀

【用量】女贞子、旱莲草各 10 g。

【功效】柔养肝肾，凉血止血，乌须黑发。

【主治】①肝肾阴亏所致头昏目眩，须发早白等。②阴虚血热所致齿衄、鼻衄、肌衄、尿血、崩漏等。③慢性肝炎阴虚不足者。

【按语】《医方集解》二至丸，即女贞子配旱莲草而成，功能滋补肝肾，用于肝肾阴虚证。

▶ 白芍　白薇 ◀

【用量】白芍、白薇各 15 g。

【功效】养阴血，清虚热。

【主治】阴虚血热之热淋、血淋、月经过多、经期低热等。

【按语】《圣济总录》白薇散，以白薇、芍药各等份，共为末，每服方寸匕，酒送下，1 日 3 次，治疗妊娠小便多、产后遗尿、血淋、热淋等。

▶ 知母　黄柏 ◀

【用量】知母、黄柏各 10 g。

【功效】滋阴降火。

【主治】阴虚火旺之低热、潮热、盗汗、咯血、衄血、虚烦不寐、遗精、阳强等。

【按语】《丹溪心法》大补阴丸和《景岳全书》知柏地黄丸均以知母、黄柏为主药，两方均为治疗阴虚火旺的著名方剂。

▶ 仙灵脾　仙鹤草 ◀

【用量】仙灵脾 15 g，仙鹤草 30 g。

【功效】补肾健脑。

【主治】①精血不足，心肾亏虚，症见头晕、眼花、耳鸣、健忘等。②脑震荡后遗症，神经衰弱，脑功能低下等。

【按语】仙灵脾"益气力，强志"（《神农本草经》），治"中年健忘"（《日华子本草》），并能"益精气"（《本草纲目》）；仙鹤草，民间用其治疗脱力劳伤效果明显，具有补虚抗疲劳作用，两药合用，正可强神益智而治疗上述病症。

▶ 仙灵脾　仙茅 ◀

【用量】仙灵脾 15 g，仙茅 10 g。

【功效】温肾补阳。

【主治】肾阳不振之证。

【按语】仙灵脾"专壮肾阳"（《本草正义》），"真阳不足者宜之"（《本草纲目》）；仙茅亦"补阳温肾之专药"（《本草正义》），两药相须，常用于肾阳不振、命门火衰所致阳痿、早泄、遗尿、畏寒肢冷、身困乏力、腰膝酸软等症。

20 世纪 70 年代，余曾以仙灵脾、仙茅、山药、枸杞子、紫河车、甘草组方为"培补肾阳汤"，随后在此基础方上辨证加味，治疗肾阳不振之高血压、慢性泄泻、顽固头痛、劳倦虚损、月经不调、慢性肝炎、顽固失眠、神经症、阳痿、腰痛、浮肿、哮喘、慢性肾炎等久治不愈之痼疾，均收到一定疗效。

▶ 蛤蚧　鹿茸 ◀

【用量】蛤蚧、鹿茸各等份。

【功效】温壮肾阳。

【主治】阳痿。对肾阳虚衰较甚者，面色㿠白，形瘦，怯冷倍于常人，舌质淡，脉沉细之阳虚患者。

【用法】研极细末，每晚服 2 g。

【按语】如有口干、舌红即应停服，勿使过之。

▶ 天花粉　鬼箭羽 ◀

【用量】天花粉、鬼箭羽各 20～30 g。

【功效】生津止渴，清解燥热。

【主治】糖尿病。

【按语】花粉生津止渴，鬼箭羽善清阴分之燥热，两药合用，正可针对糖尿病阴虚内燥之病机。而鬼箭羽又具活血化瘀功能，对糖尿病并发心脑血管、肾脏、眼底及神经系统等病变，有改善血液循环、增强机体代谢功能的作用。实验研究证明，鬼箭羽所含之草酰乙酸钠能刺激胰岛细胞，调整不正常的代谢过程，加强胰岛素的分泌，从而降低血糖，有治疗、预防的双重功效。

▶ 黄芪　山药 ◀

【用量】黄芪、山药各 30 g。
【功效】益脾气，养脾阴。
【主治】糖尿病。
【按语】黄芪与山药，一益脾气，一养脾阴，两药合用，气阴并调，对糖尿病能改善症状，降低血糖。张锡纯《医学衷中参西录》中治疗消渴的玉液汤和滋膵饮，即以黄芪、山药为主药。

十三、口咽病证药对

▶ 天南星　吴茱萸 ◀

【用量】天南星、吴茱萸等份。共研细末，临睡前洗净脚，取药粉约 6 g，用醋调成糊状，敷贴两侧涌泉穴，以塑料薄膜覆盖，再以布包紧，翌晨取去。
【功效】上病下治，引火下行。
【主治】复发性口腔黏膜溃疡、疱疹性口腔炎。
【按语】《本草纲目》载："咽喉口舌生疮者，以茱萸末醋调，贴两足心，移夜便愈"。

▶ 黄连　细辛 ◀

【用量】黄连 9 g，细辛 3 g。
【功效】清散郁热。
【主治】实火口疮。
【按语】口疮有实火、虚火之分，实火口疮，常用黄连配细辛，黄连苦寒清热，细辛辛温透邪，两药合用，共奏消炎止痛之效。也可用黄连 3 份、细辛 1 份，共研细末，蜜调外擦患处。

▶ 黄连　干姜 ◀

两药合用，可治寒火结滞之口舌生疮，顽固难愈者。详见"胃肠病证药对·黄连-干姜"条。

▶ 决明子　芦荟 ◀

两药泄热通便，可治大便秘结、火热上炎之口疮。详见"胃肠病证药对·决明子-芦荟"条。

▶ 升麻　玄参 ◀

【用量】升麻 9 g，玄参 15 g。

【功效】养阴解毒。

【主治】①时邪疫毒，咽喉肿痛，口腔糜烂。②顽固性口腔溃疡属阴虚浮火者。

【按语】升麻量少则主升清阳，量多则起解毒作用。

▶ 木蝴蝶　凤凰衣 ◀

【用量】木蝴蝶 6 g，凤凰衣 8 g。

【功效】利咽开音，生肌和胃。

【主治】①咳嗽日久，咽干失音。②胃溃疡。

【按语】用两药治疗溃疡病，若与马勃、象贝母和琥珀为散剂则效果较好。

▶ 山豆根　鱼腥草 ◀

【用量】山豆根 8 g，鱼腥草 30 g。

【功效】解毒利咽。

【主治】外感之咽喉肿痛。

【按语】治疗外感之咽喉肿痛，在辨证方基础上加山豆根和鱼腥草，功效可胜银翘散一筹。

▶ 射干　山豆根　挂金灯 ◀

【用量】射干 8 g，山豆根 10 g，挂金灯 12 g。

【功效】清热解毒，消利咽喉。

【主治】急性咽炎、扁桃体炎、喉癌。

十四、妇科病证药对

▶ 仙灵脾　紫石英 ◀

【用量】仙灵脾 15 g，紫石英 30 g。

【功效】补肾助阳，暖宫调经。

【主治】①阳虚宫寒之痛经、闭经、不孕。②冲任不固之崩漏、胞宫虚寒之带下清稀。

【按语】仙灵脾补肾壮阳，强固冲任；紫石英温肾益肝暖宫，合用共奏补肾助阳、暖宫调经之功。若再配用鹿衔草，则补虚益肾、活血调经的功效更佳。

▶ 仙灵脾　露蜂房 ◀

【用量】仙灵脾 15 g，露蜂房 10 g。

【功效】补肾调经，温阳除痹。

【主治】①冲任不调，形盛气虚之月经不调、经事淋漓、怯寒乏力者。②精气清冷不育、阳痿遗精、宫寒不孕者可以选用。③阳虚风湿痹痛者。

【按语】治阳虚风湿痹痛，伍入熟地、仙茅和鹿衔草效好。

▶ 路路通　马鞭草 ◀

【用量】路路通 15 g，马鞭草 30 g。

【功效】通经，散瘀，行水。

【主治】闭经，输卵管阻塞或积水，乳痈肿痛，肝硬化腹水等。

【按语】路路通性善通利，可用于气血水滞，经络郁阻之证；马鞭草活血通经，利水消肿，清热解毒，与路路通相伍，可治疗上述诸病证。

▶ 鱼腥草　土茯苓 ◀

【用量】鱼腥草、土茯苓各 30 g。

【功效】清热，利湿，解毒。

【主治】湿热带下。

【按语】湿热带下主要表现带下发黄，有腥臭味。鱼腥草清热解毒，土茯苓利湿解毒，两者配伍，为湿热带下之要药。若带下秽臭异常者，可加墓头回 12 g。

▶ 蜂房　鹿角霜　小茴香 ◀

【用量】蜂房 10 g，鹿角霜 12 g，小茴香 6 g。

【功效】温煦肾阳，升固奇经。

【主治】带下清稀如水，绵绵如注。

【按语】带下清稀，乃肾气不足，累及奇经，带脉失束，任脉不固，湿浊下注所致。若用利湿泄浊之品，仅能治标，而温煦肾阳，升固奇经，才是治本之法。蜂房温煦肾阳，鹿角霜、小茴香升固奇经，正是的对之药，故治清稀带下效果颇好。

▶ 白术 白芍 黄芩 ◀

【用量】白术、白芍各 10 g，黄芩 6 g。

【功效】清肝健脾，安和胎元。

【主治】胎动不安。

【按语】白术健脾安胎，白芍柔肝疏肝，黄芩清热安胎，三药相伍，可治肝火扰胎，肝脾不和之先兆流产和习惯性流产。

▶ 杜仲 续断 菟丝子 ◀

【用量】杜仲 10 g，续断 6 g，菟丝子 10 g。

【功效】补益肝肾，固养冲任。

【主治】肝肾不足、冲任不固之胎动、胎漏、腹痛而坠者。

【按语】杜仲与续断合治胎动，宋代严用和《济生方》和明代李时珍《本草纲目》均有所载，两药加配菟丝子，固胎效果明显加强。

▶ 黄芪 菟丝子 ◀

【用量】黄芪 20 g，菟丝子 10 g。

【功效】补气益肾，固系胎元。

【主治】肝肾亏虚之习惯性流产，或先兆流产。

【按语】妊娠先期用之，可以预防流产。

▶ 红藤 白头翁 ◀

【用量】红藤 30 g，白头翁 20 g。

【功效】清热解毒，化瘀散结。

【主治】①慢性盆腔炎。②痢疾、溃疡性结肠炎属热毒郁滞者。

【按语】红藤清热解毒，活血通经，消痈散结；白头翁清热解毒，善治热毒下痢，故两药合用，治疗热毒蕴结之慢性盆腔炎、痢疾和溃疡性结肠炎效果较好。

▶ 淫羊藿 知母 ◀

【用量】淫羊藿 15 g，知母 10 g。

【功效】温肾阳，清虚热。

【主治】更年期综合征。

【按语】知母清虚热，淫羊藿温肾阳，两者合用治疗更年期综合征，可燮理阴阳，消除疲劳，改善烘热、汗出、心烦等症。

两药同仙茅、当归、巴戟天、黄柏配伍为二仙汤，治疗妇女更年期高血压病有效。

▶ 淮小麦　甘草　大枣 ◀

【用量】淮小麦 30～60 g，炙甘草 10 g，大枣 30 g。

【功效】益养心气，除烦安神。

【主治】脏躁。

【按语】《金匮要略》甘麦大枣汤即用淮小麦配合炙甘草、大枣益气润燥、宁神除烦，主治"妇人脏躁，悲伤欲哭，像如神灵所作，数欠伸。"现今临床若见心神烦乱，夜寐不实，多梦纷纭者，俱可以此方随症加味，多收殊效。

▶ 黄药子　刘寄奴 ◀

【用量】黄药子 12 g，刘寄奴 30 g。

【功效】化瘀祛痰，解毒散结。

【主治】卵巢囊肿。

【按语】用黄药子、刘寄奴治疗卵巢囊肿，伍以红藤、夏枯草、泽漆则效果更好。黄药子对肝脏有一定损害，故用量不宜过大。若久服出现黄疸，停药后可自行消退。

十五、皮肤病证药对

▶ 当归　白芷 ◀

【用量】当归、白芷各 10 g。

【功效】活血养血，化浊解毒。

【主治】疮疡、内痈。

【按语】用于疮疡肿毒热甚者，应配伍清热泻火、凉血解毒之品，如生大黄、生地黄、金银花、黄柏、水牛角等。用于气血虚寒之溃疡病，亦可促进溃疡病灶愈合。

▶ 徐长卿　白鲜皮 ◀

【用量】徐长卿 15 g、白鲜皮 30 g。

【功效】祛风止痒。

【主治】荨麻疹。

【按语】实践证明，两药有抗过敏作用，其既可入煎剂，亦可作外洗剂。内服入辨证论治方中，外治常用徐长卿、白鲜皮、苍耳草、蛇床子各 30 g，水煎后熏洗之，止痒效果较为明显。

▶ 蕲蛇　冰片 ◀

【用量】蕲蛇 30 g，冰片 3 g。共研极细末，用麻油或菜油调为糊状，涂敷患处，每日 2～3 次。

【功效】清凉解毒，疗疮止痛。

【主治】带状疱疹。

【按语】两药合用名蕲冰散，用治带状疱疹效果良好。带状疱疹在中医学称为"蛇丹"、"缠腰火丹"，俗称"蛇缠腰"、"缠腰疮"等，多由肝经郁火、热毒生疮所致。蕲蛇搜风攻毒，解痉止痛；冰片清凉散火，消肿止痛。用治带状疱疹，一般 2～4 日可愈。

或用蛇蜕治疗带状疱疹，亦可收到良好效果。用法：将蛇蜕研细末，用橄榄油或麻油调成 40% 油膏，用棉签蘸油膏涂布患处，每日 2～3 次，或以纱布包扎。

带状疱疹后遗疼痛者，可酌用全蝎粉 1～3 g 解毒通络，早晚分服，连用 3～5 日。

▶ 全蝎　炮甲珠 ◀

【用量】生全蝎 30 g，炮甲珠 45 g。

【功效】解毒通络，散血消肿。

【主治】下肢丹毒。

【用法】共研极细末，每服 4.5 g，每日 1 次。儿童、妇女或体弱患者酌情减量。

【按语】两药合用，名蝎甲散。丹毒发于腿部者，多由肝火湿热郁遏肌肤所致，常以辛劳或受寒而引发，殊为顽缠，不易根除，而用蝎甲散治疗，一般服药 1 次后，寒热即可趋向清解，随后局部肿痛及鼠蹊部之焮核亦渐消退，多于 3 日左右缓解乃至痊愈。若辅以活蚯蚓加白糖之溶液外搽，收效更佳。该方奏效如此迅捷，主要在于功擅解毒消痈的全蝎，加之伍以祛风通络，散血消肿，解毒攻坚的穿山甲，故对下肢丹毒（包括由丝虫病引起者）疗效满意。

【禁忌】孕妇忌服。

▶ 麻黄　熟生黄 ◀

【用量】麻黄 4 g，熟地 20 g。

【功效】温通血络，消散阴凝。

【主治】①阳虚阴寒，痰瘀结滞于肌肤、筋骨之痛疽、痰核、流注、脉痹、骨痹、顽痹等。②中风后遗症，证属阴寒内凝、瘀血阻络者。

【按语】麻黄辛温通痹，可疏通肌肤经络；熟地滋阴养血，生精补髓，两者配伍，宣通滋补并施，可使阳气宣通，阴凝消散。两药用治中风后遗症，配合葛根、丹参、豨莶草效更好。

十六、其他病证药对

▶ 白头翁　秦皮 ◀

【用量】白头翁 20 g，秦皮 10 g。

【功效】清热解毒，清肝明目。

【主治】①目赤肿痛而痒，眵多而稠。②湿热带下，阴肿阴痒。③慢性泻痢，湿热甚者。

【按语】白头翁与秦皮乃《金匮》白头翁汤之主药（即原方去黄连、黄柏），原用于"热利下重"，今移用于其他上下湿热病证，疗效亦佳。

▶ 白附子　全蝎 ◀

【用量】制白附子 8 g，炙全蝎粉 3 g（分吞）。

【功效】熄风和络。

【主治】面瘫。

【按语】治面瘫，初期可加钩藤 12 g，荆芥 8 g，蝉衣 6 g，日久则加赤芍、僵蚕各 10 g，石决明 15 g。

▶ 防风　乌梅　甘草 ◀

【用量】防风 10 g，乌梅 8 g，甘草 4 g。

【功效】祛风抗过敏。

【主治】过敏性疾患。

【按语】防风善祛外风，乌梅、甘草有抗过敏作用，合用于过敏性疾患确有一定疗效。

▶ 败酱草　薏苡仁　红藤 ◀

【用量】败酱草、薏苡仁、红藤各 30 g。

【功效】清热解毒，活血祛湿，消痈散结。

【主治】肠痈、肝痈、肺痈、急性胰腺炎、急慢性盆腔炎等属湿热瘀滞者。

【按语】败酱草清热解毒，活血散瘀；薏苡仁清利湿热；红藤解毒散结，活血通经，且三药均有消痈散结作用，故治疗上述疾病确有一定疗效。

▶ 淡豆豉　生山栀 ◀

【用量】淡豆豉 20 g，生山栀 10 g。

【功效】清透郁热。

【主治】胸中郁热之懊侬不安、烦躁不眠。

【按语】栀子清热除烦，淡豆豉透热解郁，故合用于治疗胸中郁热之证。

▶ 黄药子　玄参 ◀

【用量】黄药子 10 g，玄参 12 g。

【功效】凉血降火，滋阴消瘿。

【主治】甲亢。

【按语】甲亢多为阴虚阳亢，或气郁化火所致，用黄药子凉血降火、玄参养阴降火，正是的对之药。

▶ 槐角　地榆 ◀

【用量】生槐角、生地榆各 24 g。

【功效】凉血止血，清利下焦湿热。

【主治】痔疮便血，湿热带下，急性尿路感染。

【按语】两药除凉血止血，入大肠经而治痔疮便血之外，尚可清利下焦湿热而治湿热带下和淋证。余为治疗急性尿路感染所制订的清淋合剂，即以生地榆与生槐角为主药。

杏林贤达篇

此篇所列，均为医林之先哲今贤，谨对其学术思想、业绩贡献和医德医风，略作阐述，以显彰其硕学盛德，激励吾侪奋进，为中医药之振兴，添砖加瓦。

陈实功先生生平及其《外科正宗》

中医外科起源久远，历代均有名家和著述，而以明代为最盛。因为明代的外科，在总结前人经验的基础上，大大向前发展了一步，著述之富，论述之精，是历代难以比拟的。其中尤以陈实功贡献最大，其所著之《外科正宗》，更为精湛，迄今仍不失为中医外科工作者的必读良书。今天我们大家来讨论陈氏的学术思想和医疗经验，是具有重大现实意义的，也是纪念他丰功伟绩的最好形式。

一、博施济众　服务桑梓

陈实功（1555～1636），字毓仁，号若虚，江苏崇川人（现南通市）。幼年体弱多病，后遂钻研《素问》、《难经》、《青囊》诸书，医术精进，医名大噪，尤擅外科。大江南北求治者甚众，南通、扬州两地之外科大症经其治愈者尤多，因这一带素称鱼盐之地，疮疡较为多见。由于他辨证精审，用药切当，巧施刀圭，屡奏殊功，所以在人民群众中享有很高的声誉，一直为远近病家所称颂。陈氏在其所著《外科正宗·自序》中说"余少日即精研此业，内主以活人心，而外悉诸刀圭之法，历四十余年，心习方，目习症，或常或异，辄应手而愈"，确非自诩虚夸之词，而是真实可信的。

据光绪《通州志》引刘明芳《五山外史丛谈录》提到陈氏曾为苏州巡抚之母治愈"搭背"重症，酬以重金，他婉言却之，只要求巡抚能赐助将通济桥（即今之长桥）修建为石桥，以利往来行人，就很满意了。因为该桥颓废已久，行人不便，历年募捐集资，屡为当时州官中饱私囊而终未成，他就借巡抚之力，终于在明代天启元年（1621）修成。后人亦称此桥为"纪功桥"，以资怀念陈公之盛德。

清乾隆《通州志·义行传》说陈氏"孝友好善，其天性也。……家素饶，置义宅瞻族，修山路石梁，建药王庙，增置养济院义田，至于施棺瘗（yì，异，掩埋也）骨，焚券赈饥诸义举，不可更仆数。"充分反映了陈氏宅心仁厚，急公好义，博施济众，恫瘝在抱（恫：tōng，通；瘝：guān，官；把人民的疾苦放在心上），令人钦敬。同书《山川》篇还载有"涧桥在南门外一里。……天启四年陈实功易石。又一里曰段家桥，二里曰永丰桥，东路三里曰白塘桥，俱实功建。"可见陈氏为了关心群众和地方公益，主动出资周济贫民，修桥补路，是不遗余力的。

《海曲拾遗·祠墓》载："陈公祠，祀义士陈实功，附药王庙。又，浏河有陈老相公庙，为公专设，……香火最盛。"这是后人对其道德学问无限崇敬和深切怀念的体现。

陈氏不仅医术精湛，而且医德高尚，他的"医家五戒十要"，可以说是论述医德的专章，对后世有极大的影响。特别是对同道之间如何相处，他亲切地加以训诲，恰当地予以引导：

　　"凡乡井之士，不可生轻侮傲慢之心，切要谦和谨慎；年高者慕敬之，有学者师事之，骄傲者逊让之，不及者荐拔之。"

这种襟怀坦荡、谦逊好学、尊敬他人、克制自己的思想作风，是值得我们学习的。同道之间，要相互尊重；新老之间，要尊老爱新；上下级之间要尊上爱下。我们要把旧社会遗留下来的同行妒业、文人相轻的坏习气，彻底地清除掉，绝对不应该自矜己能，目空一切，诋毁他人，炫耀自己。否则将是无知、无德的表现，令人齿冷了！

二、医理湛深　技术超群

外科学在明清时代，有了巨大的发展，逐步形成了三个学术流派，一是以陈实功《外科正宗》为代表的"正宗派"；二是以王洪绪《外科证治全生集》为代表的"全生派"；三是以高秉钧《疡科心得集》为代表的"心得派"。三派在学术上都各有特色，其中以陈氏"正宗派"的主张最为全面，因此对后世的影响也更为深远。

《外科正宗》是陈实功根据自己精湛的医学理论和40多年来丰富的临证经验，结合具体病例，系统整理而成。其叙述既简明扼要，又具体详尽，正如他在自序中所说："合外科诸证，分门逐类，统以论，系以歌，殽（xiáo，淆，混杂也）以法，则微至疥癣，亦所不遗。而论之下，从以注，见阴阳虚实之原委也；方之下，括以四诊，见君、臣、佐、使之调停也；图形之后，又缀以疮名十律，见病不可猜，药石之不可乱投也。它若针灸、若炮炼、若五戒十要……之说，不啻详哉其言之也。"

陈氏具有较为深厚的内科基础，又擅长外科技术，所以他治疗外科疾患是内外并重，服药与手术同施的。他强调"内之症或不及其外，外之症则必根于其内也"，"痈疽虽属外科，用药即同内伤"。在内治法上特别重视调理脾胃，他在"痈疽治法总论"里着重指出："盖脾胃盛则多食而易饥，其人多肥，气血亦壮；脾胃弱则少食而难化，其人多瘦，气血亦衰。所以命赖以活，病赖以安，况外科尤关紧要。""盖疮全赖脾土，调理必要端详。"这是符合《内经》"得谷者昌，失谷者亡"和"后天以胃气为本"的论点的。陈氏对肿疡治疗，以消、托、补三法为主：肿疡初期以汗、下、温、清、行气、和营之消法为主；肿疡后期及溃疡早期以扶正托毒、透脓托毒、排脓托毒之托法为主；溃疡后期以补气血、调脾胃、益肝肾等补法为主。这是用整体观念和动态观念作指导的辨证论治精神的体现，是陈氏学术思想的主要特点之一。

其次，断根泄毒，毋使内攻，是陈氏学术思想的又一特点。他指出："开户逐贼"，"使毒外出为第一"；"凡欲消疮，先断根本，次泄毒气，使毒自衰，无得内攻为妙。"因此，他倡用腐蚀药（如三品一条枪、枯痔散等）、药线和刀针清除顽肉死肌，疏通脓管，使毒外泄。还用竹筒拔吸脓液，使脓毒去净，促使顽疮恶疽尽早痊复，大大提高了疗效，缩短了疗程。

第三个特点是，解放思想，开展了许多外科手术，如气管缝合、鼻痔摘除、下颌骨脱臼的整复、截肢等手术，在中医外科学发展史上是一个很大的飞跃。

第四个特点是，敢于创新，他创造了许多新疗法，如用枯痔散、挂线等法治疗痔疮，迄今仍在应用；用火针、枯瘤法等治疗瘰疬、肿瘤等，有较好的疗效。

综上所述，"正宗派"所以受后世重视，是有其丰富内涵和卓越成就的。

三、正宗巨著　垂训后人

《外科正宗》共4卷，自"痈疽原委论"至"医家十要论"，计分157类。卷一总论痈疽的病源、诊断与治疗；卷二至卷四分论各种外科疾病100多种，从病因、症状、预后、治疗法则、具体方药和手术，一一列载，层次井然，有条不紊，诚中医外科学中正宗之良书也。因此，清代医学评论家徐灵胎曾逐条加以评述，并在其自序中指出："此书所载诸方，大段已具；又能细载病名，各附治法，条理清晰。所以凡有学外科问余当读何书，则要令其先学此书，以为入门之地。"由此可见这是一部"列症详，论治精"的外科专著。

《外科正宗》的内容是十分丰富的，以上仅是举其要者而言。由于该书内容，理论密切联系实际，内治外治相结合，实用性和科学性很强，所以在他62岁（1617，万历四十五年）完成这部书后，立即得到刻印问世。崇祯四年（1631）又镂板广为流行，受到历代医家的重视和引用。仅清代就刻印过7次，还有版本流传到日本。1949年解放以后，也多次印行了这部书，广为流传，在中医界影响很大，成为中医外科医生的必读之书。各地外科专业医生根据《外科正宗》的理论和经验，应用于临床的治验报道，不少是在原有基础上又有了新的发展和提高，这说明陈氏的学术经验是十分珍贵的，源远流长，影响深远，成为中医学领域中的一枝奇葩。今天我们学习他的学术经验，怀念他的高尚品德，是有重要意义的！当然，由于作者受当时历史条件限制，书中尚夹杂一些封建糟粕的内容，如造孽报病等，应该批判地接受。

四、承先启后 责在吾侪

陈公离开我们虽然只有300多年，但其宗支后裔已遍寻无着，在南通留下来的遗迹也不多了，城南马家巷故居，后为李姓所有，嗣后又改为旅舍，已面目全非；濠阳小筑里原有古柏两株，相传为陈氏手植，亦已因年久枯朽，1949年后已挖除。我们还能看到的只有两件遗物了：

一是陈氏研药的瓷乳钵。器高11.8 cm，口径24.7 cm，白釉青花"卐"字纹饰，镌有"陈若虚记"四个正体大字，环绕器腹外壁，是一件典型的万历年间的白花瓷器，流落在民间已久，被充作香炉使用。1949年后又被出售给收购旧货之小贩，嗣后为老中医鑑衡睹及，乃购而藏之。后又转赠于喜仰之老医师，1958年捐献给南通博物馆，现已成为国家一级文物。

二是剑山的炼丹台。据乾隆《五山全志·山水》载："炼丹台二：一在剑山东南朝阳庵故址右，广寻丈，高过之。昔有方士陈若虚炼丹于此遇仙……"《五山胜迹记》及《崇川咫闻录·山川录》也有同样的记载，是可以相信的，但遇仙系后人神化而已。

陈氏在中医外科学上的成就，是十分可贵的，是中华民族的骄傲，是中医学的光荣。我们要在党的中医政策的指引下，承先启后，继往开来，对陈氏学术经验，加以继承和发扬，使中医外科学发挥更大的作用，这是我们义不容辞的责任！为了永远纪念陈公的硕学盛德，我们还在剑山建立了"外科专家陈实功先生纪念碑"，使后人得以凭吊追思。

这次江苏省中医学会外科学会举行"陈实功学术思想讨论会"，是一次极有意义的学术活动，对陈氏外科学术思想和经验进行了广泛的交流和深入的讨论，不仅省内的同道来了，还邀请了省外的中医外科专家莅临指导。南京中医学院各家学说教研组还为陈氏拍摄了专题的彩色电视片，为会议增添了光彩。因此，这次会议必将促进中医学术的不断向前发展，为人类健康作出更大的贡献。

〔原载于《新中医》1988年1期〕

蒋宝素先生生平及其学术思想

——纪念蒋公逝世 120 周年

　　乡先贤蒋宝素先生（1794～1873），字问斋，号帝书，江苏镇江人，出身于岐黄世家。因其尊人早逝，家贫失学，14 岁始识字，17 岁承其父椿田公家学，并师事同里王九峰先生，尽得其传。医技精良，医德高尚，名扬大江南北，求诊者踵相接。毕生好学不倦，博闻强识，采撷百家，折衷至当，而又能自出新意，颇多创见。中年有立言之志，初撰《医略》81 卷［道光二十年（1840）先刊六淫门十三卷，道光三十年续刊六十七卷，实缺一卷］，后又撰《问斋医案》5 卷及《伤寒表》、《证治主方》、《关格考》、《人迎辨》、《诊略》、《医林约法三章》各 1 卷等。先生除攻医外，对经、史、子、集研读甚勤，关于文学和史学等方面的著作有《儒林正记》24 卷及《诗略》、《文略》、《春秋贯》、《史略》、《儒略》、《将略》、《游略》各 1 卷等。其著作之宏富，学识之渊博，可与清代张路玉（吴县人）、沈金鳌（无锡人）、徐灵胎（吴江人）诸公相媲美，但其事迹除丹徒县志有所记述外，医史文献从未道及。直至 1988 年始由中国中医研究院中国医史文献研究所主编、上海辞书出版社出版的《中医人物词典》收载其生平事迹，湮没遗漏，殊深遗憾！其长子小素，长孙安吉承其术济世，并参订医案，但多方查询，未能获其后人踪迹，亦憾事也！今吾省医史学会在蒋公故里集会，讨论蒋公的学术思想、道德文章，就是要使前辈之潜德幽光，借以显彰，耆硕之卓识积验，赖以阐发，从而促使江苏中医学史益臻完备。

　　《医略》据其自序述："共八十一卷，有草创之稿，有誊清之稿，凡三易。道光庚子所刻《医略》十三篇，即誊清前十三卷稿也。值壬寅兵燹（xiǎn，险，焚烧破坏也），誊清、改定二稿皆失，唯存草创之稿，亦不全，尝置案头，每欲重为改定，奈四方就诊人多，居无暇日，为之怅然。同里赵云生见而奇之，以为经史子集言医，从未与方书合论者，遂付剞劂（jī，积；jué，绝；雕版、刻书也），以故次序颠倒，字句脱落，俱未能免，希同学谅之。"该书对每一病的病因、病机、治则详加讨论，上自内难，下逮诸家，芟其芜杂，荟其精英，甚至《周礼》、《易经》、《说文》、《汉书》、《吕氏春秋》等亦兼收并蓄，并多引用《椿田医话》（其尊人蒋椿田所著）与《王九峰医案》，再出己意阐析作结，是一部不可多得的中医病理学。

　　《问斋医案》乃蒋氏积 40 余年临证实录而成，道光三十年（1850）由镇江快志堂刻印。此后在同治、光绪年间及民国初期，复由镇江快志堂、上海石竹山房、上海铸记书局先后刻印再版。1989 年又由人民卫生出版社点校印行。蒋氏在自序里首先叙述整理刊刻医案的意义和目的："医之原始于黄帝，咨于六臣（朱按：岐伯、鬼臾区、伯高、少师、少俞、雷公六臣也。六位之中唯岐伯之功独多，而爵位隆重，故尊为"天师"。后世称中医为岐黄之术，即由此而来）。黄帝玄极之神圣也，六臣命世之鸿才也；然鬼臾区对黄帝之问，犹称臣斯十世，言习医经十世于兹矣。医盖若此其难也。帝与六臣平素讲求问难，以拯元元，所谓《内经》、《尚书》不载，儒者或不传。盖殷末周初，良医述黄岐之论，而《内经》出焉；《内经》以后五百余年，而有扁鹊设《八十一难》；扁鹊没，又五百余年而有仲景作《伤寒论》；仲景没后，《内经》大义日湮。汉魏以降，唐宋以来，名家竞起，方书充栋，求其与经旨全符者鲜矣。如真风、类风之错乱，阴暑、阳暑之不经，湿热、湿温之疏略，金燥、火燥之混同，君火、相火之无凭，六淫且昧其五，安问其余？此医案之所由作也。"继而指出："医案五卷，分心、脾、肺、肾、肝五部，合火、土、金、水、木五行，共四十三门，令百病皆有所系，如日以系月，月以系年，先正其名，而后论治，类聚诸家之说，参以经史子集之言，别是非，定从违，必符经旨而后已，岂好辨哉。为去前贤白璧之瑕，以明圣经垂训之旨耳。"选案均极精审，议论明快，说理透彻，遣药允当，颇多独到见解，有较高的学术价值，值得我们学习师法。蒋公至友韩弼元先生为其作序曾说："观先生活人之多，则其术之精焉可知矣。是书为先生已试之效，其非空言无补，又可信也。先生资禀绝人，于诸子百家靡不通，而于医学为尤邃。凡人精力所贯注，必有不可磨灭之处，是书必行于今而传于后，更无疑也，奚待余言哉！"韩公的评价，是公允恰当的。韩弼元（1822～1905）学者，丹徒人，咸丰二年（1852）进士，官刑部主事。持正不阿，因上司判案不当，据理力争不得，叹道："我不能杀人以媚人。"遂愤而辞官。虽经曾国藩、沈葆桢等多次竭力延荐，而终身不再从官。晚年主讲梅花书院，教育生徒，研究经学，主张应阐明大义，不争论一字一句。光绪二十九年（1903）加员外郎衔，84 岁卒。著述甚多。

今年是蒋宝素先生逝世 120 周年，江苏省医史学会在其故乡举行"蒋宝素先生学术思想研讨会"，以学习和怀念蒋公对中医学术的卓越贡献，是很有意义的一次盛会，我作为先生的同乡后学，在这里要对镇江市党政领导的重视关心；省市中医学会的积极支持；市中医院的捐资立碑；市国画院朱庚成院长及名老中医沙一鸥同志的热心筹划，奔走洽办；著名书法家李宗海先生挥毫，认真负责的崇高精神，表示衷心的感谢和诚挚的敬意！

〔本文系 1993 年 10 月在蒋公学术研讨会上的讲话稿〕

中医学革新先驱者——张锡纯先生

张锡纯先生是一位近代中医学革新的先驱者。他具有革新精神，勇于求实，敢于创新，在荆棘遍地的情境中，走出了新的路子，为中医学的发展，开创了新的局面，做出了不可磨灭的贡献！我们今天集会来纪念他，一定要学习他的革新精神，在振兴中医的大好形势下，做出新的建树。

张氏早年习举子业而未达，乃转而攻医，以济世活人为宏愿，遂广求方书，孜孜钻研，及至临证，户限为穿。晚年悬壶天津，术精验宏，声誉益著，从游者甚众，蔚为一代宗师。

先生治学十分严谨，每以"学问之道，贵与年进"而自强不息。他在理论上有许多独创见解，力倡阴血、大气下陷等论点，有深远的理论意义和临床价值。

张氏倡"阴血不足"，而重在脾胃；以肝脾为中枢"重在阴血"。此说虽本于《内经》，但却融丹溪、东垣及诸家之说而别树一帜。强调已病恒阳常有余，阴常不足，当调其阴阳，或滋阴以化阳，或泻阳以保阴。宜其治者，十之八九，说明其临床实用之广泛。

他认为"大气"不但为诸气之纲领，而且为周身血脉之纲领。大气之主要病理，就是因虚而下陷。他说："此气一虚，呼吸即觉不利，而且肢体酸懒，精神昏聩，脑力心思为之顿减。

若其气虚而且陷，或下陷过甚者，其人即呼吸停顿，昏然罔觉。"无论在内伤慢性衰弱性病证，或外感急危重症过程中，均可见到，实系心肺功能极度低下，全身衰竭所致，需急予升陷汤以升举之。临床施用，屡起沉疴，治验记载，历历可数。若认证不清，而误投开破气分之药，往往祸不旋踵。这对临床有极大的指导意义。

先生在辨证立法上很认真精细，审辨明确，特别是制方用药，更有独到之经验；对前贤既定者，多能探奥索隐；对古人未发者，恒有增补创新。他创订之166则效方，师古而不泥古，诚如其所说："证之道，不用古方，不能治病；拘守古方，亦不能治病"，是很有启迪意义的。用药精练，简要不杂，一般多在5～8味间，其配伍之思路，多有发挥与创新。

张氏对古方善于加减化裁，例如他的镇逆白虎汤、仙露汤、寒解汤、凉解汤、和解汤，均从白虎汤衍化而来，治各有主，层次井然，别具匠心，可谓戛戛独造。

他是一位临床家，勇于实践，敢于创新，真是"胸中自有炉锤，善于熔铸冶炼"。制订新方，清新熨帖，疗效卓著，沉疴立起。例如：参赭镇气汤治虚喘（心脏性喘息），滋膵（cuì，翠，胰的旧称）饮治糖尿病，化血丹治各种出血，镇肝熄风汤治中风（包括高血压脑病、脑动脉硬化、脑血管意外），振颓丸治痿废（脑血管意外后遗症、截瘫、类风湿关节炎而致运动功能障碍者），参赭培气汤治膈食（食管憩室、食管癌变、贲门癌变等而致之呕逆），卫生防疫宝丹治霍乱、吐泻转筋及一切痧症（包括急性胃肠炎、食物中毒），硝菔通结汤治大便燥结久不通（肠梗阻），活络效灵丹治癥瘕、心腹疼痛（心绞痛、宫外孕），理冲汤治闭经，固冲汤治血崩，安胃饮治恶阻，十顺汤治宫缩无力之难产等方，均有立竿见影、覆杯即愈之佳效。其他如眼科、咽喉及疮科诸方，也多实践有效之方，充分说明张氏经验宏富，不仅精于内妇科，而且旁及其他专科。他珍贵的实践经验，值得整理继承，加以推广。

《医学衷中参西录》是张氏的一部名著，书中之医论，是作者对若干汤证及病因、治则讨论阐述的部分，他善于抉剔幽微，钩玄提要，触类旁通，探微知著，颇多精辟见解，今天仍有指导意义。

医话部分都是答复医家或病人之复函，其中有许多实践经验，值得参用。

最后是医案部分，多为验案介绍，叙述详尽，于立案法度、记载项目，确能要言不繁，首尾完整，可称当时医案之范例，今天仍不失为珍贵的学习资料。

《医学衷中参西录》是张氏一生经验之结晶，理法俱备，方药周全，随时翻阅，得心应手，确是一部中医工作者的必备参考书。

〔1985年在张锡纯先生学术思想研讨会上交流，并载于《河北中医》1985年专辑〕

发皇古义　融会新知
——章次公先生生平及其学术思想

先师章次公先生（1903～1959）名成之，号之庵，江苏丹徒人。曾任中央卫生部中医顾问，是一位学验精深、富有创新精神的著名医家。章次公先生治学不迷信，不盲从，实事求是，追求真理。他博览群书，学贯中西。提出"发皇古义，融会新知"的主张，为研索中医，发展中医学，做出了可贵的贡献。他的创新精神，更值得我们加以继承和发扬。

一、学术渊源

章先生是丹徒大港人，他的父亲名峻，字哲亭，在清末参加江苏省新军第九镇，属于革命志士赵伯先的部下，为同盟会会员。后来赵伯先为清两江总督端方所排斥，哲亭先生也返回故乡，郁郁去世。章先生幼年丧父，由母亲抚育成长。后入丁甘仁先生创办的上海中医专门学校读书，毕业后因成绩优异，留校任教研工作，又兼任广益中医院内科主任，后改任上海世界红卍字会医院中医部主任，救治无数危重病人，深受广大劳动人民的尊敬和爱戴。

章先生师出名门，学术渊源有自。丁甘仁先生属于孟河学派，能融经方、时方于一炉，又有自己的创获。处方用药既有严谨的法度，而又能圆机活法，自出机杼。章先生对丁师深为服膺，又曾师事经方大家曹颖甫先生。曹师毕生钻研仲景之学，著有《伤寒发微》、《金匮发微》、《经方实验录》等行世。临证常用经方，大刀阔斧，与丁师纤巧缜密的风格迥异。章先生受二位名师的熏陶，而又不为两家所囿，在学术上确实是青蓝之胜的。

章先生成长为一代著名医家，因素是多方面的。其中很为关键的是他找到了一个很好的治学方法。余杭章太炎先生不愧为他的导师，这位晚清国学大师治学朴实无华，对岐黄研究有素，对这位后生悉心指点，他要次公先生研究印度的"因明学"，讲究辩证法，并引导章先生接受现代医学，以取长补短。次公先生旁及国学，基础雄厚，亦与太炎先生的影响有关。他后来回顾这段学习历程时，曾说："我从前问医于太炎先生的时候，先生指点我治医之余，如能对印度因明学加以研究，当有助于察事辨理；如能用印度因明学的方法研究仲景的辨证用药，可以更加深切。"又说："学问极则在舍似存真，因明一学，乃印度教人以辨真似之学也。吾国医学发明之早，比勘世界医史实居先进，汉唐两代，注重实验，已向科学之途迈进。金元以还，医家好以哲理谈医，以邀文人学士之青睐，于是玄言空论，怪诞不经，满纸皆是，亘千年而其流未息，其为害非浅鲜矣！频年以任医校教习，恐其毒侵入青年之脑府也，誓予剪辟，倡言革命，举凡明理之工具书籍，必介其阅读，今年更以因明律令以绳古人之医学思想，朋侪诿我者以为创获，讥我者以为好奇立异，予乃进而教人，以因明轨式书案语，教人以因明思辨方法作临诊鉴别证候之初阶，深信舍似存真以范过误，非研求名学莫属也。"他治学崇尚实际，反对不着边际的空谈。对中医学只有去伪存真，去粗取精地加以继承，才能进一步发扬光大。章先生书写的脉案，天然浑朴，无陈腐气。分析病机，一以客观事实为依据，绝无任何主观臆测之辞，文笔潇洒，用词简练，寥寥数语，意蕴宏深，遣方用药，不拘一格，但无不合度。他的医案，真可谓乍看之无形迹可寻，细考之有凭可据，出于古人而又高于古人，参以新知而无斧凿之痕，到了出神入化之地步。太炎先生对章先生医案的文笔很欣赏，他见章先生的身材比较矮小，因有"笔短如其人"之评，一时传为佳话。

章先生除任上海世界红卍字会医院中医部主任外，还自设诊所于斜桥，以方便病人之求诊。先生具有高尚的医德，不少贫苦病人找他看病，他总是不辞劳苦地加以诊治，深夜亦往往出诊，有"平民医生"的赞誉，所以章先生诊治的重症甚多，每用大剂以起沉疴，非往返富贵之家乐用平淡之方者可比。先生除曾担任过上海中医专门学校教职外，并于1928年春与同学王一仁等创立中国医学院，并担任药物学教授。次年又与陆渊雷、徐衡之两先生创办上海国医学院，培育了一批中医专门人才。章先生教学，主张理论联系实际，经常选辑医案，进行辨析。所选案例，既有成功的经验，又有失败的教训，以资学习或引为鉴戒。

先生于诊余之暇，奋笔著述，编有《药物学》四册，大部分内容均被收入前世界书局所编的《中国药物大辞典》。还有《诊余抄》一集，曾陆续发表于当时的医学杂志。先生感到古人医案中，在治效方面有很多渲染浮夸之处，不能尽信，尤其失败病案，百难得一。因此，他自己留心总结失败医案，详叙始末，并取太史公所谓"人之所病病疾多，医之所病病道少"之意，将其失败病案，编成《道少集》，以自勉勉人。

1949 年新中国成立后，先生应召赴京，担任中央卫生部中医顾问，兼任北京医院中医科主任等职，致力于中医学的发掘提高工作。在京工作期间，他曾希望对《内经》作一次全面的校勘，以利进一步研究；又曾竭力搜集善本医书，修订我国《历代医籍考》，但不幸罹患癌症，经多方诊治未效，于 1959 年 11 月 6 日长逝。壮志未酬，殊为憾事！

二、采撷精英

章先生曰："各家学说，互有短长，治学者不应厚此薄彼，能取长补短，其庶几矣！"先生不但能打破寒温的界限，吸取各家学说的精华；而且能打破中西医的界限，力求两者之间的沟通。针对当时中西医互相攻讦的状况，指出："如果依旧深划鸿沟，相互攻短，那无疑是开倒车，阻碍医学的发展。"认为医学当与时俱进，中医从诊断到治疗都需要改革。他曾经这样比较过中西医："中医的诊断，有些地方虽不及西医，但也有其突出之处。不但诊断如此，中医的一切都是从综合的、整体的着眼，不同于西方医学片面地过于重视局部的变化，如果既从整体着眼，又注意局部的病灶，则辨证论治当更为精切，更接近于了解事物的本质。"他在开业期间，与一些高明西医商讨诊断方法，开创了中西医互相学习的风气。并主张"双重诊断，一重治疗"，这一勇于吸收新知的精神，确属难能可贵。

先生究心《内经》，曾说："《内经》论针灸，阐扬经络；《甲乙经》第二卷则着重于在体表上标用穴位，后世亦有人宗之。而杨上善《黄帝内经太素》讲求经络，与《内经》一致。"在他读过的《内经》木刻本上，还遗留了一些札记。他同时深究《伤寒论》、《金匮要略》，学习仲景辨证论治的科学方法，又注意研究明清崛起的温病学说，对寒温之争，经方与时方之争，有持平之论。

先生常说："仲景之书，确是大经大法，有启迪后人的作用。清代叶天士等总结前人的理论与经验，阐发温病学正是对《伤寒论》的发展。惜乎宗仲景者，每歧视清代温热家言，而温热家亦诋毁经方，互相水火，历三百年而未已，其实均门户之见而已。"他一针见血地指出："温病以卫气营血四字为纲领，其归纳证候方法，凭借客观的事实，固与仲景之划分六经，异曲同工者也。""吴鞠通以温病当论三焦，不可循六经，谬矣！"先生认为寒温乃是完整的体系，不应当割裂开来，这之间没有不可逾越的鸿沟。对于过去所谓"经方"、"时方"之争，他颇不以为然。先生治热病或用辛温，或用辛凉，全凭症情而定。他虽然批评清代苏医对热病用药有轻描淡写之处，但也取苏医之长。曾对《临证指南医案》温热门席姓七案作出客观的评价，否定了陆九芝的一些论点。例如，陆氏认为犀角、菖蒲能"送邪入心"，先生指出："牛黄清心丸是解毒药、镇静药、强心药，用治时症，此正叶氏之创获。陆氏攻之，适彰其浅妄矣！"对于叶氏治温病注意养阴的方法，更给予了很高的评价："滋水制热之法，用于热病，意与现代所谓营养法同。其意发于王冰，其风起于明季，至叶氏而益臻完备，故温热学说，体用兼赅，叶氏实其大师也。"可见先生对人、对事，绝无成见，而是公允地评论是非得失。

先生对温热病的治疗，经验丰富，风格独特，限于篇幅，很难作出详尽的介绍。不少同道都知道，他治病十分注意保护心力，个人认为，这在理论和实践上都是一个突破。尝见温热病有不危于邪盛，而亡于正衰者。特别是温热病，若病程较长或病入极期，正邪交争，以至决定阶段，一发千钧；若心力不健，正气不支，极易昏痉厥脱之变。辨证之要，在于望神色和察脉象。若神气萧索，脉来糊数，或脉沉细而不鼓指，或两脉有歇止，或脉微欲绝等，必须着力扶正强心，保护阳气以固阴液；若辗转徘徊，势必两败俱伤；若投清温开泄，则祸不旋踵。

针对热病容易伤阴的特点，保护心力，先生常以甘寒（如生地、麦冬）、甘温（如黄芪、党参）并用，甚则加附子。他还很喜欢用六神丸，指出："六神丸可兴奋心肌与脑神经"、"热病心力衰竭用附、桂则人畏惧，用六神丸既能强心，又不遭谤。"热病心衰或中毒性休克用之，每奏良效。《冯氏锦囊》全真一气汤（人参、熟地、麦冬、五味子、附子、牛膝、白术）先生常用之。此方乃参附汤、生脉散合方加味也，温阳而无升浮之弊，育阴兼有化气之功。20世纪30年代亲见先生以此方为主治湿温重证，获救者众。有时虽见高热呓语，但病入极期，正不胜邪，毅然舍病救人，竟以此汤加减而获验。虽说此法得力于张景岳、高鼓峰辈，然非先生，孰能为之？诸如此类，均属越出常规，无怪乎太炎先生有"成之胆识过人"之誉。

三、自出新意

章先生学淹众长，自出新意。其临证推究病因，细致入微；疏方不落俗套，针对性强；用量或轻或重，恰到好处，令人耳目一新。

先生治病既从整体着眼，也不忽视局部病灶。他往往将辨证与辨病结合起来，探索疾病的症结所在。例如湿温（肠伤寒），其病灶在肠，2周以后，当警惕肠出血，斯时如能在辨证论治的前提下，选用直清阳明、坚肠抑菌的药物，则不仅有直接针对病原的意图，又有防止和治疗肠出血的作用。先生从《伤寒论》葛根芩连汤悟出"苦以坚之"之法，常参用川连、黄柏、苦参、生地榆、荠菜花、银花炭、白槿花、乌梅、白芍等。这些方法，是不背古意，而又高于前人的。

再如胃病，先生对其治疗也是很讲究辨病的，例如他往往从胃痛是否有节律，是否泛吐酸水，得食是否痛减等诸方面，来判断是否为消化性溃疡。当然，如能通过必要的理化检查，更可确诊。而一旦辨明其为溃疡病，则表示胃部实质之变化，多采用叶氏养胃阴的方法，同时针对性地护膜医疡，促使局部病灶之恢复。止痛也罢，制酸也罢，补中也罢，都不能离开溃疡这一前提。先生曾经指出："凡此等证进用香燥刺激之品，未有不偾事者。"他因此创造性地运用大剂的杏仁（一般用至24 g）等富含油质的药物以解痉镇痛；以白螺蛳壳、煅鸡蛋壳、煅瓦楞子、滑石等含有钙质的药物以制酸；以象贝、马勃等药以消炎；以象牙屑、琥珀、五灵脂等化瘀生肌，避开了习俗常用的香燥理气之品。并创订了一些治疗胃溃疡的方剂，如用凤凰衣、玉蝴蝶各30 g，轻马勃20 g，血余炭、琥珀粉各15 g，共研细末，每服2 g，每日3次，餐前服。实践证明，这些验方是经得起重复验证的。

先生具有广阔的知识面，临证触类旁通，多有巧思。他说："为医者，仲景之书固不可不读，而于历代各家医籍，晚近中外科技书籍，以及其他小说笔记之类，凡有关医道者，胥应浏览，识见广邃，而后临床辨证论治，自可左右逢源，得心应手。"例如验方通痢散，即是他从章回小说《镜花缘》中得来，原名"治水泻赤白痢方"（川乌、杏仁、羌活、生熟锦纹、苍术、甘草），此方组合巧妙，对痢疾、泄泻初起，确有疗效。观先生治痢，初起多先荡涤，尝用大黄；腹痛必佐温药如附子；治痢之积滞，而里急后重者，尝用大剂杏仁，这些显然是受了通痢散的启示。此外，他很留心民间草药和有效的验方，曾多次提示后学对《千金》、《外台》作深入的研求，所谓铃串单方之称卓效者，一般人以为秘方，实则多出上述二书。一些验方、草药，当时时医以为不屑一顾，而先生只求实效，常常乐于采用。其中如白槿花治痢、马鞭草截疟、凤尾草治带、苎麻根止血、仙鹤草强壮等，均收效较著。

先生对本草的研究，下过很深的功夫。一些药物的作用，诸家之说难以相互印证，先生经实践后予以确定。如柴胡，认为其功用有三：一祛瘀、二解热、三泄下，治热病有时用至24 g。不拘"柴胡竭肝阴，葛根耗胃汁"之说，用于解热，其用量曾达30 g之多。用望江南治热病便秘，证明其作用缓和而可靠。用紫花地丁治温热病，取其能排泄毒素。凡此引申扩展，使人尤多启迪。他非常擅用虫类药物，如蜂房、蕲蛇之用于风痹；蟋蟀、蝼蛄、地鳖虫之用于积聚肿胀；蜈蚣、全蝎之用于头风痛，均积累了宝贵的经验。

在先生的医案中，经常将中西医学理论合并讨论，对中西医理论的疏证与沟通，提出很多创见。例如："古人物质属之血，功能属之气"；"宣肺多是祛痰剂，肃肺多是镇咳剂"；"甘温能除大热者，增加其体力，使其热自退之法也。"对于妇科调经方面，更多发挥。如："考经不正常，恒能引起胃证候"；"古人用平胃散通经，即是此理"；"室女停经、萎黄病、子宫结核、内分泌障碍病，皆可以望、切两诊得之，唯神经系之变化，则少迹象可寻"；"月经之生理虽在卵巢，亦受神经之支配，古人调经多用疏肝，即此理也"。先生学富心灵，立论不同凡响，足资我们研究与学习。

先生善集各家学说之长，又参合西医学之理论，其辨证，明晰精微；其用药，机动灵活。案语从无空洞肤泛之词，悉皆辨证识病之要。并善于用辨证法来指导医疗实践，抓主要矛盾，透过症状现象，认清疾病实质。处方简练，击中要害。用药剂量，或轻或重，往往出奇制胜，每收著效。上海姜春华教授认为先生的医案有如下的几个特点：①章先生不尊古，不厚古薄今，他用古代的理论经验，也用现代的理论，并采用现代人的好经验；②章先生没有正统观念，他主张博采众方，处方中把单方、草药也用进去，尽管处方不合正统规格，但他只求有治疗实效；③章先生学医于丁甘仁先生之门，又学于曹颖甫，但他能不泥于两家；④章先生医案没有八股气，很少用病机做文章，只述主要病症，舌苔、脉象只于必要处写上，不是每案必写，以病症为主，以脉舌为次；⑤章先生治病抓主要矛盾，用药不是面面俱到，而是击中要害；⑥章先生虽批评清代的苏医，但也取苏医之长，择善而从。这一评价，殊为中肯。

兹举医案数则，借见先生学术思想之一斑。

（一）冠心病

【案1】陈女。胸闷不舒，饮食后干呕哕不得通彻，将近一年，下肢肿亦久不消，实基于心力之微弱，宜其用健胃药无效。处方：

炮附块（先煎）15 g，上安桂1.2 g，生白术、怀山药、破故纸、姜半夏各9 g，云茯苓12 g，肉豆蔻6 g，五味子4.5 g，炙甘草2.5 g。（剂量均已按现代计量单位换算，下同）

【案2】柴男。心脏病患者，时苦胸中闷，每多与胃病混淆，用健胃剂不能缓其所苦。就寝胸脘窒塞，必欲起立乃舒，两日来更见周身浮肿。处方：

炮附块（先煎）4.5 g，上安桂1.2 g（研，分2次吞服），五味子4.5 g，黄芪皮、补骨脂各9 g，炮姜炭2.5 g，带皮苓15 g，仙鹤草12 g。

〔按〕胸闷为冠心病常见症状，中医认为，它多由气滞血瘀或痰浊内阻，胸阳痹塞，经脉不通而致。上列两案症状及用药基本相似，皆由心气不足而导致心阳亏虚，随之饮邪踞胸，阻遏胸阳，以至气不宣畅，故以附子、安桂、补骨脂、炮姜等温阳；茯苓、白术、姜半夏、山药以健脾化痰。

冠心病之胸脘窒闷，或伴见干噫不舒，常被误认为胃病，先生在1940年前后即指出："本病每多与胃病混淆，用健胃剂不能缓其所苦。"并提出与胃病的鉴别点在于："就寝胸脘窒闷，必欲起立乃舒"，及有"下肢浮肿"。这种鉴别诊断，法简易行，对当时中医临床工作者很有帮助。

（二）神经官能症

【案1】梁男。夜难成寐，多梦心悸。古人以为肝虚，以肝藏魂故也。凡补肝之药，大多有强壮神经之功能。处方：

明天麻、杭白芍、潼沙苑、抱茯神、当归身、炒枣仁、柏子仁各9g，大熟地、料豆衣、黑芝麻各12g，炙远志4.5g。

二诊：寐为之酣，悸为之减，但多梦则如故。处方：

大熟地18g，当归身、杭白芍、山萸肉、菟丝子、抱茯神、潼沙苑各9g，五味子、炙远志各4.5g，夜交藤12g，左牡蛎30g。另：首乌延寿丹90g，每晚服9g。

〔按〕中医学认为，肝主藏血，肝血虚一方面可导致心失供养，一方面又可致肝阳偏亢，上扰心神，而为心悸、失眠、多梦等症。

初诊用地、芍、归、潼、芝养肝阴，补肝血；天麻平肝镇静；枣仁、柏仁、茯神、远志养心宁神。他在案语中指出："凡补肝之药，大多有强壮神经之功能。"对当年中西医理论之沟通，作了引导。二诊在上方基础上加补肾药，补肾也就是补肝（乙癸同源之治），加强了强壮调整作用，有利于疾病的恢复和巩固。

【案2】周男。苦失眠，头晕时痛，梦多。此方乃中医之镇静剂，神经衰弱之失眠宜之。处方：

炮附块(先煎)4.5g，天麻、五味子、当归、延胡索、枣仁各9g，川芎3g，珍珠母12g。

〔按〕方用宁心安神之品，加熄风、镇静、镇痛药。川芎兼补肝血，治血虚头痛，现代药理学称其对中枢神经系统有镇静作用。延胡索为著名的镇痛药，且具良好的催眠安定作用。

章先生曾指出："根据实践经验，有些失眠患者，单纯用养阴、安神、镇静药效果不佳时，适当地加入桂、附一类兴奋药，每收佳效。"这个经验是很可贵的，可供今后进一步验证。

（三）冷积便秘

【案例】高女。平素有习惯性便秘，此番6日未大便。大凡暴秘可泻，久秘不可泻。泻药只能取悦一时，停药则其秘如故。面色不华，脉软，用药以振奋肠功能。处方：

全当归、杭白芍、生麦芽各12g，生白术、薤白头、生鸡内金各9g，广木香6g，半硫丸9g（分3次吞），炙草3g。

二诊：服上方无效，肠之蠕动陷于麻痹状态，予千金温脾饮。处方：

党参、熟大黄、玄明粉（分冲）各9g，干姜、炙草各3g，熟附块（先煎）6g，当归12g。

〔按〕初诊服药 2 剂不效，二诊头煎药服后 3 小时即效。在初诊时章先生认为"久秘不可泻"而用健脾温通药无效，盖其力微故也。二诊不自讳无效，这也是先生医案的一个特色，既总结成功的经验，又吸取失败的教训，这样才能进一步深入辨证，及时考虑新的治疗措施，以提高疗效。因其面色不华而脉软，这是排便动力缺乏的"冷积便秘"，故二诊予温脾饮，攻逐冷积，也就是促进排便动力的恢复，则便秘自通。

（四）痔疮出血

【案例】倪男。作慢性痢治，其血量虽少，而总是不能根除。原来出血之因在痔，痔不能愈，血不能止。处方：

　　油当归、棉花子各 12 g，桑葚子 25 g，黑芝麻 15 g，仙鹤草 18 g，熟锦纹、清炙草各 6 g，制首乌 9 g。

〔按〕中医认为，痔疮多为嗜食肥甘辛辣及饮酒等，导致湿热内生，蕴结大肠，大肠失传导之职，故大便经常秘结；湿热灼伤阳络，故时时便血。

大便中经常杂有血液，并有后重感，作慢性痢疾治疗，多能取得一些效果，这原是临床上的一般诊治步骤，但久治不能根除，便需进一步检查，排除其他疾患如痔疮、直肠癌、直肠息肉等。本案即经确诊为痔疮所引起。引导后学在临证察病时，不要就事论事，应付了事，如果效果不好，就要多问几个为什么，多考虑几个方面，深入探求病因，作出恰当处理。这种辨证与辨病相结合的诊疗方法，在今天来说，仍是可取的。

处方润燥、通滞、止血，虚实兼顾，乃痔疮的内治大法，必要时可配合痔科手术，以绝后患。其中棉花子能补虚、止血，善治肠风下血、痔疮痔瘘、血崩、阳痿等症。章先生对民间药常喜引用，即其一例。

（五）溃疡病

【案例】李男。胃痛已 8 年，多作于食后 3 小时许，得食可稍缓，曾有黑粪史，其为溃疡病，殆无疑义。处方：

　　凤凰衣、玉蝴蝶各 30 g，轻马勃、象贝母各 21 g，血余炭、琥珀各 15 g。共研细末，每服 1.8 g，1 日 3 次，餐前服。

〔按〕患者经钡餐造影确诊为复合溃疡，共服上方 2 料，复查龛影消失，而告痊愈。

这是一张治疗溃疡病很别致的经验方，效果既好，价又不昂，值得进一步研究。凤凰衣有养阴清肺之功，除善治久咳、咽痛失音外，还可用于颈淋巴结结核、溃疡不敛，因此以之移治溃疡病，是很具妙思的，已成为章先生治疗此病的常用之药；玉蝴蝶功擅润肺、疏肝、和胃、生肌，除治咳嗽、音嗄外，又善治肝胃气痛，疮口不敛，还有补虚、宽中、健胃之功，与凤凰衣同用，起协同加强作用；马勃长于清肺利咽，解毒止血，既能止血，又可疗疮；象贝母具有清热泄降、医疮散结之功，对于溃疡病之胃痛吞酸，尤为适宜；琥珀不仅为镇静安神药，而且有化瘀止血、疗疮散痈作用；血余主要有消瘀止血作用，与琥珀同用，治溃疡病出血极佳。本方虽药仅 6 味，但从辨证与辨病相结合的角度出发，可谓老药新用，而又丝丝入扣，颇能启发后人。

以上简要介绍了次公先生的生平和他的学术思想。先生离开我们已近 20 个春秋，其音容笑貌，宛在眼前。春风化雨，赖有良师。"发皇古义，融会新知"，是先生之志，亦先生未尽之业也，将激励我们加倍努力，为发扬国粹，实现中医现代化而奋斗终生！

〔原载于《新医药学杂志》1978 年 10 期〕

立言求是非同俗　论道持平有古风

——缅怀学长姜春华教授

我与姜春华教授是 20 世纪 30 年代在章次公先生诊所进行毕业实习时认识的，那时他经常到章师家谈论医学，述古论今，甚为默契。随后 40 年代姜教授又先后与我同时受杨医亚主编的《国医砥柱》、任应秋主编的《华西医药杂志》、吴粤昌主编的《广东医药旬刊》之聘，担任编委或特约撰述，常有文字来往。他勤读好学，博览群书，学贯中西，融汇古今，理论精深，思维新颖，所写文章颇多精辟之论，在中医界为同仁所瞩目，我受其启迪殊深。

姜老毕生淡泊名利，勤奋著述，奖掖后学，不遗余力，是真正达到朱熹所说的"旧学商量皆邃密，新知培养转深沉"之境地的。1973 年我的学生史载祥医师（现为北京中日友好医院主任医师）去上海第二军医大学协助编写教材，要我写信介绍去拜见姜老。彼不以史君一个年轻后生而薄视，而是热情接待，边吃边谈，谈了一个多小时，史君深为感动，十分敬佩。姜老还对他说："我的学术观点与朱院长是一致的，是求实派、革命派。"这对他来说是实话，对我则是过誉。

1982 年卫生部中医司组织编写的《实用中医内科学》在上海进行统稿、审稿，邀我参与审稿，因金寿山教授膺疾，乃由黄星垣研究员主持全面工作，我与黄所长负责审稿，其他 8 人负责统稿。我推荐朱步先、何绍奇两位参与统稿，在延安饭店工作了 3 个月。在此期间，星期日我们 3 人经常到姜老寓所畅谈。他非常高兴，自己动手烧菜，畅饮啤酒代饭，边吃边谈，愉快地度过了假日，并得到很多教益。步先、绍奇既能饮酒，亦善健谈，与姜老成为忘年交，这也反映了姜老对青年一代的爱护培育之情。

1973 年下半年，因听说姜老有回南通探亲之行，即专函邀请他顺作一场学术报告。他于 8 月 6 日复信："接奉大函，敬悉一切。弟仍在修订《辞海》（参加中医学院组），估计需 9 月底方能定稿完毕，工作甚紧张，现学校放假 1 周，本拟以此假期作个人活动，或回乡一次，亦因《辞海》任务而不能抽身，姑俟《辞海》完毕之后再说。上医党委决定成立中医教研组，着我为组主任，兼中山医院中医科主任，脱离华山。因《辞海》之故，尚未报到。弟回通主要向乡里长者学习，讲学岂敢当耶！能有机会一聆阁下及诸君子教益即幸甚！承注敬告。"从来信看，他工作很忙，利用假期回乡探亲，顺作学术报告，是乡里同道十分企盼之佳音；他长我 9 岁，应是兄长，却屈称为弟，并提到是来学习，聆取教益，其谦诚胸怀，令人景仰之至！

1979 年是章次公先生逝世 20 周年，我们同学集中了章师的部分医案，由我执笔编写按语，以作纪念。在编写期间，姜老甚为关切，热诚提出原则性意见：一要保持原貌，对原案不加修饰；二要少而精，不必重复类案；三要按语中画龙点睛，使章老学术思想发扬光大。这三点成为我执笔时的依据。后来他还为《章次公医案》一书作序，提出 6 点看法，是很中肯帖当的。

20 世纪 70 年代末，姜老与江西中医学院张海峰教授及我，无形中组成一个小型讲学团，接受各地邀请讲学，经常叙晤，深受教益。特别是他作学术报告时，从不坐着照本宣读，而是站着离稿演讲，引经据典，侃侃而谈，娓娓动听，重点突出，引人入胜。其功力之深，记忆力之强，非常人所及，听者无不赞颂，咸谓是一次高层次科学性的艺术享受。我们三人在 1978～1980 年，多次应邀至浙江、江西、安徽、广州等地联合作学术报告。后来云南、深圳等地邀请，医学院领导提出：姜老年事已高，又有高血压、糖尿病，远途跋涉，尽量少去为是。因此他就接受劝告，而婉言谢绝。所以 1988 年 4 月 30 日来信说："昆明之游乐乎？昆明气候好，风景好，值得一游，想是饱览风光回来了！深圳去过了，殊无意味。"

姜老是一位理论与实践俱丰的学者，但却十分谦虚，从不骄傲自大。对学术评析，持论公允，有是非之辨，而无意气之争。80 年代初，他对热病提出扭转截断论点，打破了卫、气、营、血传变规律，本是中医辨治温热病理论上的一次突破，不意却引起了一场论战。各地同仁纷纷发表文章进行商榷，或直接写信与他讨论，出现了百家争鸣的好气氛。那时他因脊椎压缩性骨折正在中山医院卧床治疗，我去看望他，非常高兴地畅谈学术论争之事，他说："有部分讨论性意见很好，我乐意接受，予以答复，但也有一些是村妇骂街式的胡扯，不值一道，毋庸驳斥，一笑了之！"这充分说明了他虚怀若谷，从善如流，而又坚持己见的学者态度和宽容的胸怀。

1988 年姜老已届耄耋之年，作为中医界的耆宿，中国中医研究院研究生班部分同志拟为其祝寿，写文章来颂扬他的功绩，姜老对花钱、费时，颇不赞成，予以婉谢。他认为："今年两本书可出版，以此为寿最好！学术传后寿命长！"他还慨叹地说："来日已短，不是方长，可悲！不足庆。剩余时间当节约用。"充分说明他以学术事业为重，不愿搞铺张浪费，要珍惜余阴的高尚心境。但上海第一医学院及中山医院仍然以组织的名义为其祝寿，这在西医院校为中医祝寿者，殊不多见。我与曹向平同志合写了一首诗寄给他，表示祝贺之忱：

> 少年困学老才雄，万卷方书善贯通；
> 八十高龄犹述作，三千弟子各葱茏。
> 立言求是非同俗，论道持平有古风；
> 遥祝康疆添寿算，隔江缱绻故人衷。

1991 年 12 月下旬，接到姜老来信："弟因糖尿病而致肾衰竭，专家会诊，已进行腹透，似有好转，不知吾兄有何高见否？"字迹颤抖歪斜，知其恙情已深，体气大衰，思念老友一晤。当即与南通县中医院季光院长联系，并嘱其向县领导汇报。后由周少逸、季光二位与我于 12 月 30 日去中山医院看望，姜老甚感欣慰，但视其神色萧索，大肉尽削，语音低沉，势入膏肓，恐难逆转，深感黯然。建议加服扶正益肾之品，劝其安心静息，慰勉而别，不意竟成永诀。1992 年 3 月 11 日溘然与世长辞，令人潸然泪下。3 月 30 日在上海殡仪馆举行追悼会，我与许昶主任、季光院长前去参加。上海医科大学党委在悼词中对姜公毕生献身于中医事业，作出卓越贡献，给予高度评价，全国各地唁电、挽联甚多，极尽哀荣。其哲嗣光华继承家学，门人中亦颇多杰出人才。其学术精粹，高尚品德，将长留人间，永垂千秋！姜公九天有知，当可告慰！

〔原载于《中医文献杂志》1995 年 1 期〕

深切缅怀吕炳奎司长

敬爱的吕炳奎司长离开我们瞬已一年了，但他的诲人不倦和捍卫中医事业的崇高精神，仍恍如昨日，记忆犹新，历历在目。我与吕老的相识，可以回溯到20世纪50年代初期，他先后在中共江苏省委统战部和江苏省卫生厅担任领导工作时，就有接触。后来1955年先师章次公先生调中央卫生部任中医顾问，吕老是中医司司长，而且他俩都住在德内大街68号卫生部宿舍，既是同事，又是比邻，我去北京开会，先去拜谒章师，然后再去吕老家拜候请益，所以接触就较多了。承蒙吕老厚爱，每次都热情接待，谆谆教诲，获益良多，终身难忘。

吕老早年曾学习中医，随后参加革命，以医生身份，深入敌区，做了许多侦察、策反、掩护革命同志的工作，为打击敌伪，解放苏南，作出了卓越的贡献，是一位英勇抗战、威武不屈的革命前辈；后来在卫生部中医司工作，为新中国中医事业的振兴，捍卫中医，坚持特色，做了更多的卓有建树的工作，被人们称为"中医司令"，是当之无愧的。

1992年我的门人和子女为积极继承整理老中医的学术经验，倡议创立中医药临床研究所，我写信向吕老汇报，并恳请他担任名誉董事长，他很快回信："您有远见，自己独立创建中医药研究所，看来中医的前途，只有靠自力更生，振兴起来。您是走在前面了，祝您成功，我一定支持您。"这是多么热情的支持，给了我们极大的鼓舞与促进，是研究所逐步发展的巨大动力。随后他又挥毫题词："发挥朱氏学术渊源之基础，为造就一代名医以显示中医药学的治病优势，屹立于世界。"更为我们指明方向和奋斗目标。12年来，研究所略有所成，是与吕老的鼓励分不开的。

1997年是我从医60周年，市党政部门及同仁拟集会祝贺，为酬答领导及友好之盛情，乃集历年来所写的文稿，汇编成册，名《医学微言》，由人民卫生出版社印行，以作医龄六十之纪念，承蒙吕老题词："勤求古训，博采众方，实践出真知，为后学者楷模"，给予鼓励。

1999年是先师章次公先生逝世40周年，先生之子女和门人拟集会纪念，为了弘扬章师之学术思想和临床经验，遂收集先师有关著述与医案，编成《章次公医术经验集》以广其传，又蒙吕老赐予题词："继承发扬次公先生高明的医道和活人为乐的医德"。这是对章师医术医德的肯定和评价。

通过以上三份题词，充分说明吕老对后生的爱护、鼓励，对振兴中医事业的热诚与执著，对老一辈医德医术的高度评价，吕老的崇高品德和为中医事业奋斗终生的伟大精神，永远值得我们学习和缅怀。

哲人其萎　风范长存

——缅怀"三同"挚友俞慎初教授

我与慎初同志既是同行、同党（均为农工民主党党员），又对虫类药物情有独钟（均有专著先后问世），可以说是"同好"的三同关系的挚友。

俞兄勤奋好学，博览群书，是一位对医、史、文、哲俱有较深造诣的学者；既是临床家，又是教育家、医史学家，可谓多才多艺；特别是谦虚谨慎，不图名利，诚挚待人，奖掖后学，这种崇高的精神，尤为同道所称颂，值得后人好好学习。

我与俞老的关系，可以追溯到20世纪30年代末，当时他在上海时逸人先生主办的中医学校里兼课，就有些接触。40年代中后期，我们都是杨医亚、任应秋等所主编杂志的特约编委，经常通信交往。"解放"后（指80年代俞老"改正"复出后）有几次学术会议畅叙，如陕西省纪念孙思邈的学术会议，厦门宾馆的《中国医学通史》审稿会议；特别是1978年农工党恢复活动后，在80年代因参加农工党中央会议，曾有几次聚晤，互道珍重。他八十诞辰暨从医60周年时，我曾写五律二首贺之：

> 上下五千年，纵横千万里；
> 经纶医史诗，出入百家言。
> 毫釐志不懈，春风沐人才；
> 著述传万世，功绩青史载。

以后因年事已高，相互交往就渐疏了。不意俞兄竟驾鹤先我而去，令人悲恸之至！今值俞老逝世一周年纪念之际，略述我俩友谊之渊源，借志缅怀，哲人其萎，风范长存！

大医风范　中华一柱

——记邓铁涛教授振兴中医、弘扬学术的崇高精神

邓铁涛教授其学术思想、科研思路、临床经验、教育谆导，各位同道均已有专篇论述，详尽全面，故毋庸愚之喋喋重复。但邓老不仅学术渊博，经验宏富，教学有方，而且一贯热心中医事业，多次上书呼吁重视中医，振兴岐黄，其赤诚之情，敢于谏言，一片丹心，令人感动。

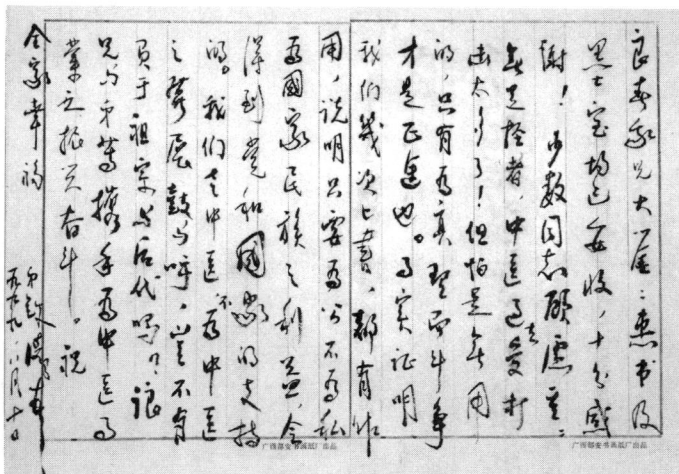

愚与邓老初识于1962年全国中医学会成立大会之际，深交于1982年5月应卫生部中医司之邀在厦门参加《中医内科学》审稿会议，与邓老共同负责肝胆病文稿，挂钩互审，颇多启迪。由斯经常书信往还，受益良多。嗣后国家中医药管理局成立，广东省中医院首创技术骨干拜全国名老中医为师，加强继承提高工作，接触就更为频繁了。

回顾当今中医界之代表人物，当首推邓老，以望九高龄，仍著书立说、育才传薪、讲学四方，临证解惑、科研探索者，唯邓老也！其尤为难能可贵者，对中医发展前途，仍终日忧心，经常提出建设性高见；对后生之提携鼓励，殷切之情，溢于言表。邓老诚中医旗帜，中华一柱，一代大师也！令愚钦敬之至！兹录其手教一二以证之。

一、振兴中医　勇担重任

1999年7月19日在上海与裘沛然、张镜人、颜德馨三老同去哈尔滨参加老中医座谈会，邓老与刘炳凡、任继学、张琪、何任、周仲瑛诸老已先期抵达，随后路志正、焦树德、陆广莘三老亦相继到来，老友重逢，畅叙甚快。翌日举行座谈会，商谈中医如何振兴，走什么道路，定什么方向，发言踊跃，言多中肯。在义诊、讲学后，拟将建议整理成文，上书中央，诸老签名，但个别同志，顾虑较多，建议慎重处理，因此而有此信中所述意见："怕是没有用的，只有为真理而斗争，才是正途也。"态度是多么的鲜明、坚定，因为"我们几次上书，都有作用，说明只有为公不为私，为国家民族之利益，会得到党和国家的支持的"。他进一步明确表态："我们老中医不为中医之发展鼓与呼，岂不有负于祖宗与后代吗？让兄与弟等携手为中医事业之振兴而奋斗。"邓老被吾侪称为龙头，马首是瞻，众望所归，善于团结同志，坦率真诚，恳挚热情，令人感动。又极为谦虚，邓老长我一岁，仍尊称我为兄，而自谦为弟，愚受之有愧也！

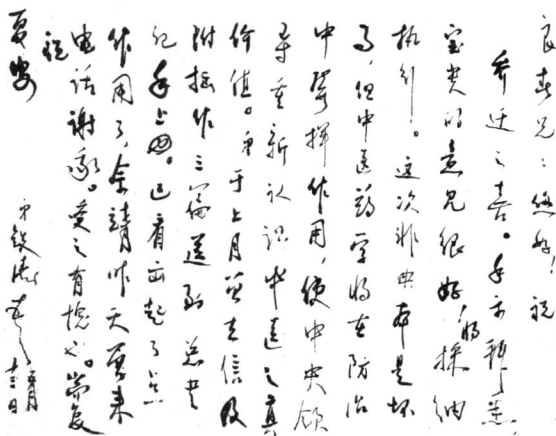

二、抗击非典　一马当先

2003年春初，非典在广东肆虐，一场没有硝烟的战斗展开了。广东省中医院在邓铁涛教授等专家的支持下，首先提出中医介入，采用中西医结合的方式，积极救治病人，取得世人瞩目的成果。邓老作为该院的技术高参，亲临指导，并配合该院向外地有关同志征求意见："手示拜悉，宝贵的意见很好，将采纳执行"。是多么的坦诚啊！接着邓老明确指出："这次非典是坏事，但中医药学将在防治中发挥作用，使中央领导重新认识中医之真价值。弟于上月（4月）曾去信及附拙作三篇送到胡锦涛总书记手上，已看出起了点作用了！佘靖昨天曾来电话谢我，受之有愧也！"这充分说明邓老对工作的认真，对事业的高度责任感，为抗击非典的中医治疗，连续写了三篇有理有据的文章，使中央领导进一步重视中医，支持中医，并取得成效，胡锦涛总书记及吴仪副总理的讲话，就充分地体现了！随后世界卫生组织的专家詹姆斯博士到广东省中医院考察时，对该院运用中西医结合的办法取得这样明显的临床效果感到非常惊讶，他高兴的赞叹说："跟其他医院相比，这一经验值得研究与学习。如果这种经验能上升到常规治疗层面，那它对世界其他地方在防治非典方面将起到好的帮助作用。"邓老的指导和呼吁，功不可没也！这是邓老为振兴中医事业，使中医扬眉吐气的又一贡献也！

三、提携后生　不遗余力

邓老长期以来，对中青年中医爱护有加，多所提携，从不盛气凌人，藐视后生，而是热情呵护，无私帮助，使后生如沐春风，如饮琼浆，胜似严父慈母之关爱也。小徒邱志济、朱建平、马璇卿编写了一本《朱良春杂病廉验特色发挥》的书稿，没有告诉我，就直接将书稿寄给邓老等12位名老中医求序，邓老接到书稿后，在百忙之中作序，还附了题词，奖誉有加。嗣我获知后，立即致函邓老表示感谢；由于邓老所写之序言为中青年中医指出了一条"走向名医之路"，邓老指出："邱志济之路……是可行的中医成才之路，是康庄大道，名医之路；不仅对自学者、拜师者、私淑者，是绿色通道，对那些科班出身者，更是有快车道的高速公路也。"邓老在序言中还指出："读他的文章，可见他是在吃透老师的学术经验，又验诸于临床实践与深入思考，从而能使朱老之学术得到发展与推广，正如朱翁自道：'今邱君等所写之临床经验系列文稿，以研究余之经验为主干，辅以作者临床实践体会、心得和创新，且文论中用中医理论阐析，可谓两代人之心血与汗水汇成之临床心悟也'。站在巨人的肩上，不论本人有多高，总比别人高，这是可以肯定的。"邓老一贯重视理论联系实践的原则，对重实验、轻临床者，经常提醒不能脱离中医临床，否则就是"研究中医"，而不是"中医研究"了！这是邓老一片苦心，谆谆教导的忠言，值得中青年深思。

以上三点，是从一个侧面来认识邓老对弘扬岐黄、维护中医、提携后生的崇高精神的，邓老这种无私无畏、大智大勇的崇高精神，我们要认真地学习体味，要以"自强不息，止于至善"的心态，鞭策自己，才"不有负于祖宗后代"，也才是对邓老最好的献礼！谨祝邓翁老而弥坚，长乐永康，为中医事业之振兴，再创辉煌！

薪火传承篇

此二十二篇均为从游者通过学习继承，心悟融会，实践总结之精心之作，在继承中提高，在实践中创新，颇多精辟之论，有得之言，真正达到学我者不仅像我，更能超我，青蓝之胜，令人欣慰。

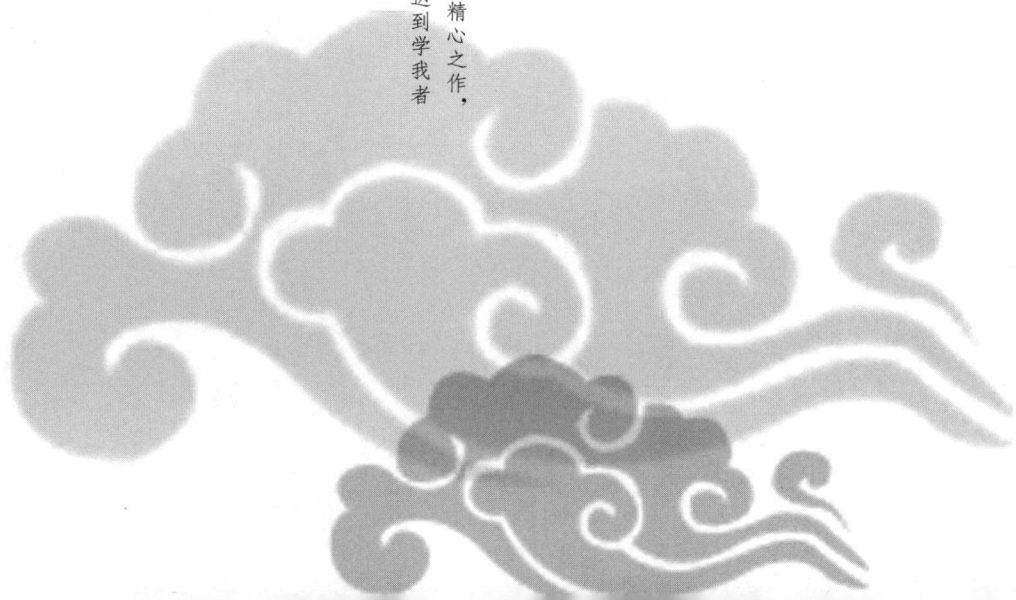

朱良春教授的学术思想简介及运用

□ 广东省中医院 陈达灿

2001年5月，是一个难以忘记的日子，在广东省中医院发起了振兴中医事业的拜师活动——中青年骨干集体拜全国名老中医为师，继承名老中医宝贵的学术经验。这是"振兴中医，弘扬学术"的需要，也是老一辈中医学家和我辈学子的愿望。我和徐凯主任一起非常荣幸地成为了我们仰慕已久的全国名老中医朱良春先生的学生。

吾师朱良春先生从事中医临床近70年，高超的医术享誉国内，名驰南北，蜚声海外。他临证时善于透过纷繁复杂的临床表现，审明主症，知常达变，药到病除。他对虫类药潜心研究，在痹症、肿瘤、皮肤等专科病的治疗经验尤为丰富。他乐于著书授徒，外出讲学，参加社会活动，为推动中医的发展奋斗不懈。

在这三年多的时间里，我非常珍惜这个难得的跟师机会，继承老师的学术思想，并将老师行之有效的方药、临床思路等总结应用于临床，开展以虫类药为主的中医止痛治疗和皮肤病的治疗等。除了每年几次的随师侍诊外，平时遇到难题通过电话或书信向先生请教。在跟师的过程中，我不但有幸学习先生高超的医术，更感受到先生高尚的医德和人格魅力。现将我从先生身上感受到的、学习到的东西记录如下，和同道们共享。

一、博采众方，躬身实践

（一）不拘门户，择善而从

先生的治学历程受到两位老师的重要影响：早年拜孟河御医世家马惠卿先生为师，打下了扎实的中医理论基础；后在苏州国医专校、上海中国医学院学习，跟随江南名医章次公先生门诊，受章师"发皇古义、融会新知"治学思想的熏陶。先生一直坚持"每日必有一得"的座右铭，多年来博览群书，上自《内经》，下及诸家，对张景岳的《类经》、孙一奎的《赤水玄珠全集》、张锡纯的《医学衷中参西录》等著作尤为推崇。先生坚持宗古义而融今，精思虑而立新，善于弘扬，更坚持继承，认为中医学术中不应存在门户偏见，对于前人的学说，应择善而从，用其长而去其偏。

中医典籍浩如烟海，先生教诲我们如何学习中医古籍的方法，将"泛览"和"精读"相结合，在浏览全貌的基础上抓住重点，反复琢磨，深入理解，归纳总结，将厚书读薄，再在临床中大胆运用，将书本的知识转变为自己的经验体会。我在先生的指导下开展读书与实践，精读《伤寒论》、《金匮要略》，泛读《类证治裁》、《医学衷中参西录》，熟读老师的医案与用药经验等著作及老师从医以来的学术论文等，获益良多。

先生活到老，学到老，著述等身，胸襟博大，治学兼收并蓄。他常常收集民间的单方验方，从中得到临证的灵感。让我非常难忘的是，在2003年的一次全国讲习班期间，我陪先生和其他一些讲习班的学员在共进早餐，席间闲聊中，一位学员无意间提及一个治疗尖锐湿疣的验方，先生马上就掏出一个小本子认真地记录下来，并虚心地向这位年轻学员请教。先生已年过八十，临床经验丰富，在大家眼里，已经是一位中医大师，但是先生从不放松学习，他不拘门户、择善而从、虚心好学、不耻下问的精神值得我们后辈好好学习。

（二）重视实践，疗效为要

先生曾说过，"中医之生命在于学术，学术之根源本于临床，临床水平之高低在于疗效，所以临床疗效是迄今为止一切医学的核心问题，也是中医学强大生命力之所在。为此，必须在临床实践方面多下功夫，成为一名理论密切联系实践的临床家。"先生认为临床实践是提高中医医术的唯一途径，他非常重视临床实践，从1936年开始从医至今，已经近70年，除了繁忙的行政事务、社会活动外，他仍坚持日间应诊，夜间读书、写作，几十年如一日。更令我难以忘怀的是，先生不顾年事已高，近几年坚持每年数度南下，为我们解惑、答疑、面授、指导临证，让弟子受益匪浅。

二、大家风范，德艺双馨

（一）辛勤耕耘，广播成荫

先生除了日常的诊病，一生都积极参加推动中医发展的社会活动，为推动中医的发展贡献自己的力量。先生除长期担任南通市中医院院长外，还曾任中国中医药学会第1～第2届理事、江苏省中医学会副会长、中国农工民主党第9～第10届中央委员、政协江苏省委常委、南通市人大常委、市政协副主席、市科协副主席、国家中医药管理局厦门国际培训交流中心客座教授、《中医杂志》特约编审、《江苏中医杂志》常务编委等职；现任南京中医药大学兼职教授（终身）、长春中医学院客座教授、广州中医药大学第二临床医学院客座教授、中国中医研究院基础理论研究所技术顾问、国家优秀中医临床人才研修项目专家指导委员会委员、高等中医教材顾问委员会委员、中国中医风湿病学会顾问等。

行医近70年来，先生先后在国内外中医期刊发表论文180余篇，多次应国内有关机构之邀，外出讲学，足迹几遍及全国。老师曾以近古稀之龄，参加过江苏省智力支边团远赴云南等边远山区为贫困山民诊病，为基层医务人员讲课。先后多次应日本东洋医学国际研究财团等单位之邀，去日本东京、札幌、西尾等地讲学、会诊，载誉而归。此外，在新加坡、法国、马来西亚等国，也曾留下先生的医绩。

先生研创了治疗类风湿关节炎的"益肾蠲痹丸"，经临床数十年使用，治愈了成千上万的患者，该药经省级科研课题研究和中国中医研究院基础理论研究所实验研究以及在5个省、市医院进一步临床验证，发现其确有显著的抗炎、消肿、镇痛、调节免疫功能，并可修复破坏的骨质。现该药已经上市10余年，为无数海内外"痹证"患者创造了新生活。朱良春老师也因此赢得了"顽痹克星"的美誉，同时"益肾蠲痹丸"还荣获首届国际博览会银牌奖及国家中医药管理局科技进步奖。他撰写的《益肾蠲痹丸治疗顽痹的临床和实验报告》，使他在世界卫生组织和中国中医药管理局联合在北京举办的"国际传统医药大会"的学术讲台上，受到了来自42个国家和地区的800多位医药学专家的交口称赞，认为朱老师发掘出了中国传统医学理论体系的奥妙之处，十分难能可贵。诺贝尔医学奖金评选委员会原主席诺罗顿斯·强博士，亲眼目睹朱良春老师研制的"益肾蠲痹丸"在中国中医研究院基础研究所首创的病理模型实验治疗的结果，大为惊奇，赞叹道："中国传统医学真了不起，这是我看到的最杰出的奇迹！它纠正了类风湿关节炎骨质破坏不能修复的错误认识。"

(二) 解惑授徒，枝繁叶茂

先生曾经说过，"与同道交流，是人生一大乐事，如能对中青年医生有所启迪，从而进一步提高疗效，弘扬中医，造福人民，就更是平生之所愿。"先生为人师表，一生为发展壮大中医队伍，提高中医队伍的内涵素质，为中医事业的振兴呕心沥血，培育了一批又一批的铁杆子中医骨干力量。

有道："师者，所以传道、授业、解惑也"。先生桃李满天下，有很多都是素未谋面的遥从弟子，先生不厌其烦地与他们通信，解答临床中的疑难问题。先生为学生倾注了大量的心血，一心一意地无私地把他几十年的丰富的临床经验和心得传授给学生。由于两地相隔，我很多时候遇到问题请教先生，都是以电话和书信来往的，无论有多忙，先生每一次都会腾出自己的休息时间，耐心地解答我的问题，让我非常感动。

先生乐于将自己的临床经验与同道们分享，先后著有《虫类药的应用》、《章次公医案》、《朱良春用药经验集》、《汤头歌诀详解》、《医学微言》、《中国百年百名中医临床家·朱良春》等书。先生的著作中的经验无一不是经过自己在临床中反复实践、验证和总结的真本领，是实实在在有临床疗效的，可以指导年轻一代中医成长的好书。江西中医学院张海峰教授曾这样评价先生的著书："本乃不传之秘，竟能公之于世，是仁人之心也。"有读者在给先生的信中写道："在当今的商品经济浪潮中，人人都想赚钱，凭一张方子赚大钱的也大有人在，而您老却把大半辈子的宝贵经验和盘托出，毫无保留，还不带一点水分，太使人感动了。"

(三) 医德高尚，仁者父母

先生医德高尚，他的言传身教，让我深深地体会到先生做一名好医生，一切为了病人，为一切病人，为病人的一切的高尚人格。有一件事让我留下了深刻的印象。

那是 2003 年，先生心脏病又犯了，他一位 80 多岁的老先生，一个月来每天工作到深夜，准备全国的学术会议，身体已经非常的疲惫。在去北京参加会议启程前的几个小时，正是先生每周一次的开诊时间，家人都劝他，这么累了，晚上就要坐飞机到北京开会了，下午就停诊吧，您心脏不好，还是身体要紧。但是先生倔犟地说，定了开诊时间，怎么能随随便便的改动呢，有些病人还是大老远从其他省坐十几个小时车过来的，就是要找我看病，我要是停诊，心里怎么过意的去呢。就这样，先生在参加学术会议后终于体力不支而病倒了。先生心里只有病人，医者父母心啊。先生像这样一切为了病人的例子真是数不胜数。

〔2006 年 1 月 5 日师带徒结业式交流〕

从"朱良春现象"看中医学术的继承与创新

□ 卫生部中日友好医院　史载祥

作为朱老师较为早年的学生，41 年前毕业实习起跟师临床，蒙师指导获得当时（1965 届）毕业成绩总分第一名。后有幸分配来南通，在朱老指导下工作，并继续学习，直至 1978 年，师从 14 载，几未间断，包括"十年动乱"时期，老师均倾囊相授，使我受用终生。3 年前我代表朱老学生在一次会议上谢师感言中提出"朱良春现象",后被多家媒体引用。现再结合本次大会主题,谈一下对中医学术继承及创新的看法,以供进一步讨论。

约10年前为恭贺朱良春先生从医60周年。我的学兄中国中医研究院王立教授曾写到:"深感朱良春先生在中医学术领域中的大家风范,博采百家,自成系统。更难能可贵的是,先生平生所处,偏于东南一隅。故我尝语友人:'当今中医居地区一级,而影响及于全国者,朱老一人而已。'超越区位强势,独树一帜,声誉遍及国内外。这一现象值得我们深思,尤其在强调科学发展观的新形势下,如何更好地发挥中医药优势特色,有其重要的现实意义及深远的历史意义。"

疗效是块试金石。只要是金子。放在哪里都会发光。朱良春先生是临床大师,卓著的临床疗效,堆砌成他无穷的魅力。朱老强调:"中医之生命在于学术,学术之根源本于临床,临床水平之高低在于疗效,所以临床疗效是迄今为止一切医学的核心问题,也是中医学强大生命力之所在。"告诫我们临床疗效是中医安身立命之本,是中医学术的核心竞争力。此中印象最为深刻者,朱师始终瞄准临床疑难病及危重病,尤其当时、当今西医尚无法解决,或解决不好,或即是解决但患者在身体状况、经济基础难以承受的病患,因疗效奇特,逐步彰显优势,扩大服务范围,拓宽生存空间,如对顽痹(类风湿关节炎、强直性脊柱炎等)、痛风、肝硬化、慢性肾炎、肾功能不全、心脑血管病、乙脑、肺结核、肺脓肿等的治疗。当疼痛难忍、活动受限,几乎病瘫在床这种"不死的癌症"(类风),西药走到尽头(或激素副作用显著,无法接受)时。以"益肾蠲痹"为主治疗。应用朱老所倡益肾壮督,配钻透搜剔之品,往往能出奇制胜,力挽沉疴。"肝硬化腹水"也属中医内科"风、痨、臌、膈"四大难症之一,朱老首创的"复肝丸"确能使肝、脾缩小,腹水渐退,开中医药抗肝纤维化的先河。约在20世纪60年代,以红参、紫河车益气扶正;炮甲、鸡内金、地鳖虫、三七等活血化瘀,逆转肝纤维化的临床事实疗效,我们均一再亲目所睹,惜未进行系统观察。但至2003年国家科技进步二等奖的内容之一已赫然写明:"扶正化瘀法在抗肝纤维化治疗中的应用……"无独有偶,1963年朱师在《中医杂志》曾连载《虫类药的临床研究》,一时国内曾引起重大反响。文中"水蛭"条下已明显提及治疗胸痹心痛,跟师实践中也常见将冠心病心绞痛、风心病等循环系统疾患,按中医"心痹"辨证论治,常用水蛭、全蝎、蝉衣、地鳖虫等虫类药物,多能收到常规药物治疗难以达到的临床疗效。约40年后,以5味虫类药为主组成的"通心络"治疗冠心病心绞痛,获建国以来第一个中成药主打、取得国家科技进步二等奖。

"肺脓肿"是20世纪发病率及死亡率较高的疾病,抗生素在脓肿一旦形成后已无能为力,胸外科治疗有其严格手术指征,且基层难以普及。朱老深入民间采风,与农民同吃、同劳动,发现专治"肺痈"的民间医师成云龙,请来医院系统观察,开设"肺脓肿专科病房"。我有幸参加其中攻坚阶段.当亲眼看到中医药的强大优势,大快人心时,会忘记日日夜夜的辛劳,当患者来院时持续高热40℃,咯吐脓血,生命垂危。来院后一旦确诊,使用铁脚将军草(金荞麦)单一中药制剂后,患者多数1~2日体温正常,转危为安,记得最严重的一名患者,两肺23个病灶(多有液平面),5次血培养均为金黄色葡萄球菌生长,确诊为金葡菌败血症伴多发性肺脓肿。这样严重的患者曾由我主管,所以我清楚记得未使用任何抗生素(包括口服),完全使用中药(以金荞麦制剂为主)治疗后,患者两肺脓肿、空洞均愈合。血培养转阴,痊愈出院。此项研究后经与中国医学科学院药物所专家合作,系统观察506例(均有治疗前后胸片对照),效果奇佳,胜出当时多种广谱抗生素疗效。20世纪80年代取得国家科技发明奖及卫生部一等成果奖，是我国对外介绍中医药成果的十三项之一。中医的优势特色不是口号，不是空话，一个事业如此，一个医家也如此。疗效是硬道理，但应如朱老所倡导的必须求真务实。应该以科学发展观为指导，不遗余力地追求疗效，及时总结经验，而光说大话、空话、废话只能帮中医的倒忙。

继承与创新是中医药发展的永恒主题，继承是创新的基础，创新更是继承的动力。朱良春老师勤于耕耘，学有渊源。我记得早年跟师学习，每次早或晚请教时，朱师多正伏案阅读，或笔耕不止，不忍打扰。先生坚持"每日必有一得"的刻苦钻研精神，言传身教，常人难及。上自《内》、《难》、《本经》，下及历代名著，尤其对清代叶天士、蒋宝素和近代张锡纯等名家著述，无不用心博览。先生师承章次公大师，章次公先生亲炙于丁甘仁、曹颖甫前贤，（《经方实验录》、《丁甘仁医案》为先生指定后学等必读之书），他对《伤寒论》及《金匮要略》作过深入研究，并从中领悟辨证精髓，尝以经方起大病。随先生学习时常见以大承气汤加味治疗乙脑、高热、神昏取效卓著。另先生对《千金方》曾系统分析研究，吸取其简、便、验、廉的特色，并注重搜集民间有效的单方草药：著名的季德胜蛇药，陈照治瘰疬（淋巴结核）的拔核药，成云龙治肺脓肿的铁脚将军草均为先生亲自发掘，并产生巨大社会及经济效益。先生常云只有将基础理论乃至草头方药的深入学习研究，才是全面继承，方可系统整理，进而发展、创新、提高。

先生对虫类药悉心研究数十年，从《本经》、《伤寒论》、《金匮要略》及历代医家著作，以至民间验方，广泛搜集，注重验证，结合药物基源、有效成分和现代药理系统整理，于1978年著述出版我国第一部虫类药专著《虫类药的应用》：本书将散见于历代文献中虫类药研究全面继承的基础上，又有切于实用的多处创新。尤其在疾病谱发生巨大变化的当今，为治疗许多现代疑难病、肿瘤、心脑血管病另辟蹊径，别开洞天，在一个方面为中医药特色、优势的发挥添上了浓墨重彩的一笔，给中医学乃至整个医学界留下深刻印象。先生受到章次公先生"发皇古义，融会新知"思想的影响，一向重视对现代医学的学习，吸取其长处，为我所用。据我的学兄医学史专家马伯英教授（曾受聘于英国剑桥大学协助中国科学史专家李约瑟教授工作）考证，朱良春先生为我国最早撰文提出辨证论治与辨病论治相结合的学者。当今即便是初为医者多耳熟能详的观点，先生在近半个世纪前已经明白无误地提出，是多么难能可贵。先生强调中、西医各有所长，辨证论治是中医的精髓之一，特色所在，不但不能丢弃，而且要不断发扬，如结合西医辨病，宏观与微观相参，使治疗各具针对性，有利于提高疗效。先生在《21世纪中医的任务及展望》中指出："中医药学是一门科学。是应当随时代的发展而不断充实、创新，因此中医药必须实现现代化，这是摆在21世纪中医面前不可推卸的重要任务之一。"

根深才能叶茂，以至硕果累累。朱良春老师深造于"经典"，创新于现代，卓越的继承，成就了超群的创新。诚如已故儿科权威江育仁老师对朱老的评价赞誉为"才智天生，思维超人；善于继承，勇于创新；辨证辨病，见解英明；虫类研究，誉满杏林。"

"朱良春现象"揭示出中医药继承与创新一个方面的规律，折射出中医药学扎根临床、发扬光大的真谛，是不可多得的宝贵财富，我们可以从中借鉴，为新形势下发挥中医药的优势和特色做出贡献。

〔载于《名师与高徒》中南大学出版社，2005年版〕

度人之金针　问津之舟楫

——试析朱良春老师的治学方法与理念

□ 英国牛津　朱步先

　　我的老师朱良春先生是当代卓有成就的医家，先生的学术论著、经验良方早就不胫而走，誉满天下。先生所示之治学门径是自身治学的写照，也垂范于后学。而这些"枕中秘"，古之学者常不肯轻易示人，这正如金代元好问诗云："鸳鸯绣了从君看，莫把金针度与人。"我追随恩师问业多年，深感先生是一位乐为后学指点迷津、视"金针度人"为己任的良师。先生的所作所为绝异时俗，襟怀宽广逾越常人！非凡的智慧与卓识成就了先生，也使吾侪受惠终生。

　　清代医家周岩说过："夫学问之道，不外致知力行两端。"要致知就不能缺少读书的功夫。中医书籍汗牛充栋，难以穷尽，朱师主张要"精读"与"泛览"相结合。先生认为：《内经》、《本经》、《伤寒论》、《金匮要略》等经典著作，"文简、意博、理奥、趣深"，一定要"精读"，才能窥其全貌，打好根基。根深则叶茂，本固则枝荣。而对于后世历代名著则进行"泛览"，方能从源到流，兼收并蓄，而不致偏于一隅，或一叶障目，不见泰山。所谓"泛览"，也要有选择性，他对《千金方》作过深入的研究，又推崇张景岳《类经》、孙一奎《赤水玄珠》以及清代叶、薛、吴、王和蒋宝素的著作。朱师师从章次公先生，具有强烈的革新精神，他对近代医家张锡纯也颇为心折，于此可见先生的价值取向。

　　对经典的理解首先要求不违原意，这就要"信古"，假使先怀成见，简单比附，不仅不能承接古人的遗意，还有可能与真知失之交臂，更谈不上"探骊得珠"了；但也不能迷信古人，更不能盲从，要敢于"疑古"。从这个意义上来说，善读书者，往往是"信古"与"疑古"的统一论者。清代医家程杏轩说："夫医之为术也，蔑古则失之纵，泥古又失之拘"，均为治学之大忌。朱师主张读书要能独立思考，"每日必有一得"，有了自己的心得，就能做到取舍在我，采择精当。从而使读书的过程，成为积累知识的过程，增进自己思维能力的过程。读书还要能取精用弘，触类旁通，理论联系实际。例如朱师根据"肝开窍于目"的理论，用养肝明目之品治疗视神经萎缩、眼底病变。从庵䕡子"主五脏瘀血、腹中水气"（《本经》）的记载中获得启示，引用于治疗肝硬化腹水，等等，可谓学以致用，化旧为新。可见朱师既不"蔑古"，也不"泥古"。

　　在"泛览"的过程中同样要注意"精读"，对书中精警之处细心揣摩。例如《本草纲目》这部伟大的著作，具有极高的文献价值，可供"精读"之处实在太多了。书中寇宗奭、杨士瀛两位宋代医家，以其立论不同凡响令我折服。试看寇氏对药性理论的一段论述："生物者气也，成之者味也……寒气坚，故其味可用以软；热气软，故其味可用以坚；风气散，故其味可用以收；燥气收，故其味可用以散；土者冲气之所生，冲气则无所不和，故其味可用以缓。"又说："坚之而后可以软，收之而后可以散。"这就深刻地揭示了气味犹如阴阳似离实合之义，以及"软"与"坚"、"收"与"达"、"散"与"敛"的对立统一、相反相成的辩证关系，确实精辟之至！杨氏对药物的性能别有会心，其中有独到的阐述，如谓苍术能"敛脾精"；有大胆的推断，如谓黄连"能去心窍恶血"；辨析药性的异同也切中肯綮，如谓"诸疮，痛者加地榆，痒者加黄芩"。凡此等等，可谓要言不烦，百读不厌。这些理论与经验，是前人心血的结晶，值得珍视。多年来，我遵循朱师的教诲，认真读书，获益匪浅。

朱师博览群书，折衷至当，临证触机即发，应用自如，并能从诸家中脱化出来，自成一家，形成鲜明的风格。其卓越的疗效可见"力行"的功夫。先生临证很重视辨证论治，认为辨证论治是中医学的精华，"不论对如何复杂的病情，都可依据症状，从阴阳消长、五行生克制化的规律中，运用四诊、八纲归纳分析，提出综合的治疗措施。"这段论述扼要地阐明辨证论治的基本精神是从整体观点出发，采用分析的方法、综合的手段。唯其如此，才能在错综复杂的症状中，看清"表象"，识别"假象"，找到"真象"。辨证固然困难，然而制方用药亦属不易，若精于辨证而疏于辨药，亦难获佳效。故朱师精研本草之学，并注意发掘愈疾之特效药，作为辨证论治的补充。这正如清代医家赵学敏所云："天心爱人，生一害必以一物以救之"，有此信念，方能探索不止。老药固可新用，散失于民间的验方草药亦搜入囊中，这就拓宽了选药的视野，丰富了处方的内容。如萹草之通淋利尿、虎杖之宣痹定痛、仙鹤草之涩肠止泻，均历验不爽。而一枝黄花之疏风清热，可供时感高热之需；扦扦活之活血消肿，堪作痛风泄浊镇痛之助；豨莶草之祛风活血，移用于黄疸邪毒稽留之症，堪称点铁成金。从以方统药的角度来看这些药物的应用，更觉韵味无穷。朱师所制之新方，皆自出机杼，意深旨远，其中如益肾蠲痹丸、仙桔汤、夺痰定惊散、复肝丸等，均经得起临床之检验。

为了不断丰富辨证论治的内涵，朱师又提出辨证与辨病相结合的主张，早在20世纪60年代初，先生撰文就辨证与辨病的关系、辨证与辨病相结合的重要性进行阐述，并反复实践，苦心探求其中的规律。借助于西医学各种理化检测手段，对于明确诊断、观察疗效、判断预后均有积极的意义。而中西学理的逐步沟通，也有助于启发处方用药的思路。但如果囿于各种理化检测的结果，忽略了中医的四诊，就失去自我的特色。朱师指出，"辨证是绝对的，辨病是相对的"，即使西医明确诊断的病，依然需要辨证，才能在千变万化的病程中，洞察本源，知机知微，养正气之来复，纠阴阳之失衡，促进疾病向健康转化。

朱师以"自强不息，止于至善"为晚年的座右铭。前者出自《易经》："天行健，君子以自强不息。"后者亦堪玩味，庄子说："知止乎其所不能知，至矣"。明代医家张景岳说："夫止即归之根，一之极也。盖病之止，止于生；功之止，止于成……善之止，止于积；……能知止所，有不定乎？既定矣，有不静乎？既静矣，有不安乎？既安矣，有不虑乎？既虑矣，有不得乎？……然则得由乎虑，而虑由乎止。"故"止"者，乃是"大音希声"（《老子》），是新的起点，是向更高层次迈进的开始。于此我们可以略窥先生的精神世界，也就不难明了先生已届九秩高龄，依然壮心不已，笔耕不辍、讲学传道、释疑解惑、度人济世的个中缘由。朱师效法天道，自勉自强，澄心凝思，使学术思想再升华的精神，吾辈深受激励。

光阴荏苒，岁月不居。四十多年前的我，是一个僻居苏北小镇、生计茫茫的失学青年，转而攻医，诚非易事。学海无涯，问津无门，若非恩师度我，当不至有今日，先生教诲、提携之恩，永志不忘。多年来先生总是以他高尚的人格感染人，用他的深沉与渊博，把学子带进知识的王国，去领悟其中的真谛。先生所示的读书方法、临证心法，以及在深邃的传统文化背景下的哲理思辨，为中医学术的发展与创新提供了借鉴。上述点滴心得体会，窥管而已。区区献芹之意，或可博吾师一哂，并就正于诸位同道。

〔载于《名师与高徒》，中南大学出版社，2005年版〕

学习朱良春先生用虫类药的经验

□ 香港浸会大学　何绍奇

笔者自 20 世纪 60 年代中期始，即问业于著名中医学家朱良春先生。蒙朱老不弃，数十年来，对我之临证悉心指点，并将其用虫类药的经验倾囊相授，使我终身获益。今选录部分学习朱老经验的心得体会，供同道参考。

一、头痛

为常见病之一，其浅而近者为头痛，深而久者为头风。其痛偏在头部一侧者则称为偏头痛、偏头风。前者多为外感风寒暑热，或内伤肝阳上亢，脾虚清阳不升之兼证，主证去，即自愈；后者则屡愈屡发，有的会达数年、数十年之久，且虚实兼见，不易根除，其中一部分头风极为顽固，一般常规用药，很难取效。朱良春先生从久病精血必亏与久痛入络着眼，拟定**蝎麻散**一方：全蝎 20 g，天麻、紫河车各 15 g，共研细末，分成 20 包，每服 1 包，1 日 2～3 次。痛定后即为每日或间日服 1 包，有显著的疗效，有的甚至可以获得根治。我用此方时，常配以小剂汤药，如因感冒风寒诱发，症见恶寒无汗者，用荆芥、防风、白芷、生姜煎汤送服；如因风热、暑热诱发，症见口干、舌红者，用薄荷、茅根、菊花泡开水冲服；气虚之体，乏力、自汗、遇劳则发者，用党参、黄芪、升麻、炙甘草、大枣煎汤送服；肝肾阴虚，头目眩晕，遇恼怒辄发者，用枸杞子、菊花、石斛、白芍、钩藤、夏枯草煎汤送服；无其他症状者，用淡茶水送服即可。茶性苦降，善清头目，不会影响药效。

蝎之功效在尾，无尾者入药效果则欠佳，故处方称全蝎。活全蝎易腐烂，都是用盐渍过的，用时须用温水浸洗后晒干，即淡全蝎。用全蝎作散剂（或用空心胶囊装储）比入汤剂效果好。

二、尿床

多见于小儿，但成人亦有尿床者，治之亦更为棘手。我从前治疗尿床，多用缩泉丸、肾气丸、水陆二仙丹之类，有效者，有不效者，或暂愈不久而又复发。后来用单方公鸡肠 1 具，洗净炖烂吃，鸡内金 1 个研粉冲服，有些效果，但患者很难坚持服用下去，因为北方人不喜欢吃鸡杂，嫌脏，洗起来也麻烦。后来我采用了朱老的**蜂房散**，即蜂房 100 g，放瓦片上，焙后研粉，每日 2 次，白天 1 次，临睡前服 1 次，每次 4 g，开水冲服。有一中学生，几乎夜夜尿床，以至不能住校，学习大受影响，四处求医，用了几千元都没好，我让她服蜂房散后，当天就见效，随访大半年中仅一二次尿床。蜂房有韧性，不烘烤便研不碎，应予注意。近来我在蜂房散的基础上，加进麻黄、鸡内金、甘草各 30 g，研粉，每服 5 g，每日 2 次，观察了一些病人，疗效不错。

三、瘰疬

多为颈部淋巴结，圆形、如指头大小，一枚或数枚不等。局部皮色不变，按之坚实，推之可动，不热不痛。内服药长用消瘰丸加减，药如浙贝、玄参、牡蛎、夏枯草、黄芩、百部、丹参、桃仁、炒白芥子、海藻。但仅用内服药消退起来较慢，遵朱老经验，外用**蜈蚣散**，即金头蜈蚣1条，用白纸2张裹住，点火烧之，趁热将蜈蚣研成细粉，入少许香油中，搅匀、涂抹患处，每日2次。我在兴华大学讲课时，一广东学生颈部有一枚结核，如法用之（未用内服药），仅1周即完全消散。后来又用过多人，亦效。唯有的人对蜈蚣过敏，用后感到刺痒不适，不得不停用。

四、顽痹

痹证初起，多为风寒湿热之邪乘虚袭入，久之，则湿变为痰，气血瘀滞，痰瘀相合，深入骨骱，阻于经髓，而至关节肿大变形，疼痛不已，用祛风、散寒、逐湿、清热多不能效，必以虫类药物，搜剔钻透，直达病所，始克有济。前人说"久痛入络"，就是指的这种情况。考历代著作，大致从唐宋时期开始，就用虫类药物治疗痹证，朱良春先生从《千金方》、《本事方》、《圣济方》、《临证指南医案》等著作中，汲取了大量前人的用药经验，倡用虫类药物治疗风湿性关节炎，其自拟之"益肾蠲痹丸"，即以虫类药为主，疗效卓著。现此药已面世。而在其由药厂批量生产、投放市场之前，我就学习老师的经验，将方中的蜈蚣、全蝎、白花蛇、蜣螂、地鳖虫、蜂房研粉，装入胶囊中吞服，再视其病之寒热虚实，配以汤药取效。30年前四川灌县人民医院陈定可药师患"类风湿关节炎"多年，遍求中西医治疗无效，骨节肿痛，弯腰驼背，生活已不能完全自理，我即以朱老方与之，服药大半年而愈，最近还来电话，说多年以来一切都很正常，没有复发过。

五、骨刺

即骨质增生，多发于颈、腰、膝、足根及其他负重关节，为中老年人常见病之一。根据中医学"肾主骨"的认识，我在长春刘柏龄先生的经验方骨刺增生丸的基础上，加用虫类药物，组成"三骨汤"，取得较好的效果。常用药有：熟地、淫羊藿、鹿角胶、山甲珠、威灵仙、骨碎补、透骨草、补骨脂、续断、赤白芍、红花、制川乌、当归、丹参、地鳖虫、三七（研吞）等。方中地鳖虫不可或缺，研来吞服效果更好。

地鳖虫亦用于腰痛，不仅对跌打损伤、风寒湿热所致的腰痛有效，肾虚腰痛也有效。用量每日1～2只，用酒精浸泡20分钟后，晒干，研末，每日2次，白开水或黄酒送服，连用7天为1个疗程，可单用，也可与补肾方药合用。

六、慢性肝炎、早期肝硬化

肝炎迁延不愈，其病理变化由湿热、气滞而渐至肝血郁滞，瘀凝肝脉，气血两虚，肝脾肿大。为此，朱老曾拟定**复肝丸**一方有养气活血、化瘀消癥之效，为扶正祛邪之良方。多年来，我观察到此方对肝脾大，或单肝大，肝功能异常及血清蛋白改变都有较好疗效。地鳖虫在方中起到活血消癥，和营通络的作用，为不可或缺之品。脾肾阴虚、肝肾阴虚、肝郁脾虚者，除用复肝丸外，应配合对证汤药。但肝胆湿热尚盛，口苦咽干，舌红苔黄腻，脉滑数者，应以清湿热为主，不宜早用复肝丸。

〔2005 年 6 月在"首届著名中医学家学术传承高层论坛"大会交流〕

海马犀黄颗粒治疗
化疗失败ⅢB、Ⅳ期非小细胞肺癌临床研究

——朱良春教授经验方的研究

□ 广州中医药大学第二临床医学院

徐凯　陈达灿　李柳宁　罗海英　朱迪盈　陈春永　刘宇龙

笔者于 2002 年 2～7 月用海马犀黄颗粒治疗化疗失败的ⅢB、Ⅳ期非小细胞肺癌 (NSCLC) 34 例，取得一定效果，现报道如下。

1. 资料与方法

1.1　临床资料　本组 34 例中，男 21 例，女 13 例；年龄 56～75 岁，平均 66 岁。病理分型：腺癌 20 例，鳞癌 14 例。临床分期：ⅢB 期 14 例，Ⅳ期 20 例；KPS 评分 40～80 分，平均 55 分。所有病人至少接受过 3 周期的顺铂（CDDP）加依托泊苷［鬼臼乙叉苷（VP-16）］，或紫杉醇（TAXOL）加 CDDP，或键择（GEM）加 CDDP 化疗，无效后改用中药海马犀黄颗粒治疗。

1.2　方法

于化疗结束后 1 个月给予海马犀黄颗粒（药物组成：犀黄丸加海马、三七等），每次 4 粒，1 日 3 次，连用 3 个月为 1 个疗程。治疗前后检查血常规，肝、肾功能，胸部 X 线，CT 及淋巴细胞亚群，观察咳嗽、咳痰、咯血、胸痛、气促、发热、神疲乏力和食欲减退等症状的缓解情况以及癌灶变化情况。进行生存质量（按 Karnofsky 体力状况计分评定）、T 淋巴细胞亚群变化、药物的不良反应等评定。疗效评定标准按 WHO 制定的实体瘤近期疗效标准和 WHO 临床试验常见毒副作用分级标准。

2. 结果

2.1　治疗后临床症状缓解情况（表 1）

表 1　34 例治疗后症状缓解情况

症状	治疗前（例数）	治疗后（例数）	缓解率（%）
咳嗽	26	6	76.92
咳痰	21	5	76.19
咯血	14	3	78.57
胸痛	19	11	42.10
气促	17	6	67.70
发热	5	2	60.00
神疲乏力	28	5	82.14
食欲减退	29	6	79.31

如表 1 所示，治疗后患者在咳嗽、咳痰、咯血、胸痛、气促、发热、神疲乏力、食欲减退等方面均有明显缓解。

2.2 治疗后癌灶变化 34 例中部分缓解（PR）3 例，无变化（NC）25 例，进展（PD）6 例。

2.3 生存质量评定 Karnofsky 评分从治疗前的平均 55 分升至 75 分。

2.4 T 淋巴细胞亚群变化（表 2）

表 2 治疗前后 T 细胞亚群的变化（$\bar{x}\pm s$）

N＝34	CD3	CD4	CD8	CD4/CD8	NK 细胞活性
治疗前	48.9±10.81	32.30±6.34	46.67±9.74	0.72±0.21	20.71±2.17
治疗后	58.95±9.47	37.00±5.83	40.75±6.17	0.92±0.16	23.92±2.49

如表 2 所示：治疗后患者外周血 CD4、CD4/CD8 和 NK 细胞活性升高，CD8 下降，与治疗前相比差异有显著性（$P<0.01$），提示患者免疫功能增强。

2.5 药物不良反应 治疗前后肝、肾功能无明显变化，未发现骨髓抑制，无胃肠道反应。

3. 讨论

临床上肺癌患者就诊时常失去手术机会，一些新的化疗药物的问世，如紫杉类药物、吉西他滨、去甲长春花碱等药物的应用，进一步提高了晚期肺癌的生存率，1 年生存率可达 32%～54%，2 年生存率 20%，效果几乎是旧的含铂方案的 2 倍[1]。但这些药物不但价格较昂贵，而且 NSCLC 有多药耐药性，选择性差，常对患者心、肝、肾、肺、消化道、骨髓和免疫系统等造成损伤，从而降低患者生存质量，使部分患者难以完成化疗。有报道化疗完成率（通过率）为 67.74%[2]，特别是化疗失败的患者，全身状况差，免疫功能显著下降，通常难以耐受新的化疗方案或者加大剂量的化疗，失去治疗的机会。因此，有必要开展有效、低毒、提高晚期 NSCLC 患者生存质量、延长带瘤中位生存期的抗癌新药研究。

肺癌属中医"咳嗽"、"胸痛"等范畴，古又有"肺积"、"痞癖"、"息贲"、"肺壅"之称。清代顾松园认为，"烟为辛热之魁"，长期吸烟使火热邪毒侵袭肺脏，致"火邪刑金"，"肺热叶焦"，肺脏气机升降失调。宣降失司，水道不通，脉络瘀阻，痰浊、瘀血、毒邪相互壅结于肺，终致肺癌的发生。正如《杂病源流犀烛》所云："邪积胸中，阻塞气道，气不得通，为痰……为血，皆邪正相搏，邪既胜，正不得制之，遂结成形而有块。"因此，肺癌整个发病过程中始终贯穿着痰浊、瘀血、毒邪等病理产物。随病情的发展，"久病及肾"、"母病及子"，或"子盗母气"，则表现为肺、脾、肾均虚。

我们采用全国名中医朱良春教授的经验方——海马犀黄颗粒，针对晚期肺癌痰、瘀、毒互结于肺，脾肾两虚的病机，采用化痰祛瘀、解毒消癥为主，并佐以健脾补肾之法，攻补兼施。本方以犀黄丸为主，活血化瘀、化痰散结、解毒消癥，以海马调气、和血、补肾，使攻邪而不伤正，既能消癥块又可助攻邪；并以三七止血化瘀、消肿、定痛。方中又加入攻积祛瘀，消坚散结，化痰解毒之品共为臣药，助犀黄丸攻克痰瘀毒结；加健脾益胃，利水渗湿，清热排脓，

---

[1] 马苓云. 益肺胶囊治疗原发性支气管肺癌的研究. 山东中医药大学学报，1998，22（1）：50.

[2] 洪广祥. 原发性支气管肺癌中医药治疗的探讨. 江西中医药，1995，26（6）：3.

除痹止痛，和中行气，下气止咳之品共为佐使，既助攻邪，缓解药性，又可扶正。上药共用，可起活血祛瘀、化痰散结、解毒消痈而抗癌的作用。本方以攻为主，兼以扶正，有攻邪而不伤正之妙。对晚期肺癌正虚邪实，邪毒较盛，正气亏虚等有治疗作用。

本组采用海马犀黄颗粒治疗化疗失败的ⅢB、Ⅳ期NSCLC 34例，结果表明，临床症状缓解，Karnofsky评分升高，且外周血中CD4、CD4/CD8、NK细胞活性明显升高，与治疗前相比差异有显著性（$P < 0.01$）提示患者免疫功能增强。该药不良反应轻微，无肝、肾功能损害，无骨髓功能抑制，尤其适用于有严重肝、肾功能损害及骨髓造血功能抑制而不宜继续化疗或晚期恶病质不适合化疗的NSCLC患者选用。因此，笔者认为海马犀黄颗粒可作为晚期NSCLC化疗失败后的补救治疗药物。该药经济实用，疗效较好，值得临床推广使用。

〔载于《湖北中医杂志》2003年第25卷5期〕

朱良春老师治疗恶性腹水经验的临床应用

□ 广州中医药大学第二临床医学院肿瘤科

徐凯　陈达灿　罗海英　李柳宁　朱迪盈　陈春永　刘宇龙　邓洪

恶性腹水类似于中医学的"鼓胀"病，是继发于各类不同恶性肿瘤的腹水，标志着肿瘤已进入晚期。当腹水增加到一定程度时，会出现腹胀、腹痛等一些临床表现，严重者会出现水肿、呼吸困难、少尿、恶病质及血压下降等，甚至危及生命。

恶性腹水的疗效极差，易反复增多，消耗机体气血津液。无论是中医或西医的治疗方法，均是以减轻症状为主。我们在临床实践中对此病证所遇颇多，采取中西医结合的治法，偶有效验，但对多数较重患者，每每束手无策。拜师朱良春教授后，按老师的指导重新温习医学古籍，学习、研读老师的著作、医案，获益颇多。学习中，见老师用调养肝脾、化癥消积、疏络行水的方法治疗肝硬化腹水多有良效，于是结合老师的学术思想并依其法治疗也屡获佳效。我们共治疗观察了16例恶性腹水患者，取得了有效7例，腹水完全消失3例，总有效率为62.5%。今将老师的学术思想与我们的临床应用所得整理发表，供同道们研讨、学习、应用。

【案1】谭某，男性，55岁，工人。住院患者，病历号：0065071。

该患者自1997年10月发现肝癌以来，曾先后两次手术治疗，一次介入治疗，一次聚焦刀治疗和化疗，病情反复并进展。2001年1月，因肝内肿块逐渐增大，腹部膨隆，肝区胀痛，遂以肝癌收入广东省中医院肿瘤科。入院后经检查诊断为肝癌晚期，恶性腹水。住院期间曾反复接受介入和腹水穿刺放液治疗，先后3次住院，癌灶稳定，恶性腹水有一定减少，但难以巩固。于2001年7月初出院后腹水再次增多，并伴皮肤、巩膜轻度黄染，腹胀满，少尿，双下肢水肿，舌淡胖有瘀斑，苔白微腻，脉弦滑。辨为肝脾两伤，血瘀水停之证；拟方（朱老师原方）：

北沙参、丹参、泽兰、泽泻各15 g，制黄精、石见穿各20 g，生牡蛎30 g（先煎），路路通、地鳖虫各 10 g，每日 1 剂，煎服；另选鲤鱼 1 尾，重约 0.5 kg，去鳞及内脏、不加盐，加赤小豆 60 g，煮服。用以调养肝脾、化癥消瘕、疏络行水。

12 剂后上症减轻；再服 7 剂，水肿、黄染、腹胀等症消失，经 B 超检查腹水基本消失，水退后再给予复肝散（红参、紫河车、鸡内金、参三七、郁金、姜黄、地鳖虫）以扶正巩固疗效。此后腹水持续约 1 个月未见增长。

【案 2】邓某，男性，58 岁，教师。住院患者，病历号：8008787。

该患者因直肠下段印戒细胞癌，于 2000 年 6 月 11 日在广州中山肿瘤医院行手术治疗，术中见腹膜后淋巴结广泛转移，网膜和肝表面亦见数处转移灶，局部病灶已难以切除，遂行乙状结肠造口。2000 年 7 月至 2001 年 3 月先后接受化疗先后 8 周期，2001 年 3 月病人出现大量腹水，腹水脱落细胞检查发现癌细胞，经腹腔内灌注化疗和生物治疗药物各 2 次，无效。同年 6 月以直肠癌晚期造口术后恶性腹水住进广东省中医院肿瘤科。住院期间给予中医药治疗和肠系膜上动脉灌注化疗交替进行 2 次，疗效不显，遂在介入治疗后服用调养肝脾、化癥消瘕、疏络行水之剂。拟方：

北沙参、丹参、泽兰、泽泻各 15 g，制黄精、石见穿各 20 g，路路通、地鳖虫各 10 g，壁虎 2 枚，生白术 20 g，柴胡 10 g，白商陆、地肤子各 15 g，急性子 10 g；另选鲤鱼 1 尾，重约 0.5 kg，去鳞及内脏、不加盐，加赤小豆 60 g、红茶叶 15 g，煮服。

连服 6 剂，第二次介入治疗后 1 周病人即出院休养，并坚持服用上方 15 剂，2 周后病人再次入院时腹水已完全消失，经观察 2 个月腹水未见增长，期间继续介入治疗 2 次并坚持服用上方 20 余剂及复肝散 2 剂。病人出院后去澳洲旅游遂停药。

〔按〕老师对肝硬化和肝硬化腹水的治疗颇有独到之处。老师认为，早期肝硬化属癥积、痞块范畴，肝硬化腹水则应在鼓胀门中辨证施治。如喻嘉言在《医门法律》中说："凡有癥瘕、积聚、痞块，即是胀病之根，日积月累，腹大如箕，腹大如瓮，是名单腹胀。"王肯堂曰："气血不通，则水亦不通而尿少，尿少则腹中积水而为胀。"因此，我们认为肝硬化腹水和由肝癌引起的癌性腹水，是气血郁滞、凝滞脉络，由于瘀结日久，肝脾损伤，水湿稽留所致，属本虚标实之证：标实是因气滞、血瘀、水停等，本虚是因肝郁脾虚、肝脾阳虚、肝肾阴虚等。因此，腹水初起，正气未大伤之时，应以治标为主，兼以扶正；当正气渐虚，脏腑功能不足之时，则以治本为主，兼以治标；水退后则应治以复正，以助气血和脏腑功能恢复。

老师所拟的消除水肿的汤方，功能扶正祛邪，可调养肝脾，化癥消瘕，疏络行水，因此对肝脾两伤，腹中有癥块癖积，水邪停聚之病证有殊效。水消后再给予"复肝散"以复肝护肝，巩固疗效。我们在临床治疗肝硬化腹水或癌性腹水时，遵老师的学术思想、理法方药，或原方不变，或随症加减，细细研究，获益颇多。老师治疗肝病腹水常使用的药物，扶正类有北沙参、制黄精、生白术、红参、紫河车、参三七、鲤鱼等；攻邪类有石见穿、生牡蛎、路路通、地鳖虫、壁虎、柴胡、丹参、泽兰、泽泻、白商陆、地肤子、急性子、鸡内金等。细观老师所选用的药物，多具有抗癌的药理作用。尤其在辨证使用化癥消瘕、疏络行水之法时，配合使用鲤鱼汤以补土、消水治疗腹水，并用复肝之法以巩固疗效，其构思之缜密，方法之精巧，对后学有很大启迪作用。本文案 1 即是按老师的法与方不变而奏效，案 2 则遵师法而有加减。

但需注意，临床使用上方治疗肝硬化腹水或癌性腹水时，对以肝肾阴虚、热毒内盛等证型为主的应避免使用，或辨证损益，以求允当。

〔2006 年 1 月 5 日师带徒结业式交流〕

朱良春治疗风寒湿性关节痛的经验

□ 南通市中医院　朱琬华　张肖敏　蒋熙

　　风寒湿性关节痛是常见的病症。朱良春老师对其研究有素，注重治病求本，擅长运用虫类药蠲痹定痛，并配合中药电离子导入，收到了较为明显的效果，兹择其要旨，介绍如下。

一、辨证分型

　　风寒湿性关节痛初起，若见症轻浅，治疗及时，图治较易；若病程已长，反复发作，症状较重的，尤当辨证论治，审证用药。

（一）风寒湿痹型

　　〔主症〕全身关节或肌肉酸痛，游走不安，以腕、肘、肩、膝、踝关节多见，局部关节疼痛得温则舒，气交之变疼痛增剧；或兼见关节肿胀，但局部不红不热。苔薄白，脉沉细，或细弦，或濡细。

　　〔病机〕风寒湿邪，留注经脉。

　　〔治法〕祛风散寒，除湿通络。

　　〔处方〕温经蠲痹汤（自拟）：

　　当归 10 g，熟地黄、仙灵脾各 15 g，川桂枝（后下）、乌梢蛇各 10 g，鹿衔草 30 g，制川乌 10 g，甘草 5 g。

　　〔加减〕风盛者加独活、钻地风各 20 g；湿盛者加苍白术各 10 g，生、熟薏苡仁各 15 g；关节肿胀明显加白芥子、穿山甲、蛞蝓虫各 10 g；寒盛制川乌、草乌加重至 15～20 g，并加熟附片 10 g；痛剧加炙全蝎 3 g 研粉分吞（或炙蜈蚣）；刺痛者加地鳖虫 10 g，参三七末 3 g（分吞）、延胡索 20 g；体虚者仙灵脾加至 20 g，并加炙蜂房 10～12 g。

　　【案例】程某，女，50 岁，教师。

　　初诊：有关节痛宿疾，1 个月来因丈夫住院，日夜陪伴，睡卧过道，不慎受寒，两腕、肘、膝关节肿胀，疼痛难忍，肤色正常，手腕活动受限，两膝行走困难，怯冷倍于常人。血检：血沉 70 mm/h，类风胶乳（－），黏蛋白 3.2 mg%，抗链 "O" ＜500U，白细胞 4200/mm³。两手腕、两膝关节摄片未见异常。舌苔薄白，根腻，脉细濡，此风寒湿痹痛也。既有宿根，更为顽缠。姑予温经散寒，逐湿通络。处方：

　　当归、制川、草乌各 10 g，六轴子 2 g，鹿衔草 30 g，地鳖虫、炙蜂房、乌梢蛇各 10 g，炙蜈蚣 3 g（研分吞），炙僵蚕 10 g，甘草 6 g。5 剂。

　　二诊：关节疼痛减轻，关节肿胀及苔、脉如前。药既合拍，上方加白芥子 10 g，5 剂。

　　三诊：药后已能行走，关节肿胀渐退，但疼痛尚未悉止，入暮为甚。舌苔薄白，舌淡，脉细。寒湿痹痛之重候，病邪深入，肾阳亏虚，续当补肾助阳，温经散寒，蠲痹通络。

熟地黄 15 g，仙灵脾 20 g，鹿衔草 30 g，乌梢蛇 12 g，地鳖虫、蜣螂虫、炮山甲各 10 g，炒延胡索 20 g，甘草 5 g，5 剂。

四诊：腕关节疼痛明显减轻，自觉关节松适，肿胀亦退，唯膝关节肿痛未已，苔薄白，脉细小弦。原方改为电离子导入，以加强药效。

（1）上方 2 剂，浓煎成 500 mL，加入 1‰尼泊金防腐。膝关节处电离子导入，每日 2 次。

（2）益肾蠲痹丸 250 g，每服 8 g，每日 2 次，食后服。

2 周后血检：血沉正常，白细胞 6300/mm³。经用丸药及中药电离子导入后，膝关节肿痛大减，苔、脉正常。继配益肾蠲痹丸巩固之。

〔随访〕1984 年 8 月恢复工作以来，一直坚持上班，关节肿痛未作。

〔按〕风寒湿性关节痛，一般此病均无链球菌感染史，而是肌体遭受风寒湿邪侵袭所致，故抗链"O"、血沉、黏蛋白等多属正常范围，症状酷似慢性风湿关节炎表现。常法选用防风汤、羌活胜湿汤等，以防风、秦艽、羌活、威灵仙等较为常用。实践证明，轻症尚有效果，重症疗效并不满意，且风药多燥，易伤阴耗液。朱师对此型关节痛无表证者，均不予选用，从治病求本计，而予温经蠲痹汤，一面扶正，一面蠲痹。在药物选择上作了推敲，如本着"治风先治血，血行风自灭"之古训，又取地黄与之为伍，而达到养血补血之目的。同时又配以温经散寒之川乌、桂枝，益肾壮阳之仙灵脾，祛风除湿之鹿衔草，钻透、搜剔之虫类药如乌梢蛇、地鳖虫、蜣螂虫等，诸药合用，以奏温经散寒、蠲痹通络之功。验之临床，确属如此。

（二）郁久化热型

〔主症〕手足关节肿胀，局部灼热，初得凉颇舒，稍久则仍以温为适，口干而苦，苔薄黄或黄腻，舌质红，脉细弦。

〔病机〕风寒湿痹，痰瘀胶结，经脉痹闭，郁久化热。

〔治法〕化痰行瘀，通络蠲痹。

〔处方〕仿桂枝芍药知母汤出入。

桂枝 8 g（后下），制川、草乌各 8 g，生地黄 15 g，当归 10 g，生白芍 20 g，知母 10 g，炙僵蚕 12 g，乌梢蛇、广地龙各 10 g，甘草 5 g。

〔加减〕热盛加虎杖、寒水石、生石膏各 20 g；湿热重者加黄柏 10 g、萆薢 10～30 g、晚蚕砂 20 g、土茯苓 30～60 g；苔腻而痰湿重者加化橘红 8 g、全瓜蒌 20～30 g。

【案例】陈某，女，49 岁，农民。

初诊（1984 年 1 月 21 日）：1983 年冬令以来，每天均织布至深夜，自觉周身如浸凉水中，始停工而睡，入睡后亦不觉身暖，而天明仍坚持织布，渐至周身关节冷痛，似风扇在衣服内吹，彻夜疼痛不已，用热水袋置痛处，亦不减轻。形体消瘦，口干，舌红，苔薄黄腻，脉细弦。此寒湿痰瘀交凝，气血阴阳失调，郁久化热。治宜散寒除湿，化痰散瘀，清泄郁热。处方：

川桂枝 8 g（后下），制川、草乌各 8 g，生地黄 15 g，当归 10 g，生白芍 15 g，知母 10 g，虎杖 20 g，生、熟薏苡仁各 15 g，地鳖虫 10 g，甘草 5 g。5 剂。

二诊（1 月 26 日）：药后尚未奏效，苔脉同前。此非矢不中的，乃力不及鹄也。

上方之制川、草乌改为各 12 g，加草薢 30 g、附片 8 g。7 剂。

三诊（2 月 3 日）：服上药后关节冷痛明显减轻，疼痛已能忍受，苔黄腻稍化，脉细小弦。药既获效，率由旧章。上方 7 剂。

四诊（2 月 10 日）：关节疼痛渐平，口干亦释，苔薄白，脉细小弦。予丸剂以巩固之。

益肾蠲痹丸 250 g，每服 6 g，每日 2 次，食后服。

〔按〕张景岳就痹证论治指出："若欲辨其寒热，则多热者方是阳证，无热者便是阴证。然痹本阴邪，故唯寒多而热少，此则不可不察。"但风寒湿性关节痛迁延不愈，或过用温燥之品，或禀赋阴虚之体，易于久郁化热，而出现一系列寒热错杂证，如单纯投以寒凉清热之品，寒湿之邪凝滞更剧，痛势必增。朱老曰："当寒湿未除，寒郁化热之时，治宜辛温郁闭。若误用一派寒凉，血脉更凝，气血壅遏，反助热化，病必加重。"故治疗时在用温热药的同时，伍以寒凉清热之品，如赤白芍、知母、虎杖、萆草、寒水石之类。如热盛剧者，始可考虑用大寒之品，如羚羊角、大黄、黄柏之类。

（三）正虚邪实型

〔主症〕形体消瘦，面色萎黄或晦滞，神疲乏力，腰膝酸软，关节疼痛经久不愈，病势绵绵，甚至彻夜不已，日轻夜重，怯冷，自汗，或五心烦热，口干，苔薄白，脉细小弦。

〔病机〕久病及肾，正虚邪恋。

〔治法〕补益培本，蠲痹通络。

〔处方〕培本治痹汤（自拟）：

生、熟地各 15 g，当归 10 g，仙灵脾 15 g，鸡血藤 20 g，鹿衔草 30 g，青风藤 20 g，炙僵蚕 12 g，地鳖虫、乌梢蛇各 10 g，甘草 5 g。

〔加减〕偏气虚加黄芪 15～30 g、炒白术 15 g；偏阳虚加淡苁蓉、补骨脂各 10 g；偏血虚加当归、潞党参；偏阴虚加石斛、麦冬。

【案例】杨某，女，28 岁，纺织工人。

初诊（1984 年 10 月 28 日）：4 年前产后，因过早下冷水操持家务，随后两腕、肘、膝关节疼痛增剧，难以忍受，而来院诊治。顷诊，面色少华，神疲乏力，两腕、肘、膝关节无红肿，遇寒疼痛加剧，得温则舒，气交之变疼痛更甚。血检：血沉 14 mm/h，抗链"O"500U，黏蛋白 4.9mg%。苔白腻，脉细濡。此乃气血两亏，寒湿入络。治宜益气补血，温经通络。处方：

制川乌 10 g，川桂枝 8 g（后下），生黄芪 30 g，当归 12 g，仙灵脾 15 g，生薏苡仁 20 g，苍术 12 g，徐长卿 15 g，炙蜂房 10 g，炙全蝎 3 g（研分吞），甘草 5 g，5 剂。

二诊（11 月 3 日）：服上药后疼痛增剧，此非药证不符，乃痹闭欲通之佳象，苔薄白腻，脉细。前法继进之。上方 5 剂。另取上方 1 剂，浓煎成 250 mL，加 1%尼泊金防腐，电离子导入，每日 1 次。

三诊（11 月 8 日）：服上药加电离子导入后，关节疼痛白昼已明显减轻，唯入暮后关节仍痛，但能耐受，苔腻已化，脉细。此气血渐通，阴阳未和之象。继当原法进之。上方 5 剂。

四诊（11 月 22 日）：经治关节疼痛渐平，下冷水已不感疼痛。白细胞 5600/mm³，嗜中性 71%，淋巴 29%。病人甚为欣喜。予益肾蠲痹丸 250 g，每服 6 g，每日 2 次，食后服，巩固之。

〔按〕张景岳曰："痹证，大抵因虚者多，因寒者多，唯气不足，故风寒得以入之，唯阴邪留滞，故经脉为之不利，此痹之大端也。"痹证日久，气血不足，病邪遂乘虚袭踞经隧，气血为邪所阻，壅滞经脉，留滞于内，肿痛以作。本案选用黄芪、当归益气补血；仙灵脾、炙蜂房培补肾阳，使阳得以运，血得以行，具扶正祛邪之功；炙全蝎、地鳖虫搜风通络，活血定痛；川乌、桂枝、苍术、薏苡仁、徐长卿温经散寒，除湿通络；再配合中药电离子导入，内外合治，使药直达病所，而取得较为显著之疗效。

二、小结

（一）辨证与辨病

辨证论治是中医学的精髓，在辨病的基础上辨证，有利于更准确地把握病情。

人体患病除外邪致病因素外，正气不足也是主要原因，而痹证又往往先有阳气亏虚之内因。朱老临证时多先分清寒热虚实，常用炙蜂房、仙灵脾来调节机体免疫功能，同时又达到祛风除湿、温经通络之目的。对血沉、抗链"O"、黏蛋白增高而偏寒者，一般选用川乌、桂枝，对偏热者选用葎草、寒水石、虎杖。验之临床，确能降低此3项指标。对依赖激素者，除侧重用益肾培本外，还重用萆薢。据药理报道，萆薢主要成分为薯蓣皂苷，是合成人体激素的基本成分，使用萆薢后，体内可自行合成人体所需要的激素，防止激素副作用的产生，值得引用。

（二）内治与外治

先贤孙思邈在1000多年前就提出"汤药治其内，针药治其外"的主张。20世纪50年代以来理疗工作者创中草药直流电离子导入法，治疗了大量的病例，积累了一定的经验，值得我们进一步推广应用。

近10年来，朱老在辨证论治的基础上，用口服汤药加中药浓煎液每日1～2次，在关节疼痛部位作离子导入，内服外治相结合，取得了较为满意之疗效。

（三）治标与治本

痹证的治疗原则，不外寒者温之，热者清之，留者去之，虚者补虚时又要考虑到不致留邪，以免实实之过。如初起或病程不长，全身情况尚好，当用温药以温散宣通之。久病正虚邪恋，其证多错杂。朱老认为："久病多虚，久痛多瘀，久痛入络，久必及肾。"而寒湿、痰瘀、湿热互结，往往邪正混淆，胶着难解，不易速效。必须通盘考虑，不能头疼医头，脚痛医脚。朱老通过长期实践，明确指出："对久治不愈者，非一般祛风、燥湿、散寒、通络之品所能奏效，必须扶正培本、益肾壮督治其本，钻透剔邪、蠲痹通络治其标。临床上除选用草木之品养血补肾培本外，又借虫类血肉有情之品，搜风逐邪，散瘀涤痰，标本兼顾，奏效自著。"朱老50年代创制益肾蠲痹汤、丸，经临床30余年验证，对慢性风湿关节炎、类风湿关节炎、增生性脊柱炎之疗效达到97%以上。

〔原载于《黑龙江中医药》1986年3期〕

朱良春治疗顽痹的特色

□ 河南省洛阳市第一中医院　张茂松

朱良春老师擅治痹证，其临床经验在中医刊物上披露不少。本文拟就其他文章未及者再作介绍。

一、治顽痹注重益肾壮督

对于痹证的治疗，若只从关节肿痛这一标象着眼，而片面地采用祛风、散寒、燥湿之法，殊欠理想之效果，尤其对顽痹疗效更差。朱老通过几十年的临床探索，治顽痹重视益肾壮督，是其特点之一。

盖肾为水火之脏，督统一身之阳。若肾督亏虚，则卫阳空疏，屏障失固，致风寒湿诸邪乘虚而入。肝肾精亏，肾督阳虚，使筋挛骨弱而留邪不去，痰浊瘀血逐渐形成，必然造成痹证迁延不愈，最后关节变形，活动受限，顽痹成矣。

"益肾壮督"，大抵包括补益肝肾精血和温壮肾督阳气两个方面。朱老临床常选用熟地、当归、仙灵脾、肉苁蓉、巴戟天，有时用紫河车、鹿角胶、补骨脂、鹿衔草、骨碎补等药，温柔通补，而慎用刚愎之品。盖精血已亏，刚药虑其劫阴。朱老治疗类风湿关节炎，用益肾蠲痹丸，即是益肾壮督与祛风散寒、除湿通络、涤痰化瘀、虫类搜剔诸法合用，标本兼顾。通过益肾壮督，提高机体抗病能力，使正胜邪却，此即所谓"不治之治，正妙于治也"。另一方面，蠲痹通络之品多辛温宣散，走而不守，药力难以持久，而与益肾壮督之品相伍后，其药力得以加强，药效得以延长，所以疗效明显提高。"益肾壮督"法，不仅适用于顽痹的稳定期、恢复期的治疗，即使在起病期、发展期也可采用，前人不乏在痹证早期用温肾助阳驱邪外出之例。临床运用，贵在灵活。

二、用虫药巧与它药相伍

朱老临床喜用虫药，这是他治疗顽痹的又一特点。他认为："痹证日久，邪气久羁，深入经隧骨骱，气血凝滞不行，湿痰瘀浊胶固，经络闭塞不通，非草木之品所能宣达，必借虫蚁之类搜剔窜透，方能使浊去凝开，经行络畅，邪除正复。"朱老应用虫药治疗顽痹，一方面根据各药的性味功能特点，以发挥其特长；另一方面根据辨证论治的原则，与其他药物密切配合，协同增效。例如：寒湿盛用乌梢蛇、晚蚕沙祛风渗湿，并配以制川乌、薏苡仁；化热者用地龙泄热通络，并配以寒水石、萆草；挟痰者用僵蚕除风化痰，并配以胆南星或白芥子；挟瘀者用地鳖虫破瘀开结，并配以桃仁、红花；四肢关节痛甚者用全蝎或蜈蚣（研末冲服）搜风定痛，并配以延胡索或六轴子（剧毒药，入煎用2g）；背部痹痛剧烈难受而他处不痛者，用九香虫温阳理气，并配以葛根、秦艽；关节僵肿变形者，合用蜂房、僵蚕、蟋蟀虫透节散肿，并配以泽兰、白芥子；病变在腰脊者，合用蜂房、乌梢蛇、地鳖虫行瘀通督，并配以川断、狗脊。此外，紫河车配制黄精、枸杞子用于身体尪羸；鹿角片用于脊强而痛；穿山甲治疗拘挛疼痛忽作忽止；水牛角配赤芍、丹皮治疗环形红斑或皮下结节等。

由于虫药多燥，朱老常根据具体情况，在应用时配以地黄或石斛等养血滋阴之品，以制其偏性。实践证明，合理应用虫类药，确能逐顽痹、起沉疴，收到比较理想的治疗效果。

三、重辨证亦重辨病论治

朱老告诫后学："临床之际，必须详审辨证，药随证变，才能收到预期的疗效。"由于辨证论治是动态地诊察、治疗疾病，所以要针对疾病每一阶段的主要矛盾而采取相应的措施。顽痹初期，风寒湿邪阻滞经络，关节肿痛，朱老常用川乌、桂枝、乌梢蛇、徐长卿、青风藤、薏苡仁等，祛风散寒，除湿通络，蠲痹止痛；辅以仙灵脾、鹿衔草、鸡血藤等，益肾壮督，养血祛风。顽痹中期，痰瘀阻络，致使关节僵肿变形，朱老常用桃仁、红花、地鳖虫、蜣螂虫、僵蚕、白芥子等，祛痰化瘀；辅以巴戟天、骨碎补、蜂房等，益肾壮督，以助通经散结之力。病至晚期，正虚邪恋，骨弱筋挛，活动严重受限，朱老常用生熟地黄、当归、紫河车、肉苁蓉、鹿角胶、补骨脂等，益肾壮督，荣筋健骨；辅以虫类搜剔、祛风除湿之品，冀顽痹得除，功能恢复。在顽痹演变过程中，风寒湿邪郁久化热，关节热痛者，朱老常用川乌、桂枝、当归等，辛通痹闭，配以生地、知母、地龙、忍冬藤、虎杖等，清化郁热。若进一步发展为瘀热浊毒之证，关节热肿痛剧，兼见环形红斑或皮下结节者，朱老常用寒水石、水牛角、赤芍、丹皮、地龙等，清化瘀热，配以大剂量土茯苓、萆薢、生薏苡仁等，降泄浊毒。

朱老辨证用药，切中肯綮。如寒胜者喜用川乌配桂枝，而鲜与麻黄相伍。考乌头辛而大热，除寒开痹，力峻效宏；桂枝辛温，通阳散寒，入营达卫。两者合用，既可散在表之风寒，又可除里伏之痼冷，使气温血暖，卫和营通。麻黄虽可宣痹解凝，但有发越阳气之弊，当为之权衡。对湿胜者，朱老喜用大剂量薏苡仁以利湿除痹。若大便调则用生薏苡仁；大便溏则用熟薏苡仁；若关节肿甚而便溏又非大剂量不为功者，则生熟薏苡仁合用，此中亦有分寸。治热胜者，朱老喜用寒水石而鲜用石膏。两药清热泻火、除烦止渴之功相似，然寒水石味咸，入肾走血，不但能解肌肤之热，又可清（血）络中之热，较石膏功效各异。对关节积液不易消除者，朱老除辨证用药外，常加用泽兰、泽泻这一"对药"。泽兰活血祛瘀见长，泽泻利水渗湿功胜，两药合用，活血利水。盖"瘀血化水，亦发水肿"（语出《血证论·卷一·阴阳水火气血论》），用此"对药"，既使已有之积液得以渗利，又使经脉血畅，积液难以再生，故有卓效。

顽痹，包括现代医学中类风湿关节炎、风湿性关节炎、强直性脊柱炎、增生性关节炎，以及痛风性（尿酸性）关节炎等多种疾病。每个病各有自身的病理特点，即使辨证为同一证型，其临床特征也不尽相同，治疗用药应当有所差异。朱老认为："辨证与辨病密切结合，研究疾病和证候的关系，探索临床诊治的规律，必能相得益彰，从而扩大治疗思路。"如类风湿关节炎属自身免疫性疾病，朱老常用仙灵脾、露蜂房调节机体免疫功能。痛风性关节炎属代谢障碍性疾病（尿酸生成过多，排泄减少），朱老常用大剂量土茯苓、萆薢降低血尿酸指标。增生性关节炎是关节软骨退行性变性，继而引起新骨增生的一种进行性关节病变，朱老常用骨碎补、鹿衔草、威灵仙延缓关节软骨退变，抑制新骨增生。同时，对于颈椎增生加大剂量葛根（30 g），腰椎增生加用川断，以引诸药直达病所。强直性脊柱炎，由于椎突关节狭窄，椎间盘外环纤维化，以及椎体周围韧带钙化，使脊柱强直畸形，朱老常用鹿角、蜂房、蕲蛇，活血通督，软坚散结，除痹起废。这些辨病用药规律，是朱老通过多年临床实践不断探索总结出来的宝贵经验。

〔原载于《中医杂志》1987 年第 9 期〕

热痹佐用热药的体会

□ 南通医学院附属医院　朱建华
□ 南通市中医院　朱琬华

热者寒之，本是治疗之大法。但热痹的治疗，恒需佐用热药。其中机制，颇值得研究。笔者求之古训，结合朱良春老师的经验和肤浅的临床体会，试作探讨如下。

一、佐用热药的理论基础

痹证的发生除有风、寒、湿、热诸邪之外因外，往往有阳气先虚、卫外功能降低之内因，卫外失固，病邪方能乘虚而入。邪伏于内，盘踞经隧，气血为邪阻滞则肿痛以作。尽管其病邪有风、寒、湿、热之别；病位有肌表、皮肉、经络之异，而正虚邪入的病机则一。如失治、误治，或复感于外邪，则往往病情反复发作，缠绵日久，正虚邪恋，五脏气血衰少，气血周流不畅，经脉凝滞不通。此时病邪除风、寒、湿、热外，还兼病理产物痰和瘀。如继续发展，病位深及筋骨，损及脏腑，久病多虚，久病多瘀，久病及肾，则五体痹可以发展为五脏痹。此时五脏虚损于内，风、寒、湿、热、痰浊、瘀血胶凝于经隧，经脉痹阻。故治疗时非温不足以开痹；非活血不足以化瘀；非清凉不足以泄热；非搜风不足以剔邪。从上述痹证的初、中、末三期演变分析看，治疗痹证，温热药在各期、各证中均不可缺少。

热痹，多因外感热邪，或素体阴虚，感受外邪，邪从热化，或感受寒湿之邪，郁久化热所致。"热者寒之"本为治疗的常规。但是，热痹不仅仅是热邪内着，它必然有热邪导致气血痹阻的病理过程，寒凉清热，不能流通气血，开其痹闭，况且疾病单纯者少，复杂者多，若系风寒湿邪郁久化热所致之热痹，往往呈现热邪挟湿或寒热错杂等证候，其治疗必须以清热为主，辅以温通化湿散寒之品，仅用清热药难以吻合复杂的病情。前辈医家对热痹的治疗，多用苦辛寒方，取寒以清热、苦以燥湿、辛通开闭之义。从临床实际来看，一些热痹患者，因过进寒凉，结果导致邪机深伏，热邪未去，寒证已起，以致由急性转为慢性。

朱良春老师认为，热痹佐用热药，在病变早期，有开闭达郁，促使热邪迅速挫降之效；在病变的中期，有燮理阴阳，防止寒凉伤胃之功；在病变的后期，有激发阳气，引邪外出之作用。朱老对寒凉药的选用十分审慎，他认为应以甘寒为主，而慎用苦寒之品，龙胆、芩、柏之属，古人治痹虽有取用者，毕竟易于伤阳败胃，即使有其适应证，亦只能暂用，不宜久服。

二、佐用热药的配伍规律

治疗热痹佐用热药，《金匮要略》早有记载，如白虎桂枝汤之配伍。此方除治温疟外，还治诸热性病高热恶寒、风湿病发热关节肿痛等，近世一直是作为治热痹的代表方。宋《圣济总录》热痹门，共载 5 方，升麻汤中犀角、羚羊角配羌活、桂枝；生地黄汤中生地黄、竹沥配羌活、附子；防风汤中羌活、桂枝配芍药、玄参、麦冬，均是寒温并用、寓意良深之佳方。再如

《临证指南》痹门中，叶天士仿仲景木防己汤治行痹、周痹、历节风、风寒化热痹、肢痹痛作频发等痹，案中桂枝配石膏共 3 案，桂枝配羚羊角共 6 案，足见叶氏之卓见。

朱老治热痹佐用热药，尝以清热通络为主，佐以温通之品如制川草乌、桂枝等。他治郁久化热证，制"乌桂知母汤"，方以川桂枝、制川草乌配生地、知母、寒水石，通过长期观察，久用无弊。在寒水石与石膏选用上，朱老喜用寒水石，鲜用石膏。考寒水石与石膏，均味辛、大寒，味辛能散，大寒能清，两药均清热泻火，除烦止渴。然寒水石味咸，入肾走血，所以不但能解肌肤之热，又可清络中之热，肌肤血络内外皆清，较石膏功效更胜一筹。知母清阳明之热，生地凉血滋阴，佐以乌头除寒开痹，桂枝温通散寒，入营达卫，共奏清热开痹之功。

温热药与清热药之药量比例，应因证制宜。如风寒湿痰瘀阻络，郁久有化热之势，症见除关节疼痛、肿胀的局部症状外，主要鉴别点为舌红、口干、苔燥或苔薄白罩黄。朱老见上述任一表现即在温经蠲痹汤中增加桂枝、知母用量，以防郁热萌起，桂枝用 6 g，知母用 10～15 g。寒湿痰瘀郁久化热时，除关节症状外，主要鉴别点为口干而苦，口干欲饮，舌红苔黄。若上述症状中任何两点可见，即以此汤变通，予桂枝、乌头配知母或寒水石、地龙、土茯苓，剂量视寒热进退而增减，对寒象重而热象轻的，关节虽灼热，但仍以温为适者，一般制川、草乌各用 15 g，川桂枝用 10～15 g，清热药选用土茯苓 45 g、知母 10 g。如寒热并重，温药用量同前，清热药选寒水石 20 g、广地龙 10 g、忍冬藤 30 g。对寒象轻，热象重者，制川、草乌各用 6～8 g，川桂枝 6 g。清热药除甘寒清热外，还加用黄柏、龙胆草、大黄以苦寒直折。如热痹兼见脾虚者，加用肉桂、干姜以温中运脾；如兼见发热，血沉、抗链"O"增高，可加葎草、虎杖、青风藤，既退热又降血沉、抗链"O"；如大便秘结，大黄可用至 15 g。

三、医案举例

【案 1】杨某，女，33 岁，工人。

初诊（1986 年 4 月 5 日）：去年 10 月开始周身关节疼痛，怕冷恶热，血沉 147 mm/h，经常发热（37.5℃～38.2℃），一度怀疑为红斑狼疮，但未找到 LE 细胞，嗣查类风湿因子（＋），乃确诊为类风湿关节炎。迭用抗风湿类药物无效，长期服用地塞米松（每日 3 片）以缓其苦。目前关节肿痛、强硬，晨僵明显，活动困难，生活不能自理；面部潮红虚浮，足肿，腰痛，尿检蛋白（＋＋～＋＋＋），苔薄黄，舌质紫，脉细弦。郁热内蕴，经脉痹阻，肾气亏虚，精微失固。治宜清化郁热，疏通经脉，益肾固下。处方：

生地黄 30 g，赤芍、当归、地鳖虫、制川乌、乌梢蛇各 10 g，鸡血藤、白花蛇舌草各 30 g，仙灵脾、苍耳子各 15 g，甘草 3 g。10 剂。

二诊（4 月 27 日）：药后热未再作，关节肿痛显著减轻，乃又自行继服 10 剂。目前已能行走，自觉为半年来所未有之现象。复查血沉已降为 60 mm/h，尿蛋白（＋）。效不更方，激素在递减。原方生地改为熟地黄，10 剂。益肾蠲痹丸 3 袋，每次 6 g，每日 2 次，食后服。

三诊（5 月 10 日）：症情稳定，血沉已降为 28 mm/h，类风湿因子转阴。激素已撤，汤药可暂停，以丸剂持续服用巩固之。

9 月 2 日随访：关节肿痛已消失，活动自如，体重增加，已恢复轻工作。

【案 2】张某，男，48 岁，工人。

初诊（1985 年 3 月 12 日）：患类风湿关节炎已 4 年余，经常发作，发则周身关节游走肿痛。遇寒更甚，气交之变亦增剧。此次发作，症情同前，但局部有灼热感，初得凉稍舒，稍久则仍以温为适，口干而苦。抗链"O"为833U，血沉32 mm/h。苔薄黄舌质红，脉细弦带数。迭进温经散寒、蠲痹通络之品无效。此寒湿痹阻经隧，郁久化热伤阴之证。治宜泄化郁热，养血顾阴，佐以温经通络。处方：

生地黄45 g，肥知母12 g，全当归10 g，鸡血藤30 g，广地龙10 g，青风藤30 g，制川乌8 g，忍冬藤、土茯苓各30 g，虎杖20 g，甘草6 g。7剂。

二诊（3月20日）：药后自觉较适，关节热痛及口干苦减轻，苔薄舌红，脉细弦。原方续服7剂。

三诊（3月27日）：关节热痛趋缓，口干已释，苔薄，脉细弦。改服丸药巩固之。益肾蠲痹丸3袋，每次6 g，每日2次，食后服。

四诊（4月10日）：症情平稳，复查血沉18 mm/h，抗链"O"＜500U。继服丸剂以善其后。

【案3】赵某，男，45岁，干部。

初诊（1984年4月3日）：患颈椎病3年，曾在昆明某医院摄片确诊，予口服骨刺片、蜡疗，效果不著。近两月来，项背疼痛，左肩胛灼热疼痛，两手臂麻痛处遇风寒疼痛增剧，疼痛难忍。察舌质红，苔黄腻燥黄，脉滑。此乃寒湿郁于经脉，郁久化热，经脉痹闭。治宜清泄郁热，蠲痹通络。处方：

制川、草乌各10 g，川桂枝8 g，生地黄、葛根、片姜黄各15 g，寒水石20 g，当归15 g，地鳖虫、炙僵蚕各10 g，炙全蝎3 g（研末分吞），羌活10 g、甘草6 g。10剂。

嘱加强功能锻炼。

二诊（4月18日）：服上药左肩胛灼痛减轻，肩臂疼痛稍缓，苔薄腻黄，脉细弦。此乃郁热有泄化之机，继当原法继进之。上方续服10剂。

三诊（4月28日）：药后左肩胛灼痛已平，唯肩臂麻木疼痛未已，苔薄白，脉细弦。此乃郁热已净，痹闭尚未悉通之证。继当蠲痹通络。予益肾蠲痹丸每次6 g，每日2次，以善后之。

1987年3月信访，未见复发。

〔原载于《中医杂志》1989年第2期〕

朱良春治疗紫癜的经验

□ 南通医学院附属医院　朱建华

紫癜是一种症状，也是一组出血性疾病。现代医学从病理角度分为血管外因素、血管因素及血小板因素3类。它的起因纷繁，分类也较多，但临床以过敏性紫癜和原发性血小板减少性紫癜为常见。平素看到朱师临证治疗这类患者，服药收效甚好。一般早期多属血热胃火型，中期恒见阴虚内热型，后期则为脾肾阳虚型。初病多实，久病多虚，是符合疾病演变过程的。

中医学认为紫癜是血分病，属于斑、疹、衄血等门，是血液外溢至皮肤、黏膜，形成出血点和瘀斑，以及鼻，齿龈、内脏组织出血的综合病态。因其以紫癜为主要特征，所以古籍称为"肌衄"，但不能全面概括。清《张氏医通·诸血门》说得比较恰当："其衄血种种，各有所从，不独出于鼻者为衄也。"因为衄血是血液不循常道，或溢于口、鼻诸窍，或渗泄于肌肤。

过敏性紫癜和血小板减少性紫癜虽为两种不同的疾病，但在临床辨证上有其共同点，故中医辨治尽管有各种不同的分型意见，然总不出寒、热、虚、实四字。明代张介宾在《景岳全书·血证》中总结了出血的原因为火与气两个方面："而血动之由，唯火、唯气耳。故察火者，但察其有火、无火；察气者，但察其气虚、气实。"并进一步明确指出："动者多由于火，火盛则迫血妄行；损者多由于气，气伤则血无以存。"朱师在临床实践中，根据脏腑、气血、阴阳等学说，对紫癜总结归纳为内热炽盛，迫血妄行；阴虚内热，血热失制；以及脾肾阳虚，气不摄血3个类型，与张氏立论是一致的，并由此而得出治疗法则和方药。因为理论是从实践总结中升华出来的，那么这个理论必然能恰当地指导着实践，也必然会得到预期的效果。朱师谆谆启导吾侪："我们的祖先在实践、认识，再实践、再认识的真理长河中，掌握了这个朴素的辩证法，从而认识了许多客观规律，并以此来指导、推动中医中药的发展，具体地说，'辨证论治'的核心体现在整体观和动态观，整体观是既一分为二，又抓主要矛盾；动态观是充分体现了防微杜渐，见微知著的预防思想的。这是中医学理论体系的精髓之处，也是我们要重点学习和掌握的方法和内容，循此以进，将可升堂入室，而有所创获。"现将朱老对紫癜三类型治验简介于下，供同道临证参考。

一、内热炽盛，迫血妄行型

治宜清热解毒，凉血消瘀。

【案1】陆某，男，9岁，学生。

初诊（1978年2月13日）：高热后臀部及两下肢透发紫癜，伴见酱油状血尿，在某医院住院，诊为"过敏性紫癜——肾型"，经抗过敏、抗感染，使用激素、维生素及对症治疗，有所好转，但不稳定，紫癜与血尿仍时轻时剧。患儿家长要求中医会诊。

面如满月，时有烘热感，口干欲饮。臀部与两下肢有散在瘀点，色紫红，按之不退。尿检：蛋白（＋＋），白细胞（＋），红细胞（＋＋），透明管型少许。大便干结，苔少舌红，脉数。此内热炽盛，迫血妄行，外溢肌肤，内渗肾脏。法当清热解毒，凉血消瘀。

生地黄12g，水牛角15g，粉丹皮、小蓟各10g，生锦纹5g，枸杞子、旱莲草各10g，炙僵蚕5g，甘草3g。4剂。

二诊（2月20日）：药后烘热口干显减，紫癜逐渐消退。尿检：蛋白少量，红、白细胞各（＋）。苔薄舌红稍减，脉小数。内热见挫，血已循经，原法损益。上方去生锦纹，5剂。

三诊（2月28日）：精神颇好，紫癜已消，未再续透。苔薄，脉较平。瘀热渐清，肾功能损害未复，继当益肾培本。

生黄芪、怀山药各12g，潞党参9g，全当归6g，白花蛇舌草15g，仙鹤草12g，益母草15g，白槿花6g，甘草3g，红枣5枚。7剂。

四诊（3月6日）：尿检基本正常，精神亦好，苔薄，脉细。症情稳定，唯体虚未复。

再为培益，以善其后。上方去白槿花，加菟丝子、覆盆子各9g。7剂。

8月3日随访：精神甚好，紫癜、血尿未再作。

【案2】顾某，女，9岁，学生。

初诊（1979年12月15日）：上月13日起病，腹痛甚剧，继则四肢、臀部出现淡红色圆形丘疹，其色逐步增深，而形成紫癜，呈对称性，即去某医院治疗，诊为"过敏性紫癜"，服用泼尼松、路丁等药，有所好转，迄未痊愈。紫癜以臀部及下肢为著，呈片状，口干欲饮。舌质红，脉弦带数。此热蕴营分，迫血妄行，溢于肌肤之肌衄也。治宜清热凉血，师犀角地黄汤意出入。

生地黄、水牛角各15g，丹皮10g，京玄参12g，生地榆15g，旱莲草12g，炙僵蚕6g，甘草3g。5剂。

二诊（12月21日）：药后肌衄渐止，精神亦振，口干已减。舌微红，脉小弦。营热渐清，血循常道，此佳象也。药既获效，守方继进。上方加枸杞子10g，5剂。

三诊（12月27日）：症情稳定，血热已清，紫癜未再透布。有时头眩神倦，纳谷欠香，苔薄脉平。此邪去正虚，脾虚气弱之征。继予培益之品以调之。

潞党参3g，枸杞子12g，怀山药15g，炙黄芪8g，仙鹤草10g，生白芍8g，甘草3g。6剂。

1980年2月7日随访：紫癜未再作，已获痊可。

〔按〕内热炽盛，迫血妄行型，一般以犀角地黄汤为首选之代表方。因该方是清热解毒、凉血止血、化斑散瘀的名方，朱老随症加味，屡收佳效。以水牛角代犀角，不仅价格低廉，而且疗效亦好，它既可缩短凝血时间，又能提升血小板，用于本证，殊为切合。生地、丹皮、小蓟凉血止血，小蓟可使出血时间明显缩短；枸杞子、旱莲草益阴止血；大黄泻热毒、行瘀血，长于止血，并有升高血小板之作用；僵蚕《别录》称其能"灭诸疮瘢痕"，用之可以促使紫癜加速消退，确有疗效。血热炽甚者，可加地榆以增强凉血止血、清热解毒之功。紫癜肾病的紫癜控制后，而肾功能未复者，仍当以益气养血之品，以益肾培本。邪去正虚，脾虚气弱者，又宜培益脾肾，以治其本。

二、阴虚内热，血热失制型

治宜养阴清热，凉血止血。

【案例】周某，女，37岁，工人。

初诊：近年来经常下肢透布紫癜，时多时少，有时牙龈亦渗血，经行量多。检查血小板仅5万/mm³，诊为血小板减少性紫癜。伴见头眩、口干、失眠。舌质红，脉弦微数。乃阴虚内热，血热妄行，不能制约之候。治予养阴清热，凉血止血，以二至丸加味消息之。

旱莲草、女贞子各20g，生地黄、枸杞子各15g，生地榆20g，甘草3g。7剂。

二诊：药后诸象均见好转，嘱其继服10～20剂。

三诊：复查血小板升至9万/mm³，紫癜未再见，乃以归脾丸、二至丸晨晚分服，每次8g，善后之。

〔按〕此例为阴虚内热，血热妄行，故取二至丸为主，以养阴清热、凉血止血，加生地、枸杞子增益其养阴清热之功；选地榆加强其凉血止血之效。药味虽少，药力精专，奏效显著。随后再以养阴补血之丸剂以善其后，而巩固其效。

三、脾肾阳虚，气不摄血型

治宜培益脾肾，补气摄血。

【案 1】 沈某，女，23 岁，工人。

初诊（1977 年 6 月 7 日）：从去年下半年开始，头眩乏力，经常两下肢透布紫癜，此起彼伏，经行量多如崩，乃去某医院治疗。血检：白细胞 4600/mm³，红细胞 310 万，血小板 5.4 万/mm³。诊为"血小板减少性紫癜"。连续使用利血生、维生素 B₄ 等药，一度好转，终难痊愈，遂来院门诊。

肌衄之候，起已经年。体禀素虚，面㿠形羸，怯冷倍常，纳少便溏。苔薄舌淡，脉细而软。脾肾阳虚，气不摄血，血溢肌肤，紫癜以作。治病求本，理当培益脾肾，补气摄血。

炙黄芪 15 g，全当归 10 g，仙灵脾 15 g，枸杞子、骨碎补各 12 g，油松节 20 g，鸡血藤 15 g，炮姜炭 2 g，甘草 5 g。15 剂。

二诊（7 月 2 日）：药后精神较振，紫癜消退，已不继透。复查血小板为 10 万。苔薄，脉细。药既奏效，毋庸更张。原方继服 6 剂，然后以丸剂善后巩固。晨服人参养荣丸，晚进归脾丸，每次 6 g。

1980 年 4 月 5 日随访：紫癜迄未再作。

【案 2】 王某，女，27 岁，干部。

初诊（1981 年 9 月 14 日）两下肢透布紫癜，反复出现，已历 8 个月，逐步增多，并见牙龈渗血，县人民医院诊为"血小板减少性紫癜"。素日头昏，神疲，夜寐不实。血小板检查为 65000。苔薄舌淡，脉细缓。气血亏虚，气不摄血，血溢肌肤之肌衄也。治宜补气摄血。

炙黄芪 15 g，潞党参、全当归各 10 g，仙鹤草 15 g，枸杞子 10 g，鸡血藤 15 g，油松节、牛角腮各 10 g，夜交藤 30 g，炙草 5 g。10 剂。

二诊（10 月 12 日）：药后紫癜逐步消失，血小板复查已＞10 万/mm³，精神亦振，夜寐趋安，苔薄脉细。前法既合，率由旧章。上方去牛角腮、油松节，加熟地黄 15 g。6 剂。

〔按〕脾肾阳虚，气不摄血型用当归补血汤加味以补气摄血。因为黄芪《本草求真》称其"为补气诸药之最"，对一切气衰血虚之证有强壮补益之功。当归长于补血，为血中之圣药。因此，取其作为主药，而配以益肾养肝、补气生血、止血和血之品。仙灵脾甘温，补肾壮阳，《本经》称其"益气力，强志"，有类激素之作用。枸杞子不仅能补益精气，滋养肝肾，且有止血作用；骨碎补有补肾、活血、止血、生血之功。油松节能通气和血，并有升高血小板、白细胞之效，但因其性温，阴虚血燥者宜慎用之；鸡血藤为强壮性之补血药，朱师常取其与松节同用，认为它有增强升高白细胞及血小板的作用。炮姜《本草正》云："阳虚不能摄血，而为吐血、衄血、下血者，但宜炒熟留性用之，最为止血之要药。"《本草经疏》谓其"能引诸补血药入阴分，血得补则阴生而热退，血不妄行矣。"但性辛热，血热妄行者忌服。甘草能补五劳七伤，一切虚损，有肾上腺皮质激素样作用及抗炎、抗变态反应的作用。党参对气血两亏者有益气补血功用。夜交藤有养心、安眠、补血作用。仙鹤草有促进血液凝固的作用，为强壮性收敛止血剂。熟地黄《珍珠囊》谓其"大补血虚不足，通血脉，益气力"。这是脾肾阳虚，气血两亏，气不摄血型的常用方药。

通过以上朱老治疗紫癜的实践经验，对不同的类型使用相应的方药均取得较好的疗效，使我们深切认识到中医辨证论治的可贵。我们必须认真学习中医学的基本理论，学习老一辈的丰富临床经验，理论联系实践，不断深化，融会贯通，以提高我们的专业技能，从而有所创造，有所前进！

〔刊载于《浙江中医杂志》1982 年 9 期〕

"双降散"治疗高黏滞血症的临床研究

□ 南通医学院附属医院　朱建华　郝传铮　沈芳　吴千银　吴燕平　白美兰

积极治疗和改善中老年高黏滞血症，是预防中老年人心脑血管疾病发生发展的重要手段之一。本研究是在朱良春主任医师的经验方"双降汤"[1] 的基础上，改革剂型，从临床与实验两方面对高黏滞血症之血黏度、血脂等指标进行了系统的观察和研究，肯定了双降散降黏、降脂的作用，初步探索了双降散降黏度抗凝的机制。现将治疗 181 例高黏滞血症病人的临床研究报告于下。

1. 临床资料

参照高黏滞血症学术会议制定标准[2]，及血流黏滞程度诊断，观察门诊及住院病人 181 例。随机分为治疗组与对照组。治疗组 96 例，其中男性 39 例，女性 57 例。年龄：50 岁以下 12 例，50～70 岁 66 例，70 岁以上 18 例，平均年龄 61.35 ± 8.15。病种：高脂血症 34 例，冠心病 24 例，高血压合并冠心病 12 例，脑动脉供血不足 35 例，脑梗死 17 例，中风后遗症 8 例。血黏滞程度：轻度（＋＋）9 例，中度（＋＋＋～＋＋＋＋）63 例，重度（＞＋＋＋＋）24 例。对照组 85 例，其中男性 37 例，女性 48 例。年龄：50 岁以下 8 例，50～70 岁 62 例，70 岁以上 15 例，平均年龄 60.79 ± 8.9。病种：高脂血症 27 例，冠心病 15 例，高血压 9 例，脑动脉供血不足 33 例，脑梗死 10 例，中风后遗症 6 例。血液黏滞程度：轻度（＋＋）7 例，中度（＋＋＋～＋＋＋＋）58 例，重度（＞＋＋＋＋）20 例。治疗组与对照组在患者性别、年龄、病情程度上无显著差异（$P>0.05$）。

2. 治疗方法

治疗组（双降散组）口服双降散（黄芪、川芎、丹参、地龙、水蛭、泽泻、山楂等 11 味中药组成），由江阴天江制药有限公司提供中药饮片颗粒剂，每包重 4 g，每次服 2 包，开水冲服，早晚各 1 次（相当于每日服的中药煎剂量），同时吞服水蛭胶囊，每次 3 粒（计 1.5 g），早晚各 1 次，连续服药 1 个月，为 1 个疗程。水蛭胶囊由本院中草药房制作。对照组（简称 LMD 组），用低分子右旋糖酐 500 mL 中加入复方丹参注射液 16 mL 静脉滴注，每日 1 次，连续 15 日为 1 个疗程。所使用的低分子右旋糖酐（20）由上海长征制药厂生产，复方丹参注射液由上海第九制药厂生产。

[1] 朱建华. 虫类药应用发挥. 中国医药学报，1993，8（1）：46.

[2] 陶凯，等. 高黏滞血症. 青岛：青岛出版社，1992. 251.

3．观察指标

两组病人分别于用药前及 1 个疗程结束后检查所有观察指标。

3.1 血液流变学测定

3.1.1 全血黏度、血浆比黏度：用上海医科大学生产的 LIANG—100 血液黏度计、血浆黏度计。上海医科大学产 BME—1 生物医学数据处理计算机。北京医疗器械修理厂生产 LXJ—064—01 离心沉淀器。以毛细血管法测定全血比黏度，余血 3000r/min 离心 5 分钟，取血浆测其黏度。

3.1.2 血沉、血细胞比容、红细胞聚集指数：用文氏法测定血沉，以血细胞比容管测定红细胞比容，红细胞聚集指数 RE＝全血低切黏度/全血高切黏度。

3.2 症状与体征（体重、血压、腹围、舌质、舌苔、脉象）

4．疗效分析

4.1 疗效标准

显效：治疗后临床症状基本消失，全血黏度降至正常范围者。

有效：主要症状消失或明显改善，全血黏度较前下降至接近参考值。

无效：临床症状无明显改善，血黏度下降不明显者。

4.2 治疗结果（表1）

表1 双降散组与 LMD 组临床疗效分析表（例）

组 别	例数	显效	有效	无效	总有效率
双降组	96	31	55	10	89.6%
LMD 组	85	19	48	18	78.8%

〔注〕双降散组与 LMD 组比较有显著性差异（$P < 0.025$）。

4.3 血液流变学测定（表2）

表2 双降组、LMD 组治疗前后血液流变学变化（$\bar{x} \pm s$）

检测项目（P 值）	双降组（$n=96$ 例）		P 值	LMD 组（$n=85$）	
	治疗前	治疗后		治疗前	治疗后
ηb（低切）（<0.01）	12.24±4.29	10.37±2.83	<0.01	11.74±5.10	10.07±3.4
ηb（高切）（<0.001）	7.34±1.38	6.47±0.94	<0.001	7.41±1.82	1.34±1.16
ηp（>0.05）	1.93±0.11	1.78±0.08	<0.001	1.87±0.14	1.78±0.39
Ht（%）（>0.05）	44.83±4.01	41.54±3.84	<0.001	43.46±4.36	42.75±1.99
ESR(mm/h)（>0.05）	30.11±12.43	25.14±1.14	<0.01	28.26±12.01	26.11±10.11
EET（s）（>0.05）	14.17±1.48	12.83±1.43	<0.001	15.09±1.49	14.73±0.97

〔注〕采用自身对照 t 检验，$n=42$。

4.4 不良反应 接受双降散治疗的患者均未发现有不良反应，LMD 组发生 3 例过敏反应，2 例皮肤过敏，1 例过敏性休克。

5. 讨论

5.1 血液高黏滞综合征是临床医学中的一种新概念。可由一种或多种血液黏滞因素升高而造成。一般认为血液黏滞度的增高与血细胞比容、红细胞的变形能力、红细胞的聚集性有密切的关系；血浆黏度也可很大程度地影响全血黏度，而血浆中的纤维蛋白原等大分子蛋白质又是影响血浆黏度的重要因素，血小板聚集性的增高以及血液凝固性的增加也可以增加全血黏度。因此，能够作用于以上相关因素者皆可使血黏度得到改善。

5.2 由于低分子右旋糖酐（低右）能够使红细胞负电荷增高，降低红细胞聚集性，又能降低血小板的聚集性，因而可降低血黏度，改善微循环[1]；复方丹参（丹参、降香）具有活血化瘀作用，以往研究已证明其不仅能抑制血小板黏附聚集，同时也有抑制纤维蛋白原形成，促进纤溶等功效，因而配合低右静脉给药可以降低血黏度。本组资料显示低右加复方丹参注射液治疗高黏血症的总有效率达 78.8%，尤其是高切变率血黏度与低切变率血黏度治疗前后的差异达显著性。由于红细胞在血流中发生变形和定向是影响高切变率时血液黏度的重要因素之一，而低切变率时的血黏度主要受红细胞聚集的影响，因而也提示低右加丹参可以显著改善红细胞的变形能力和降低红细胞的聚集性。

5.3 "双降散"是朱良春主任医师的经验方，朱老根据中医理论并结合中老年人的生理病理特点，对高黏滞血症的认识和治疗积累了较丰富的临床经验。他认为高黏滞血症发生的根本原因是中老年人随着年龄的增长，元气渐衰，脏腑功能活动渐弱所致。由于气虚无力推动血液运行，血流不畅，久而为瘀，由于气虚运化无能，膏粱厚味无以化生气血精微，而变生痰浊，痰瘀交结，阻滞脉道，形成本虚标实之高黏滞血症。这一观点与高黏滞血症患者在血液流变学方面普遍表现的"浓、黏、凝、聚"状态，在症状上表现为倦怠疲乏、眩晕头昏、胸闷不适、耳鸣肢麻、舌质衬紫、舌苔腻是相吻合的。双降散方强调从整体调整，攻补兼施。方中重用黄芪补气扶正，升清降浊，促进体内气化作用，取其气旺则血行，气旺则津行，"气血流通，百病自已"，且可免破瘀伤正之弊。用水蛭、地龙破血逐瘀，合丹参、川芎活血通脉；泽泻、山楂、豨莶草化痰泄浊，消食降脂。根据朱老多年研究虫类药的经验，水蛭须研末吞服，煎煮法无效。综观全方，双降散具益气扶正，活血通脉，化痰泄浊之功，达到降黏降脂抗凝之效。

5.4 临床观察结果表明，双降散可以显著改善或消除临床症状，改善血液流变学指际，降低血黏度，其总有效率达 89.6%，与 LMD 组的治疗方法相比，虽显效率两组相近，但总有效率相比，双降散组疗效更优。由于双降散组治疗后全血高切、低切黏度和血浆黏度、血细胞比容、红细胞电泳以及血沉各值均较治疗前下降。提示双降散改善血液黏度与降低血细胞比容，降低红细胞聚集性，提高红细胞的变形能力，以及减少纤维蛋白原含量等密切相关。同时我们观察了双降散组治疗前后血脂变化，其结果显示双降散可以降低总胆固醇、甘油三酯含量。提高高密度脂蛋白水平，已有的实验研究也证明可以抑制家兔高脂血症的形成并调节脂质代谢[2]。因而进一步证实了双降散可以降脂调脂。

综上所述，通过本项目临床研究证实，双降散确有良好的降低血黏度，改善中老年人高黏滞血症之作用，同时也有较好的调整脂质代谢之作用。口服双降散可以获得低右加丹参注射液静脉用药的疗效，甚至在改善血浆黏度等指标方面尚优于后者，临床应用也显示其简便廉之优

[1] 王怡，等. 实用临床血液流变学. 北京：学苑出版社，1994. 47.
[2] 郝传铮，等. "双降散"对实验性高脂血症家兔的影响. 江苏中医，1998，(2)：45.

势，免去病人静脉给药带来之痛苦与不便。且双降散采用颗粒剂，工艺流程先进，药品质量可靠，它既保持了中药煎剂的效果，又省去病人煎煮之麻烦，服用方便。此剂型用于科研还可避免因中药煎煮方法、时间不一而导致疗效观察的差异。经临床和急性毒性实验表明，该药安全可靠，无不良反应，可长期服用。总之，双降散既可降黏通脉，降脂泄浊，改善血液的浓、黏、凝、聚状态，防治心脑血管病变，也可减肥轻身作为中老年人强体健身之品，具有良好的推广开发前景。

〔载于《中国中医基础医学杂志》1999.11月　第 5 卷 11 期〕

复肝丸治疗慢活肝的疗效观察

□ 江苏省南通市传染病院　　朱胜华

□ 南通医学院　　蓝绍颍

1989 年 6 月至 1991 年 6 月我们采用全国名老中医朱良春主任医师提供的经验方，制成复肝丸，治疗慢性活动性肝炎（CAH），并以一般护肝药物治疗作为对照，3 个月为 1 个疗程，临床观察有关指标，疗效颇为满意，现小结报告如下。

1. 临床资料

1.1　病例来源　按 1984 年南宁全国病毒性肝炎会议制定的诊断标准[1]，共选择 CAH60 例，其中 15 例伴有肝硬化。性别：男 48 例、女 12 例。年龄分组：30～39 岁 6 例，40～49 岁 36 例，50 岁以上 18 例，平均年龄 48.5 岁，病程 3～12 年（平均 4.7 年），治疗前 HBsAg 阳性 54 例，HBeAg 阳性 27 例。

1.2　均衡性比较　为了使病例组与对照组在性别、年龄及病情严重程度上的可比性，采用分层随机地将病例分成复肝丸治疗组、对照治疗组，两组均衡性见表 1。

表 1　两组均衡性比较

组别	平均年龄（岁）	平均病程（年）	乏力、纳差、肝区痛（人）	腹水（人）	蜘蛛痣肝掌（人）	SB 增高（人）	TTT 异常（人）	HA >300ng/mL（人）
复肝丸组（30 例）	48.8	4.8	30	4	16	12	18	18
对照组（30 例）	47.1	4.5	30	3	17	9	11	17

1.3　给药方法　复肝丸组 30 例，每次服 3 g，1 日 2 次，食后开水送下，3 个月为 1 个疗程，治疗期间仍使用对照组护肝药物及维生素 B、维生素 C 一般支持疗法。对照组 30 例，应用利肝素、三七片（或复方丹参）、齐墩果酸等护肝药物按常用剂量，及维生素 B、维生素 C 一般支持疗法，3 个月为 1 个疗程。

1.4　观察项目　①症状：乏力、纳差、腹胀、肝区疼痛等改善程度；②体征：肝脾大回

---

[1] 病毒性肝炎防治方案. 中华内科杂志，1984，23（5）：31.

复情况；③实验室检查：ALT、SB、TTT、A/G、γ－球蛋白；④B超：肝、脾。

1.5 疗效判断

显效：①自觉症状消失；②肝脾缩小或稳定不变，其他慢性肝炎体征减轻或稳定不变；③肝功能检测 ALT 恢复正常，白/球蛋白比例明显好转；④乙型肝炎患者血清 HBsAg 转阴；⑤一般健康状况好转，能胜任原职工作。

有效：①自觉症状好转或消失；②肝脾大及其他慢肝体征稳定不变；③肝功能检查 ALT 恢复正常，蛋白比例稳定不变；④HBsAg 转阴。

无效：未达上述标准者。

2. 疗效统计

2.1 症状及体征改善情况（表2）

表 2 复肝丸组与对照组治疗前后症状、体征变化比较

恢复情况	复肝丸组（30 例）			对照组（30 例）			χ^2 值
	消失	改善	有效率（%）	消失	改善	有效率（%）	
乏力	24	2	86.7	15	7	73.3	1.67
纳差	22	3	83.3	13	6	63.3	3.06
腹胀	23	3	80.0	13	7	66.7	1.36
肝区疼痛	19	5	93.3	16	5	70.0	5.45
肝大	10	7	86.7	11	7	60.0	5.45
脾大	10	12	73.3	7	6	43.3	5.56

复肝丸治疗组症状、体征改善有效率均优于对照组，经 χ^2 检验，两组对肝区痛、肝大及脾大治疗有效率有显著性差别（$P < 0.05$）。

2.2 肝功能改变（表3） 复肝丸治疗组肝功能恢复优于对照组，特别是 ALT、A/G、HA、γ-球蛋白的改善与对照组有明显差别（$P < 0.05$）。

复肝丸治疗组 HA（>400 ng/mL）且 B 超提示肝硬化 8 例，经治疗 7 例有效，而对照组 CAH 伴肝硬化者 7 例，仅 2 例有效，复肝丸组疗效优于对照组（$\chi^2 = 5.4$，$P < 0.05$）

表 3 复肝丸组与对照组治疗前后肝功能变化比较

肝功异常	复肝丸组（30 例）			对照组（30 例）			χ^2 值
	治疗前	治疗后	复常率（%）	治疗前	治疗后	复常率（%）	
ALT	28	3	89.3	24	8	66.7	3.96
SB	12	3	75.0	9	2	77.8	0.02
TTT	18	5	72.2	11	5	54.5	0.94
A/G	19	3	84.2	17	8	52.9	4.13
γ-球蛋白	19	5	73.7	17	11	35.2	5.35
HA（>300 ng/mL）	18	6	66.7	17	12	29.4	4.86

2.3 HBsAg、HBeAg 转阴比较 复肝丸组治疗前 HBsAg 阳性 26 例，治疗后 10 例转阴，转阴率 38.5%，13 例滴度有不同程度下降；HBeAg 阳性 12 例，治疗后 9 例转阴，转阴率 75%。对照组治疗前 HBeAg 阳性 15 例，治疗后 5 例转阴，转阴率为 33.3%。

2.4 临床总疗效比较 复肝丸组治疗 30 例 CAH 病人，显效 43.3%，有效 46.7%，总有效率 90%，与对照组相比，$\chi^2 = 7.96$，df$= 2$，$\chi^2_{0.05} = 5.99$，$P < 0.05$，差别有显著意义（表4）。

表 4　两组总疗效比较

组别	观察例数	显效（%）	有效（%）	无效（%）	总有效率（%）
复肝丸组	30	13（43.3）	14（46.7）	3（10.0）	90.0
对照组	30	7（23.3）	12（40.0）	11（36.7）	63.3

$\chi^2 = 7.96$；$P < 0.05$。

3. 讨论

3.1　上述结果表明复肝丸组疗效优于对照组，对肝区痛消失，肝、脾回缩，促进肝功能恢复，两组差别明显（$P < 0.05$）。复肝丸组对 HBeAg 转阴率达 75%，总有效率达 90%，与对照组相比（$\chi^2 = 7.96$，$P < 0.01$）差别有显著意义。

3.2　复肝丸组有 8 例伴肝硬化，经治疗肝脾回缩明显，HA 下降，白蛋白升高，γ-球蛋白下降，提示该药对治疗 CAH 伴肝硬化疗效显著。

3.3　复肝丸是以全国名老中医朱良春主任医师治疗慢性肝病 30 多年的经验方[1,2] 研制而成，以中草药及部分虫类药组成，通过益气扶正以增加细胞免疫功能；通过活血化瘀改善代谢，增加肝脏血流灌注和氧供，增加血液携带免疫防御因子，促进肝细胞再生，减轻肝纤维增生，促进肝脾回复，调节清、球蛋白比例。此药确实是治疗慢性肝炎、肝硬化的一种具有显效的药物。

〔载于《山东中医药大学学报》1997 年第 4 期〕

朱良春老师对疑难病辨治思路浅析

□　江苏省南通市中医院　　吴坚

朱良春老师从医近 70 年，他勤求古训，博采众长，兼收并蓄，在医学领域忘我耕耘，取得丰硕成果。临床上，尤其擅长治疗内科疑难病症，以虫类药应用和研究名扬医林。笔者作为朱老弟子，有幸随师侍诊，聆听教诲，感觉受益良多。兹就朱师对疑难病辨治思路作一探析。

一、疑难病的定义

疑难病，顾名思义，是指在临床上，对大多数医生而言，在诊断和辨治上感到困难，难以明确诊断或治疗效果不佳的一类疾病统称。对于中医而言，有时诊断并不困难，难的是辨证不准确，难的是治疗不见效果。如朱师所言，问题在于辨证之"疑"，论治之"难"。所以，自古以来，每位临床医生，都会遇到疑难病。有些疑难病，经过不断努力，寻找到了治疗方法，就能辨"疑"不惑，治"难"不乱。但随着时代变迁，还是有新的疑难病不断产生。以现代医学而言，各个系统都有疑难病，但我们认为最常见的有肿瘤、结缔组织、神经系统、肾脏及内分

[1] 朱良春. 虫类药在临床上的研究. 中医杂志，1963，8：16.
[2] 朱良春，等. "复肝丸"治疗早期肝硬化的临床体会. 上海中医杂志，1980，6：158.

泌系统、血液及消化系统疾病等。

二、对朱良春疑难病辨治思路探析

（一）四诊合参，谨察病机

疑难病为难辨之证、难治之证。故朱师临诊时，都认真对待每一位疑难病患者，运用中医四诊及部分自己探索的诊法，如人中诊法、舌边白涎诊法等，结合现代医学检查，详细、全面了解病人的病史、病情及既往检查、治疗等情况。朱师认为望诊是四诊之首，"望而知之谓之神"，"切而知之谓之巧。"两者不仅可辨识病邪之深浅，正气之虚实，而且对疾病之转归，也可预测。而问诊是四诊中最基本的方法，问诊明确，结合其他，这样才能谨察病机之所在，从而抓住疑难病之辨治关键。

（二）痰、瘀、虚为疑难病三大病理特点

从朱师对部分疑难病的辨治来看，痰、瘀、虚三大病理因素贯穿始终。痰浊、瘀血是人体受某种致病因素作用后在疾病过程中所形成的病理产物。这些病理产物形成之后，又能直接或间接作用于人体某一脏腑或组织，发生多种病证，故又属致病因素之一。具体到每位病人、不同的发展阶段，其痰瘀虚又有轻重缓急的不同。

1. **痰**　中医有有形之痰和无形之痰之别。有形之痰为可见之痰，如咳嗽、咳吐之痰或胃中吐出的黏液。无形之痰为不可见形之痰，是痰瘀或痰气交阻，结滞于四肢百骸、五官九窍、皮、肉、筋、脉、骨所见的各种证候，由于停滞部位不同，临床表现不一。如痰阻于心，可见胸闷心悸，或神昏错乱；痰在经络筋骨，可见痰核、肿块、麻木、疼痛或半身不遂，或成阴疽流注；痰浊上犯，可见眩晕；痰浊在胃，可见恶心呕吐等。

2. **瘀**　瘀血的病证特点也因瘀阻的部位和形成瘀血的原因不同而异。但疼痛（刺痛）、肿块、面色黧黑、舌质暗紫，或有瘀斑、瘀点、脉涩、沉弦、结代均为特征之一。临证时，不必诸症俱全，有时有一特征性表现即可。

3. **虚**　由于疑难病多迁延日久，缠绵难愈，故疑难病多有虚证的临床症状。虚，是五脏虚弱或精气血不足的表现，要视具体表现而判定。

对于前面所提的多系统疑难病而言，抓住了痰、瘀、虚三大特点，就是抓住了重点和主线，就是抓住了治疗的关键。如朱师曾治一间质性肺炎患者，女性，主要症状为咳嗽，甚或气急，动则尤甚，胸闷，咳痰不爽，色白质黏，舌质淡有紫气，苔薄白或白腻，脉细数。治疗时，朱师抓住痰浊瘀阻，肺失宣降这一要点，选用穿山龙通经活血，丹参、桃红活血化瘀，葶苈子、金荞麦、款冬花化痰止咳；以炮山甲、僵蚕、蜂房虫类药通透搜剔，炒白术健脾化湿。1周好转，3周而趋稳定，调理而安。这样的治法有别于一般的化痰止咳、补益肺肾、清肺化痰等法，这就是抓住了痰瘀重点。又如朱师治疗一陈姓男子，宿有慢性胃炎3年，肠炎2个月，近日少腹攻筑，大便溏泄，日5～6行，舌微红苔薄，脉细。从健脾安中入手，药用：怀山药、仙鹤草各30g，炒白术20g，广木香8g，白槿花10g，炒扁豆花15g，乌梅炭、诃子肉各10g，炙草6g。2剂。药后腹胀减轻，大便次数减少，日行2～3次，便溏好转，纳谷亦可，舌质微红，苔薄，脉细，采用前法调治巩固。此例中，朱师以炒白术、怀山药、广木香、炒扁豆花健运脾胃，行气消胀，以助脾胃运化功能恢复，辅以乌梅炭、诃子肉酸敛收涩；白槿花能清热解毒，活血排脓，用治热毒痢效佳，治疗慢性泄泻，脾气亏虚，肠间湿热未清者，则在补脾扶正之中参用，效果良好。综观治疗，用药平淡，主次兼顾，辨证准确，收效甚速。此

例的重点是抓住了中虚。

（三）肾虚是部分疑难病的重要病机特点

朱师常说："久病多虚，久病多瘀，久痛入络，久必及肾。"而"久病多虚、久必及肾"是朱师临诊非常重视的一个方面。对于肾虚的重视，尤其体现在对顽痹（如类风湿关节炎，强直性脊柱炎，颈、腰椎退变，坐骨神经痛）等疑难病中。朱师通过数十年的不断探索、研究，提出了"顽痹从肾论治"的观点，得到了国内众多医家的赞同。朱师及我们也用此理论来指导临床，取得良好效果。朱师认为顽痹具有"久病多虚，久病多瘀，久痛入络，久必及肾"的特点，也有邪实的一面，而正虚多为肾虚，肾藏精生髓主骨，"益肾壮督"方为治本之道，可以增强机体免疫功能，调整骨质代谢，对根治起着决定性作用。另外朱师根据慢性久病多出现肾阳虚衰的征象，采用培补肾阳法，取得很好疗效。

（四）辨证和辨病相结合

辨证论治是中医的精髓和核心，是最能体现中医特色之所在。但辨证论治也有缺陷和不足，特别是在现代医学飞速发展的今天。现代科学的发展，在许多疾病还没有完全表现出来之前，就有手段和方法检查、诊断出来，而有些疾病症状相同，引起的疾病迥异，则治疗方法也不相同。所以，朱师强调辨证要和辨病相结合，才能使患者得到及时、正确的治疗。如慢性肝病或乙肝表面抗原携带者、慢性肾炎蛋白尿及内耳眩晕症的治疗等均采取辨证和辨病相结合的方法，取得较好效果。

（五）注重燮理阴阳

朱师在临床上，根据多年的体会，十分重视燮理阴阳，这实际上是尽量恢复人体"阴平阳秘"的正常生理状态。疾病的发生，从最根本意义上说是阴阳的相对平衡遭到破坏，出现阴阳偏盛偏衰的结果。《素问·至真要大论》就指出："谨察阴阳所在而调之，以平为期。"朱师特别注重肾脏阴阳的调整，"损其偏盛，补其偏衰"，临床上应用燮理阴阳为主法，以仙灵脾、仙茅、怀山药、枸杞子、紫河车、甘草为基本方治疗高血压、月经不调、慢性肝炎、肠炎、水肿、哮喘、肾炎、顽固头痛、失眠等疾病，取得较为满意的疗效。

（六）灵活用药，法活机圆

细察朱师临诊，发现朱师在临证时，完全应用经方、成方并不很多，但又有其中的灵魂和精髓。朱师重视的是辨证，重视的是立法、选药，他能从纷繁复杂的病情中，概括出准确的病机，灵活运用多种治法。朱师又善于从古代医籍、医家和现代同行中吸取经验，并挖掘、发扬光大，用古方是师其意而不拘泥于用其药。朱师强调要掌握"持重"和"应机"，所谓"持重"就是辨证既明，用药宜专；所谓"应机"就是症情既变，立法用药亦应随变。朱师方中用药并不繁多，但善于组方，用药有着鲜明的个人特色，从方中又能看出法活机圆。朱师曾治一失眠患者，女性，58岁，偏头痛2年多，长期失眠、多梦，时发偏头痛，心烦，苔薄，舌偏红，脉细弦。拟从心肝两虚，神不守舍论治。拟方：杞菊、焦山栀各10 g，淡豆豉12 g，夜交藤30 g，炒枣仁40 g，姜半夏10 g，北秫米15 g，麦冬10 g，甘草6 g，14剂，痛宁胶囊2瓶，每次4粒，日2次。药后睡眠明显好转。此例，朱师从虚瘀入手，久病多虚，久病多瘀，久痛入络，抓住心肝二脏，肝为刚脏，宜滋之、柔之，故以杞子、麦冬养阴柔肝；心主神明，以夜交藤、炒枣仁养心安神；姜半夏、秫米安神和胃；山栀、豆豉清热除烦。方中有几个特点：①集杞菊地黄丸、栀子豉汤、半夏秫米汤于一体；②重用枣仁达40 g，以加大安神之功；③再和以痛宁胶囊，以虫类药为主，加强化瘀通络之力。药症合拍，效如桴鼓。

（七）善用虫类药

朱师喜用、擅长应用虫类药治疗疑难病，对虫类药有深入的研究。他曾经把虫类药的功用主治概括为攻坚破积、活血化瘀、熄风定惊、宣风泄热、搜风解毒、行气和血、壮阳益肾、消痈散肿、收敛生肌、补益培本 10 个方面，运用虫类药治疗恶性肿瘤、血液病、心脑血管病、结缔组织疾病、神经精神疾病、肝肾病等取得很好效果。朱师在使用虫类药时，辨证明确，既注意患者体质、性别、病情轻重缓急、正气盛衰、脾胃功能的正常与否来选择用药，还注意配伍、剂量、疗程。对毒性较大的虫类药，使用谨慎，掌握"邪去不伤正，效捷不猛悍"的原则，以防产生副作用。朱师擅用虫类药治疗顽痹，顽痹一证，包括现代医学所称风湿类疾病中缠绵顽固、难以治愈的一类，治疗颇为棘手。朱师强调"痹证日久，邪气久羁，深入经隧骨骱，气血凝滞不行，湿痰瘀浊胶固，经络闭塞不通，非草木之品所能宣达，必借虫蚁之类搜剔窜透，方能使浊去凝开，经行络畅，邪除正复。"在治疗顽痹时，多用虫类药，如蜂房，地鳖虫、僵蚕、地龙、全蝎、蜈蚣、九香虫、乌梢蛇等。临证时常根据辨证论治的原则，与其他药物联合运用。如关节肿痛、病程较久、寒热不显者，常用蜂房、地鳖虫；寒湿盛以川草乌或附片、薏苡仁伍乌梢蛇、晚蚕砂祛风渗湿；久郁化热，以地龙伍寒水石、萆草、虎杖等泄热通络；挟痰者，用僵蚕加胆星、白芥子或山慈姑、皂角刺；挟瘀者，用地鳖虫、水蛭伍桃仁、红花破瘀散结；关节肿胀变形，加蜂房、僵蚕、蜣螂虫透节散肿；四肢关节痛甚，用全蝎或蜈蚣（研末服）或服蝎蚣胶囊；病在腰脊为主，用蜂房、乌梢蛇、地鳖虫；久病体虚，用紫河车；久病阳虚，气血不足，用鹿角片或鹿角胶。合理使用虫类药，注意配伍，大多无特殊不良反应，能收到良好的治疗效果。

以上是对朱良春老师于疑难病的辨治思路，作了一些粗浅分析。朱师常说："世上只有不知之症，没有不治之症。作为一名医生，只有不断寻找治疗疾病的方法和药物。"确实如此，我们要牢记老师教诲，在中医治疗疑难病的道路上努力前进！

补论朱良春用药经验

□ 南通市中医院　蒋熙　□ 新加坡中医学院　蒋恬

《朱良春用药经验集》（简称《用药经验集》）一书出版至今已 16 年了，7 年前曾再版增订并多次印刷，2005 年 9 月我国台湾地区相映文化公司又出版了繁体字本。但求购的信函、电话仍陆续不断，许多读书受益者反映，朱老的经验实用、有效，希望继续介绍更多的经验。《用药经验集》是朱老学术思想的一个组成部分，因此，不断发掘、继承、创新是历史的使命，也是我们的责任。笔者就近年来随师临证所得，将朱老的用药经验作一补充。

一、肿节风

肿节风又称九节茶。为金粟兰科植物草珊瑚（*Sarcamdra glbra*）的全株。辛、苦、平。

归肝、大肠经。有祛风除湿、活血散瘀、清热解毒之效。常用于肺炎咳嗽、口腔炎症、菌痢肠炎等。现有成药肿节风片、肿节风注射液以肿瘤辅助治疗为其适应证，有抑制肿瘤、抗癌增效的作用。朱老在长期临证观察中，发现肿节风因其剂量的不同，功效也有区别。小剂量（15 g以下），有扶正的作用，大剂量 30 g 以上，则以清热解毒、散结化瘀为其所长，而多用于免疫性疾病活动期，如系统性红斑狼疮、皮肌炎、类风湿关节炎、混合性结缔组织病等。肿节风的用量为 30～60 g，配伍忍冬藤、鬼箭羽、生地、水牛角等，起到免疫抑制作用。

例如葛某，女，26 岁，2004 年 5 月就诊。系统性红斑狼疮 1 年多，长期激素治疗，仍持续发热，血沉增快，关节疼痛。遂予上药加味，治疗 3 个月，体温、血沉恢复正常，关节疼痛明显好转，目前继续中药治疗，小剂量激素维持，病情相对稳定。

朱老曾用肿节风配伍大青叶、桃仁、生石膏、野菊花、蚤休、金荞麦等，治疗 1 例败血症肺炎高热患者，已用药 10 多天，多种抗生素治疗乏效，而且病情危重，服用朱老上述的 3 剂药后，体温和血常规中白细胞数呈阶梯式下降，病情转危为安。

肿节风小剂量的使用，有增强免疫功能的作用，单味治疗血小板减少性紫癜有效。朱老常用来伍以仙鹤草、油松节、甘杞子、仙灵脾、紫草等，效果显著。朱老指出，无论是免疫性疾病的活动期，还是感染性疾病的急性期，往往呈现出热毒壅盛之证候，热毒内遏，可以熬血成瘀。瘀血与热毒相互抟结，故瘀热瘀毒是导致疾病的发生发展的主要因素和特异性病机。而肿节风正具有清瘀、解毒、散结的功效，即使阴虚火旺，只要配伍恰当，可以照常使用。

二、猫爪草

猫爪草也称小毛茛。为毛茛科植物小毛茛的块根。甘、辛，微温。归肝、肺经。有化痰散结、解毒消肿之效。一般应用于瘰疬痰核、疔疮、蛇虫咬伤。朱老认为，该品味辛以散，能化痰浊，消郁结，凡因痰（痰火、痰气、痰瘀、痰浊）所致的病证，皆可用之。爰举数端，以供参考。

（一）腮腺肿瘤

腮腺癌隶属古典医籍"腮疬"、"流痰"等范畴，多因痰浊凝滞，毒犯腮腺所致。朱老以化痰解毒、软坚消肿为法，猫爪草与牡蛎、夏枯草、守宫、僵蚕、紫背天葵、赤芍、大贝母、山慈姑、石见穿相伍，肿痛明显加蜈蚣。曾治患者周某，女，58 岁，南通市先锋镇农民，左腮区有一约 4 cm×4 cm 大小肿块，固定质硬，左下颌淋巴结约 1.5 cm×1.5 cm，病理切片诊断为左腮腺圆柱形腺癌Ⅱ级。因家境贫困，不愿手术，经用上药治疗而愈，随访 3 年无复发。

（二）结节性红斑

又称皮肤变应性结节性血管炎，好发于女性，大多损害小腿，也可累及臀部大腿。皮损呈结节状，略高出皮面，由淡红渐变紫红色，伴有烧灼性疼痛，并以病程延绵，反复发病为特征。若治疗不当难以奏效。朱老从痰热瘀滞、阻塞经脉论治，常用猫爪草与山慈姑、连翘、桂枝、桃仁、赤芍、丹皮、茯苓相配，每多应手收效。若热重者加水牛角、生地。但朱老告诫，切不可过用苦寒凉药，以免抑遏阳气，结节难消。方中少佐桂枝，意在通阳走表，化气散结。

（三）急、慢性支气管炎

急、慢性支气管炎由气道炎症、黏膜水肿、分泌物增多导致气道狭窄、平滑肌痉挛，而引起咳嗽，咳痰、哮喘等症状。朱老认为，本病虽不独缘于痰，但又不离乎痰。务求辨证准确，莫把炎症皆当热。在分清寒热虚实的同时，勿忘祛痰。曾拟订猫爪草、金荞麦、紫苏子、佛耳草、蒸百部、黄荆子为基本方，偏热者加鱼腥草、黄芩；偏寒者加细辛、干姜；阴虚者加百合、沙参；阳虚者加蛤蚧、补骨脂等，随症加减，效果相得益彰。

三、穿山龙

穿山龙又称竹根薯。为薯蓣科植物穿龙薯蓣的根茎。味苦，性平，归肝、肺、肾经。具祛风除湿、活血通络、清肺化痰之功。擅治风湿痹痛、热痰咳嗽及疮痈等。朱老对本品研究精深，别具匠心，配伍灵活，得心应手。因其为草药，剂量以 30～60 g 为宜，未见不良反应。笔者归纳主要用于 4 个方面。

（一）顽痹（类风湿关节炎、强直性脊柱炎等）

顽痹一证，多指骨节疾患中病情顽缠、反复不愈的病证，常规治疗，不易奏效，关节疼痛、肿胀、变形是治疗的难点。朱老提出的顽痹从肾论治，从临床到实验研究中均得到证实，是切实有效的治疗方法。穿山龙用于痹证的各期和各种证型中，是朱老用药的一大特色。该药性平，经巧妙配伍，寒痹、热痹、虚痹皆可用之。朱老认为，穿山龙刚性纯厚，力专功捷，是一味吸收了大自然灵气和精华的祛风湿良药。临证验之，确实用与不用，有所差异。穿山龙用于辨证的各型中，往往能改善症状，提高疗效。临床实践也证明了穿山龙在体内有类似甾体激素样的作用，但无激素的副作用。

（二）慢性肾炎

穿山龙治疗肾炎，《东北药用植物志》未见记载。朱老在反复实践中发掘了药物的潜能，触类旁通地应用于临床，证明穿山龙同时也是一味治疗肾病的良药。祛风利湿有利于尿蛋白、水肿的消退，活血通络能改善肾血流量和肾梗阻。实验证实，穿山龙有抑制过敏介质释放的作用和类激素的作用。朱老经验，穿山龙合益气化瘀补肾汤（黄芪、当归、川芎、红花、丹参、仙灵脾、续断、怀牛膝、石韦、益母草）治疗慢性肾炎；穿山龙、大黄、制附子、六月雪、扦扦活、丹参、鬼箭羽、蛇舌草、土茯苓、益母草、徐长卿等温肾解毒、化瘀泄浊之品，治疗慢性肾病、尿毒症，疗效历历可稽。

（三）顽固性咳嗽

朱老善于从患者反馈中，抓住信息，得到启迪。不少患者反映，在风湿病治疗缓解的同时，多年的慢性咳嗽竟也好了，或每年必发的老年慢性支气管炎居然未发。朱老从实践中证实穿山龙有显著的镇咳、平喘、祛痰作用。

2004 年 9 月曾治 1 例张某女性间质性肺炎患者，病已 3 年，长期激素治疗，四处求医（中药、外治方法都用过），阵咳、咳痰、活动气短、肺部炎症病灶均未能改善。朱老处方：

穿山龙 50 g，水蛭 8 g，僵蚕 15 g，蝉衣 10 g，地龙 15 g，猫爪草 20 g，金荞麦 30 g，桑白皮 10 g，葶苈子 30 g，射干 10 g，蒸百部 15 g，鬼箭羽 30 g，佛耳草 10 g，脐带 2 条，黛蛤粉 10 g。

以此方稍作调整，治疗 4 个月，症状基本消失，炎症吸收，春节以后停用激素，至今一切如同常人。

（四）胸痹

朱老取其活血通络之功效，穿山龙配丹参、降香、川芎、合欢皮、功劳叶等治疗冠心病心绞痛；配徐长卿、玉竹、桂枝、茯苓、鬼箭羽等治疗风湿性心脏病。现代实验证实，穿山龙等能增加冠脉血流量，改善心肌代谢，减少心脏负荷，并有消炎镇痛、降脂的作用。

四、仙鹤草

《朱良春用药经验集》对仙鹤草的止血，治气血虚弱之眩晕，治血小板减少性紫癜及过敏性紫癜，治痢（结肠炎）以及强心作用已作介绍。此外，朱老还擅用仙鹤草治疗某些癌症和其他杂症，例如：

《本草纲目拾遗》引葛祖方：仙鹤草"消宿食，散中满，下气，疗……翻胃噎膈"。朱老常用仙鹤草100～150 g煎汤代水，加入辨证的处方中，临床用于食管癌、胃癌、肺癌、胰腺癌、乳腺癌等，有消癌抗瘤之效。日人左藤明彦科研证实，仙鹤草对人体的癌细胞有强大的杀灭作用，而对正常细胞秋毫无犯，甚则100％还能促进正常细胞生长发育。赵浦良三在《药学杂志》中报告：仙鹤草含多种抗癌成分，仅从根部就分离出了多达11种具有抗癌作用的成分。具有稳定而显著的抗肿瘤作用，电镜下可见肿瘤细胞核分裂相减少，癌细胞退化、坏死。

朱老从自拟经验方"仙桔汤"治疗溃疡性结肠炎的临床观察中证实，仙鹤草对浅表萎缩性胃炎伴肠化生也有非常明显的疗效，表明仙鹤草既有抗菌抗炎、杀灭幽门螺旋菌，又有修复黏膜促进再生的双重作用。

此外，朱老还擅用仙鹤草配萆草、红枣治盗汗、自汗；配天浆壳治久咳无痰；配僵蚕治消渴症、糖尿病等，多应手收效。

五、威灵仙

《朱良春用药经验集》详述了威灵仙治疗痛风、湿热黄疸、无精子症、骨刺、血丝虫病感染早期等朱老的经验。此药之功，尚有发挥，兹举数例。

（一）胆囊炎、胆石症

胆道疾患常以右上腹胀痛或绞痛为临床表现，剧者伴有呕恶、寒热、黄疸等，中医多从肝胆郁滞、湿热蕴结论治。朱老从威灵仙有"推腹中新旧之滞"（《增补雷公药性赋》）得到启示，常用威灵仙、金钱草、刺猬皮、柴胡、广玉金、鸡内金、虎杖、酒大黄等，治疗慢性胆囊炎、胆石症有相当的疗效。威灵仙能松弛奥迪括约肌，使胆汁分泌增加，以利于胆石的排出。配伍诸药，理气解郁，通下泄热，能抑制胆囊炎症、排石和减少新胆石的生成。

【案例】徐某，女，68岁，退休教师。

右上腹疼痛3天，牵及右腰部不适，腹胀，嗳气，大便不畅，因多种西药过敏，遂服中药治疗。B超提示：胆囊壁毛糙。血白细胞$9.2×10^9$／L，中性0.76，舌苔薄腻，质偏红，脉细弦。拟从肝胆郁热，气机阻滞论治。

柴胡10 g，广玉金15 g，金钱草30 g，威灵仙20 g，刺猬皮10 g，赤芍15 g，酒大黄、炒枳壳各10 g，徐长卿15 g，甘草6 g。5剂。

2剂药后，腹痛已不明显，服完5剂症状消失。

（二）支气管哮喘

本病发作期以呼吸气促，喉间痰鸣，呛咳有痰，不能平卧等为主要症状。朱老指出，凡咳喘一证，属本虚标实。发作期以标实为主，须识寒热；缓解期以正虚为主，宜分阴阳，辨脏腑。病理因素以痰为主，故急性发作期从痰论治。威灵仙其性可升可降，能"消胸中痰唾之痞"（《增补雷公药性赋》）。利气道以缓胸闷喘促，蠲痰积以除咳喘宿根，威灵仙屡建奇功。朱老常在宣肺化痰降气平喘的方中加用威灵仙一味，往往疗效大增。

【案例】祁某，女，14 岁，学生。

患支气管哮喘 3 年，每秋凉季节，发作不断，经常半夜或鸡鸣时分喉间痰鸣，咳痰清稀，胸闷息促，舌苔薄腻，脉细滑略数。寒痰伏肺，肺失宣降。治宜温肺散寒，化痰平喘。

麻黄 6 g，细辛 4 g，杏仁 8 g，苏子 10 g，葶苈子 15 g，佛耳草 12 g，桑白皮 10 g，射干 8 g。制半夏 10 g，茯苓 12 g，银杏 10 枚，甘草 5 g。3 剂。

二诊：药后痰稀转厚，气逆稍减，仍守原法进治之。上方加威灵仙 12 g。

三诊：再进 3 剂，自觉气道顺畅，喉间痰鸣，咳逆气短，霍然而去，改用咳喘胶囊，善后巩固。

（三）肢体麻木症

肢体麻木是疾病中的一个症状，多见于血管神经营养传导障碍引起的疾病。病因虽多，但不外寒、热、虚、实、风、湿、痰、瘀所致。朱老在辨证的基础上习用威灵仙，发挥其通行十二经络，引领诸药，直达病所的作用，每收佳效。

【案例】顾某，女，50 岁，工人。

小腿沉紧、麻木、作胀，昼轻夜重，当地医院诊断为不安腿综合征，曾使用维生素 B_1、通塞脉片和中药益气养血、柔肝和络剂等以及按摩治疗，经月余不效。症见面色欠华，月经紊乱，夜间小腿感觉异常，不能入寐，舌苔薄，脉虚弦。肝肾不足，血不荣筋。观前医辨证用药并无不当。仍以原方加威灵仙、乌梅调治。

黄芪 30 g，熟地黄 20 g，当归 10 g，生白芍 30 g，炙草 8 g，鸡血藤 30 g，仙灵脾 15 g，木瓜 12 g，威灵仙 20 g，乌梅 8 g。

服药 5 剂症状大减，再服 5 剂病愈。

（四）呃逆

呃逆多由膈肌痉挛而致，虽属小恙，烦恼无穷。朱老用威灵仙、白及、蜂蜜各 30 g，水煎服，用之多验。

【案例】季某，男，63 岁，退休职员。

呃逆 3 天，昼夜不休，中药，针灸，注射利他林等多种方法不效。予威灵仙、白及、蜂蜜，水煎服。半小时后即瘥。

此外，朱老用威灵仙研末，醋调外敷，治疗淋巴结肿大、乳腺炎、腮腺炎也均有较好的疗效。

虫类药在风湿病中应用浅析

——学习运用朱良春老师经验的启示

□ 南通市良春中医药临床研究所　朱建平

朱良春主任中医师，全国 500 名老中医学术继承导师之一。虫类药学家，在治疗风湿病（红斑狼疮、干燥综合征、皮肌炎、硬皮病、强直性脊柱炎、类风湿关节炎等）方面疗效卓著。

朱良春老师从医近 70 载，因擅用虫类药治疗疑难杂症，饮誉医坛，蜚声海内外，虽已年届九旬，仍思路敏捷，审证精确，药多奇中。我们有幸随朱师侍诊多年，受益匪浅，兹将朱师运用虫类药在风湿病中的经验简介于此。

一、益肾壮督法，专攻强脊炎

随着医学学科的不断变化和发展，近年已将部分骨关节病及免疫系统疾病均归属于风湿病范畴，加之随着工作学习节奏的加快，精神压力增大，环境污染，免疫系统疾病的发病率正急剧上升。世界卫生组织已将 2000～2010 年定为世界骨关节病年，受到各国政府高度重视。在我国强直性脊柱炎（简称 AS）的发病率约为 3‰，约有 450 万患者，类风湿关节炎（简称类风关）的患者就更多了。AS 在早期一般不易被明确诊断，如失治、误治，或复感于外邪，则往往病情反复发作，缠绵日久，正虚邪恋，气血周流不畅，经脉凝滞不通，此时病邪除风、寒、湿、热外，还兼病理产物痰和瘀。如继续发展，病邪深入骨骱，胶着不去，痰瘀交阻，凝涩不通，邪正混淆，如油入面，关节肿痛反复发作，以致关节变形，不能活动，朱师称此为"肾痹"。其病具有"久病多虚、久病多瘀、久必及肾"之特点。因病变部位在骨，骨又为肾所主，督脉能统一身之阳，故肾督亏虚为肾虚的一面；风、寒、湿、热、痰浊、瘀血痹阻经隧骨骱，留伏关节，为邪实的一面。朱师把握这一基本病机，倡导"益肾壮督"治其本，"蠲痹通络"治其标的治疗大法。朱师"益肾蠲痹丸"即是其代表方。此方以补益肝肾精血、温壮肾督阳气与祛邪散寒、除湿通络、涤痰化瘀、虫蚁搜剔诸法合用，扶正祛邪，标本兼顾，冶于一炉。

益肾蠲痹丸是朱师自 20 世纪 60 年代研制成功的一种以虫类药为主的可治疗风湿病、骨关节病的良药。经近 30 年临床系统观察，认为该药对风湿病的确有较好疗效。此药是朱师几十年治痹经验的结晶。其"益肾壮督"是治本之道，可以增强机体免疫功能，调整骨质代谢，对根治本病起着决定性作用。"蠲痹通络"是治标之法，除选草木之品外又借虫类血肉有情之品，取其"搜削钻透驱邪"之特性，集中使用多种虫药，起协同加强之功。

在 1985 年与中国中医研究院基础理论研究所合作，采用现代科学技术，在首创 Ⅱ 型胶原和不完全佐剂加寒湿因素所致的大白鼠动物模型，证实益肾蠲痹丸对类风关的滑膜炎性渗出及骨质破坏有修复改善作用，从而为治疗骨关节病提供了可靠的理论和实践依据。诺贝尔医学基金会名誉主席诺罗顿司·强博士在看到这些实验成果后，赞誉其为"奇迹在医学史上是一大贡献"。我所又在 1995 年将其改进为浓缩益肾蠲痹丸，由于服用量少，又无胃肠反应，故深受国内外广大患者喜爱。临床证明该药不仅能改善、控制症状，还可降低血沉、抗 "O"，促使类风湿因子转阴，改善贫血，调节机体免疫功能。坚持服用，恒奏著效。

二、巧用蛇类药，善治硬皮病

硬皮病是以皮肤浮肿、变硬、萎缩为主要症状的一种病证，其临床表现轻重程度有很大差异，轻者皮肤病变局限，皮肤呈片状、点状或条状变硬，皮肤颜色呈淡紫色或象牙色，继之变硬、萎缩；重者皮肤病变广泛，四肢、颈、面部皮肤均可累及，皮肤坚硬如革，甚则累及脏腑，属风湿病范畴，称之"皮痹"，是临床中一疑难杂症，病程缠绵，有时发展迅速，危及生命，常与其他免疫系统疾病混合，症情复杂。

在随朱师临证中见一蔡女，34 岁，农民，两手指苍白、色紫，交替发作 1 年。今年入冬后两手指僵硬、冷痛麻木，膝、踝关节疼痛肿胀，面部表情呆板，皮纹消失，夜寐咳嗽，曾在外院治疗，诊断为类风关，服消炎止痛药后疼痛稍缓，但面部皮肤僵硬，紧绷感进行性加重，手指苍白，遇冷后紫暗，前来诊治。根据面部表情淡漠，触摸皮肤无弹性、僵硬，鹰鼻，又有雷诺现象。经生化检查：ESR：82 mm/h，C 反应蛋白：31.2 mg/L，IgG：20.9 g/L，IgM：3.19 g/L，循环免疫复合物（CIC）：阳性，RF：阳性（1：120），黏蛋白（mP）：72 mg/L，ENA 总抗体：阳性，诊断为硬皮病。朱师于补益气血，散寒化瘀，蠲痹通络的中药基础上加服益肾蠲痹丸，另又特加蕲蛇末 4 g 分吞。药后初曾疼痛加重，1 周后疼痛开始缓解，余无不适，1 个月后面部皮肤显见松软、红润，两手指僵硬疼痛亦消，唯双膝关节仍痛，续服药巩固之。

在本案中朱师除在辨证与辨病的基础上已用蜂房、地鳖虫、乌梢蛇等虫类药入汤剂，突出的是在方中另用蕲蛇末分吞使顽疾得以瘥解，蕲蛇又名白花蛇，乃蝮蛇科五步蛇或金钱白花蛇，其味甘咸，性温，有毒，入肝、脾二经，能搜风通络，攻毒定惊，善行而无处不到，朱师谓其能外达皮肤，内通经络，而透骨搜风之力尤强，被称为截风要药，凡疠风顽痹，肢体麻木，筋脉拘挛，半身不遂，口眼㖞斜，惊痫抽掣，隐疹瘙痒，症势深痼，而风毒壅于血分者，朱师均以其为主药，屡屡获效。因为蛇类不仅有搜剔之性，而且含有动物异体蛋白质，对机体具有补益调整的特殊作用。蛇类，除具祛风镇静之功外，还具有促进营养神经的磷质产生之功，对控制因神经系统病变引起的拘挛、抽搐、麻木有缓和作用，对促使失调的神经恢复有良好作用。此外，蛇类制剂还能促进垂体前叶促肾上腺皮质激素的合成与释放，使血中这种激素的浓度升高，从而具有抗炎、消肿、止痛作用，且无激素那样的副作用，尤其是毒蛇，效果更为显著。蛇类还可以增强机体的免疫能力，使抗原、抗体的关系发生改变，防止组织细胞进一步受损，使急性患者病情稳定，早日恢复功能。在实践中我们体会到虫类药的使用对缩短疗程，提高疗效具有重要作用。

三、鲜活虫类药，速解干燥综合征

干燥综合征是以外分泌腺病变为主的系统性结缔组织病，属"燥痹"范畴，临床上除口、眼、鼻、二阴干燥外，多有其他系统受损，也常与另一种结缔组织病共存。据世界风湿病组织委员会调查表明，其发病率在风湿性病中占第 2 位，可达 0.5%，多发于 40 岁以上妇女，男女比为 1∶9～1∶7，在临证中只要细细观察，其发病率远远超过统计数据。朱师认为此病起于大热燥气之外邪，先天不足及久病失养之内伤，加之年高体弱或误治失治等，均可导致津伤液燥，阴虚津亏，精血不足，清窍失于濡润，病久瘀血阻络，血脉不通，累及皮肤黏膜、肌肉关节，深至脏腑而成本病。在治疗中，予养阴清肺、益气化瘀的草木之品外，应予大量血肉有情之品来濡养脏躁，可得到事半功倍的疗效。

朱师曾治一干燥综合征患者，女性，45 岁，农民。去年上半年已无诱因出现四肢乏力，伴膝关节疼痛，继之出现呼吸困难，并逐渐加重，在沪抢救治疗，经唇腺活检病理符合干燥综合征，来所就诊时口干、眼干、阴道干燥，关节酸痛，血检 ENA 总抗体阳性，抗 SSA 阳性，ANA 阳性，IgG 21.3 g/L、IgM 3.02 g/L，CIC 阳性，ESR 47 mm/h，舌苔薄白燥，脉细小弦微数，此为肝肾阴虚、经脉痹阻之候，予养阴益气、蠲痹通络调之。先以草木之品半月后，症情平平，根据证脉，朱师即在汤药基础上加用扶正蠲痹胶囊，1 个月后，诸症缓释，2 个月后返沪复查时，令主诊医师大惊，是用何药如此迅速将原用的环磷酰胺替代了，各项生化检查指标都显见下降，此乃扶正蠲痹胶囊之功。扶正蠲痹胶囊是朱师从研制益肾蠲痹丸后对虫类药学的又一巨大贡献，它是用鲜活动物经超低温冷冻及生化技术加工处理而成，较好地保留了原动物药材中天然的生物活性成分，因为虫类药属血肉有情之品，其卓越的疗效，非一般植物药所能比拟，虫类药一方面因其力锐，有搜剔钻透作用，能深入经隧、骨骱、脏腑气血痰瘀胶结处，通闭解结，扫荡病邪，直达病所；另一方面虫类药又系高蛋白、高能量之品，可激活体内能量，扶助正气而抗御病邪，故可收到祛邪而不伤正的效果。与它含有丰富的生物小分子活性物质的细胞跨信息传递和积极参与细胞代谢的调节有关。而扶正与祛邪这两方面的作用，已通过实验研究初步得到证实，并由此而展示了虫类药研究与应用的广阔前景。

鲜活虫类药入药是朱师在虫类药运用于临床实践中又一发展。过去对这些虫类药物的加工，多采用焙、炙、烘、烤的方法，这样使虫类药的活性成分受到损失或破坏，影响药效发挥。采用鲜活的虫类药，不仅提高了疗效，而且避免了其燥烈耗液之弊。

四、善用虫类药，意在配伍巧

朱师治疗风湿病喜用虫类药，这是他治"痹"的特点之一。朱师对虫类药研究有素，熟谙药物性能，选择用药，常出新意，既能发挥各药所长，又能根据辨证论治的原则，巧与其他药物配方，以协同增效，颇有得心应手之妙。

需要指出的是，无论是应用虫类药还是鲜活虫类药制剂，并不是不再需要辨证论治，虫类药中也分寒、热、攻、补，而治疗风湿病中在某种意义上说其目的主要是攻病，即前人所谓"非常之病，必有非常之药"，但辨证论治却是在准确判断患者既病之后的机体反应性——脏腑、经络、气血、阴阳、寒热、虚实……的基础上，审证求因，治病求本，结合患者的体质、年龄、性别、精神和生活环境以及天时、地理（居处）、环境等各方面的情况，作出的综合判断和处理。所以非但不能忽视辨证论治，更要有机地、合理地把辨病和辨证结合起来，使两者相得益彰，这也是取得较好疗效的关键所在。

朱良春教授引领我弘扬岐黄

□ 上海市中医文献馆　杨悦娅

　　丙戌仲春，正是百花争艳的季节，在南通美丽的濠河之滨，一位情笃于岐黄，耕耘于杏林70载的九旬老人、国内外著名中医学家、中医临床大师朱良春教授以其对后学的殷切期望，传道授业的无私胸怀，提掖后起的博爱之心接纳了我们上海的全国优秀中医临床人才研修项目学员一行四人的拜师求学之请。

　　朱师居所临于濠河，古朴典雅，书香浓郁。最为突出的是，在居室三楼，整个层面，被设计为集阅览、静习、讲课、研讨为一体的多功能厅。桌椅、写板、陈书一应俱全。这是朱老专为来自各方有志之士拜师求学、医林贤达论医讲习、同道引玉切磋等提供所用，俨然一所中医讲习所，这在现今居家私宅中，恐也难得有之，先生对中医事业的热爱与奉献由此可见一斑。

　　先生博识厚学，蜚声海内外。他在学术上求实治学，兼收广发，善于思考，与时俱进。他将中医的"辨证论治"之精髓再次升华，率先提出"辨证与辨病相结合"，辨证是绝对的，辨病是相对的，承前出新，使证与病两者有机结合，更有效地探索临床证治规律，使之相得益彰。他还根据自己多年临床所积丰富经验，提出急性热病的治疗要"先发制病"，以在病程发展中截断邪之进路，防未病之地，为中医治疗热病缩短病程、提高疗效提供了理论与实践的依据，也是对仲景"见肝实脾"理论的发挥与延伸。先生勤于实践，善于总结，对虫类药积数十年的潜心研究，归其类，明其理，广其用。勘以成册，付之以梓，填补了虫药研究之空白。

　　先生于临床功力深厚，内外妇儿所涉甚广。疑难杂症，著手可春。起沉疴，救急证，挽生命于垂危，镇病邪于肆虐。疆域内外，求医者纷至沓来，那些患有强直性脊柱炎、系统性狼疮等，以及那些肾病、肝病、血液病等医学界的绝证难证病人，在朱师这里有了生的希望，病家可期枯木逢春。

　　朱师的业绩与建树为同道所称颂，为后学之楷模；彰显杏林，世人所仰，非我拙笔所能全。仅就良师对吾在学业诊务中之诸多启迪，受益感悟，略陈一二，以见良师如春之暖。

一、扬帆引航，启蒙之师

　　1983年，我在中医学院五年的寒窗行将结束，虽然当初学中医是我自愿所为，但在这五年中，我对中医学习的感受是枯燥、古奥有余而乐趣、信心不足。对今后如何面对中医这一行，如何定位于中医的行列，确实迷惘、徘徊。一个偶然机会，我获得了朱老在1978年出版的《虫类药的应用》一书。起初是对虫类的好奇而去翻阅此书，而当我逐行细读时，那些平时令人生厌、令人生畏的虫子在我眼中竟然变得那么可爱，它们在大师手中已演绎为功力迅捷，救人危难的功臣。自那以后，朱良春教授的名字就镌刻在我的脑海中，敬仰之余，立志中医，追求中医的信念深植于我心中，而且自勉要立足于临床，为一名苍生之医。我曾几度调转工作，也曾几度搬迁，而朱老这本为我开启人生之路的书却一直随我不离。无论在为学生讲课，还是在临床实践，我都会引用《虫类药的应用》一书中的内容，充实教学或辨用于临证。如方中常参用地鳖虫、水蛭以治疗子宫肌瘤；壁虎用以治疗甲状腺腺瘤、结节；地龙治疗心脑梗死；全蝎治疗偏头痛，等等。这在早些年代，作为一名学资尚浅、初出茅庐的无名之辈，能如此引证活用来丰富教学，能如此大胆泼辣用虫药于处方中，着实为同辈们所刮目。思往抚今，我能坚守着中医这块古老而又绚烂的阵地并不断进取，人至中年能体验收获的喜悦，实是受益于朱老的启蒙引航。

二、指点迷津，触类而长

1999年正值我参加名老中医学术经验继承期间，我拜师上海名医、全国名老中医药专家学术经验继承研修班导师张云鹏主任受业。张师与朱老交往甚密，师兄情笃。由张师引见，我第一次有幸拜会朱老并喜得朱老馈赠《医学微言》一书。之后我常学而习之，努力会默于心。

朱师对《伤寒论》多有探究，对仲景理论结合他自己临床体会或加发微，或予释难，或以质疑，独抒己见。在《医学微言》中，朱老谈到《伤寒论》从小便利与不利作为蓄血与蓄水的辨别。蓄水者，病在气分，气化不行，故小便不利；而蓄血则病在血分，营血瘀阻，无碍气分的气化功能，故小便能自利。而朱老认为，血分、气分互不影响，仅是言常而未尽其变，假使瘀血阻滞，影响气化，不仅可见小便不利，而且可见肿满诸症。如临床常见肝硬化腹水、心脏病水肿等，均有小便不利这些见症，也程度不同的都有瘀血存在，而单从小便不利辨为气分之证，唯从气分论治，则难达预期疗效。朱老这番厚积薄发之灼见，若没有长期临床观察和临证丰富的经验，是难对先贤理论如此辨证地分析，作出切合实际的理解和诠释。这种结合临床学经典的思维方法，对我颇多启发。如我曾治疗1例更年期妇女，每午后下肢浮肿，小便不利、量少，自觉身体困重腹胀，西医B超及生化检查均无肝、肾异常提示，血压、血糖正常，血脂稍偏高。心功能也无异常。望其舌质淡，苔薄白滑润，我予温肾健脾，化湿利水立法处方。药后1周，小便仍然欠通利，午后仍有下肢压痕可见。观我处方：桂枝、附子、白术、茯苓、泽泻、防已、大腹皮等，气药有余而血药不足。朱老明示，气分小便不利，也可有不同程度血分之瘀，不可单从小便利与不利而将气血截然分开。于是在上方中加益母草、泽兰、当归以调冲任、化瘀血，并可加强利水、消肿之功。1周后再来复诊，疗效显著，小便得利而肢肿消退，腹胀身重也除。法师致用，如今我在临证时总会记得气血生理相依，病理也相及，治气病不忘和血活血，疗血证不忘理气调气。如治便秘常加桃仁活血润肠，治失眠中加当归、丹参活血养心；而诸如子宫肌瘤等血分癥积之病，用活血化瘀，破血消癥之血药外，还必配伍莪术、香附、枳实、青皮等，行气破气消坚除结之品。

由此可悟，经典授人于医之大道，是原则是纲领，而具体的领会、应用，就要像朱老那样，验于临床，感悟临床；大道是法，小道是巧，两者结合，才能在更高层面上知常达变。

三、宣明往范，昭示来学

朱师学验俱丰，著作等身，而著书立说，必出已验，言病必究其由来，及药必详其之用。昭示来学，与人规矩也示人以巧。如附子，人称霸王之药，辛热燥烈，用之得当沉疴迅起，用之失当，则祸不旋踵。朱老集多年临案经验，提示用附子可掌握的标准：舌淡润嫩胖，口渴不欲饮或但饮热汤；面色苍白汗出，四肢欠温；小便色清。即便同时兼见高热、神昏、烦躁、脉数也可用附子以振衰颓之阳气（《朱良春用药经验集》）。朱师还明确指出，附子也可用于炎症，不能因为"炎"字就误认为均是火毒而不敢用附子。这是先生对中医辨证论治精髓的应用和提炼。原本我临床用附子，多用于冬季而畏用于夏季，多施于重症个案而少用于常疾众病。得益于朱老用附心法，则也留心观察可用附子的病例，尤对那些久治不愈，辗转来诊的病人，四诊合参，凡有符合用附子征象者，大胆用之，往往颇有显效。如在妇科中，慢性盆腔炎发病日趋增多，而且往往抗生素用之失效，反复发作，久难彻愈。临床表现多属正虚湿阻，挟瘀挟滞。以往我用仲景薏苡附子败酱散为基础方加减治疗，但方中附子常以黄芪所取代，没有明显阴寒阳虚之象，不敢轻用附子。在朱老用附心法标准的启迪下，我观察到慢性盆腔炎的患者，多有腹痛绵绵，喜温喜按，舌苔白腻或白浊不化。于是我将附子作为治疗慢性盆腔炎的常用药，无论寒暑春秋，只要辨证可用，则视证用 6 g 至 12 g 不等，即使有些病人舌质稍红，但只要苔白滑、白浊，腹痛喜温喜按，带下清稀者，也照用附子不虞，不但疗效显著，而且大大缩短了盆腔炎治愈的疗程。我体会，附子鼓动正气，温化寒湿，开启被遏阻之阳气，从而提高机体抗病之能力，增强了机体免疫系统功能，而促进了炎症之吸收及病灶的修复。

朱师授学，深入浅出而实用，每能在平常之中见奇功。今春南通拜师返沪后，将朱师所授降压足浴方施用于来诊病人，可谓效如桴鼓。一般高血压病人在原用药基础上加用足浴方后，疗效均有增加，有些还撤掉了西药。如一张姓男子，晨起至中午血压居高不降，甚可达170/110mmHg，换服过多种西药不能控制，后来我处就诊，血压有所下降，但仍在 150/100mmHg 上下。于是我给他加用朱老降压足浴方，嘱其大汤烧开，临睡与晨起各泡洗双脚 30 分钟左右。1 周后来诊，病人欣喜相告，足浴几天后，晨起头目清爽，测血压居然能在正常范围，这是他近几年来所没有过的。还有一位更年期女性，一年多血压上下波动，西药难控制，我用内服中药加外用足浴方，现血压已完全正常，西药已停服，更年期伴随的失眠、潮热、头痛也基本消失。像这样简便验的经验用方或用药，在朱老临床积累中不胜枚举，垂手可拾，足为吾侪所师。

四、蜡炬燃己，光照他人

今春求学于先生之门，短短数天，朱师那敬业的精神，无私的胸襟，深深地感动着我们。他指点后学，循循善诱，反刍哺幼，将自己多年所得，悉心相传，毫无保留。年已九旬的他，得知我们将去求学，早早就做了精细的计划安排，从食宿到日程内容，考虑得入微周全，朱老的几位子女——可亲可敬的师哥师姐们，忙前忙后执行着朱老的指令，关照着我们的到来。1 周的学习时间紧凑，内容丰富，形式多样。朱老不顾年事已高，临床为我们带教，诊余为我们讲课。我们到南通第二天，正是朱老出诊日，我们随诊学习，整个半天，朱老一边细心为来自各地的患者辨证处方，耐心应答病人的问题，一边不断地给我们讲解临证心法，用药之由，不厌其烦为我们解惑。全然不顾诊务的辛劳。亲身置于朱老诊事之中，真切感受到朱老秉承章次公先生的为医启导："儿女性情，英雄肝胆，神仙手眼，菩萨心肠。"

诊事之余，朱师给我们传道讲学，从入道学医的经历，到拜师随诊的感悟；从对经典的探微钩玄，到融汇诸家的发微；从辨证立法的心得，到用药积累的经验；从中医发展大业的思考，到为医济世的行操，无所不及，无所不囊。有时一天下来，老人家腰背酸困，足趾浮肿，但他还是把时间尽可能多地用在我们对知识的汲取上，而他自己却往往放弃休息，为我们挥毫泼墨，题词作勉。临离南通前一天，朱老嘱咐我们中午休息一下再去听他讲课。当我们午休后踏进朱老家，只见他利用这段午休时间已为我们每人挥毫写就"博极医源，精勤不倦"，相赠相勉。浓浓的墨香，传递着朱老对弟子门人的激励与厚望。深深的师情，温暖着我们每一个人的心窝。感师恩如春，叹此生无求，唯岐黄业也！

朱良春对丹溪痛风学说的发展创新

□ 上海市第一人民医院分院　王亚平

金元时期，学术繁荣，名医辈出，朱丹溪汲取诸家之长，不仅明确提出痛风病名，而且对痛风进行了深入研究，其主要代表作《格致余论》及门人整理校订之《金匮钩玄》、《丹溪心法》、《丹溪手镜》等著作中有关痛风的论述，形成了较为系统的痛风学说，对后世产生了深远的影响。

一、丹溪痛风学说简介

痛风的主要证候是关节疼痛，《丹溪心法·痛风》说："痛风而痛有常处，其痛处赤肿灼热，或浑身壮热。"又说："骨节疼痛，昼静夜剧，如虎啮之状。"这与现代医学痛风病人的临床特征颇为相似。丹溪认同痛风属中医痹证范畴，但又不同于历节风，对两者做了明确界定："历节风痛走注不定，痛风有定，夜甚。"（《丹溪手镜》）

痛风病因病机，丹溪认为"彼痛风者，大率因血得热，已自沸腾，其后或涉冷水，或立湿地，或扇取凉，或卧当风，寒凉外搏，热血得寒，污浊凝涩，所以作痛，夜则痛甚。"为血热受寒得之；并且认识到痛风有种特殊的病理产物"污浊凝涩"，瘀滞脉络。

金元时期《和剂局方》盛行，医家多崇尚辛温香燥之剂，丹溪倡导"湿热论"，但临证难免受《局方》影响，因此在痛风治疗上，提出"以辛热之剂，散寒湿，开发腠理，其血得行"的治疗原则。他提出了系列治疗方药，如上中下痛风方，辛温发腠，燥湿化痰，清热活血。"如肥人肢节痛，多是风湿与痰饮流注经络而痛，宜南星、半夏。如瘦人肢节痛，是血虚，宜四物加防风、羌活。如瘦人性急躁而肢节痛，发热，是血热，宜四物汤加黄芩、酒炒黄柏"等。应该看到，丹溪的主要临证思路和方药，很有临床价值，亦符合丹溪一贯倡导"六气之中，湿热为病，十居八九"的湿热理论。

二、继承发展，朱良春首创"浊瘀痹"新病名

"浊瘀痹"病名，是朱良春先生基于对经典以及丹溪痛风学说深刻理解，在诊治痛风的长期临床实践中，深入研究，反复推敲而创立的。先生认为"中医之痛风是广义的痹证，而西医学之痛风则是指嘌呤代谢紊乱引起高尿酸血症的'痛风性关节炎'及其并发症，所以病名虽同，概念则异"。同属痹证，又谓之痛风，虽然突出了痛之特点，但名出多门，相互重叠，且与现代医学之"痛风"相混淆，不利于临床治疗与研究。先生对丹溪《格致余论·痛风论》中"热血得寒，污浊凝涩，所以作痛，夜则痛甚，行于阴也"的论点高度重视；认为痛风特征，"多以中老年，形体丰腴，或有饮酒史，喜进膏粱肥甘之品；关节疼痛以夜半为甚，且有结节，

或溃流脂液"。先生明确认识到："从病因来看，受寒受湿虽是诱因之一，但不是主因，湿浊瘀滞内阻，才是主要原因"；对于痛风发病机制，先生认为"痰湿阻滞于血脉之中，难以泄化，与血相结而为浊瘀，滞留于经脉，则骨节肿痛、结节畸形，甚则溃破，渗溢脂膏。或郁闭化热，聚而成毒，损及脾肾"。指出"凡此皆浊瘀内阻使然，实非风邪作祟"。先生创立"浊瘀痹"新病名，既有别于西医，又统一于中医痹证范畴，其内涵深刻，见解独到，继承前人，又高于前人，实乃发前人未发之言。先生的精辟论述，寓创新于继承中，为本病的临床研究提供了宝贵的理论依据，其理论的产生，又根植于先生一生之实践，勇于探索"发皇古义、融会新知"的创新精神。

三、引申发展，创立新治法新方药

1. 依据病机，创立治则 治疗上，朱良春先生提出要"恪守泄化浊瘀大法，贯穿于本病始终"。而对丹溪"以辛热之剂，流散寒湿"治法，应当活看，重在领悟其"开发腠理，其血得行"的临床思路。先生在痛风证治中，并不一概否定"治以辛热"，而是审证加减。先生认为"依据证候之偏热、偏寒的不同，而配用生地、寒水石、知母、水牛角等，以清热通络，或取制川乌、制草乌、川桂枝、细辛、仙灵脾、鹿角霜等以温经散寒"。认为"可收消肿定痛，控制发作之效"。但先生反对一味滥用辛温燥热、祛风发散之法，对丹溪主张"湿热相火，为病甚多"的理论深为赞同并有发挥。这是先生从"天人合一，整体观念"出发，认为当代与金元时期相比，疾病谱与临床证候日益复杂化，人与自然界以及生活方式已发生巨大变化，临床多见"湿热偏盛，浊毒瘀滞"，"若不注意及此，以通套治疗方药笼统施治，则难以取效。"唯有"坚守泄化浊瘀这一法则，审证加减，浊瘀即可逐渐泄化，而血尿酸也将随之下降，而趋健复"。

2. 组方用药，注重实效 丹溪创立众多痛风方剂，但重于风寒湿热，略于浊瘀内阻。先生师古而不泥古，悉心研究痛风病数十年，创立"痛风方"，用药独具特色。方中以土茯苓、萆薢、威灵仙等泄浊解毒，佐以桃仁、地鳖虫、地龙等活血化瘀之品，组成基本方，辨证用之确有实效。痛风方中三味主药的应用，别具一格，近年来，我临床常仿师意，治疗痛风、关节肿痛，此三味主药为必用之品。

用虫类药治疗"痹证"是先生最具特色，最具创新的临床经验之一。先生穷毕生心血，悉心研究虫类药，继承前人，不断挖掘，常出新意，有许多成功的宝贵经验，值得深刻领会。先生常谓"非常之病，必有非常之药"。认为"痛风日久，绝非一般祛风除湿、散寒通络等草木之品所能奏效，必须借助血肉有情之虫类药，取其搜剔钻透、通闭解结之力"。先生治疗痛风，常在方中配用地鳖虫、地龙等虫类药，认为"可促进湿浊泄化，溶解瘀结，推陈致新，增强疗效，能明显改善症状，降低血尿酸"。先生将上方制成"痛风冲剂"，临床和实验研究证明，该方具有泄浊化瘀，调益脾肾，排泄尿酸，消肿止痛的显著作用；其临床疗效，经得起重复，有较高的实用价值。

从朱良春先生的学术思想和临床经验中我们可以领悟到，其一，痛风虽属痹证范畴，但与风、寒、湿、热痹及五脏痹等，有明显区别，关键在于"浊瘀蕴结，痹阻经脉"，由此而创立了"浊瘀痹"新病名。其二，补充了《内经》、《金匮》中有关痹证的分类不足，提出痰、浊、瘀内邪互为因果致痹的论点，是对《内经》"风寒湿三气杂至合而为痹"，外邪致痹理论的继承发展。其三，进一步引申发挥，使痛风理论和实践更符合当代临床实际，丰富、发展了丹溪痛风学说。其四，创立了"浊瘀痹"完整的理、法、方、药规范，为我们提供了实用、有效的临床思路和方法。

走近中医大师朱良春

□ 上海市第七人民医院中医科　叶玉妹

早春二月，踏上了神往已久的土地南通。南通是座普通的小城，因朱老超凡的医术学问，引来了一批批慕名而至的莘莘学子。"僻居一隅而名闻天下者，朱良春也"，南通有了朱老而别具魅力。我们一行，沐浴在阳光中，嗅着江南水乡特有清新潮湿的空气，走在宽阔的大马路上。濠河岸边一幢幢红色的小别墅中，就有一幢是朱老的家。

一进朱老家，朱老已为我们一行各位准备了《朱良春用药经验集》、《中国百年百名中医临床家·朱良春》、《章次公医术经验集》三本书，并签名留赠。随后几天跟朱老以临诊、座谈、请教等形式学习，在将离开南通回上海之时，朱老为我们一行四人，每人留下墨宝真迹，又赠送了每人一本朱良春主编的《名师与高徒》。在短短几天中，朱老以诚相待，教给我们的东西都是实实在在的，毫不保留，这种朴素而又可贵的品质在朱老身上熠熠生辉，使我们受益终生。

朱老从医70年，是全国首批500位名老中医之一，学验俱丰，蜚声医坛，饮誉海内外。今年虽已九十高龄，温厚亲切、思路敏捷，动作矫健，仍临诊看病，现每日还著书立说，是一位理论联系实际的中医临床大家。

因本人为中国中医药管理局遴选"优秀中医临床人才研修项目"培养人之一，拜师学习而有幸走近大师，聆听朱老先生的教诲，备受启迪，择其精华，以飨同道。

一、"发皇古义，融会新知"

在朱老健步引导下，我们随朱老上了别墅的三楼，房间四壁挂满留影照片，前辈、名人的笔墨真迹，而最引人注目的是章次公先生送给朱良春先生"发皇古义，融会新知"这八字。很自然朱老的话题从其老师章次公开始。

朱老一谈到章次公先生，显得由衷的崇拜和不由自主的激动，使我们这些后辈看到了一位感情丰富的老者。朱老娓娓道来：章先生是丹徒大港人，师出名门，学术渊源有自。章先生曾任中央卫生部中医顾问。学术上广览搏采，学淹众长，自出新意。于诊余之暇，奋笔著述，著有《药物学》四册。章先生具有广阔的知识面，临证触类旁通，多有巧思。在医案中，经常将中西医学理论合并讨论，对中西医理论的疏证与沟通，提出很多创见，对朱老启迪殊深。

朱老受业师章次公先生"发皇古义，融会新知"思想的影响，一向重视对现代医学的学习，吸取其长处，为我所用。朱良春先生为我国最早撰文提出辨证论治与辨病论治相结合的学者。朱老强调中、西医各有所长，辨证论治是中医的精髓和特色所在，不但不能丢弃，而且要不断发扬，如结合西医辨病，宏观与微观相参，使治疗各具针对性，有利于提高疗效。朱老在

《21世纪中医的任务及展望》中指出："中医药学是一门科学,应当随时代的发展而不断充实、创新,因此中医药必须实现现代化,这是摆在21世纪中医面前不可推卸的重要任务之一。"

二、博极医源，精勤不倦

在朱老送给我们的赠言题词上,写上了"博极医源,精勤不倦,循此以进必将成为上工大医也"几个大字。这既是朱老对我们的寄望,也是朱老本人成名之路的真实写照。

朱老从医近70年来,坚持"每日必有一得"的座右铭,日则应诊,兼理行政事务、社会活动,夜则读书、写作,"勤求古训,博采众方"。上自《内》、《难》、《本经》等经典著作,下及历代名著,尤对清代叶天士、蒋宝素和近代张锡纯等名家之著述,无不用心博览。他对《伤寒论》和《金匮要略》作过深入的研究,从中领悟到辨证论治的思想和方法。而孙思邈的两部《千金方》,更使他认识到丰富的民间医药是临床取之不尽、用之不竭的源泉。是以朱老很注意搜集民间有效的单方草药,并且不断地在实践中加以验证。

朱老对虫类药悉心研究数十年,著《虫类药的应用》,再版数次,受到很多中外中医临床医师的热爱。真是"本乃不传之秘,竟能公之于世,是仁人之心也"。这次在求学中朱老给我们解答了很多以前我们在临床应用虫类药的疑惑点,使我回到临床也开始大胆的应用虫类药。

体会特别深的是蜂房一味药的临床应用,以前偶尔也用这味药,但认识不深刻,往往浅用则止,效果也不明显。通过这次拜师学习知道了露蜂房不仅有祛风攻毒作用,而且有益肾、温阳、止久咳之功,治清稀之带下为朱老之创获。此外蜂房尚有两种功效,世人多忽之,朱老特为指出:就是用治阳痿不举及遗尿,具有佳效。因其温肾助阳之功殊为稳捷。

临床碰到一例患者马某,多次住本中医科病房,每次入院后给予抗感染、抗心衰、解痉平喘,症情能缓解,但感觉每次用药量加大,缓解速度一次比一次慢,动辄气喘,症情尤为加重。牢记朱老之言,学习回来后,这位病人又住本科,查房中我嘱药方中加蜂房一味药,病人症情明显恢复,出院后门诊复诊继续方中加蜂房,病人明显感觉缺氧状态较前缓解,提高了生活质量。药录此案于下:

【案例】马某,女性,68岁,住院号100999。

初诊(2006年5月6日)。主诉:因"胸闷、气促,浮肿加剧一天"急诊入院。拟"慢性支气管炎急性发作、肺心病、心衰"收治本科。体检:神志清,气促,精神萎,口唇发绀,双侧瞳孔等大等圆,对光反射存在,双巩膜水肿。两肺呼吸音粗,右下肺可闻及少许细湿啰音。心率90次/min,律齐。两下肢Ⅰ度凹陷性浮肿。根据患者胸闷、气促、面目下肢浮肿,渴而不欲饮,舌质暗淡,苔腻,脉细数,病机为阳虚水泛、水饮凌心、胸阳不展、心血瘀阻。辨为痰饮、胸痹。治拟泻肺平喘,温阳利水,活血宽胸。自拟方如下:

葶苈子30g,射干、炙蜂房各10g,川桂枝3g,福泽泻、生白术、猪茯苓各30g,沉降香3.5g,丹参、全瓜蒌各30g,陈皮10g。14剂。

患者药后咳嗽不明显,胸闷、心悸偶作,动则仍稍感气短,纳可,二便通畅。舌质淡暗,苔薄,脉细。治拟益气活血,宽胸振阳利水。

生黄芪、党参、丹参、全瓜蒌各30g、广郁金、炙蜂房各10g,川桂枝3g,仙灵脾10g,五味子5g,杏仁10g,川石斛、生白术30g,赤猪苓15g,陈皮6g。14剂。病人于5

月 14 日好转出院，门诊坚持中药治疗 2 周。

又治疗了 2 例青春期女性遗尿症。

【案例】施某，13 岁，女性。门诊号：2070762。

初诊（2006 年 2 月 8 日）：初潮 11 岁，月经前后落定不准 1 年，月经愆期，两月一行，量少，形体偏胖。病人初诊目的是调经，后在追问病史中得知有遗尿症。观苔白腻、质淡，脉细。辨证为肾气不足，气血二虚，痰瘀内阻，冲任不调。治拟补肾养血化痰固摄。

仙灵脾、巴戟天、全当归、赤白芍、干地黄各 10 g，大川芎 6 g，益智仁 10 g，桑海螵蛸 15 g，鸡内金、石菖蒲各 10 g，炙远志 6 g，胆南星 10 g，茯苓、生薏苡仁各 30 g，制香附 10 g。7 剂。

二诊（4 月 7 日）：上法复诊 4 次，药后初遗尿减少，月经周期渐近规律，前次月经：2 月 1 日，末次月经：3 月 17 日。近期遗尿又频繁，结合本次 3 月底到朱老处拜师学习露蜂房有止遗尿之效，用露蜂房 3g 研粉加入鸡蛋 1 只，不用油盐，煎蛋饼 1 只，10 天 1 个疗程，同时辨证用药：

党丹参 15 g，当归、黄芪、石菖蒲各 10 g，炙远志 6 g，益智仁、川草薢各 15 g，桑海螵蛸 30 g，鸡内金 15 g，连翘 10 g，煅龙牡各 30 g，炙蜂房 10 g。7 剂。

三诊（6 月 16 日）：蜂房加鸡蛋用了 3 个疗程，同时用中药汤方辨证施治，病人遗尿基本消失，仅偶尔一次，月经周期近正常，在服药之时，脸上出现痤疮，有一度皮肤瘙痒，停药后症情消失。

三、自强不息，止于至善

每当在灯下翻开朱老送给我的书籍，看到"自强不息，止于至善"的留言，总激起一股学习的动力。朱老晚年，仍坚持他的"自强不息，止于至善，敢为人先"的座右铭。1992 年，他率子女创办了全国首家由名老中医任董事长的民营中医药科研机构——江苏省南通市良春中医药临床研究所，至今在朱琬华、朱剑萍所长领导下已正常营运了 14 年，他们为来自国内外的 40 多万疑难杂症患者诊治，有效率 90％以上。研究所还开发了 20 多种具有自主知识产权的中药制剂，其中，国家级新药益肾蠲痹丸产生了良好的社会效益和经济效益。

此次一行，我们有幸一睹了良春中医药临床研究所，诊所门面不大，但临床效果明显，吸引了全国各地病人，门诊涌动的病人群，再次证明了疗效是硬道理。琬华大姐给我们详细介绍了研究所情况，看了以前有效病案，很多沉疴疑病经他们的诊治，使病人看到了阳光，提高了生活质量，写来了一封封充满感激之情的感谢信和照片留影。

令人感叹是朱老不仅是一位中医大家，在培育人才方面，付出了很多心血。他对学生循循善诱，不厌其烦，倾囊相授，毫不保留。更是一位成功的前辈和父亲，和睦的家庭，幸福的晚年，不仅子辈有 5 位名中医，而孙辈又出了 2 位小中医。朱胜华、朱建华、朱琬华、朱剑萍 4 位大姐及小哥朱又春子承父业，一家出了 6 位主任、教授级的铁杆中医，确是我们中医界的佳话；另 2 位大哥、大姐虽未从医也都事业有成。从一位成功的父亲角度来看，"自强不息，止于至善"在朱老身上也得到了最完美的体现。

四、体会

从远距离的仰慕到走近中医大师，不仅使我学以致用，在学业上有了长进，在精神上更是得到了一次洗礼和升华。我要记住章次公在《中国现代名医传》曰："医虽小道，乃仁术也，要以身尽之，方能竟其业，否则罪也。"宋·朱熹《朱文公文集》曰："学之之博，未若知之之要；知之之要，未若行之之实。""旧学商量皆邃密，新知培养转深沉。"最后在此衷心祝福朱老健康长寿。

虫类药在脑血管病中的应用

□ 广州中医药大学 2003 级硕士研究生 　*潘峰*

当今脑血管疾病已经成为世界范围内一个主要危害人类健康的疾病之一，在我国十大死亡原因中，脑血管病名列第二位，仅次于癌症。因其症情复杂，变化多端，反复发作，顽缠难愈，故治疗上颇为棘手。中医中药有其独到的治疗优势，尤其是虫类药在疑难病治疗上更具良好前景。全国著名老中医朱良春先生在其 60 余年的岐黄生涯中，善用虫类药，积累了丰富的临床经验。笔者有幸跟随朱老先生临诊学习，亲眼目睹临床疗效，受益颇多。兹择其虫类药在脑血管病中的部分应用，以飨同道。

一、钩蝎散治偏头痛

偏头痛是一种常见又独特而顽固的疾病。属现代医学的血管性头痛。发作时头痛剧烈，呈跳痛、锥钻样痛，畏光怕烦，痛剧伴有恶心、呕吐，呈周期间歇性反复发作。盖头为诸阳之会，精明之府，五脏精华之血，六腑清阳之气，皆上会于此。颅脑气血畅通，则神清志爽，若外邪入侵，头部经络受阻，则脑部气机阻滞，血行不畅，不通则痛。究其原因，不外风邪上扰，久病络瘀，或挟痰、挟湿。该病屡发久延，甚为顽固，朱老先生明确指出："用常法治疗久不效者，当用虫类药搜剔，始能奏效。"他针对该病每于气交之变或辛劳、情志波动之际即发作的特点，创"钩蝎散"经验方，屡用屡效。钩蝎散由全蝎、钩藤、紫河车、地龙组成，四药各等分，共研细末，每服 3 g，1 日 2 次冲服，也可装胶囊吞服。该方以全蝎为其主药，祛风平肝，解痉定痛。合地龙，平肝镇静为臣药，此二药皆具较强的搜风剔邪之功。因朱老认为此病原因虽多，但均与风阳上扰攸关。佐以钩藤，清心热，平肝风。然"久病多虚"，故伍以补气血、养肝肾之紫河车，以标本兼治，这是此方奥妙之处。针对诱发病机，可选下药煎汤或冲泡送服钩蝎散。如气交之变因风寒诱发，用紫苏梗、白芷、生姜煎汤送服。如因风热、暑热诱发，用薄荷、菊花泡开水冲服；遇劳则发者用党参、黄芪、升麻、炙甘草、大枣煎汤送服；肝肾亏虚，遇恼怒辄发者，用枸杞子、菊花、白芍、夏枯草煎汤送服；无其他症状者，用淡茶水送服即可，茶性苦降，善清头目。

二、健脑开智汤治疗老年性痴呆

朱老还用虫类药治疗老年性痴呆。他认为发生此症的主要原因是年老肾气渐衰。肾虚则髓海不足，脏腑功能失调，气滞血瘀于脑，或痰瘀交阻于脑窍，脑失所养，导致智能活动障碍，脑力心思为之扰乱，而成痴呆。故肾虚髓空为病之本，血瘀痰阻为病之标，治以益肾慧脑，涤痰化瘀，创"健脑开智汤"，处方：生熟地黄、枸杞子、首乌、天麻、仙灵脾、地龙、水蛭、僵蚕、胆南星、桃仁、红花、远志、菖蒲、酸枣仁、甘草。每日1剂，坚持服用，对脑晕、健忘、失眠、痴呆、昏沉、行走欠利等可获逐步改善，生活自理。方中生熟地黄、枸杞子、仙灵脾、首乌、益智仁补肾益智，实验证明补肾药是通过调节"垂体轴"而发挥作用的，能使脑功能改善和恢复。方中水蛭、地龙、僵蚕、桃红是很好的活血化瘀泄浊药，前3药均为虫类药，尤其是水蛭，水蛭新鲜唾液中含有水蛭素，能阻止凝血酶作用于纤维蛋白原，阻止血液凝固；水蛭分泌的一种组胺样物质，能扩张毛细血管，缓解小动脉痉挛，减轻血液黏着力。根据朱老多年使用虫类药之经验，水蛭须生用研末吞服（或装胶囊，煎煮法效差）。实验证明活血化瘀药能改善血液循环，防止血栓形成，调节细胞代谢和免疫功能，促进组织修复和抗炎。具体地说，它能降低血液黏稠度，改善血液成分和微循环，增加全身组织、器官血流量，特别是增加脑组织血流和营养，从而改善和延缓脑的衰老，提高其功能。僵蚕、胆南星、菖蒲熄风化痰开窍；远志、枣仁补心肾、宁神志、化痰滞；天麻长于熄风镇痉，善治头痛脑晕，对老年性痴呆症是既治标、又治本的一味佳药。朱师用此方治多例患者，均能改善症状，坚持服用，恒获佳效。临证时可加减运用，灵活化裁。对表情呆板，胸闷纳呆，呕恶痰涎，舌苔白腻者，去滋腻的熟地、枸杞子，加炒白苍术、茯苓，健脾渗湿，杜绝生痰之源。情躁心烦，失眠多梦，舌苔黄腻者，加川连、天竺黄、陈胆星泄化痰热。对神疲乏力，记忆减退明显，重用黄芪、人参，以补气升清，推动血行。若肾阳虚者加鹿茸、紫河车；肾阴虚者加女贞子、知母。

三、健复散治中风后遗症

脑血管意外后遗症多属中医中风的范畴，由于患者平素气血亏虚与肝肾阴亏，加之风（肝风）、火（肝火、心火）、痰（风痰、湿痰）、瘀（血瘀）等因素的影响，导致气血逆乱而发病。中风病之本在脑，标在脏腑经络，气血逆乱为患。中风后遗的患者虽经急治，病情由重转轻，由危转生，但多见残余之邪未净，脑气未复，脏气未平，使得经络不和，气血虽顺未畅，滞而不达，上下气化、神机不能流贯之现象。在临床上表现为半身不遂，口眼歪斜，口角流涎，言语不利等后遗症，朱老认为，病到此时，瘀血顽痰阻痹经脉，胶固不解为其基本病理，此时须用多种疗法协同配合，全力去除其胶结之瘀痰，方可获效。朱老在王清任补阳还五汤的基础上，加服健复散，该方由地龙、蜈蚣、水蛭、乌梢蛇、川芎五药组成，方中五药各等份，研细末，装0号胶囊，每服4粒，1日3次。其中地龙、蜈蚣、乌梢蛇、水蛭皆系虫类药，能搜风通络、逐瘀祛痰，使顽痰死血尽除，对其后遗症状有明显的改善作用。方中蜈蚣、地龙可熄风通络，解毒散结，《医学衷中参西录》云："蜈蚣，走窜之力最速，内而脏腑，外而经络，凡气血凝聚之处，皆能开之。"水蛭能破血祛瘀。现代研究表明，水蛭、地龙有抗凝血、降脂、降糖、降血压作用。乌梢蛇、白花蛇能祛风通络，《本草纲目》云："白花蛇能透骨搜风……取其内走脏腑，外彻皮肤，无处不到也"，为"截风要药"。《开宝本草》谓本品主治"脚弱不能久立"，对肢体瘫痪痿软者尤宜。据报道，蛇类不仅有祛风镇静之效，而且又具有促进神经的磷质产生之功，对控制因神经系统病变引起的拘挛、抽搐、反戾、麻木有缓和作用，对促使失调的神经的恢复有良好功能。白花蛇功力卓著，以产于湖北蕲州的"蕲蛇"为最胜，而乌梢蛇则性平且力较差，但其价仅为白花蛇之 1/12，故重症顽疾宜用前者，轻浅之疾则取后者。诸药研末成散，合汤剂共奏补气活血，化瘀通络，促使痿废恢复之功。虫类药以其蠕动之性，飞灵走窜，具搜剔络中瘀血、化瘀通络之作用，被广泛应用于脑血管疾病的治疗，如乙脑极期、乙脑后遗症、癫痫惊搐、脑震荡后遗症、高血压脑病、帕金森病等，朱老先生多选用之，均获佳效。

　　朱老先生指出，治疗各种疑难杂症、久治不愈的病症，在需涤痰、化瘀、蠲痹、通络、熄风、定痉时，如能在辨证原则下，参用虫类药，往往多可提高疗效。但使用时要做到胆大心细，兴利避害。因为虫类药中有很多种皆有毒，使用时要掌握邪去而不伤正，中病即止，以免产生不必要的不良反应。同时由于虫类药富含异体蛋白，一些体质敏感的患者使用时易有出现瘙痒、红疹等过敏反应，此时可加用地肤子、白鲜皮、徐长卿等药煎汤内服，抗过敏治疗，个别反应严重者，即予停药。虫类药其性多辛平或甘温，但熄风搜风之药，其性多燥，宜配伍养血滋阴之品，如与生地或石斛同用；攻坚破积之药多为咸寒，应伍以辛温养血之品，如当归、桂枝等，这样才能制其偏而增强疗效。因虫类药形体怪异，多有一定腥味，患者易产生厌恶或恐惧心理，不易被人们接受，朱老认为应尽可能研成细末装胶囊服，既可节约药材，又能提高疗效。这都是他几十年的实践体验结晶，对于我们年轻的临床医生有着重要的指导价值，值得吾侪深入学习和临证研究应用。

朱良春老师应用土茯苓经验举隅

□ 南通市文峰医院　薛梅红

　　土茯苓出自《滇南本草》，为百合科植物光叶菝葜的块状根茎，味甘、淡，性平，归肝、胃二经，有解毒、利湿、祛风之效，主治下焦湿热、淋浊带下、痈肿、疥癣、杨梅疮等症，朱老在临证中，善于发挥土茯苓特长，除用于治疗头痛、痛风、淋病、痈肿外，与其他药物配伍使用，治疗诸种疾病，屡奏佳效，现简介如下：

一、系统性红斑狼疮（SLE）

　　SLE 是一种自身免疫性结缔组织病，大量致病性自身抗体和免疫复合物造成组织损伤，出现多个系统和器官损害，如颧部蝶形红斑、口腔溃疡、关节炎、肾脏病（尿蛋白＞＋＋＋）等一系列症状。朱老认为本病为"毒热内蕴"所致，其活动期"祛邪佐以扶正"，恢复期"扶正佐以祛邪"之治法，收效颇佳。

　　【案例】吕某，女，30 岁，工人。

　　患者两颧红斑，脱发，乏力，2 年，周身关节痛，曾在华西医科大学检查：ANA

（＋）抗 ds－DNA（＋＋＋），抗 SSA（＋），抗 SBB（＋），抗 SM（＋），C_3 0.71↓，C_4 0.18，血常规 WBC $5.7×10^9$/L，RBC $4.57×10^{12}$/L，Hb 13.3g/L，BPC $132×10^9$/L，血沉 30 mm/h，拟诊为 SLE。长期用激素治疗，效果不佳。于 2001 年 11 月 12 日来诊。近日来脱发、乏力、腰痛、眼干为主，二便正常，苔薄脉细弦，毒热内蕴，拟清热解毒，佐以养阴，处方：

> 生黄芪30 g，生地黄20 g，水牛角30 g，赤芍10 g，甘杞子15 g、白花蛇舌草、川百合、土茯苓各30 g，金银花15 g，甘中黄10 g、制首乌20 g。

> 同时继服泼尼松 20 mg，每日 1 次，硫唑嘌呤 1 片，每日 1 次。上方共用 64 剂后，患者两颧红斑消失，脱发明显好转，周身关节疼痛消失，ANA（－）抗 SM（－），抗 ds－DNA（±），抗 SSA（－），抗 SSB（－），C_3 0.609↓。症状控制后，上方加穿山龙 30 g，女贞子、仙灵脾各 15 g，仙鹤草 30 g，又服 40 剂，后查 C_3↑，血沉 10 mm/h，症平，继进中药上方 30 剂。方中土茯苓、金银花、白花蛇舌草、半枝莲、生地、芍药清热解毒，穿山龙、黄芪、女贞子、仙灵脾、仙鹤草等益气养阴，调节免疫，巩固治疗。

二、慢性活动性肝炎

慢性活动性肝炎以肝脾虚损为本，疫毒瘀血为标，朱老常以土茯苓、茵陈、半枝莲、贯众清肝解毒，用白术、山药、熟薏苡仁健脾扶正；柴胡、金铃子、郁金疏利肝胆。赤芍、丹参、地鳖虫化瘀和络。配合复肝胶囊，疗效满意。

【案例】俞某，女，61 岁，教师。

2002 年 7 月 8 日，患者乏力、腹胀、牙龈出血、大便时溏、时干，纳呆、口干口苦、面色晦滞，苔薄腻，舌偏红、脉细弦。既往有"乙肝"病史 10 余年，查肝功能 ALT 191U/L，ALP100U/L，GGT120U/L，AST202U/L，清蛋白 39 g/L，球蛋白 50 g/L，A/G 0.8 倒置，BUS：提示慢性肝病。眼血管扩张弯曲，说明肝病仍活动进展，预后堪虞，拟清肝解毒，佐以软坚，处方：

> 赤白芍12 g、丹参15 g、甘杞子15 g、楮实子20 g、茵陈30 g、土茯苓30 g、地鳖虫10 g、广玉金20 g、贯众15 g、生牡蛎（先煎）30 g、制鳖甲（打）12 g。

> 服药 21 剂，患者仍腹胀，便溏，余症明显好转，上方加广玉金、炒白术、枳壳、柴胡疏肝理气健脾之药，又 40 剂后，病情平稳，上述症状基本消失，肝功能复查，除清球蛋白轻度倒置外，各项指标均在正常值范围内，继进原方巩固治疗。

三、痹证（湿热型，肿胀早期）

"湿胜则肿"，此为关节肿胀形成之主因，早期可祛湿消肿，但日久湿聚为痰，痰瘀交阻，肿胀僵持不消，须在祛湿之时参用涤痰化瘀之品始可奏效，故治疗痹证重在早期。朱老习用土茯苓配伍二妙、防己、泽泻、泽兰等对肿胀常有著效。

【案例】黄某，女，45 岁，工人。

初诊（2002 年 7 月 29 日）：患者双踝关节肿痛，反复发作 12 年，近日来又发作 3 天，双踝关节疼痛，局部肿胀，晨僵存在，入夜明显，两膝部稍痛，右足趾关节变形，舌苔薄，脉细弦。拟从湿热入络、络脉瘀阻论治，处方：

赤白芍各15 g，泽兰泻、土茯苓各30 g，地龙15 g，苏木30 g，皂角刺12 g，地鳖虫10 g，炒延胡索30 g，甘草6 g。7剂。

二诊（8月5日）：药后肿胀明显好转，唯有踝关节疼痛，夜间局部有烘热，上方加蜂房10 g，忍冬藤30 g，治疗半月，症情稳定，改用益肾蠲痹丸治之。

四、慢性肾炎（肾功能不全，尿毒症前期）

慢性肾炎是一组免疫性肾小球疾病，临床表现为病程长，有蛋白尿、镜下血尿，水肿，高血压等征象，其致病因素比较复杂，脾肾两虚为病的内在因素；而脏腑、气血、三焦气化功能的失调乃是构成本病发生的病理基础，在治疗上朱老认为应标本兼顾，补攻并施，益气化瘀，通腑泄浊，庶可奏功。在温肾运脾的同时，必须配合清湿热、利水毒、泄浊瘀之品，才能有利于病情的逆转，方中重用土茯苓、六月雪、扦扦活，正合此意。

【案例】章某，女，52岁，农民。

2002年5月6日就诊。患者近3个月来倦怠、乏力、恶心，伴小腹不适、恶心、怕冷，大便正常，近10天来以上症状加重，BP 150/100 mmHg，消瘦，患者既往有"多囊肾、多囊肝"。肾功能：尿素氮21.27 mmol/L，肌苷442.1 μmol/L，尿酸433 μmol/L，尿常规WBC（＋）、PRO（＋＋），血常规：WBC 5.6×10^9/L，RBC 3.9×10^{12}/L，BPC 197×10^9/L，舌苔白腻，脉细弦，肾虚浊毒上干，拟益肾泄降浊毒，处方：

太子参15 g、姜半夏10 g、煅赭石20 g、旋覆花（包）10 g、扦扦活30 g、制附片8 g、生锦纹10 g、土茯苓30 g、谷麦芽10 g、六月雪30 g、全当归10 g、姜竹茹10 g、石韦10 g。60剂。

灌肠：生锦纹15 g，生牡蛎、蒲公英、六月雪各30 g，煎汁150～200 mL，待温后灌肠，每日1次，2小时后排出，同时加降压药洛丁新1片，每日2剂，以上症状完全消失，肾功能、尿常规各项检查指标均接近正常，仍正在继续治疗中。

五、前列腺增生、前列腺结节

该病属中医学的癥积范畴，主要由少腹肝经气滞，湿热蕴结，气滞血瘀，阻于下焦致病。

【案例】王某，男，44岁。

患者2001年12月30日就诊。刻见尿频、尿痛，小便时小腹不适，舌偏红苔薄，脉弦，B超示前列腺增生。辨证属湿热挟瘀，阻于下焦使然，拟清利湿热，软坚散结，活血化瘀，处方：

土茯苓、蛇舌草各30 g，赤芍15 g，炮山甲10 g，刘寄奴、皂角刺各15 g，王不留行12 g，萆薢、车前草、荔枝核各15 g，生牡蛎（先煮）30 g，怀牛膝15 g。

先后服用30余剂，尿频、尿痛、小腹不适明显好转，BUS：前列腺增生程度减轻。方中土茯苓、蛇舌草、车前草、萆薢，清热利湿解毒，用炮山甲、生牡蛎、荔枝核、皂角刺软坚，王不留行、刘寄奴、怀牛膝活血化瘀引药下行，诸药配伍，共奏清热解毒、活血化瘀、软坚消积之功。

六、急性肾盂肾炎

急性肾盂肾炎属于热淋范畴，多由湿热下注而发病，朱老常用土茯苓，配半枝莲、败酱草、白槿花清利下焦湿热，地榆、槐角凉血止血，清热解毒，临床验证屡屡收效。

【案例】冯某，女，55岁，工人。

初诊（2001年12月24日）：患者近1周来尿频、尿急、尿痛，反复发作，腰骶部疼痛，大便正常，舌红苔薄腻，脉细弦，尿检：RBC（＋）、WBC（＋＋＋）、OB（＋＋），中段尿培养大肠埃希菌＞10万，湿热下注膀胱，拟清利湿热剂，处方：

生地榆、生槐角各20g，白槿花10g，土茯苓30g，知柏6g，石韦20g，徐长卿15g，甘草梢6g，小蓟15g，白茅根30g。7剂。

二诊（12月31日）：药后尿频、尿痛好转，近感心慌易怒，夜寐不实、似睡非睡，口干便调，苔薄腻，脉小数。上方加珠儿参12g、炒枣仁30g、琥珀末（分吞）3g。14剂。

三诊（2002年1月21日）：尿频、尿急、尿痛已瘥，诸症渐平，尿常规（—），予知柏地黄意善后。

七、湿疹

湿疹为皮肤科常见病，多为湿热毒邪蕴结于肌肤所致。

【案例】吕某，男，11岁，学生。

患儿2001年9月1日来诊。见四肢皮肤瘙痒，抓之红疹，曾经多法治疗难以奏效，大便干，舌偏红，苔薄，脉细，拟清热凉血、祛风利湿法，处方：

赤芍10g，地肤子、白癣皮各20g，蝉衣8g，蛇蜕10g，土茯苓30g，生地榆15g，徐长卿10g，豨莶草20g，生地黄15g，甘草5g。

上方5剂，四肢皮肤瘙痒、皮疹竟完全消失，朱老常在方中加用土茯苓，往往效捷病除。

〔按〕以上病例虽病名各异，临床表现完全不同，但其病机的共性均与湿毒有关。朱老经验，土茯苓其解毒泄浊、除湿通络之功，为治湿诸药所不及，重用土茯苓可获事半功倍之效果。临床验证，我们体会到处方中土茯苓加与不加，疗效不一样。现代药理研究证明，土茯苓具有良好的抗炎、选择性抑制T淋巴细胞介导的细胞免疫反应，而不抑制B淋巴细胞介导的体液免疫，可能是其发挥激素样作用，而无激素样副作用的原因之一，值得临床推广应用和深入探讨。

朱良春人中诊法初探

□ 福建松溪县中医院　林纬芬

　　中医学诊法内容丰富多彩，但是人中的诊法却很少被人们所重视。《灵枢·五色篇》有"面王以下者，膀胱子处也"之说。景岳注云："面王以下者，人中也，是为膀胱子处之应。子处，子宫也。"指出了"面王以下"与"膀胱子处"的关系，即"膀胱子处"有病，可以从"面王以下"表现出来。

　　我们认为，经文所说"面王以下者，膀胱子处也"，是单言色诊，至于人中与中指同身寸之差异在辨证中之应用，则未见论述。笔者跟随江苏南通老中医朱良春老师学习时，在这方面获得了初步的认识。根据朱老的多年临床体会，认为正常人的人中长度基本与中指同身寸长度相等。凡是长度不等的，无论男女，"膀胱子处"均有病变，且长度差别越大，症状就越明显，男则有阳事、生育方面的病症；女则见经带胎产等异常。根据临床观察，中指同身寸长度大于人中者较为多见，包罗的病症亦较广泛；而人中长度大于中指同身寸者较为少见，且常见为子宫下垂。若兼人中沟深者常为子宫后位，浅者多为前倾，宽阔者多为子宫肌瘤。因此，人中色诊与长度切诊相结合，临证有一定的辅助诊断价值。

　　曾测量男女病人的中指同身寸及人中之长度各 150 例，现将其中异常者分述如下。

　　男性中指同身寸长度大于人中 0.5 cm 的有 29 例，占受测人数的 19.33%。其中阳痿、早泄的 9 例，不射精的 3 例，不育的 4 例，子痈的 3 例，狐疝的 9 例；1 例上消化道出血病人长度相差 0.8 cm，无生殖系统病症。

　　女性中指同身寸长度大于人中 0.5 cm 的有 69 例，占受测人数的 46%。69 例中，伴人中沟深者 7 例，浅者 6 例，宽阔者 15 例。其中月经初潮迟（16～21 岁）且痛经的 16 例，崩漏的 14 例，痛经而 7 个月早产的 1 例，经前头、乳房、小腹胀痛或兼吐衄的 10 例，习惯性流产的 2 例，痛经伴有妊娠恶阻的 9 例，不孕的 3 例，痛经伴带多的 10 例，21 岁月经初潮、带多、怀孕 2 胎均横位的 1 例，闭经的 3 例。以上除 21 例未婚者外，均作了妇科检查。检查结果中，子宫发育不良的 8 例，子宫前倾的 2 例，后位的 5 例，子宫颈口狭窄的 4 例，黏膜下肌瘤的 7 例，间质性肌瘤的 5 例，浆膜下肌瘤的 2 例，功能性子宫出血症的 13 例，先天性卵巢发育不良的 1 例，肥胖性生殖无能综合征的 1 例。

　　300 例病人中未发现有中指同身寸长度小于人中的。

　　兹将运用人中诊法之病例简介如下。

　　笔者曾对 1 例人中色黑而人中长度短于中指同身寸 0.7 cm 的阳痿遗精不育患者（疗前精液检查：数量正常，死精虫占 70%），结合临床辨证，治予补肾益精，患者人中黑色消除，复检精液：精子 6.6 千万/mm³，活精子占 80%，活动良好。又治 1 例人中色青且赤而人中长度短于中指同身寸 0.6 cm 的痛经少女（16 岁），正值经期，旬日不净，辨为肝热盛下扰冲脉，随证施治，痛经止，人中青赤色消失。另有 1 例左侧睾丸急性炎症患者，人中色青，人中短于同身寸 0.9 cm，经用龙胆泻肝汤加减，人中青色消失，病告痊愈。

综上可见，人中诊法包括其色诊、切诊及人中与中指同身寸之差距，对临床辨证施治均具有一定的指导意义。同身寸与人中之长度差距超过正常范围（相差＞0.3 cm）的 98 例除 1 例男病人外，均有生殖系统病症。

长度差距在正常范围（相差＜0.2 cm）的则无生殖系统病症。一般经治获效的患者，其人中的异常颜色（如黑、赤、青），均随病情向愈而转为正常，但人中长度不能改变。

〔原载于《江苏中医杂志》总 056 期〕

朱良春老师对"舌边白涎"诊法的经验

□ 江苏省如东县丰利医院　俞淦琪

舌边白涎，是在舌之两侧边缘约 5 cm 处，各有一条白涎之泡沫聚凝而成的线索状泡沫带，由舌尖的两侧向内伸延可达寸许，清晰可见，不难辨认，有因患者言语、饮食顿可消失者，但静候片刻，即可复出。朱良春老师曰："舌边白涎乃痰湿凝阻、气机郁结之征也，虽见之于舌，若审其内，症自可见。"临床上朱师常以此为痰气郁结之证，以豁痰渗湿、调气开郁之法辨证论治，屡建殊功。兹将朱师医案举例如下：

【案1】痰气凝结案　徐某，女性，32 岁。

喉中如炙脔，咽之不下，咯之不出，检视无异常。苔白，舌边有白涎两条，脉细。此梅核气也，起于痰气凝结。治拟理气化痰。

制厚朴 3 g，姜半夏 6 g，化橘红 5 g，旋覆花 9 g。玫瑰花 10 g，生白芍 9 g，合欢皮 12 g，甘草 3 g。

上方服 5 剂，并嘱患者怡性悦情。药后喉中炙脔之物与舌边白涎消失。

【案2】痰湿中阻案　周某，女性，22 岁。

疟疾后 1 周，痰湿未化，中宫不和，头眩神疲，纳呆，肠鸣泄泻，苔白腻，舌边有白涎两条，脉濡细。法当化痰湿，和中宫。

藿、佩梗各 6 g，苍术皮 5 g，广木香 5 g，山楂炭 12 g，车前子 9 g，姜半夏 5 g，熟苡仁 12 g，六一散 9 g。

服 3 剂，舌边白涎消失，症情趋愈。

【案3】脾虚痰蕴案　刘某，男性，25 岁。

头昏神疲，四肢倦怠，口黏时渗涎沫，嗜睡，苔白腻，舌边有白涎两条。此脾虚湿困，痰浊蕴中，运化失司。治拟燥湿运脾，以化痰浊。

焦白术 6 g，怀山药 15 g，姜半夏 6 g，制川朴 3 g，陈皮 6 g，熟薏苡仁 12 g，白蔻仁 3 g，香橼皮 6 g。

服 3 剂，脾虚渐复，舌边白涎消失，仍予健脾化湿法调治而愈。

【案4】痰阻清窍案 任某，男性，50岁。

眩晕宿疾，作则视物旋转，耳鸣呕吐，苔白腻而厚，舌边有白涎两条，脉弦滑。盖无痰不作眩，而痰湿逗留，阻遏清窍。法当渗化痰湿，以利清窍。

代赭石15 g，旋覆花10 g，焦白术10 g，泽泻15 g，石菖蒲10 g，灵磁石15 g，姜半夏9 g，黄菊花5 g，车前子15 g。

进上方3剂，症情获瘥。

〔1962年农村巡回医疗时之病例〕

附：专访录

近年来，中央电视台、北京电视台、《中国中医药报》、《健康报》、《文汇报》、《南方日报》、《南通日报》、《江海晚报》、南通电视台等报刊及新闻媒体，时有专访报道，仅选5篇，以示客观对余之印象。谨对周文甸主任，朱清泽大校、作家周玉明女士、记者周健主任及龚明等同志，致以诚挚的谢意。

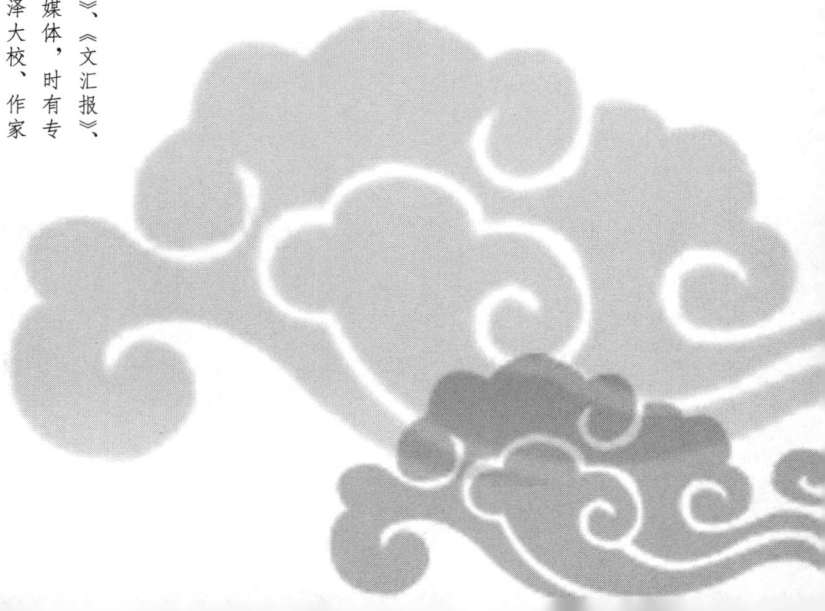

献身中医事业的人

□ 周文甸　杭旭庄　张贤粉

1991 年 12 月 2 日，中共南通市委、南通市人民政府联合举行"政府特殊津贴发证仪式"，授予经国务院批准享受政府特殊津贴的 3 位杰出专家的荣誉称号。

我国著名老中医朱良春是这 3 位专家中年龄最大的一个，今年 75 岁。在半个多世纪的漫长岁月中，他为我国的中医药事业作出了杰出的贡献。

一

朱良春是江苏丹徒人，生于 1917 年，原在家乡读书，后转学南通。他在读中学时，因病辍学，于是萌生学医的念头，便恳求父亲："让我去学医吧！"

"学医是要付出很大代价的。"经济并不太宽裕的父亲为难了。

"我省吃俭用好了。"朱良春答道。

"孩子的前途要紧啊！"在几个亲友的劝说下，他的父亲终于同意了。

离丹徒不远的武进县有个孟河镇，世代出名医。孟河四大医家之一的马培之曾做过慈禧太后的御医，医术高明，深得皇族的信赖。其裔孙马惠卿聪慧过人，继承了先辈的祖传医术，闻名遐迩。朱良春早年就从师于马惠卿先生，学习了 1 年，第 2 年，苏州中医专科学校招生，他以优异成绩被录取并进入二年级下学期的学习。两年后，进入实习的时候，抗战爆发了，学校解散，学生各奔前程。朱良春只身跑到上海，谋求继续学医的门道，凑巧在老校长的帮助下，凭着他的一张"证明"，进入了上海中国医学院四年级，师从医学造诣精深的章次公先生。

1938 年是朱良春人生旅途上的一个里程碑。他获得了医科大学的毕业文凭，他发表了第 1 篇论文——《〈千金方〉博大的内涵》。

1939 年，血气方刚的朱良春胸怀凌云壮志，兴致勃勃地来到滨江临海的南通城，决心施展才能，大干一番事业。

江城春早，三月的柳枝冒出了新芽，宅边的桃树绽开了美丽的花朵儿。"国医朱良春诊所"的牌子在一片鞭炮声中挂上了墙头。从此，朱良春开始了漫长的行医生涯。时年，他仅 22 岁。

然而，开张伊始，门庭清冷，就诊者寥寥无几。

挂牌的第 2 年，一种叫"登革热"的疾病在南通大流行。患上这种病的人，周身红点，头痛发热，难以忍受。朱良春用一种自己配制的中药小丸，配合汤药，在短短的三四天时间内，为病人解除了痛苦。真是一锤定音！朱良春以自己高超的医术换来了应有的荣誉。人们扛来"华佗再世"、"以良方寿世，如春雨膏田"等匾额，纷纷登门谢诊。

于是乎，朱良春诊所火热起来了，并且和南通城内顺寿堂国药店的店老板建立了特约关系。凡见盖有朱良春印章的药方子，药店一律免费供药。每年按端午、中秋、除夕三个节气凭处方与朱良春结账，药费七折计算。朱良春为穷苦人看病，只收三四角，有的不收分文。一年下来，总要贴上百十元。这样做他心甘情愿，心安理得，他觉得自己在默默地履行着父亲"要积德行善"的亲切教诲。

朱良春名声大震了。然而，对一个新来乍到的年轻小伙子来说，要想出人头地，跻身于名医之列，确非易事。

俗话说："初生牛犊不怕虎。"朱良春用药大胆泼辣，自成体系，而且买药花钱不多，"顺寿堂"有个老药工说："朱医师年纪不大，用的'狼虎药'，自己不怕担风险，很有胆识。"

由于用药猛峻，疗效显著，看病的人一天天多起来了，朱良春高兴、喜悦、忙碌，然而更多的是愤恨、忧虑。当时，日寇侵华，国难当头，人民遭殃。他想，要打败敌人，拯救中华民族，必先壮其筋骨，强其体魄。他从宣传发展医学、壮大医生队伍入手，自己出钱办起了小型杂志，取名《民间医药月刊》。他搜集民间单方草药，汇集成册，由"翰墨林印刷局"印刷，每期两三百份，免费寄送，深受同道和群众的欢迎称赞。

朱良春在办杂志传播卫生知识的同时，还热心培养中医人才。1945年，他商借了"躬神殿"的厢房，办起了南通中医专校，邀请名医授课，学制四年，发给文凭。1948年底，20多名学生毕业，后来都在不同的医疗岗位成了业务骨干。

"一唱雄鸡天下白"。解放了！朱良春欢欣鼓舞，浑身有使不完的劲。为了使中西医结合起来，取长补短，他东奔西跑，不辞辛劳，牵头组织起"中西医联合诊所"，他被大家推举为所长。他想尽办法，添置了一些先进的仪器设备，征集了许多医学书籍和资料，使诊所红红火火，热热闹闹了一阵子。后来，联合诊所改组成为"南通市联合中医院"，1956年4月，又由政府接收，正式成立为市中医院，朱良春被市政府任命为第一任院长。中医院刚成立，只有30多人，每天却要接待门诊病人六七百，乃至近千人。朱良春平时以院为家，即使行政工作再多，也照例每天看病四五十至七八十号，常常中午不得休息，夜里还经常值班、出诊，第二天照常上班。他从不知什么叫疲倦和厌烦，总是默默地工作着、奉献着，毫无怨言。"事有是非明以智，位无大小在于勤"——这就是他的座右铭。

朱良春思想开拓，气量恢宏。他博采众长，努力发掘民间祖传秘方，造福于民众。说起当时被誉为中医院里"三枝花"的来历，还有一段小小的故事呢。

"三枝花"是指季德胜和他的蛇药，陈照和他的瘰疬拔核药，成云龙和他的金荞麦。他们当中有两人被中国医学科学院聘为特约研究员，一人获得国家科技成果二等奖，在国内外都享有盛誉。

就拿季德胜来说吧。他原是一个旧社会流浪江湖的蛇花子，斗大的字不识几个，他的蛇药世界有名，过去什么"半枝莲"、"垂盆草"，对他来说，只知道叫"狗牙半枝"、"黄开口"。尽管季德胜对它们能识、能配、能用，却不能按准确的比例配制出固定的药方。然而他的治蛇经验十分丰富，配制的蛇药十分灵验。过去，祖传的秘方从不外传，并且"传男不传女"。为了挖掘、整理这一稀世秘方，朱良春主动与季德胜交朋友，关系十分融洽。通过看其临床、考其药理、观其疗效这样三部曲，朱良春和同事们终于找到了秘密，配制出比例恰当的药方，进而由秘方变成成品奉献出来。陈照治淋巴结核和成云龙治肺脓肿的独特经验，也是朱良春"待之以礼，处之以诚"，感动了他们而发掘出来的。

朱良春对虫类药颇有研究，造诣很深。他苦心孤诣创制的以全蝎、蜈蚣、乌梢蛇、地鳖虫等虫类为主的"益肾蠲痹丸"，具有消炎、止痛、降低血沉和抗"O"，使类风湿因子转阴，善于治疗周身性、终生性的类风湿关节炎，有效率达95.3%。

有位姓徐的妇女，46岁，患类风湿脊柱炎3年多，背弯如弓，不能直立，活动困难，虽经多方求医，一无成效。她心灰意冷，几乎失去了生活的勇气，后在一亲戚的引荐下，找到了朱良春。

类风湿疾病在当今世界上极为普遍，仅在我国就有900多万患者，被视为癌症第二，世界卫生组织把它列为重点攻关项目。

朱良春的医法是取虫类药蠲痹通络治其标，以益肾壮督培其本，抓标治本，标本同治。病人服药的第二天，疼痛减轻了，继续服药30天，病情大大缓解。随后继续服药3个月。经医院摄片检查，变形的脊柱已经恢复，人不但能直立，而且能劳动了。随之跟踪 1 年，未见复发。这位妇女见人便说"是朱医师给了我第二次生命，朱医师简直是个活神仙！"而朱良春却笑笑说："治好一个病人，让他（她）恢复健康，重上工作岗位，是我的心愿，比得到几万元奖金还要愉快！"

"益肾蠲痹丸"获得了成功！1989 年终于通过了鉴定，并获得了新药证书，先后转让给淮阴清江制药厂和广东华南制药厂，投入批量生产。1990 年获江苏省科技成果奖和中国中医药管理局科技成果三等奖，并在首届北京国际博览会上获得银牌奖！

二

1956 年，江苏省副省长季方来到南通，在南公园招待所邀集朱良春等知名人士，征求他们对加入中国农工民主党的意见。

当时，朱良春正在申请加入中国共产党，听了季方的话没有马上表态，后经市委统战部领导同志的解释和说服，朱良春欣然同意，他说："党的需要就是我的意向。我是一院之长，我的行动能带动一大批人，在工作中将会发挥更大的作用。"朱良春第一个加入了中国农工民主党，又被推选为市委会副主委，翌年，他出席了全国农工民主党代表会议。

不久，由于"反右"斗争扩大化错误的影响，朱良春受到了冲击，但他心怀坦荡，光明磊落，在接受批判之余，夜以继日，孜孜不倦，与同仁陈继明、朱子青等人合作，仅用了 3 个多月，就写出了 32 万多字的《中医学入门》，后来这本书被朝鲜平壤大学列为医学系学生入门的必修课本。朱良春先后主写或与人合写了《中医内科临诊手册》、《肝炎的综合疗法》和《〈汤头歌诀〉详解》等医学著作。

正当朱良春在中医学的理论和实践上卓有成就的时候，"文化大革命"开始了。朱良春一下子成了"反动学术权威"、"死不改悔的走资派"、"5.16 的黑后台"……一时间"帽子"铺天盖地而来。挂牌、游斗、抽吊、踢打……无所不用，备受皮肉之苦，但他始终没有放弃对中医药的研究和为病人治病。白天，他做棉球，折纱布，洗针筒，干勤杂；夜晚回到家里，他为患者开药方治病，仍然受到人们的尊敬和爱戴。

经过两年零九个月的"劳动改造"，造反派实在找不到什么把柄，朱良春被解放了，并给他一个有名无实的"防治组"组长的头衔，他毫不计较，庆幸自己又有了继续为人民服务的权利！

党的十一届三中全会后，朱良春又一次被推上中医院院长的位置，并出席了在北京召开的全国医药卫生科学大会。年逾花甲的朱良春恢复原职后，决心把失去的东西追补回来。在粉碎"四人帮"后短短的 10 年中，朱良春以惊人的毅力，相继写出了《痹症治疗经验》、《急重症的治疗经验》、《通下疗法在温热病中的应用》等 60 多篇学术论文，先后发表于全国各地中医杂志。1978 年，他撰写了 12 万多字的《虫类药的应用》；1979 年，他整理了 22 万多字的《章次公医案》。这两部医著的出版问世，在医学界引起了极大的轰动。他的《益肾蠲痹丸的临床和实验研究》一文，在世界卫生组织和国家中医药管理局联合举办的"国际传统医药学术大会"上宣读，受到国内外专家的好评。该丸还被国家中医药管理局列入"八五"期间首批推广的良药"金桥计划"。今年，厦门国际培训交流中心举办了"痹证临床培训班"，委托朱良春主讲，为港、澳、台及海外人士传授中医临床经验，深得学习者的好评。

在中国浩如烟海的医学书库中，《虫类药的应用》是第一部专论虫类药的医著，填补了我国虫类药研究的空白。日本中医学术临床研究会会长中尾断二先生、东京药学专门学院院长桑木崇秀博士对《虫类药的应用》给予高度的评价。中尾在给朱良春的信中这样写道："先生大作，实乃极为珍贵卓越之著，令人敬佩不已。在当前日本国，尚未有虫类药方面的专著出版。望今后能永远得到先生的指导和赐教。"

　　1989 年他的门人和子女又整理出版了由刘海粟先生赐题书签的《朱良春用药经验集》一书。书中和盘托出了朱老的许多宝贵经验，诚如姜春华教授所说："有一心为人民之心，乃有斯成果。又将得来不易之宝贵经验，公诸医界，行见此书为国内外学者所重。"张海峰教授也赞赏说："本乃不传之秘，竟能公之于世，是仁者之心也。"可见其学术价值了。

　　朱良春在埋头著书立说的同时，热心讲学，积极从事社会学术活动，把自己学到的一切毫无保留地奉献给社会，奉献给有志于医学事业的同仁。

　　近十几年来，朱良春不顾年迈，老当益壮，足迹遍及大江南北，边塞海疆，而且还越过国境，远渡重洋。他多次应邀到北京、上海、浙江、安徽、新疆、青海、吉林、广东、广西、云南、贵州、深圳等地讲学，誉满海内外。白发苍苍的皖南医学院李济仁教授在听完朱良春的学术报告后，感慨地说："朱老把中医理论讲活了，这是很不容易的事情。我的老家在歙县，我要送朱老一方歙砚，以示对知音的敬意。"

　　1985～1990 年，朱良春先后 5 次应日本东洋医学国际研究财团等学术团体的邀请，在东京、札幌、西尾等地，面对众多的日本医学专家，讲解中医学的理论知识和实践经验，得到了他们的赞赏和高度评价。

　　1989 年 6 月，日本爱知县的尾崎新一先生因肝病久治不愈，专程来南通就诊。他服用了朱良春开具的 60 剂中药后，多年不正常的肝功能得到了恢复。十月间，尾崎又带来了一位本国朋友请朱良春施治，并告知自己的肝病已愈，使日本寺本医院院长十分惊讶，赞叹不已。他将药方复印，如获至宝，潜心研习，决心弄个水落石出。

三

　　1983 年 10 月。云南个旧市。

　　一天，一位苗族妇女背着个小男孩来到"江苏省智力支边团"所在地，跪倒在房门口，伤心地哭诉起来。朱良春被搞蒙了，经当地干部一翻译，方知她的前三个孩子都生同一种病死了，这是第四个，又得了双目失明、不思饮食、日渐消瘦的怪病。她四处求医，钱都花光了，病还不见好。她对朱良春说："求求你这个'活菩萨'，救救孩子的命！"

　　患儿母亲的处境和心情，深深地打动了朱良春的心，他恨不得使出全身的本领，一下子把孩子的病治好。然而，擅长内科和妇科的朱良春对儿科和眼科却非专长，要是等下基层的专科医生来，怕耽误孩子的病，"救死扶伤，实行革命的人道主义"，这是医生的天职！想到这里，朱良春毫不迟疑，鼓起勇气说："你别伤心，我尽最大的努力，把你的'宝贝'的病治好！"

　　朱良春通过研究病历，测脉观色，凭着 50 多年的临床经验，断定这是由于营养不良而引起的"角膜干燥症"。随即开了几剂药方子给她，并叮咛回去每天用鸡肝和炉甘石粉放在碗里炖熟给孩子吃。还教她为孩子捏脊，每天两次，以提高疗效。临走时，他又细心地给孩子检查了一遍，当感到没有一点疏漏和贻误的时候，这才放心地让他们走了。经过 8 天的内服、外治，孩子的病情好转了，面色红润了，笑脸也有了。做母亲的也打心眼里乐开了，咧着个嘴，不知说什么感激的话语才好。

　　孩子的病给治好了，四面八方闻讯而来的许多病人，也得到了及时的治疗，可朱良春因劳累过度病倒了。

　　一天，他随团到蒙自县为基层医生讲课时，突发肾绞痛，额头冷汗直冒，仍坚持讲课，听课者无不为之感动。要问这是为了什么，"党派我来了，我就要千方百计多做一点好事！"这就是朱良春的回答。

四

　　青年是人类的未来，是祖国的希望，是支撑"四化"建设大业的顶梁柱。

朱良春十分懂得培养革命接班人的重要。平时，他非常关心青年一代的成长，无论对实习生、见习生、进修生、函授生，还是自己从医的亲生儿女，总是苦口婆心、不厌其烦地教，有问必答，一视同仁。他常常告诫每一个学生："业精于勤，荒于戏嬉"，"只有坚持学习，每日必有一得，才能不断进步"。他寄希望于青年人，相信青年人一定能超过上一代，正所谓"青出于蓝而胜于蓝。"

几十年来，朱良春培养教导的学生达数百人之多。其中卓有建树的不乏其人。如《中医杂志》社副社长朱步先，中国中医研究院研究生院副教授何绍奇，中日友好医院史载祥教授，以及台北市文化中心中医院副院长陈九皋等。

朱良春对医学事业，对社会大众，对国际友人，作出的贡献可谓大焉！然而，他从不居功自傲，从不沾沾自喜，而是一如既往，在中医学园地上默默地耕耘着，工作着，奉献着……

朱良春为党和人民作出了重大贡献，党和政府给了他应有的荣誉和地位：

朱良春历任全国中医学会理事、全国中医内科学会委员、《医学百科全书·祖国医学》编委、中国农工民主党第九、第十届中央委员、江苏省政协常委、江苏省卫生厅科学技术委员会委员、南通市政协副主席、南通市科协副主席、南通市农工民工党主委等职。

1987年12月，中央卫生部授予他"全国卫生文明建设先进工作者"光荣称号。同年，国务院批准他为"杰出高级专家"，暂缓退休，继续从事中医理论研究和著书立说工作，为祖国的医学事业作出更大贡献。

〔原载于《南通政协》1992年7期〕

苍生良医——朱良春

□ 中国人民解放军大校、中国军事百科学科主编　**朱清泽**

> 法古不泥古，求新不求奇，
> 慎行不守拙，韬光以举贤。
> ——朱良春治学座右铭

从治服"登革热"到"顽痹克星"

早在1938年，22岁的朱良春从上海中国医学院毕业，带着医科大学文凭徙居南通市，挂起了"国医朱良春诊所"招牌，开始了他那漫长的行医生涯。第二年，南通地区有一种叫"登革热"的疾病大流行，患者周身红点，发高烧，头剧痛。朱良春急人所难，运用所学知识，创制了一种中药小丸和一种中药汤，两者配合使用，双管齐下，仅三四天就解除了患者的病痛，很快取得了显效，顿时，他名声大振。

20世纪50年代初，朱良春从每天门诊中发现风湿关节炎和类风湿关节炎（以下简称"类风关"）患者日益增多，有时，日达一二十人。患者四肢疼痛，行动不便，纠缠终身，造成个人和家庭的不幸。中医称此症为"顽痹"，患者称之谓"死不了的癌症"，朱良春对此进行了攻关研究。他依照古籍和临床实践，用虫类药和草木药配伍，创制了"祛风通络汤"，服用结果，疗效不错。

到了60年代，他从临床实践中已觉察到治疗类风关与补益肾气有着密切联系。于是，重新修订药方，改称"益肾蠲痹汤"。随后，为方便患者，又把汤剂改为丸剂。

可不要小看一个药名、剂型的改变，它标志着医师临床经验的丰富和发展，也标志着人们由感性认识向理性认识的一次升华。时至 80 年代初，朱良春经过长期理论思考，对类风关提出"从肾论治"的科学论断。因为"肾主骨"，督脉（脊柱）统督一身之脉，故以"益肾壮督"治其本，"蠲痹通络"治其标，二者兼治，收效始佳。他这一科学的理性认识，把治疗顽痹的研究工作推上一个新的台阶。

他的研究课题，列入省级科研规划，并与中国中医研究院基础理论研究所协作，用现代科技手段，对药理、药化、毒理及病理模型进行了实验研究。与此同时，又在 5 个省、市医院进一步做临床验证。科学实验报告称："益肾蠲痹丸"对治疗类风关，确有显著的抗炎、消肿、镇痛、调节免疫功能、修复类风关造成的骨质破坏等多种功效。

益肾蠲痹丸于 1989 年通过省级鉴定，并获中央卫生部新药证书，批准投入生产。到今年初统计，约有 20 余万患者服用益肾蠲痹丸，有 5 万多人治愈，摘去了类风关帽子；而 95.3%的患者有显著疗效。也因此朱良春教授赢得了"顽痹克星"的美誉。

1989 年，朱老的益肾蠲痹丸荣获首届国际博览会银牌奖；1991 年，又获国家中医药管理局科技进步奖。接着，他撰写了《益肾蠲痹丸治疗顽痹的临床和实验报告》。1991 年 10 月 20 日，他登上了由世界卫生组织和中国中医药管理局联合在北京举办的"国际传统医药大会"的学术讲台。来自 42 个国家和地区的 800 多位医药学专家对朱老的研究成果赞不绝口，认为朱老发掘出了中国传统医学理论体系的奥妙之处，十分难能可贵。

诺贝尔医学奖金评选委员会原主席诺罗顿斯·强博士，亲眼目睹朱良春创制的益肾蠲痹丸在中研院基础所首创的病理模型实验治疗的结果，大为惊奇，赞叹道："中国传统医学真了不起，这是我看到的最杰出的奇迹！它纠正了类风关骨质破坏不能修复的错误认识。"

精于中国科技史的英国著名学者李约瑟博士患类风关，病程缠绵，得知朱良春教授的中药新成果后，特地托人购买益肾蠲痹丸，后由清江制药厂寄赠。

益肾蠲痹丸已在世界许多国家和地区应用，备受欢迎。

从"五毒医生"到虫类药学专家

朱老研究虫类药有独到建树，这首先得益于业师章次公先生。章先生是朱良春在 20 世纪 30 年代就读上海中国医学院时的导师，是一位医道精深、富有创新精神的著名医学者，曾任中央卫生部中医顾问，给毛泽东主席做过保健医生。在早年带领朱良春实习期间，章先生用虫类药为患者治病，疗效甚佳。章先生常教导朱良春要切记："用百病之方，治百人之病，方称得上是良医。"从此，朱良春开始关注起了虫类药的开发和应用。

他翻遍了中国医学古籍和历代名医良方，惊奇地发现：距今 3000 多年前的甲骨文就有蛇、蝎入药的字样；汉初《神农本草经》列载虫类药 28 种；东汉名医张仲景已把虫类药应用于内科、妇科等疾病；唐代名医孙思邈、宋代名医许叔微及金元时代名医，对虫类药又有发展；特别是明代杰出药学家李时珍的《本草纲目》，收载虫类药达 107 种之多，占动物药 444 种的 24%。

青年朱良春，参照前人使用虫类药治病的经验，努力探索虫类药的品种、剂量、药理、配伍、疗程等问题，并大胆做临床研究。这时，有些同行误认为他在"冒险而取效"；更甚者，还有的同行则贬他为"五毒医生"。面对各种各样的非议，朱良春坦然一笑，说："这全系误解。"他研究的结论是，虫类药具有攻坚破积、活血祛瘀、熄风定惊、宣风泄热、搜风解毒、行气和血、壮阳益肾、消痈散肿等八大主治功用。他告诉人们说："既然虫类药能极大地提高疗效，又具有其他药物不能替代的作用，就应加以研究、应用和提倡。至于个人毁誉，在所不计"。朱良春积多年潜心钻研之功，应用虫类药，得心应手。他于 1962～1963 年在《中医杂志》连续发表 12 种虫类药的临床应用论文，引起不小的轰动效应，得到了医学界、生物学界和哲学界的普遍关注。

1978～1979 年，他在人民解放军 157 医院举办的全军"活血化瘀学习班"做了虫类药的系列专题讲座。

1981 年，他的专著《虫类药的应用》出版，填补了我国几千年医学史上虫类药著作的空白，深得海内外行家的好评。日本中医学术临床研究会会长中尾断二先生、东京药学专门学院院长桑木崇秀博士等，称此书"实乃极为珍贵卓越之著"。

从培育"三枝花"到百花盛开

在南通，在江苏省会南京，有许多朋友都知道朱良春培育"三枝花"的杏林佳话。这"三枝花"就是蛇医季德胜、专治淋巴结核的陈照和专医肺脓肿的成云龙。

季、陈、成三人，当初均为当地的民间土专家，他们何以成为"三枝花"？知情人都说，这是朱良春院长热情扶植的结果。

20 世纪 50 年代初，在南通市郊 20 里外的一座破旧土地庙里，住着一个名叫季德胜的蛇花子。他虽然流浪江湖，一字不识，也不懂医药理论，但当地人都传说他治疗毒蛇咬伤特灵。

当时，身为南通市中医院院长的朱良春，爱才好士，对季十分关注。他专门调查了季德胜治愈的病人，证实季氏蛇药方确有疗效。为了发掘这一秘方，在市卫生局的支持下，朱院长主动与季氏接触，以真诚感动了季氏，二人成了莫逆之交。朱良春通过与季氏一起采药，辨科属，定药名，又一起考察药理，组合处方，观察疗效，终于明白了其中的奥秘。这时，他们配制出了比例恰当的药方，以"季德胜蛇药"命名，从而把有可能被历史湮没的民间土秘方，挖掘改造成为造福民众的科学药方。

为了系统研究其药理和疗愈机制，在市科委和卫生局领导下，成立了"季德胜蛇药研究组"。1956 年，季德胜成为南通市中医院蛇伤科医师，在朱良春领导下工作多年，两人关系一直甚密。《工人日报》曾以《蛇花子成为大医师》为题专文报道，引起全国轰动。1959 年，季德胜与陈照出席了全国医药卫生代表会议，受到周恩来总理的接见，还被中国医学科学院聘为特约研究员，又被推选为省、市政协委员，市科协常委等职。季德胜终于由"蛇花子"成为驰名国内外的蛇药专家。

另外两枝花：陈照，由民间土医生变成治疗淋巴结核的医学专家，并被中国医学科学院聘为"特约研究员"；成云龙，由民间土医生变成专治肺脓肿的医学专家，成为 1989 年江苏省十佳新闻人物之一。他们的成长，也均与朱良春院长的精心培育有着密切的关系。朱院长在数年间，待之以礼，处之以诚，感动了他们，扶持了他们，与他们和有关同志一起，共同把民间土秘方发掘整理出来，变成人民大众的共同财富。

在朱良春数十年的从医生涯中，他培育的中医人才远不止这"三枝花"。作为一名辛勤的园丁，而今他已是桃李满园了，为新中国培养了一批难得的中医人才。

朱良春进入中老年后，更把培养中医优秀人才作为自己的天职。他通过临床传帮带，指导进修，授课，组织专题系列讲座，指导撰写医学论文，著书立说，以及平时的身传口授等途径，悉心培养的学生约百余人，其中卓有建树者比比皆是。《中医杂志》社副社长兼副主编朱步先先生、《现代中医内科学》主编何绍奇先生，江苏省卫生厅副厅长张肖敏女士、台北市文化中心中医院副院长陈九皋先生等，皆是朱良春的得意门生。

在朱老的 7 个子女中，有 5 个从医，而且个个都取得了突出的成绩，这当然与朱老的言传身教分不开。

从学生论文到 "岐黄" 新篇

朱良春从学生时代发表的《医宗金鉴·内科心法》简介和论文《〈千金方〉的博大内涵》时起，就十分重视汲取前人学术精华，总结临床经验，进行中医理论的深入探索。

他铭记业师章次公先生 "发皇古义，融会新知" 的主张，逐渐觉察到，作为一名中医师，仅仅具有丰富的临床经验是不够的，要实现中医学的繁荣昌盛，须有赖于学术思想理论上的进步。同时，还要注意汲取其他学科之长，才能丰富发展自己。

1962 年，朱良春在《中医杂志》上发表论文，倡导辨证与辨病相结合的观点，展现了一位临床医家的客观眼光。朱老在中医理论上的另一创见，是他对急性热病的治疗，提出 "先发制病" 的论点。朱老在中医理论上的第三个创见，是他对慢性久病的治疗，提出 "从肾论治" 观点。朱老对类风湿关节炎、肾炎、肝炎的治疗研究深邃，诊治自成体系。朱老治疗黄疸久久不退、前列腺肥大、清稀带下等疾病，均具独到精深之妙，都是前人没有道及、古书不曾记载的。朱老在其《传染性肝炎的综合疗法》一书中，还将他关于通过系统地观察肝炎病人眼血管的变化来诊断肝炎病情是加剧、是好转、是恢复的独特诊断方法，作了公开论述，为中医诊断学增添了新的内容。

笔者在朱老的书房中，看到了他的 6 部医学著作。朱老见我爱不释手，将他 1981 年出版的《虫类药的应用》、1989 年出版的《朱良春用药经验》2 本专著，签上大名，赠送笔者和八届全国政协常委张明将军。另外 4 本书——《章次公医案》、《〈汤头歌诀〉详解》、《现代中医临床新选》（日文版合著）、《传染性肝炎的综合疗法》，因为只有孤本，笔者浏览一遍即放回原处。此外，《中国名医经验集萃》、《肝病治疗学》等是朱老与人合著的，而《实用中医内科学》、《实用方剂辞典》等，则是经朱老审订后出版的。据其弟子说，朱老在中医期刊上还发表论文不下 140 余篇。

中医古典名著《黄帝内经》，因系托名黄帝与名医岐伯讨论医学写成的，所以后人称中医为 "岐黄之术"。笔者面对朱老的雄文宏著，深深地为他的诸多 "岐黄新篇" 所感染，进而为这位勇于博采众长、融古治新、勤奋耕耘、精进不懈、开拓进取的杰出高级专家所折服。朱老却谦虚地说："我不是全才，还存在不少缺点。我们国家和世界上尚有许多疑难之症没有根治办法，作为一个老医生，想来总是不安。另外，在许多方面我还要向同行学习。"

朱老的四女婉华说，她父亲几十年来养成一个习惯——每日必有一得。无论治病、读书、交友，如无所得，必不能安寝。老人家的专著和论文，都同他每日一得的良好习惯密不可分。

从 "纪功桥" 到建造 "弘医桥"

在明代，南通出了个名医陈实功，他医德高尚，为人治病，不收报酬，他的义举感动了苏州巡抚大人，为满足名医心愿，修建了一座石头结构的通济桥。后人为纪念陈实功的功德，改名称此桥为 "纪功桥"。

朱良春徙居南通行医 50 多个春秋，每逢路过纪功桥，总是触景生情，无限感慨。他亲口对笔者说："我每当走过这座桥，就缅怀那位医德高尚、医术精湛的先贤。如果不能认真学习，努力效法，就会愧对人生。"也因此他萌生了建造一座 "弘医桥" 的强烈愿望。

1992 年 11 月，"良春中医药临床研究所" 正式成立了。朱老说，这是他心目中那座 "弘医桥" 的起点。

良春中医药临床研究所，是一个集医疗和科研于一体的中医药临床研究机构。按照朱老意图，研究所的宗旨是：方便病人就诊，全心全意为人民群众的健康事业作出奉献；积极探索，竭尽全力为振兴中医事业多做贡献。研究所的目标是：荟萃良医，春暖杏林，造福桑梓，惠及全球。

研究所已邀请国内外著名专家学者 151 人为专家委员会委员，还邀请 15 位知名老中医专家，轮流来所应诊。朱良春教授亲自出任研究所的董事长。

85 岁高龄的名中医汤承祖老先生赞叹说："朱老胆识过人，75 岁上成立研究所，难能可贵。"南通市李炎副市长在成立大会上说："研究所的成立，顺应时代潮流，这座'弘医桥'，一定会沟通各代医学家的心灵，为中华腾飞作出自己的贡献！"

〔原载于《今日名流》1994 年 10 期〕

济世良方哪里来

——记著名中医学家朱良春教授

□ 祖丁远

引 子

"中医好，西医也好，中西医结合更好。"

年轻的人民共和国建立不久，周恩来总理在林伯渠同志久呃不止，经卫生部中医顾问章次公先生治愈后，由他召开的病案讨论会上讲了这段话。尔后，这三句话一直成为指导中国医学界的至理名言。假如内涵外延的变换，世纪的超越，提倡继承祖国医学遗产，中西医结合是发展中医，完善西医的正确道路。那么，中医走向世界，也是互相结合，互相补充的结果。

中西医结合之路，是中国医药独辟蹊径的，是一条确确实实具有中国特色的康庄大道！

章次公系中国近代医学历史上的名中医，作为章次公先生的得意门生朱良春，靠他的严谨治学，在老师的悉心指导下，自己不仅继承了名师的医学真谛，而且做了不少的充实、发展。朱良春对虫类药物的进一步挖掘使用，就是一大功绩。公元 1989 年 7 月 14 日，建国以来在我国举办的规模最大的首届国际展览会在北京隆重开幕。虫类药专家朱良春先生带着顽痹（类风湿关节炎）从肾论治的科研成果，参加了这次国际性会议；共有 24 个国家和地区的近 3000 家厂商参加，他们分别来自美国、法国、加拿大、日本、苏联、东欧和东南亚国家，朱良春先生展示了以虫类药为主体的益肾蠲（音捐，意祛除）痹丸，及顽痹从肾论治的全套文字、图片、音像资料，受到中外学者的极大关注和高度评价，并喜获银牌奖。

72 岁的名誉教授、主任医师、著名中医学家朱良春，声名鹊起，硕果累累。读者也许要问，朱良春是经过怎么样一条人生之路，叩开医学科学宫殿的大门，成为名闻中外的中医专家的呢？

—

大千世界的无数动物——小虫是个宝。一是可制各种食品，熔制成营养丰富的佳味美肴；二是还可入药治病，消灾降福……

虫类药是中医对一些动物药的广称，中国古代对动物不分纲目，小至蝼蚁，大至禽兽，统称"虫类"。古书《大戴礼》载："禽为羽虫，兽为毛虫，龟为甲虫，鱼为鳞虫"。有趣的是竟把人也归为"裸虫"。

中医学在我国已有数千年的历史，因此，仍沿用这种传统的称谓。但入药的虫类药主要是指一些小型动物，如昆虫（蜣螂虫、虻虫）；软体动物（蜓蚰）；环节动物（蚯蚓、水蛭）；节肢动物（蝎子、蜈蚣）；小型爬行动物（蟾蜍、蜥蜴）等。

问渠哪得清如许，为有源头活水来！

人们都知道中国医药宝库中的中草药的渊源，笔者从小在夏夜听老人讲的众多故事中，就有神农尝百草，一日而遇七十毒……华佗与麻沸散等的生动故事，曾久久地感动着幼小的心灵。多少年过去了，留给我们多少对神医妙手的美好形象的向往……

中医药学，源远流长，上溯先秦，下逮近代。这次与朱良春先生的交谈采访，涉猎了许多中医药知识，尤其是虫类药的许多知识，使我顿开茅塞。

是的，我国没有把虫类药当作食物，也根本没有吃虫的习惯。可是在国外，据朱老讲，人工养殖蚯蚓、蜗牛，这两种我们不敢入口的小动物，却成了国外的美味佳肴。在美国和欧洲，虫类还被制成各种食品，如蜜蜂巧克力、蚂蚁巧克力、毛虫巧克力、油炸蚂蚱、糖水蚕和糖水蜜蜂等。朱老同时告诉我，有些虫类不但可吃，还可以药用，并且有独特的功效，非植物药和化学药品所能比拟的。

作为著名虫类药物专家的朱良春先生，对虫类药的研究，更是名不虚传。他说，我们的祖先很早就对虫类药物有所研究，在距今3000多年前的甲骨文里，就记载了蛇、蝎等可供药用。我国最早的药物专著《神农本草经》中，也记载了虫类药28种。东汉末年，张仲景对虫类入药更有新的发展，他在《伤寒杂病论》中，列举了水蛭、虻虫、蜣螂、地鳖虫、蛴螬等的作用，并应用到内科、妇科等各种疾病，为虫类药及其应用奠定了基础。唐代孙思邈的《千金方》、宋代许叔微的《本事方》更广泛地采用虫类入药，增添了蜥蜴、蜈蚣、芫青、斑蝥、萤虫……至明代药物学家李时珍的《本草纲目》，已收载了动物类药444种，小型虫类药达107种之多。现在虫类药不仅广泛应用于内、外、妇、儿各科，而且还应用于肿瘤的治疗。

朱良春说，与人类生活很早就有关系的蜜蜂、蚕、紫胶虫是世界著名的三种动物，他们的药用价值也是很高的。如蚕，不仅全身是宝，而且全身是药，蚕蛹、僵蚕、蚕茧、蚕蜕纸等都可入药，连蚕食桑叶后的排泄物——蚕砂，也是很好的治病中药。

"春蚕到死丝方尽"。蚕既为人们提供了珍贵衣料——丝绸，又为人们入药治病，它是一条小白虫，可它对人类的贡献可谓太大了！

蚕，这条白嫩、通体透明的小虫，一生吃的是桑叶，对社会、对人类何所求，可它给社会、给人类的奉献精神无任何动物与之比拟！这才是彻底的奉献精神。

我们日常生活中，常听人说："毒病要用毒药医"，这叫做"以毒攻毒"。那么，有好多虫类是有毒的，利用它入药是不是以毒攻毒？

朱老风趣地笑了起来，说："这是一种误解，虫类药除了斑蝥、蟾酥有明显的毒性外，绝大多数是无毒的。例如蜈蚣的毒腺在头部，蝎子的毒腺在尾部，蛇的毒液在毒腺和管牙；它们一旦死亡，毒液就很快被氧化、破坏而消除了；所以药用的蜈蚣、蛇、蝎等是无毒的，并不是什么"以毒攻毒"。它们所以能入药治病，是因为它们具有一种动物异体蛋白质和多种氨基酸、酶、多肽，能医治痼疾，促进机体功能的提高，为一般植物和矿物类药物所不及。就拿蚯蚓来说，它的蛋白质含量约占72%，并含有一般蛋白质所缺乏的氨基酸，其中精氨酸的含量高达10.7%，所以难怪国外把它作为珍品了。"

古时，虫是动物的总称。虫类药不仅指昆虫，凡是能用手一把抓起来的小动物都算在内。虫类药是怎样发现的？原来我们的祖先居在山则食鸟兽，近水则食鱼鳖螺蛤，从而逐渐认识了动物的药性。早在医药专著还未产生前的《周礼》中就有"五药"的记载。"五药"指草、木、虫、石、谷也。先秦时期的《山海经》中还较为具体地记载了："河罗之鱼，食之已痈。""有鸟焉……名曰青耕，可以御疫。"这就是我国古代人们从食用动物中发现动物药的例证。

一次，在朱良春先生的家里，看到一个小瓶子里，蜷卧着一条比手指还粗的红头黑身蜈蚣，火黄的肚底和密密伸动的足爪，一张嘴像钳子一般的张翕。看着这狰狞可怕的魔物，使人顷刻间毛骨悚然，浑身起鸡皮疙瘩。

我们异口同声地问：就这类使人见了毛骨悚然的毒蜈蚣能治病？

朱老先生拿起瓶子，仔细端详了一番，高兴地说：这条蜈蚣看来怕人，其实也是外强中干，一般情况下并不咬人，其生命力极强。它是很重要的动物中药。它比一些植物药的效力强得多，治疗乳腺癌、食管癌、肝癌、胃癌和皮肤癌的药物中都离不了它。有个姓张的老年妇女患胃癌合并幽门梗阻，衰竭到只能以输葡萄糖来维持生命。后来用炙蜈蚣、炙蜂房、炙全蝎、炙蛴螬虫等药研末内服，服一包疼痛和呕吐减轻，服数日病情平稳而且能进流质；以后连续服用，日渐缓解。数年来随访病人，一直较稳定，偶有微痛时，再服此药便能缓解。

虫类药对内科的一些顽症，如血管神经性头痛、慢性肝炎、阳痿及外科、妇科、儿科的许多病都有独到疗效，这是人类医药科学发展到 20 世纪 80 年代后的新进步！

中医专家朱良春，苦心孤诣研究创制了以全蝎、蜈蚣、乌梢蛇、地鳖虫等虫类药为主的"益肾蠲痹丸"，治疗类风湿关节炎和脊柱增生、强直性脊柱炎，获得满意的疗效。有位患脊柱病变合并类风湿关节炎，头向前倾不能直立，呈弯曲严重驼背状，且掣及两腿疼痛，手指关节变形、行走不便的类风湿脊柱炎病人，多方医治均告罔效，服了"益肾蠲痹丸"后，腰能挺直，从拍摄的 X 线胶片中，可看出骨质破坏已经修复。

"益肾蠲痹丸"是朱老经过 30 多年悉心研究，成功地用于治疗类风湿关节炎的一种新药。这种周身性、终身性、免疫性疾病，在国内约有 160 万病人，世界卫生组织把它列入重点攻关项目。此丸经南通医学院附属医院、皖南医学院附属医院、镇江医学院附属医院等 5 个单位临床验证 361 例，总有效率达 95.3%。这种以虫为主的小小药丸，除能消炎止痛，还能降低血沉、抗"O"、促使类风湿因子转阴，且对部分病例可控制骨质进行性破坏。中国中医研究院基础理论研究所用病理模型证实了它的消炎、止痛及免疫作用。1989 年 11 月，江苏省中医药管理局在南通主持"益肾蠲痹丸"鉴定会，来自北京、上海、安徽、南京等地专家，对此进行了评议，以全国政协医卫体委员会副主任、国家自然科学基金会生物学科医药组成员、北京中医学院教授王绵之为首的专家组成员一致认为，该课题设计周密，疗效可靠，达到国内先进水平，并建议申报部级成果。

"这个以虫类药为主体的药丸，为啥能有如此功效？"笔者好奇地追根问底。

朱老莞尔一笑，说："经科学实验证明，此药之所以能取得独特效果，主要是具有抗炎、消肿、调节机体细胞免疫功能，并能减轻滑膜细胞组织炎症，减少纤维沉着和软骨细胞增生修复的作用。"

难怪这一研究成果，受到诺贝尔医学奖金评选委员会原主席纳罗顿斯·强博士的重视。英国著名学者李约瑟博士听说后也托人索购此药。

朱良春先生出此成果以来，先后共诊治全国各地及海外类风湿关节炎患者 16 万人次，函诊近 2 万人次，取得社会经济效益达 100 多万元，药物一直处于供不应求的状态。为了解决病人就医难、买药难之苦，南通市中医院还开设了朱良春主任医师痹证诊疗系统电脑专家门诊。南通市中医院先后与江苏清江制药厂和广东华南制药厂签订了"益肾蠲痹丸"转让合同，北京同仁堂中药提炼厂、广州白云山制药厂、广东汕头制药厂等 10 余家药厂都来函要求作为生产厂家。

曾谓"华佗无奈小虫何"，古代神医治不了的血吸虫等小虫，当今大夫以虫治病。如果神医华佗九泉有灵，也要为后代高兴哩。

虫类药物的治病功能，朱老以他毕生之经验，总结得很有条理。他说：总的说来有十个方面：①攻坚积破；②活血化瘀；③熄风定惊；④宣风泄热；⑤搜风解毒；⑥行气和血；⑦壮阳益肾；⑧消痈散肿；⑨补虚培本；⑩逐水退肿。

动物药优于植物药。此乃有智有灵有情之物也。从朱老嘴里说起来，变得更为诙谐风趣，他说："动物乃'血肉有情之物'，而'草本无情'啊！主要是虫类药含动物异体蛋白质，比植物蛋白作用大得多，动物好动，善走窜，它有搜剔性，能深入病所，搜风逐邪，化瘀通络，植物药在这点上是望尘莫及的。"

既然虫类药疗效能有如此神奇之力，为什么许多医生没有兴趣普遍使用呢？

原因很多。主要病人对虫类药有恐惧心理，不愿服用，有的人勉强服下，不一会儿也会反胃吐出来。这并不是"药不对路"，而是病人对虫类有厌恶心态，而导致心理性条件反射现象。所以我们需做剂型改革，制成丸、散、膏、丹、片或针剂，减少恶性刺激。同时，动物蛋白的药效经高温熬煮后会降低，剂型改革后既可提高药效，又可以节省药材。当然，有些医生对虫类药物较少使用，怕动物药有毒，产生副作用，其实这种担心完全没必要。虫类的毒液在经过炮制处理后往往很快氧化破坏。朱老行医 50 年来，注重辨证，灵活配伍，掌握剂量、疗程，从来没有病人发生过服药后中毒的，只有对斑蝥、蟾酥使用时要特别谨慎。另外，少数过敏体质的人可能出现过敏性药疹，只要停药或加用抗过敏药便会很快消失。

虫类药目前还用得不太广泛，还有个药源问题。朱老说有些虫类药十分紧张，连地鳖虫也经常脱销。这是经营管理体制的问题。现在生产虫类药的专业户太少，其实发展虫类药，经济效益很高，江苏启东、海门两县，在夏秋季大人小孩广泛收刮蟾酥，有的户每年收入达数千元者屡见不鲜。所以要很好地开发药源，加强宣传发动，组织力量，丰富药源，为人类健康开发新药；为人类消除病痛、延长寿命作出贡献！

二

饮誉医坛的朱良春，提出了"辨证"与"辨病"相结合的科学主张，为中医治病开拓了新的途径。

历任南通市中医院院长、现任首席技术顾问的朱良春老先生因擅用虫类药治疗疑难杂症，加之其所著《虫类药的应用》一书，饮誉医坛，蜚声海外，故今人有以"虫类药学家"称之者。其实，这不过是他学术成就的一个方面而已。

数十年来，他精勤不倦，锐意创新，他提出"辨证"与"辨病"相结合的主张，认为热性病的治疗当"先发制病"；对类风湿关节炎、肾炎、肝炎的治疗，研究深远，诊治自成体系。

朱老虽年逾古稀，但思路敏捷，审证精当，药多奇中，其"灵感"从何而来？首先在于他具有坚实的功底。根深才能叶茂，源远而后流长。朱老的治学历程，大抵可分三个阶段。

第一阶段，涉足医林，取法乎上。1934 年，朱良春先生赴江苏武进孟河学医。孟河，地处江南的武进县，历史上，文化发达，名医辈出，特别是 19 世纪，该县与丹阳交界处的孟河镇上先后出过几位举国知名的医学家，形成"孟河医派"。今有一部计 216 万字的《孟河四家医集》，已由江苏科学技术出版社出版。当年朱良春师事孟河四家之一的马惠卿先生。马师乃御医马培之的嫡孙，家学渊源，通文精医，根基深厚，在严师指导下，他朝夕诵读医经，开始无法理解经文奥义，后又随师临诊抄方一年，耳濡目染，初涉医门，收益匪浅。

第二阶段，继续深造，奠定基础。1936 年 2 月考入苏州国医专科学校。抗战开始后，转入上海中国医学院学习，直至 1938 年毕业后来到江苏南通开业为止。其时受章次公先生的亲炙，学乃大进，领悟了扣住主题的读书方法，抓住了主要矛盾的辨证手段，以及灵活选方用药的技巧。章师所倡导的"发皇古义、融会新知"的治学主张，以及其对中医学的真知灼见，在朱先生脑海中打下深深的印记。

第三阶段，锲而不舍，兼收并蓄。朱老多年来博览群书、含英咀华，上自《内经》，下及诸家，多所涉猎。他对张景岳《类经》尤为推崇。认为此书彰明经义，析理精深；他又折服孙一奎《赤水玄珠》，认为其中很多内容，体现了辨证论治的精神。此外，朱老对民间验方，注意搜集，从中吸取了丰富的营养。对现代医学知识，亦注意学习，以为他山之助。他常以张景岳"学到知羞"为座右铭，自勉自励。

朱良春先生就这样不拘门户，择善而从；其学问与年俱进，日臻精妙。

东方医学，源远而流长，并富有哲理性，故有别于西方的学说。其中尤以岐黄之道，可谓东方医术之佼佼，渊博精湛，蕴藏真知，旨趣微妙，自成体系，故其治学方法亦与一般科学有所不同。若不参透经义，临床验证，则必难登堂入室而味其腴膏也。

朱老更有独到见地的是，他认为，中医学的繁荣有赖于学术的进步。而任何一门科学的发展都不是封闭的，排他性的；必须注意汲取其他自然科学之长，才能丰富与发展自己。早在1962年，朱良春就明确地提出"辨证与辨病"相结合的主张，并就此撰写专文，发表于《中医杂志》，表现了一位临床中医专家客观的眼光与开拓精神。他认为，辨证论治是中医学理论体系的精髓，其优点是不论疾病如何千变万化，都可以从阴阳、正邪斗争的基本规律中，运用"四诊、八纲"的方法，归纳分析，提出整体的治疗措施，这是中医理论体系上的卓越之处。能掌握好"辨证论治"的规律，世界上就没有绝对的"不治之症"，而只有"不知之症"。所以对一些疑难杂症，他总是深入探索，努力从不知到渐知，转不治为可治。他认为中医"辨证论治"的原则是大经大法，如能认真掌握，灵活运用，就可应付裕如，取得显效；朱老先生又精辟地指出"辨证论治"也存在一些缺点，就是对疾病产生的具体机制和诊断，缺乏客观的指标依据。对微观的"病"的认识，有时不免失于笼统。也常会出现误诊，这是时代所决定的，不应当苛责古人。例如病毒性心肌炎似热病后之劳倦症，肠癌早期有似慢性痢疾，如不及时结合辨病，进一步诊察，就会出现误诊。但是如果仅辨病不辨证，就要走上"对号入座"的狭路，把辨证变成僵死的教条。势必重蹈废医存药的歧途。朱良春还告诉笔者，"证"和"病"是一种因果关系，具有不可分割的联系。他曾治疗一位纺织女工，患子宫内膜异位症（异位肺部），前医曾误诊为肺结核、支气管扩张，迭治乏效。通过月经闭止，每月咯血五六日，颧红掌热，口干咽燥，腰酸腿软等见症来分析，断其为病本在肝肾，累及冲任，缘水不涵木，气火冲激，冲气上干，损伤肺络使然。及时采用滋肾养肝、清肺凉血、调理冲任之剂，连进10剂，月经即循常道而行。可见肯定或否定"病"和"证"的任何一方面，都是片面的、不完善的；只有将二者结合起来，研究疾病与证候关系，探索临床诊治的规律，才能如虎添翼，相得益彰。

朱良春先生对急性热病的治疗，提出"先发制病"的论点，这一提法，与上海姜春华教授治热病注重"截断扭转"的主张，颇有异曲同工之妙。正因为各种热病都具有独特的个性，从急性热病发生、发展的客观规律出发，见微知著，发于机先，及时采用汗、下、清诸法，从而控制病情发展，达到缩短疗程，提高疗效的目的，这对急性热病的治疗确有指导意思。他还系统地观察了肝炎病人球结膜血管的变化，进行综合分析，结果发现，随着肝炎病情的加剧、好转或恢复，眼底血管的色泽、扩张、弯曲，是按照一定规律变化的。他将这一独特的诊断方法写进《传染性肝炎的综合疗法》一书中，从而为中医诊断学增添了新的内容。

此外，朱良春医师治疗慢性肾炎用益气化瘀法，因而创制"益气化瘀补肾汤"；自拟"仙桔汤"，治疗慢性痢疾及结肠炎；用"夺痰定惊散"治疗乙脑极期之神昏等，均历验不爽。

三

"路漫漫其修远兮，吾将上下而求索。"爱国诗人屈原的自白，可以说也是朱良春先生生活道路的真实写照，也是他一生奋斗的座右铭。

朱良春先生年逾七旬，精神矍铄，1.77米的身材，显得魁伟健壮，看上去虽已白发谢顶，脸上出现了寿斑，但仍步履稳实，谈锋刚洪，并无老态之感。他于1917年8月出生于江苏丹徒县儒里镇。

人生之路，各有不同。有些人一生中无所作为，心安理得地接受环境和时运的安排，浑浑噩噩，享其天年。而朱良春先生却有一颗孜孜以求的进取之心和奉献精神，总是辛辛苦苦地执著追求。他具有探索者的性格，无穷尽地劳其心、劳其身，经年累月地在医学科学领域中艰苦跋涉。

朱良春从小在丹徒乡下读私塾，儒里镇读小学，13 岁来到南通读通中实小。毕业后考入商立中学校学习，后因患肺结核病被迫停学。此时他萌发了发愤学医的念头，于是他疗养一年后去武进县孟河投奔御医马培之后代马惠卿先生。弱冠之年起步杏林之途的朱良春，在医学道路上迈开一步一个脚印的坚实步伐！

中医学精髓的形成历经数十代，源于百家。医籍可谓汗牛充栋，文词衍变甚大，春秋和秦汉有别，唐宋与明清不一，没有相当的学术造诣是无法登上医学殿堂的。孟河医学熏陶了朱良春先生，他经过一年多的勤奋苦读，虽说受益很大，但他深深感到必须系统学习，才能更上一层楼。于是他经过考试入苏州国医专科学校插班二年级下学期，进入正规学医之路。接近毕业时，抗战开始，他转学至上海中国医学院继续深造。中国医学院名噪大江南北，它是许多有志于岐黄之术的青年向往之所在。朱良春一边读书，一边在当时名医章次公处实习。他抓住点滴时间，严格要求，初到上海一年多时间从没去过电影院，一是节约，二是没时间。接着就半工半读，在世界红卍字会医院中医部工作，红卍字会医院虽是慈善机构，但要求严格，讲究工作效率。朱良春先生上午看半天门诊，一般完成五十至六十号，通过那时锻炼出了诊病检查快、处方快的能力；半天工作可以得到生活之所必需。下午去章次公先生处抄方，晚上随次公先生出诊。章次公先生的医德医道，使他明白"服百药之方，治百人之病"（王充语），方称得上是良医。

朱良春先生回忆当年随章师学习，不无感触地说："章师思路敏捷，学识渊博，临床颇多独特经验，对内科疑难杂症，尤擅其长。他一贯提倡贯彻'发皇古义，融会新知'的主张。对我影响很深，后来我之所以兼收并蓄，重视民间单方，走中西医结合的道路，都是章师正确引导的结果啊！"

对青年时代的朱良春影响较大的还有张锡纯先生，每当诊余之暇，经常翻阅张氏的《衷中参西录》，百读不厌。书中许多有效方剂，他应用于临床，发挥了出人意料的效果。因此有些同事称朱良春先生得力于"南章北张"。这是符合实际情况的。

1938 年底，朱良春以优异的成绩毕业于上海中国医学院，是年 22 岁。他怀着行医济世宗旨走向社会，回到南通。

也许是开张志喜，也许是时来运转，福星高照。一个镇江同乡在南通患病，要他给治病，不收费，竟然药到病除。消息不胫而走……

正在这时，南通"登革热"（是一种由病毒引起的传染病）疫病流行。这种病状是头疼，周身出红点。西医多用"消治龙"和"握姆纳丁"注射，可是效果不佳。而中医认定此乃瘟疫之症。朱良春就用章次公验方治病，效用极大；他抓住辨证主要矛盾，治疫毒，以凉血解毒之法很快收效。一般病人经朱良春诊治，三四天就好起来了。这样由病家一传十、十传百地宣传开去，很快名噪全城。

从此，朱良春诊病就忙得不可开交。他不计诊金，而且对劳苦大众，贫病交迫者分文不收。同时还给当时的一家药店——顺寿堂国药店特约，只要盖上朱良春图章的处方，免费抓药，由他统一付费。一般在每年端午节、中秋节和年终结账，七折优待。

从此，朱良春的医疗业务更忙起来了，在中医同道中也有了交往，这是 1940 年左右。那年头，真是"万户萧疏鬼唱歌"的年代，瘟疫不断，流行的一种伤寒病，不少人无钱医治而死，朱良春整天忙碌，得到老百姓的信仰，接着又一个瘟疫病霍乱病蔓延，恶性疟疾流行，朱良春先生通过这几年时疫病的门诊、出诊，吃苦了他、扶植了他、锻炼了他。经过这段时间的临床诊病实践，靠了章次公先生宝贵经验的启迪引导，朱良春在名医荟萃之地站住了脚跟，登堂入室，得到更多病家的信任。

朱良春临床的第二个提高是，他白天门诊出诊看病，夜晚读书。白天遇到疑难杂症，不顺手，通过灯下读书，有新的发现，新的认识，依据多年临床经验，研制出新的药方。

1945 年，朱良春在此国难当头，百姓贫病交加之中，他见中医人员太少，于是他主持办起了南通中医专科学校，第一期学员 24 名，通过 4 年学习毕业。学生来自各地，教师都是朱良春原先的同学、同事，把一批学员教成识病治病的医生。现在其中多数均已晋升主治医师或副主任医师，部分还培养了学生，并已退休颐养。

南通一解放，九分区卫生部长周申晋进城后就召集医务人员开会，成立了南通医学研究会。朱良春被选为常务委员兼中医组长。自此，医学研究活动逐渐开展起来，中西医学的研究，进入了新的阶段。

1952 年 3 月间，朱良春筹组成立"中西联合诊所"，那时朱先生住掌印巷，诊所没有房子，就设在他家里。有汤承祖、陈继明、蒋仰三、林薇等 5 人是诊所的第一批医生，朱良春为所长。诊所越办越兴旺，为人民群众治病，受到了老百姓的欢迎和爱护。1954 年在中西联合诊所的基础上，办成了联合中医院；1956 年南通市成立了中医院，朱良春当了院长。

作为一院之长的朱良春，为南通市中医院励精图治，费尽心血，使医院在省内、国内成为较有影响的基层医疗单位。1959 年有 2 项国家重大科技成果奖，荣获"全国红旗单位"光荣称号。1976 年以来，又先后荣获卫生部科研成果奖 1 项，省级科研成果奖 2 项；市级科研成果奖 6 项。现在这座医院已成为具有一定规模、科室较齐、基础较强的综合性中医院，成了南通市中医医疗、教学、科研的中心。

这位第一任南通市中医院院长，一直当了 28 年，直到 1984 年 3 月新老交替时，朱良春老院长当了中医院首席技术顾问。

四

知识的积累，学识的渊博，靠的是平日辛勤。朱良春惜时如金，著书立说，勤奋耕耘，因而做了时间的主人。时间，是组成人生的细胞。奋斗，拼搏，成功，包含着艰辛的历程。

人的一生是短暂的。来也匆匆，去也匆匆，如何抓紧时间，有意义地度过这短暂的一生？一分耕耘，一分收获。朱良春就是孜孜以求，奋斗不息，认真地在医学道路上勤奋耕耘，从不停息，从不怠惰，从不偷闲……

看来，朱良春先生的医学生涯，从章次公著名老中医门下到上海中国医学院毕业，进而立足社会，机遇是幸运的，整个过程中也是比较顺利的，所以朋友们高兴地祝福他："一路顺风！"

朱良春先生之所以能一帆风顺，而且又一路顺风，是靠了共产党的领导，老师的引导，自己的实践；在实践中不断提高，刻苦磨练出来的。他的成才，他的成功，主要是在中华人民共和国成立后。共产党对朱良春的培养、关怀和信任的良好环境，使他顺利地成长。算起来，他 1949 前行医 12 年，只写过几篇临床实践的医学论文；以后则发表了 120 多篇论文，出了 6 本医学专著。他呕心沥血，著书立说，为的是振兴中医，传播医道。朱良春先生白天诊病处理医务，实在是忙得不可开交；要看书写作，只有早晚挤时间，他挤时间的办法是：早上早起一点，晚上晚睡一点。他回顾一生，在 70 岁之前，晚上 12 点钟前睡觉是很少很少的，他对自己有个严格的要求：每日必有一得。

每日必有一得，诊病也好，读书也好，没有收获，就不敢怠惰，一定要在看书学习中找心得。有了一得心喜欢，消化后才能入睡；因学无止境，在不断探索中求进步。他的另一个座右铭是：有求知才能增进。

写作，他自己写，自己清稿。从不借手于人。6 本医著除 2 本是 60 年代初完成的，其余 4

本都是在十一届三中全会以后写成出版的。日本出版了朱良春的《现代中医临床新选》，正如日本东洋医学国际研究财团评议员中尾断二写信给朱良春祝贺，信上说：

"《现代中医临床新选》日本对此书作了很高的特别评论，顷刻间书就全部售完，已无剩余。我再次真诚祝贺！"

新近在上海中医学院出版社出版的《朱良春用药经验》一书，由艺术大师刘海粟题写书名。该书也同样受到医学界的关注。

朱良春和他的著作受到医界的重视，他经常受各地邀请去讲学，北京中医研究院和上海、长春、贵阳、广西、安徽、南京等中医院校以及青海、浙江、云南、广州、深圳等省市医学团体讲课；1985 年 11 月受日本东洋医学国际研究财团等 3 个医学团体邀请，去东京、札幌两地作学术演讲，载誉而归。他被九嶷山学院中医系聘为名誉教授。1987 年中央卫生部授予全国卫生文明建设先进工作者称号，同年国务院批准朱良春为杰出高级专家，暂缓退休。

真可谓"春蚕吐丝，织广厦千万间；心血耗干，育桃李满天下。"

朱良春老医师，现任中华全国中医学会理事、江苏省中医学会名誉会长、光明中医函授大学顾问、《中医杂志》特约编审和《实用中医内科》杂志、《江苏中医》杂志编委，曾任江苏省卫生厅科学技术委员会委员、南通市科学技术协会副主席等职。

朱良春在早年参加农工民主党，现为农工民主党中央委员暨南通市委员会主任委员，政协南通市委员会副主席。

近年来，朱老除了参加政治活动和社会活动外，主要精力潜心于中医学的研究和著书立说，他常对至交好友说到，在共产党的正确领导下，真正发挥了他——作为一个从旧社会走过来的老中医、老知识分子的应有作用，特别是这 10 年里，他的许多医学论文发表了，3 本新书出版了。

朱良春编著出版的《章次公医案》、《汤头歌诀详解》、《现代中医临床新选》（日本版合著）、《虫类药的应用》等书，颇受中医学界重视。其中《章次公医案》，《辽宁中医杂志》载文称："从某种意义上来说，此书不亚于华云岫所编清代医学家叶天士的《临证指南医案》。"《虫类药的应用》问世后，更受重视，除在国内销售一空外，在日本中医学术临床研究会会长中尾断二、东京药学专门学校校长桑木崇秀博士等均写信给朱良春先生，给予很高评价。

朱老治学严谨，数十年来严格要求自己，刻苦钻研。他注重实效，对民间草药秘方，亦认真搜罗、实验。他非常重视中西医结合，主张中医必须跟着时代的步伐前进。几十年来，在继承和发扬中医药学中，他的治学要领是：师古而不泥古、不囿于一偏之见，不执著一家之言，在采撷百家之长，融会剖析的基础上，善于化裁，敢于闯出一条新路来。

是的，在诸多的成绩和莫大的荣誉面前，朱良春老先生从没有陶醉，此时此刻占据他脑海的依然是闪烁着璀璨光彩的中国中医事业，在他人生暮年的轨道上，他的足迹仍在延伸，延伸！

与朱老先生多次交谈采访，在笔者着手写作这篇拙文的时候，收到了朱老先生的信，作为本文的结尾，读者多少可以从中知道朱良春的人品与治学精神——一个普通人是如何走向成功之路的！

承蒙青睐，亲来访谈，衷心感谢。

稿件写学习精神为主，甚符我意。个人 50 多年来，从事中医工作，只求能为病人尽量减少疾苦，缩短疗程，提高疗效，经常翻阅文献资料至午夜以后始行入睡。"每日必有一得"已成我的习惯。我常以"圣教序"中之"诚重劳轻，求深愿达"以自励，以明代张景岳之"学到知羞"作座右铭，以"淡泊自守，埋头学问，厚积薄发，含英咀华"勉励青年学子。我一生无特殊嗜好，唯一的乐趣就是读书，发掘知识，提高自己，也为帮助青年人不断前进而循循善诱，贡献自己一份力量，如此而已。希在落笔时，务求朴实为要。匆此草达。

抄录朱公的信，从中可以反映出他的医德和人品也！

〔写于 1989 年，收载于《共和国骄子》〕

承接岐黄薪火　传承中医衣钵

——名医朱良春的追问

□ 上海《文汇报》　周玉明

由中华中医药学会与南通市人民政府联合主办，广东省中医院和南通市良春中医药临床研究所、南通市中医院承办的"首届著名中医药学家学术传承高层论坛"于 6 月 28 日在南通举行，来自全国各地的著名中医专家和他们的学术继承人 200 多名代表聚首南通，畅谈学术经验。论坛的主题是"承接岐黄薪火，传承中医衣钵"。

这次论坛是我国著名中医药学家邓铁涛、朱良春等十几名全国著名中医发起，以徒讲师评之新形式，老一辈中医界名流．为中医后学传道、授业、解惑、甘为人梯；中青年一代真诚拜师，后继有人，导师传艺的紧迫感和宽广胸怀令后生敬仰，他们的共同心声是："学我者，必须超过我！"

为这具有历史意义的高层论坛，发起人和东道主的南通名医朱良春整整忙乎了半年。88岁高龄的老人从医近 70 载，他一贯强调学历教育与师徒传授有机地结合起来，使理论与实践紧密结合；倡导导师式的跟师形式。博学广拜，融会贯通，因人施教，非真毋授，以促进学术创新。这次论坛采取徒弟台上讲继承心得，师傅台下点评所学是否为活法，授人渔，金针度人，深泉出橘井，活水有杏林。

笔者专程赴南通跟踪采访，住在朱良春家一个星期，耳濡目染朱良春呕心沥血为开创中医之路所付出的默默无闻的劳动。

清晨 5 点，濠河在朝霞中闪着银光，朱良春早已端坐在书桌前审看来自全国各地中青年中医的一本本厚厚的论文，共有 160 多篇啊。老人欣喜地告诉笔者："这次论文质量之高，数量之多，是历年来中医学术会议罕见的。论文大多是名老中医的学术继承人经过多年的跟师学习，心领神会，临床实践的心得精髓。我们这一代老中医余日不多，都有一种紧迫感，都想尽快地把中医经典的接力棒早早传给学生！"

每日每天，上朱老家求医者和求医道的电话不断。

老中医每周两次去良春中医药临床研究所和南通市中医院为来自全国各地的疑难杂症患者看病。

我追随在旁陪看，面对那么多有无数问题和心理负担的病人，我看得头都晕了，而他一个88 岁高龄的老人不厌其烦，对每一个病人都那么认真，用心地诊脉，开方子做思想开导工作，叮嘱注意事项。那天我统计了一下，从早上八点一直看到下午一点半，共看了 40 多个病人，老人说得嗓音都哑了，让我既心疼又钦佩。

朱良春 7 个儿女中，有 5 个是继承父业的高级中医师，他们怕老人看门诊累，希望他停下来，只要口授传带徒弟即可。但老人善良的本性总不忍心远道慕名而来的那么多病人。不仅如此，他对来电来信求医问药的病人几乎有求必应。

2005 年 4 月 27 日，在北京人民大会堂，满头白发，身轻如燕的朱良春参加了"全国名老中医首批献方大会"，他健步登上领奖台，接受卫生部副部长、国家中医药管理局局长佘靖颁发的献方证书。他献的是抗结核病的中药方。

在 2003 年抗击"非典"时期，朱良春辨证论治，良方送出，为抗击非典，治愈重症患者立下了汗马功劳。当时一个十万火急的电话从广州打来，请朱老参加远程会诊。有一位 77 岁老翁，在手术后并发非典型肺炎，昏迷不醒，汗如雨下，四肢冰冷，脉细如丝，十分危重。该院用尽中西医方法治疗，病人仍处在昏迷中，朱老认真分析后，指出：厥证有阴、阳之分，此老翁厥证为阴厥，建议使用温性的苏合香丸治疗。一语道破真谛，病人服药后立竿见影，疗效显著。病人苏醒后不久就痊愈出院了。朱良春深厚的临床辨证用药功力迅速在当地传为美谈，非典流行的香港等地医院纷纷来电咨询中医中药方法。中医中药在抢救非典病人中发挥了不可替代的作用，得到世界卫生组织的肯定。2003 年 7 月，中华中医药学会为表彰朱老在抗击非典中的卓越贡献，特授予他"中医药抗击非典特殊贡献奖"。

早在 20 世纪 50 年代，朱良春在南通市中医院任院长时，就深入民间挖掘、整理民间验方，以中医药三朵民间奇葩闻名于世：季德胜蛇药、成云龙的金荞麦、陈照的瘰疬拔核膏至今造福人民。善用虫类药的朱良春，弥补了"华佗无奈小虫何"的缺憾。高超的医术、深厚的医德创造了名闻遐迩的"朱良春现象"。

朱良春说起恩师章次公，感恩之情溢于言表。他青年时代拜章先生为师、跟随临证抄方，遇到关键性的环节时，章师每每提醒一下，对他启迪很大。章师治学很严谨，待人随和，对病人体贴，对学生关爱。学生对老师也很尊敬，在这"尊师爱徒"的氛围里，学习是很愉快的，幸福的。章师提出的"发皇古义，融汇新知"，就是继承、创新的意思。在毕业时，章师赠送了一枚印章给朱良春："儿女性情，英雄肝胆，神仙手眼，菩萨心肠。"他对爱徒说："这四句话是做一个好医生必具的原则，要遵而行之。"朱良春努力实践恩师的教导。他也这样教育自己的儿女和学生。朱老的长子学的是工科，退休后当上了良春中医药临床研究所董事长助理兼办公室主任，60 出头还努力读 MBA，增强管理才干。老五朱琬华任研究所所长，风风火火、蓬蓬勃勃抓住大目标奋斗拼搏。这个为中医传承的"朱家军"活跃在南通，影响在全国，他们治病救人的医德医术医品在老百姓心里嘴里流传着一串串佳话。

由朱良春倡办的"虫类药工程技术研究中心"在南通举行了奠基仪式。

由朱良春主编的 82 万字的首届著名中医药学家学术传承高层论坛选粹《名师与高徒》已出版。一卷在手，犹如许多名师、国手耳提面命。

中医兴亡，匹夫有责。在市场经济大潮的冲击下，中医经典，中医人才也像潮水般流失。笔者在采访中，听到朱良春焦灼似火的追问。一声声追问，都是一个个至关重要的中医研究课题。

一问：为什么不能建立传统的拜师关系？

当前对望诊、脉诊具有真实功夫者已渐寥寥。不少中医把脉是做样子，检查病情全靠西医技术。朱良春认为，一定要克服轻临床和重西化的倾向。

为什么中医会后继乏术、后继乏人？朱良春认为，教学的模式有问题——老师与学生之间的关系，缺乏一种密切细微的拜师交流关系。传统的师徒传授，是一种感性的传递，这是最直接最有效的传授方式。但是这样的传统早已被丢弃。

朱良春说，以前，开业医生必须兢兢业业诊疗每个病人，否则会丧失名声，影响生存。这就逼迫医生不得不认真钻研，勤于琢磨，所以成才的中医较多。而现在，不少医院还在吃大锅饭，一些医生是混饭吃的。

朱良春提出，名中医的标准，一方面是临床实际技术要好，辨证论治水平要高；另一方面，医德医风最重要，要平等地对待贫富病人。传统的拜师，讲究弟子的人品修养，就是格外注重医德的日常培养。

二问：为什么一天天看轻传统经典？

中医的"西化"，在朱良春看来，有内外两方面的原因。从外因看，中医院校毕业生工作难找，形成了人才流失。另外，现代人生活节奏快，许多人看病时追求速效，要求用抗生素、输液等，也减少了中医医生的临床实践机会。从内因看，中医本身博大精深，学有所成要下很大功夫。加上中医典籍都是古文，对于接触古文不多的现代人而言十分枯燥乏味，也容易产生畏难情绪。学中医，看淡经典，这样学出来的中医医生是没有根底的医生，甚至可以说是浅薄的医生。

朱老特别痛心地指出，在早先的中医药学校的课程设置里，中西医课程的设置比例是8：2，现在则普遍降到了6：4，有的院校甚至降到了5：5。中医课程越来越少，而作为中医医生本应必读的四门经典著作：《内经》、《难经》、《伤寒论》、《金匮要略》，已被浓缩成一本笼统的《中医基础》。"这是中医教育最大的悲哀，学生的中医理论基础不牢，也就很容易丧失信心。"

三问：为什么假中药那么多？

"道地药材，遵古炮制"，从古到今都很强调。现在药材市场化了以后，到处引种。过去川贝母出在四川，现在许多地方都大量生产。药材的生长与气候、水质、地质都有关系，现在打破地域各地生产，药材质量下降。更可恶的还有假中药上市，有经验的老药工能分辨，而老药工也日益减少。

朱良春举例说人工培养的"地鳖虫"，为了增加分量，出卖前，大量给地鳖虫吃麸皮，甚至杂有水泥，吃得肚子大大的，再晒干。这样分量重了，但中药质量不保证。过去用药只要五分（1.5g）、一钱（3g），现在一开就是10～30 g，加大剂量才有疗效，也增加病人负担。

四问：为什么让老外大赚我们中药的钱？

日本人都到云南、贵州、四川、广东等地采购野生药材，回日本制成中成药销售到中国和其他国家。他们拿中国的"六神丸"，加人参和熊胆，变成治心脏病的"保心丸"，一年的产值6亿美元，相当我们中国中药输出的总量。德国的药厂到中国大量收购银杏叶，制成治疗冠心病的药向全世界销售。

朱良春痛心地说："希望国家重视药材种植管理问题，在制药工艺上要保护知识产权，开发中药新品种。减少国外拿我们的生药提炼以后变成'洋中药'，高价销售到我们中国来。"

五问：为什么现在的中医不讲究"悟性"？

用"起死回生"来形容朱良春的医术，并不为过。不少被医院宣判了"死刑"的病人，被朱良春硬是从死神手中抢了回来。朱老说："世上只有'不知'之症，没有'不治'之症，只要辨证明确、用药得当，就肯定会有疗效。"疑难病大部分还是可辨治的，关键是加强基础理论，临床实践灵活运用，不断探索总结，找到"证"的本质，明晰客观规律。

现在青年中医心中缺的就是"悟性"两个字。

中医讲辨证，西医讲辨病，朱良春认为，两者要结合起来。"辨病"，通俗地说就是"辨"病名，这可以通过现代医学检测手段准确地确定下来；但在辨病的同时还要辨证，即要"因人、因地、因时、因证制宜"，还要善于抓住主要矛盾。可是，让朱老感到痛心的是，中医辨证论治的本领，在一部分人手里却渐渐被丢掉。现在在一些医院里，所谓的中医部分变成了"辨病"治疗：病人来了，先去验血、验尿、做B超什么的，确定是什么病，然后对号入座，找找中医书里有什么成方可以治疗这种病，开完药了事。中医不辨证，不望闻问切，不讲表里虚实，不重君臣佐使，怎么会有疗效。而今有些中医医生非常浮躁，一年两年的冷板凳都坐不住，怎么会有悟性呢。中医绝对是需要悟性的啊。

最后朱老提出，目前强调的"中医科学化"这说法，本身并不科学，中医本来就是科学的，只能说"中医现代化"。

〔载于《中国发展观察》2005 年 9 期〕

弘扬岐黄　传承薪火

——记我国著名老中医朱良春

□ 江海晚报　周　健

"2005 年中国首届著名中医药学家学术传承高层论坛"前不久在我市举行。来自全国 32 个省市自治区、香港特别行政区以及英国、新加坡、马来西亚等国家的中医界"泰斗级"大师济济一堂，盛况空前，被称为中医学术界的一次世纪蜂会。会上，有一位德高望重的老人受到新闻传媒的关注，他就是我国著名老中医、原农工民主党中央委员、南通市政协副主席、南通市中医院首任院长朱良春先生。

朱老从医 70 年，是"中国百年百名中医临床家"之一，1987 年国务院授予"杰出高级专家"（江苏省中医界唯一获此殊荣者），1991 年起享受国务院特殊津贴。现虽已 89 岁高龄，仍身兼要职：中华中医药学会终身理事、全国优秀中医临床人才研修项目指导委员会委员、广州中医药大学第二临床医学院客座教授、南京中医药大学终身教授、中国中医药研究促进会常务理事、全国名老中医学术经验继承工作指导老师、中国中医研究院基础理论研究所技术顾问、美国中医针灸医师联合总会高级顾问、中华中医药学会风湿病分会顾问、南通市良春中医药科技有限公司董事长。

海襟江志　秉承大师

朱良春出身于书香门第，为朱熹公第 29 代裔孙。说起他与中医的渊源，还要追溯到中学时期。那时他不幸患上肺结核病，不得不辍学一年，父亲为他请来中医治疗。为了让病能好得快些，他一头钻进医书，被中医学的博大精深所吸引，从此一发而不可收。于是他立志从医，以继承和发扬祖国中医事业。

病愈后的朱良春到名医之乡武进孟河镇，拜御医马培之后人马惠卿先生为师。为求深造，于 1936 年 2 月，考入了苏州国医专科学校。1937 年转学到上海中国医学院，师从上海名医章次公先生。日本侵华战争爆发，邮路不通，生活来源中断，许多同学被迫返乡。然而，朱良春宁可饿着肚子也要坚持跟先生临床诊病。章次公对这位勤奋好学的小同乡厚爱有加，介绍他每天上午到当时的一家慈善医院为难民诊病。章次公先生推崇的"发皇古义，融会新知"的革新精神，给朱良春以潜移默化的影响。他常常秉烛夜读，《黄帝内经》、《伤寒论》、《金匮要略》、《本草纲目》、《温病条辨》中宝贵的传统医学理论为他后来自成体系的"辨证"与"辨病"相结合的学术思想奠定了坚实的基础。

博采众长　甘为人梯

朱老长期精研经典，博采众长，先后发表论文 180 余篇，著书 10 部，他的学生不少已成为博导、专家。他十分注意发掘民间"特效药"。20 世纪 50 年代，南通中医院名医荟萃，身为院长的朱良春对此并不满足。为了拓宽选药思路，创南通中医特色，他不断搜集民间验方。

只要听说哪里有擅长治疗疑难杂症的民间医生，都要去登门拜访，不耻下问，甚至把那些"土郎中"请进医院，开设专科病房，发挥他们的一技之长，更好地服务于社会。他们中有专治瘰疬病的"邋遢先生"陈照，浪迹江湖的"蛇花子"季德胜，沉迷乡里、专治肺脓肿的成云龙。在朱老精神的感动下，他们向祖国献出了祖传秘方。朱良春和同事们一道，通过挖掘整理，推出专治呼吸道感染和肺脓肿的金荞麦口服液、专治蛇伤的"季德胜蛇药"、专治淋巴结核的瘰疬拔核膏等一系列特效药。其中两位一跃而成为中国医学科学院特约研究员，一位获国家科技发明奖及卫生部成果一等奖。

执著创新　敢为人先

"中医的生命在于学术，学术之根源本于临床，临床之水平在于疗效，疗效的获得取决于审症用药的得当，也就是要在理论与实践的结合上才能得到升华与创新。"朱良春深谙其道。

如皋籍的一位女军人患强直性脊柱炎，腰腿部奇痛，行动极为困难，到处求医，不见效果。后来找到朱老，朱老用虫类药为主组方治疗，同时辅以心理上的疏导，半年后症情好转，2年后奇迹终于出现，骨质破坏修复，行走如常。朱老对虫类药潜心研究长达数十年之久。他说："虽然古书上一直认为虫类药有毒，但我觉得毒虫死了之后，分泌的毒液经过氧化分解，就没有毒了（斑蝥、蟾酥除外）。虫类药具有一种生物活性，它的治疗作用比植物药要强得多，因为它含有大量的动物蛋白质、多肽类和各种酶，含有一种灵气，是血肉有情之物。"他的研究成果为治疗当代许多肿瘤、心脑血管病开辟了一条崭新的途径。由他著述的我国第一部虫类药专著《虫类药的应用》于1978年出版。在此基础上，创制了许多有效药方为攻克顽症痼疾作出了突出贡献。

他研制的"益肾蠲痹丸"，经30多年的临床观察，总有效率达到97.3%。到目前为止，仍是国内唯一治疗类风湿关节炎、调节免疫功能，并对骨质破坏有修复作用的中成药。该药被评为国家级新药。1991年该成果获国家中医药管理局科技进步奖。并被列为重点科技成果推广项目之一。最近，"益肾蠲痹法"治疗风湿病又被国家中医药管理局定位2005年7项科技成果推广项目之一。这也是江苏省今年唯一入选的中医药科技成果。朱良春还针对中老年人的生理特点研制了"双降散"，既可防治心脑血管病变，也可减肥轻身，具有良好的推广发展前景，1998年该课题获江苏省中医药管理局科技进步奖。

辨证论治和辨病论治相结合，是朱良春对中医药事业的杰出贡献，是对中医传统诊治方法的发展。他认为，临床上很多疾病不但要辨证，而且要结合宏观与微观相参照辨病，使治疗更具针对性，有利于提高疗效。例如，肠癌早期症状似慢性痢疾或肠炎，病毒性心肌炎颇似热病后的劳倦症，如不辨病，容易造成误诊误治。朱良春在实践中，用辨证和辨病相结合的方法，总结出许多新方，为中医界同仁所推崇。他说，患者病情日日不同，用药应随时调整。上海有一合资公司副老总患上了恶性淋巴瘤，皮包骨头，头发掉光，上海第二军医大学附属长海医院发出病危通知。经朋友介绍，邀请朱老前往诊疗。朱老多次奔波于沪通之间。病人不能进水，就通过灌肠的办法用药。经过一年多的精心治疗，病情稳定下来，3年后病人完全恢复。

应用中医药挑战人类未知的疾病。2002年冬至2003年春，非典肆虐，广东省中医院收了一位77岁的老翁，手术后并发非典，用尽中西药物，仍高热不退，昏迷不醒，四肢厥冷，邀请朱良春参加远程会诊。朱良春全面分析后，认为厥有阴阳之分，此属阴厥，建议用苏合香丸等治疗，病人服药后立竿见影，高热降退，不久痊愈出院。他还撰写专文，对非典的诊治，提出具体的建议。2003年7月1日，中华中医药学会为表彰朱良春在抗击非典中的杰出贡献，特授予他"中医药抗击非典特殊贡献奖"。

弘扬岐黄　传承衣钵

为了弘扬中医药学，将医术无私传授给海内外医界同仁，朱老足迹遍全国，深得同行的好评。日本、新加坡、荷兰、美国等国的学者也专程前来请教，他先后 5 次去日本、3 次去新加坡、1 次去法国讲学交流。

吴仪副总理向医疗界提出名医、名科、名院的"三名战略"，朱老积极响应。在他和邓铁涛等我国 12 位名老中医的支持下，由中华中医药学会和南通市人民政府主办，广东省中医院、良春中医药研究所、南通市中医院承办的"全国首届著名中医药学家学术传承高层论坛"于 2005 年 6 月 28 日在我市隆重举行。卫生部副部长兼国家中医药管理局局长佘靖出席了这次会议。与会的有九十岁的中医药界"泰斗级"名医广州中医药大学的邓铁涛教授，有荣获中国卫生最高奖——白求恩奖章、长春中医学院的任继学教授、长期担任中央领导及国际要人保健工作的"杂症圣手，国医大师"路志正教授，原中国中医研究院院长、曾为毛主席做白内障摘除手术的唐由之教授等。大家围绕"如何继承国粹、保护国宝、发扬先贤学术思想、传承名医独到经验"这一主题展开交流。会议收到论文 160 余篇，近百万字，论文的数量之多、质量之高，是历年中医学术会议所罕见。朱老不顾年迈，夜以接日地审阅论文，并担任了《名师与高徒》一书的主编。《中国中医药报》用专版连续报道了这次会议。

止于至善　强势超越

我国中医界有一个热门话题——"朱良春现象"。最近《中国中医药报》载文指出："朱良春先生在中医学术领域中大家风范，博采百家，自成系统。更难能可贵的是，先生平生所处，偏于东南一隅，当今中医居地区一级，而影响及全国者，朱老一人而已。超越区位强势，独树一帜，声誉遍及海内外，这一现象值得我们深思。""朱良春现象揭示出中医药学继承与创新中的一个规律，折射出中医药学只有扎根临床才能发扬光大的真谛。"

朱老以"自强不息、止于至善"作为自己的座右铭。为了振兴中医药事业，朱老把他的儿孙们都领上了这条路，祖孙四代 25 人中从医者 14 人，被著名老中医邓铁涛教授称之为"朱家军"。长女朱胜华，南通大学第三附属医院教授、主任医师；二女朱建华南通大学附属医院教授、主任中医师、江苏省名中医；四女朱琬华主任中医师、南通市名中医、良春中医药临床研究所所长；次子朱幼春，副主任中医师，崇川区疾控中心副主任；幼女朱建平，副主任中医师，良春中医药临床研究所副所长……孙辈中 4 个学中医药，其中 1 个博士生、2 个在读硕士研究生。

1992 年他带领儿女们创办了良春中医药临床研究所。今天他所倡导的事业正在一步步做大，在南通开发区新辟了百亩中医药基地，筹建中医专科医院。占地 30 亩的南通虫类药工程技术研发中心已竣工，占地 70 亩的专科医院（风湿病专科、肿瘤专科、养生康复专科）正在积极筹建中。一个宏伟的中医药发展蓝图已经展现。《中国中医药报》在题为《"朱良春现象"引起关注》的报道中指出："中医药事业发展呼唤更多朱良春这样精通中医药学术的名医"。

〔载于《江海晚报》2005 年 8 月〕

朱良春荣膺《中国中医药报》
2005 年 "年度新闻人物"（摘要）

□ 龚　明

朱良春从医 70 年，是全国首批 500 位名老中医之一，擅长用虫类药治疗疑难杂症，有

"虫类药学家"之称。他博采众长，治学严谨，勤于实践，师古不泥，锐意创新，颇多建树，是一位理论联系实际的中医临床家。

他年届九旬，仍在为振兴中医事业发挥余热。去年本报及《健康报》、中央电视台等全国多家媒体对他作了全方位报道，其中本报达 14 次之多。

他注重辨证论治，潜心虫药研究。自创新方，追求疗效。无私传授医术，培养发掘人才。自强不息，敢为人先。积极落实"三名战略"，传承名医学术。

2005 年 11 月，朱良春教授不顾年事已高，旅途劳顿，赴京参加了第二届中国中医药发展大会。在大会上他发表了题为"经典是基础，师传是关键"的专题演讲，结合数十年的切身体会，论述了高层次中医药人才成长的规律，引起与会代表的强烈共鸣。

由于朱老对中医事业的奉献，被评为《中国中医药报》2005 年"年度新闻人物"。

〔详见 2006 年 2 月 8 日《中国中医药报》〕

【常用中药新旧名称对照索引】

曾经的惯用名	现通用名	曾经的惯用名	现通用名
		柏仁	柏子仁
		柏叶	侧柏叶
A			
矮地茶	紫金牛		
痷桐子	菴闾子	**C**	
安南子	胖大海	菖蒲	石菖蒲
		蚕矢（砂）	蚕沙
B		蝉衣	蝉蜕
巴椒	花椒	草苁蓉	别当
巴戟（肉）	巴戟天	草果仁	草果
八月瓜（八月札）	预知子	草蔻、草蔻仁	草豆蔻
白残花	蔷薇花	陈京胆	胆南星
白茯苓	茯苓	赤芍药	赤芍
白胡椒	胡椒	虫百蜡	虫白蜡
白果仁	白果	川赤芍	赤芍
白蒺藜	刺蒺藜	川百足	蜈蚣
白胶	鹿角胶	川贝	川贝母
白僵蚕	僵蚕	川断	续断
白槿花	木槿花	川藿香	土藿香
白菊花	菊花	川椒（巴椒、秦椒、蜀椒）	花椒
白蔻壳	豆蔻壳	川椒目（花椒目）	椒目
白蔻仁（白蔻）	白豆蔻	川军	大黄
白芍药	白芍	川连	黄连
白檀香	檀香	川楝实	川楝子
白人参（干参）	白参	川朴	厚朴
白素子	苏子	川石斛	石斛
半边旗	半边莲	川郁金	郁金
贝母	浙贝母	辰砂	朱砂
北山楂	山楂	椿根白皮（椿根皮）	椿白皮
北杏	杏仁	椿皮	椿白皮
荜拨	荜茇	寸冬	麦冬
扁豆	白扁豆（炒白扁豆）	滁菊花（滁菊）	菊花
蝙蝠粪	夜明砂		
边条参	北沙参		

* 川木香和木香均为通用名，但川木香的别
名称木香，川牛膝与牛膝均是通用名

曾经的惯用名	现通用名

D

曾经的惯用名	现通用名
大白（大腹子）	槟榔
大贝母	浙贝母
大菖蒲	石菖蒲
大川芎	川芎
大豆卷（豆卷）	大豆黄卷
大茴香	八角茴香
大榧子	榧子
大海子	胖大海
大力子	牛蒡子
大麦芽	麦芽
大熟地	熟地黄
大血藤	红藤
大芸（淡大芸）	肉苁蓉
代赭石	赭石
丹皮	牡丹皮
胆星	胆南星
淡苁蓉	肉苁蓉
淡芩（芩）	黄芩
灯心（芯）	灯心草
地丁	紫花地丁
地黄（干地黄）	生地黄
地栗	荸荠
冬瓜仁	冬瓜子
冬花	款冬花
东丹	铅丹
豆豉	淡豆豉
豆卷	大豆黄卷
豆蔻	白豆蔻
杜红花	红花
锻赭石	煅赭石
独根草	列当
独角莲（牛奶白附、鸡心白附）	禹附子

*《药典》名：胆南星（胆星），生南星（天南星、南星），制南星（制天南星、南星）

E

曾经的惯用名	现通用名
恶实	牛蒡子
二丑	牵牛子

F

曾经的惯用名	现通用名
发炭	血余炭
法半夏	半夏
矾石	白矾
肥知母	知母
粉草	甘草
粉丹皮	牡丹皮
飞过黄丹	铅丹
风化硝	芒硝
凤姜（良姜）	高良姜
福寿草	冰凉花
佛耳草	鼠曲草
佛手片	佛手
附片	附子
茯灵	茯苓

G

曾经的惯用名	现通用名
高粱	秫米
甘草梢	甘草
甘杞子	枸杞子
甘中黄	人中黄
干地黄	生地黄
干参	白参
公丁香	丁香
公英	蒲公英
功劳叶	十大功劳叶
枸杞	枸杞子
谷茴	小茴香
古月（白、黑胡椒）	胡椒
桂皮	肉桂
桂圆肉	龙眼肉
瓜瓣	冬瓜子
瓜蒌实	瓜蒌
瓜蒌仁	瓜蒌子

曾经的惯用名	现通用名	曾经的惯用名	现通用名
刮丹皮	牡丹皮	胡桃肉(仁)	核桃仁
挂金灯	锦灯笼	花粉	天花粉
广陈皮	陈皮	花椒目	椒目
广丹	铅丹	化皮	化橘红
广地龙	地龙	怀地黄	生地黄
广豆根	山豆根	怀故子	补骨脂
广角	水牛角	怀牛膝	牛膝
广化皮	化橘红	怀熟地	熟地黄
广木香(云木香、煨木香)	木香	槐米	槐花
广郁金	郁金	怀小麦	淮小麦
官桂	肉桂	黄丹	铅丹
关蒺藜	沙苑子	黄附块	附子
贯仲	贯众	黄金顶	制马钱子
栝蒌(瓜蒌)根	天花粉	茴香	小茴香
龟版(板)	龟甲	火硝	硝石
龟胶	龟甲胶		
桂皮	肉桂		
桂心	桂木		

H

曾经的惯用名	现通用名
海蛤(粉)	海蛤壳
海金砂	海金沙
海蛇	海龙
孩儿茶	儿茶
孩儿参(童参)	太子参
旱莲草	墨旱莲
核桃肉	核桃仁
合欢花	凌霄花
黑丑	牵牛子
黑故纸	补骨脂
黑胡椒	胡椒
黑姜	炮姜
黑荆芥穗	荆芥穗炭
黑栀子	栀子
和济局方	太平惠民和剂局方
红血藤	红藤
胡粉	铅粉
胡连	胡黄连
葫卢巴	胡芦巴

J

曾经的惯用名	现通用名
蒺藜	刺蒺藜
寄生	桑寄生
鸡屎藤	鸡矢藤
鸡心白附(牛奶白附)	禹附子
甲珠	穿山甲
尖贝母	川贝母
建菖	九节菖蒲
建曲	神曲
姜黄	片姜黄
姜朴	厚朴
姜炭	炮姜
焦白术	白术
焦神曲	神曲
焦山楂	山楂
焦三仙(由神曲、山楂、麦芽组成)	
焦栀子	栀子
节(建)菖蒲	九节菖蒲
芥子	白芥子
京赤芍	赤芍
京夏	法半夏
锦纹	大黄
金刚骨	穿山龙

曾经的惯用名	现通用名	曾经的惯用名	现通用名
金铃子（川楝实）	川楝子	驴胶	阿胶
金银花藤	忍冬藤	绿矾	皂矾
酒糟（齇）鼻	酒渣鼻	绿梅花	绿萼梅
韭子（韭菜仁）	韭菜籽	露蜂房	蜂房
九里明	九里光	潞党参（西党、文党）	党参
		鹿含草	鹿衔草
K		罗仙子	五谷虫
蔻仁	白豆蔻	萝卜籽	莱菔子
蔻壳	豆蔻壳		
扣子七	珠子参	**M**	
枯矾	锻白矾	麻（子）仁	火麻仁
枯菊花	菊花	麦门冬	麦冬
枯条芩	黄芩	毛慈菇	山慈菇
苦丁茶	鬼灯笼	毛橘红	化橘红
苦楝根皮（楝皮）	苦楝皮	茅根	白茅根
苦楝子	川楝子	梅片	冰片
苦杏仁	杏仁	明党	明党参
宽筋滕	伸筋草	明矾	白矾
宽筋藤	伸筋草	明天麻	天麻
款冬	款冬花	礞石	金礞石
葵	青天葵	木笔花	辛夷
		米壳	罂粟壳
L		米仁	薏苡仁
腊瓜	八月扎	绵茵陈	茵陈
力曲	湘曲		
荔核	荔枝核	**N**	
良姜（风姜）	高良姜	南星	制南星
两头尖	竹节香附	鸟不宿	鹰不扑
连及草	白及	牛奶白附	禹附子
莲肉（莲子肉）	莲子	牛子	牛蒡子
莲子须	莲须	女贞	女贞子
楝皮	苦楝皮	牛角鳃	牛角腮
灵磁石	磁石	牛膝、川牛膝都是通用名	
辽沙参	北沙参		
六曲（六神曲）	神曲	**P**	
六轴子	闹羊花种子	炮山甲	炮穿山甲
蒌仁	瓜蒌子	泡参	党参
龙胆草	龙胆	盆砂	硼砂
龙脑	冰片	辟汗草	草木樨

曾经的惯用名	现通用名	曾经的惯用名	现通用名
片心	片芩	山豆根	鸡骨香
平地木	紫金牛	山更菜	山梗菜
破故纸(子，婆固脂)	补骨脂	山奈	山奈
鹏砂	硼砂	山萸肉	山茱萸
朴硝	芒硝	山楂肉	山楂
		山栀子(仁)	栀子
Q		双钩	钩藤
七叶一枝花	重楼	双花	金银花
杞果	枸杞子	使君肉	使君子
扦扦活	接骨木	使君子肉	使君子
前仁	车前子	神曲	六神曲
箭芪	黄芪	参(四)三七	三七
茜根	茜草	生大黄	大黄
蜣螂虫	蜣螂	生地	生地黄
秦椒	花椒	生军	大黄
青蒿珠	青蒿	生天南星	生南星
清风藤	青风藤	升丹	升药
全虫	全蝎	省头草	罗勒
全当归	当归	石苇	石韦
全瓜蒌	瓜蒌	守宫	壁虎
		苏梗	紫苏梗
R		苏啰子	娑罗子
人参	红(白)参	苏叶	紫苏叶
人参养营汤	人参养荣汤	熟地	熟地黄
软柴胡	柴胡	熟附片(子)	附子
肉果(肉蔻霜)	肉豆蔻	蜀椒	花椒
		蜀羊泉	白英
S		鼠妇	鼠妇虫
上桂	肉桂	鼠黏子	牛蒡子
三颗针	刺黄连	缩沙仁	砂仁
桑根白皮(桑皮)	桑白皮		
桑葚子	桑椹	**T**	
蛇六谷	生南星	台乌药(台乌)	乌药
芍药	白芍	溏泻	溏泄
砂壳	砂仁壳	藤梨根	猕猴桃根
沙参	南沙参	田(参)三七	三七
沙糖	砂糖	甜大芸	肉苁蓉
沙苑蒺藜	沙苑子	甜葶苈子	葶苈子
山茨菇(姑)	山慈菇	条参	北沙参

曾经的惯用名	现通用名	曾经的惯用名	现通用名
通大海	胖大海	西茵陈	茵陈
童参	太子参	细生地	生地黄
潼蒺藜	沙苑子	夏枯球	夏枯草
天浆壳	萝摩荚、羊角腮	香豆豉（香豉）	淡豆豉
天葵	青天葵	香榧子	榧子
天门冬	天冬	香墨	墨
天南星	生南星	香橼皮	香橼
天泡果	锦灯笼	象贝	浙贝母
天鼠屎	夜明砂	仙灵脾	淫羊藿
天龙	壁虎、蜈蚣	杏仁	苦杏仁
天竹黄	天竺黄	新会皮	陈皮
天竹子	南天竹子	雪蛤	哈士膜油
土贝母	地苦、胆草贝	雪哈	哈士膜油
土虫	土鳖虫	玄胡索	延胡索
土大黄	羊蹄	雄精	雄黄
土子	无名异	宣木瓜	木瓜
兔子拐	列当	血风藤	鸡血藤

W

曾经的惯用名	现通用名	曾经的惯用名	现通用名
			Y
晚蚕沙	蚕沙	牙党	明党参
煨蔻霜	肉豆蔻	牙皂	猪牙皂
煨木香	木香	阳春砂（西沙仁）	砂仁
煨肉蔻	肉豆蔻	阳砂仁	砂仁
文冰	冰糖	羊藿叶	淫羊藿
文党	党参	羊开口（八月札）	预知子
苇茎（根）	芦根	羊踯躅	闹羊花
萎蕤	委蕤	蜓蚰	恬蝓
萎（葳）蕤	玉竹	夜交藤	首乌藤
乌扇	射干	夜明砂	夜明沙
五味	五味子	叶下红	紫金牛
乌贼骨	海螵蛸	乙窝风	一窝风
		益母膏	益母草浸膏

X

曾经的惯用名	现通用名	曾经的惯用名	现通用名
		益智仁	益智
稀签草	豨莶草	苡米（薏米）、苡仁	薏苡仁
熄风	息风	茵陈蒿	茵陈
西党（参）	党参	银胡	银柴胡
西青果	藏青果	银花藤	忍冬藤
西（缩）沙仁	砂仁	银杏	白果
西月石	硼砂	硬柴胡	柴胡

曾经的惯用名	现通用名	曾经的惯用名	现通用名
于术	白术	紫背天葵	天葵子
元胡	延胡索	紫草根	紫草
元参	玄参	紫丹参	丹参
月凡	白矾	紫豆蔻	白豆蔻
月石	滑石	紫苏	紫苏叶
月石	硼砂	紫苏子	苏子
原丹皮	牡丹皮	紫雪丹（散）	紫雪
云茯苓（云苓）	茯苓	梓皮	梓白皮
云连	黄连	竹黄	天竺黄
云苓	茯苓	竹叶	淡竹叶
云木香	木香	珠儿参（珠参）	珠子参
芸红	橘红	猪牙皂角	猪牙皂
芸皮	橘红		
玉果	肉豆蔻	**组合药：**	
玉金	郁金	乳没 → 乳香、没药	
禹白附	白附子	丹栀 → 丹参、栀子	
禹附子	白附子	苍柏 → 苍术、黄柏	
萸肉	山茱萸	二仙 → 仙灵脾（淫羊藿）、仙茅	
郁子	郁李仁	三仙 → 仙鹤草、仙灵脾（淫羊藿）、仙茅	
竹节参	人参芦	焦三仙 → 神曲、山楂、麦芽	

Z

曾经的惯用名	现通用名
楂肉（片，北山楂）	山楂
樟丹	铅丹
蟑螂	大蠊
皂角子	皂荚子
枣皮	山茱萸
枣仁	酸枣仁
蚤休	重楼
䗪虫	土鳖虫
至宝丹	局方至宝散
炙草	炙甘草
枳实壳	枳壳
至宝丹	局方至宝散
制军	制大黄
制天南星（南星）	制南星
珍珠参（珠儿参）	珠子参
子芩	黄芩
紫贝（贝齿）	紫贝齿

图书在版编目(CIP)数据

朱良春医集 / 朱良春著. —长沙：中南大学出版社，
2006.9(2023.6 重印)

ISBN 978-7-81105-441-5

Ⅰ. ①朱… Ⅱ. ①朱… Ⅲ. ①中医学临床—经验—
中国—现代 Ⅳ. ①R249.7

中国版本图书馆 CIP 数据核字(2006)第 108357 号

朱良春医集
ZHULIANGCHUN YIJI

朱良春　著

□责任编辑　张碧金
□责任印制　李月腾
□出版发行　中南大学出版社
　　　　　　社址：长沙市麓山南路　　　　邮编：410083
　　　　　　发行科电话：0731—88876770　　传真：0731—88710482
□印　　装　长沙鸿和印务有限公司

□开　　本　787 mm×1092 mm 1/16　□印张 33　□字数 861 千字　□插页 16
□版　　次　2006 年 9 月第 1 版　　　　□印次 2023 年 6 月第 9 次印刷
□书　　号　ISBN 978-7-81105-441-5
□定　　价　96.00 元